头发微量元素医学的形成与发展

——三百篇文献述评

（下册）

梁东东　秦俊法　李增禧　主编

科学技术文献出版社
SCIENTIFIC AND TECHNICAL DOCUMENTATION PRESS
·北京·

图书在版编目（CIP）数据

头发微量元素医学的形成与发展：三百篇文献述评：（全2册）/梁东东，秦俊法，李增禧主编. —北京：科学技术文献出版社，2017.12
ISBN 978-7-5189-3480-5

Ⅰ.①头…　Ⅱ.①梁…　②秦…　③李…　Ⅲ.①毛发—微量元素—文集　Ⅳ.①R322.99-53

中国版本图书馆CIP数据核字（2017）第262004号

头发微量元素医学的形成与发展——三百篇文献述评（下册）

策划编辑：周国臻　　责任编辑：周国臻　赵　斌　　责任校对：文　浩　　责任出版：张志平

出　版　者	科学技术文献出版社	
地　　　址	北京市复兴路15号　　邮编　100038	
编　务　部	（010）58882938，58882087（传真）	
发　行　部	（010）58882868，58882874（传真）	
邮　购　部	（010）58882873	
官方网址	www.stdp.com.cn	
发　行　者	科学技术文献出版社发行　全国各地新华书店经销	
印　刷　者	虎彩印艺股份有限公司	
版　　　次	2017年12月第1版　2017年12月第1次印刷	
开　　　本	889×1194　1/16	
字　　　数	2494千	
印　　　张	86.5　彩插8面	
书　　　号	ISBN 978-7-5189-3480-5	
定　　　价	398.00元（全2册）	

作者简介

梁东东，教授，高级工程师，1968 年在陕北插队，1970 年参军，1980 年后在兰州军区军医学院任教官，1980 年毕业于陇东学院化学系，1991 年兰州大学研究生毕业，2006 年香港国际自然疗法学院博士毕业；1985 年起，从检测人发微量元素含量入手，开始从事微量元素与健康的研究，1993 年参与兰州军区军医学院医学微量元素研究所的组建，并担任所长至今。现任中国微量元素科学研究会理事长，兰州微量元素应用与生命科学研究会理事长，兰州市民间组织联合会副会长。多年来，先后完成 10

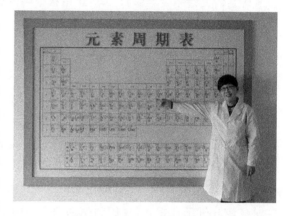

多项微量元素研究相关课题，曾 2 次登上国际学术讲坛并引起国内外同行的瞩目，在国家级杂志上发表论文 20 多篇，出版专著 2 部，获军队科技进步奖 7 项，荣立三等功 3 次，获省级科技进步奖 1 项。1986年起，带领课题组成员历时 8 年，完成了甘肃省 2 万多例健康人头发、血液中微量元素含量的测定，建立了甘肃省人体头发、血液微量元素正常值和符合临床检验要求的快速准确的检测方法，为进一步科研、医疗保健和临床治疗奠定了基础，填补了甘肃省在这个领域的科研空白。此项科研成果 1994 年通过甘肃省科委组织的专家鉴定，并获得了甘肃省科技进步奖二等奖。1992 年，在与同伴一起对人体、粮食、蔬菜、土壤、水质和中草药中各种元素含量做大量分析测定的基础上，依据元素平衡机制，开发研制了"霸王花"牌微维龙系列营养液，临床效果显著。首创的最新科研成果——"元素医学生命健康管理测评系统"，目前已获得广泛应用，评测精准，对效果的反响强烈。特别是 2015 年以来，这项技术被应用到为社区居家养老、社区养老的老年人进行元素医学健康体检并建立健康档案的公益活动中，受到了政府部门和老年人的广泛认可。

秦俊法，1936 年 8 月生，汉族，江苏江阴（现张家港市）人。1958 年毕业于复旦大学数学系，1996 年于中国科学院上海原子核研究所（现中国科学院上海应用物理研究所）退休。1959—1975 年参加核物理实验、零功率反应堆铀 - 钍转换比测量和 γ 能谱分析工作，1976 年后从事核技术应用研究及微量元素与人体健康研究。主持和参加的主要课题和项目有：质子激发 X 射线分析技术的建立、人体微量元素数据库和微量元素数据信息系统研制、头发微量元素分析与人体衰老和疾病关系探索、中药微量元素分析与中药功效和道地性研究，以及微量元素生物学功能及临床应用重大专题综合调查等。发表了《当归头身尾中金属元素测定》《关于锶的必需性的新证据》《中国的百岁老人研究》《论卤盐养生》等 200 余篇科技论文和综述。编著了《微量元素与脑功能》

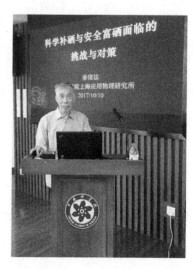

（1993）、《微量元素铅与人》（2001）和《头发微量元素分析与疾病诊断》（2003），主编了《铅污染的危害与防治研究》（1997）、《指甲生命信息学》（2009）和《元素医学防治疑难顽症》，参编了《抗衰老药物药》（1994）和《生命科学中的微量元素分析与数据手册》（1998）等学术著作。获得7项省部级科技成果奖，其中《镓-67衰变的γ分支比及其放射性比度测定》获1977年上海市重大科技成果奖、《全自动质子激发X射线分析系统及其应用》获1980年中国科学院重大科技成果二等奖、《中药道地药材的研究》获1997年国家中医药管理局二等奖。曾任上海市微量元素学会和中国微量元素科学研究会副理事长，以及《微量元素与健康研究》《广东微量元素科学》和《世界元素医学》杂志编委，现任中国微量元素科学研究会荣誉理事长。2000年获中国微量元素科学研究会奠基人金牌和金钥匙奖。

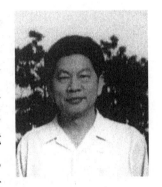

李增禧，1943年12月生，广东吴川人，1967年毕业于华南师范学院化学系，广东省测试分析研究所研究员，曾任中国微量元素科学研究会副理事长、广州地区微量元素与健康研究会和广东省微量元素科学研究会副理事长兼秘书长、广州市微量元素研究所所长、《广东微量元素科学》杂志主编。主要从事生物样品微量元素分析测试方法、环境病因及人体微量元素正常参考值的研究。在《理化检验：化学分册》《光谱学与光谱分析》《分析测试学报》《中国环境科学》《环境科学丛刊》《环境化学》等10多种杂志发表分析测试论文30多篇。在《环境与健康杂志》《中国肿瘤临床》《中国儿童保健》《广东医学》《南昌大学学报》《世界元素医学》《微量元素与健康研究》《广东微量元素科学》等刊物发表病因研究和人体微量元素正常参考值研究论文50多篇。在《环境》《广东画报》《健康元素报》发表微量元素科普论文30多篇。主编《现代微量元素研究》《眼病微量元素临床与实验研究》《微量元素临床260题》《人体器官组织微量元素数据手册》《中草药微量元素数据手册》《铅污染的危害与防治研究》《实用元素医学》《微量元素与疾病诊断及治疗》《微量元素铅与人》《微量元素精要》等专著。

前 言

　　21 世纪以来，随着生命科学研究的深入，出现了许多新概念和新学科，以基因、mRNA、蛋白质、代谢产物为研究对象的基因组学、转录组学、蛋白质组学、代谢组学的迅速发展，催生了一门新的学科——系统生物学。上述组学的研究对象处于生物信息流——DNA、mRNA、蛋白质、代谢物、细胞、组织、器官、个体、群体的上游和中游。20 世纪 70 年代发展起来的微量元素科学的研究对象则主要位于生物信息流的下游。

　　从头发微量元素分析衍生的头发微量元素医学是微量元素科学的重要组成部分，根据它的发展历程，大致可以分为两个阶段，第一阶段主要是从 20 世纪 70 年代到 21 世纪初，逐渐形成了头发微量元素医学的实验体系；第二阶段主要是从 21 世纪的第一个 10 年的前半期到目前的 10 年间，逐渐完善了以微量元素组学为核心的头发微量元素医学的理论体系。

　　头发微量元素医学是研究头发微量元素分布和变化规律、头发微量元素与人体生理病理关系、头发微量元素区分和诊断临床疾病状态，以及头发微量元素监督和评价药物疗效的科学。头发微量元素医学面临两个主要问题，一是如何准确测定头发中的多种元素，二是如何解释或解析测定结果。可以这么说，这两个问题直到 21 世纪第一个 10 年末期才获得真正的解决，并由此正式形成了微量元素组学的理念。

　　早在 20 世纪 80 年代初，华中工学院（现华中理工大学）徐辉碧等首先将模式识别技术应用于生物微量元素研究中，并在肺癌和其他癌症的分类和诊断中获得了成功；中国科学院上海冶金研究所陈念贻、刘征先等对胃癌患者所做的研究表明，非线性映照法对早期发现胃癌具有重要的现实意义。由于上述两个单位对研究成果的积极宣传和数据处理程序包的无偿推广，全国的生物微量元素研究进入了快速发展阶段。从 20 世纪 90 年代开始，多种多元统计方法被应用于头发微量元素研究中。例如，王小如、朱尔一等应用偏最小二乘法对癌症患者进行初级临床诊断，杨若明等应用聚类分析法研究种族识别，张卓勇等和应海等将人工神经网络新方法应用于癌症的辅助诊断，等等。进入到 21 世纪，效率更高的支持向量机算法开始应用于微量元素研究领域。例如，陈念贻等应用支持向量机—微量元素分析法判别乌龙茶、红茶和绿茶；陈瑞兰等应用支持向量机研究头发微量元素与高血压的相关性，证明这是一种特别适合于非线性、有限已知样本训练建模，进而预报未知样本属性的新算法；杨兴华等用支持向量机研究头发微量元素与老年痴呆的相关性，判别准确率和预报准确率均达到 100%。

　　微量元素组学的形成还与高通量元素测定技术的发展密切相关。在头发微量元素分析实践中，有越来越多的事实表明，任何疾病的发生不只与一种或数种微量元素异常有关，有时甚至涉及几十种元素。例如，陈祥友等发现血小板减少症与 26 种头发元素失衡有关，艾滋病与 20 种头发元素异常有关，脑中风、红斑狼疮、帕金森综合征各有 18 种头发元素与正常人有显著差异。这就需要有一种具有多元素同时测定、较高灵敏度和较宽线性范围的分析工具，而同时具有这种分析能力的电感耦合等离子体质谱仪（ICP-MS）现在已经相当普及。此时，与多元素测定相适应的头发样品前处理技术（如头发清洗、消解）也已有了深入的研究。

　　微量元素组学的概念来源于金属组学。金属组学是继基因组学、转录组学、蛋白质组学和代谢组学之后，由日本 Haraguchi 于 2002 年提出的一个新的研究方向。按照国际纯粹和应用化学联合会的定义，它是研究细胞、器官或生物组织中所有的游离金属和金属结合分子的形态、浓度、时空分布、生物功能，以及与基因组、蛋白质组和代谢组之间联系的科学。金属组学的研究方法特别强调金属或类金属的整体形态分析，但受限于目前分析技术水平的发展，至今未有显著进展，实际还是停留在各个领域的传统分析水平。针对这种情况，上海交通大学赵铁于2009年提出了血清微量元素组学的假说，并建立了ICP-MS分析血清中65种元素的组学方法学，应用于寻找与临床骨关节炎相关的差异元素。同一时期，李昕也应用该方法研究了新生儿出生缺陷孕妇的差异性元素。

完整的组学研究流程可分为样品采集和制备、样品测定和鉴定、数据分析和解释三大部分。根据研究对象和目的的不同，微量元素组学可以分为特定元素测定、多元素测定、元素指纹谱测定和全元素测定4个层次。从这个意义上说，1983年徐辉碧、陈念贻首次将模式识别技术成功应用于生物微量元素谱分类研究，就已开启了中国微量元素组学研究的新时代，至今已成果累累，本书作者对此做过详细整理和归纳。例如，在《头发检测与疑难病诊断》（2009）一文中，列出了38项头发微量元素组学研究成果；在《微量元素改变中国的科学面貌》（2014）一文中，按样品属性列出了头发微量元素组学、血清微量元素组学、组织微量元素组学、中药微量元素组学、基因和蛋白质微量元素组学5个方面的应用实例。可见，微量元素组学由中国首创，也早就是中国微量元素科学工作者的实际研究内容。

头发微量元素分析促进了头发元素医学的形成，微量元素组学又助推头发微量元素医学进一步完善和成熟。微量元素组学不仅是微量元素医学研究的理想工具，也是唯一能将基因组学、蛋白质组学、代谢组学等整合在一起的研究分支。然而，我国至今所报道的微量元素组学研究，大多属于前3个层次。严格地说，只有最后一个层次，即全元素分析，才是真正意义上的微量元素组学研究。因此，微量元素组学研究依然任重道远，头发微量元素医学注定前途无量。

《头发微量元素医学的形成与发展——三百篇文献述评》是2003年出版的《头发微量元素分析与疾病诊断》的姊妹篇。《头发微量元素分析与疾病诊断》首次详细阐述了头发的结构、生长规律、营养来源及由代谢性疾病引起的头发结构异常，首次详细介绍了微量元素必需性证据的发现史、头发元素临床意义认识史和头发元素分析发展史，首次全面论述了头发元素分析在医学中的作用和地位，首次系统讨论了头发检验应用于临床的实际可能性。该书出版后，在社会上引起了广泛的反响，有赞赏，也有质疑，更多人还想寻找相关原文仔细探究。鉴于近10多年来，头发微量元素分析获得了新的进展，头发微量元素医学出现了新的突破，因此，该书作者们决定再度合作，续编该书。

本书由发表于80多种中文科技刊物上的300多篇论文组成，时间跨度凡40年，以头发微量元素医学为主题分成兴起和形成（1976—2005年）、完善和成熟（2006—2015年）两大编，第一编由11章组成，第二编由2章组成。编者为每章写了融会贯通的提要，并为每篇文章写了反映原文作者观点的导读。

阅读本书，可以把握头发元素准确测定的方法要领，掌握头发检测诊断疾病原理的诀窍，了解头发元素医学的形成过程，洞悉微量元素组学的作用意义。本书可供医学界、教育界、科技界、美容界相关人员学习参考，也可供相关学术机构和图书馆收藏保存。

编　者

2016 年 5 月

编者的话

● 古代中国人，根据数百乃至数千年的实践经验，得出了诊察头发可以"断重病，决生死"的断言，为子孙后代留下了宝贵遗产。现代中国人，经过数十年艰苦奋斗，在头发微量元素分析的基础上，创立了以微量元素组学为核心，以环境医学、临床医学、法庭医学、预防医学为代表的头发微量元素医学，为系统生物学的发展做出了重要贡献。为弘扬中国科学家的奋斗精神、铭记此门学科的不凡开创历史、宣传头发医学的卓越研究成果、推动组学策略的持续向前发展，特编辑本书。

● 在中文学术期刊中，关于头发微量元素分析的文章浩如烟海。本着科学性、原创性、代表性的原则，编者遴取了300多篇优秀文献（包括论著、学位论文和综述）作为本书的评说论据。继而以头发微量元素医学为主题，将这些文献按出版年代分成兴起和形成、完善和成熟两大编，计13章。编者为每章写了提要，为每篇文章写了导读，作为本书的评说论点。两者合而成书，名曰《头发微量元素医学的形成与发展——三百篇文献述评》，与先前出版的《头发微量元素分析与疾病诊断》构成姊妹篇。

● 相同主题或内容的文章，在不同时期或由不同作者发表，可能有重复之处或有深度上的差异，在所难免。不同时期或不同期刊上发表的文章，可能会有体例或格式上的不统一，以及度量单位的不一致，为保持原文全貌，本书收录时只做少量调整。一般不列参考文献及附录，少数例外。为便于读者核查原文，在文题下列出了该文的发表年份、作者姓名及所在单位，并在文后列出了该文献的来源。

● 收录在本书中的文章作者约1430人次，其中有教授、专家、医生和实验员；涉及的作者单位有500个次，研究所、高等院校和医疗机构各占约1/3；研究课题包括国家重点攻关项目、国家基金资助项目、地方性基金或政府部门资助项目和自选项目、国内外合作项目。

● 在编辑本书的过程中，得到了上海图书馆、中国科学院上海生命科学院图书馆、复旦大学医学院图书馆、中国科学院上海应用物理研究所图书馆、上海市嘉定区图书馆和许多原文作者的大力支持和帮助，编者谨向他们致以真诚的感谢。在本书内容的收集、整理过程中我们尽可能与每篇文献的作者联系，但无奈收录的文献发表时间跨度较长，涉及作者较多，未能一一联系上，敬请各位作者谅解。原文作者如有疑问，可以与编者联系。编者也向科学技术文献出版社的领导、编辑和相关工作人员表达由衷的敬意和谢忱。

梁东东、秦俊法、李增禧
2016 年 5 月

目 录

上 册

第一编 兴起和形成

下　册

第二编　完善和成熟

第九章　头发元素与病因探索

　　头发微量元素分析孕育着许多重要发现。美国科学家 Cranton 在查阅了 1983 年前发表的 1500 多篇关于头发分析的文献后得出结论：钙、镁、锌、铜、铬、铅、汞、镉、砷、镍等头发元素有实际临床意义，钠、钾、硒、锰、铝等头发元素提示有临床意义。1984 年后，国内外科学工作者，特别是我国科学家不仅丰富了硒、锰、铝等头发元素的临床意义的认识，又陆续证明钴、钒、铌、锶、锗、铁、碘等头发元素可能也有临床意义，其中包括某些元素可能是特殊疾病的病因因子，分析这些元素的头发含量有助于判别或诊断相关疾病，并可为预防和治疗这些疾病提供依据。

　　在许多癌症的病例对照研究或流行病学调查中，发现其与头发元素间有着密切的联系。例如，广东顺德肝癌患者头发低锰、低铁；新疆肺癌患者存在明显的铜—铁、镍—硒拮抗；河南鹤壁健康人、重度增生和食管癌患者头发硅、铬含量呈递减趋势，镍、钙含量呈递减趋势；广东汕头地区食管癌与铅、镉、钴、锌有内在联系；广西和广东鼻咽癌患者各有其特定的头发元素谱。河南太行山地区的一项前瞻性研究显示，食管癌、胃癌患者头发钙、镁、铁、铜、锌含量显著低于未患癌的对照组，而这与吸烟和豆制品消费量有很大关系：前者为这些癌症的主要危险因素，吸烟者头发钙、镁、铜水平较不吸烟者低；后者为主要保护性因素，豆品多消费者头发钙、镁、铁、铜水平较豆品少消费者高。血清和头发微量元素的 Meta 分析证明，鼻咽癌患者确实存在微量元素不平衡，尤其是头发中的镍含量增高。对我国前十位恶性肿瘤死亡率与对应地区居民头发 19 种元素所作的相关分析和回归分析表明，各种恶性肿瘤死亡率具有一定程度的聚集性，聚集在一起的恶性肿瘤大多有共同联系的微量元素。将食管癌、胃癌、肝癌死亡率地域分布图与人发元素环境类型图相比较，发现钼不足是我国食管癌高发的重要因素，胃癌低发区人发硒、砷、汞含量一般较高，肝癌分布范围正好与发锌含量低于 120 $\mu g/g$ 的范围吻合。白血病患者头发硒、钼、镁、锌、钙、锗、钴、锂、钒含量较正常人低下，而锰、镍、铁、铬、铅含量则偏高，铜和锶含量也可见异常。

　　有研究发现，冠心病和肺心病有不同的头发微量元素谱。冠心病以铜高钙低为特征，肺心病则以低锶、低锰、低钙为特征。肺心病组头发元素含量一般低于冠心病组，尤以铜、镍、铅为明显。另有研究观察到，头发高锌低铜、低锰低铁是高血压和冠心病患者的重要特征。糖尿病患者的头发微量元素与其类型、并发症及遗传等因素有关，总的情况是，发铜含量显著降低，铅、镍含量显著升高。

　　阿尔茨海默病和精神分裂症均与多种元素不平衡有关。阿尔茨海默病、脑血管性痴呆均与 10 种以上元素含量异常相联系，镉/锌比值升高可能是阿尔茨海默病发生的危险因素之一。有人检测帕金森氏综合征患者头发中 33 种元素，结果有 14 种元素的含量与对照组有显著差异，另有 13 种元素含量偏低，1 种元素含量偏高。在精神分裂症住院患者的 23 种头发元素中，有 17 种元素的含量低于正常人，另有 3 种元素其含量亦显著降低。看来，多元素平衡失调才是一切疾病的病因基础。

　　在口腔黏膜病、Graves 病、眼病、胆石症、过敏性疾病的头发元素研究中，也有不少新发现，为探索这些疾病的病理机制提供了宝贵的新线索。

　　在微量元素与疾病关系的探索中，最值得重视的新发现，无疑要推心血管疾病与微量元素钴、钒，以及癌症与微量元素铌的关系。陈祥友的研究观察到，冠心病患者、高血压和高血压心脏病患者，以及其他类型的心血管病患者，发钴含量都非常显著地低于同年龄、同性别的健康人，而且病情严重的患者较一般患者更低。相反，心血管病患者的发钒含量则明显升高，且病情越重，发钒含量越高。各类癌症患者的发铌含量都明显低于正常人，病情越重，发铌越低。这些发现，不仅为探讨心血管病和癌症的发病机制提供了新线索，也为心血管和癌症的检验和预报提供了一种简便的新手段。

人发中微量元素钴与心血管疾病

（1983）

陈祥友　　王永强　　裘家奎

（南京大学）

[导读] 分析了各类心血管疾病患者的发钴含量，与性别、年龄相同的健康人比较，冠心病患者、高血压和高血压心脏病患者，以及先天性心脏病、类风湿性心脏病、肺心病、心肌炎等其他类型的心血管疾病患者的发钴含量，都非常显著地低于健康人。而且，病情严重的患者较一般患者发钴含量更低。

发钴含量测定有可能用作冠心病的心肌梗死及高血压的脑血管意外预测的一种手段。

前　言

现代科学技术和工业的发展，给人们创造了丰富多彩的物质生活，但也带来了严重的副作用——环境污染。由于污染，使环境中的微量元素平衡发生变化，从而影响了人体的健康。因此，微量元素与人体健康的研究是环境科学的一个重要课题。

微量元素在人体的生命活动中具有十分重要的意义。到目前为止，人们已经发现 Fe、Mn、Zn、Cu、Cr、Co、Mo、Se、I 等元素，是人体维持正常生命活动所必需的元素，称为必需微量元素，在人体内起正常的作用有一个严格的浓度范围。在健康的人体内，可以借助于体内的某些蛋白质和激素有效地控制微量元素处于一定的浓度范围。但是，当人体处于一个不利的环境因素时，或者人体的内环境微量元素代谢失去平衡时，人体内的必需微量元素就会造成缺乏或者过剩，从而影响正常代谢，导致疾病。就目前所知，许多疾病与体内微量元素失调有关。现在，许多有关学科的科技人员，对微量元素与人体健康的关系给予了极大的关注，人们试图从人体内微量元素浓度的变化及相互间的平衡关系中，探索某些疑难病症的病因和防治的新途径。

心血管疾病是目前严重威胁人类生命和健康的常见的多发病，可是它的病因尚不清楚。关于微量元素与心血管病的关系，各国的科学家和医生做了大量的工作，进行了广泛的调查研究。

微量元素与心血管疾病关系的研究，开始于水质硬度与心血管病死亡率关系的调查。大部分的调查发现水质硬度与心血管病的死亡率呈负相关。但也有的提出无关。实际上，这是水中微量元素在其中起作用。人们先后发现 Cr、Mn、V、Co、Si、Cu、Se、Fe、Mo 等是对心血管功能有益的微量元素，而 Cd、Pb、As 是对心血管健康有害的元素。此外，元素之间的比例也影响心血管的健康。H. T. 沙克利特在评价了微量元素的分布与心脏病的关系后提出，导致心血管病死亡率不同的原因，与其说是被研究的元素过量，还不如说是缺乏。

钴是人体的一种必需微量元素，与心血管的健康关系甚大。以头发作为样品，进行人体中微量元素钴的浓度与心血管疾病的研究，尚未见报道。

我们采用 5 - Cl - PADAB - Co（Ⅱ）分光光度法分析了南京市各种心血管患者患病期间的头发样品，

与健康人的发钴含量相比较,观察到各种心血管患者的发钴含量均低于健康人的水平,差异非常显著。并且病情严重的患者,其发钴值更低。同时,我们也分析了几种治疗心血管病的中草药如黄芪、玉竹等,发现其含钴量均高。我们认为,心血管疾病与患者体内微量元素钴长期低少或缺乏有关。

实验部分

5-Cl-PADAB-Co(Ⅱ)分光光度法是国家统一分析方法,它简便、灵敏,结果准确可靠。我们也做了回收率(表1)和精密度试验(表2)。

表1 回收率试验

发钴量 ($\mu g/g$)	加入量 ($\mu g/g$)	实测结果 ($\mu g/g$)	回收率 (%)	发钴量 ($\mu g/g$)	加入量 ($\mu g/g$)	实测结果 ($\mu g/g$)	回收率 (%)
0.20	0.20	0.37	85	0.20	0.50	0.66	92
0.20	0.20	0.38	90	0.20	0.50	0.71	102
0.20	0.20	0.41	105	0.20	0.50	0.63	86

从表1可见,回收率在85%~105%。

表2 精密度试验结果

测定次数	1	2	3	4	5	6	7	8	9	10	平均值
Co ($\mu g/g$)	0.34	0.26	0.30	0.27	0.30	0.22	0.27	0.31	0.35	0.28	0.29
标准偏差 s						0.039					
变动系数						0.13					

从表2可见10次平行测定,均值为0.29 $\mu g/g$,标准偏差为0.039,变动系数为0.13。

我们还用直流等离子体光谱测定了几个样品,与分光光度法的测定结果比较,列于表3。

表3 直流等离子体光谱测定结果与分光光度法测定结果比较 单位:$\mu g/g$

样品号	分光光度法	直流等离子体光谱	样品号	分光光度法	直流等离子体光谱
1	0.10	0.05	3	0.23	0.17
2	0.06	0.10	4	0.22	0.16

从表3可见两种方法比较,结果是接近的。

由此可见,作为测定生物样品中的微量元素钴,5-Cl-PADAB-Co(Ⅱ)分光光度法是一种比较准确、方便的方法。

实验结果

我们分析了各类心血管疾病的患者(共271人)的发钴含量,以及作为对照的采用同样方法分析的健康人的发钴含量。考虑到不同性别、年龄的人,发钴含量有所不同,我们选择了与患者性别、年龄相同的健康人作为对照。根据心血管疾病的常见分类方法和采样的实际情况,我们把患者分为冠心病、高血压及高血压心脏病和其他类型的心血管疾病3类。"其他"这一类里,包括有先天性心脏病、类风湿心脏病、肺心病、心肌炎等。各类心血管疾病患者及对照的发钴含量,分别列于表4至表10。表中钴含量的单位均为$\mu g/g$。

表4　男性冠心病患者发钴含量与正常人发钴含量比较

年龄	正常人		患者		年龄	正常人		患者	
	例数	钴含量	例数	钴含量		例数	钴含量	例数	钴含量
30 ~	2 (13)	0.23 ± 0.03	2 (2)	0.13 ± 0.03	60 ~	7 (64)	0.22 ± 0.03	7 (10)	0.11 ± 0.03
40 ~	7 (61)	0.23 ± 0.04	7 (7)	0.09 ± 0.04	70 ~ 79	3 (26)	0.19 ± 0.04	3 (3)	0.13 ± 0.03
50 ~	5 (35)	0.22 ± 0.04	5 (7)	0.12 ± 0.03	合计	24 (199)	0.22 ± 0.04	24 (29)	0.11 ± 0.03

注：该栏中，前面的数字是该年龄段所选择的年龄数，与患者的年龄相对应。括号中的数字为测定的总例数。例如，第一行，"2"表示在30~39岁这个年龄段中，与患者的年龄相同的两个年龄（32、34岁），(13) 表示32、34岁两个年龄中，共测定了13个正常人发钴的含量。以下同。

表5　女性冠心病患者发钴含量与正常人发钴含量比较

年龄	正常人		患者		年龄	正常人		患者	
	例数	钴含量	例数	钴含量		例数	钴含量	例数	钴含量
40 ~	5 (57)	0.22 ± 0.04	5 (5)	0.09 ± 0.05	70 ~ 79	1 (10)	0.16 ± 0.04	1 (1)	0.13
50 ~	4 (43)	0.21 ± 0.03	4 (5)	0.08 ± 0.04	合计	13 (137)	0.20 ± 0.04	13 (14)	0.10 ± 0.05
60 ~	3 (27)	0.19 ± 0.04	3 (3)	0.13 ± 0.05					

从表4、表5可以看出，冠心病患者的发钴含量，非常明显地低于健康人的水平。

表6　男性高血压及高血压心脏病患者发钴含量与正常人发钴含量比较

年龄	正常人		患者		年龄	正常人		患者	
	例数	钴含量	例数	钴含量		例数	钴含量	例数	钴含量
30 ~	2 (18)	0.23 ± 0.04	2 (2)	0.12 ± 0.02	60 ~	10 (80)	0.21 ± 0.05	10 (22)	0.11 ± 0.02
40 ~	5 (41)	0.22 ± 0.05	5 (9)	0.11 ± 0.05	70 ~ 79	6 (34)	0.20 ± 0.04	6 (11)	0.12 ± 0.02
50 ~	7 (55)	0.22 ± 0.04	7 (14)	0.10 ± 0.03	合计	30 (228)	0.22 ± 0.04	30 (58)	0.11 ± 0.04

表7　女性高血压及高血压心脏病患者发钴含量与正常人发钴含量比较

年龄	正常人		患者		年龄	正常人		患者	
	例数	钴含量	例数	钴含量		例数	钴含量	例数	钴含量
30 ~	1 (10)	0.21 ± 0.02	1 (1)	0.10	60 ~	6 (55)	0.19 ± 0.04	6 (12)	0.12 ± 0.04
40 ~	7 (75)	0.21 ± 0.03	7 (14)	0.12 ± 0.03	70 ~ 79	4 (37)	0.17 ± 0.03	4 (6)	0.11 ± 0.02
50 ~	8 (89)	0.21 ± 0.04	8 (18)	0.10 ± 0.04	合计	26 (266)	0.20 ± 0.04	26 (51)	0.11 ± 0.04

从表6、表7可以看出，无论是男性的还是女性的高血压及高血压心脏病患者的发钴含量，都非常明显地低于健康人。

表8　男性其他类型心血管病患者发钴含量与正常人比较

年龄	正常人		患者		年龄	正常人		患者	
	例数	钴含量	例数	钴含量		例数	钴含量	例数	钴含量
1 ~	4 (43)	0.25 ± 0.03	4 (4)	0.13 ± 0.03	50 ~	10 (76)	0.22 ± 0.04	10 (11)	0.10 ± 0.03
10 ~	8 (94)	0.24 ± 0.03	8 (8)	0.13 ± 0.04	60 ~	5 (53)	0.21 ± 0.03	5 (5)	0.09 ± 0.03
20 ~	5 (43)	0.23 ± 0.04	5 (6)	0.11 ± 0.03	70 ~ 79	5 (26)	0.20 ± 0.04	5 (6)	0.09 ± 0.04
30 ~	5 (30)	0.22 ± 0.04	5 (8)	0.13 ± 0.03	合计	48 (417)	0.22 ± 0.04	48 (57)	0.11 ± 0.03
40 ~	6 (52)	0.22 ± 0.05	6 (9)	0.11 ± 0.04					

表 9　女性其他类型心血管病患者发钴含量与正常人比较

年龄	正常人		患者		年龄	正常人		患者	
	例数	钴含量	例数	钴含量		例数	钴含量	例数	钴含量
1 ~	6 (67)	0.24 ± 0.04	6 (9)	0.13 ± 0.03	50 ~	6 (58)	0.21 ± 0.04	6 (15)	0.12 ± 0.03
10 ~	2 (23)	0.22 ± 0.03	2 (2)	0.09 ± 0.03	60 ~	7 (68)	0.19 ± 0.03	7 (9)	0.13 ± 0.04
20 ~	6 (76)	0.22 ± 0.04	6 (7)	0.12 ± 0.04	70 ~ 79	2 (15)	0.17 ± 0.03	2 (2)	0.10 ± 0.03
30 ~	3 (35)	0.23 ± 0.04	3 (4)	0.12 ± 0.03	合计	39 (419)	0.21 ± 0.04	39 (62)	0.12 ± 0.04
40 ~	7 (77)	0.21 ± 0.05	7 (14)	0.10 ± 0.04					

从表8、表9可以看出，先天性心脏病、类风湿心脏病、肺心病、心肌炎等患者的发钴含量，与冠心病、高血压心脏病患者一样，非常明显地低于健康人的发钴水平。

表 10　各类心血管患者发钴含量与正常人发钴含量差异的显著检验结果

病别	性别	正常人例数	患者例数	t 值	P
冠心病	男	24 (199)	24 (29)	13.4953	< 0.0005
	女	13 (137)	13 (14)	6.7215	< 0.0005
高血压及高血压心脏病	男	30 (288)	30 (58)	17.1607	< 0.0005
	女	26 (266)	26 (51)	9.3959	< 0.0005
其他类型心血管病	男	48 (417)	48 (57)	17.9328	< 0.0005
	女	39 (419)	39 (62)	13.7195	< 0.0005

注：患者和作为对照的健康人发钴含量差异的检验，采用 t 检验法。

从表10可以看出，各类心血管病患者的发钴含量与正常人的发钴含量，均有非常显著的差异。即心血管病患者的发钴含量非常显著地低于健康人的水平。

为了观察心血管病严重程度与患者发钴含量可能存在的关系，我们在样品采集过程中，选择了一些病情严重的冠心病、高血压心脏病患者的头发样品，把他们的发钴含量与同类患者的发钴值进行对比检验，其结果列于表11和表12。

表 11　病情严重的冠心病患者（男性）发钴含量与一般患者发钴含量比较

年龄	一般患者		严重患者		年龄	一般患者		严重患者	
	例数	钴含量（$\mu g/g$）	例数	钴含量（$\mu g/g$）		例数	钴含量（$\mu g/g$）	例数	钴含量（$\mu g/g$）
30 ~	1	0.16	1	0.10	60 ~	5	0.12 ± 0.03	5	0.09 ± 0.03
40 ~	5	0.09 ± 0.04	2	0.09 ± 0.03	70 ~ 79	2	0.14 ± 0.02	1	0.10
50 ~	5	0.13 ± 0.03	2	0.09 ± 0.02	合计	18	0.12 ± 0.03	11	0.09 ± 0.02

注：$t = 1.743$，$0.01 < P < 0.05$，有显著的差异。

表 12　病情严重的高血压心脏病患者（男性）发钴含量与一般患者发钴含量比较

年龄	一般患者		严重患者		年龄	一般患者		严重患者	
	例数	钴含量（$\mu g/g$）	例数	钴含量（$\mu g/g$）		例数	钴含量（$\mu g/g$）	例数	钴含量（$\mu g/g$）
30 ~	1	0.14	1	0.06	60 ~	20	0.11 ± 0.02	2	0.08 ± 0.02
40 ~	7	0.12 ± 0.04	2	0.04 ± 0.01	70 ~ 79	10	0.12 ± 0.02	1	0.09
50 ~	12	0.10 ± 0.03	2	0.10 ± 0.01	合计	50	0.11 ± 0.03	8	0.08 ± 0.03

注：$t = 2.136$，$0.01 < P < 0.05$，有显著的差异。

病情严重的冠心病患者发钴含量，显著低于一般患者的发钴含量。

病情严重的高血压心脏病患者发钴含量，显著低于一般患者的发钴含量。

从表 11 和表 12 可以看出，严重患者的发钴含量比一般患者的发钴含量更低，两者之间有显著的差异。这提示发钴含量的测定有可能作为冠心病的心肌梗死及高血压的脑血管意外预测的一种手段。

讨　论

头发是由纤维性的角蛋白组成，人体中的各种微量元素在毛囊内与巯基（—SH）、氨基（—NH$_2$）结合而进入角蛋白分子。因此，头发是人体微量元素的排泄途径之一。在中医学上，有"发为血之余"的说法。头发代谢活性低，微量元素含量稳定，头发中微量元素含量比血清和尿液中高 10 倍以上。头发中微量元素含量同人体储备之间存在明显的正相关，头发犹如"录音带"，反映了过去一段时间内许多微量元素的代谢变化及营养情况。我们分析了哺乳动物猪的毛及它的心肌、主动脉中钴的含量，发现它们的含钴量都是在同一数量级，并且有一定的相关性。分析头发中微量元素，除了可以获得与分析血、尿相似的信息外，还具有取样少，易于采集、保存，重复测定方便，采样时患者无痛感等优点。用头发作为生物学样品，是进行人体微量元素研究的一种理想方法。

冠心病是心血管疾病中发病率及死亡率较高的疾病。冠心病的发病机理尚未阐明，一般认为，无论是外源性或内源性的脂质代谢失常，血脂增高和心血管功能调节失常等，都可以引起冠心病。人体组织内的一些微量元素通过酶或激素可以影响脂质代谢。钴也是影响血液脂质代谢的一种微量元素。我们解剖分析了猪的主动脉管外、中、里 3 层中钴的含量，观察到主动脉管的内层钴含量最高，中层稍低，外层最低。Ilynsky 等发现冠心病死者的心和主动脉中钴的浓度均低于相同年龄的对照者，其中主动脉中钴的浓度，冠心病患者要比对照者低得多。据 Sharrett 等报告，经统计分析，钴的浓度与心血管病的死亡率呈负相关，即人群中心血管病死亡率高的地区，其环境的水中钴的浓度较低。据我们的实验结果，冠心病患者的发钴含量非常显著地低于健康人的水平，据此不难推断，发钴低少的冠心病患者，其心脏、主动脉及血液中钴也是低于正常人的。

据 Schroeder 研究，动脉硬化的患者在心肌梗死后，心肌中钴的浓度显著减少，心肌中微量元素钴在心肌梗死前后显著的变化，也可以说明钴在心肌组织中起着重要的作用。其机理尚需要进一步探讨。至于心肌梗死前后发中钴的浓度的变化，未见报道，值得研究。

Masironi 认为钴是对人体心血管功能具有作用的元素之一，口服时对心血管功能的健康有利，有防止动脉硬化的作用。

高血压病是一种常见的多发病，是一种以动脉血压升高为特征，伴有血管、心脏、脑和肾等器官出现生理性和病理性异常的全身性疾病。高血压心脏病则是高血压病严重发展的结果。我们分析的 109 例高血压心脏病患者发钴含量也非常显著地低于健康人的发钴含量。据报道，钴盐注射可以引起血管扩张及血压降低。另据 Bierenbaum 报告，血清钴浓度较低的人群，血压（舒张压及收缩压）显著地高于血清钴浓度较高的人群（$P < 0.01$）。

由此可见，人体内适当浓度的钴，对维护人体的正常血压有利。高血压患者的发钴含量低于健康人，可能是由于人体内钴的缺乏。

很早以前，人类就已使用植物或矿物治疗某些疾病。中草药的治疗作用，除了它们含有某些结构复杂的有机成分起治疗作用外，它们中所含有的一些微量元素也具有治疗作用。这种治疗作用相当重要，有时是无法用其他药物代替的。我们分析了几种治疗心血管疾病的常用中草药，发现它们的钴含量也比较高。例如，玉竹含钴 0.44 ~ 0.88 $\mu g/g$，黄芪含钴 0.90 ~ 1.12 $\mu g/g$。从这里也可以看出，中草药中的钴以适当的形式补充给心血管患者，有助于心血管功能的改善。

钴在人体的生命活动中十分重要，心血管疾病患者发钴含量较低，可以揭示心血管病患者体内微量元素钴的长期低少或缺乏从而引起代谢长期失调。至于因果机理，还需进行深入的探讨。

微量元素钴的缺乏可造成疾病，可是，过量的钴对于人和生物同样会产生不良结果。古语云："过犹不及。"就是说过量和不足都是不好的，钴对心血管功能的影响也是如此。

在 20 世纪 60 年代，北美及西欧某些地方的啤酒厂在啤酒中加入氯化钴（或硫酸钴）以稳定啤酒的泡沫，结果使饮用大量这种啤酒的人发生心脏病，一些人且因此死亡。对死者进行病理解剖发现心肌损坏，心脏组织中钴的浓度也比正常人高 10 倍以上。所以钴的毒性研究引起人们的广泛兴趣。通过调查研究发现，采用饮食疗法的患者，每天摄入钴的总量超过啤酒饮者，但是并没有引起心脏病，有人提出，啤酒饮者心脏病的发生可能是由于营养缺乏、酒精中毒和钴的协同作用所促成。

动物实验发现，喂以钴盐的动物易引起心肌中毒，缺乏蛋白质和硫胺素（VB_1）供应的动物病变更为严重。在实验猪的饲料中加入钴盐，它们血清中乳酸脱氢酶、谷草转氨酶（SGOT）和谷丙转氨酶（SGPT）都升高。钴对酶的抑制作用，主要是阻碍三羧酸循环和细胞呼吸，抑制 ATP 的产生和正常的能量代谢。

应该看到，在钴的生物化学的大部分研究中，$CoCl_2$ 的剂量范围每天以 30～60 mg/kg 喂实验动物，而这样的数量，大大多于人类正常活动所摄取钴的量，因此，显然是过量的，必然会产生有害的作用。此外，过量的钴还影响生物体内其他金属元素的代谢、组织中的浓度和生理功能。

综上所述，微量元素钴的过量摄入，无论对人类或对动物都是有害的，而危害的对象与我们所研究的是一致的，即都是心血管。正如碘对于甲状腺功能的影响一样，大家知道，碘是人体甲状腺发挥正常机能所不可缺少的微量元素，人体缺乏碘易患甲状腺肿的疾病，但长期摄入过多的碘也可引起甲状腺肿。同一元素碘，在人体内不足或过量，受影响的器官都是同一个甲状腺。在相当长的一段时间里，由于发生了"啤酒心脏病"，人们对钴的过量所造成的中毒作了大量的研究，而对钴的缺乏所引起的心血管健康的影响，则研究很少。我们认为，微量元素在人体内发挥正常作用，要有一个严格的浓度范围，缺乏了易引起疾病，过量了同样会造成中毒。而钴在人体内的缺乏或过量所影响的器官主要是心血管。

关于对心血管功能有良好作用的其他微量元素，与钴有相互协调的作用。就其重要性来讲，我们认为钴对维持心血管正常生理功能有特别重要的作用。另外，铅、镉等对心血管功能确实有害。我们分析了长期接触铅的人的发样，观察到他们的发钴含量均低于健康人的水平。大家知道，慢性铅中毒可以引起高血压、冠状动脉硬化和心肌损害。我们认为，铅是钴的拮抗元素，铅的危害作用，可能是由于它干扰了必需微量元素钴正常的生理功能，从而影响心血管的健康。因此，铅的环境污染，是心血管疾病发病率增加的原因之一。

心血管疾病患者的发钴含量低于健康人的水平，差异非常显著。并且病情严重的患者，其发钴含量更低。我们认为，心血管疾病与人体微量元素钴低少或缺乏有着重要的关系，特别是与钴的长期低少或缺乏有关。人发中钴的含量与心血管疾病有关，这个发现将对心血管疾病的检验及冠心病的心肌梗死、高血压的脑血管意外的预测，提供科学的、简便的方法，更重要的是为进一步探讨心血管病的发病机理、预防和治疗提供一个新的途径。

致谢：在采集患者头发样品中，得到江苏省中医院、南京鼓楼医院、南京铁道医学院附属医院、南京市中医院、南京市第一医院、南京市儿童医院和南京大学医院同志们的支持，又中国科学院南京土壤研究所技术科同志们为我们用等离子体光谱法对照分析了样品，还有南京长虹理发店、四海理发店都给予我们很大支持，在此一并致谢。

（原载于《南京大学学报》1983 年第 4 期）

人发中微量元素钴与白癜风

（1984）

陈祥友[1]　裘家奎[1]　吴　淞[2]　管　汾[2]

（1. 南京大学环科所　2. 江苏省中医研究所）

[导读]　不论年龄、性别和病程如何，白癜风患者的发钴含量均非常显著地低于各该年龄、性别正常人的发钴含量，其中泛发性患者又较局限性患者更低。色素沉着的患者的发钴含量也和白癜风患者的发钴含量一样的低少，说明微量元素钴对人体色素正常代谢起着极其重要的作用。

前　言

人体是由化学元素组成的，除了碳、氢、氧、氮、钠、镁、磷、硫、氯、钙、钾 11 种宏量元素之外，还有很多含量极微的元素（成人体内总含量在 4.2 g 以下）称为微量元素，大多属于元素周期表中的过渡金属。高等动物体内的必需微量元素有铁、铜、锌、锰、钴、钼、硒、铬、锡等。必需元素有以下 3 个作用：（1）缺少其中一个元素就难以维持生命和生长，出现缺乏症甚至死亡；（2）补充该元素则缺乏症的症状消失，这种治疗作用不能完全由他种元素所代替；（3）该元素直接对机体发生影响，与机体的代谢有关。

必需微量元素在体内的作用主要是参与酶系统的催化作用，其方式大致可分为两类：（1）某些酶的催化作用过程中，需要有某种金属的辅助；（2）金属和酶分子的特定部位牢固地结合形成该酶的活性部位，即金属酶。此外，有的必需微量金属不构成酶的活性部分，但为维持分子具有活性的结构所必需。

近年来，工业化、都市化给人们带来很多好处，但也造成了一些环境污染，其中有的是因有害元素的增加如铅、汞、镉等的污染，有的是因为大量有毒害作用的有机物进入环境的污染造成了人类必需的微量元素减少或缺乏从而影响了人体健康，这种情况较以前越来越明显，越来越严重。

微量元素与皮肤病的关系，国内外都有研究。据报道，肠病性肢端皮炎与缺锌有关，可能与锌缺乏相关的有寻常痤疮、银屑病等。Menkes 扭结毛发综合征、湿疹、天疱疮等与微量元素铜缺乏有关；脂溢性皮炎和头部糠疹与硒缺乏有关；还有人认为银屑病与缺乏钴和锰有关。

微量元素与白癜风的关系，有的认为与缺铜有关，有的认为无关。至今病因不明，我们则认为与缺乏钴有关。本文将报告 114 例白癜风患者患病期间头发中含钴量与用同样分析方法分析的 1343 例正常人发钴含量相比较的结果。

大家知道，人发是皮肤的一种附属器官，中医有"发者血之余，肾之华在发，血之荣以发"之说。现代科学证明发是一种代谢活动很低的含巯基（—SH）的角蛋白组织，是人体金属元素排泄的一个途径，所以人发犹如自动的、天然的"录音带"，它能准确无误地反映过去各时期身体中许多微量元素的代谢变化和营养情况，而且由于它代谢低，且含巯基固定金属能力强，因之，人发中微量元素的含量比血清和尿液中高达 10 倍以上。我们用人发作为生物样品，用 5 – Cl – PADAB – Co（Ⅱ）分光光度法分析了白癜风患者与患病期间长出的头发中微量元素钴含量与用同样方法分析的相同性别、相同年龄的正常人发钴含量比较，发现被研究的 114 例白癜风患者发钴含量皆低。我们还分析色素沉着患者发钴含量，观察到与白癜风患者发钴含量相似的结果，我们认为白癜风与人体内微量元素钴长期低少或缺乏有关，微量元素钴在维持人体色素正常代谢中具有极其重要的作用。

实验结果与讨论

我们分析了 114 例白癜风患者发钴含量，其中男 60 例，女 54 例。从病情上分，局限性患者 70 例，泛发性患者 44 例；年龄范围 5 ~ 87 岁；病程从 2 个月 ~ 30 年；患者患处最小的为局限性拇指头大小到泛发性约占全身 90% 面积的患者。和正常人 1343 例发钴含量相比较其差异性非常显著（$P < 0.0005$），见表 1。

表 1　各年龄组白癜风与正常人的发钴含量

年龄组（岁）	患者发钴含量（$\mu g/g$）	正常人发钴含量（$\mu g/g$）	t 值	P
1 ~ 9	0.080（4）±0.042	0.214（56）±0.019	12.63	< 0.0005
10 ~ 19	0.101（17）±0.031	0.189（183）±0.010	11.78	< 0.0005
20 ~ 29	0.103（32）±0.039	0.200（275）±0.014	13.97	< 0.0005
30 ~ 39	0.104（22）±0.029	0.199（207）±0.014	14.84	< 0.0005
40 ~ 49	0.104（18）±0.034	0.195（186）±0.013	11.54	< 0.0005
50 ~ 59	0.117（10）±0.024	0.194（104）±0.013	10.27	< 0.0005
60 ~ 87	0.103（11）±0.036	0.189（114）±0.018	7.295	< 0.0005

注：括号中数字为该年龄组患者和正常人的被检例数，下同。

从表 1 可见各年龄组白癜风患者患病期间发钴含量均低于各该年龄组正常人发钴的含量。用 t 检验法进行显著性检验，发现差异性非常显著（$P < 0.0005$）。

我们将病情不同的患者分为泛发性患者和局限性患者患病期间发钴含量与正常人发钴含量比较列于表 2。

表 2　病情不同白癜风患者发钴值与正常人发钴值

患者病情	患者发钴含量（$\mu g/g$）	正常人发钴含量（$\mu g/g$）	t	P
泛发性	0.090（44）±0.033	0.197（558）±0.015	21.49	< 0.0005
局限性	0.114（70）±0.030	0.196（785）±0.014	23.20	< 0.0005

从表 2 可见泛发性白癜风患者发钴含量较局限性患者发钴含量更低，只占局限性患者发钴含量的 78.9%，而两组正常人（一为 558 例，一为 785 例）发钴含量几乎完全一样。还有，无论局限性白癜风也好，泛发性的也好，它们发钴含量较正常人都低，泛发性患者发钴含量更低，同样用 t 检验法进行显著性检验，其差异性都非常显著（$P < 0.0005$）。

白癜风的病因未明。我们认为钴的缺乏是其主要原因。钴作为维生素 B_{12} 的一个必要构分，为维持骨髓的正常功能，形成血红细胞所必需，又能促进核糖核酸的合成而影响中枢及周围神经的骨髓神经纤维的代谢。维生素 B_{12} 是自然界中一个最复杂的非聚合物，是生物学上用以处理疾病的最有效的化合物之一。钴还是某些酶的构分。人缺乏钴可引起缺钴性恶性贫血，但也不能摄取过多，如以前人们大量饮用含 1.2 ~ 1.5 $\mu g/g$ 钴的啤酒有的引起心脏病，甚至有的人因得心肌病死亡。在皮肤病方面维生素 B_{12} 可以用于脱发病、带状疱疹、皮脂溢出、鳞屑性皮肤病，以及红斑性狼疮，维生素缺乏性舌炎等治疗。

据报道，白癜风较易发生于糖尿病、恶性贫血、胃酸缺乏和甲状腺过亢的患者中。我们认为这样就更加说明白癜风与缺钴有关系。因为糖尿病患者系糖代谢障碍。据报道，维生素 B_{12} 对多种酶系统起着有利的影响，其中包括糖类代谢酶。恶性贫血，如前所述，本身就是维生素 B_{12} 缺乏所致的一种症状，当然并不是所有恶性贫血都是因缺乏钴所造成的。胃酸缺乏，是急性或慢性胃炎的常见症状，胃酸完全缺乏通常为慢性萎缩性胃炎及恶性贫血所致。据报道，维生素 B_{12} 是形成消化道上皮细胞所必不可少的，如果维生素 B_{12} 缺乏，消化道上皮细胞形成发生障碍，那么胃功能将受影响，当然也包括胃酸过少。"甲亢"患者，据流行病调查，"甲亢"高发区的土壤中含钴量低少或缺乏，即"甲亢"病因之一与钴的缺乏有关。再者，有的人在精神受到刺激后发生本病，即认为与精神因素有关，同样说明与缺乏钴有关，如前所述，B_{12} 能促进核糖核酸的形成，并直接影响中枢及周围神经纤维的代谢，如果钴这时低少或缺乏再加上精神受刺激后势必影响平衡，发生失调，障碍。因之，精神障碍本身也与钴缺乏有关。还有，有的人认为白癜风是由于免疫障碍引起的，大家知道免疫蛋白的形成本身就离不开钴，另外据我们研究类风湿关节炎、类风湿心脏病，与缺乏钴有关系。据此，不难推测，糖尿病、恶性贫血、胃酸缺乏、甲状腺功能亢进、神经障碍、白癜风等都与微量元素钴在体内含量低下或缺乏有关，它们互相之间可以互为诱因，但不是根本原因，再者，它们各自发生还有自身的因素。

据我们分析色素沉着的患者发钴含量和正常人发钴含量相比，观察到和白癜风患者发钴含量一样的低少，同样有非常显著性差异（$P < 0.0005$），这说明微量元素钴对人体色素正常代谢起着极其重要的作用，就白癜风病来看，有的患者既是白癜风患者又是色素沉着患者。诸如大面积白斑有黑色云片独立存在，其黑白对比度大得惊人，有的是白癜风斑块周围有色素沉着斑块等。

综上所述，我们认为白癜风系色素代谢障碍，以及皮肤微循环发生障碍有关，从患者体内微量元素钴的低少来看，钴对人体维持正常的色素代谢和促进、维持正常的微循环起着重要的作用，为必不可少的。

我们研究了白癜风发病的原因，并且对部分患者进行了"虚补实泻，祛邪扶正"治疗，据目前治疗进展来看，其结果是令人鼓舞的，我们认为白癜风的防治问题是有希望得到解决的。

（原载于《环境保护》1984 年第 9 期）

再障头发、血清和骨髓组织钴、锂元素含量的变化

（1995）

余永卫[1]　黄彦云[1]　吴　铭[1]　姚道光[1]

何聿忠[2]　林文业[2]　罗建慧[2]　黄丽娟[2]　林　葵[2]

（1. 广西医科大学第一附院　2. 广西测试分析中心）

[导读] 广西南宁再生障碍性贫血患者头发、骨髓钴、锂含量和血清钴含量均显著低于正常人。治疗后发钴和血清钴含量随病情好转而升高。

微量元素钴、锂参与或可促进人体的造血过程，而再障是造血功能衰竭的疾病。为此，本文对再障患者头发、血清和骨髓组织中钴、锂含量进行分析，以探讨它们之间的相互关系。

1　材料与方法

1.1　研究对象

本组 43 例再障均符合 1987 年宝鸡再障会议的诊断标准，男 29 例，女 14 例；年龄 16～57 岁，平均

29.5 岁。原发性再障 21 例，继发性再障 22 例；急性再障 9 例，慢性再障 34 例。所有患者均用雄激素、一叶萩碱、左旋咪唑和中药治疗，入院 6 个月内死亡 9 例（死亡组），出院 1 年后复诊缓解 8 例（缓解组）。对照组：正常对照组 44 例，均来自患者的健康亲属，与患者共同生活半年以上，男 34 例、女 10 例，年龄 17~77 岁，平均 37.9 岁。急性白血病 20 例，缺铁性贫血 10 例。

1.2 测定方法

头发取后枕部距发根 3 cm 处，约 0.5 g 发样，洗净后烘干取 0.2 g。同时空腹抽血 4 mL，分离血清后取 1 mL。用国产 B65－01 骨髓活检针在髂后上棘活检取一定量的骨髓组织，分别用浓硝酸等溶液处理，在 Z－7000 型偏振塞曼原子吸收分光光度计测定钴、锂含量，并把结果输入计算机进行统计学分析。

2 结　果

2.1 各疾病组与正常对照组钴、锂结果比较

见表 1。

表 1　各疾病组和正常对照组钴、锂含量比较

组别	头发（ng/g）			血清（ng/mL）			骨髓（ng/g）		
	n	Co	Li	n	Co	Li	n	Co	Li
正常	44	383.5±1.25	41.5±1.23	44	3.01±1.66	3.01±1.62	30	651.03±1.6	101.67±1.29
再障	43	281.05±1.25*	35.68±1.26*	43	1.94±1.74*	2.48±1.5	24	482.61±1.53*	78.6±1.38*
急性白血病	20	305.84±1.23*	31.46±1.26*	20	2.08±1.62*	2.01±1.7*	13	427.46±1.46*	64.24±1.45*
缺铁性贫血	10	294.65±1.25*	29.59±1.16*	10	1.69±2.08*	2.48±1.6*	8	362.7±1.63*	76.61±1.38*

注：各疾病组与正常组比较，*P<0.05。

再障、急性白血病、缺铁性贫血和正常对照组头发、骨髓的钴、锂及血清钴含量比较有明显差异，P<0.05。急性白血病血清锂与正常组比较有明显不同，P<0.05，而再障和缺铁性贫血与正常人比较，无差异性，P>0.05，再障与急性白血病，缺铁性贫血之间则无差异性，P>0.05。急性和慢性再障、原发性和继发性再障钴、锂含量见表 2，它们之间结果比较无差别，P>0.05。

表 2　各种类型再障钴、锂含量结果

组别	头发（ng/g）			血清（ng/mL）			骨髓（ng/g）		
	n	Co	Li	n	Co	Li	n	Co	Li
急性再障	9	290.67±1.15	35.75±1.25	9	1.45±1.78	2.04±1.53	4	430.41±1.22	66.04±1.34
慢性再障	34	270.46±1.27	35.69±1.27	34	2.07±1.71	2.64±1.48	20	501.07±1.57	81.38±1.38
原发性再障	21	278.48±1.25	34.09±1.32	21	2.2±1.72	2.47±1.4	10	482.06±1.56	77.68±1.4
继发性再障	22	269.96±1.26	37.14±1.21	22	1.72±1.73	2.49±1.59	14	483.06±1.53	79.25±1.38
缓解	8	243.5±1.36	34.19±1.38	8	1.61±1.44	2.9±1.4	8	520.83±1.79	83.39±1.59
死亡	9	266.42±1.7	35.66±1.21	9	1.89±0.89	2.37±0.94	9	488.29±1.9	77.0±1.42

2.2 再障发锂含量与血红蛋白、红细胞数的关系

发锂含量与血红蛋白、红细胞数呈负相关（r 为 -0.356 和 -0.408，P<0.05）。而血清和骨髓锂与血红蛋白、红细胞数则关系不大（r 分别为 0.026 和 0.161、-0.212 和 -0.180，P>0.05）。头发、血清和骨髓钴与血红蛋白、红细胞数无相关性（r 分别是 0.038 和 0.046，0.146 和 0.124、-0.049 和 0.123，P>0.05）。骨髓钴、锂与髓内有核红细胞数亦无相关性（r 为 0.124 和 -0.086，P>0.05）。

2.3　8例再障治疗前和缓解后钴、锂结果比较

见表3。头发和血清钴含量治疗前后比较有明显不同，$P < 0.05$ 和 $P < 0.01$，而其他结果比较则无差别，$P > 0.05$。缓解组和死亡组钴、锂含量见表2，它们之间结果比较无差异，$P > 0.05$。

表3　再障治疗前和缓解后钴、锂含量比较

	n	头发（ng/g）		血清（ng/mL）		骨髓（ng/g）	
		Co	Li	Co	Li	Co	Li
治疗前	8	243.5 ± 1.36	34.19 ± 1.34	1.61 ± 1.44	2.9 ± 1.4	520.83 ± 1.79	83.39 ± 1.59
缓解后	8	321.51 ± 1.21	35.56 ± 1.16	3.49 ± 1.34	2.9 ± 1.38	446.92 ± 1.7	72.18 ± 1.25
P		< 0.05	> 0.05	< 0.01	> 0.05	> 0.05	> 0.05

3　讨　论

本组再障头发、血清和骨髓组织中钴、锂元素含量都有不同程度的变化，主要表现为明显低于健康人，说明再障存在着钴、锂元素代谢异常。再障时头发锂含量的变化与血红蛋白量和红细胞数的变化有关，而与再障的各种类型之间无关，再障和缺铁性贫血血清锂含量均无改变，而急性白血病患者则低于正常人，说明血清锂含量的变化可能反映了疾病的良性或恶性过程，其意义有待于进一步探讨，本文再障没有用钴、锂元素治疗，但发钴和血清钴随着病情好转而升高，因此，再障的钴元素异常可能是再障所导致的结果，对于再障患者适当补给钴、锂元素，以纠正钴、锂元素代谢的异常，对于钴、锂元素刺激造血功能无疑是有益的。由于再障的死亡组和缓解组之间钴、锂元素改变无差异性，提示再障钴、锂元素的变化可能无预示预后的意义。

（原载于《广东微量元素科学》1995年第6期）

人发中微量元素钒与心血管疾病

（1987）

周金荣　（指导教师：裘家奎、陈祥友）

（南京大学）

[导读]　各类心血管疾病患者及胆石症患者发钒含量均明显地高于相同年龄、相同性别的正常人，而且心血管疾病患者的发钒含量随疾病的严重程度而增高，亦即发钒含量随高血脂、高血压、早搏、冠心病和脑血管硬化而逐渐升高。

心血管疾病患者发钒含量升高，且"病情越重，发钒含量越高"这一现象的揭示，有可能为进一步研究心血管疾病的发病机理提供科学依据。

一、前　言

自然界的万物都是由元素组成的，人也不例外，元素组成了人体。各种元素在人体中的含量各不相同，人们将占人体总重量的万分之一以上者称为宏量元素，有氢、氮、碳、氧、钠、镁、硫、氯、钾、

钙等 11 种，约占人体总重量的 99.9%，它们作为人体中蛋白质、脂肪、碳水化合物、核酸及骨骼的主要成分，是人体生命活动的基本组成。占人体总重量万分之一以下者称为微量元素，微量元素在人体中仅占极小的部分，约占人体总重量的 0.05%，但是，它们在人体生命活动中起着巨大作用。

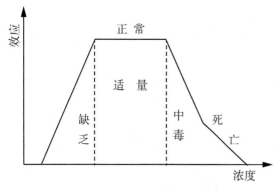

图 1 元素的浓度—效应关系图

根据微量元素对人体生物学功能的不同，人们将其分为必需、非必需及有害三大类。必须看到，这种分类仅是人们为研究问题的方便而人为规定的，事实上，任何元素只要在一定浓度范围内都是人体所必需的，反之，如果超过了其发挥正常生物学功能的范围，即使是必需元素，它也会对人体有害。这一事实已由法国科学家 G. Bertrand 的最适营养浓度定律形象地作了说明，其定律如图 1 所示。

微量元素在生物体内，尤其在人体内发挥着各自不同的功能。它们有的作为金属酶的活性中心，对依赖于该酶的反应起着决定性作用；有的作为酶的辅助因子；有的则作为某些激素的构成成分及功能基团，与这些物质中的某些蛋白质、氨基酸等结合形成金属——有机复合物，从而发挥着独特的生物学作用、生理功能及生化效应。

微量元素在人体中除通过自身的功能发挥效应外，有时还通过与其他元素间的相互影响来发挥作用。元素间有时表现为协同关系，例如，Fe、Cu、Mn、Co 对生血的协同作用。有时则表现为拮抗关系，例如，Cd 能减少 Zn 的吸收，降低其生物学功能，Zn 能拮抗 Cd 的毒性。元素间还发生着置换效应，例如，Nd 对 V 的置换，Sr 对 Ca 的置换。

微量元素在生物体中的功能的发挥不仅取决于其在体内含量的多少，还与元素所处的状态密切相关。正如人们所熟知的，三价铬作为葡萄糖耐量因子时比普通的三价铬盐有着更重要的功能；三价铬为人体所必需，而六价铬则是高度有害的。

人体犹如一部结构极其复杂且又非常精密的机器，进行着一系列相互制约、相互影响的新陈代谢过程，生命依靠机体的正常运转来维持，而微量元素在其中起着关键性作用。在正常的代谢条件下，各种微量元素的量都受到严格调节，具有合适的生物学浓度，过多或缺乏都会引起代谢紊乱，导致机体发生病变。例如，缺铬会引起糖尿病、高脂血症、动脉硬化和冠心病等。但铬含量过高同样会引起脂质代谢紊乱，出现高胆固醇及高甘油三酯血症。

近几年来，微量元素与健康的研究在国内外进展迅速，特别对一些疑难病及危害性大的疾病的研究都取得了一定成果。例如，钴长期缺乏与心血管疾病的关系，微量元素铌与癌症的关系等。

心血管疾病在发达国家及部分发展中国家的发病率和死亡率均居首位，目前认为动脉粥样硬化是主要的致病原因。这是由于动脉内膜脂质（胆固醇、胆固醇酯及磷脂等）的沉积，并伴有平滑肌细胞及纤维成分的增生，逐渐发展成局部性斑状。斑状内部组织坏死崩解，与沉积的脂质结合，形成"粥样"物质，动脉管因此增厚变硬。由于动脉粥样硬化，使得其功能受到损害而引起心血管疾病发生。由于这种疾病的危害性极大，多年来广大科学工作者对此进行了大量的研究。迄今的研究表明，心血管疾病率随年龄增长而增加，但值得注意的是它与人类的自然衰老过程不同，是一个独立的病理过程。食入高饱和脂肪、高热卡、高糖及高盐膳食是引起心血管疾病的主要膳食因素，饱和脂肪及高热卡的摄入能使血糖升高，促使病变发生；高糖饮食可引起高胆固醇血症；食盐摄入过多则会引起高血压。膳食中的胆固醇直接影响着血清中胆固醇含量，大量流行病调查及研究都表明，血液中胆固醇总浓度越高，就越易造成心血管病。

微量元素与心血管疾病关系的研究在国内外也取得了一定进展。例如，陈祥友等的研究表明，心血管疾病患者头发中钴的含量及 Mg/Ca 比值显著低于正常人，认为心血管疾病与体内钴的长期缺乏有关。孙大泽等发现心血管病患者头发中 Ca、Se、Mn 含量明显低少，认为 Ca 和 Sr 在肠内和 Na 竞争吸收，从而减少了 Na 的吸收，而体内 Na 含量高易患高血压等病，并认为发中 Ca 含量有可能作为高血压、冠心病早期确诊的指标之一。还有研究表明，F、Cd 能降低血清胆固醇，Mn、Zn 对脂质代谢有利，Mn 具有趋脂作用。对动脉粥样硬化患者的研究表明，患者血液、主动脉及肝脏中 Zn、Co、Fe 的含量下降，而 Cu、Ga 含量则升高。以胆固醇和向日葵籽油使兔子形成实验性动脉粥样硬化，测定其心肌及主动脉中微量元素的变化，结果发现其中 Si、Pb、Al 及 Sn 含量显著降低。高血压患者肾脏组织 Zn/Cd 比值显著低于正常人。冠心病患者血清中 Zn/Cu 比值与正常人数值间存在着显著差异。所有这些都说明，微量元素在心血管功能方面起着不同的作用。

钒（V）位于周期表中第 4 周期 V_B 族，原子量为 50.94、其外层电子构型为 $(n-1)\,d^2ns^2$，常以 $+V$、$+IV$、$+III$、$+II$ 几种氧化态存在，尤以 $+V$ 价最稳定，在碱性介质中以五色的偏钒酸根（VO_3^-）离子存在，在强酸性介质中以黄色的 VO_2^+ 离子存在，中等 pH 范围内则产生橙黄色聚合形式的阴离子。

钒广泛存在于自然界及生物体内，在地壳中平均含量为 110 $\mu g/g$，海水中约 5 ng/g，原始人体中钒浓度约 0.1 $\mu g/g$，而现代人则达 0.3 $\mu g/g$，其生物学半衰期为 42 天。人体每天摄入钒的量（mg）为：食物 2.0，水 0.1，空气 0.002，总量为 2.1 mg；每天排出量（mg）为：尿 0.015，粪便 2.0。因此，体内钒不表现出积累效应。人体中钒的总量为 25 mg，主要的贮存器官是脂肪。

随着工业的发展，钒的污染也越来越严重，钒的主要环境污染源是燃烧煤和石油，在煤灰中钒含量高达 1100 $\mu g/g$。钒颗粒物质很小，易进入呼吸道，引起新陈代谢障碍，抑制酶的活性，干扰细胞代谢，降低人体免疫力，长期连续的暴露能产生慢性肺病。

钒为必需的微量元素，它在人体中含量虽然不高，但具有重要的功能。它可以刺激造血功能，抑制体内胆固醇的合成。不少研究表明，动物缺钒可引起体内胆固醇含量增加，生长迟缓，骨骼异常，羽毛生长不良。给老鼠喂以一定量的钒，可减弱其肝脏内外合成胆固醇的作用，并可移除大鼠主动脉中的胆固醇。钒为某些土壤中的固氮菌所必需，也为包括结核杆菌在内的某些原始形态的生命所必需。海鞘类动物的血细胞中以钒作为载氧体系，而人则以铁作为血氧运载体，正因为如此，才使海鞘在进化中变成了只有一个简单神经节的动物，而未能演化成更高等的动物。海鞘血细胞中钒含量可高达 4%，而使血液呈绿色。

对土壤中微量元素钒等的研究发现，钒含量与癌病率呈正相关。克山病区克山病患者发钒含量明显高于非病区健康人。对狂郁症患者头发中钒含量的测定表明，患者发钒含量高于正常人和治愈者。Gibson 等对早产婴儿（26～36 周）头发中钒等的分析发现，早产婴儿发钒含量低于正常婴儿。近期的研究还表明，钒参与核酸代谢。

由此可见，微量元素钒在人体中具有重要的生物学功能，尤其在脂质代谢中具有独特效应，而脂质代谢对心血管疾病的发生有着重要的影响。头发作为微量元素代谢的排泄器官，是由表皮内层毛囊内的最终代谢产物形成的，头发中微量元素含量能准确地反映体内当时微量元素的代谢变化及营养状况。同时，头发作为生物样品，有取样方便、易保存和能重复测定的特点。且取样时无痛感，这些都是其他生物学样品所不及的，因此头发是一种比较理想的生物学样品。但至今尚未见有关人发中微量元素钒与心血管疾病关系的报道，因此，这方面的研究还是很有意义的。本文通过运用钒（V）化合物对溴酸钾氧化没食子酸体系的催化作用来测定头发中的钒。通过对 1250 例正常人发中钒的测定及对 211 例心血管疾病患者和 169 例胆石症患者发钒的分析，对结果进行配对统计处理，我们发现心血管疾病患者和胆石症患者发钒含量显著高于正常人，并且发现就所测定的几种心血管病的结果来看，患者发钒含量随疾病种类严重程度的增加而升高，即发钒含量依高血脂、高血压、早搏、冠心病和脑血管硬化的顺序而升高。

我们认为心血管疾病可能与患者体内微量元素钒过高有关。钒是人体所必需的微量元素，但含量过高也会抑制一些酶的活性，阻碍脂质代谢及有关的代谢过程，引起体内新陈代谢紊乱，导致心血管疾病发生。对于究竟是什么原因引起体内钒含量增加及进一步的机理探讨还有待于今后的研究。

二、测定方法

（一）概述

迄今，微量元素钒的分光光度测定可分为两类：一类是利用钒与某些试剂形成稳定的有色络合物而测定钒含量。其中络合物溶于有机溶剂而用萃取吸收光度法测定的有机显色剂有：8 - 羟基喹啉、苯酰苯胲（BPHA）、N - 苯甲酰 - N - 苯胲（N - BPHA）、N - 苯甲酰 - 邻 - 甲苯胲、噻吩甲酰三氟丙酮（TTA）、1 - （2 - 吡啶偶氮）- 2 - 萘酚（PAN）等；染料类有机显色剂主要为偶氮染料类，如 4 - （2 - 吡啶偶氮）间苯二酚（PAR）、PAN、硝磺酚 K 等；另外还有三苯甲烷类，如二甲酚橙、铬天青 S 等；在有 H_2O_2 存在下，钒与 PAR 组成为 $1:1:1$ 的三元络合物 $PAR - V - H_2O_2$，该显色反应具有较高的选择性和灵敏度，$\sum 540 = 1.4 \times 10^4$，包括大量铁等在内的许多金属离子皆不干扰测定，部分有干扰的离子也可用掩蔽剂消除，该法为测定微量钒较为理想的方法；在有羟胺存在时，在酸性较高的介质中（$0.4NH_2SO_4$）则形成 $PAR - V - NH_2OH$ 三元络合物，$\sum 550 = 3.0 \times 10^4$。另外，有文献报道，磷钼钒杂多酸与耐尔兰形成离子缔合物，可作为钒（V）的分光光度测定，其表观摩尔吸光系数为 1.3×10^5，能消除大量 Ti、Si 干扰。另一类是利用钒的氧化还原性质，一些有机化合物被钒氧化后产生颜色，通过测定其吸光度而间接地测定钒含量。常用的有机试剂有：联苯胺、苯胺、二苯胺、邻苯胺苯基甲酸、乙二醛双〔2 - 羟基缩胺〕（GBHA）、二苯胺磺酸盐、2 - 2'- 二羟基二苯胺（钒试剂）等，以及安替比林甲烷衍生物如二安替比林乙烯基苯基甲烷、二安替比林 - 3，4 - 二甲氧基甲烷等。其中钒试剂是较好的测定微量钒的试剂，其灵敏度、选择性、稳定性均较理想，$\sum 545 = 2.31 \times 10^4$。另外，钒还可以与钨酸盐形成有色磷钒钨杂多酸，而进行钒的测定。

钒在人体内含量极微，作为分析样品的头发中含量约为 $0.1~\mu g/g$ 且人发组成复杂，故上述各种方法或因灵敏度未能满足要求，或因干扰离子不易消除而不能较好地用于人发中钒的测定。

有文献报道，钒对溴酸钾氧化没食子酸体系具有催化作用，在无钒存在时，该体系反应进行很慢，当存在催化量的钒时，该反应速度迅速增加，在一定 pH、反应温度及反应时间下，其吸光值与钒含量在一定浓度范围内呈良好的直线关系。该法具有极高的灵敏度和精密度，选择性也较理想。其可能的机理是：在无钒存在时，BrO_3^- 离子氧化没食子酸的反应是慢反应，当存在钒时，在酸性介质中，没食子酸同时被 VO_3^- 离子（快速）BrO_3^- 离子（慢速）氧化，最后，形成的 VO^{2+} 离子被 BrO_3^- 氧化成 VO_3^- 离子。

溴酸钾 - 没食子酸 - 钒体系能较好地运用于钒的测定。人们已将该法运用于测定尿中的痕量钒，但未见有关测定人发中痕量钒的报道。在进行头发样品的分析时，主要存在铁的干扰，由于头发中铁含量较大，一般为几十 $\mu g/g$ 至上百 $\mu g/g$，文献中用于消除少量铁干扰的方法不再运用，一般的有机化合物与铁形成稳定的有色络合物而影响测定，部分掩蔽剂能同时掩蔽钒，因此寻找合适的掩蔽剂以消除铁的干扰成为本法的关键。

EDTA 与铁和锌均能形成稳定络合物，其稳定常数 lgk 分别为 25.1 和 16.5，由此可见，铁和 EDTA 的络合物更稳定。我们研究发现 EDTA - Zn 能较好地掩蔽铁的干扰，这主要是通过络合竞争反应来进行。当不存在铁时，EDTA 和锌形成稳定的络合物，但此时对钒也有少量掩蔽，而当试样中存在铁时，铁通过与锌竞争和 EDTA 的络合而形成更稳定的 EDTA - Fe 络合物，释放出 Zn^{2+} 离子对本法无干扰。进一步的研究表明，一定浓度比的 EDTA - Zn 络合物能有效地消除对本法的干扰。

（二）实验部分

1. 主要仪器及试剂

1）仪器

721 型分光光度计；pHS－3 型酸度计；电热恒温水浴锅。

2）试剂

钒标准溶液：准确称取一定量分析纯偏钒酸铵溶于二次蒸馏水中（蒸馏水经离子交换后再进行亚沸蒸馏），配制成 1.000 μg/mL 溶液备用。

1.0% 没食子酸：准确称取一定量分析纯没食子酸溶于热的二次蒸馏水中，加热近沸后冷却，用慢速滤纸过滤除去极少量未溶物，转移至一定体积的容量瓶中定容。该溶液在 48 小时后会出现细小沉淀，同时，没食子酸易被空气氧化，因此，没食子酸溶液在 48 小时后最好弃去。

4.0% 溴酸钾溶液。

缓冲溶液（pH＝2.9）：用 1 M 醋酸钠和 1 M 盐酸按 1∶1（V/V）混合，用酸度计调至 pH 为 2.9。

2. 实验步骤

取含一定量钒的溶液（0～100 ng）置于 25 mL 比色管中，调节 pH 至 2.9（精密 pH 试纸控制），加水至 10 ml，加入 5.0 mLpH 为 2.9 的缓冲溶液，摇匀，再加入 1.0% 的没食子酸溶液 4.00 mL，加水至 20 mL 刻度线，置于温度为（30±1）℃的恒温水浴锅中加热 10 分钟左右，再加入恒温的 4.0% 溴酸钾溶液 2.00 mL，摇匀，同时开始计时，准确控制从加入溴酸钾溶液到测定其消光值为 30 分钟，每一样品间相隔 1 分钟，在 420 nm 处用 5 cm 比色皿，以蒸馏水为参比测定样品的消光值，扣除试剂空白，即可求得钒含量。

3. 实验内容

1）实验条件的选择

a. 吸收波长的选择：没食子酸、溴酸钾及两者混合物在钒存在时反应产物的吸收光谱如图 2 所示，由图可知，在 420 nm 处反应产物与没食子溴酸钾间的消光值差最大，且没食子酸吸收较小，所以本实验测定波长选择在 420 nm 处。

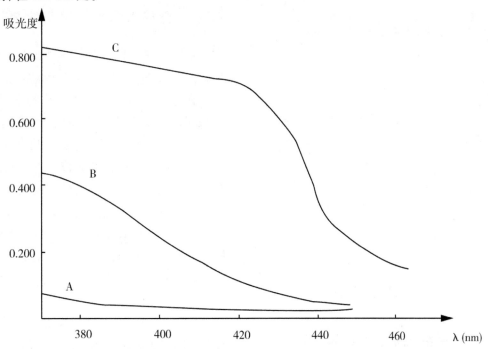

图 2　KBrO₃（A）、没食子酸（B）和钒加反应剂（C）的吸收光谱

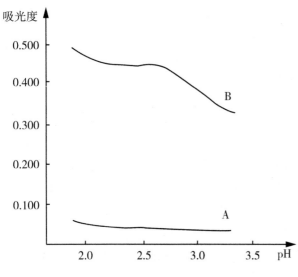

图3　pH 试验　其中 A 为试剂空白

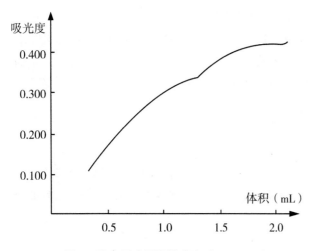

图4　没食子酸需要量试验（C = 1.0%）

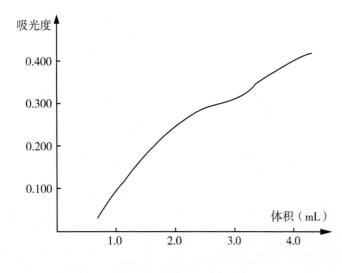

图5　溴酸钾需要试验（C = 4.0%）

b. pH 值的影响：在不同 pH 值时，含相同钒量反应产物的消光值随 pH 变化如图3所示。反应随酸度增大而加快，在 pH 为 2.5～3.2 范围内影响较小，参照文献，我们选用 pH2.9。

c. 没食子酸浓度的影响：实验结果如图4所示。结果表明对 1.0% 的没食子酸溶液而言，若加入体积小于 2.5 mL，则反应速度随体积增加而显著加快，若体积大于 2.5 mL，则反应速度随体积增加变化缓慢。我们选用 4.0 mL 没食子酸溶液。

d. 溴酸钾浓度的影响：如图5所示。对于浓度为 4.0% 的溴酸钾而言，加入体积小于 1.50 mL 时，反应速度随溴酸钾量的增加而有较快增加，在体积大于 1.50 mL 时，反应速度随溴酸钾量的增加缓慢加快。参照文献，我们选用 4.0% 溴酸钾 2.00 mL。

e. 反应温度的影响：反应温度对催化反应速度影响很大，故实验时需严格控制反应温度，本实验温度选择在（30 ± 1）℃。

f. 反应时间：反应时间对反应速度影响也很大，反应时必须严格控制各样品反应时间相等，同时可根据样品中含量的多少及需要而选择合适的反应时间，本实验选择反应时间为 30 分钟。

g. 工作曲线：在上述所确定的实验条件下，以不同含量的钒标准溶液进行测定，其工作曲线如图6所示。由图可知，钒含量在 0～120 ng/22 mL 符合比耳定律，能得到良好的线性关系，直线通过原点。

2）干扰试验

a. 阳离子干扰试验：结果如表1所示。由表可见，大部分金属离子不干扰钒的测定（在头发样品含量的范围内），铝、钛的干扰可由加入 200 μg F^- 进行掩蔽。对本实验有严重干扰的是 Fe^{3+}，由于头发中铁的含量为几十至上百 μg/g，一般用于掩蔽少量铁的掩蔽剂不能满足要求，而与 Fe^{3+} 能形成稳定络合物的掩蔽剂或因产生颜色或因同时对钒也产生掩蔽而不能很好地使用，故必须寻找新的在该体系中能有效地掩蔽铁而又不影响钒测定的掩蔽剂。经过反复试验，结果证明 Zn – EDTA 能有效地用作铁的掩蔽剂。其实验结果如下。

i）1.00 mg/mL EDTA 溶液中所需 Zn^{2+} 离子量试验：结果如表2所示。由表可知，对 1.00 g/mL 的 EDTA 溶液而言，若 Fe^{3+} 离子为 30 μg，则 Zn^{2+}

含量在 0.35 mg/mL 以上方可，考虑到人发样品中尚有部分 Zn^{2+} 离子（0.250 g 发样中约 40 μg），本实验选用 Zn^{2+} 含量为 0.40 mg/mL，即掩蔽剂组成为 0.40 mg/mL Zn^{2+}、1.00 mg/mL EDTA。

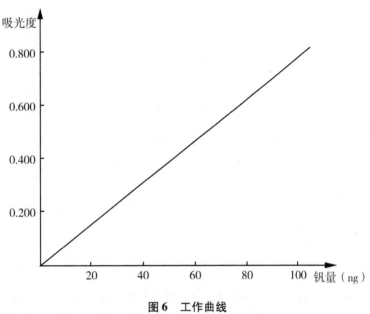

图 6　工作曲线

表 1　阳离子干扰试验结果（加入钒 60.0 ng）

干扰离子	加入量（μg）	测得钒量（ng）	干扰离子	加入量（μg）	测得钒量（ng）
Zn（Ⅱ）	100.0	58.0	Au（Ⅲ）	2.0	59.0
	200.0	63.0		5.0	62.0
Hg（Ⅱ）	10.0	59.0	Nb（Ⅴ）	1.0	58.0
	20.0	60.0	Cu（Ⅱ）	10.0	61.0
Ti（Ⅸ）	0.5	62.5	Cr（Ⅲ）	10.0	59.5
	0.5*	58.5		50.0	63.5
	1.0	70.0	Pb（Ⅱ）	10.0	62.0
	1.0*	61.0		50.0	62.0
	1.5	77.5	Fe（Ⅲ）	1.0	67.0
	1.5*	63.5		5.0	86.5
Be（Ⅱ）	5.0	62.0		5.0*	63.0
	10.0	62.5	Mo（Ⅳ）	0.5	56.5
Ni（Ⅱ）	10.0	63.5		1.0	57.0
	50.0	67.0		2.0	62.0
Co（Ⅱ）	50.0	59.5	Ag（Ⅰ）	10.0	60.5
	100.0	62.0		20.0	63.5
Al（Ⅲ）	10.0	67.0	Pd（Ⅱ）	10.0	59.5
	10.0*	61.0		50.0	60.5
	20.0	69.0	Mn（Ⅱ）	100.0	59.0
	20.0*	62.0		200.0	59.0

续表

干扰离子	加入量（μg）	测得钒量（ng）	干扰离子	加入量（μg）	测得钒量（ng）
Cd（Ⅱ）	100.0	58.0	NH$_4$（Ⅰ）	1000.0	60.0
Li（Ⅰ）	1000.0	60.0	Mg（Ⅱ）	500.0	61.5
Sr（Ⅱ）	1000.0	63.0	K（Ⅰ）	1000.0	58.0
Ca（Ⅱ）	2000.0	61.0			

注：＊加 200 μg F$^-$。

表 2　试样中含钒 60 ng，Fe^{3+} 30 μg，加入掩蔽剂 0.30 mL

每毫升掩蔽剂中含 Zn^{2+} 量（mg）		0.20	0.25	0.30	0.35	0.40	0.50
测得钒量（ng）	未加 Fe^{3+}	35.0	44.0	50.0	54.0	53.0	56.0
	加入 30 μg Fe^{3+}	44.0	49.0	52.5	57.0	58.0	59.5

ⅱ）加入掩蔽剂体积试验：结果如表 3 所示。对 30 μg Fe^{3+} 离子，掩蔽剂体积在 0.20~0.35 mL 均能满足要求，考虑到发样中铁含量及实验试剂中可能存在部分铁，本实验选用掩蔽剂体积为 0.35 mL。

表 3　加入 Fe^{3+} 30 μg、V^{5+} 60.0 ng，掩蔽剂 Zn^{2+} 0.4 mg/mL、Y^{4-} 1.0 mg/mL

掩蔽剂体积（mL）	0.15	0.20	0.30	0.35	0.40
测得钒量（mg）	71.5	63.0	57.5	58.5	54.5

改变干扰离子含量，加入 Fe^{3+} 20 μg，其实验结果如表 4 所示：

表 4　V^{5+} 60.0 ng，加入 Fe^{3+} 20 μg

掩蔽剂体积（mL）	0.15	0.25	0.30	0.40	0.45
测得钒量（ng）	66.7	60.5	58.5	57.8	55.6

显然，干扰离子 Fe^{3+} 为 20 μg 与 30 μg 时情况基本相同。

至此，我们可以看到，对于头发样品，加入 0.40 mg/mL Zn^{2+}、1.00 mg/mL EDTA 的掩蔽剂 0.35 mL 能较好地掩蔽铁的干扰而不至于影响钒的测定。

b. 阴离子干扰试验，结果如表 5 所示。由表可见，阴离子一般不干扰钒的测定。

表 5　阳离子干扰试验结果（加入钒 60.0 ng）

干扰离子	加入量（μg）	测得钒量（ng）	干扰离子	加入量（μg）	测得钒量（ng）
F$^-$	200.0	61.0	CrO$_7^{2-}$	2.0	59.0
	500.0	56.5		5.0	61.0
柠檬酸根	500.0	60.5	B$_4$O$_7^{2-}$	1000.0	59.5
	1000.0	59.0			
Br$^-$	2.0	61.0	SO$_4^{2-}$	500.0	59.5
	4.0	63.0		1000.0	54.5
Cl$^-$	5000.0	59.0	C$_2$O$_4^{2-}$	10.0	56.0
				50.0	41.0
NO$_3^-$	2000.0	60.0	PO$_4^{3-}$	1000.0	59.0
	5000.0	60.0	CO$_3^{3-}$	5000.0	62.0
酒石酸根	5000.0	60.5	I$^-$	2.0	61.5
	5000.0	59.0			

（三）样品测定

1. 样品处理：将头发用海鸥牌洗衣粉浸泡一天后，用清水洗净，在 100 ℃ 左右烘干，冷却后用不锈钢剪刀将其剪碎，用 50 目尼龙筛过筛后装入信封中备用。

2. 样品中钒的测定：准确称取处理后的头发样 0.250 g 置于 150 mL 平口无嘴高脚烧杯中加入混酸（硝酸：高氯酸 = 50：7）4 ~ 5 mL，盖上表面皿，在通风橱中置于电热板上硝化。开始时温度较低，然后再逐渐升高温度，控制硝化 2 ~ 3 小时，当酸快烧干时，再多加几滴高氯酸以充分分解溶液中有机物质。待溶液变为澄清时，取下表面皿以赶净其中酸液至白烟冒尽。取下烧杯冷却，再用 7 ~ 8 mL 0.8M 盐酸溶液洗涤烧杯内壁，置于电热板上低温蒸发至 2 ~ 3 mL 后取下，冷却后转移至比色管中，再加入盐酸溶液 2 ~ 4 mL，蒸至 1 ~ 2 mL，冷却后转移至比色管中，如此反复 4 ~ 5 次至烧杯中物质全部转移至比色管中，溶液体积不得超过 10 mL。加入一定量固体氢氧化钠后，调节 pH 至 2.9 左右，再加入 Zn – EDTA 掩蔽剂 0.35 mL、200 μg F$^-$ 及 pH = 2.9 的缓冲溶液 5.0 mL，以后步骤同实验方法。

用本方法测定同一发样中钒含量的结果如表 6 所示。由结果可见相对偏差均小于 ±15%，说明本方法作为头发中微量元素钒的分析能满足精密度要求。

3. 回收率试验：准确称取同一样发 0.250 g，再加入钒 40.0 ng 于烧杯中，如前处理。测定其钒含量，扣除发样中钒的加入量，即可求得钒的回收百分率。其结果如表 7 所示。

表 6　同一样品发钒测定结果

序　号	1	2	3	4	5	6	7	8	9	10	平均值
测定值（μg/g）*	0.0729	0.0706	0.0647	0.0735	0.0624	0.0600	0.0659	0.0682	0.0647	0.0718	0.0675
相对偏差（%）	+8	+5	-4	+9	-8	-11	+2	+1	-4	+6	

注：* 此后表格中钒含量浓度单位均为 μg/g。

表 7　回收率实验（加入钒 40.0 ng）

序　号	1	2	3	4	5	6	7	8	9	10	平均回收率
回收钒（ng）	35.1	34.6	43.4	35.1	36.0	39.0	43.4	34.6	34.9	36.0	
回收率（%）	87.8	86.5	108.5	87.8	90.0	97.5	108.5	86.5	87.3	90.0	93.0

显然，回收率试验结果也满足分析要求。

为了说明方法所测得钒含量的可靠性，我们同时用等离子光谱（ICP）作了对比实验，又从文献中查得头发中钒含量的数值。现列表 8 比较如下（均为正常人平均含量）。

表 8　各种方法的分析结果比较

方　法	催化光度	ICP*	中子活化**	文献报道***
测定值	0.0675	0.113	0.0800	0.0620

注：* 地质局中心实验室分析结果。

　　** 陈耀华，卢积文，王文忠，等. 中子活化分析法测定肿瘤病人头发中微量元素含量的研究. 辽宁医学院学报，1986.

　　*** 孔祥瑞. 必需微量元素的营养、生理及临床意义. 合肥：安徽科学技术出版社，1982.

由上可见，本方法作为测定头发中微量元素的方法是可行的。

三、实验结果

我们用改进的钒的催化光度分析法测定了 1250 例男、女正常人发样（其中男性 584 例，女性 666 例）中微量元素钒的含量。正常人发样预先经过 5 – Br – PADAT – Co（Ⅱ）分光光度法淘汰可能为心血管病患者发样，然后用于本实验测定，男、女年龄均为 1~86 岁。实验结果表明，男性发样中钒平均含量为 0.0607 $\mu g/g$，女性发样钒平均含量为 0.0599 $\mu g/g$，男女性别间发钒含量无显著性差异（$P > 0.05$）。将测定结果以每 10 岁作为一个年龄组，按性别统计后如图 7 及表 9 所示。

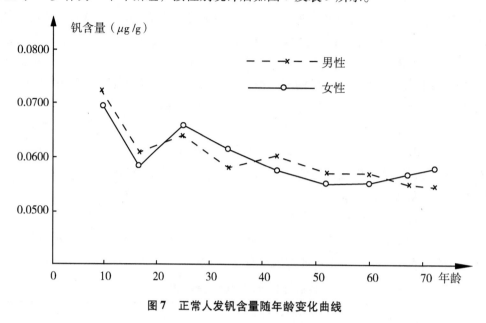

图 7　正常人发钒含量随年龄变化曲线

表 9　男、女性正常人发钒含量的比较

年龄	男性		女性		年龄	男性		女性	
	例数	钒含量	例数	钒含量		例数	钒含量	例数	钒含量
1~10	44	0.0728	53	0.0702	51~60	79	0.0573	84	0.0555
11~20	64	0.0609	60	0.0574	61~70	47	0.0576	91	0.0570
21~30	89	0.0651	87	0.0654	41~80	64	0.0577	88	0.0581
31~40	83	0.0585	89	0.0616	81~86	36	0.0558	33	0.0587
41~50	78	0.0612	81	0.0571					

　　我们在测定了正常人发钒含量作为本底值的基础上，还测定了 211 例心血管疾病患者（其中男性 147 例、女性 66 例）及胆石症患者 169 例（男性 75 例、女性 94 例）发钒含量。心血管疾病分为如下几类：冠心病、脑动脉硬化（中风、脑血栓）、高血压、早搏（房性早搏、室性早搏及房颤）、高血脂和其他（肺气肿、高心病、心动过速、高电压、低电压、心室肥厚）。测定结果如表 10 至表 16 所示。

表 10　冠心病患者与正常人发钒含量的比较

性别	年龄	正常人		患者	
		例数	钒含量	例数	钒含量
男	31~	1（8）*	0.0620	1（3）	0.0777
	41~	4（31）	0.0616±0.0114	4（5）	0.182
	51~	9（77）	0.0575±0.0120	9（15）	0.196±0.109
	61~	6（37）	0.0568±0.0098	6（8）	0.0915
	71~	2（13）	0.0587±0.0163	2（3）	0.0946

续表

性别	年龄	正常人		患者	
		例数	钒含量	例数	钒含量
女	31 ~	1 (9)	0.0644	1 (1)	0.193
	41 ~	5 (43)	0.0590 ± 0.0096	5 (8)	0.142
	51 ~	3 (24)	0.0531 ± 0.0107	3 (4)	0.145
	61 ~	4 (38)	0.0592 ± 0.0096	4 (8)	0.102
	71 ~	1 (8)	0.0582	1 (1)	0.101

注：* 前面的数字是该年龄段所选择的年龄段，与患者的年龄数对应，括号中的数字为测定的例数。下同。

表 11　脑血管硬化患者与正常人发钒含量的比较

性别	年龄	正常人		患者	
		例数	钒含量	例数	钒含量
男	41 ~	1 (10)	0.0680 ± 0.0128	1 (1)	0.0850
	61 ~	3 (16)	0.0554 ± 0.0069	3 (3)	0.150
	71 ~	2 (17)	0.0595 ± 0.0121	2 (2)	0.184
女	61 ~	2 (17)	0.0546 ± 0.0036	2 (2)	0.169

表 12　高血压患者与正常人发钒含量的比较

性别	年龄	正常人		患者	
		例数	钒含量	例数	钒含量
男	31 ~	3 (26)	0.0562 ± 0.0093	3 (3)	0.0899
	41 ~	2 (16)	0.0597 ± 0.0104	2 (5)	0.0839
	51 ~	4 (26)	0.0588 ± 0.0141	4 (4)	0.149
	61 ~	6 (33)	0.0587 ± 0.0124	6 (7)	0.115
	71 ~	3 (20)	0.0570 ± 0.0132	3 (5)	0.0971
女	41 ~	7 (58)	0.0675 ± 0.0097	7 (11)	0.149 ± 0.116
	51 ~	2 (18)	0.0543 ± 0.0096	2 (2)	0.137
	61 ~	6 (53)	0.0565 ± 0.0085	6 (8)	0.113
	71 ~	3 (26)	0.0595 ± 0.0114	3 (3)	0.113

表 13　早搏患者与正常人发钒含量的比较

性别	年龄	正常人		患者	
		例数	钒含量	例数	钒含量
男	31 ~	1 (9)	0.0618	1 (1)	0.145
	41 ~	2 (16)	0.0588 ± 0.0069	2 (2)	0.134
	51 ~	5 (36)	0.0576 ± 0.0117	5 (6)	0.119
女	61 ~	4 (27)	0.0573 ± 0.0110	4 (5)	0.134
	81 ~	1 (10)	0.0505 ± 0.0051	1 (1)	0.0971

表14 高血脂患者与正常人发钒含量的比较

性别	年龄	正常人		患者	
		例数	钒含量	例数	钒含量
男	31 ~	3（25）	0.0617 ± 0.0135	3（3）	0.133
	41 ~	8（64）	0.0606 ± 0.0122	3（18）	0.123 ± 0.068
	51 ~	7（55）	0.0570 ± 0.0114	7（14）	0.0775 ± 0.0161
	61 ~	3（19）	0.0592 ± 0.0122	3（4）	0.0699
	71 ~	2（14）	0.0560 ± 0.0119	2（3）	0.0510
女	41 ~	3（23）	0.0569 ± 0.0016	3（4）	0.0796
	51 ~	5（41）	0.0543 ± 0.0107	5（6）	0.0806

表15 其他心血管病患者与正常人发钒含量的比较

性别	年龄	正常人		患者	
		例数	钒含量	例数	钒含量
男	41 ~	4（30）	0.0613 ± 0.0161	4（7）	0.107
	51 ~	4（24）	0.0571 ± 0.0147	4（6）	0.129
	61 ~	5（30）	0.0555 ± 0.0067	5（10）	0.168 ± 0.053
	71 ~	1（9）	0.0599	1（3）	0.128
女	41 ~	3（28）	0.0544 ± 0.0089	3（3）	0.120
	51 ~	2（17）	0.0545 ± 0.0084	2（3）	0.118

表16 胆石症患者与正常人发钒含量的比较

性别	年龄	正常人		患者	
		例数	钒含量	例数	钒含量
男	21 ~	3（22）	0.0676 ± 0.0117	3（4）	0.102
	31 ~	5（42）	0.0602 ± 0.0128	5（13）	0.0934 ± 0.0213
	41 ~	10（78）	0.0712 ± 0.0138	10（27）	0.0806 ± 0.0098
	51 ~	10（79）	0.0574 ± 0.0128	10（23）	0.0759 ± 0.0123
	61 ~	4（23）	0.0564 ± 0.0156	4（8）	0.0766
女	21 ~	5（41）	0.0754 ± 0.0168	5（5）	0.106
	31 ~	7（56）	0.0625 ± 0.0177	7（15）	0.0993 ± 0.0127
	41 ~	9（75）	0.0575 ± 0.0162	9（28）	0.0844 ± 0.0094
	51 ~	10（84）	0.0554 ± 0.0164	10（36）	0.0842 ± 0.0077
	61 ~	6（56）	0.0574 ± 0.0109	6（8）	0.0887
	71 ~	1（10）	0.0610 ± 0.0100	1（1）	0.0533
	81 ~	1（9）	0.0606	1（1）	0.0941

　　由于人发中钒含量随性别及年龄不同而存在差异性，因此在将患者和正常人发钒含量进行比较时，必须选择与患者相同年龄和性别的正常人进行。本文中所涉及的患者与正常人发钒含量的比较均遵循此原则。

　　由以上各表所列数据我们可以看出，各种心血管疾病患者及胆石症患者发钒含量均明显高于正常人。经过统计处理后发现，患者发钒含量与相同年龄、相同性别的正常人相比均具有显著的差异性。检验结果如表17及表18所示。

表17　各种心血管病患者与正常人发钒含量差异的显著性检验

病种	性别	例数		t 值	P 值**
		正常人	患者		
冠心病	男	22 (172)	22 (34)	15.58	<0.01
	女	14 (122)	12 (22)	11.86	<0.01
高血压	男	18 (121)	18 (24)	8.197	<0.01
	女	18 (155)	18 (24)	12.54	<0.01
早搏	男	13 (98)	13 (15)	6.382	<0.01
高血脂	男	23 (175)	23 (42)	5.401	<0.01
	女	8 (64)	8 (10)	4.428	<0.01
脑血管硬化	男	6 (43)	6 (6)	10.44	<0.01
	女	2 (17)	2 (2)	9.948	<0.01
其他	男	14 (92)	14 (26)	10.23	<0.01
	女	39 (331)	5 (6)	9.105	<0.01

表18　胆石症患者与正常人发钒差异的显著性检验

病种	性别	例数		t 值	P 值**
		正常人	患者		
胆石症	男	32 (244)	32 (75)	8.992	<0.01
	女	39 (331)	39 (94)	15.236	<0.01

注：** 在差异的显著性检验中，$P>0.05$ 为无显著性差异；$0.05>P>0.01$ 为有显著性差异；$P<0.01$ 为有非常显著的差异。

表19　各种心血管疾病患者发钒平均含量

病别	性别		钒含量总平均值
	男性	女性	
脑血管硬化	0.151	0.169	0.156
冠心病	0.150	0.128	0.141
早搏	0.127		0.127
高血压	0.107	0.132	0.119
高血脂	0.0983	0.0802	0.0948
其他	0.138	0.119	0.134
平均浓度	0.124	0.122	0.123

　　表19列出了各种心血管疾病患者发钒平均含量。由表我们可以看出，心血管病患者发钒含量随疾病严重程度而增加，即发钒含量由脑血管硬化、冠心病、早搏、高血压到高血脂逐渐减低，这表明发钒含量与心血管疾病呈正相关。

　　为了证实分析结果的准确性，我们将患者发样和具有相同性别及年龄的正常人发样各10例制成合样，经处理后进行 ICP 分析，结果表明心血管疾病患者和胆石症患者发钒均高于正常人，尤以心血管疾病为甚，结果如表20所示。

表 20　正常人发样与患者发样的发钒 ICP 分析结果

类别	正常人	心血管病患者	胆石症患者
测定值	0.113	0.267	0.127

由表 20 我们看到，心血管疾病患者发钒含量与正常人发钒含量之比为 0.267/0.113 = 2.36，根据我们的实验结果，心血管疾病患者发钒平均含量为 0.123 $\mu g/g$（表 19），正常人发钒平均含量为 0.0603 $\mu g/g$，两者之比为 0.123/0.0603 = 2.04，与前比值较为接近，由此可见我们的分析结果是可靠的。

根据表 19 的结果，心血管疾病患者男、女发钒平均含量的比值为 0.124/0.122 = 1.013，正常人男、女发钒平均含量的比值是 0.0607/0.0599 = 1.016，两比值如此接近，这也说明了我们的结果是可信的，同时也说明不管是正常人还是患者，其不同性别间头发微量元素钒的变化似乎遵循一定的规律，尽管人们并不十分了解这种规律的真正含义。

四、讨　论

根据图 7 及表 9 我们可以看到人发中钒含量随年龄及性别变化而变化的趋势：女性发钒含量稍低于男性发钒含量，尤其在 30 岁以前及 45 岁以后。就趋势而言，女性在 30 岁以后呈下降趋势至 60 岁，而在 60 岁以后则呈现上升迹象，在 45 岁和 75 岁左右处与男性出现交叉；男性发钒含量除在 20～30 岁及 40～50 岁呈上升趋势外，其余年龄则几乎在缓慢下降。男、女在 20～30 岁时发钒含量升高，这个年龄是人的一生中发育最旺盛时期。由此看来，微量元素钒可能与人体生命过程的基础代谢有关。

由分析结果可知，心血管疾病患者头发中钒含量显著高于正常人。冠心病又叫冠状动脉粥样硬化心脏病，它主要是由于脂质的沉积所致，因此脂质代谢与其有着密切的关系。人体内进行着许多复杂的相互制约和相互联系的代谢过程，在正常情况下，机体内各部分的代谢能维持在一个正常水平，当某一部分发生变化时，则可引起相应的代谢变化，导致各种病变。心血管疾病患者发钒升高，说明钒的代谢与心血管疾病之间可能存在着一定的联系。

当给兔子喂以胆固醇时，结果发现主动脉中胆固醇含量增加，血液中脂肪升高。若在喂给胆固醇的同时也喂给钒盐，则发现兔子动脉粥样硬化程度较不喂钒盐者程度轻。这说明钒与脂质代谢有关。钒在适量时能减轻动脉粥样硬化的发展，加速脂质代谢的过程，主要是增加肝内磷脂的氧化和抑制胆固醇的合成。

有文献报道，钒可以导致维生素 B_{12} 在肝内贮存的增加，动脉粥样硬化患者的主动脉及肝中脂肪含量升高而钒含量降低。肝具有一定的造血机能，维生素 B_{12} 能维持造血机构的正常运转，它的缺乏会引起造血器官的功能失常，不能正常产生红细胞。因此，钒对造血机能的刺激可能是与维生素 B_{12} 协同作用的结果。钒的增加导致维生素 B_{12} 在肝内贮存的增加而游离可用的 B_{12} 降低，这与陈祥友等人研究的心血管病发钴含量低于正常人的结果相符。有人认为钒的造血功能可能是通过阻碍体内氧化还原系统，引起缺氧从而刺激造血功能。

肝脏也是脂质代谢和胆固醇合成的场所。钒对胆固醇合成的抑制主要是通过抑制胆固醇合成过程中的一些酶的活性而进行的。在胆固醇合成中，HMG - COA 到 MVA 和鲨烯环化这两步是调节点，如参加这两步的酶受到阻抑，则胆固醇的生物合成就必然受阻。因此，钒可能是通过抑制这两步中的某些酶而抑制胆固醇的生物合成。钒在脂质代谢中有生脂作用，而元素铬、钴、锰则具有祛脂功能，因此在脂质代谢中钒可能与铬、钴和锰具有相反的功能。这与本文所得的心血管病患者发钒升高及陈祥友等人研究的发钴降低和动脉粥样硬化患者与铬缺乏有关等结果相吻合。

钒作为一个氧化/还原体系的接触剂，能阻滞电子传递系统，并对许多酶产生抑制作用，继而引起病变。最常见的是对 $Na^+ - K^+ - ATP$ 酶的强烈抑制作用。钒化合物是强有力的 $Na^+ - K^+ - ATP$ 酶活性的抑制剂，且肾脏酶和心脏酶较脑酶更敏感。$Na^+ - K^+ - ATP$ 酶是一种镶嵌在细胞膜质双层上的四聚体的嵌入蛋白质，其作用底物是 ATP，基本功能是催化 ATP 末端磷酸水解并利用该反应的自由能来对抗电化学梯度，进行 Na^+、K^+ 离子的主动运输。$Na^+ - K^+ - ATP$ 酶即为人们所熟知的"钠泵"，其作用过程为：

$$TAP + 酶 \xrightleftharpoons[\quad]{Na^+,\ Mg^{2+}} 酶 \sim P + ADP;$$

$$酶 \sim P + H_2O \xrightleftharpoons[\quad]{Na^+,\ Mg^{2+}} 酶 \sim Pi$$

当酶作用时，不断地将 Na^+ 从细胞内带到细胞外，又将 K^+ 带到细胞内，以维持正常的细胞代谢功能。当存在钒时，由于其对该酶活性的强烈吸收而使得酶活性下降，使得细胞内 Na^+ 利于贮留，Na^+ 离子在细胞内与 Ca^{2+} 离子竞争使更多的钙呈游离状态，从而增加了心肌的收缩。心肌属平滑肌，由上可见，钒可能使平滑肌收缩作用增强，而钴有舒张平滑肌的作用，平滑肌的扩张使血管扩张，而增加心肌的供血效能，钒则相反，因此，体内钒含量升高对心血管病患者危害极大。同时细胞外 K^+ 离子增加，而细胞外 K^+ 离子若超过正常量的二倍，将会引起心脏功能紊乱，心律失常。另外，由于 ATP 酶位于细胞膜上，钒对 ATP 酶活性的影响也会引起细胞膜功能的改变，影响细胞膜的通透性。因此可见，体内钒含量增加到一定浓度后，会通过调节其他离子的浓度而引起心肌收缩、心脏功能紊乱及心律失常等，而导致心血管疾病。头发中钒含量能反映体内微量元素钒的水平，因此心血管疾病患者发钒升高。

ATP 是唯一的直接供给可利用能量的物质，ATP – ADP 体系具有转移贮存及供应高能磷酸键的作用。ATP 可视为联系新陈代谢中释放能量的异化作用和吸收能量的同化作用之间生命活动的重要物质。它在线粒体中主要通过由一系列电子递体参与下的氧化磷酸化作用产生。在 ATP 酶的催化作用下水解末端的磷酸键而产生能量以满足体内能量需求。因此，当钒含量过高时，由于对 ATP 酶活性的抑制会使许多代谢受到抑制，也可能因此而抑制了脂质代谢，致使体内脂质过多。同时，ATP 作为一种腺苷，在心肌代谢中也起重要作用，有很强的扩张冠状动脉的作用，体内钒含量增加能阻止电子传递体系从而影响 ATP 合成，影响了冠状动脉的扩张。钒的升高还能引起平滑肌收缩，而使冠状动脉收缩引起心肌供血不足，而加重冠心病的病情，这与本文心血管疾病越严重、发钒含量越高的结果一致。由此可见，体内钒的升高可能是引起心血管疾病的重要原因之一。

给老鼠以一定量的可食性钒，发现组织中钒含量随食物中钒含量的增加而增加，在肾皮质中浓度最高，而在大脑中含量最低。我们知道，肾皮质可分泌多种类固醇激素，其中之一是肾上腺皮质激素。激素的作用为诱发酶的活性。肾上腺皮质激素包括糖皮质激素和盐皮质激素，前者可刺激肝内其他器官内很多酶的合成，尤其是糖原异生代谢的酶的合成、抑制核酸和蛋白在外围组织内的合成；除了减少葡萄糖利用外，还有脂解增加和由于减少 α – 甘油磷酸盐而产生的降低脂肪酸合成。盐皮质激素则在肾中诱导 Na^+ 的运转系统。因此，我们认为，由于体内钒含量的增加，尤其在肾皮质内含量的增加，可能会抑制激素的分泌，尤其是肾上腺皮质激素的分泌，而使脂解作用减弱和脂肪酸合成增加，导致脂质代谢紊乱，而引起心血管疾病。

钒对核酸代谢也有一定的作用。有报道说明钒对涉及 DNA 代谢的一些酶有影响，例如，60 μM VO_3^- 离子对哺乳动物的 DNA 聚合酶的催化活性有阻碍作用，当钒达到 0.5 mM 时，则对细菌 I 大肠杆菌、DNA 聚合酶 I 的活性也有影响，VO_3^- 在 10 μM 时能增加 DNA 酶 I 的水解活性。

我们认为，作为人体必需微量元素的钒在生物体内起着十分重要且又非常复杂的生物功能。在正常的生物学浓度时，它能对一些酶促反应进行有效的调节，能调节脂质代谢，抑制胆固醇的合成，对心血管有保护作用，能刺激造血功能，还参与核酸代谢。但事物总是一分为二的，任何必需微量元素只有在一定的生物学浓度范围才能发挥其正常的功能，如果生物体内钒的量不足或过高，都会发生问题，使功能减退，甚至危害机体。唐任寰等用梨形四膜虫作为生物细胞模型，研究过渡元素钒等对这种真核细胞生长繁殖的影响，得到了细胞相对增殖率 R（%）与元素浓度 C 的关系图。钒的关系图如图 8 所示。

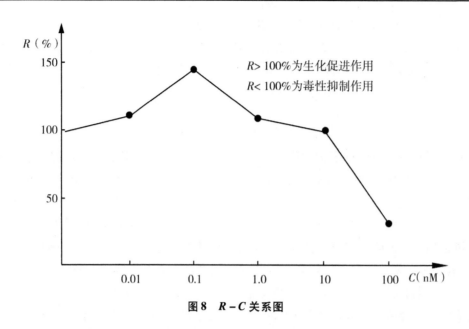

图8 R-C关系图

由图可以看出，钒在较低浓度时，随着浓度增加能促进细胞增殖，但当达到某一浓度时，增殖作用随钒浓度增加而下降，直至完全消失。图8是钒的生物学功能的形象描述。

同样，钒与动脉粥样硬化发生的关系也说明了这一点。钒在一定浓度范围内可以减轻胆固醇诱发动脉粥样硬化的程度，但当给兔子喂以30倍高于允许浓度（0.15 mg/kg）的钒时，则会产生明显的动脉粥样硬化，这是由于大量的钒阻碍了一定的酶体系所致。同时还有实验表明，钒和钯能增加血清胆固醇，刺激形成动脉粥样硬化。所有这些都说明钒在体内的代谢作用是一个复杂的过程，钒在一定浓度能阻止动脉粥样硬化的发生，当浓度较高时，它又刺激形成动脉粥样硬化。

通过对正常人和心血管病患者头发中微量元素钒的分析，我们得到这样一个结果：心血管疾病患者发钒含量显著高于相同性别和年龄的正常人，且其浓度差异随高血脂、高血压、早搏、冠心病和脑血管硬化而逐渐升高，这一顺序与我们所熟知的以上各疾病的严重程度增加的排列近乎相同，这说明心血管疾病越严重，头发中钒含量越高，呈显著的正相关关系。我们认为心血管疾病与体内钒含量高有关，是由于体内代谢失调所致，代谢失调是疾病的内源性因素。机体在正常情况下能维持代谢处于平衡状态，而当某一代谢失调时则会相应地使得一系列的代谢失常，导致机体发生病变。钒也体现出这种关系，由于体内钒含量的升高，可能引起了脂质代谢的障碍，最终导致心血管疾病。我们知道，钒主要贮存于脂肪中，由此可以想象，体内钒的增加是通过增加内脂肪贮存而进行的，而脂肪增多是导致心血管疾病的原因之一。另外，由于机体本身所具有的功能，当某种新陈代谢失调时，机体会相应地阻止该代谢的失调。有人以高胆固醇食物喂养兔子，使其生产动脉粥样硬化，结果发现兔子粪便及尿中钒的排泄量增加，他们认为这是由于动物为反抗疾病而防御性地调节钒代谢的结果。人发是微量元素的排泄器官，当人体内出现某些变化（如脂质过多）时，机体为维持其正常的代谢功能，势必将相应地调节某些代谢，通过加速钒的代谢等一系列相应的过程来努力维持正常功能。当病变加重时，相应的代谢也随之加速，因此心血管患者发钒含量高于正常人，且心血管病越严重，发钒含量越高。再者，各种心血管疾病之间往往不是独立的，而是存在着相互影响。一种心血管功能的障碍往往会引起其他功能的变化，表现为许多疾病都伴有并发症的出现，最明显的是冠心病与高血压的关系。研究结果一致表明高血压患者的冠心病发病率显著高于非高血压者的冠心病的发病率，原因之一是血压升高能促进动脉粥样硬化的发生和发展。同时，高血脂也被认为是易患冠心病的一个因素，冠心病患者常伴有血脂升高；对高血压患者进行血脂测定也发现患者血脂升高，且随着病情加重，血脂增高更明显；长期的高血压可使脑动脉硬化，引起中风。我们知道，现代人心血管疾病发病率高于古代人，而现代人体内钒含量也较古代人高，这也说明人体内钒含量的升高与心血管疾病有着相关关系。

胆石症在成年人，尤其老年人中是常见病和多发病。它常是患慢性胆囊炎的结果，而胆石症又可促使胆囊炎发作，两者相互影响，恶性循环，给患者带来很大的痛苦，甚至危及生命。

目前认为造成胆石症的原因主要是脂质代谢紊乱。胆石症患者血中总胆固醇、血糖、甘油三酯及β-低密度脂蛋白的含量均高于正常人，尤以总胆固醇最高。因此，胆石症患者脂质代谢紊乱主要表现为胆固醇代谢紊乱。

通过测定 169 例胆石症患者发钒含量，我们可以看到，患者发钒含量明显高于正常人。我们认为导致胆石症的根源与导致心血管疾病的根源是一致的，主要是由于机体内源性因素即体内代谢失调所致。当然，外源性因素和膳食中高胆固醇含量等也是原因之一。

由于胆固醇是一种脂肪性物质，它不能溶解于水中，必须形成脂蛋白——高密度脂蛋白和低密度脂蛋白的形式才能进入血液。低密度脂蛋白进入血液后易沉积在动脉管内壁上，而高密度脂蛋白则相反，它能消除沉积在血管壁上的胆固醇，起保护血管的作用。胆石症患者血液中低密度脂蛋白的含量显著高于正常人。因此，胆石症患者往往伴有高血脂、冠心病等症，事实也是如此，这又一次说明有些疾病间是相互联系和相互影响的。尤其是具有同一内源性因素的疾病间更是如此。研究表明，铬具有加速糖向脂转化代谢的功能，根据钒对糖代谢和脂代谢功能的研究，我们是否可以假设存在如下的代谢关系：$糖 \underset{Cr}{\overset{V}{\rightleftharpoons}} β-低密度脂蛋白$；$糖 \underset{V}{\overset{Cr}{\rightleftharpoons}} 高密度脂蛋白$，即钒加速由糖转变为低密度脂蛋白的反应，而铬则加速由糖转变为高密度脂蛋白的反应，从而钒量增加会引起心血管功能障碍，而铬则具有保护心血管功能的作用。这仅是我们的设想，真正的机理是否为这样还有待于研究。

总之，心血管疾病患者与胆石症患者发钒含量高于正常人可能是由于人体内钒含量过多的结果。当体内钒含量增加到一定浓度时，通过对体内一定的酶体系产生抑制作用，如对胆固醇合成酶、膦酸酯酶及 ATP 酶等，从而影响了脂质代谢，导致了心血管疾病和胆石症的发生，同时还直接或间接地影响了能量代谢、糖代谢及核酸代谢。由于体内的各种代谢都是相互影响、相互制约的，心血管疾病的发生也必定是诸多因素共同作用的结果，包括铬、钴、铜等微量元素代谢的结果。我们的工作还是初步的，但是，我们认为心血管疾病患者发钒含量升高，且"病情越重，发钒含量越高"这一现象的揭示，有可能为进一步研究心血管疾病的发病机理提供科学依据。

（南京大学研究生毕业论文，1987）

人发中微量元素铌与癌症关系

（1987）

陈祥友　李振滨　裘家奎

（南京大学环境科学研究所）

[导读] 包括胃癌、鼻咽癌、食道癌、淋巴癌、肺癌、子宫癌、乳腺癌等 18 种癌症在内的各种癌症患者的发铌含量都明显低于正常人。病情越严重，发铌含量越低，得到治疗后发铌含量有所回升。体内长期缺铌可能是癌症发病的原因之一。这一发现有可能对癌症的检验和预测提供科学而简便的方法，也为进一步探讨癌症的发病机理、预防和治疗提供一个新的途径。

一、前 言

地壳表层存在的 90 多种元素中，几乎全部在人体内找到，这些元素在人体内的含量均与它们在自然界（土壤、水、食物、空气）的丰度密切相关。人体中的氧、碳、氢、氮、钙、磷、钾、硫、钠、氯、镁 11 种元素占人体总重量的 99.95%，称为人体中必需的宏量元素，这些宏量元素组成人体中蛋白质、脂肪、碳水化合物和核酸及骨骼的主要部分，是人体生命活动的基本组成。而占体重 0.05% 的其他元素，我们称为微量元素，这一部分元素包括了人体内的 40 多种元素，人们把这 40 多种元素分为必需的、非必需的和有害的 3 类。必需微量元素一般认为有铁、锌、铜、锰、铬、钼、钴、硒、镍、钒、锡、氟、碘、锶，山县登认为，镍、钒、氟、锶是否为必需元素有待验证，而 Schroeoler 则认为还有硼、溴、钡、砷应是必需元素，而锡、镍则是非必需的。

对于必需微量元素的说法不一致，主要是所依据的衡量标准和实验事实不一致。我们认为，人体内所有的微量元素都可能是必需或有益的，所谓非必需只是人们还未发现这些元素在体内所起的作用而已，所以，可以这样说，在一定的意义上，划分必需的、非必需的元素只是人们对微量元素的一个认识过程问题。必须指出，微量元素在人体内都有一定的浓度范围。也就是说，微量元素进入人体后，受到体内平衡机制的调节和控制，以维持在适当浓度水平上，并充分发挥其有益作用。当过量积聚于人体内超越了机体的平衡机制，就会起有害作用，同样，缺乏时，也会使人体健康失常（图 1）。许多元素对有机体的适合浓度范围是很窄的，或适合于健康的浓度很低，可能就是这个原因，使许多实验难以控制在适当的浓度内，实验结果也相差较大，从而不能确定这些元素是否必需，甚至有时误认为是有毒的。

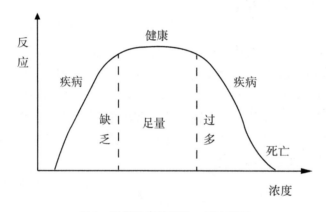

图 1 微量元素的剂量—反应关系

微量元素在人体生命活动中具有十分重要的意义，它在人体细胞代谢中起着十分重要的作用，它或是作为某些酶和蛋白质的构成部分，或是作为酶的活性因子，或是作为某些激素的结构成分与功能基团起作用。

长期以来，人们对微量元素在人体内所起的作用，做了大量的研究，特别是对至今为止还未攻克的某些疑难病、地方病的研究引人注目，大量的科学研究表明：微量元素的过多和缺乏，确会导致人体内代谢的紊乱，导致机体发生疾病。就目前所知，许多疾病与微量元素失调有关，如心血管病、癌症、克山病、胆石症等。

癌症的治愈率很低，而发病机理又往往不明。一般认为恶性肿瘤的发生是一种宿主专一性过程，它们的生理过程基本相同，但细胞的生长有不受限制的趋向，代谢率较正常细胞高，以及染色体有异常变化等。长期以来，人们对癌症的发病原因及其与环境的关系作了大量的研究，现在一般认为，环境污染是机体发生癌病变的重要原因之一。有关微量元素与癌症关系的研究，已有了很长的历史了，早在 100 多年前，就有人提出了砷对皮肤的致癌作用，砷也是历史上第一个发现致癌作用的药物。目前关于癌症与微量元素的关系的研究很多。

　　镍是一种致癌性较强的元素，中山医学院黄家琛等人，发现广东中山县鼻咽癌发病率高的地区，居民主食大米及饮用水中的含镍量高于低发地区，男性鼻咽癌患者的发镍含量比同地区健康人明显增高，并发现鼻咽癌患者血清镍及铜含量显著地高于健康人，一般认为镍的致癌性主要是以 $Ni(CO)_4$ 的形式起作用。锌的缺乏会引起很多疾病，K. Saito 等人发现，胃癌患者全血中的 Cd、Mn、Pb 和 Zn 较正常人明显低。郝兴仁等测定表明，肝癌组织中 Zn、Mn、Mg、Ti 显著低下，Cr 显著高于非癌变肝组织，并通过比较表明，肝癌组织中 Zn/Cu 比值也显著低于非癌变肝组织。Fisher 报告转移性骨癌患者血清锌含量低。锰与癌症的关系是目前研究得较多的课题之一。王广仪等人对 133 例肺、淋巴、食道、胃、结肠等多种男女性癌患者与其家庭、亲友人发微量元素相比，发现 Mn、Ca、Mg、Fe、Zn 均低于对照组，各种癌症患者相比较，以肺癌发 Mn 最低，认为人发中 Mn、Zn、Fe、Mg、Ca 与癌症负相关，癌组织 Mn 低于正常组织。Sunderman 等提出，锰粉可使老鼠由于 Ni_3S_2 导致的骨癌发病率从 96% ~ 100% 减少到 63% 左右。Marklund 认为这种抗癌性，是通过活化过氧化物歧化酶而起作用的。硒是近年来研究得很多的元素，一般认为硒有一定的抑癌作用。Weisterg 等证实硒可以抑制淋巴肉瘤的生长，使肿瘤缩小，同时还证明硒能抑制病理白细胞的分化、生成及释放；Shan Berger 则证明，消化系统癌肿患者的血硒含量比正常人明显降低，肿瘤转移者血硒减少更显著；Mclonnel 和 Broghamer 的研究表明，正常人和非肿瘤对照组的血硒均高于癌症患者。除了对上述这些必需微量元素进行研究以外，许多人还对一些目前认为是非必需的元素进行了研究，Moo 和 Pillay 用中子活化测定癌症患者 10 例与 250 例正常学生对比，发现发中 I、Cl、Na 和 Au 明显高于正常人，其中 Au 和 I 分别为正常人的 10 倍和 5 倍，而 Mn、Ca、Se、Sc、Zn 和 Co 含量明显低，其中 Se 只有正常人的 5%。可见有些非必需元素，如 Au 也有可能在某些疾病中起一定的作用。

　　铌是一种微量元素，人们一直认为它是一种非必需或称作用尚未确定的元素。它的原子序数为 41，原子量为 92.91，在元素周期表中，它处于第 V_B 族，与钒处于同一族，位于钒的下面、钼的左边，价电子结构为 $4d^35S^2$，与钒（$3d^34S^2$）有比较相似的结构，化学性质也较相似，它们的主要氧化态均为 +2、+3、+4、+5，其中 +5 为比较稳定的价态。铌在地壳中丰度为 20 $\mu g/g$，在海水中（盐分 35‰）的含量为 0.015 ng/g。有关铌的生理作用及在人体内的分布的研究不多。自从 Newell 和 Mclollum（1931 年）首次在动物中检出铌以后，有数据表明，铌在人体中含量 <0.050 克，占体重的比例 $<7.0 \times 10^{-7}$。Schroeder 认为铌在原始人和现代人体内的含量均为 1.7 $\mu g/g$，人每日从食物和水中摄入 0.620 毫克铌（食物为 0.600 毫克，水为 0.020 毫克），吸收率为 40% ~ 60%，每日的排泄量接近吸收量，基本达到平衡，无积累和减少的趋势。毒理学研究表明，铌在体内的平均浓度小于 7×10^{-7}，其生物学半减期为 760 天，静脉注射半致死量为 $LD_{50} = 10 \sim 100$ mg/kg。我们知道，在同一族中，元素有基本相同的化学性质和物理性质，在自然界中，同一族元素往往是一起存在的，钒、铌和钽就是常常在同一类矿石中存在。这些相似的化学性质，在生物体内也会体现出来，而且往往是很重要的。Schroeder 指出，一种比较重的金属能取代生物组织中属同一族的一个较为轻的金属从而就会改变这个较轻原子的形态。此外，当生物组织对某一元素具有亲和力，或者生物组织的结构需要这种元素时，则它们往往对该族的其他元素皆有亲和力。根据这个原理，我们猜测铌在某种条件下可能也可以与钒进行置换，或与钒起到了相似的作用。从另一方面看，铌在人体内确实存在，甚至有人认为铌在人体内的含量比 Cr、Mn、Co、Mo 和 I 更为丰富。这么丰富的铌，在人体内起到何种作用呢？它在人体内是必需的，非必需的，有益的还是有毒的呢？

　　我们采用自己研究的 5 - Br - PADAP - Nb（V）分光光度法，测定了 1036 例正常人与 311 例癌症患者（其中女性 187 例，男性 124 例）头发中铌的含量，比较后发现癌症患者发铌含量有明显的低下，差异十分显著，用分光光度法所测得的结果与等离子光谱（ICP）测定结果比较，表明分光光度法的结果是比较可靠的，我们认为，癌症的发病可能与体内铌的长期低下有关。

二、实验结果

我们按相关文献的原理，在正常人发样中，用 5 – Br – PADAT – Co（Ⅱ）分光光度法，淘汰了可能为心血管病患者的发样，从中挑选出 1036 例（其中女性 523 例，男性 513 例）作为正常人样品，年龄从 20 ~ 70 岁，用上述研究的 5 – Br – PADAP – Nb（Ⅴ）分光光度法测定发中铌含量，发现人发中铌的含量为：男性（0.18 ± 0.08）$\mu g/g$，女性为（0.21 ± 0.08）$\mu g/g$，比较男女性别，发现两性发中铌含量有高度显著的差异，女性高于男性，$t = 5.0979$，$P < 0.001$。

表1　正常人发铌含量分析结果

年龄	正常人		患者	
	例数	钴含量（$\mu g/g$）	例数	钴含量（$\mu g/g$）
20	10	0.16 ± 0.08	10	0.20 ± 0.08
21 ~ 30	103	0.17 ± 0.07	104	0.21 ± 0.09
31 ~ 40	100	0.20 ± 0.07	103	0.23 ± 0.08
41 ~ 50	100	0.18 ± 0.08	105	0.20 ± 0.07
51 ~ 60	101	0.17 ± 0.08	100	0.19 ± 0.07
61 ~ 70	96	0.20 ± 0.09	101	0.21 ± 0.08

按 10 岁一个年龄组，统计后，可以看出人发中铌随年龄变化的情况（铌的单位为 $\mu g/g$，下同）：

从表 1 和图 2 中可以看出，人发中铌含量随年龄是有变化的。但看不出随年龄有积累的趋势，这与文献中指出的人体内铌含量无积累的观点一致，发铌含量的变化，主要表现在有比较一致的波动性。

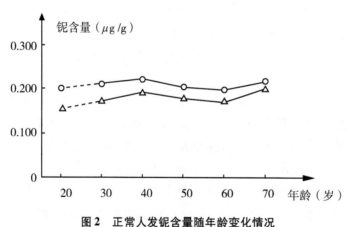

图2　正常人发铌含量随年龄变化情况

在分析了正常人发铌含量以后，我们分析了癌症患者的头发样品，这些样品是从江苏省肿瘤防治研究所（肿瘤医院）、鼓楼医院和江苏省人民医院（原工人医院）现场理发取得，清洗方法与正常人发样相同。在 311 例发样中，男性为 124 例，年龄从 14 ~ 71 岁，包括了脑癌、胃癌、直肠癌、肾癌、鼻咽癌、腮腺癌、胰腺癌、白血病、肝癌、结肠癌、食道癌、淋巴癌、口腔癌、肺癌、骨癌、皮肤癌、耳癌共 17 种癌症；女性为 187 例，年龄从 16 ~ 74 岁，包括了脑癌、乳癌、胃癌、直肠癌、膀胱癌、鼻咽癌、甲状腺癌、胆癌、食道癌、子宫癌、淋巴癌、口腔癌、肺癌、皮肤癌、耳癌、卵巢癌、阴道癌、骨癌共 18 种。这些发样的分析结果如下。

考虑到不同性别、年龄的人，发铌含量有所不同，我们选择与患者性别、年龄相同的健康人作为对照，根据癌症种类及例数的多少，把患者分为男、女性食道癌、鼻咽癌，男性淋巴癌、胃癌，女性子宫癌、乳癌这 8 类，其他两类主要是除了上述几种癌症以外的十几种癌症。以下是各种癌症患者以及对照的发铌含量（表 2 至表 11），铌含量的单位均为 $\mu g/g$。

表 2　男性食道癌患者与正常人发铌含量的比较

年龄	正常人		患者	
	例数	铌含量	例数	铌含量
30 ~	4（40）*	0.18 ± 0.09	4（5）	0.06 ± 0.02
40 ~	7（71）	0.19 ± 0.08	7（11）	0.11 ± 0.08
50 ~	5（51）	0.16 ± 0.07	5（11）	0.10 ± 0.04
60 ~ 70	5（48）	0.19 ± 0.09	5（8）	0.11 ± 0.10

注：＊前面的数字是该年龄段所选择的年龄数，与患者的年龄数对应，括号中的数字为测定的总例数。下同。

表 3　女性食道癌患者与正常人发铌含量的比较

年龄	正常人		患者	
	例数	铌含量	例数	铌含量
30 ~	1（10）	0.15 ± 0.04	1（1）	0.14
40 ~	3（30）	0.22 ± 0.05	3（6）	0.14 ± 0.03
50 ~	9（90）	0.20 ± 0.08	9（20）	0.08 ± 0.04
60 ~	8（80）	0.21 ± 0.07	8（10）	0.11 ± 0.06

表 4　男性鼻咽癌症患者与正常人发铌含量的比较

年龄	正常人		患者	
	例数	铌含量	例数	铌含量
20 ~	3（31）	0.15 ± 0.07	3（5）	0.07 ± 0.03
30 ~	5（50）	0.18 ± 0.08	5（8）	0.08 ± 0.04
40 ~	4（41）	0.21 ± 0.08	4（4）	0.13 ± 0.08
50 ~	8（81）	0.17 ± 0.08	8（9）	0.10 ± 0.03
60 ~ 70	1（10）	0.21 ± 0.03	1（1）	0.11

表 5　女性鼻咽癌患者与正常人发铌含量的比较

年龄	正常人		患者	
	例数	铌含量	例数	铌含量
30 ~	2（20）	0.23 ± 0.08	2（3）	0.11 ± 0.06
40 ~	1（10）	0.22 ± 0.06	1（1）	0.05
50 ~	5（50）	0.20 ± 0.08	5（6）	0.11 ± 0.08
60 ~ 70	1（10）	0.24 ± 0.10	1（10）	0.05

表 6　男性胃癌患者与正常人发铌含量的比较

年龄	正常人		患者	
	例数	铌含量	例数	铌含量
40 ~	2（21）	0.20 ± 0.09	2（3）	0.16 ± 0.05
50 ~	3（30）	0.18 ± 0.08	3（3）	0.09 ± 0.06
60 ~ 70	3（27）	0.19 ± 0.07	3（7）	0.11 ± 0.02

表7　男性淋巴癌患者与正常人发铌含量的比较

年龄	正常人		患者	
	例数	铌含量	例数	铌含量
20 ~	3（30）	0.15 ± 0.07	3（4）	0.15 ± 0.10
30 ~	5（50）	0.18 ± 0.07	5（5）	0.12 ± 0.06
40 ~	1（10）	0.22 ± 0.12	1（1）	0.06
50 ~	3（30）	0.16 ± 0.06	3（4）	0.17 ± 0.06
60 ~ 70	2（15）	0.22 ± 0.10	2（2）	0.07

表8　女性子宫癌患者与正常人发铌含量的比较

年龄	正常人		患者	
	例数	铌含量	例数	铌含量
20 ~	2（20）	0.19 ± 0.07	2（2）	0.16
30 ~	1（10）	0.24 ± 0.09	1（1）	0.07
40 ~	10（105）	0.20 ± 0.08	10（17）	0.12 ± 0.10
50 ~	10（100）	0.20 ± 0.08	10（33）	0.11 ± 0.06
60 ~ 70	9（91）	0.20 ± 0.08	9（33）	0.09 ± 0.04

表9　女性乳癌患者与正常人发铌含量的比较

年龄	正常人		患者	
	例数	铌含量	例数	铌含量
30 ~	3（32）	0.23 ± 0.08	3（4）	0.12 ± 0.09
40 ~	6（64）	0.20 ± 0.07	6（10）	0.11 ± 0.07
50 ~ 60	2（20）	0.22 ± 0.09	2（3）	0.14 ± 0.06

表10　其他男性癌患者与正常人发铌含量的比较

年龄	正常人		患者	
	例数	铌含量	例数	铌含量
20 ~	5（52）	0.16 ± 0.06	5（7）	0.15 ± 0.07
30 ~	3（30）	0.21 ± 0.08	3（5）	0.18 ± 0.08
40 ~	4（40）	0.20 ± 0.08	4（6）	0.13 ± 0.09
50 ~	7（71）	0.18 ± 0.08	7（10）	0.10 ± 0.06
60 ~ 70	3（28）	0.17 ± 0.08	3（5）	0.12 ± 0.05

表11　女性其他癌患者与正常人发铌含量的比较

年龄	正常人		患者	
	例数	铌含量	例数	铌含量
20 ~	4（42）	0.20 ± 0.09	4（5）	0.12 ± 0.05
30 ~	7（71）	0.21 ± 0.08	7（9）	0.15 ± 0.07
40 ~	4（40）	0.21 ± 0.08	4（8）	0.12 ± 0.04
50	7（70）	0.19 ± 0.08	7（8）	0.11 ± 0.06
60 ~ 70	4（41）	0.21 ± 0.06	4（5）	0.16 ± 0.11

表 12　各种癌症患者与正常人发铌含量差异的显著性检验结果

病别	性别	正常人例数	患者例数	t 值	P*
食道癌	男	21 (208)	21 (35)	5.3696	<0.001
	女	21 (210)	21 (38)	6.7926	<0.001
鼻咽癌	男	21 (210)	21 (27)	5.3189	<0.001
	女	9 (90)	9 (11)	4.4013	<0.001
胃癌	男	8 (77)	8 (13)	3.0743	<0.005
淋巴癌	男	14 (136)	14 (16)	2.3466	<0.02
子宫癌	女	32 (325)	32 (86)	10.1260	<0.001
乳癌	女	11 (116)	11 (17)	4.7427	<0.001
其他类型癌症	男	22 (221)	22 (33)	4.2625	<0.001
	女	26 (264)	26 (35)	5.2348	<0.001

注：* 在差异的显著性检验中，$P<0.05$ 为有显著性差异，$P<0.01$ 为有非常显著的差异。

表 13　不同病程的患者与一段患者发铌含量比较

性别	一般患者		特殊患者		
	例数	铌含量	种类	例数	铌含量
女	3 (19)	0.11±0.05	已有转移的患者	3 (3)	0.06±0.01
男	3 (12)	0.10±0.04		3 (3)	0.08±0.07
女	5 (18)	0.10±0.08	手术后的患者	5 (6)	0.14±0.03
男	2 (8)	0.11±0.05		2 (3)	0.15±0.06
女	2 (9)	0.09±0.03	接受放疗后的患者	2 (2)	0.19±0.08
男	2 (5)	0.11±0.09		2 (2)	0.22±0.02

表 14　癌症患者男女性别比较

癌种	男性例数	女性例数	男/女	癌种	男性例数	女性例数	男/女
胃癌	16	4	4.00	淋巴癌	16	6	2.67
直肠癌	6	3	2.00	肺癌	7	3	2.33
鼻咽癌	28	11	2.55	其他	27	16	1.69
食道癌	37	39	0.9	合计	147	82	1.67

从以上各表可见，各种癌症患者的发铌含量，都明显低于正常人。

我们通过统计检验，结果表明，以上各类癌症患者发铌含量与相同性别、相同年龄比较均有显著性差异（表12）。

可见癌症患者发铌与正常健康人发铌含量相比有显著的低下。为了进一步说明这一结论的可靠性，我们将直流等离子光谱测得的数据与分光光度法测得的数据作一比较，直流等离子光谱数据为51个，年龄从 20～70 岁，每一年龄的数值是由 10～20 个同年龄健康人的混合样测得。分光光度法数据的年龄情况与上述相同，但每一年龄是 10 个左右同年龄健康人测定结果的平均值。患者情况均为配对比较分光光度法测定结果比较，可得出比较一致的观点。

下面我们从病程的轻重及接受治疗的程度看，发铌含量的情况见表13。

此外还测定了三例 I 病程，平均值为 $(0.21±0.03)$ $\mu g/g$，一例 III 病程的，数值为 0.04 $\mu g/g$。

从以上数据可知，患者在不同情况，发铌含量还有不同。病情越严重，发铌含量越低。得到治疗后，发铌含量有所回升。从这些事实说明，人发中铌含量与癌症呈负相关。

我们从这些随机得到的癌症患者的年龄来看（图3和图4），患者在41～60岁年龄段中较多，在此年龄段中的患者占总数的比例分别为：男性54%，女性63%。其中在51～60岁均有最高值，我们从前面图2可知，正常人在40～60岁年龄段中发铌含量较为低下，关于这个问题，后面讨论中将进一步阐述。

我们从癌症患者的性别来看，除去某些女性特有的癌症（如子宫癌等）以外，其余的癌症男性多于女性。

从表14中可以看出，男性得癌症的人数大于女性，这与正常男性发铌含量较女性低下有关，我们认为发铌含量代表着体内铌的含量，人发中铌的低下，意味着体内铌的不足，而体内铌的不足可能是产生癌症的原因之一。

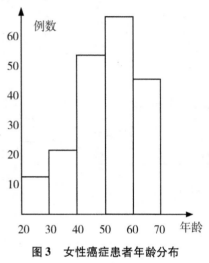

图3　女性癌症患者年龄分布

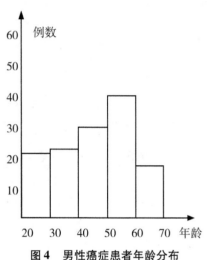

图4　男性癌症患者年龄分布

三、讨　论

头发是纤维性的角蛋白组成的，人体内的各种微量元素在毛囊内与巯基（—SH）、氨基（—NH$_2$）结合而进入角蛋白分子，所以，与泌尿、出汗一样，头发是人体微量元素的排泄途径之一，中医中有"发为血之余"的说法，认为头发是从血液中生长出来的。我们知道头发每月生长1厘米左右，且它的代谢活性低，微量元素含量是很稳定的。有人通过测定证明头发中微量元素含量是血清、尿液的10倍，用头发作为生物学样品测定人体微量元素的含量，可获得与血、尿分析相似的结果，头发犹如"记录带"反映了过去一段时间内许多微量元素的代谢变化及营养情况，而且用头发作为样品还有取样少、易采集和保存、重复测定方便、消化比较快、采样时无痛感等优点，所以可以说头发是一种比较理想的生物学样品。目前它在人体微量元素研究中已得到广泛的应用。

目前，一般认为铌是一种非必需元素，它在人体内确实存在。Schroeder曾指出，有必要对铌及其他几种元素作进一步研究，以证明其是否为人体所必需，他还分析了人体中的肝脏、腹部脂肪、红细胞、血清、头发、尿液，发现铌的含量都比较高。其中两例头发的铌含量测定分别为：男性80岁1.72 $\mu g/g$，女性65岁2.39 $\mu g/g$。这个数值与我们用5—Br—PADAP—Nb（V）分光光度法测得的结果差近10倍，我们认为这主要可能是Schroeder所用的方法有问题，在他的测定中磷酸根的干扰没有消除，而头发中却含有近200 $\mu g/g$的磷（农村儿童均为196 $\mu g/g$）。我们分析表明，人发中铌的含量为：男性(0.18 ±0.08) $\mu g/g$、女性（0.21 ±0.08）$\mu g/g$。从20～70岁，男、女的发铌含量变化情况看，从20～40岁男、女发铌量均有一定程度的上升，从40～60岁含量有所下降，到51～60岁年龄段，男、女发铌含量均下降到几乎是最低点（女性为最低点，男性为次最低点），到61～70岁年龄段，发铌含量又回升，并男女趋于相同。值得一提的是，男、女发铌含量随年龄而变化，其变化的趋势完全相同，这说明发铌含量确实是随年龄无明显积累现象，这与文献中铌在体内无积累的观点一致（图5）。更为有趣的是，两性发铌含量之差随年龄的变化竟然接近于一条直线，关于这个现象有何生理意义，我们现在还无法知道。另外，我们还用差异性检验，检验了男、女发铌含量的差异，发现两性之间有高度显著的差异性，$t = 5.0979$，$P < 0.001$。两性之间的比例为，男/女 $= 0.86 : 1$，与文献的结果73%接近。铌在人体内普遍存在，我们可以估计：铌是一种有益于人体健康的微量元素，它与钴相似，都是女性发含量高于男性的现象，所以在某种意义上，它们有一定的相似性，都与人的性别有关。

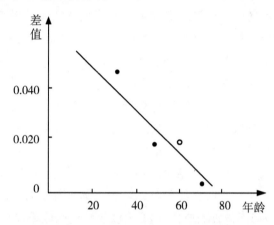

图5　正常两性发铌含量之差随年龄的变化

　　人发铌含量的专门研究还未见报道，有关发铌含量与疾病的关系更是极少看到。我们分析结果及统计比较，可以看出，癌症患者发铌含量较正常人明显低下，其中，女性乳癌、子宫癌，男性胃癌及男女性食道癌和鼻咽癌的差异性更为明显，并有病情越重，发铌含量越低，疾病一旦得到治疗，发铌含量就有明显回升的现象。我们认为发铌含量代表了体内铌含量的情况，而体内铌含量的长期低下可能是癌症发病的原因之一。Schroeder 用含 $NaNbO_3$ 5 $\mu g/g$ 的水和含铌 1.62 $\mu g/g$ 的食物喂养老鼠，发现铌对雄性大鼠的生长有明显的促进作用，发现铌对老鼠无致肿瘤作用，但也未发现有抑制肿瘤生长的作用。铌能增强细胞代谢，促进细胞生长的作用。同位素实验表明，对猪和羊来说，机体吸收铌主要的积累是骨骼内。让警犬吸收草酸铌的气溶胶后，大约有60%的铌沉积于机体内，8天以后，在肺脏的含量减少到30%以下，而大多数通过循环并转移至骨骼和肝脏，其中骨骼铌的浓度为肝脏内浓度的两倍左右。石西伸等人用皮下注射法，观察幼鼠和成鼠的 $^{95}Zr—^{95}Nb$ 在体内的分布发现，不管是幼鼠还是成鼠，胫骨内的含量都是最高的。Durbin 认为静脉注射后，铌就与血清蛋白结合成稳定的络合物，并保持于循环中，然后分布到软组织和骨骼中，当铌形成在胶质粒时，就在骨骼和脾脏内积累，铌在组织中的保留时间是较长的。从以上动物实验结果可知：骨骼是铌进入体内后的主要积累处之一。我们知道，骨骼的主要成分是 $Ca_3 (PO_4)_2$ 85%、$CaCO_3$ 10.0%，铌进入骨骼后，可能起到了调节体内钙平衡的作用。有协助甲状旁腺素的分泌的功能。Cohran 等在体外实验中表明：1×10^{-3} mol/L 的铌酸盐有抑制琥珀脱氢酶作用，因而铌可能与三羧酸循环有关，铌在三羧酸循环中可能有调节脂质、糖、氨基酸的分解代谢，也调节体内磷的平衡。我们知道血磷浓度与血钙浓度有反比关系：〔Ca〕 × 〔P〕 $= 36 \sim 40$，所以调节磷的平衡就等于调节了钙的平衡。Braun 曾指出：Ca^{2+} 可能有某种中介作用，控制了正常细胞的增殖，而转化的细胞的增长则可能是因为这种细胞有较强的在溶液中摄取 Ca^{2+} 的能力，或是改变或旁路了 Ca^{2+} 的中介作用，从而使转化细胞有不受限制的繁殖趋势。可见 Ca^{2+} 在体内的平衡直接影响到肿瘤的生长和变化。所以，我们认为铌进入骨骼、肝脏及其他软组织，可能起到了调节钙的平衡和代谢。体内铌缺乏，会引起钙的不平衡，从而在一定程度上，促进了肿瘤细胞的生长变化。

　　当然，铌对其他微量元素在体内的影响，可能也是一个十分重要的途径。Schroeder 在文章中指出，当给老鼠饮用含 Sn、Ge、Nb 和 Zn 的水后，体内肝脏的铜含量明显升高，同时，锰和锌分别在心脏和肝脏内沉积，认为铌可能会使某些必需元素改变生物作用位置，或激活某种金属酶。可见，体内铌的存在，会影响到其他许多重要微量元素和铜、锌、锰在体内的分布。我们从实验结果可以看出，给大鼠喂以铌后，体内肝、心、胃和脾脏的铬含量下降，铜、锰、锌含量均有不同程度的上升，可以推测，大鼠饮用了含铌水后对锌、铜、锰的吸收率有所提高，对铬有一定的拮抗作用。而许多研究均表明，癌症患者有缺锌、缺锰现象，而铬（特别是六价铬）则是公认的致癌元素。所以，我们认为，铌进入人体后，可能会与动物相似，影响到其他众多微量元素在体内的代谢、分布及作用，特别是对致癌元素铬的拮抗，从而影响到癌细胞的产生、发展和转化。从以上实验事实及我们的实验结果来看，铌对癌症的产生、发展和转化，有一定的抑制作用，但这种作用可能表现为通过调节其他元素的平衡而发挥的。

钒是人体必需微量元素之一，它存在于骨骼、牙齿和脂肪中。钒的生物学作用，主要对造血过程有一定的积极作用，给动物施用葡萄糖酸钒后，可使实验动物的血红蛋白、网织细胞及红细胞的数量增多，给出血后贫血及败血症患者补充钒后，可促进造血机能。有人提出，钒的造血作用可能是通过阻碍体内氧化还原系统，引起缺氧，从而刺激骨髓的造血机能。铌在元素周期表中，位于钒的下面，它们有相似的化学性质。实验证明，铌在小鼠的脾脏内有积累作用；Rama Sastry 通过同位素实验则证明，铌盐大部分在血液中积累；Frank R、Mary 等对不同年龄的老鼠喂以不同含量的 ^{95}Nb 草酸溶液，结果发现，铌在机体内的积累随年龄增大而减少，对某些器官如肝脏、肾脏、肺脏等也有年龄越大积累越少的现象。计算得出，新生鼠对铌的吸收率约为 5.5%，而成鼠（21 天以上）的吸收率仅 0.1%，新生鼠是成鼠的 65 倍，并且铌在新生鼠（0～7 天）体内的保留时间也相应长一些。在猪和羊体内也可观察到新生体吸收率大于断奶后机体的现象。Brueks Renate 证明，猪血清和红细胞中有铌和钠及其抗体存在。石西伸等人皮下注射法，观察幼鼠和成鼠的 ^{95}Zn—^{95}Nb 在体内的分布，发现幼鼠体内的胫骨、肝脏、肾脏和脾脏中含量均大大高于成鼠，其他的许多实验事实也都证明，铌进入体内后，首先进入循环，然后分布到骨骼及其他软组织，石西伸认为，老鼠体内胫骨中铌含量最高，可能是由于骨髓是生产血细胞的地方，幼鼠比成鼠活性要高，所以积累也就较多，并且幼鼠比成鼠更容易吸收。我们认为，骨髓是生产血细胞的地方，生产血需用的铁蛋白，主要储存在脾肝和骨髓中，幼小机体一方面活性较高，另一方面，可能是需要更多的铌以帮助造血。另外，几乎所有的实验均证明，铌除了在骨骼中积累以外，在脾脏和肝脏内也有积累，我们知道，脾脏对机体的作用主要是免疫，而对幼小机体来说，还有一定的造血功能，而肝脏则众所周知是一个代谢和解毒的场所，在胚胎期，肝有造血功能。所以我们从上面的实验事实看出，铌可能与钒相似，对机体（特别是幼体）有促进造血的功能。笔者分析了 68 例胆石症患者发铌含量与 798 例正常人对照发现，胆石症患者发铌含量异常低下，差异非常显著，认为铌可能参与脂质代谢，具有抑脂去脂作用。他们还分析了严重贫血的儿童头发，发现铌含量低下，差异非常显著，认为铌可能参与造血过程。从文献中亦可以看出，铌与钒在对其他微量元素在体内作用的影响方面一致，在给大鼠喂以含钒水后，也可观察到喂含铌水时相似的结果。只不过锌、铜、锰的积累程度稍低一些，说明与铌在体内的作用确有十分相似的地方。

我们从表 14 中可以看出，除了一些独为女性所有的癌症以外，其他的癌症中男、女比例是 1.67，与我国每年死于癌症的性别比例 1.48 接近，说明我们的采样有一定的代表性，另外，前面我们提到了，男性头发中铌含量低于女性头发中铌含量，并有高度显著的差异。如我们假定上述男、女性比例能代表两性间的癌症发病率的话，那么，男性发铌含量低，癌症发病率高，女性发铌含量高，发病率相应的低一些。再则，癌症患者的年龄在 41～60 岁较为集中，在这一段年龄中的癌症病人占总数的比例分别为男性 54%、女性 63%，而在这一段年龄中，正常人的发铌含量也相应地低一些，从图对照，女性的年龄集中现象更明显一些，而正常女性的发铌含量低下也在这一段中明显一些，男性年龄集中现象较平稳一些，而正常男性的发铌含量低下本来就比较一致，其中，正常人含量最低点在 51～60 岁，而在这一年龄段中，癌病患者的人数也最多（男性可以从趋势看）。以上事实都能比较有力地说明，发铌含量与癌症发病呈负相关。

值得提出的是我们认为癌症的问题，主要是代谢失调问题。代谢紊乱包括微量元素的代谢紊乱是一切疾病的基本来源，如何调节好体内的各个方面平衡和协调，是机体保持健康的根本，因而癌症的治愈也需要作各方面的协调和平衡，铌可能在其中起到一定的作用。然而癌症不可能只是与铌有关的，它与其他很多元素的关系均很重要，要了解癌症的发生、发展和变化与微量元素的关系还需作大量的科学研究。

综上所述，癌症患者发铌含量低于一般正常人，其中男性胃癌，女性子宫癌、乳癌和男性女性食道癌、鼻咽癌与正常人的差异尤为明显，我们认为体内长期缺乏铌可能是癌发病的原因之一。铌在体内的作用，有调节其他宏量元素和微量元素在体内的平衡，并与钒相似有促进造血功能的作用，从而直接、间接地抑制了癌细胞的产生。这一发现有可能对癌症的检验和预测及监测，提供科学简便的方法。更重要的是为进一步探讨癌症的发病机理、预防和治疗提供一个新的途径。

感　谢　在采集患者头发样品时，得到了江苏省肿瘤防治研究所，南京市鼓楼医院和江苏省人民医院同志们的协助，又江苏省地质局中心实验室生技科同志们为我们用等离子光谱法对照分析了样品，还有南京长虹理发店、四海理发店都给予我们很大支持，在此一并致谢。

（原载于《镇江环保》1987 年第 2 期）

正常人和癌症患者发铌含量初步比较

（1995）

马耀民[1]　　刘万昌[2]

（1. 四川省肿瘤医院　2. 冶金部西南地质测试中心）

[**导读**]　用"三盲法"对四川成都地区 13 例癌症患者和 9 例正常人进行了发铌含量测定，发现癌症患者发铌含量非常显著地低于正常人。以正常人的 $\bar{x} - 2s$ 作为判别指标，9 例正常人的回判准确率为 100%，13 例癌症患者的回判准确率为 92%。

初步研究对比表明，用发铌含量作为恶性肿瘤的一项判别指标是很有希望的。

微量元素与肿瘤是当代非常活跃和引人注目的重要研究课题，其中 Se、Mo、Mn、Zn、Cu 等与肿瘤的关系有不少研究报告发表，而有关 Nb 的报道很少。文献述及癌症患者发铌含量较正常人明显低下，但未见专门报道。我们对本地区正常人和癌症患者发铌的含量进行了初步研究对比，现予以报告。

对象与方法

1. 实验组：13 例癌症患者发样按常规方法取自四川肿瘤医院经病理学确认的患者。

2. 对照组：9 例健康正常人发样按实验组同样方法取自经四川省肿瘤医院体检无肿瘤、无肝病及心血管病的正常人。

3. 发样前处理：先用经过滤的 20 mL 50g/L 的海鸥牌中性洗衣粉溶液浸泡 10 分钟，其间搅拌 3 次，继用自来水洗至无泡沫，再用蒸馏水洗 5~6 次，于 80 ℃电烘箱中烘 1 小时烘干，用普通旧式铁剪刀剪成约 1 mm 长的小段，混匀备用。

4. 发铌的测定：用经改进的"铌氧硫氰酸吸附催化氢波极谱法"进行测定，检出限 0.035 ng/mL，测定方法将另文报道。

5. 工作程序

5.1 按取样、送检、测试"三盲法"对发铌进行测定；

5.2 全部发样测试完毕后打开"黑匣子"；

5.3 将正常人、癌患者发铌测定值归类分别列表；

5.4 将正常人发铌均值和癌患者发铌均值用 t 检验法作显著性检验，t 值按下式计算：

$$t = \frac{\bar{x}_1 - \bar{x}_2}{\sqrt{\dfrac{(n_1 - 1)\,S_1^2 + (n_2 - 1)\,S_2^2}{n_1 + n_2 - 2}} \cdot \sqrt{\dfrac{1}{n_1} + \dfrac{1}{n_2}}}$$

式中 $\bar{x}_1$、n_1 和 s_1 代表正常人发铌均值、样本数（即例数）和标准偏差；$\bar{x}_2$、n_2 和 s_2 代表癌患者发铌均值、样本数和标准偏差。

由 t 分布表查得 $t_{0.05,n_1+n_2-2}$ 和 $t_{0.01,n_1+n_2-2}$，若 $t \leqslant t_{0.05,n_1+n_2-2}$，显著性水平 $P \geqslant 0.05$，$\bar{x}_1$ 和 $\bar{x}_2$ 无显著性差别；若 $t > t_{0.05,n_1+n_2-2}$，$P < 0.05$，$\bar{x}_1$ 和 $\bar{x}_2$ 有显著性差别；如 $t > t_{0.01,n_1+n_2-2}$，$P < 0.01$，则 $\bar{x}_1$ 和 $\bar{x}_2$ 差别非常显著。

结　果

实验结果列于表1、表2和表3。

表1　正常人发铌的测定值（$n_1 = 9$）

正常人	性别	发铌含量（ng/g）	正常人	性别	发铌含量（ng/g）
何××	男	6.6	周××	女	8.0
程××	男	7.0	张××	女	9.1
李××	男	8.4	尉××	女	7.0
李××	女	13.0	王××	女	10.0
程××	女	9.1			

表2　癌患者发铌的测定值（$n_2 = 13$）

癌患者	性别	发铌含量（ng/g）	备注	癌患者	性别	发铌含量（ng/g）	备注
贾××	男	4.2	贲门癌	范××	男	0.7	喉癌
唐××	男	3.5	肺癌	央××	女	0.7	乳腺癌
米××	男	0.7	肝癌	苏××	女	0.7	乳腺癌
韩××	男	0.7	胰腺癌	杨××	女	0.7	乳腺癌
刘××	女	0.7	乳腺癌	王××	女	3.5	肺癌
王××	女	3.5	膀胱癌	刘××	女	0.7	直肠癌
张××	女	5.6	食道癌				

表3　数理统计结果

组别	n	$\bar{X} \pm S$（ng/g）	t	P
癌患者	13	2.0 ± 1.8	18.6	<0.01
正常人	9	8.7 ± 2.0		

讨 论

铌是人体非必需元素，文献记载铌的人体丰度为 $1.6~\mu g/g$，26% 存在于脂肪，膳食中日摄取量为 $0.62~mg/d$，大部分由尿液中排出，排泄量为 $0.36~mg/d$；毛发排泄量很少，仅有 $2.2~\mu g/d$。我们测得 9 例成都地区正常人发铌均值为 $8.7~ng/g$，同 Bowen 著作中的记载相去甚远。

经 t 检验证实，所测定癌症患者发铌含量同正常人比较，差异非常显著（$P < 0.01$），癌患者发铌含量明显偏低，同文献叙述相符。

如以正常人 $\bar{x}_1 - 2s$（$4.7~ng/g$）作为判别指标，即认定发铌含量 $xi > \bar{x}_1 - 2s$ 者属正常，$xi < \bar{x}_1 - 2s$ 者患癌症可能性很大。如是，对本地区 9 例正常人的回判准确率为 100%，对 13 例癌患者的回判准确率为 92%。

初步研究对比表明，用发铌含量作为恶性肿瘤的一项判别指标是很有希望的。分性别和年龄段扩大样本数的进一步研究对比，在进行中。

（原载于《微量元素与健康研究》1995 年第 4 期）

几种病理条件下的锶代谢研究

（1993）

秦俊法[1]　李德义[1]　陆伟红[1]　陆阳[1]　陆文栋[2]　何广仁[2]

（1. 中国科学院上海原子核研究所　2. 苏州医学院附属第二医院）

[导读] 经过 17 种疾病近千例患者的发样分析，观察到大多数疾病都与锶的不平衡有关，其中脑瘫、中枢神经疾患、女性不育、肝癌、胃癌、肺癌、糖尿病、胃溃疡等病患者发锶含量显著降低，锶与钙及锰的比值也显著降低。

测定头发中的锶含量或锶/钙、锶/锰比值可为疾病的筛查或诊断提供有用的信息。

锶还未被公认为必需微量元素。但目前已知，锶除了与骨骼和牙齿的钙化有关外，还与心血管的功能和构造有关，并能改善细胞结构。最近肖传国等发现，锶是肾内草酸钙结晶的强抑制因子；刘沛生等证明锶有抗衰老作用；中国医学科学院肿瘤研究所在河南省发现，食物中的锶含量与当地食管癌死亡率呈显著负相关；秦俊法等也观察到，抗癌类中药中的锶含量显著高于其他类中药。本文以人发为标本，进一步研究 17 种病理条件下的锶代谢情况。

实验与结果

头发样品从 934 例（男 191、女 743）各类病人和 1793 例（男 830、女 963）正常健康人后脑枕部剪取，离头皮 1~2 厘米。疾病的性质由有关医生按诊断标准确定。

发样先在肥皂粉水中浸泡 10 分钟，用自来水冲洗后再在 5% 海鸥洗洁精水中浸泡 40~60 分钟，不时搅拌，然后用自来水冲洗和去离子水淋洗。在 80 ℃烘箱内烘干后称取 0.3~0.5 克进行高温（550 ℃）灰化，其灰分用 6 mol/L 硝酸溶解，并加入含 200 μg 钇的内标溶液，充分混匀后取一部分滴在 6 μ 涤纶薄膜上，用红外灯烘干后即成实验用靶。

试样中的 Sr 及 Mn、Ca 含量用 100 毫居^{238}Pu 源激发 X 荧光法（XRF）测定，采用人发标准参考物质 GBW - 0901 作质量监控。

为了比较疾病组与相应对照组的差异，我们采用参数 OR：

$$OR\ (A)\ = \frac{\overline{A}\ （疾病组）}{\overline{A}\ （对照组）}$$

表示 A 的变化趋势，A 可以为 Sr、Sr/Ca 或 Sr/Mn，$\overline{A}$ 为 A 的组平均值。

由于人体中的 Sr 行为与 Ca、Mn 类似，故同时测定了人体中的 Sr、Mn、Ca 含量，着重讨论 Sr 及 Sr/Ca、Sr/Mn 变化。

一、神经精神病患者发 Sr 含量变化

5 种神经病患者的发中 Sr、Mn、Ca 含量列于表 1。可以看到，儿童脑瘫、中枢神经疾病及成人女性精神分裂症患者发 Sr 含量，与相对照组比较有显著的降低，其 OR（Sr）分别为 0.65、0.56 和 0.51，脑发育不全和先天愚患者的发 Sr 含量或 Sr/Ca 含量比也平均降低 10% 左右。

表 1　几种神经精神病患者的发 Sr、Mn、Ca 含量

疾病		例数	Sr（$\mu g/g$）	Mn（$\mu g/g$）	Ca（$\mu g/g$）
脑瘫		25	1.53 ± 1.17*	3.33 ± 2.55*	540 ± 160
中枢神经疾患	男	9	1.35 ± 0.85*	2.57 ± 1.51	511 ± 150
先天愚		6	2.39 ± 1.06	2.35 ± 1.34	664 ± 186
脑发育不全	男	38	2.12 ± 1.94	2.74 ± 1.51	526 ± 183
	女	33	2.17 ± 1.70	1.88 ± 0.77**	595 ± 270
	合	71	2.14 ± 1.83	2.34 ± 1.17	558 ± 223
精神分裂症	男	12	5.83 ± 4.28	2.38 ± 0.96	1336 ± 882
	女	29	9.55 ± 9.77*	1.89 ± 0.69	1205 ± 649**
	合	41	8.46 ± 8.16*	2.03 ± 0.79	1243 ± 717

注：* 与对照组相比，*$P < 0.05$，**$P < 0.01$，***$P < 0.001$。

二、妇科病患者的发 Sr 含量变化

4 种妇科病患者的发 Sr 含量及 Sr/Ca、Sr/Mn 含量比变化（OR 值）列于表 2，其中以女性不育症患者发 Sr 含量降低虽为明显，与对照组相比，有极明显差异。这 4 种疾病患者的 Sr/Mn 含量比平均降低 16% 以上。

表 2　几种妇科病患者的 OR 值

疾病	例数	OR（Sr）	OR（Sr/Ca）	OR（Sr/Mn）
小叶增生	466	0.91	0.92	0.84
乳房肿块	32	1.02	0.94	0.80
纤维瘤	32	0.80	0.94	0.78
不育症	29	0.61**	0.79	0.64
组平均值	559	0.84 ± 0.17	0.90 ± 0.07	0.77 ± 0.09

三、癌症患者的发 Sr 含量变化

5 种癌症者发中 Sr 含量 Sr/Ca、Sr/Mn 含量比变化列于表3，其中肝癌、胃癌、肺癌患者的发 Sr 含量与对照组相比有极显著差异。贲门癌和乳腺癌患发 Sr 含量或 Sr/Mn 含量比亦平均降低20％以上。

四、高血压、糖尿病、胃溃疡患者的发 Sr 含量变化

这 3 种疾病的发 Sr 含量及 Sr/Ca、Sr/Mn 含量比变化列于表4。可以看出，这些疾病与 Sr 的不平衡有关，其中尤以糖尿病和胃溃疡患者变化最大，与相应对照组相比，有极为显著的差异，高血压患者发中 Sr/Ca 或 Sr/Mn 含量比平均降低20％左右。

表3　几种癌症患者的 OR 值

疾病	例数	OR（Sr）	OR（Sr/Ca）	OR（Sr/Mn）
肝癌	24	0.72*	0.76	0.59
胃癌	42	0.69**	0.94	0.65
肺癌	26	0.62**	0.75	0.76
贲门癌	11	0.78	0.76	0.57
乳腺癌	23	0.74	0.88	0.81
组平均值	126	0.71±0.06	0.82±0.09	0.69±0.13

表4　高血压、糖尿病、胃溃疡患者的 OR 值

疾病	例数	OR（Sr）	OR（Sr/Ca）	OR（Sr/Mn）
高血压	29	0.88	0.81	0.79
糖尿病	53	0.56***	0.85	0.53
胃溃疡	15	0.39***	0.65	0.31
组平均值	97	0.61±0.25	0.77±0.11	0.54±0.24

讨论与总结

（一）经过 17 种疾病近千名患者发样分析，观察到大多数疾病都与 Sr 的不平衡有关，其中脑瘫、中枢神经疾患、精神分裂症、女性不育、肝癌、胃癌、肺癌、糖尿病、胃溃疡等患者发 Sr 含量有显著降低。对于我们研究的 5 种癌症，患者的发 Sr 含量或 Sr/Ca、Sr/Mn 含量比，与相应对照组比均显著降低或降低。

（二）据初步调查，目前发现至少有 27 种疾病的发生或发展与人体 Sr 代谢不平衡有关，其中包括：神经精神病、老年痴呆症、心血管病、癌症、内分泌病、肝脏病，胎儿畸形、儿童智力低下，以及衰老和虚症。文献中关于发 Sr 含量变化的报道比较一致。除地方性甲状腺肿外［OR（Sr）=1.62］，其余26种疾病患者发 Sr 含量均显著降低。但血清中的 Sr 含量变化与发中相反（表5）。

表5　几种疾病的血清 Sr 含量变化（文献值）

疾病	例数	OR（Sr）	OR（Sr/Ca）	OR（Sr/Mn）	作者
冠心病	30	1.65		3.09	余建国
糖尿病	62	1.66	1.88	3.30	余建国
白内障*	42	1.18	1.38	2.63	吴欣怡

注：*白内障成熟期。

（三）综合本研究与文献报道的研究结果，已发现有 34 种疾病与人体 Sr 代谢反常有关，进一步证明了 Sr 也参与人体的重要生理功能，而绝大多数疾病患者发 Sr 含量均降低，则提示人类可能存在缺 Sr 现象。本研究表明，测定头发中（或血清）中的 Sr 含量或 Sr/Ca、Sr/Mn 含量比可为疾病的筛选或诊断提供有用的信息。

（原载于《微量元素科学进展》，杭州大学出版社，1993）

稳定性锶在骨病治疗中的应用

（1994）

秦俊法

（中国科学院上海原子核研究所）

[**导读**] 锶在骨质疏松症、转移性骨癌治疗中的明显效果，证明人体锶含量降低是许多疾病的发病因素之一。骨折愈合过程中的锶代谢时相变化曲线也提示，骨折愈合过程中需要补充锶。

在 1894 年的 Squire's Companion 中，第一次叙述了锶盐的医学应用。接着，锶盐被载入英、美、法、德、西班牙、意大利和墨西哥的药典中，并用于治疗各种疾病，例如，用水杨酸锶治疗风湿病，溴化锶治神经病，桂皮酸锶治恶性病，葡萄糖锶治转移性骨癌、肝胆汁郁积，乳酸锶治骨质疏松，氧化锶治龋齿、牙周炎，等等。本文介绍锶在骨病中的治疗应用。

一、稳定性锶治疗骨质疏松症

第一个提出用补充锶盐的办法治疗骨质疏松症的是美国康奈尔大学的 Shorr 和 Carter（1950），他们用日剂量为 6.4 克的乳酸锶（相当于 1.75 克锶）治疗患者，观察到大多数患者的骨疼痛有明显改善，而且证明患者可长期耐受。在 1953—1957 年，罗彻斯特 Mayo 诊所的 Janes 及其同事也以同样剂量的乳酸锶治疗了许多骨质疏松患者，患者的主、客观印象都得到改善，以后又用生理学指标和 X 射线照片作为客观指标估价治疗效果。以 1981 年，该诊所共治疗 2256 例骨质疏松患者，其中 72 例坚持每天用 6.4 克乳酸锶治疗 3 个月到 3 年时间，对 32 例作了随访研究。32 例中有 30 例有 3 个月以上的症状史。按症状的严重程度分，8 例被诊断为中度症状，21 例症状严重但可下床走动，3 例卧床不起。乳酸锶对这 3 组患者的治疗效果几乎相同。在这 32 例中，单独用乳酸锶治疗的有 22 例，治疗后 18 例症状明显改善，4 例有中等程度改善。用锶和激素合并治疗的 10 例患者中，9 例获得明显改善，1 例中等程度改善。

图 1 为严重骨质疏松患者治疗前后的 X 射线照相。治疗前（62 岁）可见脊柱体 T_{12}、L_1、L_2、L_3 和 L_4 有塌陷，连续治疗 12 年后（72 岁）骨疏松无任何进展。

二、稳定性锶治疗转移性骨癌

许多癌可转移到骨。前列腺癌、乳腺癌、肝癌、甲状腺癌、肾癌和胃癌等更为常见。例如，乳腺癌的骨转移发生率达 49% ~ 84%，前列腺癌 47% ~ 84%。而且，这种骨转移的诊断往往相当困难；30% 的转移性骨癌 X 射线照片是正常的，2% ~ 8% 的骨扫描呈阴性。因此，对这类患者进行预防性治疗就显得十分重要。

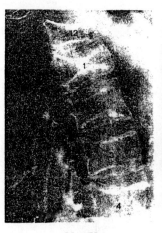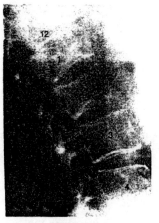

a May 73　　　　　　b March 85

a　治疗前，62 岁时椎体 T_{12}、L_1、L_2、L_3 和 L_4 存在塌陷

b　连续治疗后，74 岁时骨质疏松症状况无任何进展

图 1　严重骨质疏松症女性患者的 X 光照片

Skoryna 等人（1987）对 14 例恶性骨损伤患者进行了治疗前后的 X 射线照相研究，证明患者经用碳酸锶或葡萄糖锶治疗 3 个月到 3 年后，除 1 例外，患者骨痛显著减轻，不易骨折，溶骨损伤全部或部分矿化，体重增加，无不良反应。这 14 例中包括：

原发性乳腺癌　　　　　6 例

前列腺癌　　　　　　　4 例

多发性骨髓瘤　　　　　4 例

同时投用锶和抗雄激素或抗雄激素，转移性损伤的消失特别令人印象深刻（图 2，图 3）。经锶治疗后，1 例左肱骨骨髓样损伤的皮质厚度明显增加（图 4）；多发性骨髓瘤的骨转移症状在 3 年内维持不变(图 5)。

虽然这类研究病例较少，但口服锶可导致骨损伤的部分矿化这一事实已被 Marie（1985）的动物实验独立证实。Ferraro（1983）也证实，骨中局部注入稳定性锶可促进注射部位的骨生成。

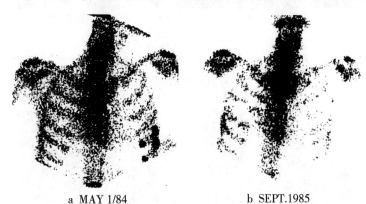

a MAY 1/84　　　　　　b SEPT.1985

a　治疗前，右乳腺癌累及肋骨 V_1 和 V_{11}

b　微量元素和抗雌激素治疗 16 个月后，转移性骨损伤已消失

图 2　乳腺癌患者多发性骨转移的放射性扫描图

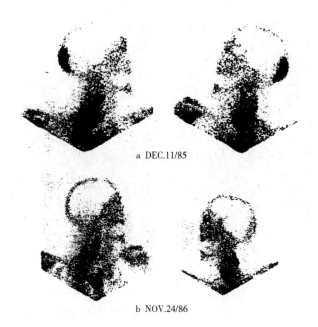

a DEC.11/85

b NOV.24/86

a 治疗前，颅骨转移性损伤对核苷酸吸收增加

b 微量元素和抗雄激素治疗一年后，骨转移已完全消失

图3 前列腺癌患者转移性枕骨损伤的放射性扫描图

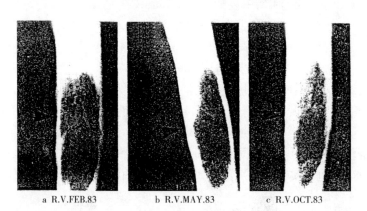

a R.V.FEB.83　　　b R.V.MAY.83　　　c R.V.OCT.83

a 治疗前，皮质已很薄

b~c 连续微量元素治疗期，皮质厚度显著增加

图4 多发性骨髓瘤患者左肱骨的 X 光照片

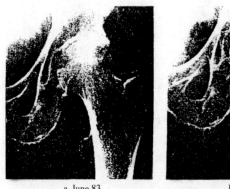

a June 83　　　　　b May 86

a 治疗前，左坐骨有多发性溶骨损伤

b 微量元素治疗 3 年后，病情有改善

图5 多发性骨髓瘤患者左部的 X 光照片

三、稳定性锶在骨折愈合的可能作用

　　据报道，美国每年仅由骨质疏松而发生骨折的病例就达 130 万例。我国老年人口（≥60 岁）近 1 亿人，其中骨质疏松者据保守估计占 25%（有报告达 60% ~ 70%），绝对数至少为 2500 万人。目前已证实，硼、锶、氟、钼、铜、锰等微量元素在成骨和维持骨强度方面均有一定作用。因此，老年人，特别是绝经后妇女适当补充锶、氟等微量元素对防止或延缓年老性骨质疏松，从而减少病理性骨折可能是有益的。

　　国内外学者也注意到，骨折发生后机体的微量元素含量会发生变化。治疗骨折的传统措施是强调服用钙片或含钙药物，但钱琴芳（1991）对骨折实验家兔所作的研究发现，钙的代谢时相曲线基本保持恒定，这说明骨折愈合不一定需要钙。相反，骨锶含量却有大幅变化，术后第 2 周开始大幅呈指数型函数下降，第 3 周和第 4 周达到最低值，然后随指数型函数曲线大幅上升，直到第 6 周和第 7 周达到原来术后水平（图6）。这提示骨折愈合过程中需要补充锶。虽然还没有见到直接用锶治疗骨折的报道，但已有研究表明，锶可抑制骨吸收和增加类骨质的形成，临床应用是有可能的。

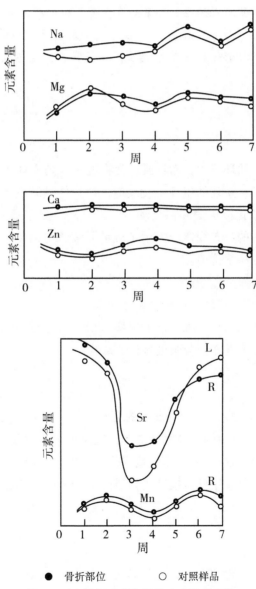

● 骨折部位　　　○ 对照样品

图6　手术骨折后愈合期骨痂中元素含量

（原载于《南昌大学学报：理科版》，1994（增刊））

微量元素锗在人发中分布规律的研究

（1995）

陈国树[1]　罗富贵[1]　赵明谦[2]　王汉林[2]　叶如美[3]

（1. 南昌大学　2. 南昌大学医院　3. 江西医学院第二附属医院）

[导读]　用催化极谱法和催化动力学光度法测定了 1566 名不同年龄健康人头发中的锗含量。锗在人发中的分布规律表明，锗与人体生长和衰老存在着某种内在联系。

肝硬化、消化系统癌症（肝癌、胃癌、肠癌）、胃炎、上消化道溃疡患者发中锗含量均显著低于健康人。头发中锗含量与消化系统某些疾病关系的揭示，对临床诊断疾病和锗的研究具有一定的科学价值。

1　引　言

微量元素锗广泛地分布在自然环境中，而且通过食物链进入到人体内。从大量的文献中说明，微量元素锗在生物和人体内，发生了一系列的生理生化反应，对人体健康发挥了一定的作用。人发是微量元素锗存库，作者采用高灵敏的催化极谱法和催化动力学光度法，测定了人发中的微量元素锗含量水平，初步探讨了微量元素锗在人发中的分布规律，揭示了微量元素锗与消化系统某些疾病的关系，对临床诊断疾病和锗的研究，具有一定的科学价值。

2　研究材料

以通过体检和详细询问既往无消化系统疾病的健康人群头发作对照组；用经医院确诊为消化系统癌症、肝硬化、胃炎和胃溃疡患者人发作试验组进行科学试验。

3　研究方法

用不锈钢剪刀，剪取枕头部离头皮 1～2 mm 处的头发 1 克左右置于烧杯布袋内，加入 50 mL 13% 的海鸥牌中性洗涤剂浸泡 30 分钟，然后用自来水冲洗至无泡沫为止，再分别用蒸馏水和二次蒸馏水洗涤 5 次，滤干后将头发移入称量瓶内，在 80～90 ℃烘箱内烘干，准确称取 1.0 g 左右头发于烧杯中，按生物样品常规湿法消解法处理样品，最后用催化极谱法和催化动力学光度法测定微量元素锗的含量。

4　结果与讨论

4.1　健康人群发样中锗的分布规律

将健康人群（男性 829 人，女性 737 人）按年龄大小分成 7 个组，分别测定各组男女头发中的锗含量，结果列入表 1。表 1 说明：

（1）各年龄组男女性发样中锗含量没有显著差异，P 值均 $> 0.05～0.5$；

（2）每个年龄组男女两性总和人发中锗的含量在（16～20 岁）、（21～30 岁）、（31～40 岁）3 组中，随着年龄的增加而增大；在（31～40 岁）、（41～40 岁）、（51～60 岁）3 个年龄组区间，锗含量随着年龄增加而缓慢降低；在（51～60 岁）、（61～70 岁）、（71 岁以上）3 个年龄组区间锗含几乎稳定在同一水平上，从而说明微量元素锗与人体生长和衰老存在着某种内在联系；

（3）催化极谱法和催化动力学光度法测定的结果虽然有一定的差异，但发样中微量元素锗的变化规律却是相同的。

表1 不同年龄、性别的健康人群中锗含量分布规律

年龄	性别	催化极谱法				催化动力学光度法			
		例数	$\bar{x}\pm s$ $(\mu g/g)$	t	P	例数	$\bar{x}\pm s$ $(\mu g/g)$	t	P
16～20 岁	男	190	0.2800 ± 0.1984			190	0.3041 ± 0.1719		
	女	100	0.1980 ± 0.1337	1.067	>0.2	100	0.2160 ± 0.1288	1.296	>0.2
	小计	290	0.2368 ± 0.1680			290	0.2601 ± 0.1546		
21～30 岁	男	100	0.2460 ± 0.1143			100	0.2774 ± 0.1809		
	女	100	0.3930 ± 0.2023	2.000	>0.05	100	0.3936 ± 0.2210	1.286	>0.2
	小计	200	0.3195 ± 0.1768			200	0.3355 ± 0.2054		
31～40 岁	男	120	0.2850 ± 0.1782			120	0.3455 ± 0.2122		
	女	150	0.3807 ± 0.2311	1.179	>0.2	150	0.4535 ± 0.3003	0.943	>0.2
	小计	270	0.3381 ± 0.2111			270	0.3987 ± 0.2593		
41～50 岁	男	140	0.2114 ± 0.1211			140	0.3085 ± 0.1767		
	女	140	0.3508 ± 0.2695	1.764	>0.05	140	0.4136 ± 0.3092	0.933	>0.2
	小计	280	0.2811 ± 0.2169			280	0.3611 ± 0.2510		
51～60 岁	男	130	0.2877 ± 0.1355			130	0.3551 ± 0.1982		
	女	120	0.2575 ± 0.1355	1.446	>0.05	120	0.3352 ± 0.1621	0.246	>0.5
	小计	250	0.2732 ± 0.1664			250	0.3452 ± 0.1765		
61～70 岁	男	110	0.2936 ± 0.1073			110	0.3324 ± 0.2092		
	女	90	0.3289 ± 0.0872	0.794	>0.2	90	0.3688 ± 0.1911	0.381	>0.5
	小计	200	0.3095 ± 0.0979			200	0.3486 ± 0.1964		
71 岁以上	男	39	0.3278 ± 0.1916			39	0.3675 ± 0.1266		
	女	30	0.2957 ± 0.1956	0.330	>0.5	30	0.3453 ± 0.1064	0.346	>0.5
	小计	69	0.3138 ± 0.1875			69	0.3580 ± 0.1145		

4.2 肝硬化患者发样中锗的分布规律

测定 378 人健康者和 80 人肝硬化患者头发中锗的含量，结果列入表 2 中，说明肝硬化与微量元素锗有显著差异（$P<0.01$ 或 0.001）。

表2 肝硬化患者与锗相关性

例别 \ 方法数据	催化极谱法			
	例数	$\bar{x}\pm s$ $(\mu g/g)$	t	P
健康人	378	0.2728 ± 0.1485	2.676	<0.01
患者	80	0.1450 ± 0.1143		

4.3 消化系统癌症患者发样中锗的分布

采集消化系统的肝癌、胃癌、肠癌等患者的发样，测定微量元素锗的含量，分析结果列入表3。医学统计结果表明，癌症患者发样中锗含量普遍偏低，而且锗的缺乏与癌症有显著差异。目前，利用有机锗 Ge - 132 治疗某些癌症，使患者病症得到缓解，收到一定疗效，是有道理的。

表3　消化系统癌症与锗的相关性

性别	组别	例数	$\bar{x} \pm s$ $(\mu g/g)$	t	P
男	健康人	378	0.2728 ± 0.1485	3.061	<0.005
	患者	21	0.1690 ± 0.0854		
女	健康人	300	0.3201 ± 0.2078	2.527	<0.02
	患者	20	0.2010 ± 0.0641		
合计	健康人	678	0.2963 ± 0.1812	3.850	<0.001
	患者	41	0.1846 ± 0.0765		

4.4　胃炎患者发样中锗分布规律

胃炎患者发样中锗的分析结果列入表4。

表4　胃炎患者与锗含量相关性

性别	组别	例数	$\bar{x} \pm s$ $(\mu g/g)$	t	P
男	健康人	378	0.2728 ± 0.1485	1.012	<0.2
	患者	28	0.2356 ± 0.0967		
女	健康人	300	0.3201 ± 0.2075	4.083	<0.001
	患者	39	0.1237 ± 0.0482		
合计	健康人	678	0.2963 ± 0.1812	3.841	<0.001
	患者	67	0.1781 ± 0.0937		

从表4说明，从总体上看出胃炎患者的发锗含量与对照组比较，具有非常显著的差异，其中女性患者则也具有非常显著差异，而男性无差异。

4.5　上消化道溃疡患者发锗分布规律

采集胃溃疡和十二指肠球部溃疡患者发样，测定其锗的含量，结果列入表5内。

表5　上消化道溃疡与锗的相关性

性别	组别	例数	$\bar{x} \pm s$ $(\mu g/g)$	t	P
男	健康人	378	0.2728 ± 0.1485	3.481	<0.001
	患者	24	0.1629 ± 0.0755		
女	健康人	300	0.3201 ± 0.2075	2.270	<0.05
	患者	28	0.1513 ± 0.0877		
合计	健康人	678	0.2963 ± 0.1812	4.170	<0.001
	患者	52	0.1600 ± 0.0774		

从表5说明，溃疡患者与对照组比较，二者的差异有显著性意义（男 $P < 0.001$，女 $P < 0.05$），从总体上看亦存在非常显著的差异（$P < 0.001$）。

4.6　消化系统癌症、胃炎和胃溃疡患者发锗的分布规律

采用消化系统癌症、胃炎和胃溃疡3种患者男女发锗含量进行医学统计，其结果列入表6内，从此说明消化系统疾病均与锗的缺乏呈现显著的差异（$P < 0.001$）。

表6 消化系统某些疾病与锗的相关性

性别	组别	例数	$\bar{x} \pm s$ $(\mu g/g)$	t	P
男	健康人	378	0.2728 ± 0.1485	4.469	<0.001
	患者	73	0.1811 ± 0.0927		
女	健康人	300	0.3201 ± 0.2075	5.133	<0.001
	患者	87	0.1604 ± 0.0716		
合计	健康人	678	0.2963 ± 0.1812	6.886	<0.001
	患者	160	0.1726 ± 0.0849		

（原载于《全国第三届锗研讨会、全国第六届锗科技交流会论文集》，1995）

微量元素（头发）含量对反复上感儿发病的影响作用

（1987）

黄邦洁[1] 赵彦甄[1] 黄学敏[1] 韩 劼[2]

（1. 天津第二医学院附属医院 2. 天津医学院）

[**导读**] 天津市 1~6 岁幼儿患反复上呼吸道感染的比数比与发中锌、铁含量密切相关：发锌越小，患病危险度越高；发铁越大，患病危险度越高。

我们将每年患上呼吸道感染 10 次以上的小儿称为反复上感儿。本文采用病例—对照研究，讨论微量元素对反复上感儿发病的影响作用。

我们将 1985—1986 年在我院气管炎门诊就诊的 1~6 岁反复上感儿 102 名与某幼儿园 1985~1986 年在托正常儿 102 名进行 1:1 配对，每对两者之间在性别、年龄等因素方面尽量近似，同时收集 102 对儿童发样，于天津技术物理研究所采用同位素激发 X 射线荧光分析法测定 Ca、Mn、Fe、Cu、Zn 5 种必需元素含量。采用条件 Logistic 回归模型将 5 种元素含量值作为解释变量向量。最终结果的数学模型中引入了 Zn 和 Fe 两种元素的含量作为有显著贡献的解释变量（或称为反复上感的危险因素）。于是设正常儿童发 Zn 含量为 y_1；Fe 含量为 y_2；反复上感儿发 Zn 含量为 y_1^*；发 Fe 含量为 y_2^*。二者患病的比数比 $OR = e^{-0.0264(y_1-y_1^*)} \cdot e^{0.594(y_2-y_2^*)}$ 即与正常儿相比；发 Zn 越小，患病危险度越高，而发 Fe 越大，患病危险越高。例如：

发 Zn 较正常儿低 30 时，患病比数比为 1:2.2；

发 Zn 较正常儿低 50 时，患病比数比为 1:3.7。

发 Fe 较正常儿高 10 时，患病比数比为 1:1.8；

发 Fe 较正常儿高 30 时，患病比数比为 1:5.9。

本文根据"营养免疫"等理论讨论了 Zn 与 Fe 对感染的免疫作用。说明微量元素与人体健康的密切关系。

（原载于《天津市第二届微量元素与健康学术讨论会论文汇编》，1987）

不同时期颈椎病患者头发微量元素锌铜铁测定

（1995）

章　明　　周林宽

（浙江中医学院）

[导读] 浙江杭州颈椎病临床发作期患者发铁含量明显低于颈椎病稳定期患者和正常人，而后两者无显著性差异。单变量分析显示，发铁低是颈椎病临床发病的危险因素，相对危险度为3.17。此外，颈椎病稳定期患者发铜含量比正常人低，临床发作期和稳定期患者发锌含量较正常人高。可见，颈椎病与微量元素锌、铜、铁之间存在某种联系。

颈椎病是以椎间盘退变和骨赘增生病理变化为中心的退行性疾病，临床发病时涉及周围组织生化、免疫物质以及炎症等改变。1984 年有人对颈椎病患者血清微量元素 Zn、Cu、Fe 进行了测定，我们在 1993 年 4 月—1994 年 5 月对不同时期颈椎病患者头发微量元素 Zn、Cu、Fe 进行了测定，现报告如下。

对象与方法

1. 病例选择标准

1984 年 5 月在桂林召开的颈椎病专题座谈会通过的颈椎病诊断标准。

2. 对象

临床发作期组：1993 年 4—5 月在浙江省中医院和中医学院门诊就诊颈椎病患者 28 例，来自杭州地区，无金属污染史。其中女性 21 例，男性 7 例；最小年龄 23 岁，最大年龄 54 岁，平均 38.7 岁。

稳定期组：杭州市红十字会医院职工，在例行干部体检中记录有颈椎病发作史者 18 例，1994 年 4—5 月采样时无临床症状，无金属污染史。其中女性 16 例，男性 2 例；最小年龄 27 岁，最大年龄 53 岁，平均 37.9 岁。

正常对照组：杭州市红十字会医院职工，在例行干部体检中无任何阳性项目记录者 14 例，1994 年 4—5 月采样时无金属污染史及急性疾病存在。其中女性 11 例，男性 3 例；最小年龄 24 岁，最大年龄 46 岁，平均 36 岁。

3. 发样采集和处理

用不锈钢剪刀紧贴头皮剪取枕部头发 2 ~ 3 cm，取 2 ~ 3 g 置内服药中送浙江省微量元素与人体健康研究会测定。

4. 测定方法

用火焰原子吸收法。仪器为美国 PE - 5000 原子吸收光谱仪测定（Zn、Cu、Fe）含量。

研究结果

1. 临床发作期与稳定期组微量元素（Zn、Cu、Fe）含量比较（表1）。

结果显示，临床发作期微量元素 Fe 含量明显低于稳定期组，统计学处理有非常显著意义（$P < 0.01$）。

Zn、Cu 及 Zn/Cu 比值无差异（$P < 0.05$）。

表1　发作期组和稳定期组比较

	Zn（$\bar{x} \pm s$）	Cu（$\bar{x} \pm s$）	Fe（$\bar{x} \pm s$）	Zn/Cu（$\bar{x} \pm s$）
临床发作期组（$\mu g/g$）	135.12 ± 15.37	10.77 ± 2.03	32.23 ± 9.34	12.89 ± 2.41
稳定期组（$\mu g/g$）	129.75 ± 8.25	10.02 ± 1.39	38.556 ± 3.47	13.15 ± 1.98
t	1.358	1.371	2.962	0.410
P	> 0.05	> 0.05	< 0.01	> 0.05

2. 稳定期颈椎病组与对照组微量元素（Zn、Cu、Fe）含量比较（表2）。

表2　稳定期组与正常对照组比较

	Zn（$\bar{x} \pm s$）	Cu（$\bar{x} \pm s$）	Fe（$\bar{x} \pm s$）	Zn/Cu（$\bar{x} \pm s$）
稳定期组（$\mu g/g$）	129.75 ± 8.25	10.02 ± 1.39	38.56 ± 3.47	13.15 ± 1.98
正常对照组（$\mu g/g$）	123.35 ± 7.89	11.17 ± 1.23	38.36 ± 4.85	11.12 ± 1.08
t	2.216	2.426	0.043	3.441
P	$0.01 < P < 0.025$	$0.01 < P < 0.025$	> 0.05	< 0.01

结果显示，与对照组比较，稳定期颈椎病组 Zn 值偏高（$0.01 < P < 0.025$），Cu 值偏低（$0.01 < P < 0.025$），Zn/Cu 值偏高（$P < 0.01$），统计学处理有显著意义或非常显著意义。Fe 值无差异（$P > 0.05$）。

3. 临床发作期颈椎病组与正常对照组微量元素（Zn、Cu、Fe）含量比较（表3）。

表3　临床发作期致颈椎病组与正常对照组比较

	Zn（$\bar{x} \pm s$）	Cu（$\bar{x} \pm s$）	Fe（$\bar{x} \pm s$）	Zn/Cu（$\bar{x} \pm s$）
临床发作期组（$\mu g/g$）	135.12 ± 15.37	10.77 ± 2.03	32.32 ± 9.34	12.87 ± 2.41
正常对照组（$\mu g/g$）	123.35 ± 7.89	11.17 ± 1.23	38.36 ± 4.85	11.12 ± 1.08
t	2.687	0.675	2.261	2.570
P	< 0.01	> 0.05	$0.01 < P < 0.025$	< 0.01

结果显示，与对照组比较，临床发作期颈椎病组 Zn 值偏高（$P < 0.01$），Fe 值偏低（$0.01 < P < 0.025$），Zn/Cu 值偏高（$P < 0.01$），统计学处理有非常显著意义或显著意义。Cu 值偏低，统计学处理无差异（$P < 0.05$）。

4. 单变量分析，显示发铁低（$< 32 \mu g/g$）是颈椎病临床发病的危险因素。相对危险度 RR $= 3.173$，总体相对危险度 95% 可信区间为 $1.453 \sim 5.70$。

所有测定对象发铁低于 $32 \mu g/g$（临床发作期组平均值）与颈椎病临床发病情况（表4）。

表4　发铁低于 $32 \mu g/g$ 与临床构成

	临床发作期	稳定期组 + 对照组
低于参考值	15	1
高于参考值	13	31

注：$X^2 = 22$，$X^2 > X_{0.01}^2$，$P < 0.01$。

讨　论

微量元素 Cu、Zn 是多种金属酶的组成成分，微量元素 Cu 参与胶原结缔组织的新陈代谢过程；微量元素 Zn 是许多酶的催化剂，其中影响碱性磷酸酶浓度及其活性。微量元素 Fe 除了参与血液生成有密切关系外，还与磷酸微环中 1/2 以上酶有关，涉及氧的运输、贮存、Co 的运输及释放、电子的传递、氧化还原等很多代谢过程。颈椎病在病理上椎间盘退变与胶原退变有关，骨赘形成受碱性磷酸浓度影响，而其周围软组织继发病变涉及氧、Co 的氧化还原等过程。从本文的结果看，稳定期的颈椎病患者发 Cu 偏低与正常对照组之间存在差异；颈椎病组较正常组发 Zn 偏高；临床发作期颈椎病组比缓解期颈椎病组微量元素 Fe 明显偏低。可见，颈椎病与微量元素（Zn、Cu、Fe）之间存在某种联系，但由于收集病例尚少，尚缺乏明确的结论。而微量元素 Fe 偏低可能与临床发病机制有关，尚需进一步证实。

（原载于《微量元素与健康研究》1995 年第 4 期）

儿童发铁的测定及其临床意义

（1996）

王丽影[1]　付晓东[2]　杨金英[2]　王　英[2]　姜欣萍[2]　于　静[3]

（1. 哈尔滨市第四医院　2. 哈尔滨南岗区妇幼保健所　3. 哈尔滨市依兰县妇幼保健院）

[导读] 黑龙江哈尔滨 0.5 ~ 1 岁婴幼儿缺铁性贫血发生率明显高于 2 ~ 3 岁婴幼儿，但后者发铁含量不足 25 $\mu g/g$ 者仍较高。
定期测定婴幼儿 Hb 或发铁指标可为早期诊断铁缺乏和预防铁性贫血提供依据。

铁缺乏是最常见的儿童营养缺乏症，也是当今世界范围内导致贫血最常见因素。缺 Fe 除了引起贫血外，还可造成神经、消化器官、皮肤及免疫等组织功能损害。因此早期发现 Fe 缺乏可以及早避免大部分贫血患者的出现，为此，作者于 1990 年 6 月对 179 例健康婴幼儿进行了 Hb 和发 Fe 的测定，本文对测定结果作一分析与探讨。

1 材料与方法

1.1 测定对象

哈尔滨市省政府文中托儿所健康婴幼儿（无心、肝、肾、血液疾病及先天性畸形，无代谢异常，近两周无上呼吸道感染）。入托时间最短为 3 个月，最长为 24 个月。受检的年龄为 6 个月 ~ 3 岁，共 179 人，其中男 82 人，女 97 人。

1.2 检测项目和方法

检测 Hb：采血部位为左耳末梢，时间为上午 8：30—10：30。检测采用光电比色法。

检测发 Fe：在婴幼儿的后枕部距头皮 2 cm 内取发样 0.5 g 左右。检测采用火焰原子吸收光谱法。

2 结果与讨论

2.1 检测结果

在不同年龄组中，Fe 缺乏发生率在 6 个月 ~ 1 岁年龄组中明显高于 2 ~ 3 岁年龄组。见表 1、表 2。

表1　不同年龄组低 **Hb** 和发 **Fe** 情况分布

年龄组	受检人数	Hb 低于 11 g/L	%	发 Fe 低于 24 $\mu g/g$	%
6 个月～1 岁	49	8	16.3	10	20.4
2～3 岁	130	13	10	18	13.8
合计	179	21	11.7	28	15.6

表2　发 **Fe** 缺乏与婴幼儿体格发育的关系

	婴幼儿数	体重 <2SD		体重 <2SD	
		人数	%	人数	%
非贫血人数	151	5	3	7	4.6
贫血人数	28	4	14.3	5	17.9

2.2　讨论

从调查 179 例婴幼儿缺 Fe 性贫血发生率较文献报道为低，其原因可能与各地区的生活习惯、生活水平、卫生保健程度不同有关。根据作者膳食调查分析，计算出的 Fe 元素和维生素 C 的摄入量略高于供给量的标准，然而受检儿童还有铁缺乏的情况，这说明计算出的铁摄入量虽然高，但还存在其他问题，原因可能在膳食中所含铁仍以植物性非血红素铁为主，铁的吸收利用率低。还有蛋白质的质量、维生素 C 的实际摄入量（炒煮过程中的损失较大）等问题。不能单以统计算出的铁的摄入量已达标准，即简单地认为铁已满足营养要求。

营养性缺 Fe 性贫血的发病高峰年龄为 6 个月～1 岁，本资料的检测结果与此相同，因为该年龄儿童生长发育快，铁及其他营养物质需要量大，仅以谷类、米粉、乳类（牛奶、人奶）等含铁低的食物为主食，辅食添加不及时极易导致贫血。

现普遍认为，缺 Fe 不仅会导致贫血，它对儿童的免疫功能、消化功能以及行为、发育、肌肉等均产生重要影响。虽 2～3 岁年龄组中的轻度缺 Fe 性贫血发生率有所下降，但缺 Fe 导致的潜在危险不容忽视，应该加强对该年龄组儿童的铁缺乏防治工作。

国外有学者认为缺 Fe 对体重的影响较大，但对身高的影响尚有争论，本资料提示均有明显影响。

目前本地区托儿所缺 Fe 性贫血达 15.6%，应足以引起从事婴幼儿保健工作人员的重视。为早期诊断铁缺乏提供依据，必须定期化验血 Hb 或发 Fe，另外要及时补充含铁丰富、吸收率高的食物（牛肉、瘦猪肉等），这样才能有效地防止小儿贫血，及早预防铁缺乏对小儿机体、机能产生的不良影响。

（原载于《广东微量元素科学》1996 年第 3 期）

儿童发铁含量与视觉保持记忆关系的探讨

（1999）

陈伦能[1]　周宏峰[2]

（1. 番禺市妇幼保健院　2. 中山医科大学）

[**导读**] 将 106 名广东省广州市 8～9 岁儿童按发铁含量分为低铁、正常铁和高铁 3 组，用本顿

视觉保持测验（BVRT）成绩评估其视觉保持记忆能力。结果表明，发铁含量低于正常的儿童，其BVRT正确得分成绩明显低于发铁含量正常的儿童，错误得分成绩则显著高于发铁含量正常的儿童，而正常铁儿童与高铁儿童的得分差异无显著性。这说明发铁含量低的儿童，其视觉保持记忆的能力较差。

铁是人体代谢中不可缺少的微量元素，其含量占必需元素的首位，它不仅在细胞生成中具有重要作用，并参与机体所有组织中的许多代谢过程。另外，铁与儿童的生长发育、智能的发育、行为等多方面有密切的联系。

本顿视觉保持测验（Benton visual retention test，BVRT）是一种简单的单项神经心理测验，主要用于视知觉、视觉记忆、视觉空间结构能力的评估，并用于研究与视觉有关脑结构的机能定位。该量表于1991年被引入我国，自修订出中国常模后，其主要用于脑器质性疾病患者与正常人的对照研究。本文试图通过BVRT成绩来体现儿童视觉保持记忆的能力，并进一步分析了其与发铁含量的关系，从而为寻求视觉保持记忆缺陷的原因提供了一定的线索。

1 材料和方法

1.1 对象

在广州市东山区某小学抽取8~9岁的二年级儿童共106名，排除有严重身心疾患和长期生活于金属污染环境中者。

1.2 方法

（1）由专人在受试者后枕部贴发根剪取1 cm长头发0.5~1 g，通过烘干、称量、消化、定容，再用AA-6400原子吸收分光光度计测定铁含量。

（2）BVRT刺激用图卡难度相当的C、D、E式共30幅无意义的图形。本研究采用C式A法、D式C法和E式D法进行每一式的测试，测试的方法和步骤严格按BVRT手册的要求。测试的结果用手册计分键的两套计分系统计分：一是记录正确分，二是记录错误分及错误类型。

（3）以上结果在计算机上建库，用SPSS For Windows统计软件包进行分析处理。

2 结 果

根据广州市儿童发铁含量的正常范围（25.26~34.38 $\mu g/g$）及受试儿童发铁的含量，把106名儿童分为3个组：发铁小于25.26 $\mu g/g$ 为第一组，共59人；在正常范围内为第二组，共22人；大于34.38 $\mu g/g$ 为第三组，共25人。然后对3组儿童的BVRT成绩进行方差分析，主要结果见表1。

表1 3组儿童BVRT成绩的方差分析

类型	平均分			P 值
	第一组	第二组	第三组	
正确得分	17.8305	20.9545	19.8000	0.001 **
错误得分	17.4237	13.3636	14.6400	0.0045 **
C式总错误	6.9661	4.7727	5.5200	0.0012 **
E式总错误	10.4068	8.1364	7.4400	0.0001 **
位置错误	4.0678	1.9091	1.8400	0.0002 **
遗漏错误	2.5425	2.1364	2.6000	0.7586
变形错误	6.9492	5.7727	5.7200	0.1299

续表

类型	平均分			P 值
	第一组	第二组	第三组	
持续错误	0.8305	0.5455	0.9200	0.3681
旋转错误	2.0508	1.8182	1.6800	0.5562
大小错误	1.7288	1.1818	1.3600	0.5850

注：＊＊表示差异有显著性。

进一步两两比较可得：第一组与第二组、第三组的得分差异有显著性；第二组与第三组的得分差异无显著性。

3　讨　论

有关的研究表明，BVRT 的成绩与被测者的实际年龄及受教育程度明显相关。本研究所选取的对象，其受教育程度及年龄都是在同一水平，因此可排除这两方面因素对本研究结果的影响。

铁是人体内不可少的微量元素。人体内有许多含铁酶及铁依赖酶，脑部神经基节及相关结构也含有丰富的铁。当铁缺乏时，这些酶的活性降低，引起大脑氧化代谢紊乱，而出现一系列神经精神症状，如注意力分散、学习能力差等。铁对 BVRT 成绩的影响可能是缺铁引起儿童大脑的氧化代谢紊乱，导致注意力分散及学习能力差，使他们不能在 BVRT 测试中获得好成绩。本研究结果也表明：发铁含量低于正常的儿童，其 BVRT 成绩也明显差于发铁含量正常的儿童（$P < 0.001$），也就是说其视觉保持记忆的能力较差。

人的即时记忆和短期记忆与脑结构中的海马有关。试验表明，这一结构的缺陷包括一种异常快速的遗忘，也可以说是没有能力将新获取的信息加以贮存或巩固。人的视觉保持记忆主要是反映人的短时记忆，因此视觉记忆变差，是否因铁的缺乏影响了海马的有关神经通路所致，还有待更深一层的研究。

（原载于《广东微量元素科学》1999 年第 7 期）

广东顺德肝癌病人及健康人头发中微量元素含量的测定

（1987）

李增禧[1]　梁业成[1]　盛少禹[1]　李国材[2]　林日省[2]　万德森[2]
谭仲实[3]　何展雄[3]　关宁[3]

（1. 广东省测试分析研究所　2. 中山医科大学附属肿瘤医院　3. 广东省顺德县卫生局）

[导读] 广东顺德肝癌患者的 10 种头发元素中，男女性、男性、女性 3 组中只有发锰、发铁含量均显著低于同组健康人，提示缺锰、缺铁可能与肝癌发病有一定关系。这一发现为顺德肝癌病因研究提供了一条重要的线索。

人发是积蓄和排泄人体新陈代谢产物的一个微小器官。人发的分析证明，发中微量元素与生活环境及人体器官中这些元素的浓度水平密切相关。由于它含的元素浓度高，取样方便，对人体没有损害，容易保存和传递，所以，人发已逐渐地被公认为环境生物学、营养学、临床医学、职业病、地方病防治和病因研究等的理想活体检验材料。近年来，人发中微量元素与癌症的关系，已有不少报道。肝癌是危害广东省人民健康严重的癌症之一，在恶性肿瘤死亡率中占第一位。而顺德又是广东肝癌的高发中心（死亡率为 26.10/10 万人口），并以 22/10 万人口以上的趋势值有规律地向四周逐渐降低。其地理分布特征比较明显。研究环境中微量元素含量与顺德肝癌发病的关系有着重要意义。本文将以人发为材料探讨顺德肝癌的发病因子。

材料和方法

人发样品取自顺德县沙教、陈村、均安、勒流和龙江等区。肝癌患者头发 37 例（男 27，女 10），年龄在 17~79 岁，健康人头发 41 例（男 18，女 23），年龄在 27~70 岁。采样对象均为当地农民，附近无工业污染，采样部位为枕部头发。

发样用 1% 的洗衣粉水（40~50 ℃）浸泡半小时，用自来水冲洗干净，如此再重复一次。再用去离子水洗 3 次，于 75 ℃ 的烘箱内烘干。称取 1 克发样于 50 毫升的高型烧杯中，加入 12 毫升硝酸和 1.5 毫升高氯酸，于低温电热板上消化至澄清，继续加热冒白烟至近干，然后定容 10 毫升。用电感耦合高频等离子体发射光谱法测定每个样品的镉、钡、钼、铅、铬、锰、铁、铜、锌和镍的含量，并使用超声雾化器进样，进一步提高方法的检测能力。10 种元素的检出限为 0.001~0.1 $\mu g/g$，相对标准偏差为 2.11%~8.30%，回收率为 98%~106%。

电感耦合高频等离子体发射光谱法的基本原理是：利用感耦等离子炬激发样品，使样品中待测元素电离发出特征谱线，用测微光度计测量元素谱线的强度，通过标准曲线图求出各元素的含量。

实验结果

我们分析了顺德肝癌患者及健康人 78 例头发中 10 种微量元素的含量，其结果的范围值、算术平均值及中位数列在表 1。考虑到不同性别头发中微量元素含量有所不同，故在统计分析时，我们把上述 73 例头发中微量元素分为男女混合组、男性组和女性组进行统计处理（因为例数较少，不再分年龄组进行统计分析），3 个组比较结果列于表 1 至表 3 中。表 1 中肝癌患者发锰和发铁含量低于健康人，均有非常显著性差异（$P < 0.001$），表 2 中男性肝癌患者发锰和发铁含量低于男性健康人，均有非常显著性差异（$P < 0.001$），表 3 中女性肝癌患者发锰和发铁含量低于女性健康人，分别有显著性差异（$P < 0.05$）和非常显著性差异（$P < 0.001$），而女性肝癌患者发镉和发钡含量则高于女性健康人，均有显著性差异（$P < 0.01$，$P < 0.05$），表 1 至表 3 的比较结果表明，肝癌患者发锰和发铁含量显著偏低，在 3 组人中是一致的。肝癌患者发镉和发钡含量显著偏高，只表现在女性组中。

表 1 肝癌患者（37 例）与健康人（41 例）头发中微量元素含量

元素	A（肝癌） B（健康）	范围值（$\mu g/g$）	平均值 ± 标准偏差（$\mu g/g$）	中位数	P 值
Cd	A	0.25~1.00	0.64 ± 0.22	0.60	$P > 0.05$
	B	0.15~1.20	0.55 ± 0.33	0.50	
Ba	A	0.50~2.40	0.99 ± 0.34	1.00	$P > 0.05$
	B	0.45~1.40	0.85 ± 0.27	0.80	
Mo	A	0.10~1.09	0.36 ± 0.27	0.27	$P > 0.05$
	B	0.10~1.71	0.40 ± 0.33	0.30	
Pb	A	0.10~22.00	3.44 ± 4.10	2.00	$P > 0.05$
	B	0.10~16.00	4.87 ± 3.69	4.10	

续表

元素	A（肝癌）B（健康）	范围值（μg/g）	平均值±标准偏差（μg/g）	中位数	P 值
Cr	A	0.12~3.20	0.90±0.74	0.71	$P>0.05$
	B	0.03~4.80	0.72±1.09	0.36	
Mn	A	0.82~18.00	4.05±3.27	2.80	$P<0.001$
	B	1.02~36.10	9.18±7.79	6.40	
Fe	A	4.00~126.00	42.36±30.00	33.00	$P<0.001$
	B	16.00~243.00	108.53±56.46	112.00	
Cu	A	1.23~16.70	8.36±2.74	7.80	$P>0.05$
	B	4.40~20.50	9.05±3.95	7.90	
Zn	A	22.00~295.00	138.84±68.28	145.00	$P>0.05$
	B	52.00~205.00	116.41±39.15	118.00	
Ni	A	0.10~3.00	0.98±0.88	0.68	$P>0.05$
	B	0.10~1.68	0.67±0.40	0.50	

表2　男性肝癌患者与（27例）男性健康人（18例）头发中微量元素含量

元素	A（肝癌）B（健康）	范围值（μg/g）	平均值±标准偏差（μg/g）	中位数	P 值
Cd	A	0.25~1.00	0.62±0.21	0.60	$P>0.05$
	B	0.15~1.20	0.74±0.31	0.91	
Ba	A	0.50~2.40	1.02±0.38	1.00	$P>0.05$
	B	0.61~1.34	0.99±0.23	1.03	
Mo	A	0.10~0.91	0.34±0.23	0.27	$P>0.05$
	B	0.10~1.71	0.53±0.39	0.36	
Pb	A	0.10~22.00	3.56±4.51	2.00	$P>0.05$
	B	0.10~10.20	4.53±2.95	4.90	
Cr	A	0.12~3.20	0.93±0.74	0.71	$P>0.05$
	B	0.07~4.80	1.22±1.48	0.49	
Mn	A	0.82~7.80	3.16±1.93	2.70	$P<0.001$
	B	1.82~13.10	6.23±3.26	5.30	
Fe	A	4.00~126.00	38.48±29.22	30.20	$P<0.001$
	B	17.20~193.00	105.39±55.11	102.50	
Cu	A	1.23~14.50	8.23±2.69	7.80	$P>0.05$
	B	4.40~15.90	8.35±3.33	8.00	
Zn	A	22.00~255.00	141.60±63.61	141.00	$P>0.05$
	B	165.00~205.00	135.11±38.16	130.00	
Ni	A	0.24~3.00	1.12±0.97	0.90	$P>0.05$
	B	0.10~1.68	0.88±0.46	0.62	

表3　女性肝癌患者（10例）与女性健康人（23例）头发中微量元素含量

元素	A（肝癌） B（健康）	范围值（$\mu g/g$）	平均值±标准偏差（$\mu g/g$）	中位数	P 值
Cd	A	0.40 ~ 0.94	0.67 ± 0.22	0.70	$P < 0.01$
	B	0.15 ~ 1.00	0.41 ± 0.28	0.25	
Ba	A	0.68 ~ 1.34	0.92 ± 0.22	0.90	$P < 0.05$
	B	0.45 ~ 1.34	0.73 ± 0.22	0.74	
Mo	A	0.10 ~ 1.09	0.48 ± 0.37	0.27	$P > 0.05$
	B	0.10 ~ 1.00	0.31 ± 0.22	0.25	
Pb	A	0.10 ~ 9.00	3.12 ± 2.63	2.15	$P > 0.05$
	B	0.10 ~ 16.00	5.14 ± 4.16	3.70	
Cr	A	0.12 ~ 2.70	0.80 ± 0.73	0.58	$P > 0.05$
	B	0.03 ~ 0.92	0.33 ± 0.23	0.23	
Mn	A	2.30 ~ 18.00	6.43 ± 4.66	4.80	$P < 0.05$
	B	1.02 ~ 36.00	11.46 ± 9.36	8.30	
Fe	A	20.00 ~ 114.00	52.80 ± 29.66	50.00	$P < 0.001$
	B	16.00 ~ 243.00	110.98 ± 57.38	112.00	
Cu	A	5.80 ~ 16.70	8.70 ± 2.83	8.20	$P > 0.05$
	B	4.50 ~ 20.50	9.60 ± 4.29	7.80	
Zn	A	52.00 ~ 171.00	104.39 ± 37.16	95.00	$P > 0.05$
	B	30.00 ~ 295.00	131.40 ± 29.05	152.00	
Ni	A	0.10 ~ 1.10	0.69 ± 0.23	0.77	$P > 0.05$
	B	0.27 ~ 130	0.51 ± 0.25	0.46	

讨　论

我们把顺德肝癌患者及健康人头发中微量元素的分析结果同国内山东、云南和四川等地区健康人头发中微量元素含量作比较（表4），本文的钡、钼、铅、铬、铜和锌的测定值都与国内的正常值非常接近。唯发锰含量同国内正常值相差较大，不仅顺德肝癌患者发锰含量显著低于国内健康人水平，而且顺德健康人发锰含量也显著低于国内健康人水平，说明顺德居民普遍缺锰。顺德肝癌患者发铁含量略低于国内健康人水平，而顺德健康人发铁含量却与国内健康人水平接近，说明顺德居民缺铁不是普遍的，缺铁只表现在肝癌患者中。由此可以推测，肝癌患者发锰偏低，似与环境因素有关，而肝癌患者发铁偏低，似与体内代谢障碍及平衡机制紊乱等因素有关，却与环境因素关系不大。据广东省地质局许发等对顺德土壤微量元素研究结果，发现顺德土壤锰含量（614.86 $\mu g/g$）低于全国，（710 $\mu g/g$）和世界（850 $\mu g/g$）土壤的平均含量。而顺德土壤铁含量（3.91%）与广东省（4.00%）和世界（3.80%）土壤的平均含量接近。说明顺德地质环境锰含量偏低，铁含量正常。与本文的顺德健康人发锰含量偏低，发铁含量正常十分吻合。华南环境科学研究所郝兴仁等测定了24例肝癌患者肝组织中15种微量元素含量，发现肝癌患者肝组织中锰（0.73 $\mu g/g$）和铁（103.50 $\mu g/g$）含量显著低于健康人（14例）肝组织中锰（1.70 $\mu g/g$）和铁（120.00 $\mu g/g$）含量。福建医科大学王湘兰等测定了10例肝癌患者血锰含量，发现肝癌患者血锰含量（2.95 $\mu g/g$）低于健康人（6例）血锰含量（3.38 $\mu g/g$）。肝组织和血液微量元素的研究结果亦与本文研究结果一致。

表4　顺德肝癌患者及健康人与国内一些地区健康人头发中微量元素含量比较　　单位：$\mu g/g$

元素	顺德肝癌患者 （37 例）	顺德健康人 （41 例）	山东健康人 （157 例）	云南健康人 （141 例）	四川健康人 （74 例）
Ba	0.99	0.85	2.00	2.00	1.79
Mo	0.36	0.40	0.04	0.10	0.12
Pb	3.44	4.87	4.10	4.20	5.50
Cr	0.90	0.72	0.20	0.34	0.23
Mn	4.05	9.18	14.00	15.50	12.10
Fe	42.36	108.53	50.00	110.00	70.00
Cu	8.36	9.05	10.20	13.40	7.50
Zn	138.84	116.41	98.00	112.00	108.00

锰是人体的必需微量元素之一。它是以多种酶类的辅基参与人体的新陈代谢，它与酶蛋白结合为全酶。并在正常的代谢中起催化作用。它是糖皮质激素、性激素和 5 - 羟色胺等激素的受体，并与此类激素的作用有一定的关系。因此，微量元素锰对维持正常生命活动具有重要意义。缺锰后酶的活性降低，内分泌失调，造血功能下降。人体的肝脏细胞出现粗内质网肿胀和破坏，高尔基体肿大，线粒体异常。用大鼠作锰的抗化学致癌实验表明，二价锰有抗 3 - 甲基 - 4 - 偶氮苯的致肝癌作用。

铁对人体的重要作用，早已引起人们的注意。它是酶和蛋白质的组成部分，并与各种酶的活性密切相关。缺铁时，肝内合成 DNA 受到抑制，肝脏发育速度减慢，肝细胞及其他组织细胞的线粒体异常。免疫功能降低。缺铁性贫血患者血锰多半降低。缺铁大鼠易患肝脏肿瘤。

小　结

本研究用电感耦合高频等离子体发射光谱法测定顺德肝癌高发区肝癌患者和健康人 78 例头发中 10 种微量元素的含量，10 种元素的检出限为 0.001 ~ 0.1 $\mu g/g$；相对标准偏差为 2.11% ~ 8.30%；回收率为 98% ~ 106%。显著性检验结果，男女性、男性、女性 3 组肝癌患者的发锰和发铁含量均显著低于同组的健康人。提示人发中的锰和铁含量可能与肝癌发病有一定关系。这一发现为顺德肝癌病因研究提供了一条重要的线索。

（原载于《现代微量元素研究》，1987）

177 例食管上表皮重度增生患者发中
微量元素含量的测定

（1995）

刘平生[1]　沙　因[1]　董玉兰[1]　章佩群[1]　杨振军[1]　吴　越[1]　李景修[1]

刘德祥[2]　王聿锟[2]　张德康[2]

（1. 中国科学院高能物理研究所　2. 河南鹤壁矿务局）

[导读] 河南省鹤壁市矿务局食管上表重度增生（癌前病变）患者发中钙、锰、镍、磷、硫含

量显著低于正常健康人，而铁、锌、硅、铬含量则显著高于健康人。健康者、重度增生患者、食管癌患者发中硅、铬含量依次呈递增趋势，而镍、钙含量则依次呈递减趋势。这些信息对食管癌病因和预防研究十分重要，为开展肿瘤防治工作提供了科学依据。

微量元素与人体健康和疾病的关系，始终是科学工作者密切关注的课题。准确地反映出生物样品中的微量元素的含量是至关重要的。质子激发 X – 射线荧光法（PIXE）由于它的灵敏度高，取样量少，同时能测定多种元素的优点，已经成为研究微量元素的现代分析方法之一。

众所周知，头发可作为一种化学组成均匀而稳定的试样，加之取样、运输、保存方便且简单，因此在环境监测和评定人体微量元素营养状态，体内微量元素的代谢变化以及临床诊断疾病中起着重要的作用。

近年来，有不少科学工作者，研究了体内微量元素含量与食管癌疾病的关系，其中有不少报道是关于食管癌病患者发中微量元素的研究。但对重度增生病患者发中微量元素含量研究的工作尚不多。

我们应用质子激发 X – 射线荧光分析方法对河南省鹤壁市矿务局 190 例健康男性和 177 例食管上表皮重度增生病患者头发中的微量元素进行了测定。用计算机软件进行数据处理。所得结果给治疗食管癌及食管上表皮重度增生提供了重要信息，为开展肿瘤防治工作提供科学依据。

样品采集及测定

1. 发样的采集

发样由沈琼教授及鹤壁矿务局提供，经食管脱落细胞学镜检分为健康正常、食管上表皮重度增生和食管癌患者 3 类人，分别取枕后贴头皮 0～2 cm 处头发，用不锈钢剪刀或者理发推子剪取，置于纸袋内标记保存。

2. 发样处理

用白猫洗洁精，依常规方法洗涤，干燥后备用。

3. 测定方法

3.1　样品制备：称取 30 mg 发样于石英烧杯中，经低温灰化后，加入适量的硝酸溶解并与定量内标溶液混合均匀，然后滴于清洁的 Mylar 膜上，制成薄靶。

3.2　样品的测量：将制成的薄靶置于中国科学院高能物理研究所的静电加速器提供的 2.4 Mev 质子流中轰击，用 Si（Li）探测器收集样品中不同元素的 X – 射线，用微机进行数据获取，AXIL 计算软件处理数据。

3.3　采用全国人发比对发样作质量监控。

结果和讨论

1. 微量元素的正常值是判定机体微量元素含量的正常或异常的界限值，表 1 中给出的健康正常值是严格采集与病样同一地区、同一年龄范围、同一性别（全部为男性）的发样，以避免由于地理环境不同、年龄不同和性别不同所带来的差异。

2. 表 1 列出了 41～60 岁 190 例健康正常人和 177 例食管上表皮重度增生患者头发中 12 种微量元素的含量及显著性检验的结果。从表 1 可以看出，重度增生病患者组发中 Ca、Mn、Ni、P、S 的含量较健康正常组低，而 Fe、Zn、Si、Cr 的含量较高于健康正常组，均有显著性差异。因此对食管癌病因和预防研究十分重要，重度增生是食管癌前病变，因此，本文的结果为开展食管癌高发区的防治工作提供发中元素丰缺依据。

3. 表2列出了用马氏距离判别法对健康正常人、重度增生患者和食管癌患者3类人群进行分类判别，其回归判别准确率为75%、63.3%、76.6%。

4. 与此同时我们测定了41～60岁47例食管癌病患者发中微量元素的含量（表1），所得结果有多个元素具有显著性差异，与陈如松等人报道的结果相一致，所不同的是组成人发元素谱的元素和元素个数有所不同。这表明人发中微量元素的含量是环境介质微量元素的反应，因地区不同，元素谱也随之不同。

表1 41～60岁正常人、食管上表皮重度增生患者与食管癌患者发中微量元素含量

元素	正常人	重度增生患者	P 值	食管癌患者	P 值
Si	256 ± 93.9	322 ± 293	< 0.01	379 ± 192	< 0.01
Cr	< 0.12	0.21 ± 0.27	< 0.01	0.25 ± 0.24	< 0.01
Ca	1690 ± 692	1226 ± 418	< 0.01	1060 ± 382	< 0.01
Ni	1.68 ± 0.94	1.16 ± 0.79	< 0.01	0.52 ± 0.36	< 0.01
P	597 ± 203	529 ± 194	< 0.01	521 ± 224	< 0.05
S	3636 ± 159	1529 ± 567	< 0.01	1773 ± 913	< 0.01
Mn	1.82 ± 0.9	0.99 ± 0.57	< 0.01	1.16 ± 0.6	< 0.0
Fe	16.0 ± 6.0	18.1 ± 6.1	< 0.01	12.3 ± 2.7	< 0.01
Zn	200 ± 44.7	216 ± 41.1	< 0.01	213 ± 32.5	> 0.05
Cu	14.9 ± 5.0	15.0 ± 5.1	> 0.05	12.8 ± 1.6	< 0.01
Pb	12.3 ± 10.0	13.2 ± 2.9	> 0.05	8.6 ± 9.6	< 0.05
Sr	7.9 ± 3.7	7.67 ± 3.54	> 0.05	10.0 ± 4.1	< 0.01

表2 马氏距离判别法

分类判别组	例数	回归判别成功率
正常组	190	75.05
重度增生组	177	63.6%
食管癌组	47	76.6%

表3 正常组、重度增生、食管癌患者发中微量元素的相对含量

组别	Si	Cr	Ni	Ca	S	Mn	Fe
正常组	1	1	1	1	1	1	1
重度增生组	1.26	1.75	0.69	0.73	0.43	0.54	1.13
食管癌组	1.74	2.08	0.31	0.63	0.49	0.64	0.77

5. 食管癌发病时间较长，从人群抽样来看，经食管脱落细胞学镜检可分为正常、轻度增生、重度增生和食管癌4级，表3列出了在重度增生和食管癌患者发中同时有显著差异的几种元素，表明了健康者、重度增生、食管癌患者发中Si、Cr两元素含量依次呈递增趋势，而Ni、Ca两元素则依次呈递减趋势，是否预示病变预后发展趋势，值得注意，S、Mn随病情变化没有明显变化。上述这些元素在病变前后发生变化的原因有待进一步研究。

（原载于《微量元素与健康研究》1995年第4期）

食管癌高中低发区人发微量元素谱的多元判别分析

（1997）

沈文英　陈铭华　沈忠英

（广东汕头大学医学院）

[**导读**]　用电感耦合等离子体原子发射光谱仪测定了广东汕头地区食管癌发病率和死亡率不同地区健康人头发中24种元素含量。对高中低发区有显著差异的13种元素进行多元逐步回归分析，结果显示，发中铅、镉、锌含量与发病高低呈正相关，硒、钴含量与发病高低呈负相关，其中铅、镉、钴对发病影响较大。

恶性肿瘤是多病因的疾病，同一种因素可能单独或联合作用诱发或抑制肿瘤。微量元素是一种与癌症有关的极其重要的环境因素，人体的各种元素主要通过食物链进入人机体，食物链中的元素含量取决于不同环境，所以恶性肿瘤的发病率与死亡率往往具有地区性、聚集性。在流行病学调查中我们发现，同处汕头地区的南澳、汕头和陆丰，其食管癌的发病率、死亡率呈现很大差异（死亡率：南澳 100/10 万；汕头 26/10 万；陆丰 5/10 万）。人发微量元素谱在临床医学的应用中，较有希望用于诊断的疾病之一是肿瘤。我们采集南澳、汕头和陆丰健康人群的发样 132 份进行 24 种元素的含量测定，利用计算机对不同地区的微量元素谱进行方差分析、多元逐步回归和多元逐步判别分析，其结果可为食管癌与微量元素的内在联系提供有益信息。

1　材料与方法

1.1　样品

采集南澳、汕头和陆丰健康人群发样 132 份，经洗涤、烘干、称重、消化、测定，并用头发标样（GBW09101）作为质控。

1.2　仪器

电感耦合等离子体原子发射光谱仪（ICP-AES BACKMAN SSV 型）；384C 多功能极谱仪；Pentium – 586 计算机及有关统计软件。

1.3　方法

样品经测定，再经计算机—统计软件统计分析得出结果。

2　结果与讨论

2.1　方差分析—q 检验

我们从高中低发区各取 30 例的观察值进行方差分析和 q 检验，结果见表1、表2。

结果有 Se、Mn、In、Sn、Cd、Be、Ga、Ni、Co、Gu、Zn、Pb 和 Ba 13 种元素，其含量的差异有显著性意义（$P < 0.05 \sim 0.001$）。

表 1 食管癌高中低发区健康人群发样元素含量的方差分析

元素	南澳（H）$\bar{x} \pm s$（n = 30）（μg/g）	汕头（M）$\bar{x} \pm s$（n = 30）（μg/g）	陆丰（L）$\bar{x} \pm s$（n = 30）（μg/g）	F	P
V	0.068 ± 0.05	0.143 ± 0.12	0.103 ± 0.03	1.72	
Ti	0.073 ± 0.04	0.122 ± 0.05	0.118 ± 0.07	2.61	
Pb	1.850 ± 1.18	2.330 ± 1.38	0.900 ± 0.56	11.4	<0.01
Cu	24.40 ± 18.0	14.50 ± 11.0	9.500 ± 1.80	4.71	<0.01
Zn	173.0 ± 50.1	209.0 ± 44.0	171.0 ± 37.0	5.12	<0.01
Mn	5.700 ± 3.80	3.700 ± 2.50	6.900 ± 5.40	4.20	<0.01
Fe	25.00 ± 28.1	31.00 ± 18.0	29.00 ± 24.0	0.77	
Mg	91.57 ± 43.0	85.00 ± 31.0	90.57 ± 57.1	1.10	
Ca	710.1 ± 210	929.0 ± 246	940.0 ± 380	2.15	
Cr	0.274 ± 0.194	0.352 ± 0.129	0.359 ± 0.066	1.15	
Co	0.044 ± 0.037	0.115 ± 0.087	0.079 ± 0.056	75.0	<0.001
Ni	0.258 ± 0.111	0.435 ± 0.197	0.209 ± 0.148	15.1	<0.01
Ga	0.440 ± 0.240	1.990 ± 0.55	1.650 ± 0.30	6.65	<0.01
In	0.320 ± 0.068	0.340 ± 0.12	0.260 ± 0.08	5.80	<0.01
Sn	1.010 ± 0.26	1.700 ± 0.66	1.320 ± 0.88	8.97	<0.01
Be	0.013 ± 0.006	0.019 ± 0.006	0.013 ± 0.007	15.0	<0.01
Al	6.270 ± 1.64	8.880 ± 2.23	7.400 ± 2.46	3.10	
La	0.190 ± 0.20	0.170 ± 0.07	0.176 ± 0.09	1.48	
Ag	1.780 ± 1.06	2.581 ± 1.02	2.121 ± 0.80	0.50	
Sr	3.841 ± 1.81	3.941 ± 1.78	5.261 ± 2.77	3.10	
Ba	0.310 ± 0.18	0.830 ± 0.55	0.621 ± 0.33	12.6	<0.01
Si	381.8 ± 211	191.8 ± 98.0	379.9 ± 233	3.00	
Cd	1.171 ± 0.95	0.139 ± 0.18	0.055 ± 0.033	14.0	<0.01
Se	1.740 ± 0.95	2.921 ± 1.43	2.811 ± 1.74	5.10	<0.01

表 2 食管癌高中低发区人发微量元素的多重比较（SNK 法）

元素	Q值 H—M	H—L	M—L	元素	Q值 H—M	H—L	M—L
Zn	0.31	4.57**	4.81**	Cd	34.7***	75.7***	41.0***
Pb	3.30*	4.61**	7.90**	Se	2.96*	4.38**	1.40
Cu	1.08	4.17*	3.11*	In	1.20	4.51**	3.33*
Co	17.0**	5.20**	11.8**	Sn	5.70**	1.90	1.41
Ga	4.20**	0.50*	4.72**	Be	4.31**	1.70	6.12**
Ni	4.64**	2.90*	7.6**	Ba	7.00**	3.80*	3.10
Mn	2.21	1.90	4.11*				

注：*P<0.05，**P<0.01，***P<0.001。

2.2 多元逐步回归分析

由于在体内元素常表现复杂的联合与拮抗效应，故单个元素的含量高低，较难以体现其作用的本质，为此需应用统计学的多因素分析。我们以上述 13 种元素的含量作为自变量，与不同地区的因变量 Y（高、中、低发区的 Y 值分别赋值为 $+1$、0、-1）进行多元逐步回归分析，其一般方程为：

$$Y = -0.8620 + 0.1919X_{Pb} + 0.0039X_{Zn} - 2.1416X_{Co} + 2.2211X_{Cd} - 0.1087X_{Se}$$

标准方程：$Y = 0.3437X_{Pb} + 0.1950X_{Zn} - 0.2714X_{Co} + 0.3602X_{Cd} - 0.1965X_{Se}$

进入方程的 5 种元素的 P 值均 <0.01；复相关系数 R 为 0.6706；标准误 0.6096；F 值为 13.73，$P<0.0001$。逐步回归分析法，运用于寻找影响因变量的主要自变量，对各自变量的作用大小进行分析和评价。通过向前逐步筛选变量法，将人发中多种微量元素按其与食管癌的发病率联系的显著程度，由大到小逐个引入回归方程，从而显示食管癌与微量元素的内在联系。分析结果显示 Pb、Cd、Zn 与因变量呈正相关，而 Se、Co 呈负相关。从标准方程的各变量系数可见，Pb、Cd、Co 等影响较大。

2.3 多元逐步判别分析

仍采用上述（2.1）的 13 种元素，在高中低发区各取出 30 份样本的原始观测值，以进行三地区的判别分析。建立 3 个判别函数（Bayes 分类法）：

$$Y(1) = -9.4226 + 0.3844X_{Pb} + 42.1341X_{Co} + 5.0909X_{Cd} + 1.4703X_{Se} + 30.5444X_{In} + 0.9463X_{Ba}$$

$$Y(2) = -21.8925 + 1.3109X_{Pb} + 84.0904X_{Co} + 15.3710X_{Cd} + 1.4436X_{Se} + 43.7570X_{In} + 0.9819X_{Ba}$$

$$Y(3) = -12.2536 + 1.6033X_{Pb} + 30.0895X_{Co} + 16.4309X_{Cd} + 0.5500X_{Se} + 42.3552X_{In} - 1.8488X_{Ba}$$

$Y(1)$、$Y(2)$、$Y(3)$ 分别代表低中高发区的 3 个方程，把测定值代入方程计算 Y 值，视那个 Y 值大，即可判属于那个区。

2.4 判别函数的判别效应

将参与建立判别函数的 90 例观测值回代，检验其判别效果，结果见表 3。

表 3　发样观测值回代判别结果

计算分类	原分类			合计
	1	2	3	
1	28	4	3	35
2	1	25	0	26
3	1	1	27	29
合计	30	30	30	90
判别准确率	93.3	83.3	90.0	88.9%

后验概率（Post—P）>0.70 占 87.8%，而 <0.5976 只占 3.3%。另将同次测定而未参与函数建立的 42 例样本代入判别函数，其总判别准确率为 80.9%（17/20，15/20，2/2）。也可用 Fisher 准确建立判别函数，其函数的各项判别指标值：Wilks 统计量 $U = 0.14644$；$X^2 = 166.2$（$P<0.001$）；广义 Mahalanobiss 距离分别为 9.4977、6.5035、13.8189；$F(ef)$ 分别为 12.7728、8.74601、18.5841（$P<0.001$），同样说明三地区的区分性有显著意义，说明所建立的判别函数对三地区的判别区分有较满意的效果。

本文利用食管癌高中低发区的健康人群的发样微量元素的多元统计分析，表明食管癌发病率、死亡率的地区性差异，反映了由环境到人体微量元素的差异性。恶性肿瘤的多病因性除了微量元素外，尚有遗传基因、生活习惯、营养结构、卫生素质诸多内外环境因素的影响。本文的分析结果为微量元素与食管癌的内在联系提供了有价值的信息。

（原载于《世界元素医学》1997 年第 4 期）

人发 5 种元素与食管癌胃癌发病
关系的前瞻性研究

（1998）

陆建邦　段文杰　全培良　李喜斌　祖世宽

（河南省肿瘤研究所）

[**导读**] 在食管癌、胃癌高发区河南济源的 5 年前瞻性研究中，发现癌症患者头发中钙、镁、铁、铜、锌含量均显著低于未患癌的正常对照组。影响发病的主要危险因素——吸烟者的头发钙、镁、铜含量均低于不吸烟者，而主要保护性因素——豆品多消费者头发钙、镁、铁、铜含量均较少消费者高。

由于本组头发样品皆采取于发病之前，故在阐述癌症病因的因果联系方面较回顾性的病例对照研究更具有说服力。

济源县位于河南省西北部的太行山地区，是全国食管癌、胃癌高发县之一（1986 年中国人口调整死亡率食管癌为 67.52/10 万，胃癌为 95.81/10 万）。我们于 1982 年 11 月对该县 4 个自然村 30 岁以上人群 1230 人进行了肿瘤流行病学调查，并采取了 758 人份头发样品。截至 1987 年 12 月，对该人群连续进行了 5 年随访和监测，先后发生癌 41 例（食管癌 13 例，胃癌 25 例，肝癌 3 例），按年度分别为 9、16、7、6、3 例。影响发病的主要危险因素有吸烟（OR = 3.41），主要保护性因素是豆品消费（OR = 0.23），已在另文报告。本研究报道人发中 Ca、Mg、Fe、Cu、Zn 5 种元素与食管癌、胃癌发病的关系及其吸烟、豆品消费对这些元素代谢水平的影响。

对象和方法

1　研究对象

研究对象分为 3 组。癌病例与正常对照者各 22 例，吸烟与不吸烟者各 27 例，豆品多消费与少消费者各 27 例。每组性别年龄相匹配见表 1。

表 1　3 组研究对象性别分布

分组	n	男	平均年龄（范围）	女	平均年龄（范围）
癌病例	22	11	53.27（46~65）	11	56.73（36~65）
正常对照	22	11	54.73（42~65）	11	56.45（36~65）
吸烟者	27	24	54.13（42~65）	3	52.67（51~55）
不吸烟者	27	23	54.35（46~63）	4	57.00（51~62）
豆品多消费者	27	12	44.50（35~61）	15	54.20（45~65）
豆品少消费者	27	11	42.45（35~51）	16	51.94（46~62）

2 实验方法

发样于初次调查时，用不锈钢剪刀采取其枕部发梢 1 g 左右保存，检测于 1988 年春进行。每份样品先用 5% 海鸥洗涤剂振荡洗涤 10 min 后用自来水冲洗至无泡沫，然后用蒸馏水洗 3 次，再用去离子水洗 2 次。放 80 ℃ 温箱过夜，称取 250 mg 装入烧杯。加入 4∶1 硝酸高氯酸 5 mL，放电热板上 300 ℃ 消化、定溶。然后用 AA‑670 原子吸收火焰分光光度计检测。数据以均数正负标准差表示，并进行 t 检验。

结　果

1　癌症患者与正常对照者头发中 5 种元素比较

癌症患者组的发 Ca 和 Mg 均值（μg/g）分别为 1071.67 和 129.82，较对照组的 1658.73 和 287.56 低，有极显著差异。病例组的 Fe、Cu、Zn 均值分别为 59.05、9.56 和 149.98，亦相应低于对照组，差异明显（表 2）。

表 2　癌症患者与正常对照者发病前头发 5 种元素比较

元素	检测对象	n	$\bar{x} \pm s$（μg/g）	t	P 值
Ca	病例	20	1071.67 ± 489.79		
	对照	20	1658.73 ± 648.38	3.23	< 0.01
Mg	病例	20	129.82 ± 76.84		
	对照	20	287.56 ± 147.58	4.41	< 0.001
Fe	病例	20	59.05 ± 34.64		
	对照	20	78.89 ± 11.36	2.43	< 0.02
Cu	病例	20	9.56 ± 0.66		
	对照	20	20.47 ± 22.49	2.15	< 0.05
Zn	病例	20	149.98 ± 29.09		
	对照	20	179.85 ± 40.32	2.69	< 0.02

2　吸烟者与不吸烟者比较

吸烟组的发 Ca、Mg、Cu 均低于不吸烟者，差异非常显著（表 3）。提示吸烟可减少这些元素在体内的吸收和蓄积。而 Fe、Zn 两组之间无差异。

表 3　吸烟者与不吸烟者头发 5 种元素比较

元素	检测对象	n	$\bar{x} \pm s$（μg/g）	t	P 值
Ca	病例	25	561.54 ± 117.71		
	对照	25	760.18 ± 288.54	3.19	< 0.01
Mg	病例	5	71.75 ± 27.54		
	对照	5	122.92 ± 72.71	3.32	< 0.01
Fe	病例	5	38.57 ± 24.45		
	对照	5	34.61 ± 17.93	0.65	> 0.05
Cu	病例	25	8.30 ± 1.26		
	对照	25	9.66 ± 1.51	3.45	< 0.01
Zn	病例	25	180.37 ± 14.27		
	对照	25	182.88 ± 23.14	0.46	> 0.05

3　豆品多消费者与少消费者比较

如表4所示，豆品多消费者的发 Ca、Mg、Fe 和 Cu 均较少消费者高，有统计学差异。与吸烟者的情形正相反，多食豆类及其制品，能增加肌体和头发中 Ca、Mg、Fe 和 Cu 的代谢水平。

表4　豆品多消费者与少消费者头发5种元素比较

元素	检测对象	n	$\bar{x} \pm s$ (μg/g)	t	P 值
Ca	多消费者	25	1314.37 ± 447.80		
	少消费者	25	1071.91 ± 313.65	2.22	< 0.05
Mg	多消费者	25	292.49 ± 130.44		
	少消费者	25	198.18 ± 86.13	3.02	< 0.01
Fe	多消费者	25	45.71 ± 22.64		
	少消费者	25	34.47 ± 15.07	2.07	> 0.05
Cu	多消费者	25	11.17 ± 2.10		
	少消费者	25	9.87 ± 0.85	2.86	< 0.01
Zn	多消费者	25	193.49 ± 26.34		
	少消费者	25	200.36 ± 26.53	0.92	> 0.05

讨　论

头发是独特的微量元素蓄积物，它在生长期间结合的无机盐与金属的含量不与其他组织保持动态平衡，不受体内代谢活动的影响，其浓度分布可作为个体在特定时期内微量元素的指标物。由于它取材容易，保存方便，微量元素含量较血清高，所以，近年来人发已作为一种理想的活体组织检查材料和环境生物指示性样品，广泛应用于医学、营养学和环境科学方面。

人头发中元素含量受多种因素影响，如性别、年龄、种族、生活习惯、地理环境以及样品处理等。考虑到诸多因素的影响，本组研究对象依据指示病例（如癌症患者、吸烟者、豆品多消费者）的性别年龄以及其他特征进行配比选取对照，用双盲法测定，使研究对象之间更具可比性。由于本组头发样品皆采取于发病之前，故在阐述癌症病因的因果联系方面较回顾性的病例对照研究更具有说服力。

有报告指出，高 Ca 饮食可减少患癌机会。美国旧金山大学的 Cedric Garland 对 1954 名男性进行了 19 年研究，结果发现摄入钙和维生素 D 越多，结肠癌的发病率就越低。Van Rensberg 曾在持兰斯凯食管癌高发区人群中观察到食物中的锌、镁、钙缺乏：在美国的华盛顿地区，食管癌患者的血浆锌水平较年龄相配的健康对照者明显低。在伊朗和我国食管癌高发区亦发现居民发锌尿锌相对缺乏。也有报告住在香港的华人食管癌患者的发锌以及血清铁水平较正常对照明显低。实验研究表明，锌缺乏能增加化学性致癌物诱发大鼠食管癌的作用。一项研究表明，当用缺镁的食物饲养大鼠 65 天后，在 92 只大鼠中有 19 只长出了恶性淋巴瘤和淋巴肉瘤，而用加镁的食物饲养的对照组则没有肿瘤发生。

Kanfman B.D 等观察到苏联地区食管癌患者血浆中铁含量较健康对照组明显低。铁缺乏与上消化道肿瘤，包括食管癌胃癌有关。在瑞典，曾用铁制剂和维生素加到居民食物中后，观察到与上消化道癌有关的 Plummer – Vinson 综合征几乎完全消失。Broitman 等在哥伦比亚胃癌高发区观察到胃癌癌前病变慢性萎缩性胃炎者铁亦相对缺乏。

吸烟与多种癌发病相关，本组前瞻观察也证实吸烟能增加患上消化道癌机会，但吸烟对机体元素代谢之影响则少见报道。本组吸烟者发钙、镁、铜较不吸烟者明显低，这些观察与癌病例与正常对照者比较的趋势是一致的。是否由于吸烟影响到机体对这些元素的吸收和利用，从而改变了生物的代谢酶系统而导致肿瘤发生尚待研究证实。

本组另一项发现则是豆品消费对上消化道癌发生有保护作用。多吃豆品者的 Ca、Mg、Cu、Fe 水平较少吃者明显高，这与癌症患者以及吸烟者的观察恰相反。豆类富含元素钙、铁、镁、磷以及维生素与蛋白质。例如，大豆中钙的含量是玉米的 16.7 倍，是小麦的 18.4 倍，是大米的 26 倍；镁分别是 2.9、5.7 和 4.13 倍。豆类及其制品是否通过补充机体更多的蛋白质、维生素抑或上述诸多元素从而发挥其抗癌作用，值得进行深入研究。

总之，头发中所含元素甚多，与癌症关系更是十分复杂，其确切机制还要做更多的工作方能阐明。

（原载于《微量元素与健康研究》1998 年第 2 期）

中国前十位恶性肿瘤死亡率的聚集性及其地区分布和相关因素的分析

（1993）

饶克勤[1]　陈育德[1]　李连弟[2]

（1. 卫生部卫生统计信息中心　2. 全国肿瘤防治研究办公室）

[导读] 我国居民恶性肿瘤的死亡具有明显的地区分布，而在地区分布中，各种恶性肿瘤死亡率具有一定程度的聚集性。从对应地区居民头发中 19 种微量元素与恶性肿瘤关系的回归分析中，发现铁、铜、钴、硒、钼、锰与肿瘤死亡率水平呈负相关，铅、钾、砷、铬、钙与肿瘤死亡率水平呈正相关。聚集在一起的恶性肿瘤大多有共同联系的微量元素，如与肺癌、淋巴癌相联系的元素有铅、钾；与胃癌、食管癌相联系的元素有铁、钾；肝癌与铜的含量呈负相关，与钙的含量呈正相关；宫颈癌与铁、硒含量呈负相关，与铝含量呈正相关。

　　研究结果可作为进一步深入研究的线索。

恶性肿瘤是严重危害我国城乡居民生命和健康的常见病之一。研究和掌握恶性肿瘤在人群中的发生、发展以及死亡情况和分布的规律，对于探讨恶性肿瘤的病因，制定有效的防治措施有十分重要的意义。恶性肿瘤是多病因或多因素的疾病，同一种因素可能单独或联合作用诱发或抑制多种肿瘤。早在 20 世纪 50 年代，人们日趋清楚地认识到在约 90% 的恶性肿瘤发生与环境因素或社会因素有明显的关系。人体各种微量元素主要通过食物链进入机体，食物链内微量元素的含量取决于环境中的含量。从地球化学环境与生物之间的生态联系上研究各种肿瘤发生、死亡之间的内在联系以及暴露于地球化学环境等各种危险因素的特征差异，是肿瘤病因学和流行病学研究的一种有效的手段。本文旨在利用已有的资料，对我国主要恶性肿瘤死亡率的内在联系以及与对应地区居民头发中微量元素含量的关系进行初步分析，为进一步研究提供线索。

材料与方法

本文选择了我国前 10 位主要恶性肿瘤死亡率的资料进行恶性肿瘤聚集性及其地区分布的研究，资料来源于 1973—1975 年全国肿瘤死亡调查。全国 2400 多个市、县前 10 位主要恶性肿瘤的死亡率采用 1962 年第二次人口普查的年龄构成进行了率的标准化。主要恶性肿瘤死亡的相关因素分析资料来源于中科院地理所对应的 142 个市、县居民头发中 19 种微量元素测定的结果。

恶性肿瘤聚集性及其地区分布的研究方法主要采用主成分因子分析法。主成分因子分析法是在主成分分析法的基础上通过不同形式的旋转来寻找支配多个变量间相互关系的少数几个彼此独立的公共因子，从公共因子的负荷量来解释和定义各个因子的特征。在计算各市、县公共因子得分的基础上绘出因子得分地区分布图，找出恶性肿瘤死亡率间内在的联系。

恶性肿瘤相关因素的分析主要采用逐步回归分析法，逐步回归运用于寻找影响因变量的主要自变量，对各自变量的作用大小进行分析和评价。通过向前逐步筛选变量法，将分析市、县居民头发中 19 种微量元素按其与某一种恶性肿瘤死亡率联系的显著程度，由大到小逐个引入回归方程。联系不显著的微量元素从回归方程中剔除，作用显著的微量元素保留，从而显示恶性肿瘤死亡率与人发中微量元素的联系。

结果与分析

（一）我国前 10 位恶性肿瘤死亡率的聚集性及其地区分布

我国 2400 多个市、县前 10 位恶性肿瘤标准化死亡率的均数和标准差显示在表 1。各种恶性肿瘤标准化死亡率地区分布的差异用变异系数表示，可见地区之间的差异较大，尤其是鼻咽癌、食道癌，变异系数大于 1，即标准差大于均数。

表 1　中国前十种恶性肺瘤标准化死亡率均数、标准差和相关系数矩阵（1973—1975 年）

变量	鼻咽癌	肺癌	食管癌	胃癌	肝癌	结肠癌	直肠癌	乳腺癌	宫颈癌	淋巴癌
均数	1.78	4.27	13.83	16.93	9.61	1.34	2.00	1.24	5.59	2.32
标准差	1.79	3.24	16.71	12.99	5.48	1.21	1.27	0.80	4.59	1.31
变异系数	1.01	0.76	1.21	0.77	0.57	0.93	0.85	0.65	0.82	0.56
鼻咽癌		−0.07	−0.14	−0.22	0.24	−0.17	0.17	0.05	−0.10	0.12
肺癌	−0.07		0.15	0.17	0.30	0.36	0.19	0.29	0.03	0.38
食管癌	−0.14	0.15		0.38	0.18	0.23	0.19	0.08	0.20	0.19
胃癌	−0.22	0.17	0.38		0.31	0.29	0.15	0.05	0.10	0.09
肝癌	0.24	0.30	0.18	0.31		0.28	0.23	0.11	−0.12	0.26
结肠癌	−0.17	0.36	0.23	0.29	0.28		0.08	0.12	0.01	0.34
直肠癌	0.17	0.19	0.19	0.15	0.23	0.08		0.15	0.18	0.23
乳腺癌	0.05	0.29	0.08	0.05	0.11	0.12	0.15		0.11	0.24
宫颈癌	−0.10	0.03	0.20	0.10	−0.12	0.01	0.18	0.11		0.02
淋巴癌	0.12	0.38	0.19	0.09	0.26	0.34	0.23	0.24	0.02	

前 10 位恶性肿瘤标准化死亡率的相关系数矩阵表明，除了少数几种恶性肿瘤标准化死亡率在地区分布上如肺癌与宫颈癌、胃癌与乳腺癌、结肠癌与宫颈癌、淋巴癌与宫颈癌无明显的相关以外，大多数恶性肿瘤死亡率之间有明显的相关性。在恶性肿瘤死亡率两两相关系数中，鼻咽癌与肺癌、食管癌、胃癌、结肠癌、宫颈癌、肝癌与宫颈癌在地区分布上呈明显的负相关，其他有意义相关的两两相关系数均呈明显的正相关。

上述相关分析表明了恶性肿瘤两两间的关联性。多变量的主成分分析在不损失或很少损失原有信息（指方差）的前提下，将原来多个彼此相关的变量转换为新的少数几个（或等于原变量个数）彼此独立的主成分。主成分分析的结果列于表 2。从表 2 可见 10 个主成分特征值大于 1 的有 4 个，即从主成分 1 到主成分 4，前 4 个主成分代表了原十种恶性肿瘤死亡率全部信息的 63.37%。

表 2　中国前十种恶性肿瘤标准化死亡率的主成分分析结果

	主成分									
	1	2	3	4	5	6	7	8	9	10
特征值	2.55	1.48	1.20	1.10	0.79	0.69	0.65	0.58	0.52	0.42
变异	1.07	0.28	0.10	0.31	0.09	0.04	0.07	0.05	0.10	
贡献比	0.25	0.15	0.12	0.11	0.08	0.07	0.06	0.06	0.05	0.04
累计贡献	0.25	0.40	0.52	0.63	0.71	0.78	0.84	0.91	0.96	1.00

　　根据各主成分特征值（方差解释）的大小，我们取前 4 个主成分并建立主成分与恶性肿瘤的关系模型，考察前 4 个主成分与前 10 位恶性肿瘤死亡率之间的关系。主成分 1 除了与鼻咽癌和宫颈癌没有明确的联系以外，与肺癌、结肠癌、淋巴癌、肝癌、胃癌、食管癌、直肠癌、乳腺癌有明确的联系；主成分 2 与胃癌、食管癌、鼻咽癌，主成分 3 与宫颈癌、直肠癌，主成分 4 与肝癌、乳腺癌有明确联系（表 3）。10 种恶性肿瘤死亡率分别被 4 个主成分所解释的比例也列在表 3。其中肝癌、鼻咽癌、宫颈癌死亡率被解释的比例均在 70% 以上，被解释的比例最小的也在 54% 以上。

表 3　主成分分析：前四个主成分模型和解释各恶性肿瘤的比例

	主成分 1	主成分 2	主成分 3	主成分 4	解释比例
肺癌	0.66*	0.12	−0.14	−0.38	0.62
结肠癌	0.63*	−0.16	−0.37	−0.17	0.60
淋巴癌	0.62*	0.30	−0.01	−0.25	0.54
肝癌	0.59*	0.34	−0.27	0.42*	0.71
胃癌	0.54*	−0.46*	−0.14	0.39	0.67
食管癌	0.53*	−0.41*	0.17	0.30	0.57
鼻咽癌	−0.03	0.79*	0.19	0.33	0.77
宫颈癌	0.16	−0.37	0.74*	−0.08	0.72
直肠癌	0.46*	0.23	0.51*	0.28	0.60
乳腺癌	0.41*	0.30	0.29	−0.51*	0.55
方差解释	2.55	1.48	1.20	1.10	

　　主成分分析的结果表明用 4 个主成分代表了 10 种恶性肿瘤死亡率 63.37% 的信息量，可以看出这 10 种恶性肿瘤死亡率的整体关联性并不十分显著，各个主成分与恶性肿瘤死亡率分别有选择性联系。进一步考察各个主成分的负荷量，发现各主成分的负荷量解释主成分的特征较为困难。

　　因此，我们采用了正交旋转包括最大方差旋转（*Varimax*），最大等份旋转（*Equamax*）和斜交旋转，即最大斜交旋转（*Promax*）等不同旋转方式对主成分分析的结果进一步分析，旋转结果见表 4 和表 5。两种正交旋转的结果基本一致，但结肠癌在因子 1 和因子 2 中、直肠癌在因子 3 和因子 4 中、肝癌在因子 2 和因子 3 中均表现出关联，在斜交旋转中（表 5）这些肿瘤与因子的对应关系更为明显。从正交和斜交旋转的结果可以看出 4 个因子分别与恶性肿瘤死亡率的对应关系：因子 1 与肺癌、淋巴癌、乳腺癌、结肠癌呈明显的正相关，这 4 种恶性肿瘤多发生于发达国家，大量研究已表明这类癌症与环境污染、吸烟饮酒、高脂肪低纤维摄入、肥胖等不良生活行为和方式有关，有些学者称这类癌症为"富贵癌"，因而可以定义因子 1 为"富癌因子"；因子 2 与胃癌、食管癌呈明显的正相关，胃癌和食管癌均为上消化道肿瘤，多发生于不发达国家或发展中国家，已有研究表明，这类肿瘤与食物中亚硝酸含量、低动物食品、缺乏新鲜蔬菜与水果以及霉变和腌熏食物的摄入等因素有关，有些学者称这类肿瘤为"贫穷癌"，因而可以定义因子 2 为"穷癌因子"；因子 3 主要与鼻咽癌、直肠癌有关联，与肝癌也有明显的关联，这些肿瘤相互之间的对应关系理论上并不明确，但在我国地区分布上，鼻咽癌高发区往往肝癌、直肠癌也高发，高发地区或低发地区是否存在这些肿瘤共同的致癌或抑癌因素还不清楚，我们把因子 3 称为"特发癌因子"。

表4　正交因子旋转：最大方差旋转和最大等份旋转的正交因子解模型

| | 最大方差旋转 | | | | 最大等份旋转 | | | |
	因子1	因子2	因子3	因子4	因子1	因子2	因子3	因子4
肺癌	0.77*	0.16	−0.01	−0.04	0.76*	0.17	0.01	−0.03
淋巴癌	0.69*	0.10	0.23	0.00	0.68*	0.10	0.25	0.01
乳腺癌	0.64*	−0.18	0.06	0.33	0.64*	−0.18	0.07	0.33
结肠癌	0.56*	0.44*	−0.18	−0.21	0.56*	0.46*	−0.16	−0.19
胃癌	0.05	0.82*	−0.05	0.01	0.04	0.82*	−0.04	0.03
食管癌	0.09	0.69*	−0.03	0.30	0.08	0.68*	−0.03	0.31
鼻咽癌	−0.04	0.29	0.82*	−0.11	−0.06	−0.30	0.82*	−0.11
直肠癌	0.18	0.25	0.58*	0.41*	0.16	0.23	0.59*	0.43*
肝癌	0.29	0.46*	0.54*	−0.35	0.27	0.47*	0.56*	−0.33
宫颈癌	0.01	0.14	−0.05	0.83*	0.00	0.10	−0.07	0.83*
方差解释	1.91	1.78	1.40	1.24	1.88	1.79	1.42	1.25

表5　斜交因子旋转：最大斜交旋转的斜交因子解模型

	因子1	因子2	因子3	因子4
肺癌	1.00*	0.01	0.00	0.00
淋巴癌	0.89*	0.00	0.04	0.00
乳腺癌	0.69*	−0.01	0.00	0.09
结肠癌	0.42*	0.20	−0.02	−0.02
胃癌	0.00	1.00*	0.00	0.00
食管癌	0.00	0.77*	0.00	0.06
鼻咽癌	0.00	−0.04	1.00*	0.00
直肠癌	0.01	0.03	0.52*	0.16
肝癌	0.05	0.17	0.31	−0.08
宫颈癌	0.00	0.00	0.00	1.00*

因子 4 与宫颈癌关系十分明确，已有研究表明宫颈癌与性生活卫生、宗教信仰、生育过多和传统生活方式有关，相关分析中宫颈癌也与其他大多数肿瘤无明显的关系，因而我们定义因子 4 为"宫颈癌因子"。

表 6 列出了最大方差旋转和最大等份旋转标准化因子得分系数，从标准化因子得分系数可以得到因子得分模型。

根据最大方差旋转的因子得分模型计算出全国每个市、县的 4 个公共因子的得分，并按各因子得分的大小排序，用百分位数法将全国 2400 多个市、县分为 4 组，绘出因子得分地图（因篇幅有限，略）。

从因子 1 得分地图可以看出，因子得分高的市、县（第一组）相对集中在我国东部沿海地区，长江中下游地区和东北三省的部分市、县，尤其是大、中型城市地区更为明显。从东部地区向西部地区过渡，因子得分逐步减小。

表 6 因子分析：最大方差旋转和最大等份旋转标准化因子得分系数

	最大方差旋转				最大等份旋转			
	因子 1	因子 2	因子 3	因子 4	因子 1	因子 2	因子 3	因子 4
肺癌	0.436	− 0.055	− 0.107	− 0.053	0.440	− 0.046	− 0.094	− 0.052
淋巴癌	0.372	− 0.078	0.085	− 0.013	0.370	− 0.074	0.094	− 0.010
乳腺癌	0.415	− 0.264	− 0.037	0.269	0.417	− 0.263	− 0.033	0.266
结肠癌	0.278	0.174	− 0.203	− 0.206	0.283	0.185	− 0.189	− 0.202
胃癌	− 0.132	0.509	− 0.027	− 0.043	− 0.138	0.508	− 0.023	− 0.033
食管癌	− 0.097	0.404	0.029	0.199	− 0.105	0.397	0.029	0.208
鼻咽癌	− 0.068	− 0.151	0.607	− 0.058	− 0.083	− 0.159	0.604	− 0.054
直肠癌	− 0.023	0.109	0.425	0.329	− 0.039	0.094	0.420	0.338
肝癌	0.018	0.266	0.364	− 0.309	0.006	0.268	0.373	− 0.297
宫颈癌	− 0.025	0.034	− 0.023	0.668	− 0.030	0.018	− 0.034	0.668

从因子 2 得分地图可以看出，因子得分高的地区相对集中在南部和西部的大多数农村地区，沿海部分农村地区、东北和城市地区因子得分相对较低。

从因子 3 得分地图可以看出，因子得分高的地区是东南部沿海地区，尤其是广东、广西、福建以及江苏、浙江的部分地区，东北、西北、西南地区的因子得分较低。

从因子 4 得分地图可以看出，因子得分高的地区是西北、山西、内蒙古以及两湖地区的山区，这些地区主要是少数民族居住区，东部沿海地区和东北三省因子得分最低。

（二）恶性肿瘤死亡率与人发微量元素含量的回归分析

将前 10 位恶性肿瘤的标准化死亡率分别作为因变量，引入对应市、县儿童头发中 19 种微量元素含量进行逐步回归分析。当确定入选变量的显著性水平为 0.15，剔除变量的显著性水平为 0.05 时，得到各种恶性肿瘤标准化死亡率的逐步回归模型（表 7）。

表 7 恶性肿瘤死亡率与人发微量元素含量逐步回归分析的结果

逐步回归	微量元素	标准化参数估计	变量 R^2	模型 R^2	$C(p)$ 值	F 检验值	P 值
因变量	肺癌						
1	铅	0.2614	0.0648	0.0648	5.7533	8.875	0.00
2	锰	− 0.1008	0.0405	0.1054	2.0445	5.752	0.02
3	钾	0.1641	0.0249	0.1302	0.5391	3.604	0.06
4	铜	− 0.1413	0.0186	0.1489	− 0.0830	2.733	0.10
因变量	淋巴癌						
1	铁	− 0.1339	0.0204	0.0204	− 1.7349	2.672	0.10
2	钾	0.1354	0.0191	0.0396	− 2.1640	2.562	0.11
3	硒	− 0.1509	0.0178	0.0573	− 2.4163	2.373	0.13
4	铅	0.1359	0.0178	0.0751	− 2.6736	2.405	0.12
因变量	结肠癌						
1	镁	− 0.1744	0.0339	0.0339	− 0.5803	4.498	0.04
2	铜	0.1682	0.0282	0.0621	− 2.2389	3.816	0.05

续表

逐步回归	微量元素	标准化参数估计	变量 R^2	模型 R^2	$C(p)$ 值	F 检验值	P 值
因变量	胃癌						
1	铁	-0.2585	0.0695	0.0695	9.4120	9.568	0.00
2	钾	0.1394	0.0327	0.1023	6.6491	4.630	0.03
3	钙	0.1369	0.0170	0.1193	6.1718	2.435	0.12
因变量	食管癌						
1	钾	0.7855	0.3275	0.3275	13.4263	62.343	0.00
2	铁	-0.2458	0.0251	0.3952	3.4064	5.221	0.00
3	钴	-0.2852	0.0165	0.4117	1.9784	3.513	0.02
4	钡	-0.1058	0.0144	0.4198	0.2961	3.097	0.08
5	磷	0.1082	0.0102	0.4300	0.1760	2.225	0.13
因变量	鼻咽癌						
1	砷	0.3216	0.1125	0.1125	21.4590	16.222	0.00
2	钡	0.2818	0.0667	0.1792	12.3738	10.323	0.00
3	钴	-0.4989	0.0450	0.2242	6.8897	7.316	0.01
4	铬	0.3845	0.0569	0.2832	-1.0187	10.409	0.00
5	钼	-0.1487	0.0205	0.3044	-2.4300	3.660	0.06
6	钙	0.1123	0.0118	0.3163	-2.3829	2.114	0.14
因变量	直肠癌						
1	钴	-0.2181	0.0397	0.0397	9.8160	5.046	0.02
2	钙	0.2051	0.0483	0.0862	4.9969	6.714	0.01
3	钼	-0.1408	0.0191	0.1053	4.3012	2.689	0.10
4	锰	0.1337	0.0174	0.1227	3.8489	2.475	0.12
因变量	肝癌						
1	铜	-0.2277	0.0463	0.0463	-0.1976	6.210	0.01
2	钙	0.2118	0.0447	0.0910	-4.0951	6.246	0.01
因变量	宫颈癌						
1	铁	-0.2299	0.0256	0.0256	4.4378	3.360	0.06
2	铝	0.2093	0.0189	0.0454	3.7014	2.630	0.11
3	硒	-0.1925	0.0341	0.0794	1.2329	4.661	0.03

注：R^2 为决定系数；$C(p)$ 值；即 C. L. Mallows 统计量，是基于残差平方和的一个准则。

肺癌的逐步回归分析的结果显示，从对应市、县居民头发19种微量元素含量中先后筛选了4种微量元素：铅、锰、钾、铜。其中与铅、钾的含量呈正相关，与锰、铜的含量呈负相关。在逐步回归模型中铅的含量与肺癌的标准化偏回归系数较大，关联性最为显著，回归方程解释了肺癌死亡率方差（决定系数）的14.89%，其中铅为6.48%。

淋巴癌的逐步回归分析从对应市、县儿童头发19种微量元素含量中也筛选了4种微量元素：铁、钾、硒、铅。其中与硒、铁的含量呈负相关，与铅、钾的含量呈正相关。在逐步回归模型中，这4种微量元素的含量与淋巴的关联虽然不如上述肺癌筛选的4个元素的关联显著，4种微量元素对淋巴癌的解释为7.5%。从标准化偏回归系数的大小来看，人发中硒含量低、铅含量高与淋巴肿瘤发病的关系更为明显。

结肠癌的逐步回归仅筛选出两种微量元素：镁、铜。其中与镁的含量呈负相关，与铜的含量呈正相关。在逐步回归模型中，这两种微量元素的含量与结肠癌的关联性较为显著，镁和铜对结肠癌的解释为 6.21%。

胃癌的逐步回归筛选了 3 种微量元素：铁、钾、钙。其中与铁的含量呈负相关，与钾和钙的含量呈正相关。在逐步回归模型中，铁和钾的含量与胃癌的关联十分显著，铁对胃癌的解释为 6.95%，钾为 3.27%。

食管癌的逐步回归分析先后筛选了 5 种微量元素：钾、铁、钴、钡、磷。其中与钾和磷的含量呈正相关，与铁、钴、钡的含量呈负相关。在逐步回归模型中钾、铁、钴的含量与食管癌的标准化偏回归系数较大，关联性较为显著，尤其是钾的含量，这 3 种微量元素分别解释了肺癌死亡率方差（决定系数）的 32.75%、2.51% 和 1.65%。

鼻咽癌的逐步回归分析筛选了 6 种微量元素：砷、钡、钴、铬、钼、钙。其中与砷、钡、铬、钙的含量呈正相关，与钴和钼的含量呈负相关。在逐步回归模型中，人发中砷、钡、钴、铬、钼的含量与鼻咽癌的标准化偏回归系数较大，关联性较为显著，分别解释了食管癌死亡率方差（决定系数）的 11.25%、6.67%、4.50%、5.69% 和 2.05%。

直肠癌的逐步回归分析筛选了 4 种微量元素：钴、钙、钼、锰。其中与钴、钼的含量呈负相关，与钙和锰的含量呈正相关。在逐步回归模型中，人发中钴、钙、钼、锰的含量分别解释了直肠癌死亡率方差（决定系数）的 3.97%、4.83%、1.91% 和 1.74%。

肝癌的逐步回归分析仅筛选出两种微量元素：铜和钙。其中与铜的含量呈负相关，与钙的含量呈正相关。在逐步回归模型中，人发中铜和钙的含量分别与肝癌的关联性十分显著，分别解释了肝癌死亡率方差（决定系数）的 4.63%、4.47%。

宫颈癌的逐步回归分析筛选出 3 种微量元素：铁、铝、硒。其中与铁、硒的含量呈负相关，与铝的含量呈正相关。在逐步回归模型中，人发中硒和铁的含量分别与宫颈癌的关联性显著，硒元素解释了宫颈癌死亡率方差（决定系数）为 3.41%，铁为 2.58%，铝为 1.89%。

乳腺癌的逐步回归分析仅筛选出一种微量元素：锶。与乳腺癌呈正比，对乳腺癌死亡率的解释为 2.69%。

讨 论

本文利用全国已有的地区别恶性肿瘤别死亡率和部分地区居民头发中微量元素测定结果的资料，采用资料的标准化法和多变量（或多元）分析法对上述资料进行了进一步的分析。从分析的结果可以取得以下几点认识。

1. 我国居民恶性肿瘤的发病和死亡具有明显的地区分布，在地区分布中，各种恶性肿瘤死亡率具有一定程度的聚集性。主成分因子分析的结果显示，肺癌、乳腺癌、淋巴癌和结肠癌具有明显的聚集性，相对高发在我国东部沿海地区、长江中下游地区和东北工业发达地区，由于国际国内大量的研究证明这些恶性肿瘤与工业化、城市化带来的环境污染和居民不良生活方式和行为有密切的联系，我们把这些恶性肿瘤所对应的主成分因子定义为"富癌因子"；胃癌、食管癌等上消化道肿瘤有明显聚集性，相对高发在我国内地中西部地区和沿海地区的山区，已有研究表明这类肿瘤与食物种类、饮食习惯及食物中亚硝酸盐等化学物质的含量有关，我们把这些癌症所对应的主成分因子定义为"穷癌因子"；鼻咽癌、直肠癌、肝癌也有明显的关联，这些肿瘤在我国地区分布上有明显的特异性，这种分布的特异性揭示可能存在共同的致癌或抑癌因素，我们把这些癌症所对应的主成分因子称为"特发癌因子"。恶性肿瘤别死亡率的这种聚集性说明，在我国不同地区这些恶性肿瘤的高发或低发可能有共同的诱发、促进或抑制因素。

2. 通过回归模型分析我国恶性肿瘤死亡率与对应地区居民头发中微量元素含量的关系，结果表明各种恶性肿瘤均有其显著相关的微量元素。人发中尤其是儿童头发中微量元素的含量直接反映了人体组织中微量元素的浓度的高低，也反映了人体生存环境中微量元素的含量和分布。一般来讲，铁、锌、钴、铜、镍、锰、铬、硒和钼等微量元素被认为是人体所必需的，而铅、汞、镉、砷等微量元素是有毒的，但毒性并不排斥必需性。机体中一些微量元素在一定浓度下是必需的，摄取过量或摄入不足，都会使机体产生严重后果，包括刺激肿瘤的生长和损伤机体对致癌因子的抵抗力。从本次研究的 19 种微量元素与恶性肿瘤的关系来看，铁、铜、钴、硒、钼、锰等元素与肿瘤死亡率水平呈负相关，也就是说肿瘤死亡率高的地区，居民体内这些微量元素含量低；铅、钾、砷、铬、钙等元素与肿瘤死亡率水平呈正相关，也就是说肿瘤死亡率高的地区居民体内这些微量元素含量高。

3. 恶性肿瘤死亡率水平与微量元素含量的回归模型显示，聚集在一起的恶性肿瘤大多有共同联系的微量元素，如肺癌、淋巴癌等，相联系的微量元素有铅、钾等；胃癌、食管癌有铁、钾等，这与肿瘤的地区分布有明显的关系。如城市化地区，工业污染、汽车废气、有毒有害微量元素的排放，居民发铅、砷的含量高；如山区高原，水土流失、动物食品和新鲜蔬菜缺乏等，居民发铁、铜、硒、钼等含量低；有的地区土壤中某些微量元素的含量过低或过高，如钴、铬、硒、钼等。这些微量元素含量的高低虽然还不能解释上述恶性肿瘤死亡率间的聚集性，但与恶性肿瘤死亡率间的聚集性有一定的关系。本次分析的结果与文献报道基本吻合。

4. 本次研究初步显示了我国居民前 10 位恶性肿瘤的死亡率之间有一定的聚集性，同时分析了这些恶性肿瘤死亡率及其聚集性与已有资料的对应地区居民头发中 19 种微量元素的关系。鉴于资料的准确性、时效性和恶性肿瘤病因及关联因素的多样性、复杂性，结果只作为进一步深入研究的线索。

（原载于《中国卫生统计》1993 年第 4 期）

人发中生命元素与食管癌、胃癌、肝癌关系的初步研究①

（1995）

朱文郁　执笔

（1. 中国科学院地理研究所　2. 卫生部统计信息中心　3. 全国肿瘤防治办公室
4. 中国预防科学院营养与食品卫生所）

[导读]　根据全国 142 个县 14 岁以下儿童头发 21 种元素含量和食管癌、胃癌、肝癌死亡率配对资料，采用 4 种方法探讨了肿瘤与人发生命元素的关系。逐步回归分析表明，食管癌与钙、铜、钛、钼、锌、锶有关。二维坐标图显示，当死亡率高时，食管癌与硒为负相关，胃癌与砷呈负相关；当死亡率低时，单个元素含量高低与低死亡率无关。高、低死亡率人发元素含量 t 检验，有 6 种元素（钾、钛、镍、锶、铝、铁）达到显著性，其中镍、铁与癌症有一定关系。将癌症地域分布图与人发元素环境类型图相比较，发现食管癌与钼，胃癌与硒、砷、汞，肝癌与锌有比较明显的地理上的联系，为病因探索和预防途径提供了线索。

---

①　参加本专题人员：（1）谭见安、李日邦、王五一、朱文郁、侯少范、杨林生、王卫中、赵远维等。（2）陈育德，饶克勤等。
（3）李连弟、鲁凤珠等。（4）陈孝曙、葛可佑、周兴汉等。

恶性肿瘤已成为严重危害人们生命和健康的常见病之一。几乎90%的肿瘤与环境有密切关系，其中，食管癌、胃癌和肝癌是我国人口中死亡最多的3种恶性肿瘤，在地理分布上都有其特点。关于病因问题比较复杂，至今尚未完全解决，本文试图通过人发中生命元素的地区差异探讨与3种主要癌症的地理关联性，以求为病因提供线索。

1　材料和方法

人发化学元素资料主要为1977—1981年采集样品的测试结果，样品采自农村14岁以下儿童，样点选择考虑自然环境类型近3000例发样，测定Se、As、Mo、Zn、Fe、Ni、Hg、Co等21种元素。

肿瘤资料引自《中华人民共和国恶性肿瘤图集》（1973—1976年）和《中国恶性肿瘤死亡调查研究》。人发资料和肿瘤资料可以配对的县142个。为探索肿瘤与人发生命元素的关系进行了以下工作：①将肿瘤死亡率与人发中各元素做逐步回归分析；②用MINITAB程序做二维坐标相关分析图；③绘制自然环境类型人发元素含量分布图及电子计算机制图；④将食管癌、胃癌和肝癌分别取高死亡率与低死亡率做人发元素的显著性t检验；⑤将3种主要癌症分布图分别与人发元素环境类型图作地理相关分析，为探讨肿瘤与环境化学元素的关系提供线索。

2　结果与讨论

2.1　我国主要恶性肿瘤的基本特点

我国恶性肿瘤死亡率与世界各国相比处于较低水平，各国恶性肿瘤死亡占所有死因的比重，最高为荷兰（25.6%），最低为埃及（1.5%）。一般以欧洲、北美、大洋洲工业比较发达的国家或地区癌症死亡比率较高，而亚、非、拉属于经济不发达国家死亡率较低。从世界26个国家恶性肿瘤死亡率排序中，我国处于第21位，在埃及、泰国、多米尼加和毛里求斯之上。

我国恶性肿瘤死亡仅次于呼吸系统疾病，其他心血管病为第3位。据最新资料，在城市中恶性肿瘤在所有死因中已列第1位，在农村也居第2位，仅次于呼吸道疾病。我国10亿人口，每年因肿瘤死亡约70万人，其中胃癌居首位约16万人，占恶性肿瘤死亡的23.03%；其次食管癌约15.7万人，占22.34%；肝癌占第3位，每年死亡约10万人，占15.08%，三者合计占我国恶性肿瘤死亡的60.45%。3种主要癌症的全国调整死亡率及显著高于全国平均水平的县数，男女调整死亡率数列于表1。

表1　3种主要癌症基本情况

	胃癌	食管癌	肝癌
显著高于全国平均水平的县数（男）	685个县	546个县	408个县
全国调整死亡率/10万	15.41	14.59	10.09
其中，男性	20.93	19.68	14.52
女性	10.16	9.85	5.61

胃癌、食管癌主要发生在壮年和老年期，肝癌主要发生在青年期，而14岁以下少年儿童以白血病为最多，男女均占所有肿瘤的52%～54%。

3种主要癌症的地理分布均有明显的地域差异。表明它们的发生与地理环境（不管是化学因素，还是其他因素）有很重要的联系。

胃癌高死亡率地区主要分布在西北和沿海一带各省。西北地区又以甘肃、青海、宁夏为高发区；沿海地区以江苏、浙江、福建以及辽东、山东两个半岛集中高发区；山西、河北、河南三省交界处也是集中高发区。总的胃癌分布形势为北方重于南方，可以看成一条自东北至西南的不连续带状分布和一条从西北向东南的带状分布，形成交叉，在交叉的中心区即为甘、青、宁、晋、冀、豫的胃癌高发中心。

食管癌的分布特点也可以看作一条自西北向东南方向的不连续病带。与胃癌有部分重叠。而在晋、冀、豫交界处太行山区和江苏、安徽、湖北大别山区为集中高发区，福建东南部有一个高发区。食管癌高死亡率地区分布特点极为集中，围绕太行山系中心向外病情梯级下降。在东北和西南很少发生。

肝癌的分布特点主要集中在东南沿海各省和东北吉林省。其中广西、江苏、浙江、上海、吉林为集中高发区，病情严重，形成我国东半部沿海向内地病情逐渐降低形势。

2.2　人发中某些生命元素与主要癌症相关性研究

本研究人发中生命元素含量多数为偏态分布，因此取中位值比较合理，与各方研究的正常值比较，结果表明我国人发元素含量多数与正常值相近，低于正常值的元素有 Se、Mo、Zn、P，高于正常值的元素有 As、Sr 和 Al（表2）。

表2　142 个县人发化学元素中位值与正常值比较（$\mu g/g$）

元素	中位值	正常值*	日本男性中位值[1]	女性中位值[2]
Se	0.246	0.3～13	3.15	2.96
As	0.481	0.06～1.0	0.21	0.20
Mo	0.077	0.21	0.30	0.37
Cu	7.58	7.28～45.75	12.8	16.6
Zn	128	151～220	153	160
Fe	45	10.46～47.53	26.5	33.4
Mn	5.53	0.34～2.67	0.72	0.85
Sr	3.36	0.05		
Ba	2.49	0.42～4.77		
Ca	596	188～212	763	1956
Mg	105	10～75	64	108
K	20.22	149	33.3	20.1
Al	57	5	10.4	10.5
P	170	650～950		
Co	0.127	0.17～0.28	0.061	0.075
Ni	0.284	0.27～2.07		
V	0.217	0.056～0.588	0.059	0.062
Cr	0.394	0.26～1.46	0.25	0.26
Pb	4.99	5.31～21.07		
Ti	4.94	0.05	3.83	4.66
Hg	0.275	0.276～2.17	4.54	3.30

[1]引自国外医学参考资料卫生学分册，1978，5（6）：328－333；[2]引自微量元素1987；*贵阳医学院微量元素研究所。

用食管癌死亡率与人发元素含量做逐步回归分析，依次被选入的元素为 Ca、Cu、Ti、Mo、Zn、Sr。有意义的元素 Se 未被选入，相关程度均不明显，因此单纯用逐步回归分析方法效果不理想。

用 MINITAB 程序分别做食管癌、胃癌、肝癌死亡率与人发元素的二维坐标图，观察二者关系。结果是癌症死亡率低时，与元素之间关系呈水平线，说明单个元素含量水平的高低与低死亡率无关，当死亡率高时，人发元素含量与死亡率之间出现相关的趋势，如食管癌死亡率与发 Se 为负相关（图1），胃癌与发 As 呈负相关（图2）。有的元素含量比较集中在某个数值范围内，看不出与癌症的关系，因此用二维坐标图方式也不能完全反映二者关系。

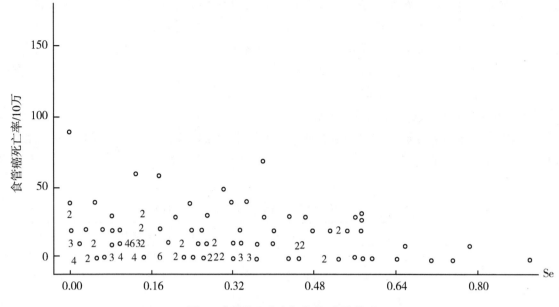

图1 食管癌死亡率与发 Se 含量关系

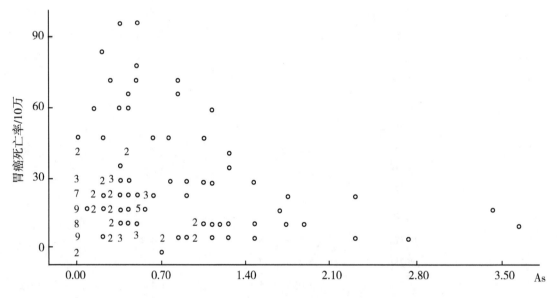

图2 胃癌死亡率与发 As 含量关系

根据高死亡率与人发元素含量之间有某种程度的相关性考虑，将高死亡率与低死亡率人发元素作显著性 t 检验，结果有 6 种元素（K、Ti、Ni、Sr、Al、Fe）达到显著性，其中 Ni、Fe 等与癌症有一定关系。有的元素虽差异显著但并非有病因关系。

按自然环境类型作人发元素含量分布图，获得到以下结果。

2.2.1 食管癌与人发钼含量的关系

将食管癌的分布图与人发各种元素分布图对比，发现其中人发 Mo 在 $0.05\ \mu g/g$ 以下的分布区与食管癌高发区有很好的联系，即太行山南段晋、冀、豫地区，江苏、皖南地区，内蒙古东北地区正好与人发 Mo 的低含量分布基本吻合。这一结果，从大范围内更进一步证实了关于地理生态系 Mo 不足，是我国食管癌高发的重要原因的论述。

2.2.2 胃癌与人发硒、砷、汞含量的关系

从胃癌分布图1可以看出，中国的胃癌高发区主要分布在北方，而南方明显很轻。从自然地理环境而言，胃癌主要分布于温带、暖温带地区，而亚热带和热带较轻。这种分布特点，与人发 Se、As、Hg 的含量分布有一定的联系，即胃癌低发区人发的 Se、As、Hg 的含量一般较高。已有大量研究证明 Se 不足与胃癌及多种癌症有关系。关于 As、Hg 与胃癌的关系还不甚明了，但有动物实验证明，补充微量 As 可以明显降低实验动物的肿瘤发病率，故认为 As 也有抑制癌生长的作用。我国民间也有用 As 治疗癌瘤的方法。

2.2.3　肝癌与人发锌含量的关系

肝癌主要在我国东部，这一分布范围正好与人发锌含量低于 120 $\mu g/g$ 的范围吻合（图 10）。Zn 与肿瘤的关系说法不一，有人认为缺 Zn 与食管癌和胃癌有关。一般认为 Zn 缺乏或过多均有致癌性或有利于癌症的发生。Zn 也有抑癌作用，它和 Se 一样可以防止机体自由基对细胞的攻击，保护细胞膜及细胞的正常分裂。这种现象说明一些微量元素既可致癌又可抑癌，同时参与调节机制，关键在于控制剂量。

3　结　论

癌症的病因比较复杂，关于微量元素与癌的关系目前尚未完全解决。癌的本质是机体调节机制发生了障碍，使细胞无限制、不适时地恶性分裂和生长。在调节细胞正常分裂繁殖、电子传递链的维持及自由基反应的催化和抑制方面，微量元素 Se、Mo、Zn、Cu 等起着重要作用。已知亚硝胺是强致癌物，与食管癌、胃癌和肝癌都有关系；黄曲霉毒素与肝癌有关。微量元素还可以起到抑制或阻断强致癌物的致癌作用。

本研究目的是通过人发生命元素与 3 种主要癌症的地域差异的比较，为 3 种癌症病因的探索和预防途径提供线索。

本研究发现食管癌与人发 Mo，胃癌与人发 Se、As 和 Hg，肝癌与人发 Zn 含量之间有比较明显的地理上的联系。

人发的生命元素含量水平既反映了内环境的代谢状况，也反映了元素的外环境摄入水平。为了更进一步探讨癌症与外环境的关系，仍需研究地理生态系统其他要素（如土壤、粮食等）化学元素的地理差异与癌症的关系。

本研究的化学元素地理制图为探索环境病因提供了一条方法。

［原载于《环境地球化学应用研究论文集》（本篇有删节），地质出版社，1995］

肺癌与头发微量元素关系的探讨

（1999）

娜斯曼[1]　陈友兰[1]　程继荣[1]　李旭芳[1]　王海旭[1]

吴国良[2]　马　捷[2]　田　映[2]　张　辰[2]

（1. 乌鲁木齐铁路中心医院　2. 乌鲁木齐铁路中心防疫站）

[导读] 新疆肺癌住院患者发中镍、铜、锰含量明显高于正常人，镍/锌、铜/锌、镍/硒比值增高，铜/铁、镍/锰比值降低，患者体内存在低锌高镍、低锌高铜、低硒高镍的拮抗作用。晚期肺癌患者发中锰含量呈保护性增高。

测量头发中硒、铜、锌、锰、镍、铁含量对肺癌可能有一定的辅助诊断价值。

微量元素是生命活动中必需的物质基础，许多研究表明微量元素和肿瘤的关系十分密切，但对头发微量元素与肺癌的关系报道较少。本文通过对 50 例肺癌患者和 50 例健康人头发微量元素（硒、铜、锌、锰、铁、镍）的测定，了解肺癌患者头发中微量元素的变化特征，以便观察肺癌的发生、发展与微量元素的关系，试图为肺癌的诊断提供辅助性依据。现报告如下。

材料与方法

一、研究对象：本文收集我院 1992 年 5 月—1997 年 9 月住院的肺癌患者 50 例，其中男 28 例，女 22 例，年龄 30 ~ 83 岁，平均年龄 63.12 岁，经胸部 X 线、肺 CT、纤维支气管镜、肺活检、痰涂片或淋巴结活检病理检查而确诊，按 TNM 分类法分期。I 期 4 例（占 8%），II 期 9 例（占 18%），III 期 22 例（占 44%），IV 期 15 例（占 30%），III ~ IV 期占总数的 74%，均未经任何治疗，居位新疆地区 20 余年。正常组 50 例，其中男 20 例，女 30 例，年龄 30 ~ 83 岁，平均年龄 61.66 岁。健康者均在我院健康体检，排除肺部疾患，排除各种肿瘤，心脏、肾脏疾病的健康人，并居位新疆地区 20 余年。

二、试验方法：取受检者枕部头发，以发根为主，对头发少者加上耳后头发，重量约为 1 克，装在小纸盒内，放于干燥阴凉处保存。将发样进行处理，取 1 克发样，以蒸馏水漂洗 2 次。使用美国 PE 公司产 3100 型原子吸收分光光度计进行测定。标准发样为（锌、铁、铜、锰、硒、镍）GBW09101，国家一级标准物质，中国科学院上海原子核研究所制。实测值均在鉴定值 ±10% 以内。

三、统计学处理：选用 486 型计算机 CSPSS 软件，进行所有数据的统计学处理，计量数据以 $\bar{x} \pm s$ 表示，并进行 t 检验。

结　果

1. 肺癌组和正常组头发的 6 种微量元素含量的比较（表 1）

从表 1 可以看出肺癌组镍、铜和锰明显高于正常值，分别为镍（3.95 ±1.22）mg/g 和（2.92 ±1.20）mg/g，铜（9.04 ±3.88）mg/g 和（7.78 ±1.74）mg/g（P 均 <0.001），锰（1.94 ±0.72）mg/g 和（1.31 ±0.52）mg/g（P <0.01），锌、铁、硒无统计学差异。

表 1　肺癌组和正常组头发的 6 种元素含量的比较　　　单位：mmol/g

元素	正常组（$n=50$）	肺癌组（$n=50$）	元素	正常组（$n=50$）	肺癌组（$n=50$）
锌	148.22 ±42.67	157.26 ±49.05	锰	1.31 ±0.51	1.94 ±0.72*
铁	26.34 ±22.10	26.40 ±29.68	硒	0.49 ±0.24	0.41 ±0.23
铜	7.78 ±1.74	9.04 ±3.88**	镍	2.92 ±1.20	3.95 ±1.22**

注：组间比较，*P <0.01，**P <0.001。

2. 肺癌组和正常组的各元素比值比较（表 2）

表 2　肺癌组和正常组的各元素比值比较

组别	铜/铁	镍/锌	铜/锌	镍/硒	镍/锰
正常组（$n=50$）	0.30 ±0.04	0.02 ±0.03	0.05 ±0.04	5.96 ±5.00	2.23 ±2.35
肺癌组（$n=50$）	0.06 ±0.08**	0.03 ±0.02*	0.06 ±0.06*	9.63 ±5.30**	2.04 ±1.69*

注：组间比较，*P <0.01，**P <0.001。

从表 2 可以看出，肺癌组镍/锌、铜/锌比值明显大于正常组，分别为镍/锌 0.03 ±0.02 和 0.02 ±0.03（P <0.01），铜/锌 0.06 ±0.06 和 0.05 ±0.04（P 均 <0.01）。镍/硒比值显著大于正常组，分别为 9.63 ±5.30 和 5.96 ±5.00（P <0.001）。肺癌组镍/锰、铜/铁比值均低于正常组，镍/锰分别为 2.04 ±1.69 和 2.23 ±2.35（P <0.01），铜/铁 0.06 ±0.08 和 0.30 ±0.04（P <0.001）。

讨　论

IAPC（1980 年）已确证砷、镉、镍及化合物为人类致癌物质，参照 Gerhardsson 和陈清的报道，以硒、锌、铜、锰为抗癌元素。Diez 等研究结果表明肺癌组血清铜高于正常组，锌低于正常组，铜/锌比值的改变比单纯铜和锌的改变更敏感。我们分析结果发现肺癌组头发中致癌元素镍和抗癌元素铜和锰明显高于健康组（P 均 < 0.001 和 $P < 0.01$），而人发是微量元素在人体中代谢的最终排泄场所之一。因此，我们认为测定头发微量元素的含量可能与血清微量元素含量之间具有一定的相关性。

本文假设肺癌的发生还取决于下述两种元素的比值相互拮抗或平衡的结果，即致癌元素镍与抗癌元素硒、锌、锰，保护性元素铜与锌、铁（无明元素）的比值，比值数大者，表示致癌物质的致癌强度大于抗癌或保护性元素，从而发生癌的危险性较大。反之，比值数小者，表示后者的抗癌或保护性作用强度大于前者，生癌危险性较小。本文研究发现铜/锌、镍/锌和镍/硒的比值明显高于正常组（P 均 < 0.01 和 $P < 0.001$），提示为锌和硒的保护性作用降低所引起的。Gerherdssors 等最近研究指出，硒对肿瘤可能有保护作用。镍/硒的比值高于镍/锌的比值，提示硒的保护性降低比锌还明显。这和文献报道一致。肺癌患者头发中镍/锌和镍/硒比值的改变比单纯镍含量的改变更敏感。

通过分析发现肺癌组镍/锰的比值明显低于健康组（$P < 0.001$），比值数小者，表示后者的抗癌或保护性作用强于前者。根据致癌抗癌元素互相拮抗的论点，我们认为锰生癌的危险性较小，可能是锰保护性增高而引起的比值变小，此结果与文献报告相一致。

在各期肺癌患者体内微量元素的含量也有区别。因本文Ⅰ、Ⅱ期肺癌患者例数较少，未经统计学处理，但Ⅲ、Ⅳ期肺癌占 74%，我们认为晚期肺癌头发中锰含量保护性增多。

我们结果表明肺癌组头发中镍、锰的改变是主要的和敏感的，而镍/锰比值的改变主要是由于头发中锰的增多而引起的，多考虑为本组晚期肺癌占 74%，头发中锰含量保护性增多所致的。肺癌组铜/铁的比值明显低于正常组（$P < 0.001$），但铁含量二组相比无显著差异性。铁元素可能是保护性增高或由于膳食的成分，地区的差异而增多，有待于更多的病历深入研究探索。

总之，结果提示肺癌患者头发中镍、铜、锰含量显著性增多，而镍/锌、铜/锌和镍/硒比值增高，铜/铁、镍/锰比值显著降低，提示患者体内存在低锌高镍、低锌高铜，低硒高镍的拮抗作用。在肺癌的发生、发展中的作用值得进一步研究，也可作为肺癌诊断和治疗的一项参考指标。

（原载于《中国肿瘤临床与康复》1999 年第 5 期）

鼻咽癌与微量元素的关系

（1994）

邓　洪[1]　潘文俊[2]　黄遒琴[1]　余可华[3]　何聿忠[4]　林文业[4]　沈可安[5]

（1. 广西梧州市肿瘤防治研究所　2. 广西苍梧县鼻咽癌防治所
3. 广西右江民族医学院附院　4. 广西分析测试研究中心　5. 广西玉林地区医学情报所）

[导读] 广西鼻咽癌无论是高发区（苍梧县）还是低发区（百色地区），患者头发硒、钼、锌含量显著低于健康人，镍、铬、镉含量则比健康人高。应注意观察研究硒、钼、锌、镍、镉、铬在鼻咽癌发生、发展中的正负相关作用，这对进一步阻断该病的发生将有积极意义。

材料与方法

鼻咽癌高发区广西梧州市苍梧县（1973—1977 年 5 年平均死亡率 9.9/10^5）鼻咽癌患者 60 例（男 43、女 17），健康人 54 例（男 32、女 22）。鼻咽癌低发区广西百色地区（1973—1977 年 5 年平均死亡率 2.55/10^5）鼻咽癌 44 例（男 33、女 11）、健康人 42 例（男 29、女 13）。年龄在 13～72 岁。高低发区鼻咽癌 104 例，健康人 96 例，合 200 例，均采静脉血及枕后头发（发）作 Se、Cr、Mo、Ni、Cd、Cu、Fe、Zn 等微量元素检测。

测定方法：Cr、Mo、Ni、Cd 元素用日立 Z - 7000 型偏振塞曼墨炉原子吸收分光光度计测定，Cu、Fe、Zn 元素用日立 Z - 6000 型偏振塞曼火焰原子吸收光度计测定；Se 元素用氢化物发出原子吸收法测定。Se、Cr、Cd、Ni、Mo 单位 ng/g 表示，Cu、Fe、Zn 单位用 μg/g 表示。

数据处理：电子计算机统一处理。显著性测验用 t 检验，方差不齐用 t'。

结　果

高低发区鼻咽癌患者及健康人头发，血液微量元素含量比较见表 1，表 2。

表 1　高发区 NPC 与健康人头发、血液微量元素含量比较

元素	头发					血液				
	NPC60 例		健康人 54 例		P 值	NPC60 例				P 值
	平均值	标准差	平均值	标准差		平均值	标准差	平均值	标准差	
Se	341.05	18.95	702.86	35.26	<0.01	69.34	6.78	158.82	5.24	<0.01
Cr	533.42	24.64	346.23	16.56	<0.01	56.09	2.02	36.71	1.34	<0.01
Mo	107.56	4.14	196.40	5.26	<0.01	22.76	1.40	44.06	1.44	<0.01
Ni	648.9	25.86	375.39	15.81	<0.01	60.93	2.18	35.97	1.38	<0.01
Cd	178.89	4.60	99.23	4.97	<0.01	5.84	0.33	2.93	0.17	<0.01
Cu	5.38	0.12	8.10	0.35	<0.01	0.56	0.03	0.79	0.04	<0.01
Fe	24.74	0.83	23.52	1.27	>0.05	378.59	8.21	391.36	6.53	>0.05
Zn	91.18	3.96	127.79	4.70	<0.01	4.33	0.16	4.39	0.16	>0.05

表 2　低发区 NPC 与健康人头发、血液微量元素含量比较

元素	头发					血液				
	NPC44 例		健康人 42 例		P 值	NPC44 例		健康人 42 例		P 值
	平均值	标准差	平均值	标准差		平均值	标准差	平均值	标准差	
Se	270.25	6.21	427.26	9.75	<0.01	49.17	1.27	84.54	1.72	<0.01
Cr	542.76	20.90	349.92	13.91	<0.01	65.56	1.84	39.11	0.94	<0.01
Mo	122.63	4.42	152.47	3.35	<0.01	18.39	0.57	26.70	0.91	<0.01
Ni	720.89	16.65	451.39	8.82	<0.01	66.59	1.75	41.39	1.41	<0.01
Cd	181.74	1.91	158.56	1.69	<0.01	5.29	0.10	3.75	0.19	<0.01
Cu	5.04	0.16	6.04	0.13	>0.05	0.50	0.04	0.52	0.03	>0.05
Fe	21.37	1.03	19.65	0.77	>0.05	388.10	18.23	390.39	11.71	>0.05
Zn	172.17	4.46	136.96	5.84	<0.01	4.24	0.17	4.72	0.15	<0.01

讨　论

研究发现鼻咽癌患者血、发 Se、Mo、Zn 含量均较健康人低（$P < 0.01$），Ni、Cr、Cd 则比健康人高（$P < 0.01$），表 1 至表 2，提示 Se、Mo、Zn、Ni、Cr、Cd 与鼻咽癌发生关系密切，Se、Mo、Zn 呈负相关，Ni、Cd、Cr 呈正相关。Ni、Cd 是促癌物或致癌物文献已有报告，故应注意观察研究 Se、Mo、Zn、Ni、Cd、Cr 在鼻咽癌发生、发展中的正负相关作用，对进一步阻断该病的发生将有积极意义。

Fe 高低发区鼻咽癌患者与健康人无差异（$P > 0.05$），Cu 高发区鼻咽癌患者高于健康（$P < 0.01$），低发区则无差异（$P > 0.01$），本文资料未能证实 Fe、Cu 两元素与鼻咽癌发生有关。

研究还发现高发区鼻咽癌患者和健康人头发、血液 Se 含量反比低区鼻咽癌患者和健康人高（$P < 0.01$），Ni 则反比低发区低（$P < 0.05$），是人群或环境中本底值不同或元素含量比值不同，有待今后进一步研究。

（原载于《微量元素与健康研究》1994 年第 3 期）

鼻咽癌患者治疗过程中头发微量元素的变化

（1998）

梁宝鎏　黄汉明

（香港城市大学）

[导读]　广东省鼻咽癌患者头发锌、铜、钴、锰含量低于健康人水平，而钛和砷含量则偏高。经过 3~6 个月电疗及化疗之后，这些元素的含量普遍缩小与健康人的差异。

人发微量元素含量能反映人的健康水平，跟踪患者微量元素变化肯定是进一步深入研究的好方法。

1　引　言

科学家对人类头发的微量元素（TEs）已作了许多研究，揭示出头发 TEs 与疾病存在某些关系。可以说头发在某种程度上记录着人体健康状态的变化。据美国 Medline 资料库收集 1983—1987 年 3327 篇有关 TEs 与癌病关系的文章，发现 20 个有关联的 TEs 中，Se、Zn 及 Cl 是最经常出现相关的元素。类似结果也见于中国学者的研究之中。近几年，Zn 及 Cu 常被探讨用作癌病的测试指标。

广东省是中国可能也是全世界鼻咽癌（NPC）发病率最高的地区之一。20 世纪 70 年代以来，学者对广东省地区的土质、水、食物等的 TEs 与 NPC 发病率的关系研究、对人血和头发的 TEs 与 NPC 的关系研究以及用多因素分析法对多个 TEs 谱作分类判断都是很有价值的。近期血和头发的 TEs 与 NPC 关系的研究也表明 Zn、Cu、Fe、Mn 等是显著相关元素。不同个体之间 TE 含量会有相当大的差异，因而类别组的 TEs 值只能以其相当数量样本的平均值为依据，令统计关系与样本数目、元素密切关联，而得到的是间接性的关系。跟踪患者治疗过程 TE 的变化会更直接、可靠地揭示疾病与 TEs 的关系。文章对 NPC 患者作了这方面的研究，显示出像 Zn、Cu、Fe 等元素治疗前后确有向健康人水平的趋变。进食含 Zn 或 Zn/Se 药物能增强身体免疫能力及抑制癌细胞的生长已有报道。

本文用统计对比方法，对 4 个不同组别患者、健康人的 11 种人头发 TEs（Zn、Ti、Cr、Mn、Fe、Co、Ni、Cu、As、Pb 及 Sr）进行了分析，显示出患者在治疗期间的一个康复过程。

2　样本及测量

头发样本取自中山医学院鼻咽癌患者及工作人员，4 个比较组由 130 人组成（年龄在 24～76 岁）。其中 30 名健康人（男 23 名，女 7 名），称 A 组；初诊 NPC 患者（男 81 名，女 19 名）患者 100 名，称 B 组；初诊患者中 3 个月治疗后复诊 53 名（男 44 名，女 9 名），称 C 组；初诊患者中 6 个月后复诊者为 23 名（男 17 名，女 6 名），称 D 组。100 名患者连续 3 次都参与取样的有 14 人。C、D 组中绝大部分人经过治后的病情都有好转的表现。

样本经过严格洗涤及灰化，然后消化制成靶。用天津南开大学的 PLXE 仪器测试，质子能量 2.0 MeV，质子流 15 nA，分辨率 170 eV（Fe-55），探测限 0.1×10^{-6}，准确度 5%。

3　统计结果

3.1　数据筛选及统计

虽然 PIXE 技术精度很高，但不可避免地在整个样本制作及上机过程中有可能受偶然污染。为此测量出的零值及特大值（对健康人 A 组测量大于正常值 1.5 倍的值）被当作异常值而被取消参与统计。各组（A、B、C、D）参与统计的数目列于该组平均值（M）及标准离差（D）后面的括号内（n）。同时也进行了各组患者相对于健康人两者差异的显著性 t 检验（见 P 值）。结果见表 1。

表 1　鼻咽癌患者及健康人头发 11 个微量元素跟踪治疗的
变化及其差异显著性 t 检验（全体）

元素	组　别							
	A	B		C		D	
	$M \pm D$ (n) $(\mu g/g)$	$M \pm D$ (n) $(\mu g/g)$	P	$M \pm D$ (n) $(\mu g/g)$	P	$M \pm D$ (n) $(\mu g/g)$	P
Zn	196.72±61.18 (26)	172.58±4.29 (100)	<0.01	164.37±31.17 (53)	<0.01	176.18±43.7 (23)	>0.20
Ti	0.71±0.65 (25)	1.84±2.50 (46)	<0.02	1.14±0.85 (51)	<0.05	1.54±2.47 (22)	>0.10
Cr	0.09±0.11 (11)	0.39±0.42 (22)	<0.01	0.20±0.19 (26)	<0.05	0.39±0.29 (8)	<0.01
Mn	3.53±3.30 (26)	2.63±5.86 (97)	>0.40	1.91±2.86 (53)	<0.05	2.72±3.71 (23)	>0.40
Fe	10.98±3.85 (26)	14.58±8.34 (100)	>0.10	12.73±9.25 (53)	>0.20	12.52±8.20 (23)	>0.20
Co	0.50±0.20 (26)	0.42±0.50 (81)	>0.40	0.25±0.20 (40)	<0.01	0.33±0.29 (19)	<0.50
Ni	0.77±0.44 (26)	0.80±1.06 (86)	>0.80	0.58±0.57 (44)	>0.10	0.28±0.28 (20)	<0.01
Cu	13.36±3.53 (26)	9.96±2.16 (100)	<0.01	9.41±2.54 (53)	<0.01	9.58±2.13 (23)	<0.01
As	1.09±0.61 (26)	1.73±1.75 (79)	<0.10	1.50±0.82 (43)	<0.05	0.58±0.25 (17)	<0.01
Pb	2.89±2.06 (25)	3.54±5.35 (81)	>0.40	5.84±10.09 (47)	>0.10	0.69±0.43 (13)	<0.01
Sr	4.25±3.92 (22)	6.17±6.12 (53)	>0.10	5.20±4.03 (25)	>0.40	2.73±3.88 (12)	>0.20

注：M—平均值，D—标准离差，n—真正参与统计人数，P—t 检验的 α 水平值。

3.2　一致性统计结果

研究中，第二、第三次复诊组（即 C、D 组）患者全部来自初诊组（B 组），但部分 D 组患者并不来自 C 组。为了使结果更加一致可信，选择有连贯性的例子，即全部 3 组（B、C、D）都参与的 14 个人也作了统计，虽然例子稍少，但可对比性更强，相似于表 1 的表达方式，其结果见表 2。

同样因为性别及年龄对 TE 都有影响，本文特别选择男性患者及男性健康人的全体及其中 30～50 岁者两系列分别对比列于表 3 和表 4。

表2　鼻咽癌患者及健康人头发11个微量元素跟踪治疗的变化及其差异
显著性 *t* 检验（参与 B、C、D 组三次统计的 14 人）

元素	组别							
	A	B		C		D	
	$M \pm D$ (n) ($\mu g/g$)	$M \pm D$ (n) ($\mu g/g$)	P	$M \pm D$ (n) ($\mu g/g$)	P	$M \pm D$ (n) ($\mu g/g$)	P
Zn	196.72 ± 61.18（26）	172.59 ± 9.65（14）	>0.10	164.22 ± 7.80（14）	<0.10	176.67 ± 0.57（14）	>0.20
Ti	0.71 ± 0.65（25）	1.88 ± 1.62（11）	<0.01	1.14 ± 0.48（13）	<0.05	1.20 ± 1.11（13）	<0.10
Cr	0.09 ± 0.11（11）	0.08 ± 0.03（3）	>0.80	0.16 ± 0.16（9）	>0.10	0.34 ± 0.16（3）	<0.01
Mn	3.53 ± 3.30（26）	3.29 ± 6.20（13）	>0.80	1.97 ± 2.85（14）	>0.10	3.41 ± 4.70（14）	>0.80
Fe	10.98 ± 3.85（26）	10.71 ± 4.80（14）	>0.80	11.48 ± 3.52（14）	>0.60	12.04 ± 4.21（14）	>0.40
Co	0.50 ± 0.20（26）	0.33 ± 0.31（11）	<0.10	0.18 ± 0.14（11）	<0.01	0.34 ± 0.28（10）	<0.10
Ni	0.77 ± 0.44（26）	0.50 ± 0.43（14）	<0.10	0.51 ± 0.54（13）	>0.10	0.29 ± 0.31（11）	<0.01
Cu	13.36 ± 3.53（26）	9.48 ± 1.71（14）	<0.01	9.32 ± 1.47（14）	<0.01	9.55 ± 2.19（14）	<0.01
As	1.09 ± 0.61（26）	1.09 ± 0.84（11）	>0.80	1.27 ± 0.62（12）	>0.40	0.61 ± 0.24（9）	<0.05
Pb	2.89 ± 2.06（25）	1.94 ± 1.55（13）	>0.10	4.33 ± 4.13（11）	>0.10	0.74 ± 0.34（8）	<0.01
Sr	4.25 ± 3.92（22）	6.19 ± 3.94（6）	>0.20	6.24 ± 4.28（6）	>0.20	1.67 ± 1.51（8）	<0.01

表3　鼻咽癌患者及健康人头发11个微量元素跟踪治疗的变化及其差异显著性 *t* 检验（全体男性）

元素	组别							
	A	B		C		D	
	$M \pm D$ (n) ($\mu g/g$)	$M \pm D$ (n) ($\mu g/g$)	P	$M \pm D$ (n) ($\mu g/g$)	P	$M \pm D$ (n) ($\mu g/g$)	P
Zn	186.70 ± 0.98（17）	171.62 ± 5.13（47）	<0.10	168.87 ± 2.01（27）	>0.10	187.11 ± 1.55（15）	>0.80
Ti	0.62 ± 0.68（17）	1.15 ± 0.87（43）	<0.05	0.93 ± 0.62（26）	>0.10	1.09 ± 1.12（14）	>0.80
Cr	0.08 ± 0.11（12）	0.33 ± 0.38（9）	<0.05	0.15 ± 0.17（14）	>0.20	0.24 ± 0.11（4）	<0.05
Mn	2.34 ± 2.30（17）	1.15 ± 1.52（45）	<0.02	1.10 ± 0.98（27）	<0.02	1.81 ± 2.32（15）	>0.40
Fe	10.66 ± 4.12（17）	11.17 ± 5.29（47）	>0.60	10.99 ± 7.18（27）	>0.80	11.45 ± 4.36（15）	>0.40
Co	0.46 ± 0.16（17）	0.22 ± 0.24（37）	<0.01	0.18 ± 0.13（20）	<0.01	0.28 ± 0.26（11）	<0.50
Ni	0.61 ± 0.26（17）	0.48 ± 0.53（38）	>0.20	0.56 ± 0.56（22）	>0.60	0.28 ± 0.28（13）	<0.01
Cu	13.67 ± 3.74（17）	10.16 ± 2.54（47）	<0.01	9.55 ± 2.98（27）	<0.01	10.13 ± 2.36（15）	<0.01
As	0.91 ± 0.53（17）	1.96 ± 2.10（41）	<0.05	1.34 ± 0.79（23）	<0.10	0.66 ± 0.24（11）	>0.10
Pb	3.07 ± 1.79（17）	2.85 ± 3.99（38）	<0.05	5.99 ± 2.11（24）	>0.20	0.63 ± 0.35（7）	<0.01
Sr	3.09 ± 2.57（14）	2.39 ± 2.32（20）	<0.40	3.80 ± 3.38（11）	>0.40	1.62 ± 1.49（6）	>0.20

表4　鼻咽癌患者及健康人头发11个微量元素跟踪治疗的变化及其差异显著性 t 检验（30～50 岁男性）

元素	组别							
	A	B		C		D	
	$M \pm D$ (n) ($\mu g/g$)	$M \pm D$ (n) ($\mu g/g$)	P	$M \pm D$ (n) ($\mu g/g$)	P	$M \pm D$ (n) ($\mu g/g$)	P
Zn	186.70 ± 0.98（17）	178.75 ± 4.01（9）	>0.40	173.92 ± 3.66（9）	>0.20	186.00 ± 0.29（9）	>0.80
Ti	0.62 ± 0.68（17）	1.19 ± 0.95（7）	>0.10	0.97 ± 0.35（9）	>0.10	1.23 ± 1.32（8）	>0.10
Cr	0.08 ± 0.11（12）	0.06 ± 0.00（1）	>0.80	0.11 ± 0.06（6）	>0.40	0.31 ± 0.00（1）	<0.10
Mn	2.34 ± 2.30（17）	1.61 ± 2.88（8）	>0.40	1.16 ± 1.36（9）	>0.10	2.35 ± 2.90（9）	>0.80

续表

元素	组　别									
	A	B		C		D	
	$M \pm D$（n）（$\mu g/g$）	$M \pm D$（n）（$\mu g/g$）	P	$M \pm D$（n）（$\mu g/g$）	P	$M \pm D$（n）（$\mu g/g$）	P
Fe	10.66 ± 4.12（17）	9.35 ± 3.85（9）	>0.40	10.98 ± 2.26（9）	>0.60	12.31 ± 4.85（9）	>0.20
Co	0.46 ± 0.16（17）	0.29 ± 0.36（6）	<0.10	0.17 ± 0.13（7）	<0.01	0.36 ± 0.33（6）	>0.20
Ni	0.61 ± 0.26（17）	0.39 ± 0.36（9）	>0.10	0.69 ± 0.61（8）	>0.60	0.34 ± 0.35（8）	<0.05
Cu	13.67 ± 3.74（17）	9.59 ± 1.68（9）	<0.01	9.66 ± 1.39（9）	<0.01	9.81 ± 2.63（9）	<0.02
As	0.91 ± 0.53（17）	0.82 ± 0.68（8）	>0.60	1.11 ± 0.59（8）	>0.40	0.60 ± 0.25（6）	>0.10
Pb	3.07 ± 1.79（17）	1.18 ± 0.38（8）	<0.10	3.28 ± 2.00（6）	>0.80	0.56 ± 0.40（3）	<0.01
Sr	3.09 ± 2.51（14）	3.45 ± 1.83（3）	>0.80	5.54 ± 4.33（3）	>0.10	1.81 ± 1.88（4）	>0.20

4　分析及讨论

在治疗过程中，服药、电疗等会使患者身体新陈代谢产生一系列复杂的变化，TEs 的吸收及平衡受到影响与干扰，表 1 至表 4 中 TEs 的变化正好反映此情况。为了简明地表达，只取存在于健康人与 NPE 病患者有明显差异（显著水平 $a \leqslant 0.10$）的 9 种 TEs 来观察其经历治疗的变化过程，并表示于图 1。为了更好比较，亦同时把对表 1 至表 4 不同情况一起以 4 种符号表示于图 1 中。

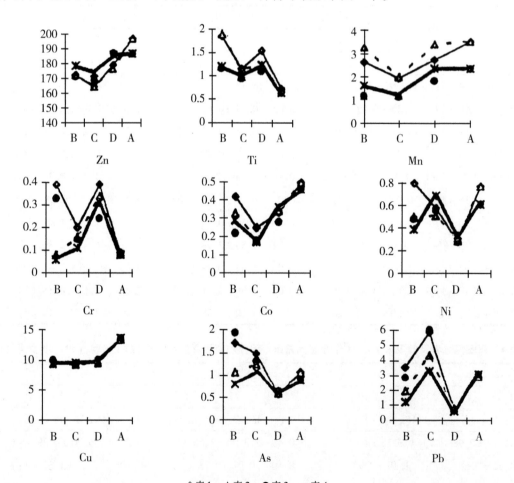

◇表1；△表2；●表3；＊表4

图 1　鼻咽癌患者头发 9 个微量元素跟踪治疗的变化（表 1 至表 4 四种情况）

由图 1 可见患者 Zn、Cu、Co 及 Mn 的含量低于健康人水平，但 Ti 及 As 则高于健康人水平，经过半年治疗后，大致上他们都有向健康人水平值的转变，最明显的是表 4（30～50 岁男性），说明分组是合理的；而 Ni、Cr 及 Pb 则有显著的起伏。

总体来说，人发 TEs 含量能反映人的健康水平，NPC 患者的 Zn、Cu、Mn 水平正如其他作者所得的结果显著地偏离正常值；TEs 含量的变化，也显示身体状况相应的改变。由于人体的复杂性，加上一致性例子数量不多，所以结果并不很清晰及准确，但倾向性的结果是可以见到的。跟踪患者 TEs 变化肯定是进一步深入研究的好方法。

（原载于《广东微量元素科学》1998 年第 8 期）

鼻咽癌患者血清和头发中微量元素的 Meta 分析

（2006）

程 靖[1] 姜 捷[2]

（1. 广东药学院 2. 广东省立医院）

[导读] 根据国内已发表的相关文献，用 Meta 分析评价了鼻咽癌患者血清和头发中微量元素检验指标的意义。在头发分析中，鼻咽癌病例组的锌、铁、铜含量均降低，镍、铬、铅增高，说明鼻咽癌患者存在微量元素不平衡，尤其是头发中的镍增高。

鼻咽癌是多见的恶性肿瘤之一。在我国鼻咽癌死亡率的分布具有明显的地区性，广东显著高于全国死亡率水平。在华南沿海地区，鼻咽癌的发病率在男性占恶性肿瘤首位。发病年龄大多在 30～50 岁。有大量研究证实，微量元素与鼻咽癌的发生、发展及防治有密切关系。例如，近期血和头发中微量元素与鼻咽癌关系的研究表明 Zn、Fe、Cu 等是显著相关元素。为了探索微量元素与鼻咽癌的关系，我们针对患者血清和头发中微量元素的检测内容，系统地检索国内相关文献，并进行 Meta 分析，以期寻找血清和头发中微量元素与鼻咽癌发病关系的客观、科学的证据。

对鼻咽癌患者血清和头发中各微量元素检测指标进行系统分析，探索其临床意义，从而确立微量元素在鼻咽癌发生、发展中的作用和地位。

材料与方法

1 检索策略

以中国生物医学文献数据库（CBMdisc）和 CH－KD 期刊全文库全面检索已发表的相关文献作为文献的主要来源，检索词为"鼻咽癌"和"微量元素"，共检出相关文献 8 篇。

2 选择标准

2.1 研究对象：由于这次检出的 8 篇相关文献均为广东、广西两地区鼻咽癌患者的研究资料。

2.2 研究类型：血清和头发各微量元素检测，包括鼻咽癌病例组和健康对照组。

3 资料收集和分析

由 2 位评价者按照上述检索策略收集文献，排除那些不符合选择标准要求的试验。统计学处理：

Meta分析通过由 Cochrance 图书馆下载的 Review Manager 4.2 统计软件完成。

结　果

1　初次检索

收集时间为 1994—2004 年，检出相关文献 8 篇，排除未行病例对照研究的 2 篇文献，最后有 6 篇（1994—2002 年）符合入选标准。

2　第二次扩大检索

根据以上所得参考文献进行扩大检索，未发现新的符合条件的文献。

3　结果分析

3.1　检索结果

3.1.1　在血清的分析研究中，纳入分析的 4 篇文献，合并 168 例鼻咽癌患者作为病例组，161 例健康人作为健康对照组，检测方法均为抽取静脉血 1 mL，置于四氟乙烯消化罐中用 HNO_3 和 H_2O_2 微波消化 2 min（微波炉功率为 0.5 kW），接着用 AAS – 670 原子吸收光谱仪（用于检测 Zn、Pb）和 ICP – Q1000 高频等离子体光谱仪（用于检测其余元素）测定。单位均统一为 $\mu mol/L$。

3.1.2　在头发的分析研究中，纳入分析的 4 篇文献，合并 304 例鼻咽癌患者作为病例组，272 例健康人作为健康对照组，检测方法均为摘取枕后头发 0.5 g，经严格洗涤、灰化及消化后。接着用 AAS – 670 原子吸收光谱仪（用于检测 Zn、Pb）和 ICP – Q1000 高频等离子体光谱仪（用于检测其余元素）测定。单位均统一为 $\mu mol/L$。

3.2　质量评价

由于本次纳入分析的文献均为病例对照研究，目前没有标准和统一的评价方法，故现只能参照相近方法，各项计分分别为 2、1、0，其质量评价结果见表 1。

表 1　纳入分析的 6 篇文献质量评分

	沈文英	梁宝鎏	王向明	邓洪	潘文俊	展鸿谋
诊断标准	2	2	2	2	1	2
基线相似度	2	2	2	2	1	2
混杂因素的控制	1	1	1	1	2	1
合计	5	5	5	5	4	5

3.3　Meta 分析

经软件 Review Manager 4.2 作 Meta 分析后，结果显示见以下内容（无法可比的元素均不列图）。

3.3.1　在血清的分析研究中，Zn（纳入分析的文献有 4 篇，合鼻咽癌病例组 160 例，健康对照组 161 例）、Fe（纳入分析的文献有 3 篇，合鼻咽癌病例组 138 例。健康对照组 114 例）下降分别是 0.01 $\mu mol/L$（95% CI 0 ~ 0.02）和 0.22 $\mu mol/L$（95% CI 0.17 ~ 0.27），均有显著统计学意义（$P < 0.05$）；Ca（纳入分析的文献仅 1 篇，合鼻咽癌病例组 30 例，健康对照组 47 例）增高为 0.04 $\mu mol/L$（95% CI 0 ~ 0.04），有显著统计学意义（$P < 0.05$）；另外，Cu、Ni 和 Cr（纳入分析的文献仅 3 篇，合鼻咽癌病例组 138 例，健康对照组 114 例）的含量在两组之间均无法可比（标准差为 0，软件无法计算）；Mg（纳入分析的文献仅 2 篇，合鼻咽癌病例组 64 例。健康对照组 77 例）的含量则在两组之间差异无显著性意义（$P > 0.05$）。（图 1 至图 4 及表 2）。

Review:　　鼻咽癌患者血清和头发中微量元素的Meta分析
Comparison:　01 鼻咽癌患者&健康对照（血清）
Outcome:　　01 Zn

Study or sub-category	N	Treatment Mean(SD)	N	Control Mean(SD)	WMD(fixed) 95%CI	Weight %	WMD(fixed) 95%CI
1	34	0.02(0.01)	30	0.02(0.00)			Not estimable
4	44	0.06(0.02)	42	0.07(0.02)	•	95.96	−0.01 [−0.02,0.00]
6	60	0.07(0.00)	42	0.07(0.00)			Not estimable
7	30	0.26(0.09)	47	0.35(0.09)		4.04	−0.09 [−0.13,−0.05]
Total(95%CI)	168		161			100.00	−0.01 [−0.03,0.00]

Test for heterogeneity:Chi?=13.88,df=1(F=0.0002),1?=92.8%
Test for overall effect:Z=3.13(P=0.002)

−10　−5　0　5　10
Favours treatment　　Favours control

图 1　鼻咽癌患者与健康对照血清中 Zn 的检测

Review:　　鼻咽癌患者血清和头发中微量元素的Meta分析
Comparison:　01 鼻咽癌患者&健康对照（血清）
Outcome:　　01 Fe

Study or sub-category	N	Treatment Mean(SD)	N	Control Mean(SD)	WMD(fixed) 95%CI	Weight %	WMD(fixed) 95%CI
1	34	0.03(0.01)	30	0.03(0.00)			Not estimable
4	44	6.95(2.16)	42	6.99(1.36)	—†—	0.48	−0.04 [−80,0.72]
6	60	6.78(0.15)	42	7.00(0.12)	•	99.52	−0.22 [−0.27,−0.17]
Total(95%CI)	138		114		▮	100.00	−0.22 [−0.27,−0.17]

Test for heterogeneity:Chi?=0.21,df=1(P=0.64),1?=0%
Test for overall effect:Z=8.20(P<0.00001)

−10　−5　0　5　10
Favours treatment　　Favours control

图 2　鼻咽癌患者与健康对照血清中 Fe 的检测

Review:　　鼻咽癌患者血清和头发中微量元素的Meta分析
Comparison:　01 鼻咽癌患者&健康对照（血清）
Outcome:　　05 Ca

Study or sub-category	N	Treatment Mean(SD)	N	Control Mean(SD)	WMD(fixed) 95%CI	Weight %	WMD(fixed) 95%CI
7	30	0.06(0.01)	47	0.02(0.01)	•	100.00	0.04 [0.04,0.04]
Total(95%CI)	30		47		▮	100.00	0.04 [0.04,0.04]

Test for heterogeneity:not applicable
Test for overall effect:Z=17.12(P<0.00001)

−10　−5　0　5　10
Favours treatment　　Favours control

图 3　鼻咽癌患者与健康对照血清中 Ca 的检测

Review:　　鼻咽癌患者血清和头发中微量元素的Meta分析
Comparison:　01 鼻咽癌患者&健康对照（血清）
Outcome:　　04 Mg

Study or sub-category	N	Treatment Mean(SD)	N	Control Mean(SD)	WMD(fixed) 95%CI	Weight %	WMD(fixed) 95%CI
1	34	0.79(0.12)	30	0.84(0.15)		0.46	−0.05 [−0.12,0.02]
7	30	0.04(0.01)	47	0.04(0.01)	•	99.54	0.00 [0.00,0.00]
Total(95%CI)	64		77		▮	100.00	0.00 [0.00,0.00]

Test for heterogeneity:Chi?=2.12,df=1(P=0.15),1?=52.8%
Test for overall effect:Z=0.10(P<0.92)

−10　−5　0　5　10
Favours treatment　　Favours control

图 4　鼻咽癌患者与健康对照血清中 Mg 的检测

表2 鼻咽癌病例组与健康对照组之间血清微量元素的比较

元素	病例组	健康对照组	WMD（μmol/L）	95% CI（μmol/L）	P 值
Zn	160 例	161 例	－0.01	［－0.02，0.00］	0.002
Fe	138 例	114 例	－0.22	［－0.27，－0.17］	＜0.00001
Cu	138 例	114 例		Not estimable	
Ni	138 例	114 例		Not estimable	
Cr	138 例	114 例		Not estimable	
Ca	30 例	47 例	0.04	［0.00，0.04］	＜0.00001
Mg	64 例	77 例	0.00	［0.00，0.00］	＞.05

3.3.2 在头发的分析研究中，Zn、Fe、Cu（纳入分析的文献均为4篇，合鼻咽癌病例组304例，健康对照组272例）下降分别为0.56 μmol/L（95% CI 0.53～0.58）、0.33 μmol/L（95% CI 0.32～0.33）和0.01 μmol/L（95% CI 0.01～0.02），均有显著统计学意义（$P<0.05$）；Cr（纳入分析的文献仅3篇，合鼻咽癌病例组126例，健康对照组107例）、Pb（纳入分析的文献仅1篇，合鼻咽癌病例组81例，健康对照组25例）增高分别0.01 μmol/L（95% CI 0～0.01）和0.01 μmol/L（95% CI 0～0.02），均有显著统计学意义（$P<0.05$）。另外，Ca（纳入分析的文献仅1篇，合鼻咽癌病例组100例，健康对照组150例）的含量在两组之间无可比性，Ni（纳入分析的文献有4篇，合鼻咽癌病例组290例，健康对照组272例）的含量则在两组之间差异有显著性意义（$P<0.05$）。（图5至图10及表3）。

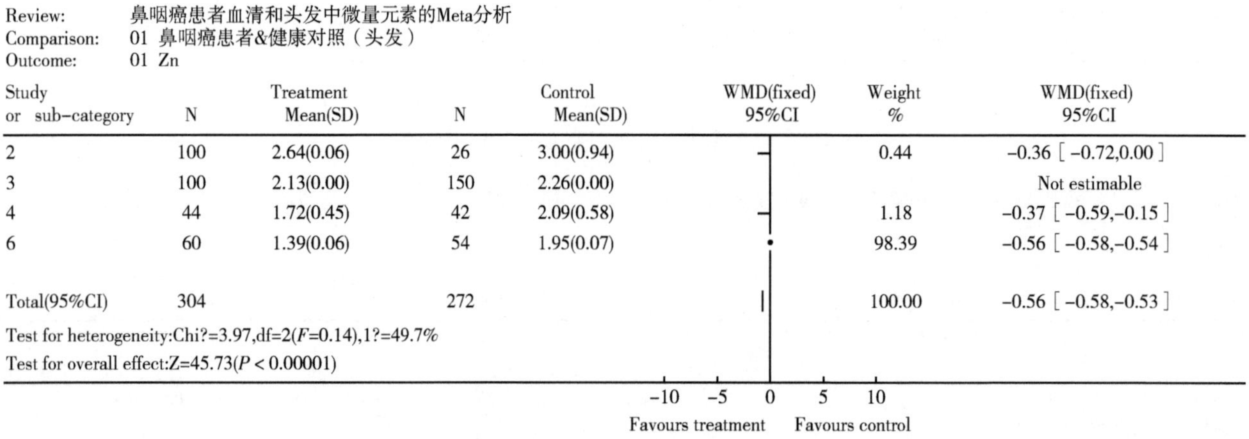

Review: 鼻咽癌患者血清和头发中微量元素的Meta分析
Comparison: 01 鼻咽癌患者&健康对照（头发）
Outcome: 01 Zn

Study or sub-category	N	Treatment Mean(SD)	N	Control Mean(SD)	WMD(fixed) 95%CI	Weight %	WMD(fixed) 95%CI
2	100	2.64(0.06)	26	3.00(0.94)		0.44	－0.36［－0.72,0.00］
3	100	2.13(0.00)	150	2.26(0.00)			Not estimable
4	44	1.72(0.45)	42	2.09(0.58)		1.18	－0.37［－0.59,－0.15］
6	60	1.39(0.06)	54	1.95(0.07)		98.39	－0.56［－0.58,－0.54］
Total(95%CI)	304		272			100.00	－0.56［－0.58,－0.53］

Test for heterogeneity:Chi?=3.97,df=2(F=0.14),1?=49.7%
Test for overall effect:Z=45.73($P<0.00001$)

-10 -5 0 5 10
Favours treatment　Favours control

图5 鼻咽癌患者与健康对照头发中 Zn 的检测

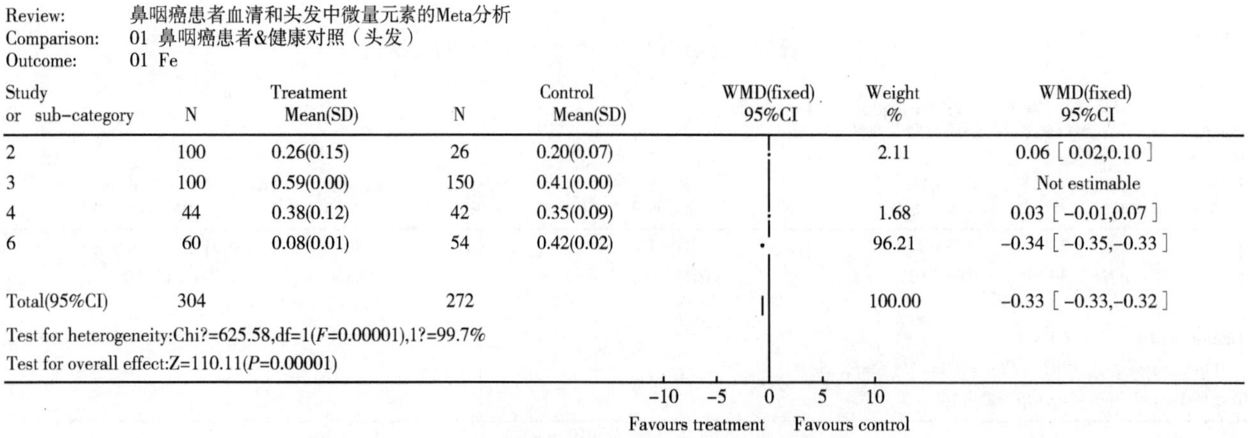

Review: 鼻咽癌患者血清和头发中微量元素的Meta分析
Comparison: 01 鼻咽癌患者&健康对照（头发）
Outcome: 01 Fe

Study or sub-category	N	Treatment Mean(SD)	N	Control Mean(SD)	WMD(fixed) 95%CI	Weight %	WMD(fixed) 95%CI
2	100	0.26(0.15)	26	0.20(0.07)		2.11	0.06［0.02,0.10］
3	100	0.59(0.00)	150	0.41(0.00)			Not estimable
4	44	0.38(0.12)	42	0.35(0.09)		1.68	0.03［－0.01,0.07］
6	60	0.08(0.01)	54	0.42(0.02)		96.21	－0.34［－0.35,－0.33］
Total(95%CI)	304		272			100.00	－0.33［－0.33,－0.32］

Test for heterogeneity:Chi?=625.58,df=1(F=0.00001),1?=99.7%
Test for overall effect:Z=110.11(P=0.00001)

-10 -5 0 5 10
Favours treatment　Favours control

图6 鼻咽癌患者与健康对照头发中 Fe 的检测

Review: 鼻咽癌患者血清和头发中微量元素的Meta分析
Comparison: 01 鼻咽癌患者&健康对照（头发）
Outcome: 02 Cu

Study or sub-category	N	Treatment Mean(SD)	N	Control Mean(SD)	WMD(fixed) 95%CI	Weight %	WMD(fixed) 95%CI
2	100	0.16(0.03)	26	0.21(0.06)		7.22	−0.05 [−0.07,−0.03]
3	100	0.15(0.00)	150	0.16(0.00)			Not estimable
4	44	0.08(0.02)	42	0.09(0.01)		92.78	−0.01 [−0.02,0.00]
6	60	0.08(0.00)	54	0.13(0.01)			Not estimable
Total(95%CI)	304		272			100.00	−0.01 [−0.02,−0.01]

Test for heterogeneity:Chi?=10.07,df=1(F=0.0002),1?=99.1%
Test for overall effect:Z=3.13(P=0.002)

−10 −5 0 5 10
Favours treatment Favours control

图7 鼻咽癌患者与健康对照头发中 Cu 的检测

Review: 鼻咽癌患者血清和头发中微量元素的Meta分析
Comparison: 01 鼻咽癌患者&健康对照（头发）
Outcome: 01 Ni

Study or sub-category	N	Treatment Mean(SD)	N	Control Mean(SD)	WMD(fixed) 95%CI	Weight %	WMD(fixed) 95%CI
2	86	0.01(0.02)	26	0.01(0.01)		9.7	0.00 [0.00,0.00]
3	100	0.02(0.01)	150	0.02(0.01)		49.3	0.00 [0.00,0.00]
4	44	0.05(0.01)	42	0.01(0.01)		17.7	0.04 [0.04,0.04]
6	60	0.04(0.01)	54	0.03(0.01)		23.4	0.01 [0.01,0.01]
Total(95%CI)	209		272			100.00	0.01 [0.01,0.01]

Test for heterogeneity:Chi?=264.73,df=3(P=0.00001)
Test for overall effect:Z=10.37(P=0.00001)

−10 −5 0 5 10
Favours treatment Favours control

图8 鼻咽癌患者与健康对照头发中 Ni 的检测

Review: 鼻咽癌患者血清和头发中微量元素的Meta分析
Comparison: 01 鼻咽癌患者&健康对照（头发）
Outcome: 09 Cr

Study or sub-category	N	Treatment Mean(SD)	N	Control Mean(SD)	WMD(fixed) 95%CI	Weight %	WMD(fixed) 95%CI
2	22	0.01(0.01)	11	0.00(0.00)			Not estimable
4	44	0.04(0.01)	42	0.03(0.01)		100.00	0.01 [0.01,0.01]
6	66	0.04(0.00)	54	0.03(0.00)			Not estimable
Total(95%CI)	126		107			100.00	0.01 [0.01,0.01]

Test for heterogeneity:Chi?=264.73,df=3(P=0.00001)
Test for overall effect:Z=10.37(P=0.00001)

−10 −5 0 5 10
Favours treatment Favours control

图9 鼻咽癌患者与健康对照头发中 Cr 的检测

Review: 鼻咽癌患者血清和头发中微量元素的Meta分析
Comparison: 01 鼻咽癌患者&健康对照（头发）
Outcome: 08 Pb

Study or sub-category	N	Treatment Mean(SD)	N	Control Mean(SD)	WMD(fixed) 95%CI	Weight %	WMD(fixed) 95%CI
2	81	0.02(0.03)	25	0.1(0.01)		100.00	0.01 [0.00,0.02]
Total(95%CI)	81		25			100.00	0.01 [0.00,0.02]

Test for heterogeneity:not applicabie
Test for heterogeneity:not applicabie(P=0.01)

−10 −5 0 5 10
Favours treatment Favours control

图10 鼻咽癌患者与健康对照头发中 Pb 的检测

表3　鼻咽癌病例组与健康对照组之间头发微量元素的比较

元素	病例组	健康对照组	WMD（μmol/L）	95%CI（μmol/L）	P 值
Zn	304 例	272 例	-0.56	[-0.58，-0.53]	<0.00001
Fe	304 例	272 例	-0.33	[-0.33，-0.32]	<0.00001
Cu	304 例	272 例	-0.01	[0.02，0.01]	<0.0001
Ni	290 例	272 例	0.01	[0.01，0.01]	<0.0001
Cr	126 例	107 例	0.01	[0.00，0.01]	<0.00001
Ca	100 例	150 例	Not estimable		
Pb	81 例	25 例	0.01	[0.00，0.02]	0.01

讨　论

上述结果显示：在血清和头发的各微量元素分析比较中，鼻咽癌病例组与健康对照组之间存在差异。其中血清分析中，鼻咽癌病例组的 Zn、Fe 含量均降低，Ca 增高，Mg 的含量与健康对照组无差异。Cu、Ni 和 Cr 的含量均与健康对照组无法可比；头发分析中，Zn、Fe 和 Cu 含量均降低，Ni、Cr、Pb 增高，Ca 的含量则与健康对照组无法可比。考虑其原因有以下几点。

1. Ni 具有激活 EB 病毒的作用，EB 病毒与鼻咽癌密切相关，广东鼻咽癌高发区大米、饮水中 Ni 的含量偏高，Ni 是促癌物或致癌物已有文献报告，而且发现大鼠的鼻咽癌组织对 Ni 有亲和作用。

2. Zn、Cu 是人体必需的微量元素，它们与某些酶的活性关系密切，尤其是免疫功能，如 Zn 是 DNA 和 RNA 聚合酶、碳酸酐酶、碱性磷酸酶的组成成分和激活因子，直接参与核酸及蛋白质的合成、能量代谢及氧化还原过程；许多酶都含有 Cu，如细胞色素氧化酶、赖氨酸氧化酶等。

有实验材料证实，Zn 是维持正常细胞分化的因素之一，Zn 对致癌物质的诱癌有一定的抑制作用，人缺乏 Zn 引起胸腺发育不全，T 细胞免疫功能下降，并引起继发性的杀伤细胞及 B 细胞功能下降，机体抗感染及抗肿瘤的免疫功能下降。

3. Cu 和 Zn 能够明显影响致癌物代谢系统中的细胞色素 P-450，使致癌物的代谢、分解及机体的解毒作用均发生变化，直接影响肿瘤的发生、发展，实验证明 Cu 和 Zn 均能诱导肝 P-450 浓度增加，从而导致进入体内的致癌物代谢活化与机体的解毒作用增强。Fe 是人体必需的微量元素，它既与抗体的产生、嘌呤与胶原的合成等有关，又参与电子传递、组织呼吸、氧化还原等一系列重要的生理、生化功能。另外，据报道，Fe 过量或严重缺乏与肿瘤的发生有一定的关系。Pb 能对人体许多器官组织产生不同程度的损害作用，包括免疫系统的损害。已有动物实验证明，Pb 能使免疫力降低，寿命缩短，并使老年大鼠体重减轻、脱毛以及嗜睡。

鼻咽癌病例组的血清 Ca 和头发 Cr 的升高，究竟对鼻咽癌的发生、发展有何意义，有待进一步研究和讨论。

总之，本次 Meta 分析发现了鼻咽癌患者的血清和头发中存在上述微量元素的不平衡。至于这些微量元素与鼻咽癌发生、发展的关系，有必要开展更广泛的研究和更深层的原因探索。

（原载于《中国中西医耳鼻咽喉科杂志》2006 年第 1 期）

急性白血病患者血清及头发中 8 种微量元素的研究

（1991）

姚道光[1]　黄为陶[1]　余永卫[1]　何聿忠[2]　林文业[2]

（1. 广西医学院附属医院　2. 广西测试中心）

[**导读**] 广西南宁急性白血病患者血清及头发中硒、锌、锗、钴、钒含量均明显低于配对的健康对照组，而铜、锶则高于对照组。急性白血病患者入院后死亡组与完全缓解组血清及头发中 8 种微量元素含量，除死亡组头发铜含量高于缓解组有显著意义外，其余元素两组间均无差异。

根据地球物理化学和流行病学的调查研究，提示微量元素与肿瘤的发生、发展及治疗有一定关系，人体内微量元素过多或过少可能影响肿瘤的发生。我们对 30 例急性白血病及 30 例健康人配对检查血清及头发中的硒（Se）、锌（Zn）、锗（Ge）、铜（Cu）、钴（Co）、钒（V）、锶（Sr）、钛（Ti）8 种微量元素，以探讨它们与疾病之间的关系。现报告如下。

1　研究对象及方法

1.1　研究对象：30 例急性白血病均为初次诊断未经治疗的住院患者。男 21 例，女 9 例，年龄 15~67 岁，中位数 28 岁。其中急性淋巴细胞性白血病 8 例，急性非淋巴细胞性白血病 22 例，入院前病程 6 天~6 个月。入院后未经治疗自动出院 6 例，入院 1 个月内死亡者 10 例（死亡组），经治疗后达完全缓解者 7 例（CR 组）。

30 例健康配对对照者同时取样检查，配对者都是患者的亲属，共同生活半年以上，且无慢性病及血液系统疾病者，男 22 例，女 8 例，年龄 15~60 岁，中位数为 34 岁。

1.2　样品收集：用一次性塑料注射器于清晨空腹抽血 8 mL，分离所得血清存放于低温冰箱待测。头发采自后枕部距离发根 1 cm 处，取发长 2~5 cm（所有受检者均无染发及近期烫发史），存放于纸袋，外加塑料袋保存待测。

1.3　试管处理：所有盛血及血清的塑料试管先经洗衣粉浸泡 24 h 后洗刷，用自来水冲洗，然后浸泡于 30% 硝酸（V/V）溶液中 24 h，后用去离子水和亚沸蒸馏水冲洗干净，置 60 ℃ 烘箱烤干，待用。

1.4　血清及头发试样的制备：（1）头发用 1% 洗洁精洗 3 次，每次 30 min，用蒸馏水洗净后，分别再用去离子水和高纯亚沸蒸馏水各洗 3 次，于 70 ℃ 烘箱烤干。（2）准确取 1 mL 血清或 0.2 g 烘干发样于 20 mL（Φ12 mm）刻度石英试管中加 2 mL 浓硝酸放置过夜，然后在 160 ℃ 恒温沙浴中消化至溶液呈淡黄色，取出冷却后加 1 mL 过氧化氢继续消化，待溶液清亮后用亚沸蒸馏水定容待测。

1.5　测定仪器：Cu、Zn 用日立 X-6000 型偏振塞曼原子吸收分光光度仪测定；V、Co、Sr、Ti、Ge 用 X-7000 型偏振塞曼原子吸收分光光度计测定；Se 采用氢化物发生原子吸收法测定。

统计：所得数据按配对 t 检验输入微机作统计学处理。

2　结　果

急性白血病组与对照组血清中 8 种微量元素含量比较见表 1，头发中微量元素比较见表 2。

表1 急白组与对照组血清微量元素含量比较

元素	急白组（$n=30$）		对照组（$n=30$）		P 值
	范围	$\bar{x}\pm s$	范围	$\bar{x}\pm s$	
Se	67.83~141.25	89.63±20.1	88.23~167.4	136.81±20.46	<0.01
Zn	0.42~1.00	0.60±0.13	0.68~1.20	0.91±0.15	<0.01
Ge	20.76~30.89	26.76±2.99	26.44~37.01	31.91±2.78	<0.01
Cu	0.95~2.75	1.56±0.59	0.7~1.66	0.99±0.24	<0.01
Co	0.84~3.51	1.80±0.68	0.9~3.7	2.51±0.84	<0.01
V	18.90~35.00	26.30±4.47	20.86~40.32	31.20±4.28	<0.01
Sr	39.43~120.86	66.57±18.75	28.95~76.62	45.63±12.64	<0.01
Ti	18.69~34.01	28.01±4.17	19.09~33.93	27.24±4.16	>0.05

注：Zn、Cu 单位为 μg/g，其余为 ng/g。

表2 急白组与对照组头发微量元素含量比较

元素	急白组（$n=30$）		对照组（$n=30$）		P 值
	范围	$\bar{x}\pm s$	范围	$\bar{x}\pm s$	
Se	343.27~694.0	457.3±97.5	374.08~861.46	684.94±117	<0.01
Zn	75.75~170.16	105.58±24.03	99.78~204.85	173.53±21.73	<0.01
Ge	45.89~82.00	65.21±8.43	58.37~91.75	77.82±8.99	<0.01
Cu	5.05~16.83	10.09±3.40	5.48~14.87	8.96+2.03	>0.05
Co	229.90~402.06	309.13±46.51	282.12~450.33	396.53±38.48	<0.01
V	29.00~52.50	40.18±6.83	39.87~53.09	46.61±4.67	<0.01
Sr	1.64~3.04	2.15±0.36	0.94~2.67	1.75±0.50	<0.01
Ti	0.91~3.03	1.93±0.62	0.89~2.80	1.70+0.48	>0.05

注：Zn、Cu、Ti 单位为 μg/g，其余为 ng/g。

急白组血清及头发中的 Se、Zn、Ge、Co、V 的含量均明显低于对照组（$P<0.01$），而 Cu、Sr 则高于对照组，除发 Cu 外，两组比较有非常显著意义（$P<0.01$），血清及头发中的 Ti 虽略高于对照组，但无统计学意义（$P>0.05$）。

急性白血病患者入院后死亡组与 CR 组血清及头发中 8 种微量元素含量比较见表3 和表4。

表3 CR 组与死亡组血清微量元素含量比较

元素	CR 组（$n=7$）		死亡组（$n=10$）		P 值
	范围	$\bar{x}\pm s$	范围	$\bar{x}\pm s$	
Se	67.83~141.25	87.54+22.69	68.87~110.13	84.89±11.77	>0.05
Zn	0.49~0.70	0.60±0.075	0.41~0.69	0.54±0.077	>0.05
Ge	21.92~31.26	26.83±3.52	24.58~29.82	26.90±1.95	>0.05
Cu	0.98~1.76	1.45±0.24	0.95~2.41	1.55±0.57	>0.05
Co	0.84~2.70	1.71±0.67	0.95~2.53	1.82+0.49	>0.05
V	18.90~35.00	26.87±4.72	19.82~33.6	25.28±4.47	>0.05

续表

元素	CR组 （n = 7）		死亡组 （n = 10）		P 值
	范围	$\bar{x} \pm s$	范围	$\bar{x} \pm s$	
Sr	47.05 ~ 120.86	74.76 ± 24.12	43.75 ~ 97.75	64.03 ± 18.97	> 0.05
Ti	18.96 ~ 31.17	26.82 ± 4.61	20.38 ~ 33.41	28.39 ± 4.20	> 0.05

注：Zn、Cu 单位为 $\mu g/g$，其余为 ng/g。

表4 CR组与死亡组头发微量元素含量比较

元素	CR组 （n = 7）		死亡组 （n = 10）		P 值
	范围	$\bar{x} \pm s$	范围	$\bar{x} \pm s$	
Se	343.27 ~ 546.335	425.25 ± 69.54	386.70 ~ 694.00	472.36 ± 86.84	> 0.1
Zn	75.83 ~ 113.93	95.10 ± 13.03	75.75 ~ 139.85	104.56 ± 21.53	> 0.1
Ge	56.02 ~ 74.89	65.69 + 7.77	45.89 ~ 82.00	64.89 ± 10.66	> 0.25
Cu	5.77 ~ 9.20	7.81 ± 1.26	6.72 ~ 16.26	10.94 ± 2.81	< 0.05
Co	229.90 ~ 358.64	288.63 ± 45.61	276.68 ~ 402.06	320.92 ± 37.36	> 0.05
V	33.17 ~ 52.01	40.93 ± 7.71	29.00 ~ 52.50	39.91 ± 8.83	> 0.1
Sr	1.89 ~ 2.38	2.08 ± 0.17	1.65 ~ 3.04	2.21 ± 0.46	> 0.25
Ti	1.55 ~ 3.03	2.17 + 0.58	1.00 ~ 2.89	1.86 + 0.58	> 0.1

注：Zn、Cu、Ti 单位为 $\mu g/g$，其余为 ng/g。

除发 Cu 有差异外（$P < 0.05$），其余元素两组间并无差异。

3 讨论

3.1 人体内微量元素来自食物、水、大气，不同地理环境及人为因素等可能影响人体内微量元素的含量。为避免急性白血病患者与健康对照者的地域差异，我们采用配对的研究方法，要求每一个正常对照者与相应的白血病患者同一地域共同生活半年以上，根据我们对广西地区健康成人血清及头发13种微量元素测定结果均无性别差异，故本文在配对研究中不要求同性别。

3.2 近年来研究白血病患者体内微量元素的改变渐多，多证实急白患者体内 Se 和 Zn 均减低而 Cu 增高，而且观察到随着病情缓解而体内微量元素含量渐趋正常。本组结果也表明了急白患者血清和头发的 Se、Zn 均明显低于对照组，而 Cu 则高于对照组。本组还观察到急白患者血清及头发的 Ge、Co、V 也明显低于对照组（$P < 0.01$），Sr 则明显高于对照组（$P < 0.01$），而 Ti 略高于对照组，但无统计学意义。上述微量元素除 Ti 外均为人体必需的微量元素，表明急性白血病和人体内多种微量元素的代谢有着密切的关系。

3.3 有人认为白血病的发生与环境低 Se 有关，也有认为因缺 Se 而增加机体对癌肿的易感。但是在我国克山病和大骨节病高发区也严重缺 Se，但未见癌肿（包括白血病）高发病率的报道，故缺 Se 不能认为是白血病的单独致病因素。在广西肝癌高发区发现 Se/Cu 改变和肝癌发病关系最为密切，Se 和 Cu 两者在体内不平衡就有致病可能。本文资料急性白血病患者体内 Se 明显下降外还有铜明显升高，是否也因为 Se/Cu 比值改变而影响发病，需进一步研究。

3.4 本文资料除 Ti 外的 7 种必需微量元素在急性白血病患者体内均有明显改变，与文献报告一致。如此多种的微量元素变化，很难认为是引起白血病的原因，而很可能是白血病所导致的结果。

3.5 本文分析了急性白血病的死亡组和 CR 组之间的微量元素变化，发现它们之间并无差异。是否提示白血病患者体内微量元素的变化并无预示预后的意义，但因病例少，有待进一步探讨。

（原载于《广西医学院学报》1991 年第 1 期）

白血病患者头发中钙及微量元素的初步研究

（1993）

陆文栋[1]　何广仁[1]　张桂如[2]　陈志纯[2]　秦俊法[3]

（1. 苏州医学院附属第二医院　2. 苏州医学院附属第一医院

3. 中国科学院上海原子核研究所）

[导读] 江苏苏州地区男女性白血病患者发中锌、铜、钙含量均明显下降，而铅含量均显著上升。此外，男性患者发中镍、铁、锰、铬含量亦明显上升，女性患者发中锶含量则明显下降。男性白血病发病率高于女性，可能同男性患者发中锰、铁、镍、铬含量显著升高有关。

头发微量元素分析有临床应用价值。

人体内微量元素含量过多和过少都会影响癌肿的发病率，因而微量元素与癌肿的关系是当前十分引人注目的重要课题。近年来白血病患者微量元素的研究已取得某些进展。本文报道 63 例白血病患者头发中微量元素分析结果。

1　材料和方法

1.1　实验对象

1.1.1　对照组。苏州地区健康成人 115 例，其中男 60 例，女 55 例，年龄 19~60 岁，平均年龄 42.9 岁。

1.1.2　疾病组。白血病患者 63 例，其中男 33 例，女 30 例。63 例中，急性非淋巴细胞白血病（ANL）30 例，慢性粒细胞白血病（CGL）28 例，急性淋巴细胞白血病（ALL）5 例。年龄 17~61 岁，平均年龄 39.9 岁。全部患者均经血液学与骨髓病理检查确诊并属未经治疗的初诊患者。

发样采自患者枕部发根，发长 2~4 cm。所有的发样在半年内均未经染发、电烫、化学烫，也无接触冶炼和金属烟尘的职业史。

1.2　样品的制备和测量方法

采集的发样经洗涤和干燥后，称取 1 g 于 600 ℃下灰化制成分析样品。采用放射性核素^{238}Pu 源激发 X 射线荧光法测定样品中钙和其他 9 种微量元素的含量。

2　结　果

数据经统计学 t 检验处理，结果列入表 1 和表 2 中。从表 1 可见，白血病男性组与对照组比较，Zn、Cu、Ca 含量下降有显著和极显著意义（$P \leqslant 0.05 \sim P < 0.001$）；Pb、Ni、Fe、Mn、Cr 含量升高亦有显著和极显著意义（$P < 0.05 \sim P < 0.001$）。白血病女性组与对照组比较，Sr、Zn、Cu、Ca 含量的下降有极显著意义（$P < 0.001$）；而 Pb 含量升高有显著意义（$P < 0.01$）。

表 2 为白血病急性组和慢性组间微量元素含量比较，其中除男性组 Pb 含量有显著性差异外

（$P < 0.05$），其余均无显著性差异，无统计学意义。

表1　对照组与白血病组头发中钙及微量元素的含量

元素	对照男组 n = 60	白血病男组 n = 33	t 值	P 值	对照女组 n = 55	白血病女组 n = 30	t 值	P 值
Sr	3.51 ± 1.78	3.12 ± 1.69	1.03	> 0.05	9.78 ± 4.69	4.51 ± 2.31	5.77	< 0.001
Pb	4.18 ± 3.89	7.18 ± 4.67	3.29	< 0.001	3.42 ± 2.45	5.48 ± 3.74	3.06	< 0.01
Zn	156.4 ± 29.5	123.7 ± 33.9	4.81	< 0.001	162.4 ± 33.2	124.5 ± 42.9	4.52	< 0.001
Cu	13.70 ± 3.99	9.95 ± 4.38	4.21	< 0.001	16.50 ± 3.97	10.15 ± 4.55	6.69	< 0.001
Ni	1.01 ± 0.48	1.45 ± 1.15	2.59	< 0.05	1.01 ± 0.57	1.18 ± 0.72	1.20	> 0.05
Fe	9.62 ± 5.92	13.60 ± 8.11	2.71	< 0.01	14.66 ± 7.46	16.67 ± 10.16	1.04	> 0.05
Mn	1.81 ± 0.89	2.54 ± 1.74	2.68	< 0.01	2.60 ± 1.02	2.88 ± 1.49	1.03	> 0.05
Cr	2.57 ± 1.09	3.40 ± 1.75	2.82	< 0.01	2.35 ± 1.49	2.40 ± 1.56	0.15	> 0.05
Ti	4.24 ± 2.27	4.40 ± 1.75	0.36	> 0.05	4.46 ± 2.26	4.24 ± 1.71	0.46	> 0.05
Ca	960 ± 271	825 ± 377	1.99	≤ 0.05	1742 ± 584	937 ± 336	6.93	< 0.001

3　讨　论

（1）关于头发、血液、组织中微量元素与肿瘤的关系已有报道。毕佩英等报告55例胃癌患者发中 Sr、Zn、Cu、Ca 含量明显下降；上海原子核所报道胃癌患者血 Zn 高，发 Zn 低；温春光等发现白血病患者血清 Cu、Cr、Ni 显著升高，血清 Zn、Mn 显著下降。本文结果与上述报道的头发微量元素结果基本相同，因而如能进一步探讨不同癌肿间微量元素变化规律将是一个有意义的课题。

表2　白血病急性组与慢性组头发中钙及微量元素的含量

元素	白血病男组 急性组（n = 16）	白血病男组 慢性组（n = 17）	白血病女组 急性组（n = 19）	白血病女组 慢性组（n = 11）
Sr	2.72 ± 1.77	3.49 ± 1.60	4.93 ± 2.47	3.80 ± 1.89
Pb	9.01 ± 4.87	5.46 ± 4.04	5.96 ± 4.39	4.64 ± 2.14
Zn	116.3 ± 31.7	129.5 ± 34.4	123.3 ± 37.2	126.72 ± 53.4
Cu	10.86 ± 4.06	9.10 ± 4.66	9.69 ± 5.32	10.95 ± 2.84
Ni	1.28 ± 0.86	1.62 ± 1.37	1.17 ± 0.61	1.19 ± 0.91
Fe	13.78 ± 5.83	12.07 ± 8.08	15.4 ± 6.92	12.58 ± 5.77
Mn	2.45 ± 1.66	2.68 ± 1.91	3.00 ± 1.32	2.13 ± 1.74
Cr	3.60 ± 2.02	3.22 ± 1.49	2.17 ± 1.46	2.78 ± 1.73
Ti	4.47 ± 1.83	4.33 ± 1.72	4.35 ± 1.85	4.01 ± 1.45
Ca	772 ± 338	874 ± 414	970 ± 351	880 ± 302

（2）本文提示白血病患者发 Zn 明显下降，温春光等报道38例急性白血病患者血清 Zn 含量显著缺乏。孔祥瑞则认为 Zn 过低有致癌作用，并观察到补 Zn 后有抗肿瘤作用。认为 Zn 可维持隔室封闭，防止自由基对细胞的攻击，保护细胞膜及细胞的正常分裂。此外 Zn 是80多种酶发挥生物活性必需的因素，参与 DNA 及 RNA 聚合酶的合成，直接影响核酸及蛋白质的合成，在参与免疫机制中亦有重要作用。因而在临床治疗上，对白血病患者补充 Zn 可能有抑制癌作用。

（3）温春光等发现慢性白血病患者血清 Pb 含量高于献血员，本组资料发 Pb 含量亦显著升高。有关

Pb 的致癌作用目前尚未取得一致看法，如相关文献提到 Pb 可使人体呼吸道及消化系统癌肿的发病率增高，而文献指出 Pb 的致癌作用不大。发 Pb 含量极显著升高是否引起白血病发病率增高有待进一步探讨。

（4）白血病男性患者发中 Mn、Fe、Ni、Cr 含量显著升高，而女性患者无此现象。Mn 过量是否有致癌作用还是有抗癌作用，文献报道意见分歧。过高的 Fe 含量也使癌肿发病率增高。Ni 过量或入体途径不当时是一种公认的致癌物质。从事镍矿及镍冶炼工作的工人，肺癌及鼻部肿瘤的发病率比正常人高，且动物实验亦证实镍及其化合物有致癌性。更有人认为，白血病患者血 Ni 增高有临床诊断意义。Cr 过量或入体的途径不当时被认为是一种致癌物质，铬酸盐可引起肺癌，6 价 Cr 是突变和致癌因子。男性白血病发病率高于女性，似乎同发 Mn、Fe、Ni、Cr 含量显著升高有关。

（5）白血病急性组与慢性组间头发微量元素比较，其中除男性组 Pb 含量有显著差异外，其余均无显著性差异，这可能同病例少有关。如能增大样本数，有可能揭示出急性组和慢性组间的差异。

（6）本文结果除 Cu 元素外。白血病患者发 Zn 显著下降，发 Pb、Ni、Cr 的显著升高，同文献、报道的白血病患者血清 Zn 含量显著缺乏、Pb、Ni、Cr 含量显著升高的结果相平行。头发样品具有易采集和保存等优点，因此头发微量元素分析有临床应用价值。

（原载于《核技术》1993 年第 2 期）

冠心病患者头发中微量元素的初步观察

（1986）

梁国荣[1]　沈吕南[1]　汪学朋[2]　张元勋[2]　黄铭新[1]　黄定九[1]　薛　泓[1]

（1. 上海第二医科大学附属仁济医院　2. 上海原子核研究所）

[导读] 上海市冠心病患者头发铜、铁、铅含量增高，而钙、锶含量降低，其中尤以铜的增高和钙的下降最为显著。

冠心病的病因探讨中，不少学者提到微量元素的问题，鉴于人发含的元素浓度高，取样方便，对人体没有损害，容易保存和携带，故已被视为良好的活体检查材料。本文报告 159 例冠心病患者头发中 8 种元素的测定结果，并进行初步探讨。

材料与方法

一、来源

选自本院冠心病门诊及住院患者 159 例，其中男性 114 例、女性 45 例，65 ~ 77 岁（Ⅰ组）55 例；44 ~ 64 岁（Ⅱ组）104 例。患者的临床症状、心电图和实验室检查资料均符合 1979 年我国制定的冠心病诊断参考标准。并以相应例数的健康者作为对照，其中健康中青年人均剔除有金属职业接触者。而 65 岁以上老年人则系来自普查劳保单位及就近地段的退休职工，通过较详细的病史、体检、实验室检查，剔除有急慢性感染、高血压、高血脂、糖尿病、心血管疾病、恶性肿瘤、贫血、慢性阻塞性肺部疾病、潜伏性肝病、肾病和隐性冠心病患者。78 例男性和 37 例女性临床健康老年人作为冠心病组的对照。

二、头发样品的收集和处理

发样尽可能收集一次理发剪下的短发，每例取发 3 ~ 4 g，用肥皂粉浸洗两次，再用 5% 海鸥洗涤剂浸泡 1 小时，不断搅动，再用蒸馏水及重蒸水冲洗干净，干燥后备用。精确秤取 1 g 发样置于坩埚中，在 600 ℃的马弗炉中灰化 5 ~ 6 小时，至发样完全变成白色粉末为止。在灰化后的白色粉末内加入含 200 μg 的内标钇的 6N 硝酸，使灰化物完全溶解，再将溶液转移到 6 μM 厚的涤纶膜上制靶，在大约 10^{-2} 毛（真空单位）真空下脱水干燥后直接进行测量分析。用核素源激发 X 射线分析法测定灰分中微量元素的含量，测量的时间一般在半小时左右。

三、分析方法原理

核素源激发 X 射线分析，是 X 射线荧光分析法的一个分支，由于使用了 Si（Li）探测器记录特征 X 射线能谱，它可以进行多元素的同时分析。当核素源发射的光子能量大于待测元素内壳层电离能时，会使内壳层电离而产生空穴，外层电子填充该空穴时，会以一定概率发射出特征 X 射线，测定 X 射线的能量和强度就可以进行定性和定量分析。

结　果

从表 1 结果来看，冠心组铜、铁、铅增高；钙、锶降低，有显著差异。而以铜增高、钙降低最为明显（$P < 0.001$）。冠心病男性陈旧性心梗组，铜、锌均明显高于对照组男性（$P < 0.01 \sim 0.001$）。

从表 2 所示，冠心病男性 II 组铜、锌高于对照组，有显著差异（$P < 0.001$）；钙、锶低于对照组（$P < 0.05 \sim 0.001$）。冠心病女性 II 组铜、铅增高；锶、锰、钙低于对照组（$P < 0.05 \sim 0.001$）。

从表 3 看，冠心病男性 I 组铜，锰增高；冠心病女性 I 组铅、铁增高，与对照组同性别相比较，均有显著差异（$P < 0.05 \sim 0.001$）。

表 1　冠心病组、冠心病男性心梗组与对照组头发中 8 种元素测定结果　　　　单位：$\mu g/g$

	冠心病组（159 例）	对照组（159 例）	冠心心梗组（11 例）	对照组（例数）
锶	3.25 ± 5.24△	4.73 ± 4.51△	3.76 ± 7.57	4.33 ± 3.28（30）
铅	7.51 ± 5.87△*	5.61 ± 4.73△	4.53 ± 1.66	6.11 ± 5.72（115）
锌	188.0 ± 37.5	182.0 ± 39.7	190.0 ± 21△	163.0 ± 32△（120）
铜	13.2 ± 4.17*	9.77 ± 3.29*	14.8 ± 3.21*	8.71 ± 2.16*（119）
镍	0.9 ± 0.83	0.9 ± 0.84	0.75 ± 0.63	0.70 ± 0.44（120）
铁	13.9 ± 9.29**	11.9 ± 5.39**	13.0 ± 7.94	10.4 ± 3.67（120）
锰	2.54 ± 2.39	3.0 ± 2.45	2.95 ± 3.26	2.74 ± 1.46（30）
钙	965.0 ± 692.0*	1385 ± 738*	1026 ± 756	1590 ± 96.5（120）

注：P 值——△ < 0.01，* < 0.001，** < 0.02，其余 > 0.05。* 测定 156 例。

表 2　冠心病 II 组与对照组头发中 8 种元素测定结果比较

	冠心病男性 II 组（$\mu g/g$）	对照组男性（$\mu g/g$）	P 值	冠心病女性 II 组（$\mu g/g$）	对照组女性（$\mu g/g$）	P 值
锶	（70）2.44 ± 4.61	（30）4.33 ± 3.28	< 0.05	（34）5.95 ± 7.57	（30）9.92 ± 5.34	< 0.02
铅	（68）7.08 ± 5.04	（115）6.11 ± 5.72	> 0.05	（34）59.6 ± 2.78	（113）4.27 ± 3.22	< 0.05
锌	（70）184.0 ± 36.6	（120）163.0 ± 32.0	< 0.001	（34）188.0 ± 45.4	（120）181.0 ± 38.0	> 0.05
铜	（70）12.9 ± 4.36	（119）8.71 ± 2.16	< 0.001	（34）14.6 ± 4.22	（119）9.68 ± 3.7	< 0.001
镍	（70）0.83 ± 0.44	（120）0.7 ± 0.44	> 0.05	（34）1.3 ± 1.57	（119）1.53 ± 1.41	> 0.05
铁	（70）11.9 ± 6.57	（120）10.4 ± 3.67	> 0.05	（34）17.3 ± 11.8	（120）13.4 ± 7.47	> 0.05
锰	（70）2.26 ± 1.96	（30）2.76 ± 1.46	> 0.05	（34）3.57 ± 3.48	（30）6.03 ± 2.97	< 0.01
钙	（70）846.0 ± 617.0	（120）1590 ± 965.0	< 0.001	（34）1362.0 ± 928.0	（120）2073.0 ± 762.0	< 0.001

注：（　）内为例数。

表3 冠心病 I 组与对照组头发中 8 种元素测定结果比较

	冠心男性 I 组（μg/g）	对照组男性（μg/g）	P 值	冠心女性 I 组（μg/g）	对照组女性（μg/g）	P 值
锶	（44）2.3 ±3.3	（78）1.8 ±1.64	>0.05	（11）3.92 ±4.22	（37）2.95 ±2.8	>0.05
铅	（44）14.1 ±39.2	（74）5.57 ±4.4	>0.05	（11）10.3 ±6.52	（33）6.65 ±4.52	<0.05
锌	（44）199 ±28.8	（78）211 ±26	>0.05	（11）165.0 ±37.8	（37）184.0 ±39.0	>0.05
铜	（44）12.8 ±3.79	（78）11 ±3.34	<0.01	（11）13.1 ±3.85	（37）12.1 ±4.28	>0.05
镍	（44）0.74 ±0.37	（78）0.7 ±0.36	>0.05	（11）0.76 ±0.27	（37）0.89 ±0.6	>0.05
铁	（44）12.5 ±8.91	（77）13 ±5.94	>0.05	（11）22 ±10.7	（36）13.6 ±5.35	<0.001
锰	（44）2.14 ±2.02	（78）1.34 ±0.87	<0.01	（11）2.62 ±1.25	（37）1.94 ±1.67	>0.05
钙	（44）836 ±486	（78）798 ±387	>0.05	（11）1016 ±604	（37）840 ±340	>0.05

注：（ ）内为例数。

讨　论

微量元素不平衡，可能在某些疾病的病因和发病机制中起着重要作用。有人认为铜的变化与心血管疾病有密切联系。本文结果提示冠心病组头发中铜元素明显增高，而钙、锶下降，与对照组比较，差异显著。

铜是生物体内多种酶（30 种以上）的活性成分，是某些胺氧化酶的组成部分，也是构成细胞色素氧化酶及超氧化物歧化酶的重要物质，并参与磷脂及铜蛋白酶、酪氨酸酶、坏血酸氧化酶、单胺氧化酶和赖氨酰（基）氧化酶等的合成，对合成胶原蛋白和弹性蛋白是必需的。铜在体内大部分结合成血清铜蓝蛋白，血清铜蓝蛋白值女性显著高于男性。铜缺少可以造成贫血或损害中枢神经系统，铜增多引起肝豆状核变性、心血管疾病。血清铜值可随年龄的增加而增加。有人发现长寿地区居民的头发中，铜含量明显低于非长寿地区，说明过量的铜有害于健康。

文献报道，冠心病及心梗患者血清铜可增高，本文 11 例冠心病心梗患者，铜也明显高于对照组。当铜的利用严重受限时，许多动物可患心血管疾病，尤其在发病时，会有大量致密胶原纤维组织取代变性的心肌组织。主动脉的弹力成分在许多动物中显著下降，可导致主动脉瘤。

锰对酶的功能起重要作用，发锰在老年人中明显低于非老年人，锰对维护线粒体功能是重要的，心肌损伤时往往引起血锰升高。锰在饮食中通常来源于植物，动物组织含锰量是很低，在分析结果时必须注意这些因素。

钙可来自牛奶、乳酪、蔬菜等饮食，主要在十二指肠吸收，受二羟维生素 D_3 激素控制。许多因素可以影响钙的吸收，维生素 D 不足、肾功能减退和肠吸收不良时，钙的吸收大大下降。当使用植酸（Phytic acid）、磷酸、类固醇等或肠中存在不吸收的脂肪酸时，钙的吸收下降，随年龄增长钙的吸收也逐步下降。老年人发钙含量降低，反映体内含钙量减少，主要原因也可能是吸收较差，本文冠心病组发钙含量显著低于对照组，且以冠心病 II 组更为明显，说明并非单纯是年龄的因素，其发钙降低是原发的还是继发于冠心病后，值得研究。锶与钙的分布相似，在人体骨骼中约含 350 mg 锶，本文报告冠心病组发锶含量亦显著降低，与钙类似，对冠心病的临床作用需要进一步观察和研究。

（原载于《中华老年医学杂志》1986 年第 4 期）

肺心病患者头发中微量元素含量

（1986）

梁国荣[1]　沈吕南[1]　胡炳熊[1]　顾元文[1]　张君丽[1]

黄铭新[1]　黄定九[1]　汪学朋[2]　张元勋[2]

（1. 上海第二医科大学附属仁济医院　2. 上海原子核研究所）

[导读] 上海市肺心病患者头发中锶、铅、锌、铜、镍、铁、锰、钙含量均低于对照组，尤以钙、锰、锶、锌、镍为明显。肺心病组的铅、铜、镍、锌、锰含量也显著低于冠心病组。

国内有关冠心病患者头发内微量元素的变化已有报道，但对肺心病患者尚少见有关报告。临床上兼患肺心病及冠心病者并不少见，在治疗上需分先后主次，除临床征象及心电图等检查外，体内微量元素含量也有助于鉴别。人发是一种排泄金属废物的器官，它取样方便，易保存、携带，元素的浓度高且含量相对稳定，便于分析，已成为一种理想的微量元素检查材料。本文报告了 63 例肺心病患者头发中钙含量及 7 种微量元素含量测定结果，除与健康对照组比较外，也与冠心病患者组进行了比较，并探讨了其间的差异。

材料和方法

一、资料来源

63 例肺心病患者，均选自本院专科门诊及住院病员，年龄 54 ~ 86 岁。根据 1979 年全国肺心病会议和世界卫生组织所制定的慢性肺心病诊断标准，无其他心血管并发症及金属职业接触史者。159 例冠心病患者来源与肺心病相似，根据 1979 年制定的冠心病诊断标准，无其他心血管并发症和金属职业接触史者，年龄 52 ~ 83 岁。健康对照组选用与肺心病、冠心病相对应的性别、年龄和例数，肺心病与冠心病两组都有各自配对的对照组。健康成年人对照组中除外有金属职业接触史者。而对 65 岁以上健康老年人则来自普查劳保单位，及就近地段的退休职工，根据病史、体检，除外有急、慢性感染、高血压、心血管疾病、恶性肿瘤及其他器质性疾病者；进行血、尿、粪常规、肝功能、胸透、心电图及运动试验等，结合临床再进行严格过筛，排除慢性阻塞性肺部疾患，潜隐性肝病、肾病和有阳性表现的冠心病患者。

二、分析方法和原理

同位素源激发 X 射线分析的基本原理是利用同位素源发出的低能光子轰击样品，使样品中待测元素电离发出特征 X 射线，然后用 Si（Li）探测器探测 X 射线的能量和强度，从而进行定量和定性分析。由于使用了 Si（Li）探测器记录特征 X 射线能谱，故可在一次测量中同时进行多种元素分析。

三、样品的收集和处理

尽可能收集一次理发剪下的短发，个别女性有用金属发夹及化学烫发者，应尽可能避免掺入，以免影响结果。发样用肥皂粉浸洗两次，再用海鸥洗涤剂（5%）浸泡 1 h，并不断搅动。以后用蒸馏水及重蒸水冲洗干净，晾干后备用。精确称取 1 g 发样置瓷坩埚中，在马弗炉中灰化（600 ℃），待 5 ~ 6 h 发样完全变成白色粉末后，加入含 200 μg 内标钇的 6 N 硝酸，使灰分完全溶解，将溶液移到 6 μm 厚的涤纶膜上制靶，在约 1.33 Pa 真空下脱水干燥后，于半小时内用同位素源激发 X 射线分析法测定灰分中微量元素含量。

结 果

肺心病组中 8 种元素测定结果均低于对照组，尤以锶、钙、锰、锌、镍为明显，$P < 0.01$（表1）。

表1 肺心病组、冠心病组与对照组患者头发中8种元素测定结果

组别	例数	8 种元素测定结果（μg/g）								
		锶	铅	锌	铜	镍	铁	锰	钙	锌/铜
肺心病组	63	1.6±1.8	4.8±4.5	169.0±29.2	9.0±4.8	0.5±0.3	11.2±7.2	1.6±1.2	764.0±449.0	17.5±6.1
冠心病组	63	2.8±3.7	8.2±6.0	184.0±39.2	13.0±4.4	0.9±0.7	14.1±8.5	2.4±2.0	891.0±510.0	14.2±8.9
对照组	63	3.9±3.9	7.3±6.3	187.0±38.0	10.1±3.4	0.7±0.4	12.3±5.6	2.9±2.7	1219.0±724.0	18.5±11.1

冠心病组中铅、铜、铁元素含量高于对照组，尤以铜、铅元素含量增高最为显著（$P < 0.01$）；钙、锶含量及锌铜比值低于对照组，$P < 0.01$（表2）。

表2 冠心病组与对照组患者头发中8种元素测定结果

组别	例数	8 种元素测定结果（μg/g）								
		锶	铅	锌	铜	镍	铁	锰	钙	锌/铜
冠心病组	159	3.3±5.2	7.5±5.9	188.0±37.5	13.2±4.2	0.9±0.8	13.9±9.3	2.5±2.4	965.0±692.0	14.2±9.0
对照组	159	4.7±4.5	5.5±5.0	182.0±39.7	9.8±3.3	0.9±0.8	11.9±5.4	3.0±2.5	1385.0±738.0	18.6±12.1

肺心病组 8 种元素含量均低于冠心病组，尤以铅、铜、镍、锌、锰为明显，$P < 0.01$。而发锌铜含量比值，肺心病组高于冠心病组，有显著差异，$P < 0.05$。主要原因，可能是冠心病组患者的发铜含量增高（表1）。

讨 论

微量元素缺乏或过量，均可引起机体生理功能及代谢变化，而产生临床征象。近年来，微量元素与心血管病的关系已引起重视。已有报告冠心病患者头发中铜含量明显增高，而钙、锶含量下降。而肺心病亦为老年人常见疾患，临床上肺心病患者有时可兼患有冠心病。本文结果提示，肺心病与冠心病患者头发中锶、钙含量均低于对照组。而肺心病患者镍低于对照组；冠心病患者铜高于对照组。

锌、铜、铁、锶、锰、镍等都是人体必需的微量元素，对维持人体的正常生理活动有重要作用。但除铁等元素外，其他微量元素对各种疾病的发生、发展及诊断和治疗上的重要性还不够了解。

镍与血浆中 α_2 球蛋白结合，缺镍时可影响细胞的超微结构。激素作用和生物大分子的结构稳定性及代谢过程中均需要镍。例如，镍可激活肽酶。以低镍饲料喂鸡，其肝中脂肪含量降低，皮肤有异常色素堆积，生长延缓。各种生物体表现的白色可能和镍有关，如镍多会使人头发变白。有报告称哮喘病患者的发镍含量显著低于对照组，本文肺心病组患者发镍含量也明显减少，这些肺心病患者临床上均有哮喘史。提示镍对肺心病患者的病理生理作用。

铜与酶的活性有关，哺乳动物的含铜蛋白有许多是酶。铜是酶（如细胞色素氧化酶）的组成部分。它也参与磷脂、铜蛋白酶、酪氨酸酶、单胺氧化酶和赖氨酰（基）氧化酶等的合成，为合成胶原和弹性蛋白所必需元素。铜含量不足可引起贫血或损害中枢神经系统，铜含量增加引发肝豆状核变性及心血管疾病。有人发现长寿地区居民的头发中铜含量明显低于非长寿地区，提示过量铜有害于健康。有人认为冠心病不仅与食物中铜含量有关，而且与锌铜比例失调有关，大鼠实验发现锌铜比值为 14 时，会使血中胆固醇值升高，与动脉粥样硬化的发生和发展有密切关系。本文报告冠心病组锌铜比值为 14.2；而肺心病组则为 17.5，后者与健康对照组锌铜比值近似，无显著差异（表 1）。冠心病组与对照组锌铜比值有显著差异（表 2）。冠心病组与肺心病组锌铜比值亦有显著差异（表 1）。由表 1 及表 2 可看出，在肺心病组主要是锌含量低；在冠心病组主要是铜高，而导致锌/铜比值降低。肺心病及冠心病组发钙含量均显著低于对照组（$P < 0.001$），而肺心病与冠心病两组比较，发钙含量无显著差异。钙可来自牛奶、乳酪、蔬菜等，主要在十二指肠被吸收，受 1，25 - 二羟维生素 D_3 激素控制。肺心病和冠心病都是老年人常见病，老年人尤其是肺心病患者常同时伴有肾功能减退和肠吸收不良，或维生素 D 不足，使钙的吸收大幅下降。锶与钙的分布相似，主要存在于骨骼中，本文报告肺心病组发锶也显著低于健康对照组（$P < 0.001$）。钙和锶对人体无毒，都可口服给药。本文结果可供临床研究肺心病或冠心病时参考。

（原载于《中华心血管病杂志》1986 年第 4 期）

老年冠心病与头发微量元素的关系

（1994）

章慧双[1]　马延[1]　雷翔剑[2]　王志强[2]　王桂香[2]

（1. 湖南省马王堆疗养院　2. 湖南省老年医学研究所）

[导读] 湖南省老年冠心病组患者头发中锰、镁、钙、铬、锌含量及锌铜比值较健康组均低，而铜含量较健康者为高。头发中钙和锌含量与低密度脂蛋白 - 胆固醇水平呈显著负相关，锌铜比值亦与低密度脂蛋白 - 胆固醇水平呈负相关。适当地增加老年人锰、钙、铬、锌的摄入量和减少铜的摄入量有助于冠心病的预防和治疗。

冠心病是危害老年人健康的主要疾病之一，为了研究老年冠心病与头发微量元素的关系，我们测定了 95 例确诊的老年人冠心病患者发样中微量元素含量，并与 254 例健康老年人的发样微量元素比较，探讨微量元素含量的变化规律。

对象与方法

1. 对象

（1）老年冠心病组：95 例冠心病患者根据 1980 年内科学会建议用 WHO 诊断标准，其中男性 68 例，女性 27 例。年龄最大 80 岁，平均年龄（63.0 ± 6.1）岁。

（2）健康老年组：254 例，男 182 例，女 72 例，年龄最大 89 岁，平均（69.0 ± 6.1）岁。取样对象均经体检符合 1982 年中华医学会老年医学学会提出的健康者的 5 项标准。

2. 方法

发样要求三个月内未使用染发剂和化学烫发者，取头发 1 g，用美国产 Spectraspam Ⅲ 型中梯光栅直读仪测定元素含量。所有数据经正态性 D 检验。由于头发微量元素离散程度大，近似正态分布以 $\bar{x} \pm s$ 表示，偏态以中位数（M）和中位效标准误（Sm）来表示，并用中位数 u 检验比较差异程度。

结　果

（1）冠心病组患者头发中 Mn、Mg、Ca、Cr、Zn 及 Zn/Cu 均较健康组均低（$P < 0.05 \sim 0.001$），而

Cu 含量较后者为高，差异有显著性（$P < 0.001$），见表 1。

（2）老年冠心病组各型变量间，Cr 与 Cu 相关系数 $r = 0.417$，$P < 0.001$，呈高度负相关，方程 $\hat{y} = 33.70 - 11.64x$。$sx \cdot y$（标准估计误差）3.24。

（3）冠心病组微量元素与血脂回归方程：Ca 与 LDL – C、Zn 与 LDL – C、Zn/Cu 与 LDL – C、Zn/Cu 与 LDL – C/HDL – C 均呈负相关，差异显著（$P < 0.05$），见表 2。

（4）冠心病组 8 种元素男、女间除锰外均无明显差别。

表 1　老年冠心病组与健康组元素比较

元素	老年冠心病组（95 例）（$\mu g/g$）	老年健康组（254 例）（$\mu g/g$）	t 值	p 值
Mn	0.76 ± 0.04	1.41 ± 1.39	3.592	< 0.001
Mg	39.71 ± 15.11	49.42 ± 38.07	6.365	< 0.001
Ca	677.59 ± 593.57	816.71 ± 560.40	1.980	< 0.05
Cr	1.16 ± 0.89	2.38 ± 1.48	9.367	< 0.001
Zn	162.63 ± 47.58	220.97 ± 64.42	9.205	< 0.001
Zn/Cu	16.05 ± 6.65	28.33 ± 7.61	14.746	< 0.001
Cu	10.13 ± 2.23	7.80 ± 2.05	8.877	< 0.001
Fe	30.09 ± 11.72	27.56 ± 22.48	1.365	> 0.05
Sr$^\triangle$	0.74 ± 0.05	0.73 ± 0.03	0.394	> 0.05

$^\triangle M \pm Sm$：M 为中位数，Sm 为中位数标准误。

表 2　95 例老年冠心病组微量元素间与血脂的回归方程

变量	r	P	$\hat{y} = a + bx$	$sy. x$
Ca 与 LDL – C	-0.227	< 0.05	$\hat{y} = 3.2821 - 0.0003x$	0.840
Zn 与 LDL – C	-0.248	< 0.05	$\hat{y} = 3.8259 - 0.0047x$	0.836
Zn/Cu 与 LDL – C	-0.205	< 0.05	$\hat{y} = 3.5159 - 0.0273x$	0.845
Zn/Cu 与 LDL – C/HDL – C	-0.2138	< 0.05	$\hat{y} = 3.0279 - 0.0314x$	0.930

讨　论

（1）微量元素 Mn 参与很多酶的合成及激活，影响脂类代谢，SOD 活性降低与锰含量降低有关。本文冠心病组 Mn 含量明显低可能与此有关。铜是构成细胞色素氧化酶及超氧化酶的重要成分，它能诱发实验性动脉硬化，与心血管病有关，而且铜能调节心搏量，促使人体内自由基增加，加速组织器官的衰老过程。本文冠心病组头发中铜含量显著高于健康组，这证实了长寿者头学中铜含量低的观点，同时发现人体内铬与铜含量呈高度负相关。控制和调节人体内铜元素的含量和摄入量，有利预防冠心病。在临床中如果增加患者铬剂的摄入并调节铜的含量至正常水平，对冠心病治疗可能有一定效果。

（2）锌是人体发育生长中必不可少的微量元素，是很多金属酶的组成成分及酶的激活剂，其含量下降可导致生长迟缓、食欲减退、引起神经精神症等，本文老年冠心病组比健康组的头发中锌含量明显降低，统计发现，Zn 与 LDL – C、Zn 及 Zn/Cu 与 LDL – C/HDL – C（动脉硬化指数）呈高度负相关，老年冠心病患者缺锌，LDL – C 及 LDL – C/HDL – C 就增高，存在着定量关系。这是由于胆固醇清除率减慢、胆固醇在动脉壁中累积而促使动脉硬化。钙在十二指肠吸收。高脂血症、糖尿病是冠心病易患因素，而脂质代谢紊乱，胰腺分泌功能改变和肠吸收功能不良，都影响钙的吸收，导致其含量下降。本研究显示锌、钙等元素含量下降与冠心病的发生、发展有极为密切的联系。

（3）镁是众多酶的辅酶，是心肌代谢的重要元素，最重要的是促钠—钾—ATP 酶的作用，ATP 的生成，对细胞功能有广泛作用，使心肌活动正常。镁与脂质代谢有关，镁含量增高，可降低 TG 和动脉硬化指数，从而对动脉壁有保护作用，缺镁可致动脉壁损伤，缺镁早期即有动脉粥样斑块病变，补镁后可逆转，在临床上适量地补充镁对降低血脂，预防冠心病的发生有重要作用。

（原载于《微量元素与健康研究》1994 年第 2 期）

高血压和冠心病患者头发中的微量元素

（2002）

孙瑞霞[1]　孙剑辉[1]　王新民[2]

（1. 河南师范大学　2. 郑州大学医学院）

[导读] 河南省高血压和冠心病患者头发中铜、锰、铁含量显著低于健康对照组，锌含量和锌铜比值显著高于对照组，进一步证实了高锌低铜是高血压和冠心病形成的重要因素，而低锰低铁亦是高血压和冠心病患者的一种特征。

可以通过测定头发中微量元素的含量，为健康与疾病提供重要信息。

微量元素在人体的生物功能中起着特殊的生理作用。微量元素的缺乏或过量均可引起机体生理功能与生化代谢的异常。头发是一种代谢活动很低的蛋白质。其中含有大量的氨基酸，氨基酸的巯基（—SH）极易与金属元素结合，一旦结合则不易被重新吸收，因此，头发中微量元素的含量可以真实地反映头发生长时期体内微量元素的水平。为了解高血压、冠心病患者头发微量元素水平，探讨微量元素与两常见疾病之间的关系，笔者进行了此项调查。

1　对象与方法

1.1　对象

选择河南省 X 和 L 两城市高血压及冠心病患者和健康人，其中有在职和退休的工人、教师、干部。患者均系市级人民医院住院患者，健康人为经市级人民医院检查无高血压、冠心病者，且均无所测微量元素环境暴露史和接触史。检测分为 3 组：高血压患者组 45 名，年龄 60~75 岁，平均 62 岁；冠心病患者组 36 名，年龄 55~78 岁，平均 59 岁；健康对照组 40 名，年龄 55~81 岁，平均 60 岁。

1.2　方法

用不锈钢剪刀剪取贴近头皮的头发 1.0 g 左右，置入已经编号的干净纸袋内备用，被取发者均没有使用染发与护发剂。发样经用 1% 的洗涤剂洗涤、水和去离子水冲洗、60 ℃烘箱中烘干后，准确称取 0.5 g 置于相应的瓷坩埚中，置于 550 ℃高温炉内灰化成白色灰烬，取出冷却至室温，用 0.2 mol/L 的 HNO_3，溶解并定容，在原子吸收分光光度计（WFX – 1F2 型，北京第二光学仪器厂）上用火焰原子吸收法测定 Zn、Cu、Mn、Fe 的含量。采用单因子统计检验（t 检验）法对高血压、冠心病组与健康对照组头发中微量元素的含量作显著性检验。

1.3　质量控制

在样品测定之前，用 GBW 07601 国家一级标准人发进行质量监控，Zn、Cu、Mn、Fe 4 种元素的标准值与其测量值列于表1，结果表明，在实验误差范围内二者符合得较好。

表 1　GBW 07601 人发的标准值与实测值　　　　　　　单位：$\mu g/g$

元素	标准值	测量值	元素	标准值	测量值
Zn	190.0 ± 5.0	188.0 ± 2.1	Mn	6.3 ± 0.5	6.2 ± 0.3
Cu	10.6 ± 0.7	10.3 ± 0.3	Fe	54.0 ± 6.0	52.0 ± 3.4

2　结　果

由表2可知，高血压患者及冠心病患者头发中 Zn 含量高于健康人，差异有非常显著性（$P < 0.01$）；Cu、Mn、Fe 含量低于健康人，差异有非常显著性（$P < 0.05$ 或 $P < 0.01$）；高血压、冠心病患者发中的锌铜比值（Zn/Cu）较健康人的比值高，差异有非常显著性（$P < 0.01$）。

表 2　各组人发中微量元素测定与统计检验结果　　　　　　　单位：$\mu g/g$

元素	对照组	高血压组	冠心病组
Zn	197.45 ± 33.16	228.34 ± 51.08**	210.63 ± 35.50**
Cu	11.20 ± 3.15	8.87 ± 1.56*	7.54 ± 2.30*
Mn	2.55 ± 1.75	2.42 ± 1.34**	2.20 ± 1.61*
Fe	12.50 ± 5.54	10.86 ± 8.63*	11.57 ± 7.30**
Zn/Cu	18.70 ± 3.15	25.91 ± 5.68**	27.22 ± 4.71**

注：与对照组比较 * $P < 0.05$；** $P < 0.01$。

3　讨　论

锌是人体内 DNA、RNA 聚合酶、碳酸酐酶等80多种酶的组成成分。体内过剩的锌阻碍肠道细胞对铜的吸收，会造成体内铜的缺乏。铜是人体内许多铜依赖性酶的必需成分，如超氧化物歧化酶（SOD）等，参与氧化还原反应与胆固醇的代谢；铜在体内大部分结合成血浆铜蓝蛋白，参与造血过程，能影响铁的吸收与传递，还能促使无机铁变为有机铁，由三价铁变为二价铁，从而有利于血红蛋白的合成。因此，铜的缺乏将会导致酶活力减弱，造血功能下降，主动脉弹性下降，胆固醇升高、血管脆性增加，从而产生高血压和冠心病。

锌、铜之间存在的相互拮抗、协同作用已被大多数人所公认。因此，用 Klevay 等提出的 Zn/Cu 比值学说综合考虑它们对高血压、冠心病的影响更为合理。Klevay 等认为，Zn/Cu 比值增大，可使体内胆固醇代谢紊乱，产生高胆固醇血症，促进动脉硬化发展，导致高血压与冠心病的发生。本文高血压、冠心病患者头发中的 Zn/Cu 比值较健康人明显升高，且差异有非常显著性，与 Klevay 的结论相符，从而亦进一步证实了高锌低铜是高血压和冠心病形成的重要因素。

铁在体内三羧酸的循环中，有1/2以上的酶和激素含铁，或有铁参与才发挥生化作用，完成生理功能。锰也是多种酶的组成成分，在蛋白质的合成代谢中发挥重要作用。本研究表明：高血压和冠心病患者头发中的铁和锰含量明显较健康者低，说明低铁和低锰亦是高血压和冠心病患者的一种特征。

头发中微量元素的含量比血液、尿液多几倍到几百倍，易于分析且采样方便。因此，可以通过测定头发中微量元素的含量，为健康与疾病提供重要信息。

（原载于《环境与健康杂志》2002 年第 3 期）

糖尿病患者头发微量元素含量与其分型、并发症及遗传等因素的关系

（1997）

李小梁[1]　李增禧[1]　梁宝鎏[2]

（1. 广东省测试分析研究所　2. 香港城市大学）

[导读] 中国香港地区糖尿病患者头发中铜含量显著低于对照组，铅和镍含量显著高于对照组。1 型糖尿病患者的微量元素总体水平低于 2 型患者，有家族遗传史患者的微量元素总体水平低于无家族遗传史患者。

　　糖尿病患者头发锌、铜含量分别与甘油三酯、胆固醇含量呈显著负相关，头发铬含量与空腹血糖水平呈显著正相关。

中国香港地区的糖尿病发病率在亚洲地区一直是比较高的，糖尿病患者在饮食上常能注意到控制糖类、脂肪及蛋白质的过多摄入，但由此而引起的微量元素吸收不平衡却被忽略，糖尿病患者的微量元素状况与其病情发展的关系是调整糖尿病人饮食的一个关键环节。本文测定了 75 例我国香港地区糖尿病患者的头发锌、铁、铜、钙、锰、镁、铬、镍、锶、铅 10 种元素的含量，并与健康对照组比较，分析了不同类型、是否存在并发症及遗传因素等方面对微量元素的影响。同时观察微量元素与糖化血红蛋白、空腹血糖，胆固醇及甘油三酯的相关关系。

一、材料与方法

选择 1994—1996 年住院糖尿病患者 75 例，其中男 29 例，女 46 例，平均年龄（39.2 ± 11.9）岁，均符合世界卫生组织（WHO）糖尿病诊断标准，病程平均为（9.23 ± 5.39）年，其中 2 型（即非胰岛素依赖型 NIDDM）33 例，1 型（即胰岛素依赖型 IDDM）34 例，未确定 8 例。有家族遗传史 22 例，无家族遗传史 33 例，未确定 20 例。合并高血压 22 例，视网膜病变 16 例，周围神经病变 10 例，肾病 12 例。

正常对照组选用经体检健康并无家族遗传史的健康人 55 名，男 25 名，女 30 名，平均年龄（34.0 ± 9.8）岁。

头发样本取自受测对象枕后部近发根处，取样量约 0.3 g，头发样本经清洗后烘干，冷却后准确称量，用 $V(HNO_3) : V(HClO_4) = 10 : 1$ 的混合酸 10 mL 进行湿消化，加热待酸挥发完全后定容 5 mL 待测。消化同时做空白控制样。

消化处理好的溶液使用岛津 ICPQ - 1012 型高频等离子体发射光谱进行微量元素测定。

统计处理使用 t 检验及线性相关分析，相关检验使用 F 检验。

二、实验结果

1. 糖尿病组与健康对照组微量元素含量比较（表 1）

2. 1 型与 2 型糖尿病患者头发微量元素及其他指标比较

如表 2 所示，1 型和 2 型糖尿病患者脂肪、糖代谢指标均无显著性差异，但 1 型糖尿病患者头发中微

量元素锶、铅含量显著低于 2 型糖尿病患者，而且从总体微量元素水平上看，1 型糖尿病患者的微量元素水平均低于 2 型糖尿病患者。如图 1 所示。

表1　糖尿病患者组与健康对照组头发微量元素含量

	人数	Zn	Fe	Cu	Ca	Mn
糖尿病组（μg/g）	75	136.7 ± 44.4	22.5 ± 11.8	6.38 ± 2.88	1110 ± 801	0.61 ± 0.41
健康对照组（μg/g）	55	138.4 ± 30.8	25.6 ± 12.7	8.37 ± 5.33	1033 ± 542	0.76 ± 0.73
P		> 0.05	> 0.05	< 0.05	> 0.05	> 0.05
	人数	Mg	Cr	Sr	Pb	Ni
糖尿病组（μg/g）	75	73.2 ± 61.4	0.77 ± 0.67	2.15 ± 2.17	2.68 ± 2.23	1.23 ± 1.36
健康对照组（μg/g）	55	74.6 ± 50.1	0.80 ± 0.70	1.82 ± 1.64	1.61 ± 1.68	0.69 ± 0.87
P		> 0.05	> 0.05	> 0.05	< 0.05	< 0.05

表2　1 型糖尿病与 2 型糖尿病患者头发中微量元素含量

	人数	Zn	Fe	Cu	Ca	Mn
1 型糖尿病组（μg/g）	33	143.4 ± 45.4	20.7 ± 11.5	5.84 ± 1.48	999 ± 741	0.54 ± 0.36
2 型糖尿病组（μg/g）	34	138.2 ± 50.1	25.5 ± 12.7	7.09 ± 3.81	1269 ± 880	0.72 ± 0.56
P		> 0.05	> 0.05	< 0.05	> 0.05	> 0.05
	人数	Mg	Cr	Sr	Pb	Ni
1 型糖尿病组（μg/g）	33	77.4 + 74.1	0.71 ± 0.68	1.61 ± 1.71	2.07 ± 2.20	1.40 ± 1.61
2 型糖尿病组（μg/g）	34	105.2 ± 89.4	0.86 ± 0.69	2.68 ± 2.23	3.74 ± 3.72	1.71 ± 1.87
P		> 0.05	> 0.05	< 0.05	< 0.05	> 0.05
	人数	CHO	TRI	FAST - S	HbAlc	Dua
2 型糖尿病组（μg/g）	33	5.12 ± 1.09	1.61 ± 1.55	9.33 ± 4.21	8.16 ± 2.06	9.3 ± 5.5
2 型糖尿病组（μg/g）	34	5.03 ± 0.91	1.89 ± 1.02	9.45 ± 3.18	8.85 ± 1.44	8.9 ± 5.1
P		> 0.05	> 0.05	> 0.05	> 0.05	> 0.05

注：CHO：胆固醇，TRI：甘油三酯，FAST - S：空腹血糖，HBAlc：糖化血红蛋白，DUA：病程。

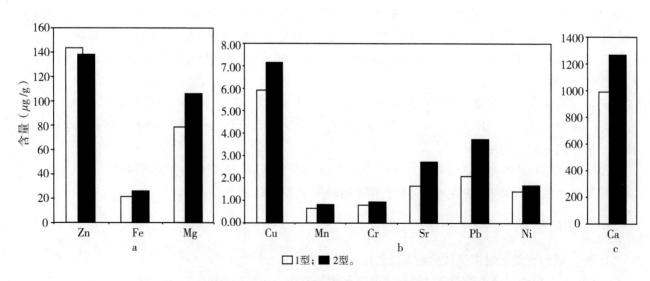

□1型；■2型。

图1　1 型糖尿病患者与 2 型糖尿病患者头发中微量元素含量比较

3. 有家族遗传史与无家族遗传史患者头发中微量元素含量及其他指标比较

表3 有遗传与无遗传糖尿病患者头发中微量元素含量

	人数	Zn	Fe	Cu	Ca	Mn
有遗传糖尿病组（μg/g）	22	134.6±44.3	25.1±10.9	6.92±3.95	987±616	0.52±0.32
无遗传糖尿病组（μg/g）	33	142.3±49.6	23.4±14.5	6.53±2.58	1162±932	0.74±0.58
P		>0.05	>0.05	>0.05	>0.05	>0.05
	人数	Mg	Cr	Sr	Pb	Ni
有遗传糖尿病组（μg/g）	22	80.2±57.4	0.69±0.66	1.66±1.44	2.79±2.55	1.44±1.91
无遗传糖尿病组（μg/g）	33	85.2±90.3	0.91±0.79	2.28±2.31	2.95±3.77	1.91±1.82
P		>0.05	>0.05	>0.05	>0.05	>0.05
	人数	CHO	TRI	FAST−S	HbAlc	Dua
有遗传糖尿病组（μg/g）	22	4.79±1.12	1.45±0.76	10.22±4.33	8.62±2.04	8.8±4.2
无遗传糖尿病组（μg/g）	33	5.18±0.93	1.99±1.59	8.82±3.22	8.13±1.62	9.4±6.2
P		>0.05	>0.05	>0.05	>0.05	>0.05

如表3所示：有家族遗传史和无家族遗传史患者头发微量元素含量及其他指标均无显著性差异，但微量元素总体水平上有家族遗传史患者低于无家族遗传史的患者。如图2所示。

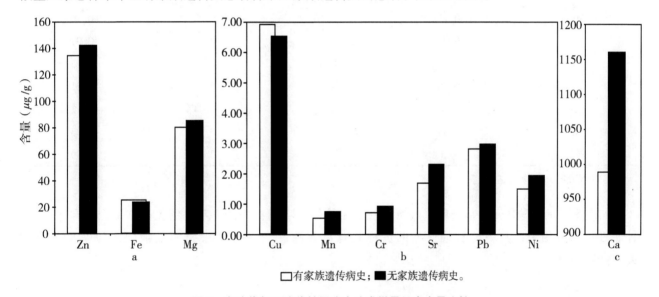

□有家族遗传病史；■无家族遗传病史。

图2 有遗传与无遗传糖尿病人头发微量元素含量比较

4. 有并发症糖尿病患者与无并发症患者头发中微量元素含量及其他指标比较

如表4所示：有并发症患者镍含量显著高于无并发症患者，其他微量元素水平无显著差异。有并发症患者的病程明显高于无并发症患者，但其他指标如糖化血红蛋白、空腹血糖、胆固醇、甘油三酯含量并无显著差异。

表4 有并发症与无并发症糖尿病患者头发微量元素含量

	人数	Zn	Fe	Cu	Ca	Mn
有并发症糖尿病组（μg/g）	35	134.6±37.0	23.0±12.8	6.52+3.45	1168+881	0.69±0.55
无并发症糖尿病组（μg/g）	27	147.3±58.1	23.9±12.2	6.34±1.79	1147±748	0.60±0.39
P		>0.05	>0.05	>0.05	>0.05	>0.05

续表

	人数	Mg	Cr	Sr	Pb	Ni
有并发症糖尿病组（$\mu g/g$）	35	111.2 ± 111.8	0.79 ± 0.68	2.39 ± 2.49	2.94 ± 3.21	2.10 ± 2.03
无并发症糖尿病组（$\mu g/g$）	27	80.8 ± 64.7	0.87 ± 0.73	2.29 ± 2.09	3.16 ± 3.45	0.99 ± 1.14
P		> 0.05	> 0.05	> 0.05	> 0.05	< 0.05

	人数	CHO	TRI	FAST - S	HbAlc	Dua
有并发症糖尿病组（$\mu g/g$）	35	4.92 ± 1.03	2.00 + 1.48	9.41 ± 3.59	8.42 ± 1.58	10.1 ± 6.0
无并发症糖尿病组（$\mu g/g$）	27	5.19 ± 0.97	1.40 ± 0.75	9.46 ± 4.07	8.58 ± 2.12	7.6 ± 4.4
P		> 0.05	> 0.05	> 0.05	> 0.05	< 0.05

5. 糖尿病患者头发中微量元素水平与糖化血红蛋白、空腹血糖、血清胆固醇及甘油三酯的相关分析

表 5　微量元素与糖化血红蛋白、空腹血糖、甘油三酯及胆固醇的关系

元素	糖化血红蛋白 γ 值	空腹血糖 γ 值	甘油三酯 γ 值	胆固醇 γ 值
Zn	-0.04	-0.22	-0.28*	0.06
Fe	0.05	0.05	-0.01	-0.15
Cu	0.17	0.12	-0.06	-0.31*
Ca	0.03	-0.09	0.07	0.07
Mn	0.21	0.16	0.22	-0.10
Mg	0.04	0.02	0.03	0.01
Cr	0.13	0.30*	-0.01	0.15
Sr	0.06	0.01	0.04	-0.01
Pb	0.14	-0.07	0.04	-0.12
Ni	0.06	-0.06	0.20	-0.03
AGE	0.26	0.16	0.03	0.09

注：* 为 $P < 0.05$，具有显著性。

如表 5 所示，微量元素锌与糖尿病患者密切相关的 4 项指标中的 3 项：糖化血红蛋白、空腹血糖、甘油三酯呈负相关，其中与甘油三酯的负相关有显著性，$\gamma = -0.28$。铜与血清胆固醇呈显著负相关，$\gamma = -0.31$。

三、讨 论

糖尿病是一种常见的内分泌疾病，基本病理生理为绝对或相对的胰岛素分泌不足引起的糖类、脂肪及蛋白质等代谢紊乱，而现在的研究表明，糖尿病患者同时存在着微量元素的代谢紊乱现象，我们的实验结果亦表明这一点。从表 1 可见，糖尿病患者发铜含量明显低于正常对照组（$P < 0.05$），而发铜含量与血清胆固醇具有明显的负相关性（$P < 0.05$），铜缺乏可使机体胆酸合成和排泄减少，胆固醇从肝脏到血浆的运转增加，致使肝细胞对循环胆固醇的额外利用减少，导致高胆固醇血症。糖尿病患者的发铜水平偏低说明患者体内铜的利用或代谢功能出现了障碍，而且糖尿病患者具有高胆固醇血症的比例相对较高，也许与铜的吸收及代谢失调相关。

具有显著性差异的另一种元素是铅。糖尿病患者头发中铅含量显著高于正常对照组。随着工业的发展及人们环保意识的增加，人们对重金属元素对人体的危害作用越来越重视起来，本次测定结果表明环境的污染因素同样与糖尿病的发生有一定相关关系。流行病学家认为糖尿病是由多种环境因素和遗传因

素经常联合作用而导致的一种慢性高血糖状态的全身代谢性疾病，而且胰岛素依赖型糖尿病的致病因素主要是环境因素。铅中毒的临床表现之一是出现糖尿、氨基酸尿，慢性铅性肾病与童年时代高铅接触有因果关系，因而铅污染对糖尿病形成的可能环境影响应引起注意。

镍是在生物体内起着胰岛素类作用的，促进糖在人体内代谢的必需微量元素，而糖尿病患者头发的镍含量并不低，相反与正常对照组相比显著偏高，而且头发镍的含量与血中甘油三酯的含量正相关（$\gamma = 0.20$）。脂肪代谢障碍是糖尿病的一个特点，镍与脂类代谢的关系值得进一步深入探讨。

根据世界卫生组织（WHO）专家委员会的分类，糖尿病分为两类，即1型和2型，我们分析了两类患者的微量元素差异，如表2所示，两类患者铅、锶水平具有显著性差异，而且除锌以外，1型糖尿病患者微量元素含量普遍比2型糖尿病患者低，如图1所示。说明1型糖尿病患者的微量元素吸收和利用明显低于2型糖尿病患者，在饮食调整上应注意这一点。

有家族遗传史与无家族遗传史的糖尿病患者的头发中微量元素的含量比较，同样存在一定差异。有家族遗传史的糖尿病患者的头发中微量元素总体水平低于无家族遗传史病患者，如图2所示。有专家认为，胰岛素依赖型糖尿病的发生与遗传因素有关，即人类6号染色体短臂HLA基因群DQ位点的β健57位、α健52位特定氨基酸的改变，导致某些人ID－DM发生。也许由于1型患者存在有内在的遗传因素影响，所以1型患者与有家族遗传史的糖尿病患者具有相似的微量元素失调现象，值得进一步探讨的是微量元素状况的改变是由于遗传因素的影响还是得病后代谢状况改变而导致的结果。

锌是在研究糖尿病与微量元素关系时受关注的元素之一，如表5所示，锌与糖化血红蛋白，空腹血糖和甘油三酯均呈负相关，而且与甘油三酯的负相关具有显著性。锌在机体内具有多种生理功能，其与免疫功能，胰岛素的活性及胰岛素的合成分泌有关，在糖代谢过程中，锌是丙酮酸羧化酶的组成成分，催化丙酮酸羧化为草酰乙酸，进入三羧酸循环。因此锌在糖代谢及脂肪代谢过程中起着举足轻重的作用。本次测定结果显示糖尿病患者锌含量低于正常对照组，有并发症糖尿病患者锌含量亦低于无并发症患者，虽两者均没有显著性，但锌与血中甘油三酯的显著负相关证实了锌在脂肪代谢中有一定影响。因此在糖尿病患者的饮食控制中，必须注意锌所起的积极作用，减少因锌摄取减少而造成负面影响。

本实验的结果表明，微量元素在糖尿病的发生及发展中起一定的影响作用，与糖尿病的分型及遗传性相关。在糖尿病的防治过程中，应注意相关必需微量元素的补充，减少因相关元素缺乏而引起并发症加重的机会，同时注意环境危害因素，如铅的影响。这将对进一步研究如何防止糖尿病发病率不断上升而起一定参考作用。

（原载于《世界元素医学》1997年第3期）

糖尿病人头发中的铬、锰、铁与铜含量水平

（2004）

黄汉明[1]　梁宝鎏[2]　孙大泽[3]

（1. 广西师范大学　2. 香港城市大学　3. 天津技术物理研究所）

[导读] 天津市2型糖尿病患者头发锰、铬、铜含量显著低于对照组的健康人，铁含量则高于健康人，但糖尿病患者与健康人头发中的锌、硒、钙、镁含量之间的差别并不显著。

在许多研究中，已观察到微量元素和宏量元素与疾病密切相关性。糖尿病是一种机体内胰岛素绝对缺乏或相对缺乏，亦可能是机体对胰岛素具有某种排斥性所引起的综合征。文献中已有许多作者述及有关糖尿病人的矿物元素含量水平与状态，但这些结果经常不一致甚至相互矛盾。这些差异可能是由于不同的研究者在其研究中的案例数目、案例性别构成和实验处理方法不同所造成的。一些微量元素是抗氧化剂的重要组分，可防止细胞膜的过氧化反应。另一些微量元素则参与葡萄糖的代谢作用。人们已经知道，铬是耐糖因子（GTF）的一种活跃成分，锰则是众多的酶系包括精氨酸酶的辅助因素；在动物实验中糖尿病老鼠体内锰异常。铁是血色素和氧化酶的重要组成成分，贫血通常是由于铁缺乏；另外，铁过量是有害的，这是由于过量的铁会诱发危险的自由基的形成。铜在氧化酶，如酪氨酸酶、氧氨嘧啶氧化酶、单胺氧化酶中，扮演着重要的功能角色；铜缺乏会导致白细胞水平下降，削弱骨骼生成能力甚至贫血；血浆铜蓝蛋白是主要的血浆铜输送蛋白质，具有高效的抗氧化能力。锌在机体代谢中的作用基于它的酶亲和力，锌通常与酶结合成 Zn 金属酶；锌在免疫系统的调节中扮演着重要角色。硒是谷胱甘肽过氧化酶的辅助因子，这是一种在抗氧化过程与细胞保护中扮演重要角色的酶，在癌症病例中发现的低硒现象可能反映出细胞保护能力的长期损伤。钙是一种人体必需元素，是骨骼构成的一种不可或缺的成分；虽然自然界中钙含量很丰富，而且富含于各种食物中，但进食不合理会造成钙缺乏症，进而打破体内多种矿物元素间的平衡关系。镁广泛参与葡萄糖代谢。镁在葡萄糖磷酸化和其他多种酶促反应的辅助因子中扮演着重要角色。

本研究分析了糖尿病人头发样品中的 8 种矿物元素 Cr、Mn、Fe、Cu、Zn、Se、Ca 和 Mg 的含量水平，试图揭示糖尿病人头发矿物元素状况以及对这种状况进行适当的评价。

1 对象与方法

1.1 对象

所有案例，包括健康人和糖尿病患者，皆来自天津市。对照组由 51 例健康人组成，其中男 19 例，女 32 例，年龄 35～74 岁。糖尿病患者组则由隔夜空腹血糖质量浓度大于 1.4 g/L，且具有其他一些明显的糖尿病病征的人组成，共 47 例糖尿病案例，其中男 16 例，女 31 例。糖尿病患者参加诊断治疗时，有关人员在患者允许的情况下采集发样及收集相关数据。所有这些糖尿病患者都有高血糖症。这些糖尿病患者中的大约 90% 所患的糖尿病类型为 2 型。糖尿病患者与对照组的基本人口统计数据列于表 1。

表 1 糖尿病患者与对照组的基本人口统计数据（单位：例）

项目		对照组	糖尿病患者
例数		51（男 19，女 32）	47（男 16，女 31）
年龄	$\bar{x} \pm s$	52 ± 10 （男 55 ± 11，女 50 ± 9）	58 ± 12 （男 55 ± 13，女 99 ± 11）
	跨度	35～74 （男 35～74，女 35～66）	34～78 （男 34～78，女 36～75）
患病持续 时间/年	$\bar{x} \pm s$	无	6.2 ± 5.9
	跨度	无	0.1～26.0
糖尿病类型例数*		无	I：4；II：43

注：I：1 型糖尿病，即 IDDM（immune-dependent diabetes melitus）；II：2 型糖尿病，即 NIDDM（non-immune-dependent diahems mellitus）。

1.2 方法

头发样品用不锈钢剪刀剪取于后枕部，取发根起约 2 cm 内的部分。头发样品处理时，首先要按一定程序用自来水、洗涤剂溶液、蒸馏水、去离子水清洗多次，然后浸入丙酮，之后干燥、灰化，最后制成待测样品，采用催化极谱方法分析。头发分析时使用的参考物是国产 GBW 09101 人发标准物质（一级）。共分析测定了 98 份样品的 8 种矿物元素：Mg、Ca、Cr、Mn、Fe、Cu、Zn 和 Se，其中 Mg、Ca、Mn、Fe、Cu、Zn 分析误差为 ±5%，Cr、Se 为分析误差为近 ±10%。

2　结果与统计分析

分析结果显示：

糖尿病患者和对照组头发中的 8 种矿物质元素含量水平的均值和标准差列于表 2。而比较糖尿病患者与健康人之间的显著差异性的 t 检验 α 水平则列于表 3。

从表 2 和表 3 中可见，糖尿病患者的头发中的微量元素铬含量水平的平均值显著低于健康人的头发铬含量水平均值。同时，当与对照组相比较时，糖尿病患者头发的锰含量水平均值和铜含量水平均值亦显著低于健康人。与此不同，糖尿病患者头发的铁含量水平均值则显著高于健康人。在本研究中，糖尿病患者与健康人之间的发锌、发硒、发钙和发镁没有表现出显著差异性。

表 2　头发样品中的 8 种矿物元素含量水平描述统计　　　　单位：$\mu g/g$

元素	对照组（$n = 51$ 例）		糖尿病患者（$n = 47$ 例）	
	$\bar{x} \pm s$（n）	范围	$\bar{x} \pm s$（n）	范围
Mg	201.00 ± 175.00	42.00 ~ 649.00	214.00 ± 175.00	34.00 ~ 605.00
Ca	1 264.00 ± 851.00	310.00 ~ 3 013.00	1 309.00 ± 859.00	262.00 ~ 277.00
Cr	1.55 ± 0.97	0.36 ~ 3.85	0.99 ± 0.75	0.05 ~ 2.96
Mn	2.30 ± 1.60	0.60 ~ 8.70	1.30 ± 0.90	0.30 ~ 4.20
Fe	16.00 ± 8.00	6.00 ~ 44.00	19.00 ± 9.00	8.00 ~ 49.00
Cu	10.40 ± 2.90	6.70 ~ 23.20	8.50 ± 1.40	6.20 ~ 12.30
Zn	167.00 ± 55.00	95.00 ~ 370.00	173.00 ± 34.00	87.00 ~ 258.00
Se	0.38 ± 0.08	0.26 ~ 0.62	0.36 ± 0.08	0.21 ~ 0.54

表 3　糖尿病患者与健康人 t 检验显著性 α 水平

元素	Mg	Ca	Cr	Mn	Fe	Cu	Zn	Se
P	0.610	0.750	0.001	<0.001	0.023	<0.001	0.540	0.230

3　讨　论

矿物元素在生命的成长过程和维持生命健康中是不可缺少的。矿物营养素的供应不足会引起身体机能的损伤甚至导致疾病。尽管有许多疾病，包括糖尿病患者的头发分析仍然引起争论，许多问题仍无答案，但试图揭示头发分析矿物元素的临床意义的努力一直没有间断过。

早在 1959 年，首先是 Schwartz 和 Mertz，然后是 Yoshimoto 和 Rabinowitz 阐明了铬对糖尿病的作用，并且证明了铬的引入可能对糖尿病疾病状况的改善能产生有利影响。在一项与本研究类似的研究中，泰国糖尿病患者的发铬与正常人相比，其含量水平亦表现出显著性的低。在另一项研究中，Aharoni 比较了正常孕妇与糖尿病孕妇，曾发现糖尿病组的发铬均值较高，但再次采样时糖尿病组的发铬均值显著较低。一般来说，基于来源不同的许多研究报告，人们发现年龄的增长会削弱铬的利用率，因此可以说年龄在铬的利用中起着重要的作用。体内铬水平在某些年龄稳定，然后下降。

1931 年 Kemmere 发现，锰在老鼠的生长和繁殖中扮演着重要的角色。然后在 1962 年，Rubenstein 发现，对胰岛素具抵触性的糖尿病患者口服含锰药剂后，糖尿病状况显著好转。合适的体内锰水平是正常的胰岛素合成与分泌所必需的。Tuvemo 的研究显示，铬加上其他一些微量元素，如钒、硒可能在糖尿病发展和治疗过程中是非常重要的角色。

铁是多种细胞代谢过程中的必需辅助因子。除了一些不常见的细菌种类，铁对生命机体几乎是不可缺少的。不过，因为其倾向于诱发危险的自由基的形成，游离铁对生命机体则是有毒的。铁的动态平衡的紊乱是人类的常见的疾患之一。对大多数的男人和部分妇女，超过机体正常需要的铁会逐渐蓄积起来，但机体器官的损伤是否由于铁的过量蓄积引起仍然是一个备受争议的问题。血色素沉着症是由于饮食中铁的过量摄入，而通过巨噬细胞则加速了铁的再循环。据文献报道，具有血色素沉着症临床特征的患者，其糖尿病患病率为 12% ~82%。本研究中的糖尿病患者头发铁含量水平显著升高，可能反映其体内铁过量蓄积。

铜参与氧化还原反应，而且是多种蛋白质，如细胞色素氧化酶、细胞质的过氧化物歧化酶中的支配角色。文献中，有关血清铜的报道很多，如 Noto 认为年龄可能影响糖尿病患者体内铜代谢水平，其研究发现老年患者血清铜含量水平更高些。Zarga 和 Walter 也发现了高血铜症，特别是在服用口服避孕药的女糖尿病患者人群中或患有视网膜病并发症与高血压并发症的糖尿病患者人群中。有一些研究涉及探讨发铜含量水平与糖尿病的相关性，如 Taneia 发现非胰岛素依赖型糖尿病患者（NIDDM）的后代，其发铜含量水平显著低于非糖尿病患者的后代（$P < 0.001$）。本研究发现的糖尿病患者发铜含量显著降低，很可能是这些患者体内铜代谢功能失常的一个反映，就是这种铜代谢功能失常削弱了患者的抗氧化能力。锌、硒、钙和镁都是生命必需元素，但在本研究中，在患者与对照组之间这些必需元素并未显示出显著性的差异。

本文所给出的数据与许多其他研究者的结论是基本一致的。尽管如此，作者认为，为了完全阐明微量元素和糖尿病之间的关联性和探明使用头发分析作为筛选或诊断糖尿病的一种潜在非损伤工具的可能性，所分析的样品量比本研究要大得多。

（原载于《广东微量元素科学》2004 年第 8 期）

人发元素与老年性痴呆症

（1993）

陈祥友[1]

（1. 金陵微量元素与健康研究所）

[**导读**] 阿尔茨海默病与脑血管痴呆症患者头发钡、锶、钙、镁、钴、铬、铜、钛、镍、锰、锌含量比相同年龄、相同性别健康人低少，发硒和砷含量也低小，但发磷含量都比健康人高。两者发检结果没有显著差异，但后者（脑血管痴呆症患者）头发元素值更低少。

阿尔茨海默病是属于心脑血管疾病同一病因范畴的疾病，即主要是脑缺血缺氧所致。患者体内微量元素平衡失调或缺乏，最终导致阿尔茨海默病的发生。

自 1985 年以来我们分析阿尔茨海默病患者（AD）200 多例发中元素含量与相同年龄、相同性别的健康人 1 000 多例的发中元素含量比较其差异性非常显著，现报告阿尔茨海默病患者 55 例与健康人 537 例比较结果和脑血管痴呆症患者 30 例与健康人 330 例比较结果，以及 AD 病与血管性痴呆症发检结果之间的比较。

①钡（Ba）A—（17%），B—（14%），C—（120%）；

②锶（Sr）A—（25%），B—（18%），C—（140%）；

③钙（Ca）A—（51%），B—（38%），C—（130%）；

④镁（Mg）A—（50%），B—（33%），C—（150%）；

⑤钴（Co）A—（23%），B—（14%），C—（160%）；

⑥铬（Cr）A—（29%），B—（31%），C—（93%）；

⑦铜（Cu）A—（62%），B—（56%），C—（110%）；

⑧镍（Ni）A—（32%），B—（26%），C—（120%）；

⑨钛（Ti）A—（32%），B—（28%），C—（110%）；

⑩锰（Mn）A—（41%），B—（39%），C—（110%）；

⑪锌（Zn）A—（63%），B—（60%），C—（100%）；

⑫磷（P）A—（125%），B—（123%），C—（100%）。

注：A 代表 AD 病患者发检结果/健康人发检结果（%）；B 代表血管性痴呆症患者发检结果/健康人发检结果（%）；C 代表 A/B 值（%）。

从以上结果可见：①AD 病和血管性痴呆症患者的发检结果较健康人发检结果钡、锶、钙、镁、钴、铬、铜、钛、镍、锰、锌的含量都比较低少，有显著性差异。②AD 病和血管性痴呆症患者发检结果与健康人比较，发磷含量都高。③AD 病与脑血管性痴呆症发检结果没有质的变化，但有量的变化，脑血管病患者发检结果值更低少。所以，笔者把脑血管性痴呆病的脑梗死等看成是 AD 病的急性期，即这两种病实际上是一种。

我们还分析阿尔茨海默病患者发硒和砷含量比健康人少，分析病患者的血液也观察到类似发检的结果，分析病患者的血钠、血钾、血镁、血钙，也观察到类似发检结果，这也是我们提出微量元素代谢失调导致阿尔茨海默病的依据。

（摘自《第一届老年痴呆症食疗培训班讲义》，1993）

ICP – AES 法测定帕金森氏综合征患者头发中 33 种元素

（2000）

乔爱香　蔡玉曼　李文玲

（地质矿产部南京综合岩矿测试中心）

[导读] 帕金森综合征是阿尔茨海默病的一种，在检测的 33 种元素中，患者发样中有 14 种元素的含量与年龄相仿的健康对照组存在显著性差异，其中锗、磷、锌含量显著高于对照组，钡、镉、锰、锂、钛、钒、锆、铈、镧、钪、铁含量显著低于对照组。

微量元素与健康的关系逐渐受到人们的关注，它们影响机体的免疫功能、生理代谢，同时与疾病的发生、发展存在密切关系。帕金森综合征是一种老年性疾病，其病因不完全清楚，为了了解微量元素与该病的关系，我们分析了 21 例（男 16 例，女 5 例，平均年龄为 61.9 岁）帕金森综合征患者的发样；同期选取了 27 例（男 13 例、女 14 例，平均年龄为 65 岁）健康者发样为对照。借以探讨帕金森综合征患者发样中微量元素的变化规律。

实验部分

1. 取样及处理

用不锈钢剪刀在受试者后枕部距头皮 2~3 cm 处剪取头发 1~2 g，放入 100 mL 烧杯中，加温水及适量洗涤剂（上海产白猫牌），充分搅拌后浸泡约 10 min，用自来水冲洗至无泡沫，再用蒸馏水冲洗 3~5 次。放入 60 ℃ 烘箱中烘干，剪碎备用。

2. 仪器工作条件

美国 Jarrell – Ash 1100 型电感耦合等离子光谱仪。高频发生器功率 1 kW，反射功率 1 W；冷却气流量 19 L/min，载气流量 0.5 L/min；观测高度铜管线圈上方 16 mm；溶液提升量 3 mL/min；积分时间 10 s；曝光 3 次，取平均值。

3. 分析手续

称取处理好的发样 1.0000 g 置于铂坩埚中，放入马弗炉中从低温逐步升温至 500 ℃ 灰化，直至灰化完全。取出冷却，用少量水润湿，加 HNO_3 $[c(HNO_3)]$ = 1.42 g/mL，GR）3 mL、$HClO_4$ $[c(HClO_4)]$ = 1.67 g/mL，GR）0.5 mL 和 HF（$P_{(HF)}$ = 1.15 g/mL，GR）0.5 mL，置于电热板上加热消化至完全，再继续加热至 $HClO_4$ 烟冒尽。加 HCl（1 + 1）1.5 mL 提取，移入 10.00 mL 比色管中，用水稀释至刻度，摇匀。在选定的仪器工作条件下进行测定。

实验结果

测试结果见表 1。数据统计学处理结果用 $\bar{x} \pm s$ 表示，采用 Student's t 检验。

结果表明：患者发样中含量高于对照组的微量元素有 Cr、Ge、P、Zn、Ga、Nb、Mg 7 种。其中 Ge、P、Zn（$P < 0.01$）3 种元素具有统计学显著性差异；Cr、Ca、Nb、Mg（$P > 0.05$）4 种元素无统计学显著性差异。

患者发样中含量低于对照组的微量元素有 Ba、Be、Bi、Cd、Co、Cu、Li、Mn、Mo、Ni、Pb、Sb、Sn、Sr、Ti、V、Zr、Ce、La、Sc、Th、K、Na、Al、Fe、Ca 26 种。其中 Ba、Cd、Mn（$P < 0.001$），Li、Ti（$P < 0.01$），V、Zr、Ce、La、Sc、Fe（$P < 0.05$）11 种元素有统计学显著性差异；Be、Bi、Co、Cu、Mn、Ni、Pb、Sb、Sn、Sr、Th、K、Na、Al、Ca（$P > 0.05$）15 种元素无统计学显著性差异。

讨　论

帕金森综合征是阿尔茨海默病的一种，平均发病年龄为 55 岁，60 岁以上的老人约 1% 患此病，男女比例为 3∶2，目前认为帕金森综合征与遗传因素和环境因素有关。近几年来，探讨人体中微量元素含量的变化与帕金森综合征的关系已受到重视。机体内微量元素的功能性形式与浓度的特性局限在一定的范围之内，在这个特定的范围内它可使组织的结构与功能的完整性得以维持，对生长、健康状态等均十分重要。当所需微量元素缺乏时，组织和机体就会受到损害并处于不健康状态。

Ca 代谢自体平衡失调与阿尔茨海默病的关系已引起广泛关注。Ca 在细胞活动的各种生理、生化反应和疾病的发生发展中有重要作用。细胞内 Ca 浓度过高或超负荷会使 Ca 依赖性生理生化反应超常运转，耗竭 ATP，产生自由基，甚至引起细胞死化，在早期阿尔茨海默病的脑细胞和成纤维细胞内均见到 Ca 的堆积。本实验患者的发 P 显著性偏高，P 和 Ca 比例失调均影响到 Ca 和 P 的吸收，继而直接影响到骨的钙化，影响至 Ca 的代谢。

表1　21 例帕金森综合征患者人发中 33 种元素含量与 27 例健康人发比较　　　单位：$\mu g/g$

元素	患者组（$n=21$）	对照组（$n=27$）	t	P
Ba*	0.67 ± 0.37	2.27 ± 1.67	4.27	<0.001
Be	0.0017 ± 0.0015	0.0027 ± 0.0026	1.70	>0.05
Bi	0.15 ± 0.13	0.16 ± 0.086	0.30	>0.05
Cd*	0.021 ± 0.016	0.051 ± 0.031	3.94	<0.001
Co	0.028 ± 0.038	0.041 ± 0.079	0.72	>0.05
Cr	0.39 ± 0.35	0.38 ± 0.62	0.08	>0.05
Cu	8.52 ± 2.36	9.30 ± 3.10	0.95	>0.05
Ge	0.61 ± 0.28	0.40 ± 0.23	2.83	<0.01
Li*	0.0077 ± 0.0120	0.021 ± 0.019	2.75	<0.01
Mn*	0.50 ± 0.35	1.67 ± 1.44	3.62	<0.001
Mo	0.11 ± 0.034	0.120 ± 0.040	0.55	>0.05
Ni	0.24 ± 0.18	0.48 ± 0.10	1.06	>0.05
P*	169.69 ± 28.32	149.32 ± 22.49	2.78	<0.01
Pb	1.89 ± 1.93	3.17 ± 2.94	1.72	>0.05
Sb	0.110 ± 0.088	0.15 ± 0.16	1.12	>0.05
Sn	0.059 ± 0.044	0.100 ± 0.099	1.86	>0.05
Sr	2.29 ± 2.87	2.53 ± 1.79	0.43	>0.05
Ti*	0.48 ± 0.28	0.91 ± 0.65	2.87	<0.01
V*	0.040 ± 0.042	0.079 ± 0.054	2.69	<0.05
Zn*	173.01 ± 34.72	135.71 ± 39.81	3.40	<0.01
Zr	0.013 ± 0.014	0.022 ± 0.012	2.29	<0.05
Ce*	0.066 ± 0.060	0.13 ± 0.10	2.55	<0.05
Ga	0.24 ± 0.28	0.12 ± 0.14	1.82	>0.05
La*	0.024 ± 0.024	0.042 ± 0.023	2.66	<0.05
Nb	0.030 ± 0.038	0.023 ± 0.023	0.74	>0.05
Sc*	0.0068 ± 0.0056	0.0100 ± 0.0039	2.42	<0.05
Th	0.062 ± 0.046	0.083 ± 0.067	1.21	>0.05
K	29.69 ± 47.49	47.01 ± 77.69	0.97	>0.05
Na	43.47 ± 40.04	53.40 ± 84.88	0.49	>0.05
Al	11.28 ± 8.48	18.13 ± 11.04	1.96	>0.05
Fe*	19.17 ± 16.75	29.79 ± 17.81	2.10	<0.05
Mg	72.45 ± 59.28	70.91 ± 44.22	0.10	>0.05
Ca	633.57 ± 265.42	777.81 ± 443.84	0.32	>0.05

注：带有 * 的元素为有统计学显著性差异的元素。

　　本实验患者 Ba、Sr、Ca 3 种微量元素均低于对照组，Ba 还有显著性差异。Ba、Sr、Ca 在体内主要沉积在骨骼中，在元素周期表中属ⅡA 族，化学性能相似，且相互抗拮。一些研究报道，Mn 有抗化学致癌作用，且发现长寿地区居民中头发 Mn 含量明显高于非长寿地区。本实验患者头发中 Mn 含量较对照组低 1/3，有显著性差异（$P<0.001$），由此可见，Mn 元素的缺乏与本病因可能有一定的关联。

Zn 是人体内许多种酶必需的微量元素，对增强免疫功能是必不可少的，但 Zn 过量可能损伤某些敏感的神经元，因而引起痴呆。Fe 参与血红蛋白及某些酶的合成与血液的造血功能密切相关，Fe 减少可能影响体内多种酶的合成及活性，并影响体内的代谢过程。本实验患者头发中的 Fe 含量明显低于对照组，且有显著性差异（$P < 0.05$）。

Cd、Li、Ge、Ti、V、Zr、Ce、La、Sc 等在体内属惰性元素或非必需元素，但由于生命在进化过程中利用了存在于地壳、土壤、海水中的所有元素，因而在体内有一定数量的存在，人体有能力维持这些元素的平衡。

本实验中患者组体内上述元素与对照组存在显著性差异，它们与帕金森综合征的关系值得进一步探讨。

综上所述，本实验测定了 21 例帕金森综合征患者头发中 33 种元素的含量，与 27 例健康的年龄相仿者对照，其中 14 种元素有显著性差异，13 种元素偏低，1 种元素偏高，但无显著性差异，5 种元素含量基本接近。

（原载于《微量元素与健康研究》2000 年第 1 期）

老年痴呆症患者头发中微量元素含量变化及其临床意义

（2001）

徐美奕[1]　陈素珍[1]　关雄泰[1]　郑泽荣[2]　廖晓岚[2]

（1. 广东医学院分析中心　2. 广东湛江市第二中医院）

[**导读**] *广东湛江老年痴呆症患者头发中锌、铁、钙含量显著低于健康对照组，铅、镉含量显著高于健康组。*

老年痴呆症的发生可能与锌、钙、铅、镉等微量元素的含量水平异常有关，镉、锌比值升高可能是老年痴呆症发生的危险因素之一。

老年痴呆症是一种神经退行性疾病，是由于脑功能障碍而产生的、不伴明显意识障碍的获得性、持续性智能损害综合征。近十几年的研究表明，老年痴呆症的发病及其防治与微量元素的关系逐渐引起重视。本研究用火焰原子吸收分光光度法测定了 30 例老年痴呆症患者及 34 例健康老人头发中 6 种微量元素的含量，经统计学处理后，进行对照和分析，探讨其相互影响及与老年痴呆症的关系，期望能为老年痴呆症的防治提供一定理论基础。

1 对象与方法

1.1 研究对象

所有病例为湛江市第二中医院近期住院确诊的患老年痴呆症患者，共 30 例（男 10 例、女 20 例），年龄范围 70 ~ 94 岁，平均 78.5 岁；健康对照组为该医院同期住院的健康老人查体者，共 34 例（男 16 例、女 18 例），年龄范围 60 ~ 94 岁，平均 70.4 岁。

1.2 实验方法

1.2.1 样品预处理 用常规方法进行取样、洗涤、干燥、消化，室温下定容、振荡待测。

1.2.2 试剂 Zn、Cu、Fe、Ca、Pb、Cd，标准均为国家标准溶液（国家钢铁材料测试中心研制）；HNO_3、H_2O_2，均为优级纯；水为超纯水。

1.2.3 仪器及其工作条件 仪器：WFX-1D型原子吸收分光光度计（北京第二光学仪器厂），锌、铜、铁、钙、铅、镉空心阴极灯（北京有色金属研究总院）。仪器工作条件见表1。

1.2.4 样品测定 按上述仪器工作条件，用火焰原子吸收分光光度法测定老年痴呆症组与健康对照组头发中微量元素 Zn、Cu、Fe、Ca、Pb、Cd 的含量。

表1　仪器工作条件

测定条件	Zn	Cu	Fe	Ca	Pb	Cd
波长/nm	213.9	324.7	248.7	422.7	283.3	228.8
狭缝/mm	0.2	0.2	0.1	0.2	0.1	0.2
灯电流/mA	2	2	2	2	2	2
测量高度/mm	6	6	6	8	5	5
空气流量/（L·h^{-1}）	390	390	390	390	390	390
乙炔流量/（L·h^{-1}）	60	60	102	102	90	60

2 结果与讨论

2.1 结果

阿尔茨海默病组与健康对照组头发中6种微量元素含量的测定结果见表2。

从表2可见，阿尔茨海默病组头发中微量元素 Zn、Fe、Ca 的含量水平均低于健康对照组，两组间比较，有显著性差异（$P < 0.01$），发 Cu 含量略低于健康对照组，两组间无显著差异（$P > 0.05$）；阿尔茨海默病组发 Pb、Cd 的含量均高于健康对照组，其中 Pb 两组间有差异显著（$P < 0.01$），两组间 Cd 含量比较，差异非常显著（$P < 0.001$）；阿尔茨海默病组 Cu/Zn 比值低于健康对照组，有显著性差异（$P < 0.01$），两组间的 Cd/Zn 比值，则是阿尔茨海默病组明显高于健康对照组，两者差异非常显著（$P < 0.001$）。

表2　阿尔茨海默病患者与健康老人头发中6种微量元素含量结果比较

元素	健康对照组（$n=34$）（$\mu g/g$） $\bar{x} \pm s$	老年痴呆组（$n=30$）（$\mu g/g$） $\bar{x} \pm s$	P 值	t 值
Zn	81.7750 ± 17.9427	75.1828 ± 10.0820	< 0.01	1.744
Cu	8.9765 ± 2.6143	8.5167 ± 2.6269	> 0.05	1.462
Fe	10.7941 ± 4.1815	8.1067 ± 3.1560	< 0.01	1.873
Ca	849.7879 ± 428.6438	668.4667 ± 368.0050	< 0.01	1.379
Pb	1.3519 ± 1.1623	2.1533 ± 1.6784	< 0.01	2.073
Cd	0.7767 ± 0.3213	1.6485 ± 0.5026	< 0.001	3.110
Cu/Zn	0.1138 ± 0.0232	0.0987 ± 0.0156	< 0.01	2.709
Cd/Zn	0.0094 ± 0.0032	0.0177 ± 0.0038	< 0.001	8.493

2.2 讨论

老年痴呆症分为三大类：一是阿尔茨海默症，也叫原发性痴呆，是因大脑退行性病变和萎缩造成的；二是脑血管性痴呆，也叫多发性梗死性痴呆，是因中风导致脑循环障碍，全脑缺血缺氧而导致脑功能下降；三是少见的痴呆，病变主要累及基节底、丘脑、间脑，如匹克病、大舞蹈病性痴呆等。我国老年痴呆症以脑血管性痴呆偏多。本研究病例中脑血管性痴呆有 18 例。占总病例的 60%，与文献相符。

2.2.1 锌、钙降低与老年痴呆症的关系

本研究发现，老年痴呆症组头发中锌、钙含量较健康对照组显著降低，推测发锌、钙含量的降低可能有一定的病理生理意义。Corrigan 等人用 NAA 法研究发现，阿尔茨海默症患者血清中锌含量显著降低。他还用 NAA 和 ICP - SMS 法检测阿尔茨海默症患者脑组织中的 38 种元素，发现其额、颞、海马、基底区锌含量普遍较同龄老年人脑组织中含量降低，Corrigan 认为，锌缺乏时谷氨酸类递质效应降低，引起谷氨酸类神经元活性下降，从而引起智能活动下降。锌在正常人及动物脑组织中，以海马、杏仁核、大脑皮层等与高级智能活动有关的部位含量最为丰富，锌参与了脑啡呔、谷氨酸的合成作用，锌还参与了 Cu - Zn SOD 的组成。有研究发现，老年痴呆症患者脑组织中锌含量降低，一方面可以使得神经递质的活性受到影响，另一方面锌含量降低时，Cu - Zn SOD 活性可能下降，影响自由基清除功能，使脂褐素、老年斑形成增多，导致脑老化加速，进而在临床上出现痴呆。

钙是构成骨骼的重要元素，它在神经冲动传递、心动节律的维持、血液凝固、肌肉应激、细胞黏着等生理过程，起着重要作用。老年人体内钙的贮存明显减少，有研究发现。缺钙可诱发高血压，高血压可进一步导致脑梗死，进而导致老年痴呆症。

2.2.2 铅、镉升高与老年痴呆症的关系

铅是一种有毒微量元素，可通过呼吸道、消化道甚至皮肤黏膜进入体内。在血液中铅与红细胞和蛋白质结合，分布于肝、肾、脾、肺、脑中，并由软组织转移到骨骼组织。铅可通过损害肾脏影响肾的功能，增加血中儿茶酚胺的水平，同时抑制 β 受体的兴奋性，使儿茶酚胺对 α 受体的作用增强、促使动脉收缩，增加血管壁对儿茶酚胺的反应性，从而导致血压升高，进一步诱发老年痴呆症。

镉也是一种对人体有害的微量元素，环境中的镉尘或镉烟可经呼吸道或消化道进入体内。在血液中的镉可与红细胞及血红蛋白结合，主要蓄积于肝和肾脏内。由于镉与巯基、羧基、羟基等配位基的结合能力大于锌，故能置换含锌酶中的金属锌，使该酶失去活性而导致人体机能障碍，进而诱发老年痴呆症。锌与镉是相互拮抗的微量元素，在体内 Cd/Zn 有一定的比值，如镉升高或锌降低，则 Cd/Zn 比值升高。从表 2 可见，老年痴呆症组较之健康对照组，其 Cd/Zn 比值有非常显著的升高（$P < 0.001$），本文研究结果与文献报道一致。

2.2.3 微量元素间的相互作用及在老年痴呆症中的作用

人体内微量元素种类多、含量极微，相互间存在着协同或拮抗作用。锌和铜在体内的吸收和转运过程中是相互竞争和抑制的，锌与镉是相互拮抗的微量元素。从表 2 可见，在老年痴呆症患者微量元素的研究中，使用 Cu/Zn、Cd/Zn 作统计学分析比单纯用 Cu、Cd、Zn 差异更为显著。老年痴呆症的诱发因素很多，实验结果提示，老年痴呆症的发生可能与 Zn、Ca、Pb、Cd 等微量元素的含量水平异常有关，Cd/Zn 比值升高可能是老年痴呆症发生的危险因素之一。随着对微量元素的进一步研究，人们将对老年痴呆症的病因、预防和诊治有新的认识，为老年痴呆症的防治提供一定理论基础。

（原载于《广东微量元素科学》2001 年第 8 期）

精神分裂症患者头发中 23 种微量元素测定

（1990）

翟书涛[1]　喻东山[1]　赵新梅[1]　陈月琴[1]　田笠卿[2]　戴乐美[2]　沈明华[2]

（1. 南京神经精神病防治院　2. 南京大学）

[导读] 江苏南京精神分裂症住院患者头发中 23 种微量元素中，有 17 种元素含量非常显著地低于正常人，另有 3 种元素亦显著降低，仅有铍、锂、磷 3 种元素含量无明显差异。患者与正常人的头发元素性别分布模式亦明显不同。

有关精神分裂症患者各类组织中微量元素一般仅测定一种或几种元素含量的变化，测定结果往往偏低。我们于 1986 年应用电感耦合等离子体发射光谱法测定了 85 例精神分裂症患者和 65 例正常人头发标本的 23 种微量元素，现将结果报告如下。

临床资料和方法

1. 样本选择

85 例精神分裂症患者均系 1986 年 3—6 月的住院患者，均符合中华医学会 1984 年 10 月修订的精神分裂症临床工作诊断标准。85 例中男性 45 人，女性 40 人。年龄 15 ~ 50 岁，平均年龄为 27.61 ± 6.4；其中 15 ~ 24 岁 39 人，25 ~ 34 岁 29 人，35 ~ 50 岁 11 人。病期 1 个月至 4 年者 66 人，5 ~ 9 年 10 人，10 年以上 9 人。所有病例均应用安适剂治疗。取头发样本检查时病情已痊愈者 27 人，显著进步者 46 人，进步 12 人。病人平均住院时间为 3 个月。对照组 65 人系医院职工，其中男性 34 人，女性 31 人。年龄 15 ~ 50 岁，其中 15 ~ 24 岁 12 人，25 ~ 34 岁 33 人，35 ~ 50 岁 20 人，平均年龄 31.06 ± 7.28。对照组均居住于本市 5 年以上且生活和工作环境不接触以上几种元素者。

2. 实验设计和测定方法

患者住院后，取枕部头发标本 1 ~ 2 g，置于特制的纸袋中保存并送南京大学现代分析中心待检。检测前按常规对头发进行处理和洗涤，然后采用电感耦合等离子体发射光谱仪对头发中 23 种微量元素进行测定。原理是能量（电能）冲击头发标本中各种微量元素的原子后，原子即吸收能量上升。这种上升的原子极不稳定，迅速下降并释放出能量即出现波长，由于各种原子波长不一，可以分别在不同的微量元素通道中检测微量元素，值以 PPM 表示。所有病例均接受血、尿常规、胸透、肝功（包括转氨酶）等检查，排除躯体其他疾病。

结　果

结果发现除正常组少数元素外，均显示偏态分布，数据普遍右偏，故以中位数表示集中趋势。限于篇幅，舍去百分位数、用秩和检验处理组间显著性。正常组中钙、钴、钒系正态分布，则以均数和标准差表示变量值的分布情况。显著检验用的是成组比较 t 检验，均保留 4 位有效数值，以保持其精确性。原始数值如超出检出极限如钙 >10 000，则按 10 000 处理；如低于检出极限，如铍则按 0 处理。

1. 头发中微量元素与年龄关系

表 1 显示精神分裂症患者和正常对照各年龄组头发中微量元素含量无显著差异。

2. 头发中微量元素的性别差异见表 2

表 2 显示头发中微量元素存在性别差异，精神分裂症患者头发中，钡、镉、铬、铜、镁、锰、钼、镍、铅、锶、锌 11 种微量元素水平女高于男，差别显著（P 值 < 0.01）。钴、钒水平亦以女性高（$P < 0.05$）。钙、钾、锂、钠、磷 5 种元素男性含量高，差别显著（$P < 0.01$）。铝、铍、镁、硅、钛 5 种微量元素无显著性别差异。正常对照组钡、钙、镁、锰、镍、锶、钒 7 种元素女高于男，差异极显著（$P < 0.01$），钴亦以女性偏高，但差别明显（$P < 0.05$），磷在男性偏高，差别显著（$P < 0.05$）。其他 14 种微量元素无显著性别差异。

表 1　头发中 23 种微量元素与年龄关系

年龄（岁）	数值	铝	钡	铍	钙	镉	钴	铬	铜	铁	钾	锂	镁
精神分裂症（n=85）	15~24 n=39	15.1700	1.9160	0.0040	950.5000	0.0400	0.05366	0.2110	8.4810	16.5700	16.5800	0.5210	74.4000
	25~34 n=29	16.0100	2.377	0.0040	934.0000	0.0390	0.04627	0.2100	8.5850	18.8700	20.4000	0.7837	87.2600
	35~50 n=17	15.6500	4.3890	0.0040	1263	0.0490	0.0660	0.2580	9.4760	16.3000	26.1600	0.3260	93.7400
	H	0.1962	2.3010	0.2208	1.3350	1.1910	0.2695	2.6270	1.2170	1.1090	1.6240	0.7979	2.1950
	P	> 0.05	> 0.05	> 0.05	> 0.05	> 0.05	> 0.05	> 0.05	> 0.05	> 0.05	> 0.05	> 0.05	> 0.05
正常人（n=65）	15~24 n=12	47.38	4.581	0.0063	5829* ±3558	0.1012	0.2082 ±0.1581	0.568	13.45	43.32	32.22	1.390	216.3
	25~34 n=33	45.06	8.400	0.0046	4141 ±2907	0.1037	0.1451 ±0.1132	0.43	11.88	36.7	20.2	0.3642	263.2
	35~50 n=20	46.76	5.535	0.003325	4793 ±3652	0.1346	0.1816 ±0.1248	0.4726	12.34	52.46 31.9	0.25	152.9	
	H	0.08228	0.9209	0.5876	2.393		1.257	3.484	0.627	5.999	2.595	0.1761	
	P	> 0.05	> 0.05	> 0.05	> 0.05		> 0.05	> 0.05	> 0.05	> 0.05	> 0.05	> 0.05	

年龄（岁）	数值	锰	钼	钠	镍	磷	铅	硅	锶	钛	钒	锌
精神分裂症（n=85）	15~24 n=39	0.5855	0.098	21.24	0.2798	179.7	1.673	17.20	1.464	0.629	0.06593	186.9
	25~34 n=29	0.612	0.130	32.14	0.3341	180.7	2.171	15.95	2.169	0.7362	0.06622	203.3
	35~50 n=17	0.819	0.120	22.66	0.317	183.1	1.407	15.60	3.994	0.607	0.0566	198.5
	H	0.774	1.768	2.283	1.5	1.299	0.8196	1.056	0.6753	1.753	0.2236	2.153
	P	> 0.05	> 0.05	> 0.05	> 0.05	> 0.05	> 0.05	> 0.05	> 0.05	> 0.05	> 0.05	> 0.05

续表

元素名称 年龄(岁) 数值	铝	钡	铍	钙	镉	钴	铬	铜	铁	钾	锂	镁
正常人 (n=65) 15~24 n=12	2.032	0.125	43.65	1.259	179.1	4.615	52.5	7.255	1.111	0.2311±0.1241		212.9
25~34 n=33	2.75	0.18	26	0.6277	172.3	3.7	45.66	12.11	1.365	0.2022±0.1338		248.8
35~50 n=20	1.733	0.1157	45.45	0.9381	173.1	6.201	51.06	7	1.370	0.2003±0.1302		233.1
H	0.57	1.424	3.518	3.377	0.2406	2.982	1.204	1.07	0.2959			2.84
P	>0.05		>0.05		>0.05		>0.05		>0.05			>0.05
P		>0.05		>0.05		>0.05		>0.05				

注：钙，正常人年龄15~24岁组与25~34岁组比较 $t=1.623$，$P>0.05$；15~24岁组与35~50岁组比较 $t=0.784$，$P>0.05$；25~34岁组与35~50岁组比较 $t=0.719$，$P>0.05$。钴，正常人年龄15~24岁组与25~34岁组比较 $t=1.483$，$P>0.05$；15~24岁组与35~50岁组比较 $t=0.528$，$P>0.05$；25~34岁组与35~50岁组比较 $t=1.094$，$P>0.05$。钒，正常人年龄15~24岁组与25~34岁组 $t=0.652$，$P>0.05$；15~24岁组与35~50岁组比较 $t=0.659$，$P>0.05$；25~34岁组与35~50岁组比较 $t=0.051$，$P>0.05$。

表2 头发中微量元素与性别关系

元素名称 性别 数值	铝	钡	铍	钙	镉	钴	铬	铜	铁	钾	锂	镁
精神分裂症 (n=85) 男 n=45	15.21	1.174	0.004	741.8	0.02708	0.04203	0.191	7.509	18.47	28.38	1.817	57.04
女 n=40	16.03	4.935	0.0045	306.5	0.0705	0.0645	0.288	10.09	16.37	7.846	0.198	208.6
u值	0.8672	6.7	1.444	6.956	5.098	2.219	4.455	4.838	1.171	4.028	4.816	6.771
P	>0.05		>0.05		<0.01		<0.01		>0.05		<0.01	
P		<0.01		<0.01		<0.05		<0.01		<0.01		<0.01
正常人 (n=65) 男 n=34	44.05	4.320	0.00468	3505*±3256	0.1029	0.1358±0.1169	0.4136	12.19	42.73	29.10	0.5489	116.6
女 n=31	47.38	10.50	0	5912±2857	0.1219	0.2032±0.1287	0.516	12.05	37.69	23.02	0.25	369.5
u值	0.9325	3.533	0.243	3.156	1.721	2.212	1.162	0.4334	0.5122	0.3415	1.162	3.297
P	>0.05		>0.05		>0.05		>0.05		>0.05		>0.05	
P		<0.01		<0.01		<0.05		>0.05		>0.05		<0.01

续表

| 性别\数值 | 铝 | 钡 | 铍 | 钙 | 镉 | 钴 | 铬 | 铜 | 铁 | 钾 | 锂 | 镁 |
	锰	钼	钠	镍	磷	铅	硅	锶	钛	钒	锌	
精神分裂症 (n=85) 男 n=45	0.411	0.09343	34.02	0.261	188.4	1.123	15.95	1.176	0.702	0.056	180	
女 n=40	554	0.1280	15.88	0.4305	168.2	2.228	17.14	9.803	0.6295	0.07933	207.9	
u值	6.568	4.103	4.702	4.081	3.887	2.624	1.686	7.352	0.6956	2.329	3.856	
P	<0.01	<0.01	<0.01	<0.01	<0.01	<0.01	>0.05	<0.01	>0.05	<0.01	<0.01	<0.05
正常人 (n=65) 男 n=34	1.471	0.1236	44.22	0.6059	190.8	4.323	44.83	4.872	1.256	0.168±0.1209	232.7	
女 n=31	3.076	0.2	23.75	1.2	155.9	4.73	48	15.07	1.343	0.2496±1268	234.3	
u值	2.601	1.773	1.261	3.566	2.397	1.169	0.1116	3.966	0.5254	2.654	0.8012	
P	<0.01	>0.05	<0.01	<0.05	<0.05	>0.05	>0.05	<0.01	>0.05	>0.05	>0.05	<0.05

3. 精神分裂症患者头发中23种微量元素值与对照组比较

从表3可见，精神分裂症患者头发中铝、钡、钙、镉、钴、铬、铜、铁、镁、锰、镍、铅、硅、锶、钛、钒、锌17种较正常人低，差别显著（$P < 0.01$），钾、钼、钠亦减低（$P < 0.05$），仅铍、锂、磷3种无明显改变。

表3 患者发标本微量元素值与正常人比较

| | 铝 | 钡 | 铍 | 钙 | 镉 | 钴 | 铜 | 铁 | 钾 | 锂 | 镁 | 锌 |
	锰	钼	钠	镍	磷	铅	硅	锶	钛	钒	锌	
精神分裂症(n=85)	15.98	0.004	0.044	8.841	19.85	84.76	0.103	0.296	1.706	2.169	0.063	0.2212
	2.308	1019	0.055	17.117	0.549	0.612	23.53	180.7	16.81	0.6765	194.8	
正常人(n=65)	46.151	0.0035	0.1139	12.112	24.76	229.5	0.1429	0.92	4.5	7.511	0.2	0.47
	5.58	3979	0.13	41.3	0.378	2.412	32.5	173.5	47.52	1.323	233	
u值	8.713	0.3148	7.225	5.319	2.247	5.384	2.406	7.111	5.109	4.906	6.538	7.24
	6.243	5.947	5.264	7.917	1.327	5.846	2.169	0.1062	7.079	5.952	4.822	
P	<0.01	>0.05	<0.01	<0.01	<0.05	<0.01	<0.05	<0.01	<0.01	<0.01	<0.01	<0.01
	<0.01	<0.01	<0.01	<0.01	>0.05	<0.01	<0.05	>0.05	<0.01	<0.01	<0.01	

4. 头发中微量元素与临床类型关系

表4显示除铬的含量在未定型低于偏执型和青春型外，其余22种微量元素水平无显著类型差别。分开比较偏执型与青春型，偏执型与未定型，青春型与未定型，亦未发现类型间的显著差异。

5. 头发中微量元素水平与病情关系

头发中微量元素水平与病情关系见表5。

表4　精神分裂症患者发中微量元素值与临床类型关系

	铝	钡	铍	钙	镉	钴	铬	铜	铁	钾	锂	镁	锰	钼	钠	镍	磷	铅	硅	锶	钛	钒	锌
偏执型 $n=52$	16.03	2.575	0.004	1320	0.0475	0.05909	0.251	9.930	17.42	16.42	0.482	94.81	0.699	0.1095	23.66	0.329	177.3	1.755	17.57	3.502	0.697	0.069	198.2
青春型 $n=9$	12.63	1.933	0.003	1232	0.0294	0.0758	0.238	8.393	15.93	32.12	1.134	95.51	0.589	0.112	29.08	0.2798	187.3	0.895	11.67	3.530	0.477	0.092	180.1
未定型 $n=24$	15.46	1.833	0.00417	853	0.04015	0.0315	0.1804	8.637	16.90	21.14	0.6530	62.77	0.495	0.0614	22.92	0.2752	183.1	1.705	13.15	1.328	0.6527	0.0485	194.2
H 值	1.899	0.3126	2.699	2.241	2.735	0.0413	7.624	1.138	1.6632	2.361	1.695	3.814	3.262	0.828	0.2946	4.621	0.6343	1.686	5.447	4.925	1.388	1.229	0.8802
P	>0.05	>0.05	>0.05	>0.05	>0.05	>0.05	<0.05	>0.05	>0.05	>0.05	>0.05	>0.05	>0.05	>0.05	>0.05	>0.05	>0.05	>0.05	>0.05	>0.05	>0.05	>0.05	>0.05

表5　头发中微量元素值与病情关系

	铝	钡	铍	钙	镉	钴	铬	铜	铁	钾	锂	镁	锰	钼	钠	镍	磷	铅	硅	锶	钛	钒	锌
恢复 $n=27$	17.74	2.563	0.00307	1083	0.053	0.055	0.236	8.585	18.47	20.00	0.6910	95.51	0.7419	0.133	22.65	0.3341	183.1	1.795	17.25	2.36	0.3342	0.0022	193.4
显著进步 $n=46$	16.00	2.343	0.004	12.39	0.0415	0.06059	0.2325	8.766		19.37	0.418	86.45	0.833	0.0196	22.51	0.2892	180.8	2.027	16.47	2.54	0.6667	0.0405	201.1
进步 $n=12$	13.32	1.108	0.00425	772.5	0.032	0.03385	0.199	9.481	16.21	21.9	1.779	62.77	0.477	0.1055	32.23	0.2684	166.8	1.002	15.69	1.209	0.5555	0.0405	201.1
H 值	4.299	3.875	1.325	3.273	3.613	2.16	1.374	0.03053	2.192	0.2285	7.939	2.979	2.428	1.178	0.9299	1.965	0.7765	1.533	0.6288	4.80	1.55	2.681	0.1061
P	>0.05	>0.05	>0.05	>0.05	>0.05	>0.05	>0.05	>0.05	>0.05	>0.05	<0.05	>0.05	>0.05	>0.05	>0.05	>0.05	>0.05	>0.05	>0.05	>0.05	>0.05	>0.05	>0.05

85 例精神分裂症患者中，痊愈27人，显著进步46人，进步12人。分析结果表明，除锂水平在缓解不良（进步）的病例较高外（进步 > 显进有显著差异，$P<0.05$），其余微量元素与病情无明显相关。关于病期与微量元素水平间关系（表6），表6显示磷水平在病期短者较低（1个月以上与5年以上比有极显著意义，$P<0.01$）及钒含量在病期长者较低（1个月以上与10年以上，$P<0.05$）外，其余21种微量元素水平无显著病期差异。

所谓 $P^*<0.05$，系指每20次显著检验允许出现一次"$P<0.05$"这时不表示有显著意义，表4、表5、表6共69次显著检验，只有4次"$P<0.05$"，所以原则上讲，这4次"$P<0.05$"并不能说明对此组间真的有差异。

讨　论

1. 微量元素与精神分裂症

本研究结果表明，精神分裂症患者大多数微量元素倾向减低，与文献报道一致。王德桢用原子吸收光谱法测定精神分裂症患者指甲中8种微量元素水平，发现镁、锌、锰、铁、钛等离子浓度明显降低。翟书涛等用同样检测手段对93例精神分裂症患者血清中铜、铁、锰、锌的含量进行测定，结果显示铁、锰、锌含量降低。患者头发中微量元素的研究报道较少，张迪然的研究显示精神分裂症患者头发中锰含量降低。

表 6　头发中微量元素值与病程的关系

	铝	钡	铍	钙	镉	钴	铬	铜	铁	钾	锂	镁	锰	钼	钠	镍	磷	铅	硅	锶	钛	钒	锌
1个月~4年 $n=66$	15.98	2.399	0.004	1031	0.044	0.0595	0.2245	8.766	16.5	19.96	0.521	80.91	0.6005	0.0995	23.51	0.2945	176.7	1.800	16.93	2.265	0.6677	0.07	194.5
5~9年 $n=10$	17.04	1.795	0.00225	984.8	0.03615	0.032	0.207	8.289	20.91	25.88	1.557	76.20	0.611	0.1165	36.26	0.2955	201	1.625	23.80	1.592	0.718	0.0595	212.9
10年以上 $n=9$	15.21	5.14	0.005	1667	0.045	0.028	0.238	9.899	19.41	8.100	0.4209	110.8	1.161	0.1026	22.65	0.3341	185.1	0.958	14.00	4.413	0.6035	0.04	203.3
H值	1.953	2.918	5.029	1.058	0.8041	2.16	0.3825	1.729	3.858	0.888	2.343	2.469	1.41	1.963	3.196	0.0216	8.352	2.787	1.456	1.558	0.9346	6.267	2.766
P	>0.05	>0.05	>0.05	>0.05	>0.05	>0.05	>0.05	>0.05	>0.05	>0.05	>0.05	>0.05	>0.05	>0.05	>0.05	>0.05	<0.05	>0.05	>0.05	>0.05	>0.05	<0.05	>0.05

影响微量元素含量降低的因素很多，诸如环境接触少，食物中摄入不足，吸收障碍，怀孕、老年、居住地区等。本文报道的 85 例均居住南京 5 年以上，未发现上述情况存在，而且同样条件的正常人并不降低，似可排除以上几种因素。

值得注意的因素有两方面，一是药物关系，二是精神病的影响。锂盐应用可降低其他微量元素的含量，如王树本等（1986）发现锂盐明显降低，铜、锌和铁的含量，差别显著（$P<0.01$），其中铜、铁含量下降尤为显著。本组病例无服用锂盐者，故不考虑这一可能。抗精神病药物对锂、镁、钙等元素含量的影响曾有一些报道。翟书涛等报道 5 例安适剂中毒和 5 例接受治疗剂量安适剂的精神病患者，血钾降低且伴有无力症状。安适剂可降低血液和脑脊液中镁水平，但对钙的含量无影响。除锂、镁、钙外，尚未见安适剂降低其他微量元素水平的报道。王树本等对 33 例男性精神分裂症患者应用 2 周抗精神病药物后，发现治疗前和治疗后血清铜、锌、铁，锂 4 种微量元素水平无显著区别。抗精神药物是否对微量元素水平有影响，值得今后进一步研究。

如果抗精神病药物影响的可能不大，则头发中多种微量元素降低，可能与精神病本身有关。精神分裂症是严重的大脑功能障碍，可损害神经中枢对微量元素代谢的调节功能，特别是稳态平衡调节功能，从而招致微量元素含量降低。值得注意的是，脑中枢一旦发生病变，无论性质如何，倾向出现类同性改变，即含量减低，故而这种改变缺乏特异性。陆费汉倩报道 6 种神经系统疾病时血中 10 种微量元素的研究，结果显示不论疾病的性质如何，钙、镁、锌含量明显降低；金、镍、钴含量除遗传性共济失调组属正常范围外，其余各组均有不同程度降低；肌病组中铬显著降低。

2. 微量元素与性别差异

本研究结果显示，精神分裂症患者头发中有 11 种微量元素女性明显高于男性，2 种女性偏高；男性高于女性而且差别显著有 5 种，其中磷、钠、钾、钙为宏量元素。正常组头发中有 7 种元素女性含量高，其中钡、镁、锰、镍、锶 5 种与患者组一致，正常组磷含量男性高，与患者组一致。铝、铍、铁、硅、铁 5 种无论是对照组或正常组均无显著性别差异，除去与正常组一致者外，患者组镉、铬、铜、钼、铝、锌含量女高于男，而正常组却无此差别。正常组钾、钠、锂无显著两性差异，而患者组男高于女。正常组钙含量女高于男，而患者组相反，男高于女。

关于正常人头发或其他组织中微量元素含量的差异，各家报道不尽相同。Schroeder 测量头发中 8 种元素，发现女性镁、铜、镍含量较高。许德金发现南京市女性头发中锶、锌、镍、锰、钛、铜 6 种含量高。陈祥交用 ICP 和分光光度法分析 644 例正常人发中 21 种元素含量，发现镁、钙、钡、锶、钠、铬、锰、镍、铝女性高于男性，锂、钾、钛男性含量高。孔祥瑞报告正常人组织中铁、铜、铬、碘、锰、锌女性较高。这些报道显示铬、铜、铝、锌、锰、铜、钡、镍等元素女性含量较高，关于正常人何以出现某些元素的性别差异，尚无一致的解释、除与职业性接触有关，或受内分泌因素的影响。精神分裂症患者除与正常组有共同一些微量元素性别差异外，镉、钼亦以女性高。患者组男性含量高于女性者大多为宏量元素（5 种）且较正常组（1 种）多，其机制不明。至于患者组与正常组钙含量不一致的本质，有待商讨。

3. 多种微量元素的测定

过去有关精神疾病患者体液（全血、血清、尿、脑脊液）或组织（头发、指甲）中微量元素含量的测定大多涉及一种或少数几种，这就具有一定局限性。已知有元素相互制约（如铜、锌二者之间有一定比值）或者某些微量元素似有共同增加或共同减少的趋势。本文正常人和精神分裂症患者头发中一些微量元素之间显示不同程度相关，将在另文中报道。另外，一次测定多种元素可以避免在结果分析过程中以偏概全，可全面观察各种元素在疾病时的改变及元素之间相互关系。近几年来，多种微量元素测定的研究日渐增多，采用的方法主要为中子活化分析法、发射光谱法及原子吸收光谱法。laylor 等应用中子活化分析法测定 48 例躁郁症患者和 10 例正常对照头发、全血、血、尿 4 种组织中 16 种元素、结果发现钼的改变在 4 种标本中均非常显著。Saadi 等对 25 例抑郁病人的全血进行 30 种微量元素的测定，检测手段亦系中子活化分析法，结果显示抑郁病人的铯水平是低的，当疾病恢复时又升高。国内亦有多种微量元素含量测定的报道，均采用原子吸收光谱法，电感耦合等离子体发射光谱法的问世为测定多种元素的含量提供了有效的手段。陈祥友用本法和分光光发法对 644 例正常人头发进行 21 种元素的测定，探索其等性别差异。杨任民应用电感耦合等离子体发射光谱法测定肝豆状核变性患者血中包括铜在内的 7 种微量元素，结果发现口服应用 $ZnSO_4$ 后尿排铜增加、血清铜含量下降，血清锌上升，钙/锌比值下降。上述 3 种方法均可采用，视实际情况而定，如原子吸收光谱设备各地防疫站均有，便于协作开展，但诸元素含量需逐一测定、操作耗时和复杂。中子活仪分析法和电感耦等离子体发射光谱法比较先进，但具有这二种检测手段的单位不多，暂时难以广泛推行，多种元素的测定如果能在不同组织中进行并加以比较，则意义尤大。

（原载于《中华神经精神科杂志》1990 年第 6 期）

精神分裂患者头发微量元素测定分析

（1998）

张烈红[1] 秦岩[1] 赵春起[1] 李瑞华[1] 赵天辉[2] 王欢[2]

（1. 沈阳医学院 2. 沈阳市精神卫生中心）

[导读] 辽宁沈阳精神分裂症住院患者头发中铜、锌、铁、锰、钙、镁含量均明显低于正常健康人，与文献报道一致。

被称为第三医学的微量元素研究，日益受到医学界人士的关注。为了进一步探讨微量元素与精神分裂症病理的相关性，我们采用原子吸收光谱法，对精神分裂症患者及正常人头发中的 Cu、Zn、Fe、Mn 及 Ca、Mg 含量进行了测定分析。

材料与方法

1 研究对象及样品处理

患者组均系沈阳市精神卫生中心住院患者，符合 1984 年修订的精神分裂症临床工作诊断标准，其中男性 30 例，女性 30 例，年龄 25~74 岁。采取头发样本时，病情基本痊愈及有显著进步者 26 人，进步者 31 人。正常对照组 58 人，系本院教工、学生及居住本市的健康人，其中男 28 人，女 30 人，年龄为 20~76 岁。

用不锈钢剪，剪取受试对象后枕部距头皮约 1cm 近期生长出的头发，1 g 左右。发样用含中性洗涤剂温热溶液浸泡 30 min，并不断搅拌，沥去洗涤剂溶液，以去离子水反复冲洗数遍，洗净为止。置烘箱 60 ℃烘干，剪成 1~2 mm 长的碎发，分析天平精确称 0.5000 g 发样，用压力消解器消化，消解剂为 $HNO_3 + H_2O_2$（1+1）。将消化好的发样，按测定要求，以亚沸重蒸去离子水稀释一定倍数待测。同时精称 GBW 0910 人发标样 0.5000 g（两份），与上述发样相同条件下消化处理，配成溶液待测。

2 测定

在日本岛津 AA-680 型原子吸收分光光度计上，逐一测定 Cu、Zn、Fe、Mn 及 Ca、Mg（加 La 盐释放剂）等元素的含量，并进行质量控制。

结　果

测定结果及统计处理数据见表 1~4。

表 1 患者组与对照组头发 6 种元素含量比较 （单位：$\mu g/g$）

元素	患者组（n=60）	对照组（n=58）	u	P
Cu	8.52±1.72	9.28±1.28	2.73	<0.01
Zn	137.98±28.87	180.49±34.32	7.27	<0.01
Fe	24.81±9.63	37.88±11.29	6.76	<0.01
Mn	0.82±0.62	2.64±1.83	4.03	<0.01
Ca	708.13±350.30	1104.24±467.35	5.20	<0.01
Mg	54.86±30.90	76.40±37.89	3.38	<0.01

表 2 患者头发中元素含量与性别关系 （单位：$\mu g/g$）

元素	男（n=30）	女（n=30）	u	P
Cu	8.35±1.95	8.69±1.42	0.775	>0.20
Zn	144.12±14.69	132.04±20.50	2.550	<0.20
Fe	23.35±10.02	26.23±9.01	1.142	<0.20
Mn	0.48±0.46	1.23±0.67	3.788	<0.001
Ca	552.34±220.01	876.36±385.20	3.685	<0.001
Mg	35.29±14.90	71.57±34.49	3.825	<0.001

表3　患者头发中元素含量与病情关系　　　　　　　　　　（单位：μg/g）

元素	痊愈、显著进步（n = 26）	进步（n = 31）
Cu	8.54 ± 1.67	8.51 ± 1.75
Zn	139.92 ± 17.61	137.05 ± 20.47
Fe	26.84 ± 10.78	23.32 ± 8.38
Mn	0.81 ± 0.61	0.74 ± 0.68
Ca	786.47 ± 419.69	653.71 ± 299.15
Mg	60.61 ± 41.28	48.57 ± 23.22

表4　患者头发中元素含量与临床类型关系　　　　　　　（单位：μg/g）

元素	偏执型（n = 25）	未分化型（n = 16）	衰退（n = 19）
Cu	8.57 ± 1.37	8.83 ± 2.09	8.32 ± 1.80
Zn	133.46 ± 20.66	136.85 ± 17.62	145.24 ± 14.71
Fe	24.40 ± 7.82	29.24 ± 10.87	21.46 ± 9.23
Mn	0.84 ± 0.65	0.74 ± 0.68	0.68 ± 0.64
Ca	863.74 ± 417.76	597.62 ± 221.72	591.86 ± 239.95
Mg	74.96 ± 51.28	45.71 ± 26.63	38.56 ± 16.96

讨　论

本研究结果显示，患者组头发 Cu、Zn、Fe、Mn 等微量元素及 Ca、Mg 含量均明显低于对照组，与文献报道一致。

大量研究表明，机体中有一套酶系统，可清除体内产生的自由基，保护机体，尤其是脑组织免受自由基的损害，维护中枢神经系统的完整性，而 Cu、Zn、Mn 等元素恰是许多酶的激活因子，并是金属酶的重要组成成分，如超氧化物歧化酶（SOD）是体内重要的一个抗氧化酶，能灭活自由基保护脑组织。当 Cu、Zn 缺乏时，Cu、Zn—SOD 活性被抑制，抗氧化功能改变，清除自由基能力降低。有研究认为，儿茶酚胺及其衍生物自身氧化所产生的 $\cdot O_2^-$（超氧化物阴离子自由基）、$\cdot OH$（羟自由基）具有很强的神经毒性，可损害脑组织，导致精神障碍。有研究证明：Zn 能增强神经生长因子的稳定性，当 Zn 缺乏时 DNA 聚合酶不能维持正常的生理功能，产生错误的信息传递，致使智力衰退。Fe 在神经递质合成及代谢方面起着重要作用，业已证实：单胺氧化酶在分解正戊胺时需铁离子，若体内缺铁则单胺氧化酶活性显著降低，分解率随之降低，可引起行为的改变。Mn 在脑中含量最高，参与中枢神经介质的传递，Mn 代谢障碍可引起兴奋与抑制性神经传递质的生化活性异常，使神经膜兴奋性发生改变，脑功能受到损害。Ca、Mg 为宏量元素，但在神经递质的释放，细胞膜内信息传递，调节细胞膜的通透性，参与细胞代谢等方面，均起重要作用。

本研究结果显示，患者发中 6 种元素含量均低于正常人，可能因为精神分裂症是严重的大脑功能障碍，损害了中枢神经对微量元素代谢的调节功能。或因血脑屏障的通透性改变，致使微量元素含量降低，而体内微量元素的缺乏，又会影响中枢神经的正常生理功能，尤其损伤脑组织的功能，造成精神障碍。

（原载于《微量元素与健康研究》1998 年第 3 期）

精神分裂症患者头发 13 种微量元素的测定结果分析及正常人的对照研究

（2003）

周志年　唐全胜

（广西南宁市第五人民医院）

[导读] 对广西南宁市尚未服药的精神分裂症患者进行了大样本、多元素分析研究。logistic 回归模型分析提示，精神分裂症与头发铅、镉、铝、锌、铬、镍含量有关，患者铅、铬含量高于正常人，镉、锌、镍含量低于正常人。

精神分裂症患者头发微量元素含量具有特定的变化。

人体是由各种化学元素组成的，而构成人的元素依据其含量可分为常量元素和微量元素两种，后者系指在机体内其含量不及体重万分之一的元素，但是它们与疾病的关系很密切，众所周知的缺铁性贫血、缺碘性疾病、铅中毒、氟中毒等。

近年来，微量元素与精神疾病关系的研究越来越引起重视，也是医学领域中的一个热门课题，然而许多课题仅限于血清浓度测定或仅几种微量元素单一检测，大样本、十几种以上的微量元素的对照研究国内外尚少，况且头发微量元素含量全国常模的建立相当重要。本研究在为同行们提供一点本地区的参考资料。

我们于 2000 年 4 月—2000 年 12 月对本院新入院的尚未服抗精神病药的精神分裂症患者 440 例及本院职工 218 人的头发铅、镉、铝、锌、铁、铜、锰、锶、铬、钼、钴、硒、镍含量进行测定，并把它们分别作为患者组及对照组进行对照研究，现报告研究结果。

1 对象与方法

1.1 研究对象

1.1.1 患者组 共 440 例：①均为南宁市第五人民医院 2000 年 4—12 月新入院患者；②均符合国际疾病分类第 10 版（ICD - 10）的精神分裂症的诊断标准；③至少在 2 周前未服抗精神病药物、铁剂、激素、青霉胺等对机体内微量元素代谢有影响的药物史；④1 年内无染发和烫发，并发躯体疾病除外；⑤均食用我院普通住院膳食。440 例中男性 260 例，女性 180 例；年龄 14 ~ 78 岁，平均年龄（33.88 ± 13.25）岁。

1.1.2 对照组 共 218 名正常人：①均为南宁市第五人民医院职工；②排除并发躯体疾病者；③取样前 3 个月内未服铁剂、激素、青霉胺等对机体微量元素代谢有影响的药物；④1 年内无染发或烫发者。

1.1.3 患者组 与对照组的年龄划分为三个阶段：29 岁以前，30 岁 ~ 49 岁，50 岁以后，并进行比较研究。

1.2 检测方法

患者组在入院时清洁处理后剪取枕后近头皮 0.5 ~ 1 cm 头发，约 1 g；正常对照组取样方法与之相同。样品用 1% 的白猫洗涤剂水溶液浸泡 30 min，搅拌 15 min 后，用蒸馏水冲洗 3 遍，再用去离子水冲洗 2 遍，用定性滤纸包好，置室内自然晾干。发样洗处理后，用 WFX－12 型原子吸收分光光度计平行测定（国家一级标准人发 GBW 09101，中国科学院上海原子核研究所）。

1.3 资料的统计分析方法和内容

采用 SPSS10.0 统计软件包进行统计分析。

1.3.1 应用 Binary logistic 回归进行统计分析。按 Forward：Wald 方法让变量以步进的方式进入回归议程。

1.3.2 相关因素的单变量方差分析（One-way ANOVA）及有统计学意义组的两两比较。

1.3.3 描述性分析：对每一个研究变量的频数分布进行描述。

2 结 果

2.1 精神分裂症患者头发微量元素的回归分析（表 1）

表 1 回归议程变量（Variables in the Equation）

微量元素	相关系数（B）	标准误差（S.E.）	Wald	自由度（df）	P	OR 值	微量元素	相关系数（B）	标准误差（S.E.）	Wald	自由度（df）	P	OR 值
铅	0.07	0.01	16.61	1	0.00	1.07	铬	0.56	0.16	11.56	1	0.00	1.74
镉	-1.14	0.29	15.74	1	0.00	0.32	镍	-0.46	0.15	8.93	1	0.00	0.63
铝	-0.01	0.003	4.44	1	0.03	0.99	常数项	1.71	0.59	8.39	1	0.00	5.53
锌	-0.01	0.003	15.807	1	0.00	0.99							

由表 1 可知：应用 Binary logistic 回归进行统计分析，按 Forward：Wald 方法让变量以步进的方式进入回归方程，则进入回归方程的变量分别为：铅、镉、铝、锌、铬、镍，P 值除铝的为 0.03，其余均为 0.00，OR 值分别为 1.07、0.32、0.99、0.99、1.74、0.63，即按本研究，精神分裂症与上述因素具有相关性，其中与头发铅、铬含量呈正相关，相关系数分别为 0.07，0.56；而与头发镉、铝、锌、镍呈负相关，相关系数分别为 -1.14，-0.01，-0.01，-0.46。

2.2 精神分裂症患者性别与相关元素关系

2.2.1 方差分析结果 精神分裂症患者性别与相关 6 种头发微量元素（铅、镉、铝、锌、铬、镍）的关系分析见表 2。

表 2 方差分析（ANOVA）

微量元素	变异来源	F	P	微量元素	变异来源	F	P
铅	组间	3.37	0.07	锌	组间	6.71	0.01
	组内	3.37	0.07		组内	6.71	0.01
	总数	3.37	0.07		总数	6.71	0.01
镉	组间	14.84	0.00	铬	组间	0.01	0.91
	组内	14.84	0.00		组内	0.01	0.91
	总数	14.84	0.00		总数	0.01	0.91
铝	组间	4.04	0.05	镍	组间	2.06	0.15
	组内	4.04	0.05		组内	2.06	0.15
	总数	4.04	0.05		总数	2.06	0.15

由表 2 可知：患者性别不同，相关的微量元素（铅、镉、铝、锌、铬、镍）的方差分析结果，头发镉、锌含量组间、组内变异均有统计学意义，P 值分别为 0.00、0.01；至于哪组均数间有差别，哪组均数间没有差别，各具有什么意义，需要进一步作描述性分析，详见表 3。

2.2.2 根据患者性别不同，对六种相关的微量元素（铅、镉、铝、锌、铬、镍）进行描述性分析：

由表 2 得知：头发镉、锌含量组间、组内差异均有统计学意义，结合表 3 的结果：男患者的头发镉含量的均数（0.46）大于女患者的（0.33）；同样，男患者头发锌含量的均数（128.40）大于女患者的（118.95），故可得出：男性患者头发镉、锌含量均高于女性患者。

2.3 精神分裂症患者年龄与头发中微量元素的关系

精神分裂症患者年龄与头发中相关的 6 种微量元素（铅、镉、铝、锌、铬、镍）含量的关系按不同年龄分为三个阶段：29 岁以前，30 岁 ~49 岁，50 岁以后，采用上述的单因素方差分析：P 值均 >0.05，故 3 个年龄阶段头发微量元素含量均无统计学意义。也就没有必要再做 3 个样本均数两两比较的 P 检验。说明患者在不同年龄组中 6 种相关的微量元素头发中含量无差别。

表 3 描述性分析（Descriptives）

微量元素	性别	数量	均数	标准差	标准误	均数 95% 可信区间
	女	180	9.40	9.12	0.68	8.06 ~ 10.74
铅	男	260	10.78	6.67	0.41	9.97 ~ 11.60
	总体	440	10.22	7.79	0.37	9.49 ~ 10.95
	女	180	0.33	0.27	2.01E - 02	0.29 ~ 0.37
镉	男	260	0.46	0.40	2.49E - 02	0.41 ~ 0.51
	总体	440	0.41	0.36	1.71E - 02	0.38 ~ 0.44
	女	180	86.78	35.11	2.62	81.61 ~ 91.94
铝	男	260	93.37	32.94	2.04	89.35 ~ 97.39
	总体	440	90.67	33.96	1.62	87.49 ~ 97.39
	女	180	118.95	35.67	2.66	113.70 ~ 124.19
锌	男	260	128.40	38.95	2.42	123.70 ~ 133.16
	总体	440	124.53	37.89	1.81	120.98 ~ 128.08
	女	180	1.36	0.83	6.21E - 02	1.24 ~ 1.49
铬	男	260	1.36	0.61	3.77E - 02	1.28 ~ 1.43
	总体	440	1.36	0.71	3.37E - 02	1.29 ~ 1.43
	女	180	0.84	0.59	0.76	0.93
镍	男	260	0.93	0.70	0.85	1.02
	总体	440	0.90	0.66	0.83	0.96

2.4 精神分裂症患者头发 6 种微量元素的含量与正常人的对照分析

由表 4 示 患者组与对照组的头发中 6 种微量元素（铅、镉、铝、锌、铬、镍）的方差分析结果：除发铝含量组间、组内变异无统计学意义（P >0.05）外，其余 5 种元素含量组间、组内变异均有统计学意义（P≤0.01）。至于哪组均数间有差别，哪组均数间没有差别，各具有什么意义，需要进一步作描述性分析，对照组为正常，患者组为异常，详见表 5。

表4　方差分析（ANOVA）

微量元素	变异来源	F	P	微量元素	变异来源	F	P
	组间	7.78	0.01		组间	23.19	0.00
铅	组内	7.78	0.01	锌	组内	23.19	0.00
	总数	7.78	0.01		总数	23.19	0.00
	组间	11.14	0.00		组间	11.33	0.00
镉	组内	11.14	0.00	铬	组内	11.33	0.00
	总数	11.14	0.00		总数	11.33	0.00
	组间	2.91	0.09		组间	8.67	0.00
铝	组内	2.91	0.09	镍	组内	8.67	0.00
	总数	2.91	0.09		总数	8.67	0.00

由表5示　①正常组头发铅、铬含量的均数（分别为8.44、1.18）小于患者组的（分别为10.22、1.36）。故正常人头发铅、铬含量低于患者；②正常组头发镉、锌、镍含量的均数（分别为0.51、139.21、1.05）大于患者组的（分别为0.41、124.53、0.90），故正常人头发镉、锌、镍含量高于患者。

3　讨　论

国内外对精神分裂症与头发微量元素的关系的研究显示Vyas等报道，精神病患者脑部的代谢障碍与锌的水平有关，用锌剂治疗精神病，并取得一定的疗效。Kornhuber J等报道，有些微量元素（如锌、铜、铁）在酶与受体功能调节中起着关键作用，因此，这些元素过多或缺乏可能与精神分裂症病理学有关。国内翟书涛等用电感耦合等离子体发射光增法测定85例精神分裂症患者头发23种微量元素的含量，结果患者Cu、Zn、Fe等20种微量元素含量均显著低于正常人；何帮平等报道，精神分裂症患者头发锌、镁含量较正常对照者低，而铜、钙含量则较高，且精神分裂症患者男性头发锌、镁含量高于女性，正常对照者头发钙、镁含量男性高于女性。

本研究参考国内外相关研究，选择了大样本（658例）多因素的研究分析，起初测量了15种化学元素的头发含量，剔除两种常量元素（Ca、Mg），剩下上述13种微量元素，且分析时删除了缺失数据较多的项目。而选择头发取样是由于头发是机体终端排泄器官，微量元素一旦进入其内，与角蛋白结合后，其含量不受应激状态、昼夜变化、每天的微量元素吸收、排泄、利用、运输及血清蛋白等因素影响。因此，头发微量元素含量具有一定的稳定性，故取之。

本研究结果显示：①精神分裂症患者与其头发铅、镉、铝、锌、铬、镍含量有关，且镉、锌还存在性别差异，男性高于女性。但年龄组均无差别；②患者组发铅、铬含量高于正常组，而镉、锌、镍含量低于正常组。与国内外相关研究达成共识的有，精神分裂症患者头发锌含量低于正常组，且男患者头发锌含量高于女患者；况且锌对精神疾病的影响机制已比较清楚，不再赘述。仅提一个观点：如同采用食碘盐的措施防治碘缺乏病一样，我们可以在精神病院的营养食堂加适量锌，或者多采购一些含锌丰富的食物，如猪肝、禽蛋、鱼类等。本研究与国内外相关研究相比不尽相同之处：精神分裂症患者与头发Cu、Fe含量无相关性，反而与铅、镉、铝、铬、镍有关，而且铅铬含量还高于正常人。究其原因，本文作者认为：①与国外一些研究结果不一致，可能是由于外国人的头发特性与中国人的本来就有差异；②支持何帮平等认识铜铁含量升高的结果可能是神经阻滞剂的结果这一观点，同时提出，实际上头发铜、铁含量与精神分裂症无相关性；③检测的技术和仪器不一致；④男女头发长短不一，取样不一也可带来误差；⑤区域而不同。

表5 患者组与对照组头发五种微量元素含量的描述性分析

微量元素	组别	数量	均数	标准差	标准误	均数95%可信区间
铅	正常	218	8.44	7.57	0.51	7.43 ~ 9.45
	异常	440	10.22	7.79	0.37	9.49 ~ 10.95
	总体	658	9.63	7.75	0.30	9.03 ~ 10.22
镉	正常	218	0.51	0.40	$2.72E-02$	0.46 ~ 0.57
	异常	440	0.41	0.36	$1.71E-02$	0.38 ~ 0.44
	总体	658	0.44	0.38	$1.47E-02$	0.41 ~ 0.47
锌	正常	218	139.21	34.52	2.34	134.60 ~ 143.82
	异常	440	124.53	37.89	1.81	120.98 ~ 128.08
	总体	658	129.40	37.42	1.46	126.53 ~ 132.26
铬	正常	218	1.18	0.46	$3.11E-02$	1.12 ~ 1.24
	异常	440	1.36	0.71	$3.37E-02$	1.29 ~ 1.43
	总体	658	1.30	0.64	$2.50E-02$	1.25 ~ 1.35
镍	正常	218	1.05	0.53	$3.61E-02$	0.98 ~ 1.12
	异常	440	0.90	0.66	$3.16E-02$	0.83 ~ 0.96
	总体	658	0.95	0.63	$2.44E-02$	0.90 ~ 1.00

由于目前精神分裂症的病因及病理机制尚不肯定，给我们研究微量元素提出了要求，尽管我们的研究结果得出：头发铅、镉、铝、锌、铬、镍的含量与精神分裂症具有一定的相关性，但仍不能肯定它们的升高或降低导致了精神分裂症，充其量只能算是易感因素，因为我们尚不清楚，微量元素的变化是在患精神分裂症之后引起的，还是变化了的微量元素导致精神分裂症，孰因孰果尚不明了，有待于头发微量元素含量的全国常模的建立及前瞻性的调查研究。

（原载于《中国民康医学杂志》2003 年第 10 期）

扁平苔藓和白斑患者头发中微量元素的初步分析

（1983）

郝以明[1]　曹宏康[1]　许国祺[1]　蔡秋艳[1]　汪学朋[2]　陈志祥[2]

（1. 上海第二医学院　2. 中国科学院上海原子核研究所）

[导读] 多元逐步回归分析表明，上海居民口腔黏膜病扁平苔藓与头发中铜含量、锌、铜比值呈显著正相关，与锶、铅、锰含量呈显著负相关，其中铜过剩为扁平苔藓发病最重要的因素。另一属癌前病变的口腔黏膜病白斑亦与头发铜含量呈显著正相关，与锰含量呈显著负相关，其中锰缺乏是白斑发病中一个起最重要作用的元素。

化学元素是生命过程中必不可少的物质基础。早在 19 世纪初，就已发现某些微量元素在体内含量的改变可导致疾病的发生，一旦得到调整后，症状即可改善或痊愈。近百年来，人类在生存环境中，接触的元素及其化合物的数量均发生了急剧变化，从而使体内元素的组成也受到影响，尽管这种改变极其细微，却引起许多疾病的发生或加剧，于是微量元素对生命和健康的关系就日益受到生物学家和医学家的重视。现已证实，微量元素在体内具有特异的生理功能，如参与蛋白质和酶分子无机基团的活化中心、参与激素作用、对核酸具有内在关系、并能影响免疫功能和恶变等。因此，微量元素的不平衡可能在某些疾病的病因和发病机制中起着重要作用，于是为进一步认识疾病与寻求防治方法开辟了新的途径。

由于氟的摄入过多或不足所造成的牙体疾病已是众所周知的事实，其他微量元素的改变对机体的影响也逐渐有所发现。Strain 和 Pories（1953）在实验室中偶然发现锌可加速创面愈合后，Merchant 等（1976）报道血清锌的含量与口腔溃疡发作的频率及严重程度成反比关系；服都孝夫达（1978）把白塞氏病列入低锌血症范畴之内，还认为各种感染、皮肤疾病、胶原性疾病均与血锌降低有关；Korant 和 Butterw-orth 证明了锌与病毒外壳蛋白形成复合物，从而阻止病毒的复制与聚集，提示口腔黏膜病毒感染疾病时应重视锌的作用。此外，口腔黏膜和皮肤在组织结构上可由于缺锌而出现改变。Alvares（1968）通过动物实验证明缺锌后鼠的舌背、颊黏膜、足和足趾发生不全角化；Catalanotto（1977）进一步证实：缺锌鼠的舌上皮除有不全角化外，尚有棘层增厚、不典型增生、味觉减退；Vallee（1957，1959）、Smith（1973）先后通过动物实验证实，锌与血清中维生素 A 的浓度有关，补锌后可提高血清中维生素 A 的浓度。

常见口腔黏膜病中涉及角化不全或过度角化的应以扁平苔藓和白斑为主，近年来临床上扁平苔藓较为多见，白斑则属癌前疾病，因此从微量元素方面探讨上述两种疾病的发病机制具有重要意义。

本文采用同位素源激发 X 射线分析法对正常人、扁平苔藓和白斑患者进行了头发中微量元素的广谱探查。此法是 20 世纪 70 年代初发展起来的多元素核技术分析法，所得数据均经灵敏度、探测限、精密度、正确性和重现性的检验。将分析结果选用多元逐步回归法进行研究，主要目的有三：①观察疾病时各微量元素单因子间的相关性；②探查各微量元素和其他观察指标交叉作用的内在规律；③在此基础上，不断输入观察指标，从而在几个重要因素间得出适当的数学表达形式——疾病与各研究因素的回归方程，以期达到早期预报疾病并指导防治。

材料和方法

一、对象：正常组是无任何器质性病变、身体健康的上海市区居民 217 人（男 111 人，女 106 人）；疾病组是上海市区居民，经我院黏膜病专科确诊无其他系统性疾病即病史询问中无特殊疾病史，实验室检查血常规、肝功能、血尿素氮（BUN）、抗核因子、IgG、IgA、IgM、E－RFC 和 LBT 均在正常范围内，而仅有扁平苔藓者 71 例（男 32 例，女 39 例）；仅有白斑者（镜下见有不典型增生，而不包括良性过角化）12 例（男 7 例，女 5 例）。为避免体内微量元素受到除本研究以外的其他原因的干扰，规定在取样前两周内禁用任何药物并禁忌手术。

二、发样的收集和制备：发样的优点是易于收集，保存方便，其中微量元素含量比血清或尿液中至少大 10 倍并较稳定。

1. 取样部位：发样不分性别均取后颈部发际根部处头发，因该部位均属长出后不久的头发，故较能反映取样时的机体状况，长度不超过 4 cm，每例取发 3~4 g。

2. 样品处理：发样用 5% 的海鸥牌洗涤液浸洗 2 h 后，以蒸馏水冲洗，待干。

3. 制样和测量：精确称取洗净的干发 1 g 并置于瓷坩埚中，在 600 ℃ 的马弗炉中灰化约 4 h，至发样完全变成白色粉末为止。将样品移至 5 mL 的烧杯中，加入含 200 μg 的内标钇的硝酸，使灰化物完全溶解，再将溶液至 6 μg 的涤纶膜上制靶。制好的靶根据样品量及其中元素浓度分别测量 15~40 min，描绘出样品的 X 射线能谱，计算出各特征 X 射线的峰面积后，再算出发样中各元素的相对浓度。

三、研究因素：将各研究因素分别以 x_1，x_2，x_3，x_4，x_5，x_6，x_7，x_8 表示。凡微量元素均以微克/克（$\mu g/g$）为单位，性别则以男性为 0，女性为 1 数量化值表示（见表 1）。

表 1　正常人、扁平苔藓和白斑患者的研究因素

自变量 （研究因素）	锶 （Sr）	铅 （Pb）	锌 （Zn）	铜 （Cu）	锰 （Mn）	钙 （Ca）	Zn/Cu	性别
代号	x_1	x_2	x_3	x_4	x_5	x_6	x_7	x_8
单位或数量化值	微克/克（$\mu g/g$）						—	男 0 女 1

四、逐步回归分析的计算：在 CJ－709 型电子计算机上，分别将正常人、扁平苔藓、白斑的观察数据进行逐步回归分析（计算程序从略）。即把对上述两病有影响的因素逐步引入回归方程，并把新因素进入后退化为不显著的因素剔除，继续这种过程，直至回归方程中的因素均不能剔除而又没有新的因素再引入方程为止，因此，凡进入方程的因素都有显著作用，并已按各因素对疾病作用的大小分清主次。最后建立所研究的各自变量与因变量的回归方程，即 $y = Bo + \sum B_i x_i$，同时可分析所研究因素相互间和各因素交叉结合后的内在关系。

注：Bo 是常数；

B 是偏回归系数，可反映各研究因素对疾病的正或负性影响，并提示其影响程度的大小；

x 是自变量，表示研究的各因素。

y 是应变量，表示研究对象的状态。设正常人 $y = 0$，病人 $y = 1$。

结　果

一、各研究因素与扁平苔藓的关系：

1. 单因子相关分析结果（见表 2）。

表 2　研究是否患扁平苔藓时各因素间的相关分析

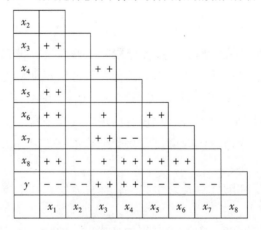

"＋" 表示正相关，$P < 0.05$

"＋＋" 表示正相关，$P < 0.01$

"－" 表示负相关，$P < 0.05$

"－－" 表示负相关，$P < 0.01$

表 2 示 Zn、Cu 两元素与扁平苔藓呈显著性正相关；Sr、Pb、Mn、Ca 和 Zn/Cu 值与本病呈显著性负相关；性别与扁平苔藓间无相关意义。此外，表 2 还可表达出各研究因素间的相关性。

2. 经多元逐步回归分析后，将被选入方程内各因素，按其作用的大小列表如下：（表3）

表3 扁平苔藓时选入回归方程内的各因素显著程度表（$F = 4$，6）

	x_1	x_2	x_4	x_5	x_7	x_8
B	-0.15100	-0.17963	2.26862	-0.45756	0.81226	0.11872
P	<0.050	<0.050	<0.001	<0.010	<0.050	<0.050

本文选择了 $F = 4$，$F = 6$ 作为筛选变量的界限，为了比较已选入回归方程内各因素的显著程度，根据各因素作用的大小加以分级，Ⅰ级（$P < 0.001$）显著性最高，Ⅱ级（$P < 0.01$）显著性高，Ⅲ级（$P < 0.05$）显著性较次。P 值越小的因素表示在疾病中的作用越重要。例如，表3提示 Cu 在扁平苔藓发病作用上呈最显著的正相关；其次是 Mn，呈显著性负相关；再其次是 Sr、Pb、Zn/Cu 值和性别。按 $y = Bo + \sum B_i x_i$ 方程计算即：

$$y = 2.598168 - 0.15100x_1 - 0.17963x_2 + 2.26862x_4 - 0.45756x_5 + 0.81226x_7 + 0.11872x_3$$

注：在方程中自变量每增加一个单位，应变量就要增加或减少 B_i 倍。例如，在上面方程中 x_4 增加一个单位时，y 就增加 2.26862 倍。

二、各研究因素与白斑的关系：

1. 单因子相关分析结果（见表4）

表4 研究是否患白斑时各因素间的相关分析

	x_1	x_2	x_3	x_4	x_5	x_6	x_7	x_8
x_2								
x_3	+ +							
x_4	+ +	+	+ +					
x_5	+ +			+	+ +			
x_6	+ +			+	+	+ +		
x_7			−	+ +	− −			
x_8	+ +	− −			+	+ +	+ +	
y	− −				− −	− −		

表4示 Sr、Mn、Ca 3 种元素与白斑呈显著性负相关，其他因素与本病无相关意义。同时上表也可表达出各研究因素间的相关性。

2. 经多元逐步回归分析后，将被选入方程内的各因素，按其作用的大小列表如下（表5）：

表5 白斑时选入回归方程内的各因素显著程度表（$F = 6$）

	x_4	x_5	x_8
B	0.40166	-0.37481	0.11077
P	<0.05	<0.001	<0.01

在分析表5时，选择 $F = 6$ 作为筛选变量的界限，其他均与表3同样计算。表5提示 Mn 在白斑发病作用上呈最显著的负相关，其次是 Cu 呈显著性正相关；性别对白斑的关系有着重要的相关意义，按 $y = Bo + \sum B_i x_i$ 计算：

$$y = -0.139365 + 0.40166x_4 - 0.37481x_5 + 0.11077x_8$$

讨 论

1. 各研究因素经单因子相关分析和多元逐步回归分析后，所得结果并不一致（表6），这是因为某些非本质性的因素在不考虑其他因素相互关系而孤立地作单因子相关分析时，可能达到显著水平，但在多因子逐步回归分析中即被淘汰，如表6中可看出：扁平苔藓时Zn、Ca；白斑时Sr、Ca属此种情况。这可理解为经多元逐步回归分析后，一些非本质性因素被本质性因素取代而不再显现。相反，某些因素在单因子相关分析中不能显示而经多因子逐步回归处理后则可显示，如表6中看出：扁平苔藓时性别，白斑时Cu和性别在单因子相关中均不显示影响，而多因子分析时却显示了，这可能在单因子分析时由于存在相互抵销的正、负性影响，某些重要因素只在多因子分析时才得以重现，充分体现了多元逐步回归分析法的优越性。

表6　两种分析方法所得结果的比较

	扁平苔藓								白斑				
	Sr	Pb	Zn	Cu	Mn	Ca	Zn/Cu	性别	Sr	Cu	Mn	Ca	性别
单因子分析	有 （－－）	有 （－－）	有 （＋＋）	有 （＋＋）	有 （－－）	有 （－－）	有 （－－）	无 （－－）	有 （－－）	无	有 （－－）	有 （－－）	无
单因子分析	有 （－）	有 （－）	无	有 （＋＋＋）	有	无	有 （＋）	有 （＋）	无	有 （＋）	有 （＋＋）	无	有 （＋＋）

2. 由表2、表3、表6均可看出：在单因子相关分析中虽Zn、Cu均与扁平苔藓呈显著性正相关，但多因子分析后，Zn被淘汰，Cu为最重要因素。目前由于对各微量元素的生化性能以及它们的特异生理功能尚未完全明了，因此对上述结果尚难详加解释。但Cu在扁平苔藓的发病中是值得关注的一个重要因素；Mn与扁平苔藓呈显著性负相关，重要性仅次于Cu，而Mn在维护线粒体的功能方面起着重要作用并与酶的形成有关，精氨酸酶和丙酮酸羧化酶等。我们认为扁平苔藓的发生是否与线粒体或某种酶有关应进一步探讨。此外，Pb、Sr与疾病呈显著性负相关。

Alvares，Catalanotto等均报道过缺锌时可导致上皮不全角化，扁平苔藓病理变化虽有不全角化，但本文中并未发现Zn低，我们曾对扁平苔藓患者给以补锌治疗，效果也不明显，因此扁平苔藓的不全角化是否可能为非本质的继发性变化，尚须进一步证实。此外，不论从临床或流行病学资料中均得出扁平苔藓的发病是女性高于男性，本工作对此亦得到证实（表3）。

3. 在白斑患者发样的单因子相关分析中（表4），Sr、Mn、Ca与本病呈显著性负相关，多因子分析后，只有Mn被选入方程并显示在白斑发病中是一个起重要作用的元素，Cu在单因子相关分析时，未能显出它的影响，经多元逐步回归分析后才体现出它在疾病中是两个起作用的元素之一，与疾病呈显著性正相关（见表5、表6）。

关于性别与白斑的关系，一般文献报道是男性多于女性，对黏膜病室普查后也得到同样结果，而本文结果是女性多于男性，我们认为这可能涉及白斑的诊断标准问题，本文中的白斑不包括良性过角化病，病理检查均有不典型增生。临床上颗粒状白斑、口底或舌腹的皱纸状白斑均以女性为多，这方面仍在继续充实病例，深入探讨。

本工作承蒙张萍萍同志在数据计算中予以大力协助，特在此致谢。

（原载于《全国微量元素临床研究及测试分析科学学术讨论会文集》，1983）

Graves 病患者头发微量元素测定分析

(1991)

李桂芳　过韫辉　魏松全　张国福

(华西医科大学附属一院)

[导读] 四川成都 Graves 病患者有多种头发微量元素含量异常，其中锰、铁、锌含量显著高于对照组，钙、钾、硒、钒、铜、锶含量显著降低。微量元素的变化与 Gvaves 病的发病或临床表现可能有关。

Graves 病（GD）患者头发微量元素的变化，国内报道不多。本文测定了 43 例 GD 患者及 34 例正常人头发中 11 种微量元素和 2 种宏量元素的含量。现报道如下：

研究对象和方法

1. GD Ⅰ 组：为 GD 初发或复发者，病程至少 3 月以上，共 30 例，男性 5 例，女性 25 例，年龄 23 ~ 58 岁。平均 37 岁，其中 19 例病人接受甲巯咪唑治疗一周左右，甲状腺功能均未恢复到正常。

2. GD Ⅱ 组；为 GD 患者经甲巯咪唑治疗后，甲状腺功能恢复到正常已超过 3 月的患者，共 13 例，男性 4 例，女性 9 例，年龄 12 ~ 56 岁，平均 37 岁。

3. 正常对照组：34 例，男性 10 例，女性 24 例，岁龄 13 ~ 55 岁，平均 38 岁，均为本院健康职工或其健康子女。

受试者均不从事矿山、粉尘、电镀及电焊工作，剪取发样前 2 个月不染发。剪取离枕部 2 cm 内的头发约 1.2 g 送检。所有发样均以同位素源激发 X 射线荧光分析法测量 11 种微量元素及 2 种宏量元素含量。

结　果

表 GD Ⅰ 组与 GD Ⅰ 组比较，GD Ⅰ 组发 Fe 明显高于 GD Ⅱ 组，存在显著性差异（$P < 0.05$）。其余 12 种元素无显著性差异（$P > 0.05$）。

通过相关分析发现，GDI 组血清 T_3 与发 Mn、Se 及 Mn/Z$_n$ 比值显正相关，其 P 值分别为 < 0.005、< 0.01 及 < 0.005；血清 T_4 与发 V、Mn、Se、K 及 Mn/Zn 比值呈明显正相关，其 P 值分别为 < 0.01、< 0.02、< 0.001、< 0.001 及 < 0.05；血清 T_3/T_4 比值与发 Fe、Pb 呈明显正相关，P 值均 < 0.05。

讨　论

本文测定结果发现，GD 患者的发 Ca、K、Se、V、Cu 及 Sr 6 种必需元素均明显低于正常对照组。可能是 GD 患者的代谢率、氧化率增高，以及大小便和汗液排除过多，超过了机体的有效吸收。微量元素 V 在体内是一种非常活泼的物质，影响许多细胞代谢过程。Macara 等通过体内外试验表明：V 具有调节 Na、K – ATP 酶及其他磷酸转移酶的特殊功能，它能较强地抑制 Na、K – ATP 酶。机体缺 V 时，对 Na、K – ATP 酶的抑制减弱，使此酶活性增强，从而导致细胞 $Na^+ – K^+$ 交换增多及加速 ATP 转变为 ADP，其结果造成机体耗氧量及产热量增加，GD 患者的高代谢症状群可能与之有关。Cu 是构成许多酶的辅酶，国内毛腾淑等发现甲状腺功能亢进症患者的血浆多巴胺 β - 羟比酶活性降低，可能与 GD 患者缺 Cu 有关。缺 Cu 时还会影响心脏的生物电活动，引起心肌兴奋性和传导过程紊乱，在心电图上出现 ST 段压低、房性及室性早搏、室性心动过速及传导阻滞等。GD 患者也可出现上述心电图改变，这是否与 Ca 代谢紊乱有关尚需进一步研究。Se 的生物学作用极其复杂，GD 患者生长、发育受阻，以及蛋白质代谢呈负氮平衡状态，除与其他元素有关外是否也与机体缺 Se 有关，本文发现患 GD 时机体处于低 Se 状态，与国内外文献报道是一致的。

表 1　两组患者与正常人头发元素含量比较

元素	正常组		GD Ⅰ组			GD Ⅱ组		
	$\bar{x} \pm s/ (\mu g/g)$	例数	$\bar{x} \pm s/ (\mu g/g)$	例数	P 值	$\bar{x} \pm s/ (\mu g/g)$	例数	P 值
Ca	9978.80 ± 7777.03	34	3359.09 ± 2482.36	30	<0.001	2166.39 ± 1982.24	13	<0.002
V	3.51 ± 1.80	29	1.63 ± 1.40	30	<0.001	1.17 ± 1.64	13	<0.001
Mn	8.19 ± 4.73	34	19.89 ± 27.78	30	<0.02	6.81 ± 5.96	13	>0.2
Fe	49.04 ± 23.03	34	89.46 ± 64.91	30	<0.002	48.28 ± 24.86	13	>0.5
Cu	21.53 ± 12.57	34	15.30 ± 3.52	30	<0.02	12.08 ± 5.22	13	<0.02
Zn	272.61 ± 125.43	33	370.26 ± 102.62	30	<0.01	324.68 ± 106.01	13	>0.1
Se	1.93 ± 1.31	34	0.773 ± 0.804	30	<0.001	0.385 ± 0.32	13	<0.001
Sf	5.90 ± 4.17	34	4.231 ± 5.351	30	<0.05	2.11 ± 1.97	13	<0.005
K	425.90 ± 262.89	29	182.75 ± 148.74	30	<0.001	143.80 ± 115.21	13	<0.001
Gr	3.31 ± 2.53	33	4.22 ± 4.64	30	>0.5	2.58 ± 3.29	13	>0.2
Ni	2.59 ± 2.34	34	3.26 ± 4.68	30	>0.2	1.26 ± 0.83	13	>0.05
Cd	0.32 ± 0.48	30	0.344 ± 0.792	30	>0.1	1.391 ± 3.100	13	>0.1
Pb	12.1 ± 0.64	33	1.007 ± 0.939	30	>0.2	1.52 ± 2.03	13	>0.2
Mn/Zn	0.0311 ± 0.0179	33	0.0625 ± 0.1057	30	>0.05	0.022 ± 0.21	13	>0.1

注：P 值均为两组病人分别同正常人之比较。

与正常对照组比较，GD Ⅰ组发 Mn 含量明著增高，GD Ⅱ组发 Mn 正常，与国内刘学公等报道一致，此结果支持发 Mn 水平与甲状腺功能有关。但 GD Ⅰ组与 GD Ⅱ组比较，头发 Mn/Zn 比值无明显差异（P>0.1），此结果似不支持以头发 Mn/Zn 比值作为估计甲状腺功能亢进症痊愈停药的指标。GD Ⅰ组除发 Mn 增高外，发 Fe、Zn 含量也明显高于正常对照组，发 Fe 含量还明显高于 GD Ⅱ组（P<0.05）。现已证实，Mn 能增加 Fe 的吸收，发 Mn 与发 Fe 之间存在着密切正相关。GD Ⅰ组发 Fe 增高可能与发 Mn 增高有关。GD Ⅰ组发 Zn 增高原因不清，有待进一步观察探讨。

此外，本文还发现，GD Ⅰ组血清，T_3、T_4 及 T_3/T_4 比值与头发多种元素含量及发 Mn/Zn 比值有关（未列表），目前这方面研究不多，其相关性产生机理不详。

综上所述，GD 患者有多种微量元素异常。微量元素的变化与 GD 的发病或临床表现可能有关。

（原载于《微量元素》1991 年第 2 期）

头发六种元素含量与 Graves 病关系的研究

（1999）

梁永红[1]　刘旭新[2]　李伟琼[3]

（1. 广西医科大学　2. 广西玉林市卫生防疫站　3. 广西玉林市甲亢专科医院）

[导读] 广西玉林 Graves 病患者头发锌、铁、铜、钙、镁含量明显低于对照组，锰含量显著高于对照组。头发锌、铁、镁含量与三碘甲状腺原氨酸（T_3）和甲状腺素（T_4）呈显著负相关，锰和钙含量与 T_3 呈显著正相关。提示铁、铜、镁含量变化可能与 Graves 病发病有关。

甲状腺功能亢进（Graves）系由于病态分泌过多甲状腺素（T_4）和三碘甲状腺原氨酸（T_3），作用于全身各脏器，使多系统受累。微量元素与 T_3、T_4 关系尚不完全清楚。为此，作者检测了 Graves 病患者 6 种元素和血清甲状腺激素，并探讨了其临床意义。

1　资料与方法

1.1　研究对象

分为病例组和对照组。Graves 组，共 32 例，男 7 例，女 25 例，年龄范围（38.2 ±8.6）岁，来源于玉林市甲亢专科医院，均经检测甲状腺水平并结合临床确诊。I 由北京原子能研究所提供。

1.2　标本收集

所有受试者均采用不锈钢剪取枕后距头皮 0.5 cm 处头发约 0.5 g，用 1% 的海鸥洗涤剂、蒸馏水和去离子水洗净，60 ℃ 烘干备用。Graves 组同时抽静脉血测定血清甲状腺激素（T_3、T_4）含量。

1.3　实验方法

头发 6 种元素测定，准确称取 0.2000 g 发样，低温等离子炉灰化后，与国家标准人发标样（中科院原子能研究所），用日本岛津 AA－6601F 型原子吸收分光光度计平行测定。资料输入华西医科大 PEMS 统计软件包经 586 计算机进行处理，结果以 $\bar{x} \pm s$ 表示。组间比较采用 t 检验，变量间用相关分析。

2　结　果

2.1　头发 6 种元素比较

结果显示，病例组 Zn、Fe、Cu、Ca、Mg 明显低于对照组，而 Mn 则高于对照组（表1）。

表1　头发 6 种元素的比较　　　　　　　　　　单位：$\mu g/g$

元素	对照组	病例组	元素	对照组	病例组
Zn	107.02 ±33.03	77.81 ±40.58 **	Cu	8.07 ±1.71	4.28 ±1.29 **
Ca	537.65 ±281.45	510.43 ±221.42 **	Mg	45.17 ±18.92	34.63 ±17.91 **
Fe	56.98 ±36.49	26.26 ±13.90 **	Mn	1.32 ±0.16	4.60 ±1.25 **

注：* $P < 0.05$，** $P < 0.01$。

2.2 T_3、T_4 与六种元素的相关性

直线相关分析表明，病例组 Zn、Mg、Fe、Cu 与 T_3，Zn、Mg、Fe 与 T_4 呈负相关；而 Ca、Mn 与 T_3 呈正相关（表2）。

表2 头发6种元素与 T_3、T_4 的相关性（$n=32$）   单位：$\mu g/g$

元素	T_3	T_4	元素	T_3	T_4
Zn	− 0. 302 **	− 0. 219 **	Ca	0. 816 *	− 0. 120
Cu	− 0. 876 **	− 0. 107	Mg	− 0. 519 **	− 0. 213
Fe	− 0. 256 **	− 0. 277 **	Mn	0. 518 **	0. 015

注：* $P < 0.05$，** $P < 0.01$。

3 讨论

头发中元素是人体的一种排泄物，头发中某些元素的含量间接显示其在体内含量。本文测定结果表明，Graves 患者 Zn 含量明显低于对照组（$P < 0.01$），且与 T_3、T_4 呈负显著相关，与文献报道相似。Zn 是体内多种酶的重要组成成分，可促进细胞的分裂和再生，Graves 患者缺 Zn 状态可能与其代谢率和氧化率增高有关，使 Zn 的需要量增加及患者排便次数增多，从消化道排泄增加等。患者出现病态分泌过多的甲状腺素（T_4）和三碘甲状腺原氨酸（T_3）可能也与体内微量元素 Zn 含量明显下降有关。

Graves 患者 Fe、Cu、Mg 含量明显低于对照组。人体内 30 种以上蛋白质和酶都含 Cu。Cu 参与造血过程，主要是促进 Fe 的吸收、转送和利用，体内缺 Cu 时，Fe 含量也相应下降。有报道说甲亢时血浆多巴胺β－羟化酶活性降低，可能与缺 Cu 有关，缺 Cu 将影响心脏的生物电活动，引起心肌兴奋与传导过程紊乱。Mg 能激活多种酶和催化多种生化反应，参与脂肪、蛋白、糖的代谢。提示 Fe、Cu、Mg 含量变化可能与 Graves 发病有关。

Mn 过多及慢性中毒时，可引起甲状腺功能亢进现象，腺内形成大空泡，胶质滞留，腺体增重增大。Graves 患者治疗前发 Mn 含量明显高于对照组（$P < 0.01$），治疗后其含量降低，与对照组无显著差异，结果与文献一致。

Ca、Mg 为互相拮抗的元素，Graves 患者发 Mg 含量明显低于对照组，而发 Ca 含量则略高于对照组。有报道，Graves 患者甲状腺激素和 1，25－（OH）$_2$－D$_3$ 水平均降低，提示高 Ca 可能因甲亢及维生素 D 增多所致。

（原载于《广东微量元素科学》1999 年第 7 期）

微量元素与胆石症

（1985）

陈祥友 冯莉莉 李振滨 裘家奎

（南京大学）

[导读] 江苏南京胆石症患者发铬含量明显高于同年龄、同性别健康人，而钴、钒、铌、钡、钛、锌、铝、镁、铜、镓、铁、锰含量较正常人低少。

胆石症与患者体内微量元素铬高，钴、钡、铌、钒、钛、铝、铜、锌、镓、铁、锰及宏量元素镁含量低少有关，特别是与铬的环境污染有关。

前　言

现代科学技术的发展，不唯给人们创造了丰富多彩的物质生活，还将推动医学、药学等学科的发展。特别是"微量元素与健康"研究的进展，给人们健康、长寿创造了条件，它是人们探索一些疑难病症的病因和防治的新途径之一。

胆石症在成人，特别是老年人是常见病和多发病。胆石症常是患慢性胆囊炎的后果，而胆石症又可促使胆囊炎发作，两者互相影响，常使病情复杂。急性发作时常引起上腹部绞痛，有时出现阻塞性黄疸，严重时胆囊可坏死穿孔，危及生命。少数人由于结石长期地刺激胆囊，还可引起癌变。据报道，尸检中，60 岁以上每 4 个中就有 1 个有胆结石，70 岁以上有胆结石的人可达 50%，可见胆石症对人类健康长寿的危害。

胆囊炎，胆石症在中医中属"胁痛""积聚症瘕"。胆石叫"人之病黄"。明·李时珍解释为："积聚症瘕，左为血，右为食，中为痰气，积系于脏，聚系于腑，症系于气与食，瘕系于血与虫，痃系于气郁，癖系于痰饮，心为代梁，肺为息贲，脾为痞气，肝为肥气，肾为奔豚。"又说："牛之黄，狗之宝，马之墨，鹿之玉，犀之通天，兽之鲊答，皆物之病，人之病黄者亦然。"又泽云："方春疫疠，牛饮其毒，则为黄。"按现代看法来说也是一致的。亦是说胆结石积于肝，聚于胆囊，病起于气郁、食积，特别是脂质代谢失调，使肝产生"肥气"。而胆石症与动物结石有类似情况，皆是病，与兽类饮毒有关相似，于环境之污染有关系。

胆石症目前认为与脂质代谢有关，但发病的详细病因机理仍未搞清楚。关于微量元素与胆石症的关系研究，国内外的科学家和医生做了不少工作，进行了许多调查研究。微量元素与血脂及冠心病的关系研究，诸如铬、钒、锰等，人发钴与心血管疾病均有报道。但头发中钴、铬、钒、铌、钡、钛、铝、铜、锌、镓、铁、锰等微量元素，以及宏量元素镁与胆石症的关系研究未见报道。

我们采用 5 – Br – PADAT – Co（Ⅱ）分光光度法分析了胆石症患者男性 19 例，女性 52 例（共 71 例）的头发中微量元素钴，并与 902 例相同年龄、性别的正常人发钴含量配对比较，发现胆石症患者发钴含量低少，并有非常显著性差异。

我们用 ICP 法分析了胆石症患者男性 17 例，女性 51 例（共 68 例）的头发中微量元素铬，与用同样方法测定的相同年龄、性别的 798 例正常人发铬含量经配对统计分析，发现胆石症患者发铬含量较正常人高，有非常显著性差异。

我们用 ICP 法同时还分析了胆石症患者男性 17 例，女性 51 例（共 68 例）头发中微量元素钒、铌、钡、钛、铝、铜、锌、镓、铁、锰、锶、镍、铅等及宏量元素镁、钙、钾、钠、磷的含量与用同样方法同时测定的相同年龄、性别的正常人发中诸元素含量经配对比较，发现胆石症患者发中钒、铌、钡、钛、铝、铜、锌、镓、铁含量较正常人低少，有非常显著差异。胆石症患者发中宏量元素镁含量较正常人低少，有非常显著性差异。

胆石症患者发中锶、镍、铅的含量与正常人发锶、镍、铅含量无差异。头发中宏量元素钙、钾、钠、磷含量与正常人相当，无差异。

我们还用 ICP 法测定了手术取出的肝胆管结石中的微量元素和宏量元素含量，观察到钙、钠、铁、钾、磷、铅、铜、锰、铬含量较高，钒、钛、钡含量较低，锶、铌未检出。

我们根据"微量元素平衡"和"虚补实泻"的原则用食物中草药对胆石症患者进行治疗，一年多的治疗观察表明胆石症患者体内的石头可大可小，可长可消，只要控制得当，疗效非常显著。我们已经治愈了一些病人，不唯排了胆石（包括肝管石），而且胆囊炎也治愈了。

综上所述，我们认为胆石症与患者体内微量元素铬高，钴、钡、铌、钒、钛、铝、铜、锌、镓、铁、锰及宏量元素镁低少有关，特别与铬的环境污染有关。

实验结果

我们用 5 - Br - PADAT - Co（Ⅱ）分光光度法分析了胆石症患者发钴含量（男）19 例、15 个年龄组与 407 例正常人发钴含量配对比较；（女）52 例发钴含量 28 个年龄组与 495 例正常人发钴含量配对比较；然后将男、女合起来，仍按原性别、年龄配对进行统计分析，其结果见表 1。

表 1　胆石症患者发钴含量与正常人发钴含量差异的检验结果

性别	病人		正常人		t 值	P
	发钴含量（$\mu g/g$）	例数	发钴含量（$\mu g/g$）	例数		
男	0.137 ± 0.030	19	0.191 ± 0.009	407	7.4826	<0.01
女	0.141 ± 0.060	52	0.198 ± 0.012	495	6.6539	<0.01
合计	0.140 ± 0.054	71	0.196 ± 0.012	902	8.5936	<0.01

由表 1 可见，胆石症患者发钴含量较正常人发钴含量低少，经配对统计检验，差异非常显著。

我们用 ICP 法测定了 68 例胆石症患者发中微量铬含量与 798 例正常人按年龄、性别配对经统计比较其结果见表 2。

表 2　胆石症患者发铬含量与正常人发铬含量配对差异的检验结果

性别	病人		正常人		t 值	P
	发铬含量（$\mu g/g$）	例数	发铬含量（$\mu g/g$）	例数		
男	1.18 ± 0.29	17	0.86 ± 0.30	345	3.0891	<0.01
女	1.39 ± 0.26	51	1.10 ± 0.16	453	6.1771	<0.01
合计	1.35 ± 0.29	68	1.04 ± 0.23	798	6.9472	<0.01

由表 2 可见，胆石症患者发铬明显高于作为对照的同年龄健康人，有非常显著性差异。

同时我们还分析测定了 68 例患者发中的 V、Nb、Ba、Ti、Zn、Al、Mg、Cu、Ga、Fe、Mn 含量，观察到较正常人（798 例）发中含量低少，经配对检验其结果见表 3。

表 3　胆石症患者发中元素含量与正常人发中该元素含量比较检验结果

元素	V	Nb	Ba	Ti	Zn	Al	Mg	Cu	Ga	Fe	Mn
t 值	12.8150	10.2518	9.9723	8.7867	8.1819	7.9608	7.8408	4.3643	3.5652	2.8440	1.7913
P	<0.01	<0.01	<0.01	<0.01	<0.01	<0.01	<0.01	<0.01	<0.01	<0.01	<0.05

由表 3 可见胆石症患者发中微量元素 V、Nb、Ba、Ti、Zn、Al、Cu、Ga、Fe、Mn 含量及宏量元素 Mg 含量低于健康人，且有显著性差异。

我们还分析了 Sr、Ni、Pb、P、K、Na、Ca 等元素，观察到胆石症患者发中这些元素含量与正常人相当，无显著性差异。

我们还分析了胆石症患者（男，36 岁）手术后取出的肝胆管结石中的元素含量，见表 4。

由表 4 可见肝胆结石中含 Cr、Cu、Mn、Pb、Zn、Fe、Ca 较高，而 Sr、Nb 未检出。

我们还检验了胆石症患者的血脂，总胆固醇（Ch）和血糖（G·S）含量、甘油三酯（Tg）及 β - 低密度脂蛋白（β－Lp）含量，见表5。

表4　肝胆管结石中元素含量　　　　　　　　　　　　单位：$\mu g/g$

元素	Ba	Co	Cr	Cu	Ca	Mn	Nb	Ni	P
含量	1.4	0.82	2.6	154	0.6	3.00	—	1.6	136
元素	Pb	Sr	Ti	V	Zn	K	Na	Al	Fe	Mg	Ca
含量	173.0	—	0.4	0.2	92.0	162	1140	24.0	264.2	97	1048

表5　胆石症患者血脂、血糖含量和超标率

血脂、血糖	Ch	Tg	β－Lp	G·S
含量/（mg/100 mL）	206.3±53.1（79）	133.2±64.2（80）	395.1±11.0（75）	88.8±20.4（70）
超标率/%	50.0	28.8	6.3	2.5

由表5可见，80名胆石症患者仅总胆固醇（Ch）来看就有1/2人是高血脂患者，Tg有28.8%为高血脂患者，并且整个均值高于130 mg/100 mL，β－Lp超标为6.3%，血糖（G·S）超标率为2.5%，就是说高脂血症患者在胆石症患者中占85.1%。

讨　论

胆石症发病高对人类健康、长寿的威胁很大，但发病机理尚未搞清楚。在目前认为，于外源性或内源性的脂质代谢失常，引起紊乱，与血脂增高，肝胆功能失调有关。在明·李时珍就认为胆石症是肝的"肥气""气郁"，并说积于肝，"聚于胆"，就是说胆石症是由于肝的脂质代谢功能失常、脂质增高、积聚所致。大家知道，肝是脂质代谢的最主要器官，胆汁是由肝分泌的，胆汁的质是决定因素，胆的功能是贮存胆汁、吸收水分，饮食时排出胆汁，如胆汁本身脂质很高，胆再吸收水分，胆汁就更加浓，再加上高血脂的人胆总管外膜里油脂厚，势必压缩胆总管，胆管道变狭，胆汁进出受阻，当胆汁浓度高到一定程度就有可能出现沉淀、结晶，若胆囊或胆管有炎症更加易于形成结石，结石摩擦胆壁也易造成炎症，形成恶性循环。在这里关键仍是肝的脂质代谢失调，脂质增高，特别是血脂增高，从我们检验80例患者血脂中Ch、Tg、β－Lp来看，有85%本身就是高血脂质症患者，可以证明。

从我国脂类食物来源看，动物脂肪占的比例很大，动物肉类主要是猪肉，牛、羊肉占的比例较少，据明·李时珍在本草纲目论述："凡猪肉：苦，微寒，有小毒"。"凡猪肉能闭血脉，弱筋骨，虚人肌，不可久食"，又"猪为用最多，惟肉不宜多食，令人暴肥。"据我们调查，胆石症患者有一半以上是以荤食为主的，就是说肝之"肥气"与摄入过多的动物脂肪有关。

人体组织内一些微量元素通过酶或激素可以影响脂质代谢，钴也是影响血液脂质代谢的一种微量元素，据我们研究心血管病患者发钴含量低于健康人，差异非常显著。一般认为，无论是外源性或内源性的脂质代谢失常，血脂增高或血管功能调节失常，都可以引起冠心病，我们分析胆石症患者71例发钴含量经按同年龄、性别配对与902例正常人比较，观察较健康人低少，差异非常显著。据此，我们认为胆石症与体内微量元素钴低少、缺乏有关。据报道微量元素钴是维生素B_{12}的成分和活性中心，维生素B_{12}贮存主要在肝脏，维生素B_{12}的代谢主要也在肝里进行，脂、糖、蛋白质的代谢直接或间接与维生素B_{12}有关，据我们研究观察到肝炎病患者发病初期发钴含量低少，但迁延性肝炎发钴含量反而增高，就是说肝的功能与微量元素钴含量有关。我们认为微量元素钴的低少，是影响肝功能的原因之一，有时它们互为因果。

微量元素铬与动脉粥样硬化关系的研究表明缺铬是其主要原因之一。糖尿病与患者体内铬缺乏有关，认为铬与胰岛素有协同作用，参与糖的正常代谢，就是说微量元素铬与脂质、糖类代谢密切相关，据我们分析 68 例胆石症患者发铬含量与 798 例正常人发铬含量，经按年龄、性别配对统计分析，观察到胆石症患者发铬高于正常健康人，且差异非常显著。微量元素在人体内有一个严格的浓度范围，不足和过量都会产生有害的作用，铬也是这样，不足或缺乏可造成疾病，如动脉粥样硬化、糖尿病，过量也会造成脂质、糖类代谢紊乱，影响肝、胰的正常功能。过量的铬还将影响生物体内其他金属元素的正常代谢、组织中的浓度和生理功能。

据我们初步调查 122 例胆石症患者家中的炊具（铲、锅）为不锈钢的就有 48 人，其中用不锈钢锅铲的就有 42 人，目前，不锈钢材料多为 "m（Cr）：m（Ni）：m（Ti）=1：9：18" 的比例，特别有意思的是有两家是夫妻同时患胆石症，皆是用的不锈钢锅铲，有一对夫妇同时来治疗胆石症的，家中有十件不锈钢炊具，男的曾动过胆囊切除手术后生肝管结石，经过治疗，化了排净，回家后三个月又复发，生肝管结石，现夫妇俩又来就医，化石排石。由此看来铬是不是经过食物加工进入人体？很值得进一步探讨。但胆石症患者发镍含量并不高，发钛含量不仅不高，反而较正常人低，这是不是铬的影响，也有待于进一步的研究。

铬对肝脏的影响是多方面的，有的是间接的。比如胰的功能过亢直接影响肝的脂质代谢功能，胰岛素能促进生脂作用，抑制脂解和激活脂蛋白脂酶，如胆固醇的分解，主要就在肝脏中分解，而铬是胰岛素的协同因子，与胰岛素、胰岛素受体中的巯基配位，形成三元络合物，促进胰岛素与受体间的反应。胆石症患者发钴、钒、铌含量的低少或缺乏，很可能是由于铬的拮抗作用和影响。总之，胆石症患者发铬含量高于正常人这一发现，揭示了胆石症与人体铬的含量增加有关，还提示我们必须考虑环境，特别是饮用水、现代炊具的污染；提示我们不要轻易地给人们添加铬（Ⅲ）的无机盐之类，尽管铬是人体必需的微量元素。

据我们分析 68 例胆石症患者发钒含量与 798 例正常人发钒含量经配对统计分析，观察到胆石症患者发钒含量异常高，有非常显著性差异。就是说胆石症与钒含量高有关。钒是人体必需的微量元素，目前只知钒参与人体脂质代谢。实验证明，若鸡饲以缺钒饲料，其翅膀和尾羽毛生长减慢，一月龄时血浆胆固醇水平低下，但后来则升高，骨的发育也异常。在大鼠，则观察到生长减退细胞容积增加，以及血液和骨骼中铁含量增加。大鼠的生殖行为亦受损害。钒的特殊生物功能目前已知甚少。就我们的结果看来钒对脂质代谢正常进行是必不可少的。特别是降脂或抑制脂类生成的作用也是这样。G·L、何伦（Curran）在 1954 年发现钒对胆固醇和脂肪酸生物合成有很强的抑制作用，而铬、锰则能促进这两种物质在肝内形成。由此，胆石症与钒的过量的关系得到了证明。再者，我们分析了 14 例严重贫血的儿童头发中钒的含量观察到较正常儿童低少，差异性非常显著，这提示钒不唯参与脂质代谢，而且参与造血过程。从钒与铬参与脂质代谢的作用来看，证明铬、钒间有拮抗作用。据此，不难推出胆石症是由于患者体内铬的含量增加，锰、钴等含量低少或缺乏，脂类（如胆固醇）升高再加其他原因，最终导致胆石症、肝管结石症的。

根据我们分析的 68 例胆石症患者发中铌的含量和 798 例正常人发铌含量经配对统计分析，观察到胆石症患者发铌含量异常低少差异非常显著。铌在元素周期表中属过渡性元素，与钒一样，同属 V B 族，目前尚没有说明它对人体有何作用，据我们的实验结果看来，铌应是人体必需的微量元素，铌的作用与钒差不多，即参与脂质代谢，具有抑脂、祛脂作用，同样参与造血过程。因此，我们分析严重贫血的儿童头发，发现发铌含量异常低少，差异非常显著，铬与铌同样具拮抗性，钒与铌的作用则应是协同的。

我们测定了 68 名胆石症患者发钡的含量与 798 例正常人发钡含量经配对统计分析，发现胆石症患者发钡含量异常低少，有非常显著性差异，我们分析肝胆管结石中钡的含量为 $1.4\ \mu g/g$，并不高，由此看来，人体钡可能与脂质代谢有关；另据我们分析气管炎及过敏性鼻炎患者发钡含量低少，以及淋巴结中钡含量较高。据此，可以推断钡参与机体免疫机制，再者我们分析人参中钡很高，人参为滋补强壮药，从这里也可以证明。我们认为钡很可能对维护胆囊、肝胆管的光滑及正常功能具有重要作用。同理，钡与心血管的有益作用是不容忽视的，因为危重病人，中医重用人参抢救，往往有起死回生作用，这与人参富含钡有一定关系。

微量元素钛，动物实验证明钛可以增强心肌的收缩能力，具有降低血压的作用。我们分析 68 例胆石症患者发钛含量与 798 例正常人发钛含量经配对统计比较，观察到胆石症患者发钛含量低少，差异性非常显著。照理，使用不锈钢锅铲的胆石症患者发钛应高于正常人，这里因为摄入的多，现在反而较正常人低少，这就不能从摄入多少来看待，而应考虑到其他方面，如吸收率，消耗，排泄以及其他元素的拮抗作用，我们分析淋巴结中钛含量很高，这与人们认为钛对增强机体的免疫系统起重要作用相吻合。微量元素钛很可能主要与免疫球蛋白 A（IgA）分泌有关，因为主要存在于胆汁、眼泪及气管等外分泌物中，是胆囊黏膜表面重要的防御因素之一，钛的低少或缺乏降低了胆囊、肝、胆管的免疫力。因为从我们分析气管炎、过敏性鼻炎患者发钛含量皆低少可以证明。

据我们分析 68 例胆石症患者发锌含量较健康人 798 例发锌含量低少，经配对统计分析有非常显著性差异，就是说胆石症与人体锌的低少、缺乏有关。锌作为某些酶的主要组成或对某些非酶的有机分子配合基的结构型产生影响，如碱性磷酸（脂）酶、大肠杆菌中的 RNA 聚合酶、DNA 聚合酶、大鼠肝细胞核内依据于 DNA 的 RNA 的聚合酶，大鼠胶原结缔组织胸腺核苷激酶等，血浆中的 x_2—巨球蛋白糖蛋白，它与约30%的血浆锌牢固地结合，锌也能与转铁蛋白、金属硫因和核蛋白结合，锌缺乏严重影响 DNA 代谢和黏多糖代谢，锌缺乏还表现在食物氮和硫的利用不良，由于锌在核酸和蛋白质的代谢中起关键作用，因而看来细胞中介免疫系统就会因锌缺乏而受到不利的影响，淋巴细胞的转变过程需要锌，因此胆囊炎、胆石症患者缺锌是有道理的，有时胆石症本身与缺锌可互为因果。再有患者味觉异常、厌食也支持胆石患者缺锌这一观点。

据我们分析 68 例胆石症患者发铝含量与 798 例健康人配对统计分析的结果，观察到患者发铝低少，有非常显著性差异。目前认为铝是无害的微量元素，有人认为铝对神经系统有影响。动物实验表明过量铝盐可使家兔血色素降低、贫血。铝在肺里含量最高，其次是在肝里，据我们的分析结果看来，铝对人体健康是有益的，而且可能是必需的，我们认为适量的铝有可能对肺、肝、神经、造血正常功能的维持是有用。

据我们分析胆石症患者发中镓（Ga）含量与铝有同样的结果，即胆石症患者发中镓含量低于正常人，有显著性差异。镓和铝为同一族，它的生物作用可能和铝相似，对神经的正常功能维持是重要的。

据我们分析 68 例胆石症患者发铜含量与 798 例健康人配对统计分析的结果，观察到患者发铜含量低少，有非常显著性差异。我们还分析了肝胆管结石中的铜含量达 154 $\mu g/g$。据报道铜、锌对脂质代谢有影响，铜对维护结缔组织功能有重要作用。它参与主要蛋白质组分（胶原）进行交联和成熟过程，铜还直接介入髓鞘的生物合成。交联性的胶原和弹性硬蛋白是心血管、肝、胆管、胆囊保持正常的完整所必要的，肝在铜的代谢中起着关键作用，过量的铜可经胆汁排出，胆石症患者铜含量低少影响肝的正常代谢，特别是脂质代谢。

我们分析 68 例胆石症患者发铁含量与 798 例健康人发铁含量比较，观察到胆石症患者发铁含量低少，有非常显著性差异。我们分析肝胆管结石中铁含量结果很高，为 264 $\mu g/g$。铁对维持肝脏、胰、心等正常机能非常重要。我们还观察到胆石症患者有的就是皮肤色素沉着者，将这两者结合起来看，对肝来说是铁的过量。一般认为铁负荷大是由于黏膜的调节反常所致。另外铁的低少可能是因铬的过量及铜、锌含量低少而引起的。

我们分析 68 例胆石症患者发锰含量与 798 例健康人经配对统计比较，观察到胆石症患者发锰含量较正常人低少，有显著性差异。肝胆管结石中锰含量为 30 $\mu g/g$。铬和锰在脂质代谢中有协同作用。锰缺乏，动物在肝、胰、肾、心等脏器粗面内质网出现结构破坏和扩张，肝细胞网的血管部分增加，高尔基复合体扩大。锰呈现亲脂肪作用，并与胆石相互作用。缺锰小鼠，胆碱酯酶的活力减低，以及胆石类脂质浓度降低，脂类代谢紊乱。缺锰造成肝脏超微结构变化。膳食中锰的来源主要是植物性食品，茶叶中锰的含量特别高。有趣的是，我们对 122 名胆石症患者作饮食习惯调查，发现有 72 人无吃茶习惯，占 61%。

我们分析了 68 例胆石症患者发中宏量元素镁的含量较正常人低少，有显著性差异。镁在神经肌内传导和活动中起着重要作用。镁与钙有时起协同作用，有时则为拮抗作用。镁作为细胞内的一个重要组分，它有与钾相似之处，当血清水平下降时，它又有和钠相似的正常肾储留离子的效用。镁缺乏还会影响钙、钾、钠 3 种离子的代谢，胆石症缺镁可能主要因正常吸收受到影响所致。比如，镁的总摄入量，通过肠道的时间，水吸收速率和肠腔中终结的镁的浓度，以及膳食中钙、磷和乳糖的含量。还观察到胆石症患者往往胆收缩功能差，这也与镁、缺乏有关。

胆石症患者多为女性，据我们调查 122 例胆石症患者中女性为 81 例，男性为 41 例，女性、男性比值为 2：1。我们分析 1299 名女性发铬（均值 1.11 μg/g）、锰（均值 2.3 μg/g）比男性 1554 例发铬（均值 0.97 μg/g）、锰（均值 1.4 μg/g）较高，因为铬、锰在脂质代谢中有协同作用，即对胆固醇和脂肪酸在肝里的生物合成同有促进作用，而钒的作用与铬相反。据我们的结果，男、女发钒含量相近。冠心病发病的性别比例与胆石症正好相反。即男性多于女性，男、女比例为 2：1。

从年龄上看 41 名男性胆石症患者平均年龄为 48 岁（最大年龄 64 岁，最小年龄 20 岁），81 名女性胆石症患者平均为 47 岁（最大年龄为 66 岁，最小年龄为 23 岁）。47～48 岁这个年龄正是更年期前后，内分泌紊乱，脂质代谢失常。在女性来说从"六七，三阳脉衰于上，面皆焦，发始白"，到"七七，任脉虚，太冲脉衰少，天癸竭，地道不通，故形坏而无子也。"若以 47 岁为中间数前 7 年后 7 年，即从 40～54 岁算，胆石症患者有 47 人，占女性患者的 58%。在男性"六八，阳气衰竭于上，发鬓斑白。""七八，肝气衰，筋不能动，天癸竭，精少，肾脏衰，形体皆竭。"若以 48 岁为中间值，前 8 岁后 8 岁统计，即在 40～56 岁，有 21 例，占男性结石症患者的 51.2%。

胆石症的治疗，我们认为胆石症与心血管疾病一样，与缺钴有关，还与铬、钒含量过高，铌含量低少或缺乏有关。根据"微量元素平衡"及"虚补实泻"的原则，用食物中草药进行治疗，经过一年多的探索，现在已到初期临床阶段，治疗效果显著，对胆囊炎，胆石症，胆管、肝管结石症皆有显著疗效，通常 2～3 个月可以治愈，该法系消石化石，然后自然排出或消失，患者无痛感，无不良反应。我们认为此法是比较理想的方法。

综上所述，胆石症是成人常见多发症，是由于脂质增高和代谢紊乱所引起的，从微量元素研究发现胆石症患者发铬含量增高，铌、钴、锌、钡、钛、铝、镓、铜、铁、锰及宏量元素镁含量低少，有显著性差异。我们认为胆石症与铬含量呈正相关，与锰、铌、钴、锌等呈负相关。环境铬的污染及不锈钢炊具（特别是不锈钢炒菜锅、铲）的影响是不可忽视的。铬与钒、铌拮抗导致血脂增加。我国胆石症发病率高与肉食来源以猪肉为主的有关，与患者无饮茶习惯有关。胆石症的男女性比值为 1：2，从年龄上看其发病集中年龄为 47～48 岁，与人到中年，体质每况愈下，"中年气血衰"更年期代谢失调或紊乱有关，治疗上从"微量元素平衡"与"虚补实泻"原则出发，用食物中草药化石消炎治疗，效果较理想。

（原载于《全国第二届微量元素与健康学术讨论会论文集》，1985）

胆石症患者头发和胆石中多种元素
含量的典型相关分析

（1991）

焦宛[1]　张延龄[1]　李翰芳[2]　包兆宜[2]　范鸿生[2]

（1. 上海医科大学附属华山医院　2. 上海医科大学核医学研究所）

[导读]　上海胆石症患者头发中 12 种元素中，仅钙含量明显高于对照组，其他元素含量的差异不显著。多元相关分析提示，头发和胆石两者中所含无机元素有一定的相关性，与胆石的不同类型也有区别。在胆色素结石和胆固醇结石这两类结石中，除锌以外的其余 11 种元素含量均有显著差异，前者远高于后者，说明其致石过程不同。

头发元素测定不仅可以粗略地估计胆石中相应元素含量的高低，而且对区别不同类型的胆石亦有帮助。

已有研究测定不同类型胆石中所含的无机和有机组分，包括宏、微量元素在内，近期更有关于胆石症患者头发中微量元素含量的报道，但尚缺乏胆石与头发中微量元素含量两者相关分析的研究。本文就胆石症患者中头发和胆石的微量元素含量作多元相关分析，初步探索头发中某些微量元素含量的测定，能否反映胆石组成的类型，以便于指导临床实践。

材料与方法

一、样品来源　均为本院普外科病人共 60 例，其中取自胆囊结石患者 27 例，并根据结石剖面结构分类（1）计胆固醇类结石 13 例和胆色素类结石 14 例；另取 33 例非胆道炎症和结石患者作对照。各组患者的年龄和性别比例差异不大。所有胆石组和对照组病例的入选标准均根据病史、实验室检查、B 超及手术发现核准。

二、样品的采集与一般处理

1. 发样　在患者的枕突发际根部，剪取距头皮 5 cm 内的头发约 0.7 g，装入纸袋编号，放置干燥器内待处理。

2. 胆石　取出胆囊内胆石，用去离子水冲洗干净，经 80 ℃烘箱烘干，置聚乙烯瓶内编号，放入干燥器内待处理。

3. 胆汁　抽吸胆囊胆汁 5 mL 注入带盖聚乙烯管中，静置离心（3000 rPm，20 min），吸取上清液注入另一带盖聚乙烯管中，于 4 ℃冰箱近期保存。

实验所用的器皿均先浸泡在 5% 的中性洗涤剂中 48 h，冲洗后再浸泡在 4 N 浓硝酸溶液中 48 h、最后用水冲净，并用去离子水漂洗 5 次后烘干备用。

三、试剂及标准溶液　标准发样由中科院上海原子核研究所提供；各元素的标准溶液由上海测试中心提供。硝酸为优级纯，其余试剂均为分析纯，去离子水的导电率小于 10^{-8} S/m。

四、样品的制靶

1. 头发样品的处理及制靶　将头发置于 250 mL 烧杯中，用适量的 5% 的海鸥洗涤液浸泡洗涤，并用玻棒不断搅拌，洗涤 2 次，每次 30 min，洗净后再用去离子水漂洗 5 次，沥干，放在 80 ℃左右烘箱中烘干。准确称取 0.5 g 发样于 25 mL 坩埚中，置马弗炉内，先经 300 ℃炭化 2 h，再加温至 600 ℃灰化 6 h，待灰粉冷却后，用含内标钇的 4 N 硝酸溶液 130 mL 溶解灰粉，混合均匀，吸取全部液体，滴到预先准备好的聚酯膜靶膜中央，红外灯下烘干即成为可供收器测量用的薄靶。

2. 胆石样品的处理和制靶　将洗净烘干的胆石用玛瑙研钵研成粉末，混合均匀，置 80 ℃烘箱一周。准确称取 0.15 g 置于 25 mL 坩埚中，在马弗炉中先 300 ℃炭化 2 h，再升温至 600 ℃灰化 18 h，冷却后，以下的制靶过程同发样。

五、测定方法　共测定 K、Ca、Cr、Mn、Fe、Co、Ni、Cu、Zn、Pb、Se、Sr 12 种无机元素，结果采用典型相关分析和成组比较的化检验。

实验结果

所测样品中，成石胆汁指数（L、I）者，对照组占 41.7%，胆包素类结石组占 40.0%，胆固醇类结石组占 46.7%。比较两类胆石中所含无机元素发现除锌元素外，余 11 种元素含量的差是均有统计学显著意义（$P < 0.05$）（表1）。比较对照组及胆石组患者头发中 12 种微量元素含量，发现二类胆石组患者发样中的钙含量均明显高于对照组（$P < 0.05$），而其他元素含量的差异不显著（表2）。

表1　两类结石中微量元素含量统计表　　　　单位：μg/g

	胆色素类结石（$n=14$）	胆固醇类结石（$n=13$）		胆色素类结石（$n=14$）	胆固醇类结石（$n=13$）
K	78.1701*	13.1881	Ni	7.7840*	2.8341
	±80.7801	±13.9225		±8.1958	±3.2712
Ca	39 562.0402*	1372.4939	Cu	281.9330*	22.3860
	±34 675.5519	±1341.5323		±334.0216	±18.4000
Cr	19.7098*	5.2969	Zn	41.5437	10.6198
	±19.9495	±3.8237		±87.6151	±8.3079
Mn	147.4585*	13.2304	Pb	29.0305*	17.0845
	±106.8309	±16.3944		±18.0421	±8.8562
Fe	174.7462*	24.2755	Se	9.7190*	17.0845
	±140.5485	±16.3150		±6.2571	±2.5787
Co	31.5682*	7.0980	Sr	17.5820*	3.4883
	±28.0622	±5.7323		±19.3545	±2.9747

注：* $P < 0.05$。

表2　3组患者头发中无机元素含量统计表　　　　单位：μg/g

	对照组（$n=33$）	胆角素结石组（$n=14$）	胆固醇结石组（$n=13$）		对照组（$n=33$）	胆角素结石组（$n=14$）	胆固醇结石组（$n=13$）
K	16.6698	14.3589	17.9182	Ni	0.7095	0.9821	1.1076
	±12.4711	±8.9011	±14.8694		±0.4522	±0.5693	±0.8374
Ca	422.4742	797.7978*	764.5178*	Cu	18.2499	20.3484	16.6863
	±162.5994	±391.8156	±405.9162		±9.6725	±10.3754	±9.6423
Cr	1.2700	1.0437	1.3238	Zn	196.7209	208.5820	212.7498
	±0.6581	±0.7350	±0.7825		±46.2426	±35.4952	±54.8108

续表

	对照组 (n = 33)	胆角素结石组 (n = 14)	胆固醇结石组 (n = 13)		对照组 (n = 33)	胆角素结石组 (n = 14)	胆固醇结石组 (n = 13)
Mn	2.3499	2.6986	2.3605	Pb	3.6733	4.1967	3.7047
	±2.1007	±1.2575	±1.1306		±2.7952	±3.4954	±1.9487
Fe	21.5170	19.1830	23.7072	Se	0.7123	0.6516	0.8562
	±10.1304	±17.3144	±12.9493		±0.3363	±0.3356	±1.0735
Co	2.8226	3.2280	3.0157	Sr	2.1306	2.3305	2.5192
	±1.3016	±2.0266	±1.9406		±2.6479	±1.6790	±2.3239

注: * $P < 0.05$。

对头发和不同类型胆石中所测 10 种元素含量作多元相关分析，发现发样与胆石两者中所含无机元素确有一定的相关性，而与胆石的不同类型也有区别（表3）。无统计学意义的相关系数未列入表内。

表3 头发与胆石和头发与两类胆石微量元素含量的典型相关系数表

	头发与胆石 (n = 27)	头发与胆色素结石 (n = 14)	头发与胆固醇结石 (n = 13)		头发与胆石 (n = 27)	头发与胆色素结石 (n = 14)	头发与胆固醇结石 (n = 13)
K	−0.021			CO	−0.060		
Ca	0.898	0.537	0.105	Ni	0.038		
Cr	0.540			Cu	0.227	0.914	0.210
Mn	0.567			Zn	0.199	0.518	0.173
Fe	0.078			Pb	0.195		

讨 论

自 Admiramd 和 Small 提出胆固醇饱和学说在胆固醇结石生成中的作用以来，临床上曾用 L、I. 作为判断致石或非致石胆汁的性能，但经实践证明 L、I. 的使用有一定局限性，并已阐明胆汁中胆固醇过饱和不是唯一的成石因素。本组的胆汁生化分析提示 L、I > 1 者，对照组、胆固醇结石组和胆色素结石组分别占 41.7%、46.7% 和 40.0%。差别不显著，可见除了胆盐、磷脂和胆固醇因素外，尚有其他因素参与结石生成的过程。

无机元素是胆石的一个重要组成部分，它不仅能稳定其大分子结构，参与交联而影响小分子结构，还影响体内各种酶活性的蛋白质的构象变化而促使胆石的形成。胆石中各种无机元素的不同含量，可影响其放射学影像的表现，并且对各种溶石药物及体外震波碎石的疗效也有差异。如果在选用上述疗法之前，能通过某种途径间接地了解到胆石的理化性质，将有助于提高疗效。

近年来，用头发作为生物学样品进行微量元素分析，以评估人体内微量元素水平，供作环境污染监测和某些疾病诊断的指标已越来越受到人们的重视。本组多元相关分析研究，提示头发和胆石两者所含无机元素量确存在一定的相关性，尤钙元素的典型相关系数为 0.898。不同类型的胆石所含的元素量与头发中相应元素含量两者的典型相关系数亦不同，提示头发中某些无机元素的测定不仅可以粗略地估计胆石中相应元素含量的高低，而且对区别不同类型的胆石亦有帮助。这一结果也说明这两类结石各有其不同的致石过程。

本测定还表明胆色素类结石中所含无机元素量远远大于胆固醇类结石中的含量，两类胆石中以钙元素含量最多，钙以及其他金属元素的致石作用已成为胆石症研究中的热门课题。我们的实验结果与吴硕东等的结论一致。已知高钙、缺铁饮食，或甲状旁腺功能亢进等均有利于胆石的形成。胆汁中钙离子可与"钙敏感阴离子"——碳酸根，磷酸根、胆色素和棕榈酸结合成钙盐而沉淀。铁离子可与胆汁中糖蛋白以 [Fe (ooH) X] 形式结合成微晶体不溶于胆汁而析出。张伟等测定胆汁—胆石转化率时发现铜离子位于各种金属离子之首。因此研究头发与胆石中无机元素的相关性将有助于胆石症的诊断和治疗。

（原载于《微量元素》1991年第3期）

裂孔性视网膜脱离人发微量元素的测定及病因探讨

（1995）

程建新

（广州市第二人民医院）

[导读] 广东广州裂孔性视网膜脱离患者头发锰、钙含量显著低于正常视力健康人，轻度近视网脱患者发铜含量也显著低于正常视力健康人。此外，高度近视网脱患者发锰含量也显著低于无网脱高度近视正常人。这一结果对进一步揭示裂孔性视网膜脱离的病因具有重要意义。

头发检测可作为对该病的一种新的检测手段。检查高度近视及正常人发锰对预防网脱得发生具有一定的意义。

裂孔性视网膜脱离是一种严重的致盲性眼病。发病与视网膜变性、萎缩，玻璃体变性、液化、牵引及眼球发育异常和外伤有关，真正原因不明。本文检测子100例裂孔性网脱患者发锌、铜、锰、钙及 Zn/Cu 比值。试图从第三医学的角度对裂孔性视网膜脱离的病因进行探讨。国内外未见有报道。现将结果报道如下。

1 对象和方法

以100名裂孔性视网膜脱离患者为样本组，随机取30例近视眼的健康人和20例无网脱的高度近视正常人作为对照组。网脱组的年龄5~76岁，平均年龄44.15岁，男85例，女15例。对照组分别为8~70岁，平均年龄39岁，男25例，女5例；7~72岁，平均年龄40岁，男13例，女7例。

采集位于枕后距发根1 cm处头发，用不锈钢剪刀取0.5~1 g发样，用刻度石英试管湿法（B法）进行处理。使用日产 ICPQ – 1012 型电感耦合等离子体发射光谱仪测定头发微量元素的含量（广州市微量元素研究所测试）。

2 结果与讨论

2.1 结果

见表1~3。表1将网脱组分成轻度、中度、高度近视及无屈光异常组，分别与正常视力的健康人比较。发 Cu 在轻度近视组含量较低，P 值 <0.05，有统计学差异。在所有网脱患者中发 Mn 含量均低有显著差异。在轻度近视和无屈光异常组发 Ca 均有显著差异，有统计学意义。

表1　不同屈光状况网脱患者与正常视力的健康人发微量元素含量比较

| | 正常视力健康人 | | 轻度近视患者 | | 中度近视患者 | | 高度近视患者 | | 无近视患者 | |
	n	$\bar{x} \pm s$ (μg/g)	n	$\bar{x} \pm s$ (μg/g)	n	$\bar{x} \pm s$ (μg/g)	n	$\bar{x} \pm s$ (μg/g)	n	$\bar{x} \pm s$ (μg/g)
Zn/cu	30	17.8509 ±4.5154	9	20.7728 ±4.1205	13	16.6357 ±3.8611	19	18.4156 ±5.2718	59	17.5785 ±5.5065
Zn	30	146.80 ±32.0250	9	129.7625 ±20.2372	13	131.215 ±51.2298	19	145.5158 ±28.09	59	130.5678 ±29.7327
Cu	30	8.3933 ±1.1870	9	6.3750 ±0.9750*	13	8.623 ±1.8780	19	8.2737 ±1.7949	59	7.8593 ±1.9960
Mn	30	2.5233 ±1.303	9	0.6563 ±0.6599**	13	0.8650 ±1.2284*	19	0.7381 ±0.5337**	56	0.9202 ±0.8043**
Fe	30	32.28 ±8.7831	9	28.525 ±7.3849	13	30.10 ±5.8927	19	28.6105 ±7.2875	59	30.8695 ±8.1716
Ca	30	863.36 ±287.2964	9	638.6875 ±203.379*	13	736.63 ±204.538	19	771.010 ±193.69	59	697.9915 ±169.528**

注：*$P<0.05$；**$P<0.01$；无*标记无差异。

表2中网脱不同病因组与正常人对照比较，发Mn、发Ca P值$<0.01 \sim 0.05$有显著差异。

表2　正常视力的健康人与不同病因组的视网膜脱离患者发微量元素含量比较

| | 正常视力健康人组 | | 无诱因组 | | 外伤组 | | 用眼过度组 | |
	n	$\bar{x} \pm s$ (μg/g)	n	$\bar{x} \pm s$ (μg/g)	n	$\bar{x} \pm s$ (μg/g)	n	$\bar{x} \pm s$ (μg/g)
Zn/Cu	30	17.8509 ±4.5154	75	18.2025 ±5.5452	15	16.1549 ±3.370	10	18.752 ±4.865
Zn	30	146.80 ±32.0250	75	135.4095 ±31.4610	15	131.0667 ±24.1744	10	140.83 ±26.885
Cu	30	8.3933 ±1.1870	75	7.848 ±1.9756	15	8.3667 ±2.0056	10	7.75 ±1.393
Mn	30	2.5233 ±1.303	75	0.8103 ±0.7668**	15	0.9328 ±0.7100**	10	1.0611 ±1.2642**
Fe	30	32.28 ±8.7831	75	29.808 ±7.7834	15	30.7067 ±8.3939	10	31.69 ±5.1939
Ca	30	863.36 ±287.2964	75	723.9229 ±192.162*	15	668.633 ±142.8770*	10	734.62 ±168.7900**

注：*$P<0.05$；**$P<0.01$。

表3中高度近视正常人与高度近视网脱组发Mn P值<0.01有显著差异。

经统计男女性别之间无显著差异。

表3　高度近视正常人与高度近视网脱患者发微量元素含量比较

| | 高度近视正常人 | | 高度近视网脱患者 | | P值 |
	n	$\bar{x} \pm s$ (μg/g)	n	$\bar{x} \pm s$ (μg/g)	
Zn/Cu	20	18.7746 ±4.5948	19	18.4156 ±5.2718	>0.05
Zn	20	135.925 ±18.9856	19	145.5158 ±28.0912	>0.05
Cu	20	7.3450 ±1.6940	19	8.2737 ±1.7947	>0.05
Mn	20	2.0465 ±1.8043	19	0.7381 ±0.5337	<0.01
Fe	20	25.33 ±6.0816	19	28.6105 ±7.2875	>0.05
Ca	20	752.68 ±211.3409	19	771.0270 ±193.9667	>0.05

2.2 讨论

人发是积蓄和排泄人体新陈代谢产物的微小器官，可反映一个月内人体各种元素的代谢情况。导致视网膜脱离有关的因素之一是视网膜色素上皮与神经上皮之间的黏合力下降。锰元素参与黏多糖的合成。Mn 又是精氨酸酶、超氧化物歧化酶、RNA 聚合酶等多种酶的组成成分。与多糖聚合酶及半乳糖转移酶的活性有关。缺锰时糖胺聚糖（黏多糖）合成受到干扰，使视网膜色素上皮与神经上皮之间的黏合力下降，玻璃体中的透明质酸解聚。高度近视正常人与高度近视网脱患者发 Mn 比较，$P < 0.01$，网脱组患者与正视眼健康组比较，发 Mn 低，P 值 < 0.01 有显著差异，证明了发 Mn 与网脱患者的玻璃体中与色素及神经上皮层间黏多糖合成障碍有关。

Cu 参与铜金属酶的合成，参与色素形成与视网膜光感受器和色素上皮的形态和功能有关。缺乏对视网膜外层和色素上皮可出现变性。本组病例中，轻度近视与正常人比较 Cu 低，P 值 < 0.05，有统计学差异。因此，Cu 也是导致网脱的因素。本实验中，网脱组与正常人比较 Cu 均低，P 值 < 0.05 有统计学意义，也证明了这一点。

Ca 是维持一切细胞功能的主要物质。对各种酶有激活作用，排除乳酸，降低细胞膜通透性。本组病例不同病因网脱与正常人比较发 Ca 均低，P 值 < 0.05，有统计学差异。因此，当 Ca 缺乏时会导致视网膜的乳酸堆积，也是促进网脱的一个因素。

综上所述，对视网膜脱离患者发微量元素 Mn、Cu、Ca 的检测与正常人比较均有显著的统计学差异。这说明发生视网膜脱离与玻璃体中透明质酸的解聚、黏多糖合成障碍及视网膜的糖代谢异常有关。但要揭示视网膜脱离的病因还需要更进一步的研究。

3 小 结

本研究得出网脱病人发 Mn、Cu、Ca 含量均低于正常人的结果，对进一步揭示裂孔性视网膜脱离的病因具有重要意义。可作为对该病的一种新的检测手段。同时对高度近视及正常人发 Mn 的检查对预防网脱的发生具有一定的意义。

（原载于《广东微量元素科学》1995 年第 7 期）

年龄相关性皮质性白内障患者头发和血清的微量元素及维生素 C、维生素 E 含量变化

（2003）

黄庆山 刘玉明 李传福 王庆芳 毕瑞兰

（山东省莱芜市莱城区人民医院）

[导读] 山东莱芜年龄相关性皮质性白内障（ACC）患者头发锌、铁水平随病情加重而逐渐降低，铜水平随病情加重逐渐增高。ACC 患者各期血清维生素 C 和维生素 E 水平也明显较健康者偏低。

头发及血清中微量元素及维生素 C、维生素 E 的改变，是影响晶状体自由基代谢，导致 ACC 形成的主要因素之一。

年龄相关性皮质性白内障（Age-related corticalcataract，ACC）是重要的全球性致盲眼病，严重危害老年患者身心健康。近年的研究认为，晶状体的氧化损伤及细胞凋亡是致 ACC 的重要因素，而 Zn、Fe、Ca 等微量元素及维生素 C、维生素 E 参与了晶状体生理代谢，并影响晶状体细胞凋亡及氧化过程。目前，对 ACC 患者微量元素及维生素 C、维生素 E 含量变化与 ACC 各期间变化关系的研究报道还不多见。2001 年 2 月—2003 年 1 月，我们对初发期（Incipient stage，IS）、膨胀期（Ixmnamre stage，IMS）及成熟期（Mature stage，MS）ACC 患者各 50 例，进行了头发及血清微量元素 Zn、Fe、Ca、Cu 及维生素 E、维生素 C 水平含量检测，旨在探讨其改变与 ACC 发病、各期发展变化的关系，寻求评价 ACC 发病、发展的变化规律及防治措施。现总结报告如下。

1 资料和方法

1.1 临床资料

随机选择门诊及住院双眼发病 ACC 患者 150 例，IS、MS 及 MS 各 50 例（双眼为不同期者，记入重度期中）。视物不清时间：< 30 天 70 眼，1 ~ 12 个月 120 眼，> 1 年 110 眼；视力：≤ 0.05 76 眼，0.06 ~ 0.1 106眼，0.12 ~ 0.3 48 眼，> 0.3 70 眼。所有研究对象均无其他疾病，近 3 个月无烫、染发史。并选择门诊健康体检者 50 人作正常对照。ACC 各期患者性别、年龄比较差异均无显著性（$P > 0.05$），具有可比性，见表1。

表1 ACC 患者各期性别、年龄比较表（例）

	n	性别		年龄（岁）	
		男	女	范围	$\bar{x} \pm s$
IS	50	27	23	54 ~ 79	66.5 ± 6.3
IMS	50	28	22	54 ~ 80	67.0 ± 6.5
MS	50	26	24	55 ~ 80	67.5 ± 6.3
正常	50	25	25	55 ~ 79	67.0 ± 6.0

1.2 检测方法

1.2.1 头发中微量元素 Zn、Fe、Ca、Cu 水平含量检测：剪取枕部头发，采用日本岛津公司生产的日立 180 - 80 型塞曼原子吸收分光光度仪测量，分别测定 Zn、Fe、Ca、Cu 的吸光度值。

1.2.2 血清微量元素 Zn、Fe、Ca、Cu 水平含量检测：采肘静脉血 2 mL 立即送检。采用日本岛津 ICPQ - 1012 型高频等离子体反射光谱仪。

1.2.3 血清维生素 C、维生素 E 水平含量检测：维生素 C 采用啡绕啉显色反应比色法测定，在波长 356 nm 处比色。维生素 E 采用菲罗啉显色法测定，在波长 533 nm 处比色。使用上海第三分析仪器厂生产的 721 型分光光度计进行比色。统计学处理采用 t 检验。

2 结 果

2.1 头发中微量元素变化 ACC 患者头发中各期 Zn 水平含量均明显低于正常者（$t_{IS} = 2.13$，$t_{IMs} = 4.57$，$t_{MS} = 6.08$，$P < 0.05$），各期 Fe 水平含量均明显低于正常者（$t_{IS} = 2.00$，$t_{IMS} = 4.23$，$t_{MS} = 5.07$，$P < 0.05$），各期 Cu 水平含量均明显高于正常者（$t_{IS} = 2.43$，$t_{IMS} = 6.48$，$t_{MS} = 8.66$，$P < 0.05$），而各期 Ca 水平含量无明显改变（$P > 0.05$），见表2。

表 2　ACC 患者各期头发中微量元素含量比较　　　　　　单位：$\mu g/g$

	n	Zn	Fe	Ca	Cu
IS	50	195.10 ± 21.57	24.36 ± 3.6	36223 ± 1880	8.11 ± 0.95
IMS	50	$185.73 \pm 20.84^*$	$22.76 \pm 3.56^*$	36157 ± 1916	$8.95 \pm 1.12^{**}$
MS	50	$180.31 \pm 20.11^{**}$	$22.16 \pm 3.58^{**}$	36381 ± 1928	$9.49 \pm 1.23^{**}$
正常	50	203.57 ± 18.10	25.80 ± 3.60	36500 ± 1875	7.68 ± 0.82

注：与 IS 比较：$*P<0.05$，$**P<0.01$。

2.2　血清中微量元素变化　ACC 患者血清中各期 Zn 水平含量均明显低于正常者（$t_{IS}=2.15$，$t_{IMS}=4.44$，$t_{MS}=5.91$，$P<0.05$），各期 Fe 水平含量均明显低于正常者（$t_{IS}=2.68$，$t_{IMS}=4.98$，$t_{MS}=5.88$，$P<0.01$），各期 Ca 水平含量均明显高于正常者（$t_{IS}=2.64$，$t_{IMS}=5.45$，$t_{MS}=7.83$，$P<0.01$），而各期 Cu 水平含量无明显差异（$P>0.05$），见表 3。

2.3　血清维生素 C、维生素 E 水平含量比较　由表 3 所见，ACC 患者各期血清维生素 C 水平含量均明显低于正常者（$t_{IS}=2.07$，$t_{IMS}=4.63$，$t_{MS}=7.08$，$P<0.05$），各期血清维生素 E 水平含量也明显降低（$t_{IS}=2.35$，$t_{IMS}=5.42$，$t_{MS}=7.68$，$P<0.05$）。

2.4　ACC 患者头发、血清中微量元素及维生素 C、维生素 E 水平含量变化分析　ACC 患者头发及血清中 Zn、Fe 水平含量随病情加重而逐渐降低，排列顺序为：正常 > IS > IMS > MS；血清中 Ca 水平含量随 ACC 加重呈逐渐增高趋势，排列顺序为：正常 < IS < IMS < MS，而在头发中变化不明显；头发中 Cu 水平含量随 ACC 加重逐渐增高；排列顺序为：正常 < IS < IMS < MS，而在血清中则变化不明显；血清中维生素 C、维生素 E 水平含量均随病情加重含量降低，排列顺序为：正常 > IS > IMS > MS。多数患者从 IS 发展到 IMS 时，其水平含量变化较大，而从 IMS 到 MS 阶段变化不明显，显示出各项参数在 IMS 时基本发展进入高峰或低落期。

表 3　ACC 患者各期血清微量元素及维生素 C、维生素 E 含量比较（$\bar{x} \pm s$）

	n	血清微量元素（$\mu mol/L$）				维生素（$\mu g/L$）	
		Zn	Fe	Ca	Cu	C	E
IS	50	14.04 ± 3.09	17.02 ± 5.14	2465 ± 121	17.43 ± 2.41	87.41 ± 26.43	10.58 ± 2.57
IMS	50	$12.73 \pm 2.98^*$	14.81 ± 5.12	$2539 \pm 130^{**}$	17.50 ± 2.54	$73.47 \pm 26.71^{**}$	$9.07 \pm 2.50^{**}$
MS	50	$12.01 \pm 2.75^{**}$	$13.95 \pm 5.10^{**}$	$2598 \pm 128^{**}$	17.36 ± 2.61	$60.56 \pm 26.19^{**}$	$7.86 \pm 2.62^{**}$
正常	50	15.32 ± 2.85	19.61 ± 4.50	2400 ± 125	16.85 ± 2.37	98.60 ± 27.50	11.76 ± 2.46

注：与 IS 比较：$*P<0.05$，$**P<0.01$。

3　讨　论

ACC 的发病因素及过程较为复杂。近年来，随着自由基生物学研究的不断进展，人们一致认为晶状体氧化损伤及细胞凋亡是形成 ACC 的因素。晶状体来源于外胚层，晶状体囊膜为其屏障，房水为其营养与代谢的生理环境，房水中的多种成分、微量元素、维生素及蛋白等参与晶状体的生理代谢过程，因此，房水成分的变化直接影响到晶状体内环境。如果晶状体内代谢产物不能及时被清除或氧化平衡失调，则会造成晶状体自由基增高，致氧化损伤及细胞凋亡，从而加速晶状体老化混浊。房水是通过血—房水屏障不断进行生成—排泄转换的，晶状体内外环境中的 Zn、Fe、Ca 等微量元素及维生素 C、维生素 E 等机体微量元素的代谢不是孤立的，晶状体—房水—血液间的代谢及成分相互影响。因此，分析检测患者活体中血液成分变化，可间接有效地获取 ACC 患者各期发展与病理变化。

Zn、Fe、Ca 为人体必需的元素，在体内生化效应中起着酶和激素的生物催化作用。已知 Zn 离子与多种酶的活性有关，参与多种金属酶的组成，缺 Zn 使体内各种含 Zn 酶活性降低，核酸和蛋白质合成障碍，影响组织细胞分裂、生长和代谢。晶状体细胞间存在蛋白通道，小分子物质及离子可自由通过，参与细胞代谢与转换。Ca 离子参与晶状体与房水间物质代谢与交换，Ca 离子平衡紊乱或晶状体内、外超水平的游离 Ca，可使晶状体表层代谢异常，并产生大量自由基，触发膜脂质过氧化连锁反应，使晶状体膜流动性和通透性发生改变，最终导致晶状体的损伤和凋亡。晶状体囊膜渗透性改变，是致 ACC 的主要因素。Fe 离子与 β－球蛋白结合形成转铁蛋白，控制细胞增殖、分化及抗氧化作用，正常浓度的 Fe 离子，在氧化还原活动中，及时为过氧化氢及超氧阴离子自由基等有毒物提供电子，使其还原生成水，避免晶状体氧化损伤。血中 Fe、Zn 含量降低及 Ca 增高，通过血—房水屏障转化后，使房水中 Zn、Fe 含量下降及 Ca 含量上升，而影响晶状体的代谢，产生晶状体氧化损伤，加速其细胞凋亡进程。机体内房水及血液中 Zn、Fe、维生素 C、维生素 E 含量长期低水平及 Ca 的超水平，虽不足以引起全身其他疾病，而对靠房水营养、自身无血管的晶状体，易致敏感性损伤，使其在缓慢的代谢过程中混浊。维生素 C、维生素 E 为小分子自由基非酶类清除剂，参与晶状体氧化过程。脂溶性维生素 E 因其具有酚性羟基，可提供活泼的氢原子与自由基结合，使晶状体免受超氧化物损伤。水溶性维生素 C，除了可以直接清除活性氧外，还可使维生素 E 恢复原型，增强维生素 E 活性。本研究认为，ACC 患者各期头发及血清中微量元素及维生素 C、维生素 E 的改变，是影响晶状体自由基代谢，导致 ACC 形成的主要因素之一。

（原载于《眼视光学杂志》2003 年第 2 期）

过敏性患者头发微量元素检测及临床分析

（1995）

董涓　林小平　任克　伍延林　辛华玲　李丹　鲁曼华

（沈阳军区总医院）

[**导读**] 辽宁沈阳成年过敏性患者头发锌、镍、锶含量显著低下，锶含量平均值仅为健康对照组的 18%，而铅含量则平均升高 5.6 倍。患者头发锌、镍、锶含量与血清 IgE、IgG 呈显著负相关，铅与血清 IgM 呈显著负相关。这些微量元素可能对抗体的生成有重要影响，促使致敏抗体 IgE 介导速发型变态反应的发生。

微量元素对维持机体正常的免疫功能起着十分重要的作用。它在体内的平衡或紊乱，对人类的健康或疾病的发生有密切关系。过敏性疾病为免疫系统失调的临床常见病，为探讨微量元素过敏性疾病的关系，我们对 49 例过敏性疾病患者和 30 例正常健康人进行了发微量元素铬（Cr）、锰（Mn）、铁（Fe）、镍（Ni）、铜（Cu）、锌（Zn）、铅（Pb）、锶（Sr）、硒（Se）的检测，同时检测了免疫指标血清 IgG、IgA、IgM 和 IgE 的水平，进行了临床分析。

材料和方法

一、病例选择与分组

1. 选择本院门诊变态反应室就诊患者，均经临床诊断为过敏性疾病患者共 49 例。男 21 例，女 28 例，年龄 16～57 岁，平均年龄 32.41 ± 18.57 岁（其中过敏性哮喘 12 例，花粉症 10 例，过敏性荨麻疹

12 例，过敏性湿疹 10 例，过敏性鼻炎 5 例）。

2. 健康对照组：选自本院血库健康献血者 30 例，男 15 例，女 15 例，年龄 24～48 岁，平均年龄 30 ± 6.8 岁。

以上受试者近一周内未用抗组胺类药物或激素类药物，近期无感染史。过敏性患者皮肤试验均呈阳性，SIgE 抗体阳性。

二、主要试剂和方法、仪器

1. IgE、SIgE 检测试剂盒（OPC 公司）；IgG、IgA、IgM 检测试剂盒（上海生化所）。

2. 样品制备：血清标本由静脉血离心分装后 -20℃备用；微量元素检测标本为采集后枕部发根，重约 200～400mg，依常规处理待测。

3. 检测方法：血清 IgM、IgG、IgA：速率散射法；血清 TIgE、SIgE：BA - ELISA 法（参照使用说明）；发微量元素：同位素激发法。

仪器：SOHEIA - 2000（美国），同位素激发源（30 毫居的 ^{238}PU）- 中国原子能科学院；Si（Li）半异体探测器（北京核仪器厂），PC - 8000 多道谱放大器 TC - 243Nim 箱〔美国 Naclcu，IBM - PC286 电子计算机（四川）〕。

三、数据处理

应用 Compag33M486 电子计算机进行 X^2，t 检验，相关分析。

结　果

1. 人发微量元素检测结果表明，过敏性患者发 Cu/Zn 比值明显增高，Zn 含量明显下降，Pb 含量明显增高，Ni、Sr 含量明显下降与健康组有显著差异（P 均 <0.01），见表 1。

表 1　过敏性患者与健康人发微量元素比较　　　　　　　（单位：μg/g）

	健康组（$n=30$）	过敏性患者（$n=49$）	P
Cr	0.85 ± 0.37	0.82 ± 0.53	>0.05
Mn	4.32 ± 0.84	4.17 ± 1.28	>0.05
Ni	0.74 ± 0.25	0.35 ± 0.27	<0.01
Fe	15.38 ± 5.94	13.85 ± 4.79	>0.05
Cu	12.41 ± 6.23	14.93 ± 5.81	>0.05
Zn	135.94 ± 56.83	83.37 ± 42.58	<0.01
Cu/Zn	0.09 ± 0.05	0.18 ± 0.07	<0.01
Pb	1.54 ± 0.94	8.61 ± 4.27	<0.01
Se	0.18 ± 0.12	0.14 ± 0.11	>0.05
Sr	6.41 ± 3.28	1.13 ± 0.98	<0.01

2. 过敏性患者血清 IgE、IgA、IgM、IgG 与健康组相比，TIgE、SIgE、IgG 明显增高（$P<0.01$），而 IgM 明显下降，IgA 变化不明显。见表 2。

表 2　两组血清免疫指示比较　　　　　　　（单位：μg/g）

	n	TIgE (Iu/ml)[△]	SIgE (A 值)[△]	IgG (g/l)[△]	IgA (g/l)[≠]	IgM (g/l)[*]
过敏性患者	49	864.37 ± 203.59	0.74 ± 0.31	23.57 ± 4.16	3.17 ± 1.14	0.89 ± 0.45
健康组	30	137.51 ± 103.27	0.27 ± 0.18	14.82 ± 3.25	3.69 ± 1.07	2.08 ± 0.33

注：△两组相比 $P<0.01$；≠无明显差异（$P>0.05$）；* $P<0.05$。

3. 过敏组人发微量元素与血清免疫指标的相关性（r）见表3。

表3　49 例过敏性患者发微量元素与免疫球蛋白之间的相关性（r）

	Cr	Mn	Ni	Fe	Cu	Zn	Pb	Se	Sr
TIgE	0.031	0.137	-0.574*	0.203	0.107	-0.731*	0.051	0.126	-0.635*
SIgE	0.126	0.103	-0.354△	0.135	0.229	-0.365△	0.121	0.207	-0.372△
IgG	0.062	0.213	-0.159	0.216	0.283	-0.547*	0.289	0.159	-0.513*
IgA	0.113	0.174	0.158	0.236	0.225	0.204	-0.318△	0.192	0.175
IgM	0.212	0.163	0.271	0.183	0.197	0.184	-0.358△	0.182	0.217

注：＊相关非常显著（$P < 0.01$）；△相关显著（$P < 0.05$）。

讨　论

近年来，国内外学者开始关注免疫功能与微量元素的关系，认为微量元素是维持机体正常的免疫应答，免疫监测和免疫自稳的重要因素之一。微量元素在体内的失衡，缺乏或过多，均可造成免疫调节的紊乱，引起临床一系列免疫病理损伤的综合症状。本组患者是 IgE 介异的 I 型变态反应性疾患，发 Zn、Ni 和 Sr 含量明显减少，而 Cu/Zn 比值，Pb 含量则明显增高；而血清 TIgE，SIgE 和 IgG 水平则明显增高，IgM 水平减少。IgA 水平无变化。从这些改变的微量元素和免疫指标水平变化的相关分析中，发现两者有密切关系，Zn、Ni、Sr 与 IgE、IgG 呈负相关，Pb 与 IgM 呈负相关。由此推论，微量元素 Zn、Ni、Sr、Pb 可能对抗体的生成有重要影响，促使致敏抗体 IgE 介导速发型变态反应的发生。

微量元素与免疫学系统疾病发生的相关机制尚不十分清楚。Odeh 等提出：Zn 与免疫功能有关，是体内维持正常的免疫细胞代谢的必需元素。Sherman 认为：Zn 是 DNA·RNA 聚合酶等一百多种酶的组成成分或激活因子，直接参与核酸及蛋白质的合成，对调控细胞正常的分化，活化和增殖及免疫介导因子起着直接或间接的作用。本组过敏性患者发 Zn 明显减低，可能影响了 T 细胞对 B 细胞的调控作用，使 B 细胞处于高度活化的状态，触发免疫应答损伤的发生。

有关 Pb 对过敏性疾病的影响，报道并不多见，本组研究发现过敏性患者发 Pb 明显高于正常组，且与 IgM、IgA 呈负相关，是否由于患者有潜在的铅接触史或铅过敏史，造成发铅水平增高，还是由于特异性个体对微量元素代谢的紊乱分布不均所致，有待进一步研究和探讨。

（原载于《微量元素与健康研究》1995 年第 1 期）

第十章　头发元素与分类预测

在流行病学和临床医学中，需要对疾病，特别是某些重大疑难病做出早期预报，或对患者的预后做出预测，或对病因或影响因素做出判断。现在已经证明，对样本资料实行多因素统计分析，从而对研究对象的归属做出判定或分类是可能的。所用方法可统称为微量元素谱—计算机模式识别法，模式识别的核心是分类，包括聚类分析和判别分析。

20世纪80年代以来，我国已先后用分类方法研究了肺癌、肝癌、食管癌、鼻咽癌、宫颈癌、前列腺癌、白血病等恶性肿瘤患者与健康人的分类判别问题，取得了较好的结果，证明头发元素谱适合作为某些癌症的早期诊断指标。对糖尿病和鼻咽癌的模拟诊断研究表明，基于头发微量元素含量，可建立用于辅助筛选或识别患者的一种定量指标——动态诊断指标，随着分析例数的增加，该定量指标具有逐步提高辨别一个人是否患有某种疾病的准确率。运用两类判别分析对脑血栓患者和健康者测量数据进行综合评估，识别率达94.4%，这预示着发中微量元素含量也可作为脑血栓病诊断的一种辅助手段。同时测定已确诊患者和被检者的发中微量元素含量，把前者作为标准，后者作为判别对象，用非参数判别法预测高危人群有较高的符合率表明，检测头发元素还可作为人群普查心血管病的筛选工具。

头发元素谱—计算机模式识别法对疾病预报有相当高的准确率。例如，对陶工尘肺的预报准确率为83.33%，对关节变形强直性脊柱炎的预报准确率可达94.44%。上海大学以头发中铝、铜、锌、钙、镁为特征参量采用支持向量机算法建模，对26例高血压患者和27个健康人的分类准确率为96.2%，留一法预报正确率为86.7%；以头发镁、磷、钙、铁、钴、硒建模，对60例前列腺癌症患者和55个健康人的分类准确率为95.7%，留一法预报准确率为94.8%；以头发镁、磷、钙、锰、钴、硒、锌建模，对50例良性前列腺增生和55个健康人的分类准确率为97.1%，留一法预报准确率为94.8%。可见，支持向量机算法是一种具有高度准确性的人工智能分类技术。

人工神经网络是以神经生理学和心理学相结合研究和模拟人脑功能的一门学科，现在也已成功地应用于癌症的初级临床诊断中。东北师范大学和西北大学采用人工神经网络方法对头发元素进行数据处理，分别对肺癌和消化道癌患者与正常人进行分类预测，对独立预测样本的预报识别率达100%。表明该法亦可作为肺癌和消化道癌初级诊断的一种辅助手段。

与监督模式识别相类似，一种对于样本的无监督模式识别——Q型逐次信息群分，用5种头发元素作特征参量，对42例矽肺患者和41名正常人的判别准确率高达98.8%，被认为有成为矽肺诊断的一种安全有效新手段。

血液和头发是临床医学中最常用的两种生物指示器。北京军区总医院对肝癌患者、河南中医学院对变应性鼻炎患者、沈阳药科大学对心血管病患者进行的比较研究结果表明，应用头发元素的判别准确率高于血液元素。中山大学对糖尿病患者所做的研究也证明，用头发微量元素谱取代全血微量元素谱是可能的。

微量元素谱—计算机模式识别法用于
肺癌初期诊断的研究

（1984）

徐辉碧[1]　朱治良[1]　李德华[1]　易紫兰[1]　黄开勋[1]

张罗平[1]　潘钟鸣[2]　向守贤[2]

（1. 华中工学院　2. 云南锡业公司）

[**导读**] 云锡是我国肺癌高发区，国内外有关肺癌早期诊断的准确率较低。测定头发中硒、锌、铬、镉、砷、铜、锡、铅8种元素的含量，利用计算机模式识别法对健康人群、肺癌初期患者及肺癌患者实行了成功分类，肺癌早期诊断的准确率达80%以上。

　　用人发微量元素谱诊断肿瘤，到目前为止尚属首次。

　　人们推测：人发微量元素谱在临床医学应用中，较有希望用于诊断的疾病之一是肿瘤，但到目前为止，还未见有关报道。

　　我们应用微量元素谱—计算机模式识别法研究了云南锡业公司的肺癌早期诊断问题（图1），已取得了有意义的结果。

　　云锡是我国肺癌的高发区，主要发病人群是井下作业工人和冶炼厂工人。目前，国内外有关肺癌早期诊断的准确率较低，因此，提高肺癌早期诊断的准确率，既是一个急待解决的实际问题，也是一个有关肿瘤研究的重要科研课题。我们在前文研究的基础上进行了本文内容的研究。

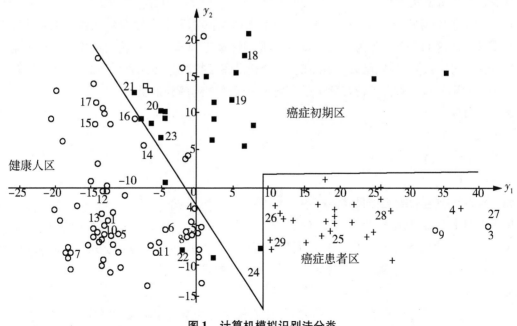

图1　计算机模拟识别法分类

在研究中，共取人发样本 117 个，其中健康人 67 个，肺癌初期病人 22 个，肺癌患者 28 个。在上述 3 组人群中，按组分别取出 17 个、7 个和 5 个共 29 个样本作为方法检验用。对每一个发样，在消化后用原子吸收光谱，或示波催化极谱等方法进行了 Se、Zn、Cr、Cd、Cu、As、Sn、Pb 8 种微量元素的测定，然后用计算机模式识别法进行分类，结果见图 1。从图看出，健康人群、肺癌初期患者及肺癌患者分别分布在图中 3 个不同的区域，分类是成功的，据统计肺癌早期诊断的准确率达 80% 以上。

在计算工作中得到华中工学院数学系罗传清同志的帮助，特此致谢。

（原载于《分子科学与化学研究》1984 年第 1 期）

微量元素谱—计算机判别分类法用于肺癌初期诊断的研究

（1984）

徐辉碧[1]　朱治良[1]　余明书[1]　吴燮和[1]　易紫兰[1]

张罗平[1]　黄开勋[1]　潘钟鸣[2]　向守贤[2]

（1. 华中工学院　2. 云南锡业公司）

[导读] 利用计算机判别分析法对 117 个样品中的 88 个样品 4 种微量元素数据进行处理，建立判别函数，剩余的 29 个样本用于检验。结果肺癌患者的判别检验准确率为 100%，肺癌初期判别准确率为 86.4%。说明在云锡肺癌早期诊断中，硒、铬、镉、砷 4 种元素有着较重要的作用。

前文已报道了"微量元素谱—计算机模式识别法用于肺癌初期诊断的研究"。与此同时，我们还研究了另一种信息处理的方法即多元统计分析中的判别分析法，从而探讨了一种用于肺癌初期诊断的"微量元素谱—计算机判别分析法"。

在 Apple–2 微型计算机上，用 Basic 语言，对前文所用的 117 个人发微量元素谱的数据，根据判别分析法进行了处理。这 117 个人分为四类，即健康者、怀疑患肺癌者、肺癌初期患者、肺癌患者。取其中 88 个样品的数据用于建立判别函数，剩余的 29 个样品用于检验。在判别函数建立后，对 29 个检验样品进行了逐个的判别检验，取得了较好的结果。判别检验的准确率分别是：

健康者　88.1%；

怀疑肺癌患者　72%；

肺癌初期患者　86.4%；

肺癌患者　100%。

对于每一样品的判别归类工作只需 2~3 s。

除用所测定的 8 种微量元素（Se、Zn、Cr、Cd、Cu、As、Sn、Pb）进行判别归类外，用 5 种（Se、Cr、Cd、As、Zn）、4 种（Se、Cr、Cr、As）元素进行同样的判别归类，得到了完全相同的判别效果。但并不是任意几种元素组合均适宜好。这说明，在云锡肺癌的早期诊断工作中，Se、Cr、Cd、As 4 种元素有着较重要的作用。

（原载于《分子科学与化学研究》1984 年第 2 期）

计算机多因素分类法研究微量
元素谱与肝癌的关系

（1987）

李增禧[1]　　盛少禹[1]　　梁业成[1]　　李国材[2]　　林日省[2]

万德森[2]　　徐辉碧[3]　　黄开勋[3]　　万冬青[3]

（1. 广东省测试分析研究所　2. 中山医科大学附属肿瘤医院　3. 华中工学院）

[导读] 在广东顺德肝癌高发区，对 304 例肝癌患者和 3 健康人进行 10 种头发元素测定。取其中 40 例肝癌患者头发中 6 种微量元素数据用于建立判别函数，剩余的 264 例的肝癌患者头发样品用于检验。结果肝癌病人的分类准确率达 94%，健康人达 85%。

多因素分类法证明了锰、铁与肝癌发病率呈负相关的结论，还确认了铁、锰、镉、锌、铜、铅在肝癌早期诊断中的重要作用。计算机多因素分类法比显著性检验、单因素相关分析法更有实用价值。

肝癌是危害广东省人民健康严重的癌症之一。在恶性肿瘤死亡中占第 1 位。据广东省 1970—1973 年恶性肿瘤死亡调查结果，肝癌的粗死亡率为 11.33/10 万人，男性为 16.75/10 万人，女性为 5.81/10 万人，全省肝癌按世界人口标化死亡率，男性为 22.70/10 万人，女性为 6.67/10 万人，佛山地区是广东省肝癌高发区。肝癌粗死亡率男、女性别分别为 21.95/10 万人和 7.32/10 万人；按世界人口标化死亡率各为 30.79/10 万人和 9.51/10 万人。

而顺德县又是佛山地区肝癌高发县之一，其肝癌粗死亡率男性为 39.68/10 万人，女性为 10.86/10 万人，按世界人口标化死亡率分别为 57.58/10 万人和 13.06/10 万人。根据顺德县 1973—1982 年肝癌连续登记材料，沙教区是顺德县的高发区，其肝癌死亡率为 44.15/10 万人。形成一个以顺德县为中心的近椭圆形的高趋势区，并以 22/10 万人以上的趋势值有规律地向四周逐渐降低，其地理分布特征比较明显。为探索顺德肝癌高发区的发病因子，1981—1983 年，我们对人发中微量元素与肝癌的关系进行了调查研究。在顺德县收集了肝癌病人头发 73 例（男 62，女 11,），健康人头发 231 例（男 137，女 94）。每个发样经过消化处理后，用发射光谱溶液干渣法和高频等离子体发射光谱法进行了镉、钡、铅、锰、铬、镍、铝、铜、锌和铁等微量元素含量的测定。然后用多元逐步回归分析、判别分析和显著性检验等数理统计方法处理。

1981 年，我们第 1 次采样分析，用发射光谱溶液干渣法测定。我们把顺德县 40 岁以上男性肝癌患者（17 例）和男性健康人（21 例）头发中的镉、钡、铅、锰、铬、镍、钼、铜和锌 9 种微量元素用多元逐步回归分析和判别分析处理，多元逐步回归分析结果，9 种元素中，只有头发中锰含量与肝癌发病呈负相关（$r = -0.31$），（男女混合组发锰相关系数为 $r = -0.56$）。其余元素则不相关。判别分析结果，九种元素中，锰的 P 值最大（$P = 0.906$），说明锰在两种人之间差异较大。

1982 年，我们第 2 次采样分析。用发射光谱溶液干渣法测定。我们把顺德县 14 例男性肝癌患者和 14 例男性健康人头发中的镉、钡、铅、锰、铬、镍、钼、铜和锌 9 种微量元素用显著性检验处理。9 种元素中，只有锰在两种人之间的差异有显著性意义（$P < 0.05$）。其余元素的差异均无显著性意义（$P > 0.05$）。

1983 年，我们第 3 次采样分析，用高频等离子体发光谱法测定。除了上述的 9 种元素外，还多测定了 1 个铁元素，共 10 种元素。我们把分析结果分为男/女性肝癌病人与男女性健康人；男性肝癌病人与男性健康人；女性肝癌病人与女性健康人；肝癌病人与病人亲属健康人等不同类别，用显著性检验处理。

男女性肝癌病人（男 27，女 10）与男女性健康人（男 18，女 23）显著性检验结果，10 种元素中，只有锰和铁在 2 种人之间均有非常显著差异（$P < 0.001$），其余元素在 2 种人之间均无显著性意义（$P > 0.05$）。

性肝癌患者（27 例）与男性健康人（18 例）显著性检验结果，10 种元素中，只有锰和铁在 2 种人之间均有非常显著性差异（$P < 0.001$），其余元素在 2 种人之间差异均无显著性意义（$P > 0.05$）。

女性肝癌患者（10 例）与女性健康人（23 例）显著性检验结果，10 种元素中，铁在 2 种人之间有非常显著性差异（$P > 0.001$），锰（$P < 0.05$）、钡（$P < 0.05$）、镉（$P > 0.01$）在 2 种人之间差异均有显著性的意义，其余元素在 2 种人间均无显著性意义（$P > 0.05$）。

肝癌病人（13 例）与病人亲属健康人（13 例）显著性检验结果，10 种元素中，锰（$P > 0.05$），铁（$P > 0.01$），铜（$P > 0.05$）在两种人之间的差异有显著性意义。其余元素在 2 种人之间的差异均无显著性意义（$P > 0.05$）。

连续 3 年 3 次取样分析结果，头发中锰含量都是肝癌病人低于健康人，皆呈负相关，用多元逐步回归分析、判别分析和显著性检验等不同统计方法，9 种元素中，锰在两种人之间关系最大。在不分性别、分性别及病人与亲属 4 个类别的统计中，10 种元素中，锰和铁在各个类别中的两种人之间皆有显著性差异和非常显著性差异。上述的各种情况表明，锰和铁与肝癌关系皆呈现一致性的变化、即不同的统计方法和不同的类别中皆呈负相关。10 种元素中除了锰和铁外，还有铜在病人与亲属健康人之间的差异有显著性意义；钡和镉在女性肝癌患者与女性健康人之间的差异皆有显著性意义。铜、钡和镉在其他类别中差异均无显著性意义。铜、钡和镉与肝癌的关系没有像锰和铁那样出现一致的有规律性的变化。这种一致的与不一致的变化，可能存在着多元素的共同作用。用单因素的相关分析是无法解决的。为了解决多因素的综合作用，我们用"微量元素谱—计算机多因素分类法"处理。

实验结果

在 Apple – 2 微型计算机上，用 Basic 语言，对顺德县肝癌高发区的 304 例（肝癌病人 73 例，健康人 231 例）头发中微量元素谱数据，用计算机多因分类法进行处理。这 304 例头发分为两类，即肝癌患者与健康人。取其中 40 例头发中 6 种微量元素（Fe、Mn、Cd、Zn、Cu、Pb）的数据，用于建立判别函数，剩余的 264 个头发样品用于检验。在判别函数建立后，对 264 个检验样品进行了逐个的判别检验。取得了较好的结果，判别检验的准确率分别是：

高发区肝癌患者　　94%；
高发区健康人　　　85%。

这说明，在肝癌的早期诊断工作中，铁、锰、镉、锌、铜、铅 6 种元素有着重要的作用。

结果讨论

广州地区肝癌防治研究协作组对顺德县内外环境中微量元素与肝癌的关系进行调查研究。各协作单位的研究结果不尽相同。在外环境中，广东省地质局发现土壤中的锰、铁和镍含量是高发区低于低发区，两者之间差异均有显著性意义（$P > 0.01$），土壤中的铜含量是高发区高于低发区，两者之间的差异有显著性意义（$P > 0.05$）。同时发现井水中锰含量与肝癌死亡率呈负相关（$r = -0.39$），而井水中的铜和镍与肝癌死亡率呈正相关（铜，$r = 0.77$；镍，$r = 0.51$）。土壤和水的结果一致的有锰和铜，不一致的有铁，相矛盾的有镍。在内环境调查中，我们发现头发中的锰和铁与肝癌发病呈负相关，头发中的铜、钡和镉与肝癌发病呈正相关，华南环科所发现肝癌组织中的锰、锌和镉含量低于非肝癌组织，均有非常显著性差异（$P < 0.001$），而肝癌组织中的铬含量高于非肝癌组织，有显著性差异（$P < 0.01$），头发与肝组织结果一致的有锰。不一致的有铜、铁和锌，相反的有镉。土壤—水—头发—肝组织4种样品相一致的只有锰。其他元素都不尽相同。这当中固然由外环境到内环境所经历的复杂过程有关，在同一环境中还与元素的拮抗和协同效应有关。单因素的相关分析是无法解决这些一致的又不一致的，甚至矛盾的复杂问题，本研究就用计算机多因素分类法处理，多元素的互相作用问题，就得到了解决。分类准确率，肝癌患者达到94%，健康人达85%。可见，计算机多因素分类法比显著性检验、多元逐步回归分析等单因素的相关分析法更有实用价值。

微量元素与肝癌关系至今尚未完全阐明，各家学说纷纭，我们的调查研究结果，肝癌病因很可能与缺锰和缺铁有关。锰对人体有重要作用，人体共含锰 $12 \sim 20$ mg，将近20%分布在肝脏。缺锰后人体的肝脏细胞出现粗内质网肿胀和破坏，高尔基体肿大，线粒体异常。铁对红细胞的生成及功能均有重要的影响。缺铁时肝内合成DNA（脱氧核糖核酸）受到抑制，肝脏的发育速度减慢，肝细胞及其他组织细胞内的线粒体异常。可见，人体缺少锰和缺少铁所影响的器官主要是肝脏。动物实验证实，锰有抗癌作用。微量元素与肝癌关系，各家学说不一致，除了不同病区的地质环境可能有不同的病因外，很可能与没有考虑多因素的综合作用的计算方法有关。我们所分析的10种元素中，计算机多因素分类法只用其中6种元素建立判别函数，排头的也是铁和锰，可见，多因素分类法更能反映多元素作用于生物体的本质。

小 结

本研究用"微量元素谱—计算机多因素分类法"对肝癌高发区的肝癌患者和健康人进行了成功的分类，分类的准确率达85%~94%。

多因素分类法证明了本文曾用单因素相关分析得到头发中锰和铁含量与肝癌发病率呈负相关的结论是正确的。同时又考虑了铁、锰、镉、锌、铜和铅的共同作用，又比单因素的相关分析更能反映事物的本质，更有实用价值。

（原载于《现代微量元素研究》1987）

计算机模式识别法研究人发微量
元素谱与食管癌的关系

（1990）

陈如松[1] 孟宪茹[1] 贺立绩[2] 李全胜[2] 徐辉碧[3]

（1. 中国辐射防护研究院 2. 山西阳城肿瘤研究所 3. 华中理工大学）

[导读] 测量山西阳城食管癌高发区癌症患者与健康人头发中10种元素含量，用主成分分析法选取铬、锰、铁、镍、铜、锌6种元素，组成模式识别变量。无论是非线性映照法或马氏距离法均能很好地区分两类人群。

以头发6种元素含量为判别函数建立的计算机程序，对今后预报阳城地区未知人群发样是属于食管癌患者或正常人是有现实意义的，这不仅为早期辅助诊断食管癌患者提供了指标，也为寻找食管癌高危人群提供了另一新的手段。

山西省阳城县是全国食管癌高发区之一，其食管癌年均调整死亡率为 126.00/10 万，占该县恶性肿瘤死亡构成比的 68.5%，严重危害了当地人民的生命健康。

1988 年，我们曾对阳城县正常健康人及确诊为食管癌患者，用同位素源激发 X 线荧光分析法（XRF）进行了头发中 10 种微量元素含量（Ca、Cr、Mn、Fe、Ni、Cu、Zn、Pb、Se、Sr）的检测，发现有多个元素的含量在两组人群间的差异有显著意义，表明在微量元素的研究中，不能仅考虑单一微量元素的作用，而必须同时考虑多种微量元素的相互作用，即微量元素谱的作用。为此，本文采用计算机模式识别法对上述检测的数据作进一步分析，以探讨微量元素谱与食管癌发病间的关系。

取材与数据分析方法

为符合统计分析的要求，对上述已检测的两组人群数据（正常健康人 200 名和食管癌患者 70 名）进行了处理，弃去均值离差大于 3 个标准差的数据，按多因素分析的要求，凡某个样品若其中一个元素不合规范，则这个样品的其他数据只得弃去；我们再按 <60 岁与 >60 岁两个年龄组来归类，合计共 202 个数据，具体见表 1 所示。

表 1　用于多因素分析的两组人群的检测数

	肿瘤组		对照组	
	<60 岁	>60 岁	<60 岁	>60 岁
男性	29	11	78	9
女性	10	5	56	4
合计	39	16	134	13

数据分析方法

我们采用计算机模式识别法，又称计算机多因素分类法。本文选用了以下 3 种具体的分析方法。

1. 主成分分析法

主要是为了选择对分类贡献较大的元素，也就是从这 10 种元素中找出与疾病明显相关的元素，以此建立判别函数，便于进一步的数据处理。具体计算是考虑到变量之间可能存在的相关关系，通过原始变量的线性组合，构成数目较少且不相关的新变量 Z 来代替原始变量，但各个新变量 Z 又尽可能地保持原始变量的信息含量；首先确定各个新变量 Z 占特征值总量的百分数，然后考察各个新变量中各个元素的贡献大小，从中选取贡献较大的元素作为模式识别的判别函数。计算采用 IBM－PC 计算机，用 Basic 语言进行处理。

2. 非线性映照法

它是在尽可能保持样品点间的距离不变的条件下，将 n 维空间的样品点映照到可显示的二维平面上，通过它们在二维平面图上的分布来实现对样本的分类和识别。计算采用 IBM－PC 计算机，用 Basic 语言进行处理。

3. 马哈拉诺比斯距离判别法

它是将已知样品各个母体的中心（均值）计算出来，再分别计算出待分类的样品到各母体的均值距离，然后比较各距离的相对大小，选取其中与样本距离最小的母体，作为这个样本所归属的母体，然后根据最小距离判别原理，确定样本所属的母体（患者或健康人）。计算采用 Apple—Ⅱ 计算机，用 Basic 语言进行处理。用人机对话方式，将被检查者的发样微量元素含量数据输入计算机，经处理判断后，显示被检者归属哪一类的母体。

分析结果

1. 主成分分析的结果

从表1的数据中随机取20个男性（＜60岁）肿瘤患者及19个同年龄组男性正常人的各10种元素数据，经计算机演算，Z_i 特征值的百分比可以简单地认为是 Z_i（$i = 1 \sim 10$）所占有的原始数据的信息含量（表2），从结果可知，$Z_1 \sim Z_5$ 特征值之和为 82.9%，即这5个新变量已包含了原始数据的绝大部分信息。从第一主成分 Z_1 的方差约占总方差的 42.15%，其中 Mn 和 Ni 的贡献大，其次为 Fe、Ca、Cr；从第二主成分 Z_2 的方差约占总方差的 18.84%，其中 Cu 和 Zn 的贡献大，其次为 pb，再次为 Ca、Cr、Mn、Fe 等。综合考虑 Z_1、Z_2 中各元素的贡献，除外常量元素 Ca，则选取 Cr、Mn、Fe、Ni、Cu、Zn 6种元素作为判别函数，组成模式识别的元素变量。

表2　主成分分析的新变量特征值数据

	特征值	百分数/%	累积百分数/%
Z_1	4.215 037	42.150 37	42.150 37
Z_2	1.883 914	18.839 14	60.9895
Z_3	0.722 2548	7.222 548	68.212 05
Z_4	0.696 3606	6.693 607	75.175 66
Z_5	0.688 2715	6.882 715	82.058 38
Z_6	0.603 4975	6.034 975	88.093 34
Z_7	0.411 4437	4.114 437	92.207 78
Z_8	0.329 0539	3.290 539	95.498 32
Z_9	0.313 6454	3.136 454	98.634 78
Z_{10}	0.136 5233	1.365 233	100

2. 非线性映照的结果

从表1数据中随机取20个男性（＜60岁）肿瘤患者及24个同年龄组男性正常人的数据，以 Cr、Mn、Fe、Ni、Cu、Zn 组成的元素谱为判别函数，进行非线性映照法的分析。结果见图1所示。以 y_0、y_1

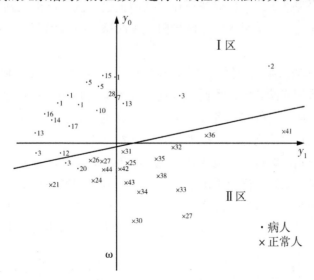

图1　食管癌与正常人的6种元素谱的识别结果

作图，Ⅰ区为肿瘤病人区，Ⅱ区为正常人区，Ⅰ区和Ⅱ区间有明确的界限（如图 1 斜线所示），也就是说这两组人群的微量元素含量有明显的差异，而这种差异已集中地反映在所选的 6 种元素中了，表明用线性映照法对这两组人群的判别分类是成功的。

3. 马氏距离判别的结果

（1）第一组 随机取 14 个 <60 岁年龄组（男、女）肿瘤患者及 24 个同年龄组（男、女）的正常人的数据，仍以上述 6 种元素为判别函数，进行马氏距离判别的分析，分别得出回判准确率：肿瘤患者为 92.9%；正常人为 84.6%。

（2）第二组 另取其他 14 个 <60 岁年龄组（男、女）肿瘤患者及 47 个同年龄组（男、女）的正常人的数据，按同样方法进行预报，分别得出预报准确率：肿瘤患者为 85.7%；正常人为 91.5%。

（3）第三组 随机取各 10 个 >60 岁年龄组（男、女）肿瘤患者及正常人的数据，仍以上述 6 种元素为判别函数，进行马氏距离判别法，分别得出回判准确率：肿瘤患者为 100%；正常人为 100%。

（4）第四组 另取其他 7 个 >60 岁年龄组（男、女）肿瘤患者及 9 个同年龄组（男、女）的正常人的数据，按同样方法进行预报，分别得出预报准确率：肿瘤患者为 85.7%；正常人为 77.8%。

讨论和小结

近年来国内用计算机模式识别法，对不同健康水平人群的微量元素谱进行了成功的分类，已先后用这种方法研究了乳腺癌、肺癌、鼻咽癌、肝癌、宫颈癌、白血病及长寿等，均取得了较好的结果。笔者用计算机模式识别法，以 Cr、Mn、Ni、Fe、Cu、Zn 6 种元素谱建立的判别函数，在国内首次成功地将食管癌患者和正常人进行分类，取得了相当满意的结果。

（1）从主成分分析结果来看，得出头发中 Cr、Mn、Ni、Fe、Cu、Zn 含量在两组人群间的差异有显著意义，这与原先的单一元素 t 值测验分析结果基本上是一致的，仅个别元素有些差异。这可能是计算机模式识别法对数据取舍要求较严格，因而造成两者的某些差异，但总体上看是相当吻合的，表明取这 6 种元素作为判别函数是有相当代表性的。

（2）非线性映照法与马氏距离判别法两者是相平行的。前者用二维平面图来分类，后者是用人机对话来分类，本次分析结果两者是一致的。刘征先等曾用非线性映照法对胃组织内的 9 种微量元素谱和全血内 5 种微量元素谱为判别函数，对胃癌与消化性溃疡患者的微量元素谱进行模式识别，在二维图上取得了成功分区。国内也见有对云南锡矿工的发样进行 8 种元素的检测，确定 Mn、As、Zn 为判别函数，对健康人、肺癌早期及肺癌晚期 3 组人群成功地在二维图上进行区分。但上述结果在二维图上的分区界限均不如斜线界限这样明显，有的是呈 S 线分区界限，表明用非线性映照法对食管癌患者与正常人群的识别分类是相当成功的。

（3）马氏距离判别法一般回判或预报准确率达到 70% 就是成功的。我们判别结果，准确率明显高于 70% 以上，表明其结果也是相当满意的。为此，以这 6 种元素为判别函数建立的计算机程序，对今后预报阳城地区未知人群发样是属于食管癌患者或正常人群是有现实意义的，这不仅为早期辅助诊断食管癌患者提供了指标，也为寻找食管癌高危人群提供了另一种的手段。

总之，用计算机模式识别法，可成功地将食管癌患者和正常人群进行分类，从而比以往仅考虑单一元素的相关分析又进了一步，实际情况也提示生物体内往往有多种微量元素影响健康，一些元素间还可相互起作用。因此，用多因素分析方法可提高判别肿瘤患者与正常人群的准确率，是一种颇有希望的新方法，值得进一步探讨，并逐步加以完善。（滕惠洁、李源新等同志承担了微量元素含量的检测工作，谨致谢意）。

（原载于《微量元素》1990 年第 2 期）

恶性肿瘤患者与健康人头发中微量元素含量的研究

(1993)

陈君丽　方　莹　张惠娟

(厦门大学抗癌研究中心)

[**导读**] 福建厦门地区恶性肿瘤（肝癌、消化道癌、肺癌）患者头发中硒、镉、钛含量显著高于正常人，而锌、铜、镁含量显著低于正常人。用化学计量学中多元组分析方法所得二维平面图显示，用头发样品中微量元素含量的分布，可以识别出恶性肿瘤患者与健康人，其正确率达90%以上，为肿瘤的早期诊断提供了可能性。

微量元素与肿瘤的关系已日益为临床工作者所重视。大量的基础实验与临床资料研究表明：某些微量元素与肿瘤的发生、发展及防治有密切关系。本文通过对恶性肿瘤与正常人头发中微量元素含量的对照分析，试图初步探讨微量元素与肿瘤的关系。

1　临床资料与方法

1.1　临床资料

经确诊的恶性肿瘤患者34例，为便于统计分析将其分成3组，即肝癌组、消化道癌组及肺癌组。其中男24例，女10例，年龄20~74岁，厦门地区75例正常成人作对照组。

1.2　样品采集及测定方法

发样采取：枕部头发贴根剪取3 cm、0.6 g左右放干净纸袋中待检。

样品处理：将头发剪成 <5 mm 长，放洗涤瓶内，先用蒸馏水洗后加丙酮振荡5 min，弃丙酮蒸馏水洗2遍，5%的白猫洗洁精液洗3遍，再用蒸馏水洗至无泡沫为止，最后以去离子水清洗3遍、90 ℃烘干，取样0.4~1.0 g放烧杯加浓 HNO_3 5 mL、浓 $HClO_4$ 1 mL，电热板上加热至澄清液后，移入25 mL容量瓶定容待检。

仪器及检测方法：使用美国 Baird 公司生产的 PC-4 型多通道高频电感耦含等离子体发射光谱议，用 ICP-AES 法测定。ICP 具有检测速度快、多元素同时测定及样品用量少等特点。检出限为（μg/g），回收率为91%~115%。由于 Se 含量低乎本法检出限，而将 Se 含量的检测改用美国 Perkin-Elemex Model 3030B 石墨炉原子吸收光谱仪 GF-AAS 法，检出限为（μg/g）。

统计学处理：所得数据均在 IBM-PC/AT 微机上处理和统计分析。

2　结　果

（1）恶性肿瘤患者头发中 Zn、Cu、Mg 含量显著降低，其中尤以 Zn、Cu 降低最明显（$P < 0.001$），而 Se、Cd、Ti 含量则显著升高（$P < 0.001$）见表1。

表 1　恶性肿瘤患者与健康人头发微量元素含量及 t 检验结果

元素	含量（μg/g）		自由度			t 检验	
	恶性肿瘤组（n_1）	健康人组（n_2）	n_1	n_2	$n_1 + n_2 - 2$		$P（t）$
Zn	165.83 ± 36.55	244.77 ± 97.32	33	75	106	− 4.51	< 0.001
Cd	0.64 ± 1.38	0.42 ± 0.40	34	75	107	4.02	< 0.001
Mg	59.78 ± 29.12	85.96 ± 48.77	34	74	106	− 2.9	< 0.01
Ca	609.59 ± 265.97	872.25 ± 655.60	34	75	107	− 0.78	> 0.1
Cu	9.40 ± 2.17	12.70 ± 4.17	33	75	106	− 4.29	< 0.001
Ti	1.31 ± 1.04	0.43 ± 0.42	34	75	107	17.75	< 0.001
Se	0.91 ± 0.34	0.31 ± 0.19	30	70	98	11.53	< 0.001
Pb	3.62 ± 3.24	4.34 ± 6.03	33	74	105	− 0.64	> 0.1
Ba	2.96 ± 1.96	3.62 ± 2.85	34	75	107	− 1.23	> 0.1
Co	0.39 ± 0.31	0.4 ± 0.4	34	74	106	− 0.12	> 0.1
Mn	1.12 ± 0.95	1.29 ± 1.13	34	74	106	− 0.26	> 0.1
Ca	609.59 ± 265.97	872.25 ± 655.60	34	75	107	− 0.78	> 0.1
V	0.38 ± 0.41	0.69 ± 0.99	34	75	107	− 1.29	> 0.1
Al	5.59 ± 3.96	4.65 ± 5.60	33	74	105	0.87	> 0.1

（2）分组统计，均见 Se、Ti 含量显著升高（$P < 0.001$），其中以肝癌组升高最显著。在肝癌及消化道癌组的 Zn 含量显著下降（$P < 0.01 \sim 0.001$），其中以消化道癌组下降最明显。Cu 含量在各组均降低，但仅在肝癌组有显著差异（$P < 0.001$）。Cd 在肺癌组含量显著升高（$P < 0.001$）（表 2）。

表 2　各组恶性肿瘤患者头发中微量元素含量及 t 检验

组别	例数	Cd（μg/g）	Ti（μg/g）	Se（μg/g）	Zn（μg/g）	Cu（μg/g）	Cu/Zn
1 肝癌	20	0.41 ± 0.33	1.25 ± 0.87	0.92 ± 0.32	167.29 ± 40.18	8.85 ± 1.94	0.06 ± 0.02
2 消化道癌	10	0.38 ± 0.29	1.19 ± 0.97	0.46 ± 0.38	166.28 ± 20.36	10.75 ± 2.3	0.06 ± 0.01
3 肺癌	4	1.95 ± 3.05	1.62 ± 1.50	0.86 ± 0.50	164.60 ± 39.95	9.23 ± 1.15	0.06 ± 0.01
h 正常人	75	0.42 ± 0.40	0.43 ± 0.42	0.31 ± 0.19	244.77 ± 97.32	12.70 ± 4.17	0.06　0.04
1—h		$P > 0.1$	$P < 0.001$	$P < 0.001$	$P < 0.001$	$P < 0.001$	$P > 0.1$
2—h		$P > 0.1$	$P > 0.001$	$P < 0.001$	$P < 0.01$	$P > 0.1$	$P > 0.1$
3—h		$P < 0.001$	$P > 0.001$	$P < 0.001$	$P > 0.05$	$P > 0.1$	$P > 0.1$

（3）各组肿瘤患者头发中每种微量元素含量值两两比较结果，经统计学处理无明显差异。

（4）用化学计量学中多元组分析方法，对所测数据进行分类，得二维平面图，结果显示：恶性肿瘤患者与健康人头发样品微量元素含量的关系，基本分处两个不同区域（图 1）。

3　讨　论

本文所测 13 种微量元素中，以 Cu、Zn、Cd、Se、Ti 及 Mg 与肿瘤关系最密切。

（1）Cu、Zn 元素是多种酶的组成部分。其中 Cu - Zn 超氧化物歧化酶（Cu - Zn SOD）是重要的自由基清除剂。人体内 Cu、Zn 含量的变化，必将影响该酶活性。当其活性下降时，活性氧的清除受阻，体内自由基增多，过多的自由基就会引起一系列细胞损伤，甚而导致细胞突变、染色体畸变及癌变。本文研究测得恶性肿瘤患者头发中 Zn、Cu 含量显著降低，其中 Zn 在消化系统癌降低最明显。Cu 在肝癌组含量显著降低，此结果与相关文献报道相符。

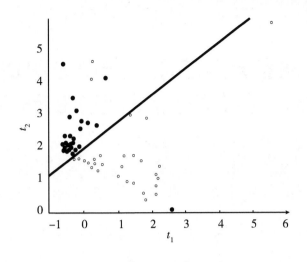

● 正常人；○ 癌症病人

图1　头发样品的判别分析

（2）Cd 是一种毒性很强的环境污染元素。人体主要通过摄入、吸入被 Cd 污染过的食物或气体而受到损害。通过对哺乳动物一系列研究表明：Cd 是一种致癌元素。特别是与呼吸系统疾病关系密切。Cd 能抑制人体中多种酶的活性，降低细胞免疫功能。本研究结果恶性肿瘤患者头发中 Cd 显著高于对照组，其中以肺癌组升高显著（$P < 0.001$），表明 Cd 元素含量与肺部肿瘤关系较为密切。结果与相关文献报道基本一致。

（3）Mg、Ti 两种元素与肿瘤关系报道不多。Mg 在癌肿患者头发中含量降低已曾有报道。本文研究测得恶性肿瘤患者头发中 Mg 含量显著低于对照组（$P < 0.01$），结果与之相同。一般认为 Mg 含量降低可直接影响 ATP 酶活性，导致 ATP 水解及能量释放障碍，使细胞膜离子主动转运受阻，以此参与肿瘤的发生、发展过程。

Ti 参与物质代谢、能量转移及信息传递。本工作测得 Ti 在恶性肿瘤患者头发中含量显著升高，此与相关文献报道一致。Ti 与肿瘤的关系，有待进一步研究。

（4）Se 的抗肿瘤作用已有较多报道。一般认为，Se 含量降低是多种癌症的普遍现象。因此有人主张用 Se 的系列产品来防治肿瘤。国内多数文献报道 Se 与肿瘤的发病率呈负相关，而本实验测得恶性肿瘤患者发病率与 Se 水平呈正相关，此与一般文献报道不符。其原因有待研究，待同期血清样品 Se 含量测定后，再进一步对比分析。

（5）用化学剂量学中多元组分析方法所得二维平面图显示：用头发样品中微量元素含量的分布，可以识别出恶性肿瘤与健康人，其正确率达90%以上，为肿瘤的早期诊断提供了可能性。

通过对癌症患者与健康人头发中微量元素含量的分析比较，为微量元素用于肿瘤的识别及早期诊断提供了有意义的信息。但由于影响头发微量元素检测准确性的因素很多，可使元素本身含量起落较大，所以若用单一元素的变化来诊断肿瘤显然是不可靠的。必须用多元素、多维综合分析，才有可能识别出良恶性病变。

本文报道了75例正常人头发微量元素含量参考值，填补了福建地区此项检测记录的空白、为今后对微量元素与肿瘤关系的研究提供了有参考价值的资料。

本工作由厦门大学化学系原子吸收光谱博士后站王小如教授承担全部测试工作，计算机软件也由该站编辑提供，颜晓梅、庄峙厦曾协助工作。厦大医院，厦门市中山医院及174医院提供部分样品，在此一并致谢。

（原载于《厦门大学学报：自然科学版》1993 年第 1 期）

人发中微量元素的原子光谱法测定及癌症病人初级临床诊断方法的研究*

（1995）

万　婷[1]　覃事栋[1]　庄峙厦[1]　朱尔一[1]　王小如[1]　杨芃原[1]　于鹭佳[2]

（1. 厦门大学　2. 厦门医药研究所）

[导读] 在优化的实验条件下，用 ICP – AES 和 GEAAS 法测定了福建厦门地区 138 例非癌症患者和 64 例癌症患者发样中 23 种微量元素含量，与非癌症患者比较，癌症患者头发中磷、锶、镉、铁含量有非常显著的差异，硫、硅、铜含量有显著差异，钼、钒、钾、钠含量有差异。对实验数据用主成分分析法和偏最小二乘法进行分类处理，所建立的癌症初级临床诊断模型，准确率达 92.3%。

人发作为一种易于采集、保存的活体组织分析材料，代谢活性极低，微量元素的化学状态及含量相当稳定，并能反映人体内微量元素的储存、代谢及营养状况，已经在疾病诊断、环境监测和法医鉴定等方面得到了广泛的应用。人发中微量元素的研究，国外最早曾经用于法医的尸体剖检和活组织检查。人发中微量元素含量受多种因素的影响，如头发的颜色、性别、气候及周围环境等，故不同地区发样中微量元素的含量有显著的差别。人发中微量元素含量与身体器官中微量元素的含量有一定的相关性，Zhuang 等研究表明发样与肾皮质中 As 含量有显著的正相关性。人发中微量元素含量与疾病有着密切的联系，Takizawa 研究了帕金森综合征（震颤麻痹）、风湿症等患者发样中多种微量元素的含量，结果表明发样中微量元素含量是研究不治之症病源学的基本信息；Muddukrishna 指出多数硬化患者和正常人发样中 Mn 含量有着显著差别。缺 Se 是导致克山病的主要原因，克山患者头发中 Se 含量显著低于正常人。Ohmori 等人研究了各类痴呆患者发样中微量元素含量，发现 Alzheimer 痴呆与其他各类痴呆患者发样中 Al 含量有着显著的差异。Leung 等人采用 PIXE 法测定了广东省鼻咽癌患者发样中 19 种微量元素含量，通过最大概率法区分正常人与鼻咽癌患者，准确率达 91.1%。

本工作采用 ICP – AES 测定厦门地区 138 例非癌症患者发样及 64 例各种癌症患者发样中多种微量元素含量，由于发样中 Se 含量较低，不能用 ICP – AES 直接进行测定，故采用 GFAAS 测定。将所得数据进行了统计学处理，确定了厦门地区不同年龄段、不同性别发样中多种微量元素的含量范围，并建立了数据库，用化学计量学 PLS 和 PCA 法对非癌症与癌症患者进行了模式识别分析。

1　实验部分

1.1　仪器设备

美国 BAIRD PS – 4 多道 ICP – AES 光谱仪，使用 Babington 高盐雾化器。仪器最佳工作条件：RF 发生器功率 1.2kW，进样速率 1.3 mL/min，冷却气、辅助气及载气流量分别为 10 L/min、1.0 L/min 和 0.8 L/min，观察高度 15 mm，积分时间 5 s，重复 3 次。

---

* 本工作为厦门市科委三项科研基金项目（项目编号：Z93C07）。

Perkin-Elmer Model 3030B 原子吸收光谱仪及配套的 HGA 500 石墨炉用于测定 Se，L'vov 热解石墨炉，热解涂层石墨管。工作条件：无极放电灯功率 5 ~ 6 W，测定波长为 196.0 nm，狭缝为 0.7 nm，氘灯扣除背景，进样量 20 μL，用 Pd（1000 μg/mL）作为基体改进剂，注入体积为 5 μL，内气（Ar 气）流速 300 mL/min，原子化时停内气。

北京冶金研究所研制的自动控温消化器及配套的消化管。

1.2 样品收集及处理

本工作共收集厦门地区 138 例非癌症患者发样和 64 例癌症患者的发样。采样时使用不锈钢剪刀。从后枕部靠近发根处剪下 3 ~ 5 cm 发样（重 0.5 ~ 1.0 g）。

将收集的发样放入聚乙烯洗瓶中，按下述程序处理：①加入一定量丙酮，搅拌并浸泡 30 min，用去离子水冲洗干净；②用 5% 的洗洁精洗涤 3 次，每次之间均用去离子水冲洗干净；③用去离子水冲洗至无泡沫；④洗净的发样在 90 ℃烘箱中干燥 3 h。

准确称取干燥发样 0.5 g 于消化管中，加入混合酸 [V（HNO_3）：V（$HClO_4$）= 4：1] 6 mL，于自动控温消化器 200 ℃消化 90 min，至溶液澄清，同时制作空白溶液。

多元素标准溶液由浓度为 10 000 μg/mL 的各元素储备液稀释配制。

所用化学试剂均为优级纯，所有玻璃器皿、聚乙烯洗瓶用洗洁精洗净后，在 HNO_3 中浸泡过夜，再用去离子水洗净，烘干。

1.3 数据处理及模式识别分析

将非癌症患者发样中微量元素含量按不同年龄段和性别进行分类，本工作采用主成分分析和偏最小二乘法对非癌症患者和癌症患者进行模式识别分析。在主成分分析法中，具有较大特征值的成分包含有更多的信息，而在偏最小二乘法中和因变量有更大关联的隐变量包含有更多的信息。

2 结果和讨论

2.1 实验条件探讨

2.1.1 采样部位的选择

元素浓度在发样中具有纵向分布的不均匀性。本工作采集了 6 名健康女青年的发样，从发根至发梢，每隔 5 cm 取一段，分别测定每段发样中微量元素含量，测定结果如图 1 所示。图中每点均表示相同部位的 6 段发样中微量元素的平均值（其中 Ca、Zn 为浓度对数值）。

由图可看出，As、Ca、Fe、Mn、Se 及 Zn 的浓度从发根至发梢呈递增趋势。发样中微量元素浓度分布与体内微量元素新陈代谢有着密切的关系。元素浓度在发样中纵向分布的不均匀性，可能与被测者近一段时间内的饮食结构、生活习惯或健康状况有关。

实验结果及文献均指出，发样中微量元素含量具有

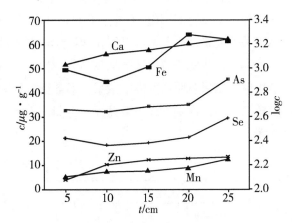

图 1 发样中微量元素浓度纵向分布

部位和纵向浓度分布的不均匀性。因此，研究发样中微量元素与人体健康的关系时，采样方法必须标准化、合理化，否则将失去对比价值。本实验发样的采样部位为后枕部离头皮 0.5 cm 处剪下大约 5 cm（重 0.5 g）。

2.1.2 洗涤方法的选择

本实验比较了 3 种洗涤方法：①5% 的洗洁精洗涤 1 次；②5% 的洗洁精洗涤 3 次；③丙酮预洗，5% 的洗洁精洗涤 3 次。第 1 种方法洗涤后所测元素含量普遍偏高，说明该法不能洗净发样表面的玷污。第 2 种方法与第 3 种方法相比，对于 Mo、Cr 等不容易受环境玷污的元素，两种洗涤方法效果相同；而对于 K、Na 等易受环境污染的元素，第 3 种方法洗涤后元素含量较第 2 种方法偏低。因为本实验所采用的洗涤方法均未采用具有强氧化性、强还原性或强络合性物质，不存在洗去发样本底量的问题。本实验选用第 3 种方法，即丙酮预洗 1 次后再用 5% 的洗洁精洗 3 次。

2.1.3 发样物理状况对消化的影响

对于发样的处理一般有两种：先碎样再洗涤、干燥，或者先洗涤、干燥再碎样。前者在洗涤时碎发易损失，当所采发样量少时，则会严重影响测定；后者又容易带来污染，尤其对人发中常量元素如 K、Ca、Mg 和 Fe 的测定。实验表明，在同一温度下（200 ℃）同时消化碎发样及未碎发样，两者所需时间相同。因此，本实验对发样的预处理方法是不经碎样，直接洗涤、干燥、消化，既节省时间又避免污染。

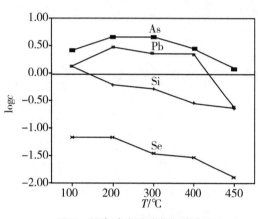

图 2　元素浓度随消化温度变化

2.1.4 消化温度选择

采用可控温消化器在 100 ℃、200 ℃、300 ℃、400 ℃、450 ℃ 分别消化发样，并测定其中元素含量。易挥发元素 Se、As、Pb 浓度随温度变化曲线示于图 2。可见，在 100 ℃ 下发样消化不完全，元素含量偏低；200 ℃ 时测得元素浓度增加；而温度继续升高，发样中某些元素因挥发而损失，测定含量偏低。所以，本实验选择的消化温度为 200 ℃。

2.1.5 回收实验及回收率

对所测元素进行了加标回收，回收率均大于 99.0%，样品 6 次重复测定的相对标准偏差（RSD）小于 3%。结果与本实验室以前的工作相符合。

2.1.6 发样中微量元素分析结果

下表列出了 138 例非癌症患者和 64 例癌症患者发样中微量元素含量、样本均数显著性 t 检验、显著性界限 P 值。从统计学的角度可以看出非癌症患者与癌症患者发样中，P、Sr、Cd、Fe 浓度有非常显著的差异；S、Si、Cu 浓度有显著差异；Mo、V、K、Na 浓度有差异。其中 Fe、Mn、Cu、V、Cd 等是与致癌有关的元素，因此，可以用化学计量学方法对非癌症患者与癌症患者进行分类。

本工作测定了厦门地区从 20～70 岁 5 个不同年龄段、不同性别的非癌症患者发样中微量元素含量的平均值。结果表明，发样中微量元素含量与年龄关系不大，只有在 61～70 岁的老年人发样中 Pb、Mm 含量较高。不同性别发样中微量元素含量只有 Sr、Zn、Si、Mg、Ca 有显著差异，其余 18 种元素含量差异不大。

表　人发样中微量元素含量及 t 检验和 P 值

元素	含量（$\mu g/g$）		t	P	元素	含量（$\mu g/g$）		t	P
	非癌症①	癌症②				非癌症①	癌症②		
P	281.71	218.94	4.24	<0.001	Si	10.54	2.57	3.00	<0.01
Sr	3.06	1.70	3.56	<0.001	Cu	10.33	25.05	3.16	<0.01
Ca	0.38	0.09	3.70	<0.001	Mo	0.65	0.37	2.01	<0.05
Fe	22.03	88.46	4.11	<0.001	V	0.57	0.15	2.52	<0.05
S	108789	94620	3.27	<0.01	K	9.33	17.76	2.22	<0.05

续表

元素	含量（$\mu g/g$）		t	P	元素	含量（$\mu g/g$）		t	P
	非癌症①	癌症②				非癌症①	癌症②		
Na	46.35	140.73	2.57	<0.05	Co	0.42	0.25	1.52	>0.05
B	876.9	826.5	1.30	>0.05	Mn	1.74	2.80	1.01	>0.05
As	14.46	9.06	1.62	>0.05	Cr	0.86	0.61	1.23	>0.05
Zn	187.2	181.3	0.44	>0.05	Mg	56.10	61.57	0.70	>0.05
Se	0.20	0.19	0.23	>0.05	Al	13.39	15.64	0.70	>0.05
Pb	5.59	11.09	0.94	>0.05	Ca	580.7	500.1	1.39	>0.05
Ni	0.54	5.24	1.58	>0.05					

注：① 138 例发样平均值；② 64 例发样平均值。

2.2　化学计量学模式识别分析

实验室近期开展了癌症患者初级临床诊断方法的研究。研究初期通过对血清样本和头发样品的化学计量学方法处理结果的比较，确定头发作为癌症初级临床诊断中的分析样品。并在此基础上，扩大样品数量，增加测定元素，建立了癌症初级临床诊断模型。

模式识别分析采用本实验室自编软件，共取训练样本 202 个，包括 138 例非癌症患者，64 例癌症患者。所有的样本分为两类，"1"代表非癌症患者，"2"代表癌症患者。测得的数据在进行计算机分析前，先使各变量的均值为 0，均方差为 1。23 个变量分别对应于发样中 23 种元素含量。

采用两层的人工神经元网络，得到分类更清晰的判别平面图。输入端为 X_1，X_2，……，X_{299}，其中 X_1，……，X_{23} 为发样中 23 种微量元素含量，而 X_{24}，……，X_{299} 为原 23 个变量的平方项和所有二次交叉项。输出端为 Y_1、Y_2 分别对应于非癌症患者和癌症患者。

由于二次交叉项变量由原来的 23 维扩展为 299 维。采用了逐步回归正向选择法对所构成的 299 维变量进行筛选和压缩，从中选出一些含信息量较多的变量。对于这些变量再采用 PLS 法处理，得到判别平面图。

在建模时采用交互检验，即对于 202 例训练集，每次训练时均随机地选出一个样本，将其余 201 个样本作为训练，建立预报模型。再用所得模型对被选出的一个样本进行预测，按其预测值与期望值的接近程度，决定其属类，来考验所建立的模型。

用 PLS 法变量筛选出的 9 维数据进行了处理，如图 3 所示，误判率为 7.7%。

统计学的观点认为，被检验样本集内样本数量越大，每个样本所包含的信息越多，则检验结果越接近真实情况。由于样品数量及被测元素的增加，本工作中误判率高于本实验室前期的研究结果，但低于文献值，结合本工作和前期研究，已基本上建立了癌症初级临床诊断模型。进一步的工作将着重于建立一套仅通过测定发样中微量元素含量进行癌症早期诊断的临床方法，并对不同类型的癌症进行分类。

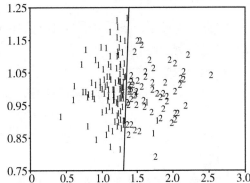

图 3　模式识别分析非癌症与癌症患者判别

3　结　语

本工作探讨了发样预处理的实验条件，在优化的实验条件下用 ICP - AES 及 GFAAS 法测定厦门地区 138 例非癌症患者和 64 例癌症患者发样中 23 种微量元素含量。同时通过化学计量学逐步回归正向选择法和 PLS 法识别非癌症患者和癌症患者，误判率为 7.7% 。

致谢：ICP – AES 仪器为美国 Baird 公司提供，自动控温消化器由北京冶金研究所提供，在此表示感谢；对采集人发样品时厦门 174 医院、厦门同安县医院等所给予的大力帮助及支持深表谢意。

（原载于《岩矿测试》1995 年第 1 期）

脑血栓患者发中微量元素的两类判别分析

（1995）

张　野[1]　鲍长利[1]　张　凯[1]　孙其志[1]　程信良[1]　李永来[2]　韩秀赟[2]

（1. 长春地质学院　2. 山东烟台市维急救中心）

[导读] 以头发中铝、锌、铜、铁、钙、镁含量为特征变量，建立判别函数并给出判别临界值，可以有效地对吉林通化地区脑血栓患者和健康人进行分类和判别，识别率达 94.4% 。若以铝、锌、铁、钙含量做判别变量，对脑血栓的错判率为 0，对健康人的错误率为 5.56% 。

头发中微量元素的含量，可作为脑血栓病诊断的一种辅助手段。

1　前　言

近年来国内用计算机模式识别法，对不同健康水平人群的微量元素进行了成功的分类，已先后用这种方法研究了乳腺癌、肝癌、白血病及长寿等，均取得了较好的结果。本文用二类判别分析作为一种简单的模式识别方法，以人发中微量元素（健康人和患者）为特征变量，建立一个判别函数 $y_1(K)$，并给出判别临界值 $y(AB)$，从而可以有效地对待判组进行分类和判别，为临床诊断提供一种较佳的客观评价手段。

2　两类判别分析方法

在弗歇准则下，根据两个均值向量有显著差异的两类样品的观测值。建立线性判别函数，从而对未知样品进行判别与分类。

原理与数学公式

对包含 P 个判别变量的线性判别函数形式为：

$$Y = C_1X_1 + C_2X_2 + \cdots + C_iX_i + \cdots + C_pX_p$$

式中，C_i 为待定系数（$i = 1, 2, \cdots, P$）

2.1　原理

设有 N_1 个样品属于 A 类，N_2 个样品属于 B 类，分别用 $Y(A)$、$Y(B)$ 作为 A、B 类综合指标的重心，而 $\sum [Y_i(A) - \overline{Y}(A)]^2$ 和 $\sum [Y_i(B) - \overline{Y}(B)]^2$ 分别表示 A、B 类的离散度，费歇准则要求 $[Y(A) - Y(B)]^2$ 最大，而每类的离散度尽可能地小，即使

$$I = \frac{[Y(A) - Y(B)]^2}{\sum [Y_i(A) - \overline{Y}(A)]^2 + \sum [Y_i(B) - \overline{Y}(B)]^2}$$

达到最大，故需使 I 的一阶偏导数等于零，则得方程组：

$$\frac{\partial I}{\partial C_1} = 0 \quad \frac{\partial I}{\partial C_2} = 0 \quad \frac{\partial I}{\partial P} = 0$$

解之可得判别函数系数 C_1，C_2，…，C_{P}。

2.2 判别

通过判别函数可进一步计算

$$Y(A) = \sum_{r=1}^{P} C_r X_r(A) \qquad Y(B) = \sum_{r=1}^{P} C_r X_r(B)$$

则判别指示临界值

$$Y_C = \frac{N_1 Y(A) + N_2 Y(B)}{N_1 + N_2}$$

如果 $Y(A) > Y(C)$，则判定 $Y_i > Y_C$ 时，样品判为 A 类，$Y_i < Y_C$ 时，样品 i 判为 B 类。

2.3 检验

判别函数显著性检验统计量

$$F = \frac{(N_1 N_2)}{(N_1 + N_2)(N_1 + N_2 - 2)} \quad \frac{(N_1 + N_2 - M - 1)}{M} D^2,$$

其中 D^2 为马哈拉诺比斯距离（Mahalanobis Distance）；

$$D^2 = (N_1 + N_2 - 2) \sum_{j=1}^{M} C_j \left[\overline{X}_j(B)(A) - \overline{X}_j(B)(B) \right]$$

并且 F 遵从自由度为 M 和 $N_1 + N_2 - M - 1$ 的 F 分布。

3 判别分析对象及微量元素测试方法

我们收集吉林省通化地区 55~65 岁年龄段脑血栓患者 18 例（A 组），健康人 18 例（B 组）及同一地区未知待判者 4 例（C 组）。每例取其头发根部发样用二次水冲洗干净，烘干，称取 0.15 g 放至坩埚置于马弗炉内在 500 ℃温度灼烧 1 h 左右，使发样充分灰化，用 0.4 mol 的盐酸 5 mL 将灰化后的发样溶解，然后移至 25.00 mL 比色管中，稀释刻度待测。Al 用分光光度计测定，Zn、Cu、Fe、Ca 用 28000 型原子吸收分光光度计测定。

4 判别分析结果与讨论

本实验测定人发中 Al、Zn、Cu、Fe、Ca、Mg 6 种微量元素，其结果见表 1。

首先将表 1 数值做归一化处理，使 Al、Zn、Cu、Fe、Ca、Mg 数值均为 0~1 之间（$0 \leqslant X_i(K) \leqslant 1$）。

4.1 对 A、B 两组数据做两类判别分析，建立两类样品的线性判别函数，并给出判别临界值 $Y_{AB} = 0.2743$ 判别系数 C_1、C_2、C_3、C_4、C_5、C_6 分别为 0.2459、0.2728、−0.1052、0.1652、0.2789、0.0665。再分别对 A、B、C 组全部样品重新进行判别和归类，其计算结果如表 2。

4.2 由表 2 可看出，A、B、C 全部样品重新进行判别和归类后，A 组中第 7 号样品被归到 B 类，B 组中第 12 号样品被归到 A 类，C 组中第 1 号样品被归到 A 类，其余归到 B 类，其中 A 组错判率为 5.56%，B 组错判率为 5.56%。分析数据的实际测量和来源情况，这样的偏差是可以接受的。因此，由 A、B 两组数据求得的两类样品的线性判别函数和临界值是有效的，可用于相同地区相同年龄段待判组属性的判别。

4.3 改变判别变量个数会得出不同的判别结果，若用 Al、Zn、Cu、Fe、Ca、Mg 做判别变量，A、B 两组错判率为 5.56；用 Al、Zn、Fe、Ca 作判别变量，A 组错判率为 0，B 组错判率为 5.56%；而用 Al、

Zn、Fe 做判别变量,错判率为 16.6%。可见,微量元素 Al、Zn、Fe、Ca 对两类判别有较大贡献,是主成分,而 Cu、Mg 对两类判别的贡献较小,是非主成分。

5 结 论

本实验观察了脑血栓患者及对照组(即健康人)中 6 种微量元素的变化情况,并用两类判别分析成功地将脑血栓患者和正常人进行分类,比以往仅考虑单一元素的相关分析又进了一步,实际情况也提示生物体内往往有多种微量元素影响健康,一些元素间还可相互起作用。因此,用多因素分析方法可提高判别疾病与健康的准确率,是一种颇有希望的新方法,值得进一步探讨,并逐步加以完善。

表1　脑血栓患者(A组)、健康者(B组)和待判者(C组)发样中微量元素 Al、Zn、Cu、Fe、Ca、Mg 的含量值(判别变量值)　　　　单位:μg/g

A	Al	Zn	Cu	Fe	Ca	Mg
1	17.2	105	8.68	55.8	1141	236
2	65.6	123	13.1	16.4	992	582
3	153	163	6.94	67.5	1020	198
4	45.6	106	30.1	110	679	239
5	68.9	101	14.5	86.2	312	28.2
6	30.9	166	10.6	91.2	832	224
7	19.9	124	14.7	45.6	10 368	71.7
8	28.9	152	23.0	9.19	2358	349
9	41.7	210	39.2	23.7	1760	625
10	50.7	169	17.3	16.5	1650	231
11	19.5	348	13.9	31.1	428	18.6
12	32.1	93.2	35.2	20.7	1299	654
13	41.5	215	5.1	57.1	1724	104
14	66.9	147	80.9	27.6	1857	147
15	61.5	202	10.2	202	1473	215
16	36.9	169	10.9	125	916	315
17	133	81.0	25.7	72.6	575	100
18	6.2	26.1	19.2	16.5	2700	152
B	Al	Zn	Cu	Fe	Ca	Mg
1	10.3	114	155	20.2	683	219
2	28.9	24.5	9.81	120	624	351
3	55.1	103	47.0	32.8	469	220
4	5.78	111	28.0	11.4	952	216
5	8.36	150	22.2	21.1	864	233
6	17.9	145	54.1	22.8	421	223
7	26.2	143	52.6	23.6	775	281
8	20.2	118	16.8	34.9	340	148
9	10.8	73.5	14.4	8.43	365	65.0
10	9.31	74.1	6.95	2.31	609	137
11	38.8	23.6	2.87	1.68	722	49.9

B	Al	Zn	Cu	Fe	Ca	Mg
12	32.8	113	23.8	6.27	1503	141
13	3.45	141	66.7	18.8	1158	179
14	16.4	58.0	4.64	26.5	1590	111
15	12.4	74.2	45.9	12.8	1415	144
16	12.5	116	17.3	27.6	854	149
17	13.7	35.6	18.9	12.3	418	50.9
18	34.0	25.8	34.2	29.6	599	74.8
C	Al	Zn	Cu	Fe	Ca	Mg
1	109	142	37.6	167	453	214
2	27.5	133	16.8	10.5	594	276
3	5.2	72.7	25.8	36.7	428	188
4	32.2	39.7	4.6	39.7	562	144

表 2　选择 Al、Zn、Cu、Fe、Ca、Mg 6 种微量元素作为判别变量的情况下，A 组（脑血栓患者）、B 组（健康者）和 C 组（待判者）样品的判别 Y 值与新组号

A 组样品的判别 Y 值与新组号			B 组样品的判别 Y 值与新组号			C 组待判样品的判别 Y 值与新组号		
样品序号	判别 Y 值	组号	样品序号	判别 Y 值	组号	样品序号	判别 Y 值	组号
1	0.2927	A	1	0.1111	B	1	0.4672	A
2	0.3708	A	2	0.2590	B	2	0.2364	B
3	0.5506	A	3	0.2361	B	3	0.1421	B
4	0.3215	A	4	0.2080	B	4	0.1737	B
5	0.2858	A	5	0.2473	B			
6	0.3570	A	6	0.1916	B			
7	0.2714	错判为 B	7	0.2478	B			
8	0.4382	A	8	0.1930	B			
9	0.4727	A	9	0.1167	B			
10	0.4107	A	10	0.1477	B			
11	0.3663	A	11	0.1602	B			
12	0.3119	A	12	0.3005	错判为 A			
13	0.4677	A	13	0.1254	B			
14	0.3979	A	14	0.2664	B			
15	0.5905	A	15	0.2189	B			
16	0.4148	A	16	0.2259	B			
17	0.3892	A	17	0.0958	B			
18	0.3260	A	18	0.1457	B			
错判样品数 = 1			错判样品数 = 1					
错判样品百分数 = 5.56%			错判样品百分数 = 5.56%					

（原载于《中华微量元素科学》1995 年第 2~4 期）

矽肺病人头发元素谱的 Q 型逐次信息群分[*]

（1995）

李丙瑞[1]　蒋士琦[2]　许树贞[2]　申敬贤[2]

（1. 兰州大学　2. 白银公司劳动卫生研究所）

[导读] 采用 Q 型逐次信息群分对宁夏白银公司 42 例矽肺患者和 41 例正常人头发中 10 种元素进行无监督模式识别，结果表明，以铬、锌、镁、铝、镉 5 种元素含量作特征参量，对 83 个样本的判别准确率高达 98.8%，其结果与 X 光透视诊断结论高度相符，也与非线性映照结果一致。

　　头发元素谱的 Q 型逐次信息群分可望成为研究和预测矽肺病的一种新技术。

　　矽肺病是采矿、冶炼等行业的一种常见职业病，严重危害接尘职工的身体健康，值得深入研究。曾有相关文献报道过矽肺与某些微量元素的关系，但未对这种复杂关系进行多因子判别分析。本文采用 Q 型逐次信息群分处理矽肺患者与正常人头发样的元素谱，成功地实现了分类。

1　特征参量

　　本研究的环境为白银公司矿区。根据该矿特点及初步病因研究，用示波极谱与原子吸收光谱测定人发样中 Cr、Zn、Mg、Al、Cd、Se、Cu、Pb、As、Mn 10 种元素的含量，以下列公式计算类间偏差与类内偏差之比，定义为各元素的权重因子 W_K：

$$W_K = \frac{\sum_{i,j}^{N'} (X_{ik} - X_{jk})^2}{\sum_{i<j}^{N''} (X_{ik} - X_{jk})^2}$$

式中 $\sum'$ 与 $\sum''$ 分别代表类间与类内求和，N 为样本数；以公式

$$\gamma_{i1} = \frac{\sum_{i=1}^{N} (X_{ij} - \overline{X}_i)(X_{lj} - \overline{X}_1)}{\left[\sum_{i=1}^{N} (X_{ij} - \overline{X}_i)^2 \cdot \sum_{i=1}^{N} (X_{lj} - \overline{X}_1)^2 \right]^{1/2}}$$

计算各元素之间的相关矩阵。选择 W_k 较大而 γ_{i1} 较小的元素作为特征参量进行信息群分，结果表明，仅用 Cr、Zn、Mg、Al、Cd 5 种元素作为特征参量即可得到分类清晰的谱系图。

2　Q 型逐次信息群分

　　Q 型群分是一种对于样本的无监督模式识别（Unsupervised Pattern Recognition）。群分亦称聚类分析，经典的聚类过程在选取一对样本后，机械地消去编号较大者缩元简化。相关文献提出的信息群分对此作

　　* 甘肃省自然科学基金资助项目。

了改进：选取相似矩阵 Q 中最大元（cos Q_{jk}）max，根据信息论中的 Shannon 方程：

$$I = -\sum_{l=1}^{m} \frac{S_1}{P}\log_2\frac{S_1}{P}$$

计算标准化数据矩阵中样本 j, k 的信息量（其中 P 为特征参量数目，m 为统计频数分布的分组数目，通常取 $m = 1 + 3.3\lg P$），以删去信息量较小者作为缩元依据。本文据此编制程序，对 83 个样本分两批作信息群分（分批处理是为了避免数据集太大），其中第一批含正常人 27 名（No. 1～27），矽肺患者 23 名（No. 28～50）；第二批含正常人 14 名（No. 51～64），矽肺患者 19 名（No. 65～83）。计算结果列于表 1a，表 1b，据此绘制的谱系图相应地示于图 1（a）、图 1（b）。

表 1

样本		信息量		相似系数	样本		信息量		相似系数	样本		信息量		相似系数
j	k	I_j	I_k	cos Q_{jk}	j	k	I_j	I_k	cos Q_{jk}	j	k	I_j	I_k	cos Q_{jk}
38	40	0.4644	0.4644	0.9972	32	46	0.4891	0.6749	0.8577	70	83	0.5526	0.5526	0.9614
12	18	0.6501	0.6501	0.9957	13	24	0.6556	0.7113	0.8496	72	83	0.5144	0.5144	0.9568
30	37	0.6569	0.6569	0.9892	22	23	0.5517	0.5665	0.8484	51	54	0.6834	0.6798	0.9546
1	10	0.6620	0.6620	0.9866	28	37	0.5142	0.6799	0.8251	77	78	0.6594	0.6587	0.9492
40	50	0.6623	0.6623	0.9808	19	27	0.6832	0.7156	0.8214	57	63	0.6635	0.6632	0.9279
33	43	0.5526	0.5526	0.9745	4	10	0.6594	0.7079	0.8207	73	77	0.6624	0.6624	0.9126
15	16	0.6771	0.6771	0.9698	37	46	0.7122	0.7085	0.8083	58	64	0.7130	0.6625	0.8886
6	7	0.5590	0.5590	0.6388	44	48	0.5669	0.5653	0.7877	75	80	0.6726	0.6625	0.8863
17	24	0.5163	0.5163	0.9648	37	49	0.5181	0.5176	0.7613	73	82	0.5547	0.5527	0.8822
45	47	0.6797	0.6797	0.9610	37	41	0.5045	0.5044	0.7679	58	60	0.6780	0.6771	0.8436
18	24	0.6588	0.6588	0.9573	23	24	0.6805	0.6805	0.7270	52	55	0.7159	0.5590	0.8433
3	4	0.5512	0.5512	0.9556	35	42	0.9670	0.6587	0.7062	66	83	0.7079	0.6765	0.8290
34	43	0.6772	0.6772	0.9551	35	50	0.9942	0.5511	0.6564	57	58	0.7085	0.6595	0.8239
36	43	0.5591	0.5591	0.9545	31	37	0.7140	0.5140	0.6286	68	69	0.6729	0.6631	0.8217
43	49	0.5164	0.5164	0.9544	7	11	0.5658	0.6798	0.5614	67	68	0.5549	0.5530	0.8131
25	26	0.2194	0.6838	0.9403	10	11	0.5178	0.5603	0.5196	66	67	0.5149	0.5145	0.8126
9	10	0.5305	0.7162	0.9374	2	44	0.5045	0.6764	0.5169	51	53	0.6833	0.6798	0.8065
47	48	0.6519	0.7076	0.9360	31	44	0.5011	0.5587	0.4557	51	52	0.5611	0.7164	0.7829
20	21	0.6592	0.6731	0.9321	24	27	0.6805	0.6922	0.1532	57	59	0.6925	0.6748	0.6764
21	24	0.5513	0.5550	0.9290	11	27	0.6586	0.7149	-0.7536	57	62	0.5630	0.5553	0.6009
29	48	0.6770	0.6779	0.9254	35	44	0.9665	0.7078	-0.2795	71	79	0.9807	0.6905	0.5942
5	10	0.6593	0.6595	0.9071	27	35	0.8667	0.9804	-0.6372	66	71	0.7134	0.9704	0.5809
16	23	0.5514	0.5514	0.8982	65	72	0.4644	0.4644	0.9907	75	81	0.5659	0.6916	0.5431
14	24	0.5141	0.5141	0.8958	62	64	0.6501	0.6501	0.9777	52	57	1.1455	0.6867	0.4404
8	10	0.5036	0.5036	0.8785	76	77	0.6569	0.6569	0.9749	73	81	0.8455	0.6639	0.2555
39	48	0.6804	0.6804	0.8781	56	63	0.6620	0.6620	0.9712	71	73	1.0223	0.5529	0.0393
26	27	0.2522	0.7166	0.8749	74	81	0.6623	0.6623	0.9703	52	71	0.4172	0.5145	-0.8825

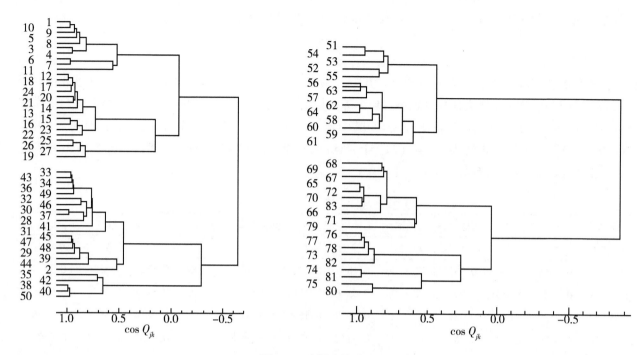

图1　83个样本的谱系图

由图1可见，83个样本中只有第2号样本为误判，判别正确率高达98.8%。D. L. Massart 与 L. Kaufman 曾指出：为了证实用聚类分析法分离的类具有一定意义，可以考察这些类是否能经受监督模式识别的检验并获得正确的结果。本文的信息群分结论首先与 X 光透视诊断结论高度相符，其次，也与监督模式识别－非线性映射（NLM）结果一致。图2为 No. 1～50 样本的 NLM 图，从图上还可看出，第2号样本（以⊕标记者）靠近两类分界线。

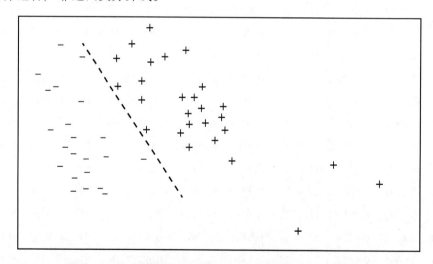

图2　1~50号样本的 NLM 图（＋：正常组，－：矽肺组）

由于某些元素具有一定的相关性，特征参的选择可有不同的方案，如 As、Mn、Se、Zn、Mg 等，此时信息群分仍有很高的判别正确率。本文结果表明元素谱的 Q 型逐次信息群分可望作为矽肺诊断与研究的一种安全有效的新手段。

（原载于《计算机与应用化学》1995 年第 4 期）

肝癌患者血清与头发中多种元素的
临床流行病学研究*

（1996）

徐 刚[1] 王孟才[2] 刘 晶[2] 郭艳秋[2]

高海燕[3] 常 平[4] 王松君[4]

（1. 北京军区总医院 2. 白求恩医科大学 3. 吉林省肿瘤医院 4. 长春地质学院）

[**导读**] 吉林长春地区未经手术、化疗、放疗的肝癌住院患者发中硼、锌、锶、镁、铝、铬、镧、磷、钼含量显著低于对照组。以头发中铜、锌、铁、铬、硼、铟、钡、锰、铝含量为参数进行多元逐步判别分析，特异变可达97.98%，灵敏度100%，正确率98.51%，阳性拟然比为45.045。依流行病学评价原则，可认为头发元素谱是本实验诊断肝癌指标中较优的，适合作为肝癌早期辅助诊断参考指标。

地球物理化学、流行病学，地质环境生态、营养生化和临床横断面调查研究以及动物实验、细胞电镜检测的结果都显示和证实了微量元素与肿瘤发生、发展和防治均有密切联系。本实验目的在于进一步研究肝癌患者体内无机盐和微量元素代谢及其表现特征，并从中寻求有效的辅助诊断指标。

材料与方法

1. 标本来源

病例为白求恩医大一院、三院、吉林省肿瘤医院住院病人。随机选择采样时未经手术、放疗、化疗但有细胞学病理学诊断的患者。包括所有病理类型，病情有轻有重。对照组为非癌症、无职业污染、无金属粉尘接触史者、半年内无输血史者。两组均无避孕药服药史，发样无染烫。

1.1 血清来源：27例肝癌患者（平均年龄54.65岁），其中男24例，女3例。同时检测对照组40例（平均年龄50.28岁），其中男22例，女18例。

1.2 发样来源：22例肝癌患者，其中男14例，女8例。对照组22例，其中男15例，女7例。

2. 样品的采集与测定

血清：采空腹静脉血，离心30 min，放入离心管 -20 ℃冻存，待成批测试。

发样：用不锈钢剪刀在枕部取发，经去除干扰离子清洁处理后，取0.5000 g移入聚四氟乙烯坩埚，以下同血清，一批测试。

测定：样品经电感耦合等离子原子发射光谱仪 Fisher scientific company jarrell – ash division jAR – rELL – asH800 系列 Mark – Ⅱ型，由 PDP8/A 计算机操纵，并有专人选最佳工作条件一次测试并注意质控。

去除干扰离子清洁处理。

---

* 本课题为吉林省卫生厅资助

数据经美国 SAS 研究所 6.03 版本的统计分析系统进行分析。

结果与讨论

1. 肝癌患者血清、头发中元素的测定

肝癌患者血清中有 8 种元素在定量测定下限以上，其中 Mg、Ba、Sr、Zn 变化不显著（$P > 0.05$），而血清 Cu、Fe、Cr 显著高于对照组，Ca 显著低于对照组，变化显著者列于表 1。

表 1　肝癌血清元素含量的变化（单位：$\mu g/mL$）

元素	病例组（27 例）	对照组（40 例）	t	P
铁	3.1014 ± 1.7121	1.9693 ± 0.9089	3.1494	0.003
钙	83.5828 ± 11.0784	93.0541 ± 8.1900	3.7979	0.0001
铜	1.3415 ± 0.4289	0.9441 ± 0.1795	4.5529	0.0001
铬	0.5868 ± 0.9666	0.0929 ± 0.1015	2.6453	0.0131

芮立新、Diez. M 在研究中发现血清 Cu/Zn 比值比血清 Cu 对癌发生、转移、复发敏感，更有价值。

因此我们根据元素间置换作用、相关关系，以及元素参与组成的物质间相互拮抗、依赖、协同等作用，并参考文献报道的元素比值，选定法选比值。而探索性地提出可能有一定参考作用的比值。肝癌患者血清元素比值与对照组比较，变化显著者中低于对照组的有 Ca/Mg、Ca/Cu、Ca/Sr、Mg/Cu、Fe/Cu、Fe/Sr、P/Cu，显著高于对照组的有 Cu/Zn、Cr/Zn、Cu/Sr、Cr/Sr。

肝癌患者头发中有 18 种无毒高于定量测定下限。变化显著者列于表 2，发 B、Zn、Sr、Mg、Al、Cr、La、P、Mo 显著低于对照，而发 Cd、Mn、Ca、Ba、Co、Cu、Pb 含量变化不显著（$P > 0.05$）。

表 2　肝癌患者头发元素的改变（单位：$\mu g/g$）

元素	病例组（22 例）	对照组（22 例）	t	P
铝	8.0798 ± 8.0926	12.5822 ± 4.1509	2.3219	< 0.05
铁	23.0809 ± 11.8587	16.1276 ± 4.5135	2.5073	< 0.02
镁	69.9185 ± 67.3482	137.6825 ± 107.0711	2.5128	< 0.02
硼	0.8761 ± 0.6299	1.8290 ± 0.9818	3.8318	< 0.001
铬	0.1776 ± 0.3046	0.7774 ± 0.4284	5.3508	< 0.001
铟	0.6146 ± 0.6070	0.1781 ± 0.2840	3.0554	< 0.01
镧	0.4005 ± 0.2563	0.7084 ± 0.3737	3.1869	< 0.001
磷	151.7733 ± 22.8245	200.087 ± 45.2822	4.4688	< 0.001
锶	2.1656 ± 1.2980	4.7484 ± 3.8567	2.977	< 0.01
锌	136.4060 ± 44.5695	171.4286 ± 40.1864	2.7373	< 0.001

肝癌患者发 Fe/Sr、Fe/B、Fe/La、Cu/Sr、Cu/La、Mn/Sr、Mn/B、Mn/La、Co/B 显著高于对照组，发中 Mo/Fe、Mg/Cu、Mo/Cu、Mo/Mn 显著低于对照组。

2. 临床流行病学（D. M. E）诊断评价

表 3 选择血清、头发中与对照比差异显著。$P > 0.01$ 的有意义单一指标，并根据临床流行病学设计、测量、评价（D. M. E）原则，对微量元素进行 D. M. E 评估。本文用阳性拟然比作为判断指标，从表中可见阳性拟然比大小顺序是血清铜 > 发钼 > 发锌。

表3 肝癌血清、头发单个元素的界值及其 D. M. E 评价

样品	元素	界值	灵敏度	特异度	阳性拟然比	正确率
血清	铜	1.1 μg/mL	70.37%	82.5%	4.021	77.61%
头发	钼	0.05 μg/g	81.82%	77.27%	3.6	79.55%
	锌	160 μg/g	72.73%	72.73%	2.67	72.73%

表4 为肝癌血清、头发元素及比值用 SAS 软件进行多元逐步判别分析及 D. M. E 评估的结果。采用非参数非线性统计 Normal Kernel Density 方法，enter、stay 显著水平定为 0.1500，逐步选择法筛选元素或比值，并用距离函数、密度函数、先验概率函数等判别分析。结果可见肝癌患者头发元素谱灵敏度100%，特异度97.98%，在相同病例数下比较，该谱正确率最大98.51%，误判率最小1.49%，阳性拟然比为45.045，约登指数最大，为0.9798，依 D. M. E 原则可认为头发元素谱是本实验诊断肝癌指标中较优的，适合作为肝癌早期辅助诊断参考指标。

表4 多元逐步判别分析及 D. M. E 评价

样品	元素或比值	特异度（%）	灵敏度（%）	阳性拟然比	正确率
血清	铜、铁、钙、镁	80	74.07	3.7035	77.61
	铜/锌、钙/铜 镁/铜、铁/铜 锌/锶、铁/铬 钙/镁	100	85		91.04
头发	铜、锌、铁、铬、硼、铟、钡、锰、铝	97.98	100	45.045	98.51
	锌/铜、钼/铜 锰/锶、钴/硼 镁/铜	77.27	72.73	3.1997	75

但由于致癌、影响癌、癌所影响的因素较多，而且本实验测定的元素有限，如与癌密切相关的元素 Se 未能测定及分析，另外本实验只判别分析本研究人群，所以得出的结论需进一步修正。

（原载于《微量元素与健康研究》1996 年第 4 期）

糖尿病人微量元素谱的多元分析*

（1996）

钟广涛[1] 孔聘颜[1] 李增禧[2] 梁业成[2] 李小梁[2]
劳干城[3] 陈上云[3] 徐 晖[4]

（1. 中山大学 2. 广东省测试分析研究所 3. 广州市红十字会医院 4. 广州中医学院）

[**导读**] 用 ICP - AES 法测定糖尿病患者血、发中18种元素含量，经多元分析处理，找到血、

* 国家自然科学基金会资助项目。

发共有的相关链：钼—镍—铜—锶—钛，它与患者年龄、性别、样品无关。非线性映照表明，糖尿病患者和健康者分布在映射图上不同区域，两者的界线较分明。用因子分析法判别，两者的判别率较高。因此，不论全血还是头发，都在一定程度上反映机体的健康状况。

只要严格取发部位，经洗涤，并且按年龄、性别分组进行分析，用头发微量元素谱取代全血微量元素谱是可能的。

糖尿病是一种终身性慢性疾病。患者体内内分泌失调、碳水化合物、蛋白质和脂肪等的代谢紊乱，当病程长又控制不好时，还容易并发各种病变，因而严重影响了患者的身心健康。为有效地防治糖尿病，国内外就糖尿病的病理、生理等方面做了许多研究工作。

有关微量元素和宏量元素与糖尿病的关系，Schwarz 和 Mertz 首先报道了 Cr（Ⅲ）是葡萄糖耐量因子的有机成分之一。Patrice 等人研究认为锌的不足引起胰岛素的敏感性降低。Sjogren 则着重于微量元素与脂质过氧化产物在糖尿病发病机理方面的研究。Yajnik 等人发现血清镁值与葡萄糖的利用率有关，此外糖尿病患者体内单个元素如 Mn、Se、Cr、Zn、Cu、K、Mn 的含量测定及它们与糖尿病的关系都有报道。但是关于多种微量元素同糖尿病及临床指标之间的关系，利用微量元素进行健康人和糖尿病患者的识别，还未见报道。

本文测定了男糖尿病、女糖尿病（非胰岛素依赖型，NIDDM）患者血、发中 Al、As、B、Ba、Cd、Co、Cr、Mg、Mn、Ni、Pb、Se、Zn、Fe、Cu、Ca、Sr、Ti 18 种微量元素和宏量元素的含量，并结合 10 个临床指标进行了相关分析，探讨相关元素在人体中起到的生理生化作用，找出合适的特征微量元素谱，建立糖尿病微量元素模型，并用此模型进行了判别。

1 实验部分

1.1 病例选择

糖尿病患者胰岛素中度不足时，常可见到脂肪代谢异常，导致高脂血症，表现为血清中胆固醇（TC）、甘油三酯（TG）和低密度脂蛋白（LDL）升高，高密度脂蛋白（HDL）降低，极低密度脂蛋白（VLDL）也可能升高。糖尿病的各种血管病变与之有密切关系。据此，结合取得的具体病例（糖尿病多见于老年，且女性发病率高于男性），按年龄、性别，是否并发高脂血症进行分组讨论。

实验样本由广州红十字会医院提供，确诊为 NIDDM 型糖尿病（DM）或糖尿病并发高脂血症（DM-H）的病人，其中男性患者全血样本 28 倒［DM（>50 岁）21 例、DM-H（>50 岁）7 例］，头发样本 24 例［DM（>50 岁）18 例、DM-H（>50 岁）6 例］，女性患者全血样本 46 例［DM（<50 岁）8 例、DM（>50 岁）21 例、DM-H 17 例］，头发样本 45 例［DM（<50 岁）6 例、DM（>50 岁）23 例，DM-H（>50 岁）16 例］。

健康对照组数据采用本实验建立的数据库。

1.2 采样和元素含量的测定

每个受试者均空腹静脉取血 2 mL 和头枕部取发根 300 mg，发用 864 专利清洗剂清洗，血、发均用 $HNO_3 - HClO_4$ 消化，消化液用高频等离子体发射光谱（ICP - AES）测定 18 种元素（Al、As、B、Ba、Cd、Co、Cr、Mg、Mn、Ni、Pb、Se、Zn、Fe、Cu、Ca、Sr、Ti）含量。结果作计算机多元分析，取得有关糖尿病的生物医学信息。

1.2.1 仪器和试剂

仪器：日本岛津 ICPQ - 1012 型光谱仪。

仪器工作条件：

高频发生器，频率 27.12 MHz，输出率 1.2 kW，反射功率 <0.5 W；

测光装置，光电倍增管信号由 RE－10 测光装置及 QC－5 计算器处理，荧屏显示后电传打印 4 位数字；

雾化系统，气动雾化器，提升量为 0.5 mL/min；

氮气流量，冷却气 0.51 mL/min，等离子体气 1.21 mL/min，载气 1.01 mL/min。

观察高度：工作线圈上方 15 mm。

积分时间：20 min。

试剂：864 人发分析专用清洗剂，HNO_3（GR），$HClO_4$（GR），去离子双蒸馏水。

1.2.2 方法的检出限、精密度及回收率

按前述消化方法，平行做 7 个空白试验，计算均方差 s，取 $3s$ 定检出限；10 份均匀血样，5 份做精密度试验；5 份加入定量待测元素作回收率检验，结果列入表 1。

表 1 ICP－AES 测定糖尿病患者血、发中元素含量的检出限、精密度及回收率

元素	检出限 /（μg/g）	相对标准偏差 /（μg/g）	未加标样浓度 /（μg/g）	加入量 /（μg/g）	测得量 /（μg/g）	回收率（%）
Al	0.2905	9.837	0.1436	0.2000	0.2297	114.90
As	0.0512	10.28	0.8533	1.000	1.060	106.00
B	0.0931	16.32	0.5009	1.000	1.097	109.70
Ba	0.0239	9.537	0.0356	0.1000	0.0983	98.30
Cd	0.0060	8.080	0.4003	0.2500	0.2483	99.32
Co	0.0039	8.198	0.0067	0.1000	0.1084	108.40
Cr	0.4593	13.31	0.3280	0.5000	0.4597	92.34
Mg	0.1613	8.360	7.786	10.000	9.887	98.87
Mn	0.0089	0.0000	0.0135	0.1000	0.1045	104.50
Ni	0.0281	0.0000	0.0414	0.1000	0.1021	102.10
Pb	0.1161	4.736	0.1825	0.5000	0.4721	94.42
Se	0.0011	10.38	0.3776	0.5000	0.6188	125.70
Zn	0.2277	10.89	1.372	1.5000	1.640	109.30
Fe	0.3603	7.280	66.38	60.0000	63.55	105.90
Cu	0.0096	13.68	0.1937	0.20000	0.2204	110.20
Ca	0.5492	9.910	12.05	10.0000	11.67	116.70
Sr	0.0011	0.0000	0.0497	0.10000	0.1008	100.80
Ti	0.0148	8.900	0.0214	0.10000	0.1036	103.60

2 结果与讨论

2.1 糖尿病患者血、发微量元素谱与临床指标的相关分析及其意义

糖尿病患者血、发微量元素分析结果列入表 2、表 3。

结合患者的 10 种临床指标：病程（PR）、空腹血糖（FBG）、餐后两小时血糖（PBG）、糖基化血红蛋白（GHB）、血清总甘油三酯（TG）、血清总胆固醇（TC）、血浆 β－脂蛋白（B）、血浆低密度脂蛋白（LDL）、血浆极低密度脂蛋白（VLDL）、血浆高密度脂蛋白（HDL），与患者血中 16 种微量及宏量元素（Al、As、Cd、Co、Cr、Mg、Mn、Ni、Pb、Se、Zn、Fe、Cu、Ca、Sr、Ti）进行相关分析。由于男性并发高血脂糖尿病患者的临床指标不齐全，只列出了有关男性糖尿病患者（16 例）、女性糖尿病患者（22

例）和女性糖尿病患者并发高血脂（6 例）的相关链。

男性糖尿病患者相关链为：

PR—B—Cr—Sr；　　　　　PBG—Ca；

TG—HDL—LDL—VLDL—PBG—As—Zn—Cu—Ni—Cd—Mg—Se；

女性糖尿病相关链为：

PR—LDL；PBG—TG—TC—As—Co；GHB—B—Al—As—Co—Cr；

女性糖尿病患者（并发高血脂）相关链为：

PR—FBG—PBG—GHB—B—TG—TC—LDL—VLDL—HDL—Al—As—Cd—Co—Cr—Mg—Mn—Ni—Pb—Se—Zn—Fe—Cu—Ca—Sr—Ti。

由分析结果明显看出：①糖尿病并发高脂血症的特长相关链表明这些临床指标间及与微量元素之间都彼此相联系。而单一糖尿病的临床指标只与某些元素有关。②比较糖尿病空腹血糖 FBG、餐后两小时血糖 PBG 和血中元素的关系，患者的 PBG 大都高于 FBG，与血 B、Fe、Ca、Ti 的变化趋势一致，与血Se、Cd 的变化趋势相反。③从 3 组分析看出，As 与大多数的临床指标都相关，因此血 As 含量可用作表征人体健康状况的参数之一。尽管砷被认为是有毒的元素，但砷仍属于必需微量元素，它在有机体主要是起与磷酸类似的作用，以及通过与其他元素如 Zn、Mn、Se 等的协调和拮抗作用间接地发挥其生化功能。

表 2　糖尿病患者头发中微量及宏量元素含量　　　　　　　　　　　　　　　　　单位：$\mu g/g$

元素	男		女		
	DM（>50 岁）18 例	DM-H（<50 岁）6 例	DM（>50 岁）6 例	DM（>50 岁）23 例	DM-H（>50 岁）16 例
Al	6.562 ± 1.154	6.621 ± 1.551	5.054 ± 1.362	5.667 ± 0.955	5.070 ± 0.789
As	2.291 ± 0.469	3.229 ± 1.584	1.530 ± 1.073	2.476 ± 0.556	3.831 ± 0.615
B	1.394 ± 0.326	1.738 ± 0.508	2.851 ± 0.835	1.499 ± 0.245	1.443 ± 0.193
Ba	0.6652 ± 0.1098	0.8741 ± 0.1896	0.7820 ± 0.4530	1.910 ± 0.234	0.9278 ± 0.2248
Cd	0.0564 ± 0.0196	0.1084 ± 0.0570	0.1061 ± 0.0360	0.1104 ± 0.0245	0.1607 ± 0.0798
Co	0.0636 ± 0.0203	0.1246 ± 0.1077	0.1792 ± 0.0719	0.1281 ± 0.0296	0.0471 ± 0.0177
Cr	1.667 ± 0.381	0.8092 ± 0.2443	1.300 ± 0.342	0.8811 ± 0.1426	0.8839 ± 0.1843
Mg	25.80 ± 2.23	25.49 ± 3.96	22.51 ± 2.66	37.00 ± 4.27	25.00 ± 2.52
Mn	1.774 ± 0.381	1.588 ± 0.367	1.295 ± 0.327	1.754 ± 0.495	2.478 ± 0.588
Ni	0.4707 ± 0.1349	0.4894 ± 0.1275	0.8009 ± 0.2360	0.6071 ± 0.1302	0.4922 ± 0.0773
Pb	2.871 ± 0.552	3.508 ± 1.640	5.488 ± 1.139	6.583 ± 0.857	8.708 ± 3.379
Se	2.402 ± 0.517	3.607 ± 0.625	4.182 ± 1.504	3.357 ± 0.525	3.906 ± 0.507
Zn	104.1 ± 6.5	115.1 ± 13.8	111.1 ± 16.7	123.9 ± 8.3	117.2 ± 13.3
Fe	20.66 ± 3.22	23.62 ± 6.66	15.19 ± 1.98	22.47 ± 3.32	22.78 ± 4.10
Cu	8.179 ± 0.650	10.17 ± 1.14	8.265 ± 1.261	8.644 ± 0.419	7.826 ± 0.613
Ca	399.2 ± 37.6	568.50 ± 59.01	418.8 ± 77.1	608.9 ± 65.9	468.5 ± 36.4
Sr	0.7118 ± 0.1281	0.8788 ± 0.2140	0.5103 ± 0.1273	1.397 ± 0.200	0.9638 ± 0.2526
Ti	0.9964 ± 0.2670	0.9326 ± 0.2505	0.3127 ± 0.0860	0.5283 ± 0.0909	0.6676 ± 0.1762

注：DM 为糖尿病组；DM-H 为糖尿病并发高脂血症组。

表3　糖尿病人全血中微量及宏量元素含量　　　　　　　　　　　　　　单位：μg/g

元素	男		女		
	DM（>50 岁）21 例	DM-H（>50 岁）7 例	DM（<50 岁）8 例	DM（>50 岁）21 例	DM-H（>50 岁）17 例
Al	0.0368 ± 0.0219	0.1172 ± 0.0838	0.0551 ± 0.0551	0.0702 ± 0.0391	0.1340 ± 0.0649
As	0.6891 ± 0.0964	0.4071 ± 0.1462	0.5755 ± 0.1231	0.7164 ± 0.1517	0.6308 ± 0.1084
B	0.3473 ± 0.0501	0.5233 ± 0.1413	0.4523 ± 0.0152	0.2615 ± 0.0330	0.4460 ± 0.0672
Ba	0.0851 ± 0.0364	0.0767 ± 0.0560	0.0948 ± 0.0827	0.0354 ± 0.0140	0.0541 ± 0.0253
Cd	0.2281 ± 0.0219	0.1071 ± 0.0377	0.2352 ± 0.0103	0.2294 ± 0.0123	0.1480 ± 0.0248
Co	0.0278 ± 0.0049	0.0212 ± 0.0083	0.0190 ± 0.0073	0.0393 ± 0.0067	0.0200 ± 0.0063
Cr	0.2193 ± 0.0244	0.3406 ± 0.0976	0.0695 ± 0.0182	0.2286 ± 0.0278	0.1754 ± 0.0313
Mg	37.46 ± 1.20	34.05 ± 2.73	34.42 ± 1.77	35.48 ± 1.54	36.18 ± 1.18
Mn	0.0420 ± 0.0038	0.0405 ± 0.0071	0.0553 ± 0.0109	0.0435 ± 0.0065	0.0380 ± 0.0051
Ni	0.0453 ± 0.0176	0.1205 ± 0.0351	0.0252 ± 0.0158	0.0420 ± 0.0121	0.0531 ± 0.0127
Pb	0.1909 ± 0.0336	0.1341 ± 0.0754	0.1830 ± 0.0325	0.2466 ± 0.0207	0.1620 ± 0.0318
Se	1.628 ± 0.094	0.9407 ± 0.2337	1.296 ± 0.065	1.447 ± 0.067	1.149 ± 0.125
Zn	6.688 ± 0.399	8.448 ± 0.806	5.016 ± 0.219	6.121 ± 0.360	6.277 ± 0.469
Fe	466.7 ± 19.9	389.4 ± 35.5	421.2 ± 16.3	439.7 ± 15.3	389.3 ± 12.6
Cu	0.7491 ± 0.0291	0.7768 ± 0.1201	0.9053 ± 0.0804	0.8269 ± 0.0421	0.8467 ± 0.0462
Ca	57.28 ± 1.87	61.19 ± 9.63	55.65 ± 2.44	58.94 ± 1.62	63.54 ± 2.18
Sr	0.0250 ± 0.0037	0.0596 ± 0.0198	0.0286 ± 0.0064	0.0268 ± 0.0038	0.0293 ± 0.0039
Ti	0.0618 ± 0.0257	0.0683 ± 0.0287	0.0089 ± 0.0051	0.0199 ± 0.0089	0.0789 ± 0.0256

2.2　计算机多元分析糖尿病患者和健康人微量元素谱

2.2.1　相关分析　糖尿病患者 p 个样品，每个样品测得 n 个微量元素值，排列成 $p \times n$ 矩阵；正常人样品同样有此数据矩阵。则每两种微量元素之间的相关系数可构成一个相关矩阵。通过查阅相关系数界值表，找出在 95% 置信水平下有显著性相关的元素，绘出元素相关图，找到糖尿病患者和正常人血、发微量元素相关链（见表4、表5）。

表4　全血元素相关链

分组	男	女
正常对照组（>50 岁）	As—Cd—Pb—Se—Fe—Co—Mg； B—Cr；Mn—Sr—Ti—Cu—Ni	Al—B—Cr；As—Cd—Se—Pb； Mg—Fe；Mn—Ni—Cu—Sr—Ti
糖尿病组（>50 岁）	As—B—Se—Cd—Fe—Co—Mg—Pb； Mn—Ni—Sr—Ti—Cu	Mg—Zn；As—Cd—Se—B—Pb—Ca—Co； Cu—Fe；Mn—Ni—Cu—Sr—Ti
糖尿病并发高血脂正常对照组（<50 岁）	Al—B—Ba—Cr—Mg—Ca—Zn—As； Co—Mn—Ni—Pb—Se—Cd—Cu—Sr—Ti	As—Cd—Se—B—Pb—Ca—Co；Mg—Zn； Cr—Fe；Mn—Ni—Cu—Sr—Ti Al—Mg—Pb—Se—Cd；B—Co Ba—Mn—Ni—Cu—Sr—Ti
糖尿病组（<50 岁）		As—Cd—Pb—Fe—Co—Mg—Mn—Ni—Cu —Sr—Ti—Ca—Zn—Al—Ba—B—Cr—Se

表5　发元素相关链

分组	男	女
正常对照组（>50岁）	A1—Mg—Se—Ca—As—Mn—Sr—Ti—Fe；Zn—Cu	Al—As—Mg—Mn—Se—Ca—Cd—Co—Ni—Sr—Ti
糖尿病组（>50岁）	As—Ba—Co；B—Mg—Se；Cd—Fe—Mn—Ni—Sr—Ti—Cu	Co—Se—Cr；As—Ba；Pb—Zn；Cd—Mn—Ni—Sr—Ti—Cu
糖尿病并发高血脂	Al—As—B—Ba—Cd—Co—Se—Mn—Ni—Fe—Cu—Sr—Ti	As—B—Co—Fe—Ba—Ca；Mn—Ni—Sr—Ti—Cu
糖尿病组（<50岁）		As—Cd—Co—Pb—Cu—B—Ba—Se—Zn—Mn—Ni—Fe—Sr—Ti

从血、发微量元素相关链可看到：几乎所有的分组都有相关链 Mn—Ni—Sr—Ti—Cu。已知锰参与造血作用；铜是血浆铜蓝蛋白的主要成分，对血红蛋白的合成很重要；镍与铜在生物体内既互相协同又互相拮抗，因而认为这条基本相关链有可能代表了人体血液循环系统的特殊信息。中医认为发乃血之余，故发会呈现此相关链。

2.2.2　因子分析及非线性映射　所测数据大部分作微机多元分析的训练集样本数据，小部分做检验集样本数据，按下框图1处理：

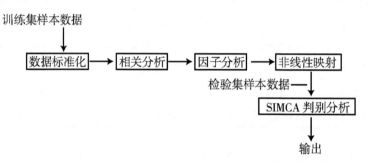

图1　因子分析及非线性映射处理步骤

原始数据用因子分析法处理，剔除方差贡献小的因子，得出新因子。在保证所取因子包含了原始数据90%信息的基础上，本文结合元素间的相关关系，确定 As、Cr、Mg、Ni、Se、Zn、Ca、Ti 8种元素为糖尿病患者血特征变量，As、Co、Cr、Mg、Ni、Se、Zn、Ca、Ti 9种元素为糖尿病患者发特征变量，用于非线性映射分析。映射图见图2～图10。

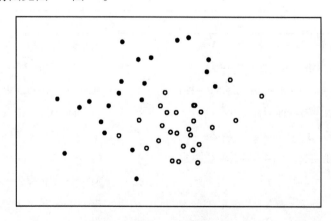

○ 对照组［27例］　　● 实验组［21例］

图2　男性糖尿病患者（>50岁）与对照组的血微量元素非线性映射

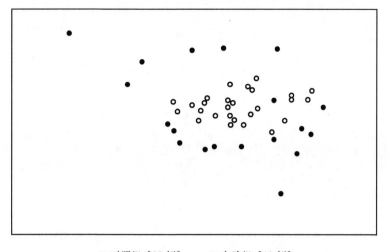

○ 对照组［27 例］　　● 实验组［18 例］

图 3　男性糖尿病患者（>50 岁）与对照组的发微量元素非线性映射

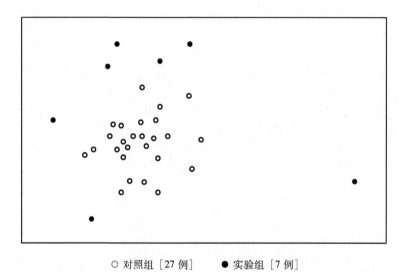

○ 对照组［27 例］　　● 实验组［7 例］

图 4　男性糖尿病患者（并发高血脂）与对照组的血微量元素非线性映射

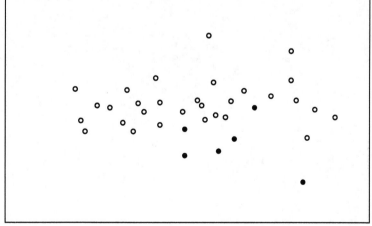

○ 对照组［30 例］　　● 实验组［6 例］

图 5　男性糖尿病患者（并发高血脂）与对照组的发微量元素非线性映射

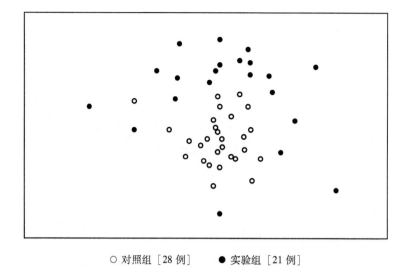

○ 对照组［28 例］　　● 实验组［21 例］

图 6　女性糖尿病患者（＞50 岁）与对照组的血微量元素非线性映射

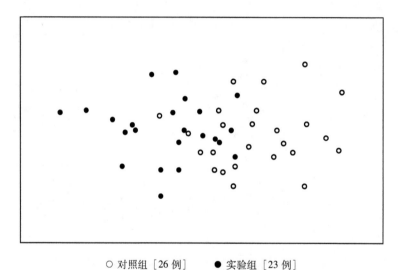

○ 对照组［26 例］　　● 实验组［23 例］

图 7　女性糖尿病患者（＞50 岁）与对照组的发微量元素非线性映射

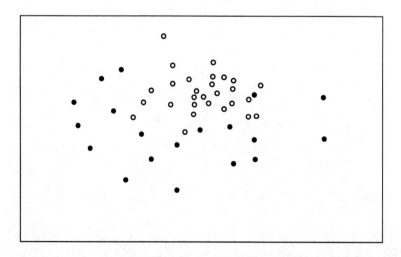

○ 对照组［28 例］　　● 实验组［17 例］

图 8　女性糖尿病患者（并发高血脂）与对照组的血微量元素非线性映射

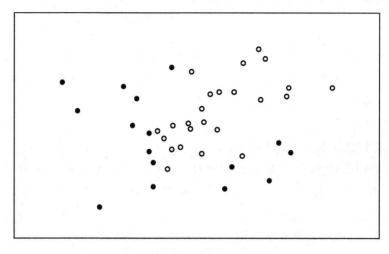

○ 对照组［26 例］　　● 实验组［16 例］

图 9　女性糖尿病患者（并发高血脂）与对照组的发微量元素非线性映射

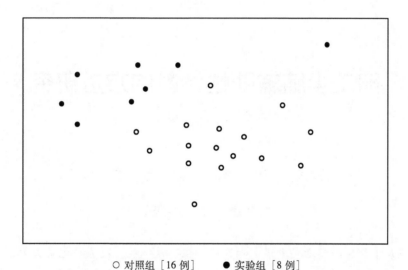

○ 对照组［16 例］　　● 实验组［8 例］

图 10　女性糖尿病患者（<50 岁）与对照组的血微量元素非线性映射

由结果可看到：①主因子中方差贡献较大的主要有 Al—As—B，Mn—Ni，Ca—Sr—Ti 3 组元素。即它们与糖尿病关联更紧密。②得到的非线性映射图比较理想，对照组和实验组的样本点分别落在平面的不同区域，两者的界线较分明，因此不论是全血还是头发都在一定程度上反映了有机体的健康状况，只要严格取发部位，经洗涤，并且按年龄、性别分组进行分析，用头发微量元素谱取代全血微量元素谱是可能的。

2.2.3　SIMCA 法对糖尿病患者和正常人进行判别　根据以上多元分析的结果，以 SIMCA 法建立判别函数，对另一组确诊为糖尿病患者（女 10 例、男 10 例），正常人（男 10 例、女 10 例）进行判别。

SIMCA（Soft independent modelling of class analogy）方法是通过因子分析法分别对每类（糖尿病患者或正常人）训练集样本建立模型，然后对检验集样本进行识别，判别率越高，说明因子提取越接近样本总信息。

$$判别率（\%）=\frac{判断正确人数}{总人数}\times100\%$$

判别结果：男血判别率为 80%，男发判别率为 75%；女血判别率为 80%，女发判别率 75%。

3 结 论

（1）糖尿病患者体内物质代谢改变反映在血、发微量及宏量元素谱改变，元素相关关系发生变化，相关链改变。但血微量元素间有一相关链 Mn—Ni—Sr—Ti—Cu 却不受性别、健康状态的影响共同存在。这条共同相关链有可能代表了人体血液循环系统的基本信息。

（2）患者 10 项临床指标与血微量元素相关链显著表达了糖尿病与糖尿病并发高血脂的差别，说明血液生化指标与微量元素相关紧密，甚至受其控制。

（3）因子分析确定糖尿病患者血的特征元素谱为 As、Cr、Mg、Ni、Se、Zn、Ca、Ti，发特征元素谱为 As、Co、Cr、Mg、Ni、Se、Zn、Ca、Ti，由非线性映射得到的平面图区分较好；利用 SIMCA 法判别糖尿病患者和健康人，判别率较高。说明人血、人发微量元素谱能表达人体状态。因为血、发都是人体局部，所以上述结果亦证明生物体局部有整体信息，与全息生物学结论一致。

（4）血、发特征元素谱基本相同（除 Co 元素），说明血、发元素谱密切相关，并且均可表达人体状态。

（原载于《广东微量元素科学》1996 年第 11 期）

陶工尘肺辅助性诊断的方法研究

（1996）

龚建新　孙晓武　贡小清　童正本

（南京铁道医学院）

[导读] 测定某厂 I 期尘肺患者发中锌、铜、硒、镍、铁、锰、镁 7 种元素含量，以接尘陶工作对照，用 Fisher 判别方法建立判别方程，自身回代正确率达 94.4%，前瞻性回代正确率亦达 83.3%，各项流行病学指标良好，对陶工尘肺的诊断，尤其是界于 I 期尘肺患者和可疑患者之间的陶工可起辅助诊断作用。

尘肺微量元素测定，头发比血液好，适合作群体筛选。

尘肺的诊断除参照职业史、生产环境中粉尘浓度、游离 SiO_2 的含量等外，主要依靠 X 线胸片，尚无用某一个指标或某个方法作为辅助诊断。作者根据陶工尘肺患者发中微量元素含量的改变，用 Fisher 判别方法，建立判别方程，得到较满意的结果，对陶工尘肺的诊断，尤其是界于 I 期尘肺患者和可疑患者之间的陶工有较大帮助。

1 对象与方法

1.1 对象

已确诊的某厂 I 期陶工尘肺 36 例，另取该厂接尘陶工（0⁺）34 例作对照。

1.2 方法

取枕后部头发 0.5 g 左右，用中性洗涤剂反复清洗至清洁，置于 45 ℃恒温箱中 48 h，用 1/10 000 的电子天平称重后放入高腰烧杯内，加硝酸及高氯酸（分析纯级，$V(HNO_3):V(HClO_4)=5:1$）于电热平板上硝化完全，移入试管内定容至 5 mL。

用 PE – Zeeman/3030 型原子吸收光谱仪测 Se、Ni 的含量，PE – Plasma/400 型电感耦合等离子体发射光谱仪测 Zn、Cu、Fe、Mn、Mg 的含量。

所得数据输入 IBM – 386 微机，用 SaS 软件进行统计分析。

2 结 果

2.1 I 期陶工尘肺和 0^+ 期接尘工人发中微量元素含量、中位数（M）和秩和检验结果

见表 1。

表 1 两组发中微量元素含量、中位数及秩和检验

| | 0^+ 期 $n=34$ | | I 期 $n=36$ | | 秩和检验 |
	$\bar{x} \pm S$ （$\mu g/g$）	M	$\bar{x} \pm S$ （$\mu g/g$）	M	P
*Zn	217.67 ± 49.23	222.86	165.38 ± 39.00	163.08	0.0001
*Cu	12.50 ± 13.10	10.49	7.92 ± 1.28	7.77	0.0001
Se	0.71 ± 0.86	0.55	0.56 ± 0.11	0.58	0.9158
Ni	0.068 ± 0.054	0.048	0.057 ± 0.049	0.046	0.4379
*Fe	23.24 ± 20.40	19.22	14.80 ± 14.97	11.22	0.0006
Mn	0.67 ± 0.64	0.48	0.51 ± 0.42	0.37	0.1766
Mg	77.45 ± 60.49	58.41	36.59 ± 15.90	35.50	0.0001

注：* 有显著差异。

2.2 建立 Fisher 判别方程

0^+ 期接尘和 I 期尘肺工人发中微量元素的方程式分别为：

$y_0^+ = -26.880\,27 + 0.138\,34\ Zn + 0.094\,16\ Cu + 41.007\,86\ Se - 7.848\,78\ Ni - 0.058\,82\ Fe + 6.457\,23\ Mn - 0.039\,17\ Mg$

$y_1 = -21.420\,57 + 0.117\,36\ Zn + 0.011\,24\ Cu + 41.549\,40\ Se + 7.378\,24\ Ni - 0.078\,58\ Fe + 5.574\,17\ Mn - 0.055\,90\ Mg$

2.3 自身回代结果

把 I 期 36 例和 0^+ 期 34 例实测的 7 种微量元素值，分别代入上述方程计算，进行自身判别，结果见表 2。

表 2 自身回代结果

| 原值 | 现值 | | | 原值 | 现值 | | |
	I	0^+	合计		I	0^+	合计
I	34 （94.44%）	2 （5.56%）	36	0^+	9 （26.47%）	25 （73.53%）	34

请市诊断组成员参加现场验证结果：2 例 I 期"误判"入 0^+ 期者尚不够 I 期标准。9 例 0^+ 期"误判"入 I 期者均有向 I 期发展的趋势。

2.4 前瞻性回代检验

将两组共 70 例随机各抽出 5 例（或 0^+ 期 4 例 I 期 6 例待检），把余下的 60 例重组方程，再分别把待测 10 例的实测 7 种元素值代入该方程，结果见表 3（以 0^+ 期 4 例，I 期 6 例为例）。

表3 随机抽样10例前瞻性回代结果

原值	现值			原值	现值		
	I	0$^+$	合计		I	0$^+$	合计
I	5 (83.33%)	1 (16.67%)	6	0$^+$	1 (25.00%)	3 (75.00%)	4

2.5 灵敏度、特异度、真实性、粗一致性、调正一致性、约登指数

计算流行病学指标，均显示良好，结果如下：

灵敏度 = 0.9444；粗一致性 = 84.29%；特异度 = 0.7353；调正一致性 = 84.91%；真实性 = 1.6797；约登指数 = 0.6797。

3 讨 论

（1）近几年来微量元素和尘肺之间的关系已受到学者们的重视，根据文献报道，尘肺病患者头发中微量元素含量和对照组、接尘组比较，呈递减趋势，即对照组 > 接尘组 > 尘肺组。据相关文献介绍，微量元素在体内的作用主要是保护细胞生物膜，清除自由基，阻断过氧化连续反应，这和尘肺发病机理目前解释呈明显对立。此外，影响机体的微量元素，不是单一地发挥作用，而是多个微量元素在互相协同、拮抗等过程中有一个相对维持稳定水平的微量元素谱。当长期受到外来因素影响时，如粉尘不断的侵入，开始微量元素可通过机体反应自行调节，以后微量元素大量消耗，补充又不足，使得微量元素谱平衡失调，慢慢由高水平降至低水平。作者设想，当接尘工人体内微量元素谱降至某一水平时，也就是尘肺被诊断的开始。

根据上述假说，作者在测定待诊尘肺患者发中微量元素的基础上，用 Fisher 判别建立判别方程，理论判别满意，又在现场验证中得到证实。本法可以剔除肉眼观察的误差，或有的胸片因胸膜反应、肺气肿、投照量不足或过多时，对胸片观察的不利因素，从而给诊断提供了一个客观的综合指标，起到了辅助诊断的作用。例如，某 0$^+$ 期接尘工人，判别方程定为 I 期，现场验证时发现该工人连续 3 年拍片均为差片，重新拍片后发现已有 3 个肺区达 I 级密集度，市诊断组遂定为 I 期尘肺。某 0$^+$ 接尘工人，职业病科医师告知患者胸片为胸膜反应，而患者多次吵闹要定为 I 期，市诊断组定为 0$^+$，用本法判别后，还是属于 0$^+$ 范围。再如某 0$^+$ 接尘工人，判别方程定为 I 期，现场验证时发现连续几年的胸片有肺气肿，经用高千伏摄片后，证实为 I 期尘肺。

（2）本次实验研究，无论从自身回代、现场验证、前瞻性回代及流行病学指标，均能体现本法灵敏度好，但特异性不强。从自身回代的结果（表2）来看，在 0$^+$ 的可疑病人中，有 9 人被判入 I 期，胸片证明均已向 I 期靠拢，作者感到应把这部分人视作高危人群，跟踪 2 年证实已有 6 人被市诊断组定为 I 期。

作者连续 2 年对某厂陶工用本法作判别，重复参加试验者有 29 人，现场验证中发现：两次判别结果相同有 19 人占 65.52%，从 0$^+$ 判为 I 期者有 7 人占 24.13%，共 26 人占 89.65%，说明重复性良好。而且两次判别的采发样时间不同，但判别结果却一致，分别为 86.67% 和 94.44%，说明饮食、季节的影响对头发的蓄积不大，仪器本身测试的偏差（<5%）对微量元素的综合判别也无妨碍。

（3）作者根据几年来的研究探索有下列体会：①尘肺的诊断必须持有严肃的态度。目前虽有标准片作对照，但各地的诊断仍有误差。本法的优点是：要以标准的 I 期尘肺患者发样作依据，则对 0$^+$ 期的判别是可行的，质量也高。反之，诊断标准有较大误差，则判别的水准也就下降。②尘肺微量元素的测定，生物材料头发比血液好，其优点是易采集、易保存，能说明一段时间内的微量元素含量，这比血中瞬时含量强。③测试仪器简单，所需成本不大，适合作群体筛选。

（原载于《广东微量元素科学》1996 年第 2 期）

毛发元素谱与银屑病发病关系的研究

（1996）

冯　捷[1]　徐汉卿[1]　王香兰[1]　陈育生[1]　彭振辉[1]　马蔷薇[1]　孙国英[1]

李莲叶[1]　许大湖[1]　牛映斗[2]　姜效章[2]　姚　宇[2]　薛文岚[2]

（1. 西安医科大学第二附属医院　2. 西安医科大学）

[导读]　对头发中 11 种元素进行的逐步判别分析表明，锌、铁、钙、镁、钼、钴不平衡为西安钢厂职工银屑病的主要发病因素，而钾、钼、硒不平衡则是略阳钢厂主要发病因素。以这些元素建立的判别函数对西安钢厂和略阳钢厂银屑病患者与正常对照者的分类符合率分别为 100% 和 85%。

于 1988 年 5—10 月先后在陕西省西安和略阳两地进行银屑病流行病学调查，发现两钢厂（西钢与略钢）银屑病患病率在 1% 左右。为探讨地理环境与银屑病发病的关系，分别对两厂 29 名和 30 名银屑病患者及 60 名和 62 名正常对照组采集毛发标本，按常规方法进行处理后用原子吸收光谱法及荧光法测定毛发中锌、铜、铁、锰、铝、钼、钴及硒 8 种微量元素，以及钙、镁和钾 3 种常量元素。将所得数据进行统计学处理，先进行单因素分析，然后通过微机用多因素逐步判别分析法探求两厂影响银屑病发病的因素。本研究结果表明，由于元素之间的相互协同关系较复杂，因而影响银屑病发病的元素较多和复杂，采取单因素分析已无法解决这一复杂问题，需采取先进的方法。本文便是其中一例，现将结果报告如下。

1　材料和方法

西钢银屑病患者为 29 例（男 19 例，女 10 例）及对照组 60 例（男 30 例，女 30 例），略钢银屑病患者为 30 例（男 21 例，女 9 例）及对照组 62 例（男 51 例，女 11 例），年龄分布在 12~60 岁，以 20~40 岁为多，以上共有银屑病 59 例（男 40 例，女 19 例），对照组健康人 122 人（男 81 人，女 41 人）。按常规法剪取枕后离头皮 1 cm 的头发 3 g，用无金属污染的白纸包裹；经洗涤后用 $HNO_3 - HClO_4$ 消化处理后，用日立塞曼 180-80 型原子吸收光谱仪测试；Zn、Cu、Ca、Mg、Fe、Mn、Pb 及 K 用火焰法测定，Mo 和 Co 用石墨炉法测定，Se 用荧光法测定。将以上 11 种元素测试所获数据用多因素逐步判别分析法筛选出与银屑病发病有关的元素。

2　结果与讨论

2.1　西安钢厂银屑病患者毛发中 11 种元素测定结果

见表 1~表 4。

2.2　略阳钢厂银屑病患者毛发中 11 种元素测定结果

见表 5~表 8。

表1　西安钢厂银屑病患者组（男＋女）与对照组毛发11种元素值比较

检测元素	患者组（n=29）	对照组（n=60）	t 或 t'值	P
	$\bar{x} \pm s$（μg/g）			
Cu	13.7293±1.6569	11.9092±3.0590	636	<0.01**
Zn	172.2586±23.016	189.6807±40.3760	2.58S	<0.05*
Fe	18.260±6.762	13.610±5.729	3.375	<0.001**
Mn	1.3872±1.0320	3.0912±3.7930	4.172	<0.001**
K	14.7124±8.1940	23.6457±2.7930	4.048	<0.01**
Ca	649.1876±264.5970	1340.937±540.341	6.513	<0.01**
Mg	133.739±85.851	132.4202±86.0110	0.0629	>0.05
Pb	2.3105±1.7070	4.7327±8.3160	2.150	<0.05*
Mo	0.060±0.030	0.2417±0.1923	5.044	<0.01**
Co	0.2977±0.2510	0.1290±0.2658	2.915	<0.01**
Se	0.1667±0.0549	0.1290±0.0580	2.981	<0.01**

注：*和**分别表示 $P<0.05$ 和 $P<0.01$，以下各表所示相同。

表2　西安钢厂男性银屑病患者与对照组毛发11种元素值比较

检测元素	患者组（n=19）	对照组（n=30）	t 或 t'值	P
	$\bar{x} \pm s$（μg/g）			
Cu	13.1532±1.0995	13.473±3.464	0.4689	>0.05
Zn	168.149±23.170	185.67±36.11	2.0688	0.01<P<0.05*
Fe	18.3095±6.0848	14.813±6.678	1.8469	<0.05
K	13.1358±8.9865	20.1923±8.8996	2.6942	<0.01**
Ca	556.0547±168.0535	1091.055±426.726	6.1546	<0.01**
Mg	140.7532±58.4886	68.2227±41.2726	2.3738	0.01<P<0.05*
Pb	2.4916±2.0187	6.507±10.681	2.0251	>0.05
Mo	0.0594±0.0318	0.0107±0.1417	9.3511	<0.01**
Co	0.3304±0.2969	0.0762±0.1031	3.5970	<0.01**
Mn	1.2743±1.0212	3.9483±3.5576	3.8715	<0.01**
Se	0.1709±0.0641	0.1325±0.0447	2.2869	0.01<P<0.05*

表3　西安钢厂女性银屑病患者与对照组毛发元素值比较

检测元素	患者组（n=10）	对照组（n=30）	t 或 t'值	P
	$\bar{x} \pm s$（μg/g）			
Cu	14.824±2.024	10.3453±1.4088	7.7809	<0.01**
Zn	178.729±20.135	199.1727±34.0126	1.7895	>0.05
Fe	18.166±8.257	12.4257±4.3853	2.8316	<0.01**
Mn	1.6025±1.0667	2.2341±1.3033	1.3823	>0.1
K	17.707±5.673	27.1653±10.8900	2.6149	<0.01**
Ca	826.09±329.01	1590.807±531.720	4.2625	<0.01**
Mg	188.811±128.831	197.051±76.612	0.1913	>0.05
Pb	1.066±0.846	2.9147±1.0705	4.9950	<0.01**
Mo	0.0611±0.0288	0.1961±0.2389	3.029	<0.01**
Co	0.2362±0.1144	0.1817±0.3569	0.7307	>0.05
Se	0.1586±0.0325	0.1256±0.0698	2.0157	>0.05

表4　西安钢厂银屑病患者两性间毛发元素值比较

检测元素	男性患者 (n = 19)	女性患者 (n = 10)	t 或 t' 值	P
	$\bar{x} \pm s$ (μg/g)			
Cu	13.1532 ± 1.0995	14.824 ± 2.024	2.4288	0.01 < P < 0.05 *
Zn	168.149 ± 23.170	178.729 ± 20.135	1.2196	> 0.2
Fe	18.3095 ± 6.0848	18.166 ± 8.256	0.0533	> 0.5
Mn	1.2743 ± 1.0242	1.6025 ± 1.0667	0.809	> 0.4
K	13.1358 ± 8.9865	17.707 ± 5.673	1.4561	> 0.1
Ca	556.0547 ± 168.0535	826.09 ± 329.01	2.4337	0.01 < P < 0.05 *
Mg	104.7532 ± 83.4886	188.811 ± 128.833	1.9597	< 0.05 *
Pb	2.4916 ± 2.0817	1.966 ± 0.846	0.9827	< 0.05 *
Mo	0.0594 ± 0.0318	0.0611 ± 0.0288	0.1392	< 0.05 *
Co	0.3304 ± 0.2969	0.2362 ± 0.1144	1.2208	< 0.05 *
Se	0.1709 ± 0.0641	0.1586 ± 0.0325	0.6881	< 0.05 *

表5　略阳钢厂银屑病患者组 (男 + 女) 与对照组间毛发11种元素值比较

检测元素	患者 (n = 30)	对照组 (n = 62)	t 或 t' 值	P
	$\bar{x} \pm s$ (μg/g)			
Cu	16.496 ± 3.239	17.058 ± 10.960	0.370	> 0.05
Zn	14.956 ± 28.036	14.969 ± 22.543	0.581	> 0.05
Fe	15.365 ± 4.761	15.226 ± 7.953	0.103	> 0.05
Mn	0.5000 ± 0.3860	0.682 ± 0.843	1.820	> 0.05
K	11.583 ± 8.092	20.923 ± 11.022	4.21	< 0.01 **
Ca	537.999 ± 202.482	824.776 ± 531.042	3.729	< 0.01 **
Mg	59.089 ± 38.887	100.893 ± 70.100	3.670	< 0.01 **
Pb	0.6928 ± 1.4420	0.4939 ± 1.7170	0.456	> 0.05
Mo	0.1492 ± 0.2490	0.0248 ± 0.0560	2.706	< 0.01 **
Co	0.0412 ± 0.0637	0.0319 ± 0.0293	0.725	> 0.05
Se	0.0607 ± 0.0304	0.1765 ± 0.1160	7.042	< 0.001 **

表6　略阳钢厂男性银屑病患者与对照组毛发11种元素值比较

检测元素	患者 (n = 21)	对照组 (n = 51)	t 或 t' 值	P
	$\bar{x} \pm s$ (μg/g)			
Cu	16.5943 ± 3.4802	17.6539 ± 11.9967	0.5748	> 0.05
Zn	147.1348 ± 24.7352	146.9302 ± 22.2207	0.0344	> 0.9
Fe	15.6838 ± 4.4005	15.0369 ± 6.9856	0.472	> 0.05
Mn	0.5447 ± 0.4038	0.6398 ± 0.4239	0.8774	> 0.3
K	10.1257 ± 6.2324	20.7777 ± 10.6976	5.2647	< 0.01 **
Ca	539.9663 ± 270.8789	739.2786 ± 410.6507	2.4169	0.01 < P < 0.05 *
Mg	60.1876 ± 45.5105	91.9161 ± 57.8207	2.2457	< 0.05 *
Pb	1.3467 ± 2.8814	0.2352 ± 0.5139	1.6774	> 0.05
Mo	0.1152 ± 0.2273	0.0234 ± 0.0595	1.8067	> 0.08
Co	0.0452 ± 0.0806	0.0303 ± 0.0300	0.8275	> 0.05
Se	0.604 ± 0.039	0.1628 ± 0.0973	6.3825	< 0.01 **

表7　略阳钢厂女性银屑病患者组与对照组毛发元素值比较

检测元素	患者组 (n=9)	对照组 (n=11)	t 或 t'值	P
	$\bar{x} \pm s$ (µg/g)			
Cu	16.2667 ± 2.7693	14.2982 ± 1.7795	1.927	>0.05
Zn	139.8822 ± 35.7533	128.7233 ± 55.6193	0.519	>0.05
Fe	14.6222 ± 5.7339	16.1018 ± 11.8636	0.3648	>0.05
Mn	0.3914 ± 0.3364	0.8793 ± 0.6982	2.0454	>0.05
K	14.9833 ± 11.0312	21.5991 ± 12.9692	1.2118	>0.2
Ca	535.6189 ± 140.1581	1221.173 ± 816.669	2.7353	0.01 < P < 0.05 *
Mg	56.6122 ± 19.7511	142.52 ± 104.61	2.6662	0.01 < P < 0.05 *
Pb	0.3893 ± 1.1590	1.462 ± 3.924	0.8615	>0.05
Mo	0.8958 ± 2.1483	0.0271 ± 0.0366	1.213	>0.05
Co	0.0272 ± 0.0289	0.0302 ± 0.0237	0.3824	>0.05
Se	0.0613 ± 0.0207	0.2475 ± 0.1687	3.6274	< 0.01 **

表8　略阳钢厂银屑病患者两性间毛发元素值比较

检测元素	女性患者 (n=9)	男性患者 (n=21)	t 或 t'值	P
	$\bar{x} \pm s$ (µg/g)			
Cu	16.2667 ± 2.7693	16.5943 ± 3.4802	0.2497	>0.05
Zn	139.8822 ± 35.7533	147.1348 ± 24.7352	0.6476	>0.05
Fe	14.6222 ± 5.7339	15.6838 ± 4.4005	0.5804	>0.05
Mn	0.3914 ± 0.3364	0.5447 ± 0.4038	0.9904	>0.05
K	14.9833 ± 11.0313	10.1257 ± 6.2324	1.542	>0.05
Ca	535.6189 ± 140.1581	S39.9663 ± 270.8789	0.0453	>0.05
Mg	56.6122 ± 19.7511	60.1876 ± 45.5105	0.255	>0.05
Pb	0.3893 ± 1.1590	1.3467 ± 2.8814	0.9563	>0.05
Mo	0.8958 ± 2.1483	0.1152 ± 0.2273	1.683	>0.05
Co	0.0272 ± 0.0289	0.0452 ± 0.0806	0.6616	>0.05
Se	0.0613 ± 0.0207	0.0604 ± 0.0388	39.3594	< 0.01 **

2.3　多因素逐步判别分析结果

2.3.1　西安钢厂银屑病患者（29 例）与正常对照（60 例）毛发中 11 种元素逐步判别分析

当 F 值定为 4 时，判别函数式为

$$y_1 = -41.8042 + 3.2698x_1 + 0.162x_2 + 0.1905x_3 + 0.0056x_6$$
$$+ 0.458x_7 - 0.6649x_8 + 4.397x_9 + 12.9493x_{10}$$
$$y_2 = -38.9768 + 2.1759x_1 + 0.2128x_2 - 0.0398x_3 + 0.0056x_6$$
$$+ 0.0042x_7 - 0.2972x_8 + 17.9479x_9 + 0.3873x_{10}$$

即筛选出 Cu、Zn、Fe、Ca、Mg、Pb、Mo、Co 8 种元素。

$F = 40.0551$，查 F 值表，$F_{0.05}(1.79) = 4$。

现 $F > F_{0.05}(1.79)$，故这两类数据在 $\alpha = 0.05$ 水平上差别显著，即银屑病患者与正常对照两组的这 8 种元素的分布有显著差异。

将原始资料用建立的判别函数式回代，回代结果为计算的分类与原分类完全符合，符合率为 100%，说明建立的判别函数有较满意的效果。

为了进一步筛选出主要元素，将 F 值定为 7，判别函数式选出 Zn（x_2），Fe（x_3），Ca（x_6），Mg（x_7），Mo（x_9），Co（x_{10}）6 种元素。

$F = 40.72$，$F > F_{0.01}$（1.79），这两类数据在 0.01 水平上差别显著，结果显示这 6 种元素在银屑病患者与正常对照组间分布有非常显著的差异。

回代结果，符合率仍为 100%，表明判别函数判别效果满意。

2.3.2 略阳钢厂 30 例银屑病患者与 62 例正常对照者毛发中 11 种元素逐步判别分析

当 F 值定为 4 时，其判别函数式为

$$y_1 = -2.4158 + 0.1045x_5 + 6.8657x_9 + 5.8791x_{11}$$
$$y_2 = -3.8347 + 0.1859x_5 + 1.5685x_9 + 16.7168x_{11}$$

即筛选出 K（x_5），Mo（x_9），Se（x_{11}）三种元素，$F = 17.6622$，查 F 值表，$F_{0.05}$（1.86）= 4。现 $F > F_{0.05}$（1.86），故这两组数据在 $\alpha = 0.05$ 水平上差别显著，即可以认为该厂银屑病患者与正常对照组这 3 种元素的分布有显著差异。

回代结果为 92 例中有 78 例的计算分类与原分类符合，14 例不符合，符合率为 85%，故建立的判别函数有比较满意的判别效果。

当 F 值定为 7 时，得到的判别函数式与上面完全一致，故这两组数据在 $\alpha = 0.01$ 水平上差异非常显著。

2.4 讨 论

当多种元素对机体发病起作用时，仅利用单因素分析远远说明不了问题。由表 1 与表 2 可以看出，由于西钢的环境与略钢迥然不同，西钢银屑病患者毛发内 11 种元素测试结果，除镁含量无差异外，其余 Cu、Zn、Fe、Mn、Mo、Ca、Se、Pb 微量元素与 K、Ca 常量元素的值与正常健康对照组相比均有显著差异或非常显著差异；而略钢患者毛发微量元素中仅有 Mo、Se 与对照组有显著差异或非常显著差异，K、Ca 及 Mg 3 种常量元素与对照组有显著性差异或非常显著性差异。这说明环境不同，影响银屑病的发病情况则有所差异，这与不同工厂的三废污染情况有密切关系。由于元素之间的相互协同和拮抗作用比较复杂，必须寻找新的方法，加以解决。

当前统计学迅速发展，已能应用微机的人工智能法进行多因素逐步判别分析、相关回归等方法进行复杂因素对某病发病关系的运算，免除了不少缺点。

本文采用微机处理的多因素逐步判别分析法对所取得的上述银屑病患者毛发中的有关数据进行多因素逐步判别分析，判定影响银屑病发病的因素，结果表明：

西钢银屑病患者（29 例）与对照组（60 例）所测定的毛发中 11 种元素所有数据分析筛选出 Cu、Zn、Fe、Pb、Mo、Co、Ca 及 Mg 8 种元素与银屑病的发病有关，当 $F = 7$，$\alpha = 0.01$ 时筛选出 Zn、Fe、Mo、Co、Ca、Mg 6 种元素与银屑病的发病密切相关。与表 1 相比则发现 Mg 在银屑病的发病中有明显关系；相反地 Se、Pb、K、Cu、Mn 则关系不大显著。

略钢 30 例银屑病患者与对照组 62 例健康人毛发中 11 种元素值与银屑病发病的关系经筛选的结果当 $F = 4$ 及 $F = 7$ 时，即 $\alpha = 0.05$ 或 $\alpha = 0.01$ 时，发现影响该厂银屑病发病的主要元素为 K、Mo 和 Se，这一结果与表 5 相比较则 Ca、Mg 在该厂发病的因素方面无明显作用。

由表 2、表 3 看两性间的差别情况，西钢男性患者与对照组相比 Fe 有差异，Zn、K、Ca、Mg、Mo、Co、Mn、Se 有显著差异或非常显著差异；而女性患者与对照组相比仅有 Cu、K、Ca、Pb、Mo 5 种元素有差异或显著差异。当男女相比时仅有 Cu、Ca 值有显著差异或非常显著差异。略钢男女患者分别表现为 K、Mg、Se 与 Ca、Mg、Se 有差异。但两性相比时除两性毛发元素含量仅 Se 有非常显著差异。说明影响

两性体内元素代谢的因素也有差别。

综上所述，采取人工智能协助人们对病机的研究是一种比较可靠而先进的方法（回代结果准确率分别为 100% 与 85%）。因此，对极为复杂的内环境的变化情况及影响其变化情况的因素不能采取单因素分析，应借助微机进行多因素逐步判别分析，这为进一步阐明银屑病与微量元素的关系提供了一种新的方法。

（原载于《广东微量元素科学》1996 年第 3 期）

人工神经网络方法用于肺癌的辅助诊断[*]

（1998）

张卓勇[1]　刘思东[1]　丁保军[1]　任玉林[2]　陈杭亭[3]　曾宪津[3]

（1. 东北师范大学　2. 吉林大学　3. 中科院长春应化所）

[导读] 用电感耦合等离子体发射光谱法测量肺癌患者和正常人头发中 19 种元素含量，在各 21 个样本中分别随机取出 5 个样本作为独立预测样本，其余 32 个作为训练集样本。独立预测样本检验结果表明，用人工神经网络方法可以对正常人和肺癌患者做出正确的分类预测。

利用人发和血清中微量元素含量，人工神经网络方法可作为肺癌诊断的一种辅助手段。

近年来，利用人发与血清样品中微量元素含量作为辅助诊断各种癌症的手段越来越受到人们的重视。由于微量元素与癌症之间的关系比较复杂，元素之间可能存在着相互影响或协同作用，因此，最好使用多变量分析方法来研究微量元素与癌症之间的关系，本文根据电感耦合等离子体原子发射光谱分析（ICP – AES）得到的人发和血清样品中微量元素的含量，采用反向传播人工神经网络方法（BP – ANN）对正常人与肺癌患者作了分类判别研究，并对有关问题作了讨论。

1　实验部分

1.1　仪器与试剂

Jarrel – Ash 800 系列 Mark – II 型（Fisher Scientific Co.）电感耦合等离子体原子发射光谱仪；入射功率 1.15 kW，冷却气（Ar）流量 17 L/min，载气（Ar）流量 0.5 L/min，辅助气（Ar）流量 1 L/min，观测高度 18 mm，样品提升速率 3 mL/min。

各元素的标准储备液用高纯金属或氧化物配制，所用试剂均为优级纯。

1.2　实验方法

人发和血清样品取自白求恩医科大学临床医院和吉林省肿瘤医院。肺癌患者未经任何化疗或放疗。样品用 $HNO_3 – HClO_4$ [V（HNO_3）：V（$HClO_4$）= 5.0：0.5] 混酸在 120 ℃下消解，然后稀释至适当体积进行测定。

共采集 42 个人发样本，其中正常人和癌症患者样本各 21 个，分别随机取出 5 个样本作为独立预测样本，其余 32 个作为训练集样本。测定的 19 个元素及其编号分别：Al（1），Fe（2），Ca（3），Mg

* 国家自然科学基金（批准号：29675023）和国家教委优秀年轻教师基金资助课题。

（4），B（5），Ba（6），Cd（7），Co（8），Cu（9），Cr（10），La（11），Mn（12），Mo（13），Ni（14），P（15），Pb（16），Sr（17），Y（18），Zn（19）。

采集 39 个正常人和 36 个癌症患者的血清样本，两种样本各随机取出 9 个作为独立预测样本，其余 57 个作为训练集样本。测定的 8 个元素及其序号分别：Fe（1），Ca（2），Mg（3），Cu（4），Cr（5），P（6），Zn（7），Sr（8）。

人工神经网络程序由本实验室自行编制，在 Pentium 微机上运算。ANN 的理论与具体算法可参见文献。

2　结果与讨论

2.1　网络参数的优化

人工神经网络的影响参数较多，这些参数通常需通过实验来选择。本文采用校准标准误差（Standard Error of Calibration，SEC）和预测标准误差（Standard Error of Prediction，SEP）考察网络参数的影响。

2.1.1　隐含层神经元个数　本工作采用具有三层神经元的神经网络。输入层神经元的个数对应各样本的元素个数，输出神经元为 1，对应于正常人或癌症患者期望输出值，分别设为 0.3 和 0.6。隐含层神经元个数通常决定该神经网络结构的复杂性，是影响神经网络性能的重要参数之一。在用于人发和血清样品的两个神经网络中隐含层神经元个数的影响分别如图 1（A）和（B）所示。

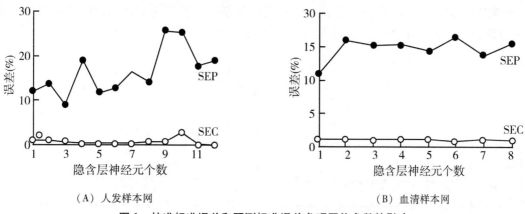

（A）人发样本网　　　　　　　　　　　　（B）血清样本网

图 1　校准标准误差和预测标准误差参观网络参数的影响

从图 1 可以看出，隐含层神经元个数对 2 个网络的影响有较大的差别。对于头发样品，当隐含层神经元为 3 时，SEP 最小，为 8.94%；而对于血清样品，隐含层神经元为 1 时，SEP 最小，为 10.98%。隐含层神经元个数对 SEC 影响不大。

2.1.2　其他参数的影响　学习速率与动量是影响网络收敛的重要参数。结果表明，学习速率和动量对 2 个神经网络的影响颇为相似。网络增益的实验结果表明，当增益小于 1.0 时 SEP 较大，而当增益在 1.0 ~ 1.5 范围内，SEP 的变化比较平缓。通过优化，对用于人发样本的网络参数分别为隐含层神经元 3 个，学习速率 1.0，动量 0.9，增益 1.2，迭代循环训练 3000 次。对用于血清样本的网络参数分别为隐含层神经元 1 个，学习速率 1.5，动量 0.9，网络增益 1.5，迭代循环训练 4000 次。

在神经网络的训练和预测中，需根据输入数据的极大、极小值作适当的线性变换，以使网络的输入值在神经元 S - 型传递函数的输入范围之内。若将训练集和预测集的样本共同极大、极小值用于线性变换，所得结果的 SEP 较小，但是这样做，在未知样本的预测时，需对网络作重新训练。因此，本工作仅在训练集样本中求极大、极小值，然后作相应的线型变换。这样，虽然所得到的 SEP 稍大，但用已训练好的网络对未知样本预测时更为实用。

2.2 对未知样本的分类预测

在所得到的优化条件下，用 ANN 对独立预测样本作分类预测的结果如图 2 所示。

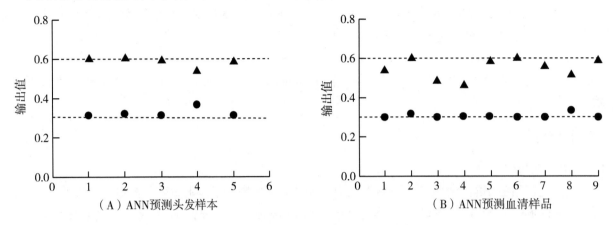

（A）ANN预测头发样本　　（B）ANN预测血清样品

图 2　用 ANN 对独立预测样本作分类预测的结果

从图 2 可以看出，用 ANN 可以对正常人和肺癌患者做出正确的分类预测。在根据头发和血清中微量元素含量对肺癌患者作诊断时，有可能由于个别元素受玷污产生奇异值或者由于检测方法的限制使个别元素无法测得含量值。人们当然希望在这些特殊情况下仍能对肺癌患者做出判别和诊断，为了检验神经网络对这种情况的适用性，我们将独立预测样本中的元素逐一地设置为零（以代表该元素为奇异值或缺损值），用已训练好的神经网络作分类预测，所得结果见图 3。

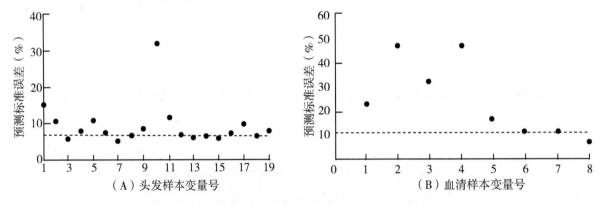

（A）头发样本变量号　　（B）血清样本变量号

图 3　用已训练好的神经网络作分类预测所得结果

从图 3 还可以考察出样本中各元素对分类预测的影响情况。若某元素对分类的影响较小，则将该元素含量置为零时，计算结果的 SEP 偏离正常 SEP（以图中虚线表示）较小；反之，若计算结果的 SEP 偏离正常 SEP 值越大，则表明该元素对分类的影响越大。例如，头发样本中的 Cr（编号为 10）和血清样本中的 Ca、Mg 和 Cu（编号分别为 2、3、4）对正常人与癌症患者的分类起着关键性的作用。如果未知样本中缺少了这些元素，则不能作出正确的分类。

从以上讨论可以看出，ANN 可以作为根据人发和血清中微量元素含量对肺癌患者作出诊断的一种辅助方法，还可以考察各元素对分类判别的影响。对该分类判别影响较小的元素，当有缺损值时，仍可作出正确的判别。

（原载于《高等学校化学学报》1998 年第 4 期）

判别早期心血管疾病高危人群的方法研究

（2000）

龚建新[1]　孙晓武[1]　石南宁[1]　王洪炜[2]　赵富强[2]

（1. 南京铁道医学院　2. 成都铁路中心防疫站）

[**导读**] 同时测定确诊的心血管疾病患者和"健康"被检查者头发中锌、铜、铁、锰、镁、钙、硒 7 种元素含量，用非参数判别法对"健康"被检者作判别，预测出的高危人群经 3 年追踪调查，确诊率达到 89.65%。

建议采用此法作人群心血管疾病的筛查。

心血管疾病被 WHO 组织列为世界三大疾病之一，尤以脑力劳动者多见。从预防医学的角度出发，早期发现心血管疾病的高危人群，是预防医学工作者研究的热点。作者根据心血管疾病与受自由基攻击有关，而自由基和微量元素又是相互拮抗的一组物质的原理，同时测定已确诊的病人和被检者发中微量元素的含量，把前者作标准，后者作判别的对象，进行非参数判别，预测出的人群去医院检查，又追踪观察 3 年，得到了良好的结果。

1　对象与方法

1.1　对象

某局机关现职或离退休者，50 ~ 65 岁，男性，自愿参加，被医院确诊为有心血管疾病的患者为疾病组，共 65 名；自称健康者为被检组，共 74 名。

1.2　方法

采取枕后部头发 0.5 g 左右，中性洗涤剂反复洗涤至清洁为止，置 45 ℃烘箱中 48 h，用 1/10 000 天平称取头发重量，放入高腰烧杯内加 5 mL 硝酸和 1 mL 高氯酸，置电热平板上硝化完全，重蒸水定容 5 mL，用 PE – Plassma n/400 型电感耦合等离子体发射光谱仪测定 Zn、Cu、Fe、Mn、Mg、Ca，用上海产 3200 型原子吸收仪加 VA – 90 气化装置测定 Se。所有数据均输入 IBM 586 微机，用 SAS 语言 6.11 版本：SAS/STAT User's Guide Vol. 1，Chapter 20 The DISCRIM Procedure pp 677 –771 对上述资料统计处理及非参数判别。

2　结　果

某局机关全部都是行管人员及技术人员，有心血管疾病的大多为动脉硬化、高血压、冠心病、缺血性心肌疾病等，平均年龄为 60.32 ± 2.14，被检组平均年龄为 55.03 ± 4.31，两组之间无显著性差异。

疾病组与被检组头发中 7 种微量元素含量测定结果均呈不正态分布，故用 $\bar{x} \pm s$ 及中位数 M 表示，见表 1。

用非参数判别法进行判别，因该法无须对总体预先作分布上的假设，故无判别函数式，微机中只显示经判别后自身回代的结果，见表 2。

表1　疾病组与被检组发中7种微量元素测定结果（单位：$\mu g/g$）

	疾病组		被检组	
	$\bar{x} \pm s$	M	$\bar{x} \pm s$	M
Zn	176. 1414 ± 32. 3828	178. 252	168. 4111 ± 51. 6242	159. 5270
Cu	11. 0318 ± 3. 1985	10. 264	13. 8055 ± 15. 9138	10. 6695
Se	0. 2985 ± 0. 2524	0. 287	0. 3023 ± 0. 1429	0. 3205
Fe	57. 8499 ± 205. 4525	19. 838	62. 1863 ± 211. 2924	19. 9805
Mn*	0. 7701 ± 0. 8936	0. 524	1. 0920 ± 1. 0993	0. 7655
Mg	110. 3292 ± 109. 3455	79. 860	113. 8790 ± 117. 609	73. 8860
Ca*	979. 9326 ± 704. 2201	823. 532	1250. 2660 ± 982. 6645	934. 5920

*经秩和检验有显著差异。

表2　疾病组与被检组非参数判别后自身回代结果

	N	疾病组		被检组	
		n	%	n	%
疾病组	65	60	93. 31	5	7. 69
被检组	74	29	39. 19	45	60. 81

3　讨　论

（1）自1968年Mocord和Fridovich发现超氧化物歧化酶（SOD）以后，活性氧合自由基的损伤作用与心血管疾病的发生发展密切相关的文献屡有报道。作者曾用非参数判别法预测Ⅰ期尘肺，得到满意的效果后，又研究用同样的原理早期发现心血管病。体内必需的微量元素大部分都是拮抗自由基的抗氧化剂酶中必不可少的金属元素，它们是抗氧化剂酶中的核心部分，起催化中心、活化中心的作用，从而达到去自由基、抗脂质过氧化、保护细胞膜的作用。当自由基不断地产生或入侵机体时，则抗氧化剂，如维生素A、维生素D、维生素E等及众多的抗氧化剂酶类，为保护机体而奋起"斗争"，但维生素A、维生素D、维生素E及微量元素必须从体外摄入，而又因众多原因致长期摄入不足，则体内组织器官向病变方面发展，久之疾病形成。从表1的两组中位数中可见，7种微量元素除Zn、Mg外其余5种均是疾病组低于被检组，上述的推理判断得到证实。至于Zn和Mg升高的原因，作者认为疾病组属治疗状态，无论是药物、饮食、休息等均比被检组好。其次是否可以这么推测：当Zn、Mg等微量元素若已达到正常值范围时，综合治疗向好的方向发展。但作者采集的发样不是住院患者的，以上结果还有待今后实验数据的证实。从表2非参数判别的自身回代结果来看，65例患者仍被判病的有60例，漏诊5例，但因临床已确诊，并不影响患者的治疗。而被检组中有29人被判为"病人"，这就是要找的高危人群，经有关医院检查，当年就证实有22人被判为动脉硬化、高血脂、心肌缺血等疾病早期，占75.86%，余7人经3年的追踪，又有4人被查出疾病早期，共占89.65%（其他三人失访）。达到了早期发现的目的。

（2）头发样品容易采集，无痛苦无创伤，易被受试者接受，无须特殊设备处理，易于保存及运送，又可重复测定，更主要的是发中微量元素的含量比血中的含量高一个数量级易检出。现在各地原子吸收仪已相当普及，故在人群普查心血管疾病时作筛选是理想的。

（3）非参数判别法，是一种新的立体距离判别方法，判别被检者是否有心血管疾病，必须要和周围3～4个距离最近的人作判别，表2中有5人漏判，就是这5人周围距离最近的3～4人大多为非疾病者，而29名高危人群则是每一个人距离最近的3～4人，大多为有疾病者，作者以50%为界，大于50%者有病的可能性大，反之则小。

（4）复习文献亦可发现微量元素和心血管疾病之间的关系：

心肌和血管组织中都含有锌，高血压、动脉粥样硬化、血栓闭塞性脉管炎患者，血清 Zn 含量降低。冠心病尤其是急性心肌梗死患者的锌代谢可能具有特殊意义。

硒可抑制自由基的脂质过氧化作用，从而导致心肌梗死总面积减少和冠状动脉结构引起心电图变化的改善。硒也抑制平滑肌细胞中的脂质过氧化物的累积，可增加 GSH - Px 的活性。硒对酸性代谢产物和自由基对心肌和冠状动脉组织的损伤有保护作用。

镁缺少能引起冠状动脉痉挛，其作用主要通过镁对钙的拮抗作用、对钾的调节、抑制粥样硬化形成、血小板聚集等发挥其舒张血管的作用。

钙在心肌代谢、收缩功能、膜结构完整性及细胞兴奋性等方面均发挥着主要的作用。细胞水平和分子水平的研究表明：心肌缺血性损伤与心肌细胞的钙代谢有密切关系。

铜是单胺氧化酶，超氧化物歧化酶（Cu - SOD）和细胞色素氧化酶的组成成分，铜的缺乏会导致心血管系统含铜酶活性下降，血管内皮细胞易受损害，弹性和韧性降低，胆固醇沉积。

铁具有重要的生理功能：构成血红蛋白、肌红蛋白及细胞色素氧化酶等，发挥运输、储存氧及传递电子的功能，参与组成含铁酶的活性中心，来发挥代谢作用。长期缺铁，造成缺铁性贫血伴缺氧，造成心率加快、心输出量增加，继之心脏扩张，患贫血性心脏病。

锰是许多酶的必需成分，对正常心肌代谢也十分重要，它是细胞膜钙通道的特异阻断剂，对心脏有强烈的抑制作用。能使心肌动作电位振幅减少，平台期延长，心脏收缩能力降低。

作者认为体内微量元素的多少和心血管疾病之间，有很深的内涵关系，故用非参数判别法进行早期预测，达到早发现、早治疗的目的，应易被人们所接受。

4 小 结

根据微量元素和自由基是一对相互拮抗的物质之原理，而自由基又是造成心血管疾病的主要原因之一，作者同时测定确诊的病人和被检者发中 Zn、Cu、Se、Fe、Mn、Mg、Ca 7 种微量元素，用非参数判别法预测心血管疾病的高危人群，追踪 3 年正确率达 89.65%，建议可作人群普查的筛选之用。

（原载于《广东微量元素科学》2000 年第 1 期）

人工神经网络用于消化道癌症初级诊断研究[①]

（2000）

董社英　姚纪欢　于科岐　汤宏胜　高　鸿

（西北大学）

[导读] 测量正常人和消化道癌症病人头发中 11 种元素含量，然后将人工神经网络用于正常人和癌症患者的分类预测，对独立预测样本的预报识别率达 100%。

人工神经网络可以作为根据人发微量元素含量对消化道癌症做出初级诊断的一种辅助方法。

---

① 陕西省教委基金（批准号：98JK114）和西北大学科学研究基金（批准号：98NW29F）资助课题。

1 引 言

人体中的微量元素对其生化过程起着非常重要的作用。人发作为人体组织的一部分，其中的元素含量能反映人体内微量元素运动变化的平衡水平及积累情况，并且具有易采集、储存、不易交叉、感染等优点。近年来研究表明恶性肿瘤患者发样中某些微量元素的变化与肿瘤的发生、发展关系密切，可作为临床诊断的一种辅助手段。由于微量元素与癌症之间关系比较复杂，元素之间可能存在着相互影响或协同作用，因此，最好用多变量分析方法来研究微量元素与癌症之间的关系。人工神经网络（ANN）是以神经生理学与心理学相结合研究为基础来模拟人脑功能的一门学科，现在，它的应用已渗透到各个领域。本文测定了正常人及消化道癌症患者头发样品中 11 种元素的含量。采用神经网络对这些数据进行处理，讨论了网络参数的选择和头发样品中微量元素与癌症的关系。通过对正常人与癌症患者的分类判别研究，得出体检患者的初级临床诊断结果，为探讨利用发样进行临床诊断提供了一些信息，对寻找一个能够取代经典的血液临床诊断方法的研究具有很重要的意义。

2 实验部分

2.1 仪器与试剂

10 - 9021 型电感耦合等离子体发射光谱仪（美国 Leeman 公司）；RF - 540 荧光光度计（日本岛津公司）；586 微机；人工神经网络算法源程序用 MATLAB 语言编写。

各元素的标准储备液用高纯金属或氧化物配制成 1000 mg/L 的储备液，使用时稀释至所需浓度；硝酸、高氯酸均为优级纯，水为二次石英亚沸蒸馏水。消化系统癌（主要为食管癌、贲门癌）患者发样由山西省长治医学院附属医院提供。

2.2 元素含量测定结果

发样经常规法处理后，用电感耦合等离子体发射光谱仪测定样品中 10 种微量元素的含量，样品中 Se 含量用荧光光度法直接测定。有资料表明，Zn/Cu 比值与癌症之间存在着一定的特征联系，所以我们将 Zn/Cu 比值也作为一个变量。共分析样本 36 个，其中正常人和癌症患者样本各 18 个，测定的 11 种元素和 Zn/Cu 比值及其序号分别为：Zn（1），Cu（2），Zn/Cu（3），Fe（4），Cr（5），Se（6），Ca（7），Mg（8），Pb（9），Sr（10），P（11），Ba（12），结果见表 1。

表 1 发样中痕量元素分析（单位：$\mu g/g$）

变量号	元素	正常组（$n=18$）		癌症组（$n=18$）	
		平均值	标准偏差	平均值	标准偏差
1	Zn	156.2	27.45	114.5	21.23
2	Cu	16.45	5.417	19.61	4.690
3	Zn/Cu	10.90	5.487	5.791	1.592
4	Fe	16.71	6.501	21.43	9.505
5	Cr	8.650	3.899	11.68	5.849
6	Se	0.734	0.236	0.684	0.200
7	Ca	1326	209.0	1143	252.1
8	Mg	142.2	20.98	75.26	16.02
9	Pb	5.183	2.392	2.547	1.799
10	Sr	5.914	2.710	4.743	2.015
11	P	331.5	119.9	280.1	115.9
12	Ba	148.3	26.89	118.9	20.88

2.3　数据预处理及 ANN 判别分析

共取样本 36 个，将样本分为两类，第一类为正常人样本，共 18 个；第二类为消化道癌症病人样本，共 18 个。测得的数据均进行均一化，然后各随机取出 16 个作为训练集样本，其余 4 个样本作为独立预测样本。将第一类、第二类样本交叉放置，进行计算机模拟分析，建立疾病（消化道癌）的神经网络识别系统。

3　结果与讨论

3.1　网络参数的优化

3.1.1　神经网络的结构
神经网络的结构是指构成一种神经网络的层数及每层的神经元个数。本文采用四层神经网络，即输入层、两个隐含层和输出层。输入层神经元的个数对应各样本的变量个数，将其特征变量（11 种元素含量及 Zn/Cu 含量比值）作为输入，输出神经元为 1，对应于正常人或癌症患者期望输出值，分别设为 0.95（正常人）和 0.05（癌症患者）。隐含层神经元个数通常决定神经网络结构的复杂性，是影响神经网络性能的重要参数之一。隐含层神经元个数少，则网络不能充分反映输入节点与输出节点之间的复杂函数关系；但隐含层神经元个数过大时，会出现过拟合现象。实验结果表明：当隐含层神经元个数分别为 20 时，网络性能较好。

3.1.2　学习速率与动量
学习速率与动量是影响网络收敛的重要参数。学习速率过大，则网络易陷入局部最优解，且易发生震荡；若过小，则影响网络的收敛速度。实验结果表明，本文所研究问题中网络学习速率选 5×10^{-4} 较好。动量的作用是滤除网络的高频振荡，并保证在较低学习速率时也有一定的收敛度。结合学习速率的设置，动量因子选取为 0.9 时网络性能较好。

3.2　对未知样本的分类预测

在所选的最优化条件下，输入训练样本，经过学习，神经网络能完全正确地识别这些样本所建立的模型能将正常人及癌症患者明显分开（图 1）。为考验所建立的模型，将随机各取出的 4 个独立样本作分类预测，识别结果表明有 2 个是第一类样本，另 2 个是第二类样本，这些预报和实际结果完全一致。说明用 ANN 可以对正常人和癌症病人做出正确的分类预测。

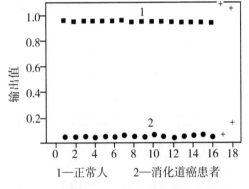

1—正常人　　2—消化道癌患者

图 1　头发样品的人工神经网络判别分类图

3.3　头发样品中微量元素与消化道癌症的关系

从以上讨论可知，正常人与消化道癌症患者头发中的微量元素是有明显区别的，应用神经网络还可建立消化道癌症与 12 种变量之间的对应关系，考察微量元素含量的变化对分类的影响。如将正常人的元素含量逐一地设置为它的两倍或 1/2（以代表该元素含量升高或降低），用已训练好的神经网络作分类预测，所得结果见图 2。

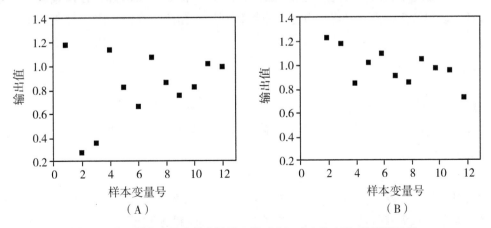

（A）　　　　　　　　　　　　　（B）

图 2　独立样本设置为其含量的 2 倍（A）或 1/2（B）的预测结果

若网络输出值在期望输出值 0.95 左右，表明该元素含量的变化不足以使正常人变为癌症患者，即它对分类无明显影响；若输出值越接近期望输出值 0.05，表明该元素含量的变化已使正常人变为癌症患者，即它对分类有明显影响。图 2 说明 Zn 含量降低，Cu 含量的升高、Zn/Cu 比值降低对正常人与消化道癌症患者的分类起着关键性的作用。另一方面也可说明输入对该分类判别影响较小的元素，不会引起识别错误。

从以上讨论可以看出，ANN 可以作为根据人发的微量元素含量对消化道癌症患者作出诊断的一种辅助方法，并且还可以考察各元素对分类判别的影响、头发样品中微量元素与癌症的关系。应用 ANN 进行发样分析的疾病识别预报容错能力强、可靠性高，得到了满意的结果。

致谢　山西省长治医学院化学教研室栗香莲、杨金香参加了部分实验工作，特此致谢。

（原载于《分析化学》2000 年第 8 期）

行管技术人员心血管疾病高危人群的早期判别

（2001）

龚建新[1]　倪春辉[1]　石南宁[1]　王开川[2]　常绍兰[2]

（1. 东南大学公共卫生学院　2. 铁道部十五工程局防疫站）

[导读]　测量某局 45 岁以上男性行政管理及技术人员中 64 例确诊有心血管疾病的患者和 90 例自称"健康"的待检查头发中 7 种元素含量，以患者为标准，对待检者进行非参数判别，发现 12 例"有病"。这些高危人群中 9 例经现场临床验证确认，符合率 75%。其余 3 例还有 3～5 年的观察期，其中 1 例在随访 6 个月后又被确诊。

头发检测判别，方法经济、简单、易行，用作心血管疾病的高危人群筛选是理想的。

心血管疾病是世界上危害人类健康的重要疾病之一。从预防医学角度出发，早期发现高危人群，达到早发现、早诊断、早治疗的目的，是预防工作者所关注的问题。心血管疾病发病的一个重要环节是自由基损伤。而微量元素参与多种抗氧化酶的特异的活化和催化中心，不同程度地直接和间接清除自由基、抗脂质过氧化，保护细胞膜，防止疾病发生。据此，我们同时测定已被医院确诊的患者和待检组头发中微量元素的含量，以患者为标准，对待检组进行非参数判别，预测出高危人群，经临床验证，得到了良好的结果。

1　材料与方法

1.1　对象

某局 45 岁以上男性行政管理及技术人员，已被确诊有心血管疾病的患者为疾病组，64 例；该局自称"健康"者为待检组，90 例。

1.2　方法

采取被检测对象枕后头发 0.5 g 左右，用中性洗涤剂反复清洗至清洁为止，置 46 ℃烘箱中 48 h，取出后用万分之一天平称取头发重量，放入高腰烧杯中，加 5 mL 硝酸和 1 mL 高氯酸，置电热平板上硝化完全，用重蒸水定容 5 mL。用 PE Plassman/400 型电感耦合等离子体发射光谱仪测定 Zn、Cu、Ni、Fe、

Mn、Mg、Ca，用上海 3200 型原子吸收仪加 VA – 90 气体装置测 Se，将所有数据输入 IBM586 微机，用 SAS 语言（6.11 版本）对上述资料进行统计分析及非参数判别。

2 结 果

2.1 年龄

行政管理及技术人员，在疾病组平均年龄（52.7 ± 4.9）岁：待检组平均年龄；（49.0 ± 5.0）岁，两年龄组无显著性差异。

2.2 头发中 8 种微量元素含量测定

结果列表 1。

2.3 用近邻型的非参数判别法进行判别的结果

结果列表 2。由表 2 可知，12 人由原待检组判到了疾病组。

2.4 临床验证结果

结果列表 3。

表 1 疾病组与待检组头发中 8 种微量元素测定结果比较（单位：μg/g）

元素	疾病组		待检组		P
	$\overline{x} \pm s$	M（中位数）	$\overline{x} \pm s$	M（中位数）	
Zn	106.071 ± 33.994	101.897	120.716 ± 40.309	118.517	0.0196
Cu	8.323 ± 2.533	8.010	9.819 ± 8.987	8.376	0.1250
Ni	0.259 ± 0.967	0.0557	0.105 ± 0.206	0.0654	0.8907
Fe	10.922 ± 19.458	7.759	10.707 ± 12.427	8.621	0.5562
Mn	0.324 ± 0.215	0.293	0.326 ± 0.392	0.321	0.5271
Mg	59.994 ± 36.869	53.842	67.696 ± 42.598	56.309	0.3470
Ca	674.259 ± 309.833	630.372	768.517 ± 420.776	656.134	0.2187
Se	0.316 ± 0.0894	0.304	0.258 ± 0.054	0.260	0.0001

表 2 疾病组与待检组最近邻型判别结果

分组	待检组		疾病组		总计
	n	%	n	%	
待检组	78	86.7	12	13.3	90
疾病组	22	34.4	42	65.6	64

表 3 判别阳性人员血脂检查结果

序号	年龄（岁）	胆固醇（mmol/L）	三酰甘油（mmol/L）	高密度脂蛋白（mmol/L）
1	58	5.30	1.85	1.09
2	55	5.61	3.71	1.44
3	48	5.45	2.40	1.57
4	49	5.84	2.10	1.15
5	48	6.76	2.25	1.93
6	52	4.62	1.85	1.18

续表

序号	年龄（岁）	胆固醇（mmol/L）	三酰甘油（mmol/L）	高密度脂蛋白（mmol/L）
7	47	5.60	1.60	0.80
8	46	4.17	5.80	1.14
9	51	5.20	1.73	0.94
10	47	4.40	0.99	1.25
11	48	4.89	1.67	2.15
12	50	5.14	1.48	1.26

正常值：胆固醇 < 5.20 mmo·L^{-1}；三酰甘油 < 1.70 mmo·L^{-1}；高密度脂蛋白 $0.97 \sim 1.04$ mmol·L^{-1}

3 讨 论

心血管疾病发病的重要机制之一就是自由基损伤。自由基是指一类具有未配对电子的物质，其种类很多，通过脂质过氧化触发一系列细胞功能紊乱，导致某些病理改变。体内利用具有抗氧化功能的营养素，如铜蓝蛋白、超氧化物歧化酶（SOD）、谷胱甘肽过氧化物酶、运铁蛋白、过氧化氢酶（CAT）等来清除自由基。众多的微量元素是这些抗氧化酶的核心部分，起特异的活化中心和催化中心作用。可见，微量元素与心血管疾病之间关系密切。国内外报道：心血管疾病与 Zn、Cu、Ni、Fe、Mn、Mg、Ca、Se 等有密切关系。体内缺少微量元素，使得抗氧化的营养素不能发挥抗脂质过氧化、清除自由基的功能，造成细胞膜损伤，引起器官的病理改变。我们所测的 8 种微量元素含量的结果（表1），比较其中位数，除 Se 外，Zn、Cu、Ni、Fe、Mn、Mg、Ca 的含量，疾病组与待检组比较，均有降低的趋势，证实了上述推理。

从表 2 近邻型非参数判别的结果看，90 例当中被判"有病"的有 12 例，这就是我们要找出的高危人群。判别待检对象是否有病，是根据其周围若干个距离最近的人患病情况而定，12 例高危人群是每一个人距离最近的人中，多数为疾病患者。由此判出的高危人群经现场临床验证，确诊 9 例，符合率 75%，其余 3 例还有 3 ~ 5 年的观察期，其中 1 例在随访 8 个月后确诊。某局领导反映，该课题符合局情、职愿，而且方法先进、易行，能在无自我感觉的早期发现病人，提高施工生产效率，减少住院经费，减少了由于脑血管意外导致死亡。阳性人员反映，通过该科研工作给他们敲响了警钟，带来了幸运。被检者不受痛苦、不伤害身体，在早期发现疾病后，及时得到了防治，避免了更大的身体危害及经济损失。有临床验证的高符合率和现场好的反映，该方法用作人群普查心血管疾病的高危人群是可行的。

试验所用的头发样品容易采集，对被采集对象无痛苦和创伤，易被接受，无须特殊处理，易于保存和运输，又可重复测定，而且头发中微量元素含量比较稳定，不受饮食因素的短期影响，且为蓄积量，易于检出。检测所用的原子吸收仪已相当普及，整套方法经济、简单、易行，用作人群普查心血管疾病的高危人群的筛选是理想的。

（原载于《微量元素研究进展（四）》，第二军医大学出版社，2001）

计算机模式识别法对关节变形强直性脊柱炎微量元素谱的研究

（2001）

刘 俊[1] 余煜棉[2] 李燕玉[3]

（1. 华中科技大学 2. 广东工业大学 3. 中山医科大学）

[**导读**] 在关节变形强直性脊柱炎患者和健康人发样的 15 种元素中，两类人的单因素差异并不明显。但选择钙、铅、锌、钛、镍、镁、锶 7 元素作特征参量，计算机模式识别法对两类人的判别准确率为 98.18%，预报准确率也达 94.44%。

计算机模式识别技术能更科学地反映头发微量元素与疾病的关系，能得出传统的单因素统计法难以得到的研究结果。

微量元素对人体健康的重要性已为人所认识，科研人员常常研究疾病与体内微量元素失衡间的关系，为疾病的治疗提供帮助。关节变形强直性脊柱炎对人体健康影响极大，病情严重的患者不但影响工作，而且还对生活自理带来麻烦。本文运用近年广泛应用于多因素研究的聚类、判别和预报等工作的计算机模式识别（CPR）技术，研究强直性脊柱炎患者和健康人头发间的微量元素含量差异，以探求患者体内微量元素的不平衡情况，为预防和治疗该病提供一定帮助。研究表明，在所测定的 15 种元素中，只有 Pb、Ca、Ni、Cr 4 种元素的含量在患者和健康人间存在较大差异，P 值在 $0.1 \sim 0.05$，其余元素差异均较小（$P > 0.1$），即两类人之间单因素的差异并不明显。但从计算机模式识别研究可知，选择 Ca、Pb、Zn、Ti、Ni、Mg 和 Sr 7 种元素为特征参量的微量元素谱却有明显的差异，两类人的高维空间样本点的主成分分析（PCA）投影图，分别聚集在不同的区域（图 1，图 2），其分布周界清楚；而从马氏距离法研究可知，对两类人学习样本的回判和对未知样本预报的准确率均大于 92%，由此可知患者和健康人的 7 种元素的微量元素谱确实不同。这说明在研究该病的微量元素时，从多元素共同作用的角度去考虑更为科学。

1 材料与方法

1.1 样本采集

从门诊确诊为关节变形强直性脊柱炎患者 47 例中，用常规法各剪取头发约 0.3 g 作为患者发样；同时采集 26 例健康人的相等质量的头发为对照组发样。

1.2 发样元素含量的测定

用常规方法清洗干净发样，称取干燥发样约 0.2 g，用 $HNO_3 - HClO_4$ 混酸湿法消化，蒸馏水定容至 5 mL，用电感耦合高频等离子体发射光谱仪（ICP - AES）测定样液中的 Cd、Mg、Ni、Ti、Cu、Co、Mn、Pb、Zn、Ca、Cr、Mo、Sr、Fe 和 Se 15 种元素的含量。

2 结果与讨论

2.1 两类人发样的元素含量及其 t 检验

表 1 是 ICP – AES 仪器测得的健康人和患者发样的元素含量及其差异性大小的 t 检验值。由表 1 可见，15 种元素的含量没有 1 种具有显著性差异（$P > 0.05$）。当然其中也有 Pb、Ca、Ni 和 Cr 4 种元素的含量差异较大，其 P 值在 0.05 ~ 0.1。单因素 t 检验结果表明，关节变形强直性脊柱炎患者头发中单一元素含量与健康人之间没有太大的不同，故从单因素角度研究两者的元素含量差异是困难的。对于人体中的有益元素 Sr、Ca 和必需元素 Ni 的含量，患者均比健康人低；而有害元素 Pb 和有益元素 Mg 的含量，患者却高于健康人。这些结论可供科技工作者研究参考。

表 1　健康人和脊柱炎患者头发微量元素含量（单位：$\mu g/g$）及其 t 检验

分组	Cd	Mg	Ni	Ti	Cu	Co	Mn	Pb	Zn	Ca	Cr	Mo	Sr	Fe	Se
	0.13	61.85	0.91	1.85	7.64	0.12	1.72	3.35	130.75	751.91	0.87	0.48	1.53	31.42	0.49
1	±	±	±	±	±	±	±	±	±	±	±	±	±	±	±
	0.13	24.70	0.85	0.66	2.54	0.08	0.74	2.76	46.42	265.22	0.54	0.26	2.64	11.52	0.33
	0.12	70.09	0.6	1.71	7.15	0.16	1.7	6.97	132.82	645.71	0.9	0.41	0.76	35.1	0.66
2	±	±	±	±	±	±	±	±	±	±	±	±	±	±	±
	0.12	24.48	0.41	0.85	2.05	0.17	1.16	8.47	36.94	156.86	0.40	0.17	0.66	12.57	1.44
t 值	0.50	1.21	1.80	0.65	0.79	1.00	0.06	1.89	0.18	1.87	0.20	1.27	1.62	1.09	1.48
P 值	>0.05	>0.05	<0.1	>0.1	>0.1	>0.1	>0.1	<0.1	>0.1	<0.1	<0.1	>0.1	>0.1	>0.1	>0.1

注：$t_{54,0.05} = 2.01$，1 为健康人（26 例），2 为患者（34 例）。

2.2 各元素的权重值（W）

在识别样本时，各因素为分类提供不同的信息量，对分类的贡献不一定相同，为此引进因素权重值 W，其定义为组间方差与组内方差之比。从单因素角度而言，权重值越大则该因素对分类的作用可能越重要。表 2 是 15 种微量元素的权重值的统计结果，由表 2 可见，不同元素的权重值差异不是太大，即没有哪一种元素在健康人与患者的区分中能提供特别多的分类信息。可以推想，单靠头发中某种元素含量的差异来识别脊柱炎患者和健康人微量元素的不同是比较困难的事情。权重值较大的几个元素排序为：Sr > Ni > Ca > Mo > Cu > Zn。

表 2　15 种元素的权重值

	Cd	Mg	Ni	Ti	Cu	Co	Mn	Pb	Zn	Ca	Cr	Mo	Sr	Fe	Se
权重（W）	0.94	0.95	1.37	0.82	1.01	0.73	0.75	0.77	0.99	1.28	0.64	1.15	1.60	0.90	0.87

2.3 元素间含量的相关系数（r）

微量元素对人体的影响是复杂的，不但单一元素会对人体施加影响，而且元素间往往存在相互的协同或拮抗作用。本文计算了 55 例样本元素含量间的相关系数 r 值，如表 3 所示。从表 3 可见，元素间有显著性或接近显著性差异的约占 20%，而负相关的不多。表中数据可供研究人员调控体内微量元素平衡参考。

表3 15种微量元素间的相关系数＊

元素	Cd	Mg	Ni	Ti	Cu	Co	Mn	Pb	Zn	Ca	Cr	Mo	Sr	Fe	Se
Cd	1.00														
Mg	−0.04	1.00													
Ni	0.27*	0.04	1.00												
Ti	0.03	−0.10	0.30*	1.00											
Cu	0.19	0.31*	−0.01	−0.18	1.00										
Co	0.14	0.37*	0.15	0.09	0.22	1.00									
Mn	0.21	−0.05	0.04	0.19	0.15	0.05	1.00								
Pb	0.19	0.04	0.15	−0.08	0.25*	0.45*	0.15	1.00							
Zn	0.05	0.46*	0.05	0.07	0.32*	0.28*	0.07	0.09	1.00						
Ca	0.23	0.59*	0.13	0.18	0.42*	0.22	0.24*	0.02	0.41*	1.00					
Cr	0.17	0.21	0.26*	0.16	0.05	−0.05	0.23	0.08	−0.02	0.26*	1.00				
Mo	−0.29*	0.18	0.04	0.06	0.16	0.24*	−0.03	−0.05	−0.09	0.11	0.18	1.00			
Sr	0.14	0.01	0.37*	0.22	0.23	0.12	0.20	0.17	0.15	0.24*	0.09	0.06	1.00		
Fe	0.02	0.04	−0.03	−0.2	−0.17	−0.2	0.00	0.03	−0.33*	0.17	−0.17	−0.07	1.00		
Se	0.03	−0.07	−0.31*	0.11	0.14	0.16	−0.03	0.13	−0.12	0.04	0.15	0.22	0.01	−0.32*	1.00

注：＊$r_{53,0.05}$=0.266，有＊的数值达到或接近显著性相关。

2.4 计算机模式识别法研究

上面 t 检验值和权重值的研究表明，难以从单因素角度说明患者和健康人头发中微量元素的明显差异，但这并不表明两类人的微量元素谱上没有区别。由于微量元素在人体作用的复杂性，所以近年研究微量元素时，常采用计算机模式识别（CPR）技术去分析多种元素的共同作用，即微量元素谱的作用。本文用 CPR 技术中的马氏距离判别法和主成分分析法去研究聚类、判别和预报等情况。

2.4.1 马氏距离法对样本分类的研究

2.4.1.1 特征参量的选择 马氏距离法的原理可参考有关文献。马氏距离判别法应用成功与否和特征参量的选取也有关系。在多因素判别中，特征参量的选择原则是用较少的特征参量来获得尽可能多的有用信息。也就是只选取那些与分类判别有关、对正确分类有帮助的因素，剔除与分类无关，甚至破坏正确分类的因素。本文先后研究了不同元素的个数和不同的元素组合对正确分类的影响，图1是用1～15种元素作为特征参量时对两类人的判别准确率曲线。从图中可见，当用7种元素作为特征参量时，其分类判别率已达到最高值98%左右，再增加元素至14种其判别准确率也没提高，而用15种或6种元素时反而下降到96%左右。选取作为特征参量的7种微量元素分别是 Ca、Pb、Zn、Ti、Ni、Mg、Sr，这时对

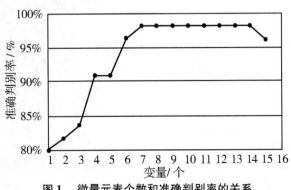

图1 微量元素个数和准确判别率的关系

两类人（共73例）的回判和预报情况如表4所示，其准确率均大于92%。

表4* 7因素的马氏距离法的判别准确率

名称	健康人		患病者		总率	
	例数	判别率	例数	判别率	例数	判别率
学习	21	95.24%	34	100%	55	98.18%
预报	5	100%	13	92.31%	18	94.44%

注：*7因素为：Ca、Pb、Zn、Ti、Ni、Mg、Sr。

2.4.1.2　特征参量对学习判别准确率的影响　为研究特征参量对分类判别作用的大小，这里通过删除某一特征参量，继续用马氏距离法研究它对判别准确率的影响，其结果如表5所示。由表5可见，当删除Ca或Pb时影响较大，判别准确率分别由98.18%下降至81.82%和83.64%，下降幅度较其他5个元素大；而删除Sr时判别准确率下降最小，为96.36%。这7种微量元素对区分患者与健康人的重要性排序为：Ca > Pb > Zn = Ti > Ni > Mg > Sr。这与前面t检验和权重的分析结果基本一致，但也不尽相同。这反映虽然多因素统计是在单因素的基础上进行，但它考虑多个因素间相互作用的影响，故比单因素更科学，因此用模式识别法研究微量元素科学更能反映出人的健康与微量元素间的复杂关系。上述研究揭示了患者发样中Ca、Sr、Ni、Ti含量的偏低，Mg、Pb含量的偏高是区分它与健康人的重要特征之一。

表5　各特征参量对判别准确率的影响

	特征参量						
	不删	Ca	Pb	Zn	Ti	Ni	Mg	Sr
判别准确率（%）	98.18	81.82	83.64	85.45	85.45	87.27	94.55	96.36

2.4.2　样本分布的主成分分析降维图

人类自身只能识别三维空间的图形，要研究三维以上的高维空间的样本点的分布情况，可以借助CPR降维技术。这里用主成分分析法对7维空间的55个样本点进行研究。表6是7个主成分的方差贡献率，也可认为是信息贡献率。由表6可见，第一、第二主成分的累计方差值贡献率只有61.21%，未达到>80%的理想情况，这可能和样本点的空间分布形状有关。但仍可从其二维、三维的PCA降维图（图2、图3）看出健康人和患者的样本点聚集在不同的区域，其周界基本清楚。这说明它们的7种元素的微量元素谱是不同的，也充分表明用马氏距离法对两类人进行分类判别的准确率达94%以上的是可靠的。图中还有少许样本点交错分布在一起，是因为第一、第二主成分只占总信息量的61.21%，还有大约39%的信息不能在图中反映出来所造成的。

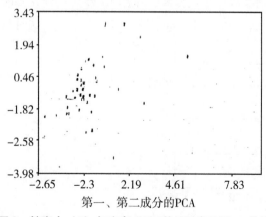

第一、第二成分的PCA

图2　健康人（1）与患者（2）的7元素PCA二维图

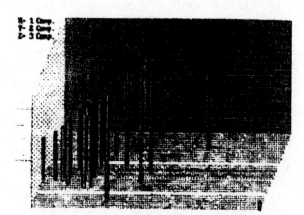

图3　健康人（灰柱）与患者（黑柱）的7元素PCA三维图

表6　7个主成分的方差贡献率

表6　7个主成分的方差贡献率

主成分	1	2	3	4	5	6	7
特征值	3.46	2.17	1.37	0.80	0.55	0.50	0.34
方差贡献率（%）	37.64	23.57	14.90	8.73	6.04	5.40	3.73

3　结　语

本文既用传统的单因素统计法，也用现代多因素统计法的计算机模式识别技术研究了关节变形强直性脊柱炎与微量元素谱的关系。研究表明，CPR技术能更科学反映微量元素与疾病的关系，能得出传统的单因素统计法难以得到的研究结果，因而计算机模式识别技术是微量元素科学研究的有效方法。

（原载于《广东微量元素科学》2001年第9期）

变应性鼻炎与微量元素的相关性研究[*]

（2002）

席　斌[1]　任　为[1]　闫国立[1]　瞿春杰[2]　仝选甫[3]　李泳文[3]

（1. 河南中医学院　2. 河南郑州市第三人民医院　3. 河南中医学院二附院）

[导读]　根据头发中锌、铜、铁、钙、镁、锰、锶7种元素测定值，依Fisher准则建立判别方程，对20例健康人的判别正确率为100%，对52例变应性鼻炎病人的判别正确率为96.2%，总判别准确率为97.2%。

头发元素测定为变应性鼻炎的诊断提供了新的诊断参考指标。

变态反应性鼻炎又称过敏性鼻炎，为临床常见病、多发病，近年来，随着工业化的发展，空气污染加重，本病的发病率有逐年上升趋势。为了探究本病的发病机理，我们观测了52例常年性变应性鼻炎（PAR）患者血清和头发中Zn、Cu、Fe、Ca、Mg、Mn、Sr的含量变化，并在此基础上，借助电脑和统计软件，利用多元统计中的判别分析方法，建立元素判别数学模型，以探明微量元素与本病的相关性。

1　对象与方法

1.1　对象

1.1.1　PAR组　共52例，男24例，女28例，平均年龄37岁，均为本院门诊患者。诊断依据1997年全国鼻科会议修订的"变应性鼻炎诊断标准"确诊。

1.1.2　对照组　共20例，男11例，女9例，平均年龄35岁，来自本院健康体检者，均无慢性鼻病史及过敏史。

PAR组与对照组，两组间性别、年龄无显著性差异，$P > 0.05$，所有研究对象均停服任何药物1周。

*　该课题为2000年河南省自然科学基金资助项目（编号004022800）。

1.2 方法

血清和头发样品，经常规处理后，运用日本岛津 AA－670 型原子吸收分光光度计测试。

1.3 数据处理

利用统计欺件 SAS6.12 版本进行统计分析，t 检验。

利用 SPSS 统计软件，根据费歇准则（Fisher's Liner Piscriminant Function），建立相关元素判别方程，并计算判别得分。

2 结　果

（1）表 1 显示 PAR 患者血清 Mn、Sr 含量下降，与对照组有显著性差异（$P < 0.01$）。

（2）表 2 显示 PAR 患者头发 Zn 含量下降，Cu 含量升高，Cu/Zn 比值升高，Sr 含量降低，与对照组有显著性差异（$P < 0.01$）。

（3）建立元素判别方程（根据费歇准则，运用 7 种元素测定值）。

血清元素判别方程：$D = 0.062 \cdot \omega(Fe) + 0.642 \cdot \omega(Sr) - 7.506$

头发元素判别方程：$D = 0.128 \cdot \omega(Cu) + 0.016 \cdot \omega(Zn) + 0.681 \cdot \omega(Sr) - 3.918$

此为二类判别，中心以 0 为分界点，若将某人相关元素的测定值代入判别方程，求出的判别分 >0 为正常人，判别分 <0 为患者。

依此方程，正常人组血清中心得分点为 1.014，病人组血清中心得分点为 -0.390。正常人组头发中心得分点为 2.626，病人组头发中心得分点为 -1.010。表 3 显示正常人回判结果，表 4 显示患者回判结果。从回判结果看，血清判别方程，正常人有 5 个判错，患者有 11 个判错，患者组判别正确率为 78.8%，正常人组为 75%，总判别正确率为 77.68%，头发判别方程，正常人全部判对，患者有 2 个判错，正常人组判别正确率为 100%，患者组判别正确率为 96.2%，总判别正确率为 97.2%。

表 1　对照组与鼻炎组血清微量元素含量比较　　　　单位：$\mu g/dL$

组别	例数	血清微量元素							Cu/Zn
		Zn	Cu	Fe	Ca	Mg	Mn（$\mu g/L$）	Sr	
对照组	20	82.28±6.18	93.91±14.34	85.33±8.48	10.22±1.52	2.01±0.25	51.00±18.89	5.07±1.56	1.16±0.25
鼻炎组	52	79.35±7.34	92.24±10.64	82.60±6.67	9.99±1.03	1.99±0.20	36.73±12.94**	3.15±1.51**	1.18±0.23

注：**$P < 0.01$。

表 2　对照组与鼻炎组头发微量元素含量比较　　　　单位：$\mu g/dL$

组别	例数	头发微量元素							Cu/Zn
		Zn	Cu	Fe	Ca	Mg	Mn	Sr	
对照组	20	208.21±22.17	13.00±2.55	15.38±4.40	789.11±199.25	134.28±30.02	4.20±1.53	7.12±1.42	0.06±0.01
鼻炎组	52	153.92±31.37**	14.88±2.23**	14.52±12.99	772.90±158.12	123.93±29.36	3.54±1.41	3.42±1.18**	0.10±0.03**

注：**$P < 0.01$。

表 3　对照组微量元素回判结果

头发				血清			
样本号	判别得分	样本号	判别得分	样本号	判别得分	样本号	判别得分
1	2.741	11	2.422	1	1.608	11	2.140
2	4.152	12	1.989	2	1.182	12	0.570

续表

头发				血清			
样本号	判别得分	样本号	判别得分	样本号	判别得分	样本号	判别得分
3	1.757	13	3.145	3	0.819	13	− 0.311*
4	1.722	14	1.230	4	1.054	14	− 0.233*
5	2.888	15	1.986	5	0.540	15	3.778
6	3.775	16	1.467	6	1.179	16	2.296
7	3.558	17	1.508	7	− 0.261*	17	0.007*
8	2.867	18	2.524	8	1.643	18	0.716
9	1.296	19	4.039	9	0.524	19	1.719
10	3.727	20	3.723	10	1.434	20	− 0.131*

注：* 表示判别错误。

表4 鼻炎组微量元素回判结果

头发								血清							
样本号	判别得分	样本号	判别得分	样本号	判别得分	样本号	判别得分	样本号	判别得分	样本号	判别得分	样本号	判别得分	样本号	判别得分
1	− 0.747	14	− 1.929	27	0.705	40	− 2.610	1	0.126	14	1.813*	27	− 1.013	40	0.527*
2	− 0.710	15	0.262	28	− 0.531	41	− 2.796	2	− 0.796	15	0.465*	28	− 0.335	41	− 1.329
3	0.062	16	− 0.725	29	− 1.448	42	− 2.166	3	− 0.992	16	− 1.147	29	− 1.128	42	− 0.778
4	− 195	17	− 2.182	30	− 0.759	43	− 0.845	4	− 1.184	17	2.013*	30	− 1.412	43	− 0.602
5	1.198*	18	− 1.243	31	− 1.111	44	− 1.775	5	− 1.274	18	− 1.376	31	0.202	44	− 1.378
6	− 1.548	19	− 0.203	32	− 0.489	45	− 0.534	6	− 1.292	19	0.189	32	− 0.385	45	2.215*
7	− 1.363	20	− 1.812	33	− 1.109	46	− 2.327	7	0.074	20	1.689*	33	0.310	46	− 1.018
8	− 0.503	21	− 1.577	34	− 1.603	47	− 0.792	8	− 1.641	21	1.063*	34	− 1.879	47	− 0.613
9	− 0.112	22	0.381	35	− 0.505	48	− 2.437	9	− 1.189	22	− 0.364	35	1.112*	48	− 0.981
10	− 1.503	23	1.546*	36	− 1.127	49	− 2.391	10	− 1.088	23	0.899*	36	− 0.798	49	0.865*
11	− 0.947	24	− 2.623	37	− 1.427	50	− 1.728	11	− 0.640	24	− 0.999	37	− 0.402	50	− 0.650
12	− 0.215	25	− 1.248	38	0.255	51	− 2.047	12	− 1.057	25	− 0.588	38	0.482*	51	− 1.169
13	0.290	26	− 0.9844	39	− 1.458	52	− 1.929	13	− 1.157	26	− 0.831	39	− 0.312	52	− 0.520

3 讨 论

PAR 是 IgE 介导的鼻黏膜 I 型变态反应性疾患，而微量元素对人体疾病有着重要的影响，微量元素在体内的失衡，缺乏或过多，可引起人体内环境的紊乱，出现一系列的病理损伤，从而导致疾病的发生。从本研究结果看，微量元素 Zn、Cu、Mn、Sr 的水平变化与本病关系密切，其机理值得探讨。

本研究运用血清和头发两种样品，进行元素检测。因为考虑到虽然血清和头发中元素含量都代表其在人体含量的多少，但所表示的意义有所不同，血清元素直接代表人体内现阶段元素含量的多少，而头发元素代表一段时期内体内元素平均水平，两者结合起来，可以更灵敏、更准确地反映本病患者体内元素的水平变化。

从表 1 可见，PAR 患者血清 Mn、Sr 含量下降，与对照组有显著性差异（$P < 0.01$）。提示 Mn、Sr 含量降低可能是变应性鼻炎发生的一个内在因素。Mn 是人体必需微量元素。参与人体、糖、脂肪代谢，其生物学作用与人体凝血机制、生长发育、神经及内分泌系统有关。近来研究发现。Mn 对于维持免疫功能的正常也是必需的。Mn 参与多种酶的合成与激活，是过氧化物歧化酶的组成成分，而过氧化物歧化酶是 PAR 的继发介质，它可增加原发介质如组胺等对靶细胞的作用，并可引起呼吸道黏膜慢性超敏反应状态。PAR 患者血清中 Mn 含量降低，可能与 Mn 参与介质形成有关。Sr 亦是人体必需微量元素，能促进骨骼发育生长，维持人体正常生理功能，防治心血管疾病。本研究显示，血清 Sr 和发 Sr 含量均出现下降（$P < 0.01$）。说明体内 Sr 元素与本病关系十分密切，经研究发现，Sr 与 Ca 有协同作用，都是人体骨骼和牙齿的组成成分。而钙参与肥大细胞内化学介质的释放，钙离子内流是肥大细胞被激活的重要环节。可能在 PAR 发病情况下，钙通道开放，钙离子向细胞内流，参与化学介质的释放，同时在协同作用下，血清锶含量下降。本研究亦发现，血清锶和锌呈正相关（$r = 0.304$，$P = 0.02$），而锌含量降低是 PAR 发生的一个重要因素，据此认为，锶与钙、锌元素在 PAR 患者体内，相互影响，协同作用，共同构成了 PAR 发病的内在机制。从表 2 可见：PAR 患者发 Zn 含量降低，Cu 含量升高，Cu/Zn 比值增大，与对照组有显著性差异（$P < 0.01$）。锌是参与人体免疫功能的重要微量元素之一，其有维持稳定细胞膜的作用，可以防止肥大细胞释放组胺，从而减轻 I 型变态反应。Zn 含量正常时，机体 T 淋巴细胞可抑制 IgE 产生，稳定细胞膜，从而达到阻止过敏反应的效果，当体内 Zn 水平低下时，鼻腔黏膜易受损伤，I 型变态鼻炎易发性升高。Cu 是人体必需微量元素之一，参与 30 多种酶的组成和激活，与机体的免疫功能有着密切的关系。PAR 患者发 Cu 升高，可能是鼻腔黏膜发生过敏反应，体内 Cu 与大量过敏介质发生了某种协同作用，从而加重了反应程度。

综上所述，变应性鼻炎与低 Zn，高 Cu，低 Mn，低 Sr 有一定的关系，但究竟这一变化能否作为本病发生的一个因素，或者是由于疾病而引起了这些元素的变化，尚需通过动态观测来证实。

根据本病患者体内元素所具备的随机性特点，我们采用统计学方法研究了其统计规律性，建立了元素判别数学模型。将被测病人血清和头发中的相关元素值，代入上述判别方程，计算判别得分，凡得分大于零者为正常人，得分小于零者为病人，为 PAR 的诊断提供了新的诊断参考指标。

（原载于《微量元素与健康研究》2002 年第 3 期）

糖尿病、鼻咽癌的头发分析模拟诊断[*]

（2003）

黄汉明[1]　史新华[1]　梁宝鎏[2]

（1. 广西师范大学　2. 香港城市大学）

[导读] 以糖尿病和鼻咽癌患者为例，建立了基于头发微量元素含量，可用于辅助筛选或识别患者的一种定量指标——动态诊断指标。这种方法充分利用了患者和健康人之间头发微量元素存在的明显差异，同时又克服了某种元素具体分界值普适性差的问题。对糖尿病患者和鼻咽癌患者的模拟诊断显示，随着例数的增加，该定量指标具有较高的辨别一个人是否患有某种疾病的准确率，

* 本研究得到香港城市大学的资助（Strategic Research Grant, Project No. 7001104）及广西壮族自治区科学基金的资助（桂科自 0339037）。

即患者被正确识别出来的概率稳步增加，而健康人被误诊为患者的可能性维持在较低水平。

对人体毫无伤害的头发分析有可能被用于某些疾病的诊断。

1　前　言

人体由多种生物分子如蛋白质、肽、脂类、多糖、核酸、激素、维生素等组成，而微量元素对上述生物分子的活动常起着关键的调控作用，但微量元素不像某些维生素能在人体内自行合成，只能来自于饮食、空气和各种外源性物质。人发是人皮肤的附属器官，像人体的其他器官一样，在人的生命过程中，人发也在不断地进行新陈代谢。人发生长速度受多种因素，如年龄、季节、性别和生长部位等因素的影响，其平均生长速度为 0.10 ~ 0.40 mm/d。头发的生长寿命有 1 400 ~ 1700 d。人发的表层是由角质化的上皮细胞组成，借毛根部的活细胞不断地增长。毛囊由毛根鞘和结缔组织鞘两部分组成，后者有血管和神经，特别是伸入毛球的毛乳头，有丰富的毛细血管和淋巴管丛，是体内微量元素和其他代谢产物积累于头发内的主要通道。故人发是人体排除矿物质元素和其他代谢产物的排泄途径之一。

人发的生物化学代谢转变十分缓慢，许多元素，特别是重金属元素一旦沉积"固定"其中后，就不容易再被吸收。角质蛋白的这种代谢极为缓慢的特点，使人发（毛发）具备了能"记录"矿质元素在人体内积蓄情况的功能。此外，毛发作为反映环境条件影响的指示物，其中的金属元素含量可反映出某个时期内由于慢性接触所造成的体内积蓄程度。人发如以每月生长 1 mm 计，可在离发根 1 cm 处，切段做分析，这样就能够追踪观察以月为单位的历史动态变化。目前，头发分析，即头发微量元素分析或称头发矿物元素分析，已在环境重金属污染监测、职业污染危害程度监测、儿童营养评价等实践中得到成功应用。而头发分析应用于疾病的辅助诊断目前尚处于探索阶段。

本文试图揭示头发微量元素含量水平在某种程度上反映的患者糖尿病状况。头发中微量元素的积累是一个长期的过程，如果所测定的糖尿病患者头发中的微量元素含量水平显著不同于健康人，可以设想，在糖尿病病发前的某一阶段，患者头发中的某些微量元素含量水平可能已显著不同于健康人。如果这个设想正确，则头发分析可以作为大量人群的早期糖尿病非损伤筛选工具。糖尿病是代表代谢紊乱及病态高血糖的一种综合征，一般是由于胰岛素分泌的完全缺失或胰岛素的生物效能减弱或两者兼有（Karam J H，1998）。糖尿病分为两种主要类型，一种是 1 型糖尿病（IDDM），即免疫力有关型糖尿病或胰岛素依赖型糖尿病；另一种是 2 型糖尿病（NIDDM），即非免疫力有关型糖尿病或非胰岛素依赖型糖尿病。微量元素，如钒（Vanadium）、铬（Chromium）和硒（Selenium）在糖尿病病情的发展、控制及糖尿病的治疗中可能扮演着一个重要角色（Tuvemo T，1983）。尽管有特定并发症的糖尿病患者的矿物质元素代谢异常相当明显，但是，糖尿病患者与健康人之间的这种微量元素状况的差别是疾病所引起的后果，还是导致疾病的原因，目前并不清楚（Walter R M Jr，1991）。

本文以统计模式识别的开环学习方法为手段，建立了一种基于头发微量元素含量水平，可用于筛选或识别病人的动态诊断指标（Dynamic diagnostic index，简称 DDI）。为验证 DDI 的有效性，本文亦给出了对鼻咽癌患者的模拟诊断结果。以该指标为准则的模拟诊断显示，头发分析对疾病有一定的识别能力，值得作进一步的探讨。

2　研究对象

2.1　糖尿病患者

若清晨空腹时血浆葡萄糖浓度大于或等于 1.40 g/L，而且还具有其他一些糖尿病的症状，则被认为是糖尿病患者。糖尿病患者分为两组：复查（Checked）组与非复查（Unchecked）组。复查组糖尿病患者的发样与血样在就诊治疗时每人先后被采样两次；而非复查组患者的发样与血样在就诊治疗时每人只被采样一次。复查组糖尿病患者在参加第 2 次采样时，绝大多数患者的病情呈现出不同程度的好转，仅 3 人病情不变，另有 1 人病情恶化。所有患者皆高血糖。大多数患者所患为 2 型糖尿病。而组成对照组（Controls）的为 51 名健康人（男 19 名，女 32 名），年龄介于 35～74 岁。这些研究对象的一些人口统计学数据如表 1 所示。

共 244 个案例的样品（头发样品和血清样品）被采集。其中，51 名健康人和 47 名非复查组糖尿病患者每人一例，73 名复查组糖尿病患者每人两例。对于每一案例，头发样品中的 8 种元素和血清样品中的 6 种元素被测定。发样及血样中都包括 2 个主元素 Mg、Ca 和 4 个微量元素 Fe、Cu、Zn、Se，发样中还要测定的 2 个微量元素 Cr、Mn。

表 1　糖尿病患者及对照组的一些人口统计学数据

		对照组	糖尿病患者组	
			复查组	非复查组
人数（性别）		51（男 19，女 32）	73（男 32，女 41）	47（男 16，女 31）
年龄/（岁）	$\bar{x} \pm s$	52 ± 10 男（55 ±11），女（50 ±9）	56 ± 10 男（58 ±11），女（55 ±10）	58 ± 12 男（55 ±13），女（59 ±11）
	范围	35～74 男（35～74），女（35～66）	30～71 男（38～71），女（30～70）	34～78 男（34～78），女（36～75）
患病时间/（年）	$\bar{x} \pm s$	无	5.5 ±4.9	6.2 ±5.9
	范围		0.1～21.0	0.1～26.0
例数（按糖尿病类型统计）		无	1：6 2：67	1：4 2：43

2.2　鼻咽癌患者

按照文献，测定了初诊鼻咽癌患者（NPC – initial）（100 人）及其对照组（30 人）的头发样品中 11 种元素 Zn、Ti、Cr、Mn、Fe、Co、Ni、Cu、As、Pb 和 Sr 的含量水平。

3　分类识别

3.1　糖尿病患者与健康人的分类识别

用 9 种模式分类器（Huang Han – ming，2001）对糖尿病患者与健康人分类识别的最优结果如表 2 所示。这些结果由感知器（Perceptron）分类器（Antognetti Paolo，1991）、进化（Evolutionary）分类器（Michalewicz，1996）、最优平面（Optimal plane）（朱尔一，1993）及费歇尔（Fisher's）分类器（边肇祺，1988；王碧泉，1989）或自适应线性（Adaline）分类器（Antognetti Paolo，1991）分类识别所得到。作单元素统计分析时，无论发样还是血样，元素 Mg、Se 在不同组别之间并无显著差异。所以在作这些分类识别时只考虑了发样中 Ca、Cr、Mn、Fe、Cu 和 Zn 6 种元素与血样中的 Ca、Fe、Cu 和 Zn 4 种元素。从表 2 可看出，当只考虑 Ca、Fe、Cu 和 Zn 4 种元素时，头发元素与血清元素的识别能力基本相当。

表 2　糖尿病患者与健康人的分类识别

样品		健康组对全体糖尿病患者	健康组对非复查组	健康组对复查组第 1 次采样	健康组对复查组第 2 次采样	复查组第 1 次采样对复查组第 2 次采样
头发	R_0 *	0.87	0.93	0.88	0.88	0.75
	R_1	0.86	0.92	0.84	0.82	0.77
	R_2	0.87	0.94	0.90	0.92	0.73

续表

样品		健康组 对全体糖尿病患者	健康组 对非复查组	健康组 对复查组第1次采样	健康组 对复查组第2次采样	复查组第1次采样 对复查组第2次采样
头发+血清	R_0	0.91	0.95	0.94	0.90	0.81
	R_1	0.90	0.96	0.88	0.92	0.73
	R_2	0.91	0.94	0.97	0.89	0.89
血清	R_0	0.75	0.79	0.68	0.75	0.77
	R_1	0.63	0.69	0.86	0.73	0.74
	R_2	0.78	0.89	0.55	0.77	0.80
头发（与血清同元素）	R_0	0.73	0.78	0.73	0.83	0.69
	R_1	0.78	0.80	0.71	0.80	0.51
	R_2	0.71	0.75	0.75	0.85	0.86

*R_0：总正确识别率；R_1：第1类（在此为健康组或复查组第1次采样）正确识别率；R_2：第2类（为全体糖尿病患者，非复查组，复查组第1次采样或复查组第2次采样）正确识别率。

当仅考虑头发中6种元素时，糖尿病患者已能很好地与健康人区分开来。这可从图1所示的散点分布可看出。图中符号：圆圈代表健康人，五角星代表非复查组糖尿病患者。该图的横轴为y_p，纵轴为 log（Cu）。y_p是从头发的6种元素用感知器得到的一参数，公式见后。$\log\omega$（Cu）为头发的Cu元素含量水平（$\mu g/g$）的自然对数值。当考虑头发中6种元素时，糖尿病患者（非复查组）与健康人分类识别的总识别率为93%；当同时考虑6种头发元素及4种血清元素时，糖尿病患者（非复查组）与健康人分类识别的总识别率增为95%。由此可见，为了从只由健康人与糖尿病患者组成的人群中辨别出糖尿病患者，头发中的6种元素含量水平已具有相当高的识别能力。

经分类决策分析，糖尿病患者（非复查组）与健康人的分界线由公式$y_p = 0$所确定，而y_p是用感知器分类法从头发的6种元素含量水平得到，其计算公式如下：

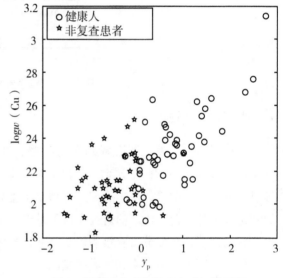

图1 糖尿病患者与健康人感知器投影散点分布 [y_p 对 $\log\omega$（Cu）]

$$y_p = 0.37 \times \log\omega（Ca）+ 0.11 \times \log\omega（Cr）+ 1.20 \times \log\omega（Mn）- 0.92 \times$$
$$\log\omega（Fe）+ 1.31 \times \log\omega（Cu）- 0.84 \times \log\omega（Zn）- 6.46$$

式中，$\log\omega$（Ca）是头发的Ca元素含量水平（$\mu g/g$）的自然对数值，其他类似项类推。

3.2 鼻咽癌患者与健康人的分类识别

鼻咽癌患者与健康人最优平面投影散点分布如图2所示。作最优平面投影时，所测的全部11种头发元素皆被考虑。在该散点分布图中，鼻咽癌患者与健康人的区别亦非常明显。图中符号：圆圈代表健康人，五角星代表初诊鼻咽癌患者。该图的横轴为y_1，纵轴为y_2。$y_1 = XP_1$，$y_2 = XP_2$，而P_1和P_2为改进的最优平面的两个正交的单位方向向量：

$$P_1 = \alpha W^{-1}（m_1 - m_2）= \alpha W^{-1}\Delta$$
$$P_2 = \beta\left(\frac{P_1^T X_T X P_1}{P_1^T X^T X W^{-1} X^T X P_1} W^{-1} X^T X P_1\right)$$

式中，α、β 为归一化常量；X 是由两类样品所组成的样品数据矩阵；W 是两类样品的类内方差和；△是两类样品的均值向量 m_1 与 m_2 之差。

如用 y_1 作为诊断指标，则 96% 的初诊鼻咽癌患者能被正确识别，虽然同时有 17% 健康人的被错分为患者。由此再次印证，头发中的元素含量水平对从只由健康人与患有某种疾病的患者组成的人群中识别出患者具有相当高的识别能力。

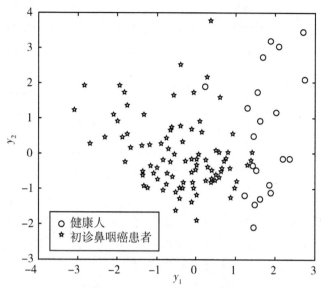

图 2　鼻咽癌患者与健康人最优平面投影散点分布

4　动态诊断指标

业已揭示，头发元素含量水平与年龄、性别、人种、饮食习惯、疾病、居住地点等诸多因素有关（Chatt，Amares，1988）。选取合适的研究对象及其对照组，可以避免由某些因素，如年龄、性别、人种等引起的差异。而且，许多研究者都得出了患者与健康人的头发的某一或某些元素含量水平有显著差异的结论。虽然如此，不同的研究者得到的健康人与某一疾病患者头发的同一元素含量水平分界值差别甚大。这妨碍了把头发分析直接应用于疾病诊断的潜在可能性。

虽然健康人与某一疾病患者头发的同一元素含量水平分界值没有统一的固定的值，然而如果在承认个体之间头发元素含量水平因其个人因素及个体环境因素的不同而存在着巨大的差异性的基础上，采用合适的可对比措施，把头发分析当作诊断疾病的可靠工具还是有很大的希望的。

在年龄相近，性别、人种相同，除身体健康状况外的其他因素亦无显著差异的情况下，用某一合适的模式分类器得到的用于识别某一疾病的患者的诊断指标可由相对固定的计算公式获得。但是，很明显，单是地域的不同就可能给相同疾病的患者的同一头发元素造成显著的差异，因此，任一研究者得到用于识别该疾病患者的诊断指标的相对固定的计算公式很难直接推广给另一个（地区、国家的）研究者。随着可用样品的不断增加与积累，就是同一研究者得到的用于识别某一疾病的患者的有相对固定计算公式的诊断指标也应该作相应的调整与修正。

在此，本文提出了一种随着新样品的获得能对诊断指标的计算公式作出适当修正的方案（HUANG Han‑ming，2001）。在这个方案中，计算公式可以不断调整与修正的诊断指标被称为动态（或自适应）诊断指标（DDI）。该方案的算法图示于图 3。

初始学习样品集由随机地从目标组样品集及对照组样品集选出的各一小部分样品所组成。所有其他的样品在由其所组成的样品集中的顺序被随机打乱，用于模拟新获得的待分类样品。如果对于当前的学习样品集，分类算法集中的某一分类算法能获得最大的 $R-E$ 值，则该分类算法用来建造当前的诊断指标

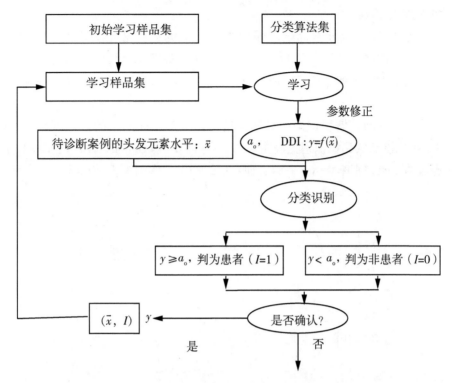

图3　建立动态诊断指标（DDI）的算法方案

和形成当前诊断准则（即决策规则）。下一个（或一批）新的待分类样品由当前的诊断指标和当前诊断准则分类。如果该已被分类的新样品能被确认（即确诊为患者或非患者），则被加入到当前的学习样品集中。如当前的学习样品集有变化，则须用分类算法集中的分类算法对当前的诊断指标和诊断准则作必要的更新。

5　模拟诊断

假设由 DDI 算法对 s 个样品 $f(\vec{x})$ 作了分类识别并已确认。其中的 $N_1(s)$ 个样品来自目标组，$N_2(s)$ 个样品来自对照组，$s = N_1(s) + N_2(s)$。对 s 个样品中的任一待分类样品，在它被确认之前，由 DDI $[y = f(\vec{x})]$ 作分类识别。在这里，$f(\vec{x})$ 是基于当前学习样品集的最好分类器所代表的转换函数。分类结果记为 I，决策规则为：

$$I = \begin{cases} 1, & \text{若 } y \geq a_0 \\ 0, & \text{若 } y < a_0 \end{cases}$$

对任一样品，确认规则为：

$$\Phi_1(I, \omega) = \begin{cases} 1, & \text{若 } I = \omega = 1 \\ 0, & \text{若 } I \neq \omega \end{cases} \text{ 和 } \Phi_2(I, \omega) = \begin{cases} 1, & \text{若 } I = \omega = 0 \\ 0, & \text{若 } I \neq \omega \end{cases}$$

由此，可得目标组样品的累积识别率 R（Correct rate，正确率）：

$$R = \frac{\sum_1^s \Phi_1(I, \omega)}{N_1(s)}$$

及对照组样品的累积识别率 E（error rate，错误率）：

$$E = \frac{\sum_1^s \Phi_2(I, \omega)}{N_2(s)}$$

5.1 对糖尿病患者的模拟诊断

初始学习样品集由随机从目标组样品集（即 51 个健康人的头发元素数据集）及对照组样品集（120 个糖尿病患者的头发元素数据集；其中有 47 个非复查组患者头发元素数据和 73 个复查组患者第 1 次测量头发元素数据）选出的各 6 个样品组成。所有其他的样品顺序被随机打乱，用于模拟新获得的待分类样品。

对糖尿病患者作模拟诊断，累积识别率如图 4 所示。当学习样品集的基数（Size of learming sample set）约大于 50 时，模拟诊断的累积识别正确率（Accumulated recognition rate）在 80% 以上。模拟诊断结束时，对糖尿病患者的正确识别率为 $R = 0.84$，而对照组的错误率则为 $E = 0.16$。

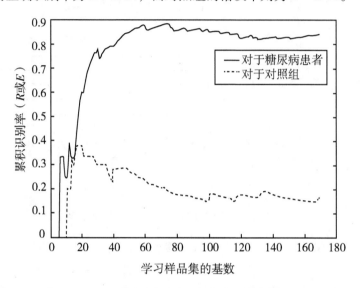

图 4   用 DDI 对糖尿病患者作模拟诊断的累积识别率

5.2 对鼻咽癌患者的模拟诊断

初始学习样品集由随机从目标组样品集（即 30 个健康人的头发元素数据集）及对照组样品集（100 个鼻咽癌初诊患者的头发元素数据集）选出的各 3 个样品组成。所有其他的样品顺序被随机打乱，用于模拟新获得的待分类样品。

对鼻咽癌患者作模拟诊断。当学习样品集的基数（Size of learning sample set）约大于 30 时，模拟诊断的累积识别率（Accumulated recogrution rate）在 70% 以上。模拟诊断结束时，对鼻咽癌患者的正确识别率为 $R = 0.88$，而对照组的错误率为 $E = 0.25$。

6   讨论与结语

许多微量元素研究者通常只逐个对单个元素作统计分析。也有些研究者对多个元素作综合析，但一般只进一步更直观地确认健康人与患者之间头发微量元素的显著差异性（朱尔一，1993），或揭示患者手术前后头发微量元素的显著变化（Leung PL, 1996）。就目前人们的认识所知，同一种疾病的患者的头发的同一种元素与健康人的头发的相应元素没有一个普适的分界值，即不同的研究者得到的这样的人分界值差别很大，这种分界值几乎没有推广意义。在满足有关因素可比的情况下，患者与健康人之间头发微量元素存在显著的差异是得到广泛认同的。本文所述的研究也进一步难证这一点，如图 1 就直观地显示出糖尿病患者与健康人之间头发微量元素存在明显区别，图 2 亦直观地显示出鼻咽癌病患者与健康人之间头发微量元素存在明显区别。本文提出的动态诊断指标（DDI）是试图充分利用这种显著差异性，同时力图克服某一元素具体分界值普适性差的问题。用 DDI 对糖尿病患者及鼻咽癌患者的模拟诊断显示，随着能被确诊的患者人数和对照健康人数的增多及相应的头发微量元素样品数据的增多，对于新增的待诊人员，用基于头发微量元素含量水平的动态诊断指标（DDI）对待诊人员作诊断，患者被正确识别出来的概率在稳步增加，而健康人被误诊为患者的可能性维持在较低水平（图4、图5）。这说明，对人体毫无伤害的头发分析有可能被用于某些疾病的诊断。当然这需要把试用于实际的疾病诊断或疾病筛选中，并作进一步的研究探讨。

（原载于《广东微量元素科学》2003 年第 10 期）

支持向量机算法研究头发微量元素与高血压的相关性[*]

（2003）

陈瑞兰　　陆文聪　　刘　旭　　陈念贻

（上海大学）

[导读] 以26例高血压患者和27例健康人头发中铝、铜、锌、钙、镁含量及 Zn/Cu 比值为特征量集合作数据挖掘，直接向量机算法建立的数学模型对高血压患者与健康人的正确分类率可达96.2%，留一法预报正确率则可达86.7%，均较 Fisher 法和 KNN 法等传统的模式识别算法高。

　　鉴于多种疾病都与头发的微量元素模式有关，因此支持向量机 - 微量元素分析法或许有希望成为综合分析、诊断人体多种疾病的手段。

高血压患者头发中微量元素与健康人有显著差异，已为医学界所注意。但过去的工作往往仅用取平均值，求相关系数等传统统计算法，有用信息损失较多。本工作试用国际上新发展的、能处理多个变量的非线性关系且预报能力较强的支持向量机（Support vector machine）算法，研究高血压与头发中微量元素的相关关系。研究表明：头发中 Ca、Mg、Al、Cu、Zn 5 种元素及 Zn/Cu 比值组成的特征集合和高血压有明显的相关性。

1　样品采集和分析方法

1.1　样品的采集和制备

本实验按 WHO 对原发性高血压的诊断标准选取 35~60 岁有 5 年以上病史的高血压患者 26 例，其中男 14 人，女 12 人，平均血压 22.00/13.12 kPa，平均年龄 48.93 岁。另选同年龄组无高血压病史 27 人作为对照组，其中男 12 人，女 15 人，平均血压 14.65/10.67 kPa，平均年龄 45.86 岁。分别采取后枕部发样 1 g 左右，用蒸馏水润湿，5% 的 OP 液浸泡 2 h，经蒸馏水洗净，再用去离子水和重蒸水各漂洗 3 次。沥尽水分，然后用 AR 级乙醇和丙酮淋洗，晾干后放入 100~105 ℃烘箱烘至恒重。准确称取发样 0.5 g，置于坩埚内用马弗炉经 200 ℃炭化 2 h 后升温至 600 ℃灰化处理，研磨备用。

1.2　分析方法

本实验取光谱纯的各元素的纯物质，用三倍稀释法配制一套 7 种元素的标准样品，以钇作为内标元素，在德国蔡司公司 PGS - 2 光谱仪上，选用内标曲线法进行测定，各元素的含量如表 1 所示。然后进行

* 国家自然科学基金资助项目（20006008）

回收率检验，回收率在95.4% ~ 104.8%，结果可靠。

分析结果见表1。其中序号"1 ~ 26"样本（"1"类样本）为高血压患者组的数据，序号"27 ~ 53"样本（"2"类样本）为健康人对照组样本的数据。

表1 高血压患者和健康人的头发分析结果 （单位：μg/g）

序号	类别	Al	Mg	Ca	Cu	Zn	序号	类别	Al	Mg	Ca	Cu	Zn
1	1	9.7	72.4	407	24.6	37.2	28	2	18.7	70.8	1072	13.5	55.0
2	1	12.3	87.1	380	19.5	42.7	29	2	20.3	219	1585	15.1	60.3
3	1	12.0	24.6	118	13.6	23.4	30	2	17.3	162	1349	10.5	53.7
4	1	12.3	31.6	178	16.6	30.9	31	2	9.0	269	1995	12.6	115
5	1	15.0	64.6	537	17.4	35.5	32	2	9.3	79.4	550	10.2	44.7
6	1	12.3	27.5	240	27.5	41.7	33	2	8.0	162	955	8.32	41.7
7	1	13.7	107	708	15.9	50.1	34	2	6.0	20.4	126	7.76	17.8
8	1	10.7	109.8	1148	13.9	55.0	35	2	9.0	38.9	355	12.0	35.5
9	1	12.3	47.8	372	14.1	42.7	36	2	14.0	525	2138	26.9	81.3
10	1	13.3	61.7	380	13.5	19.1	37	2	8.7	363	672	15.9	67.6
11	1	44.0	617	1122	28.2	105	38	2	8.7	41.7	224	12.9	9.05
12	1	15.0	132	468	18.6	49.0	39	2	10.0	427	1949	23.4	67.6
13	1	30.0	447	380	18.2	46.7	40	2	11.7	407	1348	19.1	20.0
14	1	26.0	126	398	20.4	56.2	41	2	5.7	178	621	8.71	30.9
15	1	15.0	794	1479	19.5	85.1	42	2	16.0	234	1349	9.50	67.6
16	1	14.0	52.5	186	14.5	30.9	43	2	7.8	37.2	186	9.55	26.9
17	1	24.0	2290	2041	31.6	110	44	2	8.7	269	871	11.0	38.9
18	1	31.0	776	1698	24.6	83.2	45	2	8.0	14.1	69.2	9.12	20.0
19	1	60.0	41.7	316	53.7	120	46	2	16.0	120	1023	17.0	69.2
20	1	60.0	33.1	285	31.6	95.5	47	2	8.0	45.7	56.2	8.32	7.08
21	1	33.0	363	4677	53.9	141	48	2	15.0	191	1479	17.0	77.6
22	1	14.0	1.91	214	12.0	67.6	49	2	20.0	145	1474	24.6	95.5
23	1	12.3	2.00	204	10.7	72.4	50	2	9.7	191	1175	20.4	74.1
24	1	11.3	67.6	617	11.8	85.1	51	2	8.3	91.2	759	10.2	39.8
25	1	13.3	132	1047	20.0	93.3	52	2	20.0	224	2042	30.9	91.2
26	1	16.0	35.5	363	18.0	79.4	53	2	18.0	132	1023	26.9	316
27	2	12.3	30.2	389	21.4	41.7							

2 计算方法

设训练样本集为 $(y_1, x_2), \cdots, (y_n, x_n)$，$x \in R^m$，$y \in R$，则线性可分的最优分类面问题可以表示成如下凸二次规划的对偶问题：

$$\begin{cases} \max \sum_{i=1}^{n} a_1 - \frac{1}{2} \sum_{i=1}^{n} \sum_{j=1}^{n} a_i a_j y_i y_j (x_i^T x_j) \\ \text{s.t. } 0 \leqslant a_i \leqslant C, i = 1, \cdots, n \\ \sum_{i=1}^{n} a_i y_i = 0 \end{cases} \tag{1}$$

求解上述问题后得到的最优分类函数是：

$$f(x) = \text{sgn}[(w^*)^T x + b^*] = \text{sgn}(\sum_{i=1}^{n} a_i^* y_i x_i^* + x + b^*) \tag{2}$$

sgn（ ）为符号函数。用核函数 $K(x_i, x_j) = \langle \Phi(x_i) . \Phi(x_j) \rangle$ 代替最优分类平面中的点积 $x_i^T x_j$，就相当于把原特征空间变换到了某一新的特征空间，而相应分类判别函数式则为：

$$f(x) = \text{sgn}[(w^*)^T \phi(x) + b^*] = \text{sgn}[\sum_{i=1}^{n} a_i^* y_i K(x_i, x) + b^*] \tag{3}$$

其中，x_i 为支持向量，x 为未知向量。

统计学习理论要求在控制以 VC 维为标志的拟合能力上界（以限制过拟合）的前提下追求拟合精度。控制 VC 维的方法有三大类：①拉大两类样本点集在特征空间中的间隔；②缩小两类样本点各自在特征空间中的分布范围；③降低特征空间维数。一般认为特征空间维数是控制过拟合的唯一手段，而新理论强调靠前两种手段可以保证在高维特征空间的运算仍有低的 VC 维，从而保证限制过拟合。

传统的模式识别方法强调降维，而 SVM 与此相反。对于特征空间中两类点不能靠超平面分开的非线性问题，SVM 采用映照方法将其映照到更高维的空间，并求得"最佳区分"两类样本点的超平面方程，作为判别未知样本的判据。所谓"最佳区分超平面"是指两类点对该超平面距离是最大的，亦即两类点分布区中间间隔最远的超平面。这样，空间维数虽较高，VC 维仍可压低，从而限制了过拟合。即使已知样本较少，仍能有效地作统计预报。

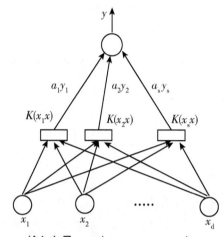

输入向量 $x = (x_1, x_2, \cdots, x_d)$

$K(x_j, x)$ 第 j 个支持向量 x_j 与输入向量 x 的内积

图 1　支持向量网络预报未知样本类别的示意图

SVM 算法将决定最佳超平面的那部分样本（向量）称为支持向量，利用支持向量网络（图 1）对未知样本进行预报。

$$y = \text{sgn}[\sum_{i=1}^{s} a_i y_i K(x_i, x) + b]$$

3　计算结果

根据表 1 的数据，若以个别元素含量与高血压找对应关系，结果并不甚明显。若以样本类别为目标值，无论用 5 种元素分别求相关系数，或用 Zn/Cu 比、Mg/Ca 比求相关系数，除 Cu 的相关系数为 -0.336 绝对值略大外，其余相关系数绝对值都较小。这说明用单因子相关分析有局限性，加一个额外的参数 Zn/Cu 比后，用 Fisher 法与 PLS 法投影图分类则可看出明显趋势，显示多因子分析的效果。但仍有一些样本点不能完全分开（见图 2、图 3）。

用 Fisher 法两类样本正确分类率为 83.0%。作留一法预报，预报正确率为 81.1%。用 KNN 法分类预报正确率则为 77.3%。

采用径向核函数用支持向量机算法作留一法预报和分类计算，令：

$$y = \text{agn}\{\sum a_i y_i \exp[-2(X - X')^2] - b\}$$

作为高血压患者的判别函数。X 为特征空间中代表各样本的向量，X' 代表各支持向量。y_1 对 "1" "2" 类支持向量分别取 +1 和 -1。各 a_1 和 b 为可调参数，由计算求得。

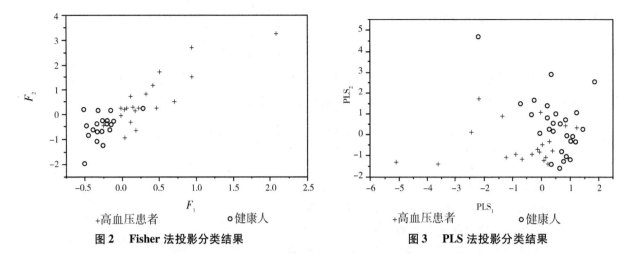

图2　Fisher 法投影分类结果　　　　　　　　图3　PLS 法投影分类结果

表2　各支持向量对应的系数 a_j, y_i 值

支持向量样本号	a_j	y_i	支持向量样本号	a_j	y_i	支持向量样本号	a_j	y_i	支持向量样本号	a_j	y_i
2	10.0	1	15	10.0	1	27	10.0	-1	42	4.60	-1
3	10.0	1	16	5.28	1	28	10.0	-1	43	10.0	-1
4	10.0	1	18	1.62	1	31	1.01	-1	45	10.0	-1
5	10.0	1	19	0.72	1	32	9.21	-1	46	10.0	-1
7	10.0	1	21	1.62	1	35	10.0	-1	47	1.85	-1
8	10.0	1	23	2.55	1	37	7.66	-1	49	10.0	-1
9	10.0	1	24	10.0	1	38	10.0	-1	50	9.86	-1
10	10.0	1	25	10.0	1	40	5.97	-1	53	1.63	-1

　　计算用常数取 $C = 10$。各自变量均取表1的归一化值。计算结果为：正确分类率为96.2%，留一法正确预报率为86.7%，均显著高于 Fisher 法和 KNN 法。

　　用上述支持向量机算法建立"1""2"类样本分类判据，结果如下：

　　53个样本中，支持向量有32个，其样本号列于表2之中。分类为"1"类的判据为：

$$y = \left\{ \sum a_i y_i \exp\left[-2(X - X_i)^2 \right] - 0.0235 \right\} > 0$$

此处 X_i 为各支持向量，相应的 a_i, y_i 值如表2所示。

4　讨　论

　　本工作的支持向量机算法分类正确率达到96.2%，留一法预报正确率达到86.7%。据此可认为：本工作所取的5种元素在头发中含量和高血压症确有某种相关性。可以认为：将能处理非线性数据、预报能力较强的支持向量机算法与多种微量元素分析相结合，可能得到比传统的单因子统计分析更明确的结果。鉴于多种疾病都与头发的微量元素的模式有关，因此，"支持向量机-微量元素分析法"或许有希望能成为综合分析、诊断人体多种疾病的手段，值得进一步研究。另外，还应当指出：以支持向量机算法为代表的多因子分析技术，不仅可用于多种微量元素数据的分析，也可能用于其他临床化验多种数据的综合处理，取得目前医学诊断中常用的单因子分析法更明确的结果。似乎可以认为：支持向量机算法应当成为临床化学和流行病学数据处理和决策参考的有用手段。

（原载于《计算机与应用化学》2003 年第 5 期）

支持向量机算法研究头发微量元素与前列腺疾病的关系

（2005）

邓文华　郭景康

（上海大学）

[**导读**] 收集了 55 个健康人、60 个前列腺癌症患者和 50 个良性前列腺增生患者的头发样本及头发中 18 种元素含量数据，通过变量筛选找到了健康人与两类患者有显著差异的关键元素。利用这些元素建立支持向量分类模型，对前列腺癌症患者和健康人的分类准确率为 95.7%、留一法预报准确率为 94.8%，对良性前列腺增生患者和健康人的分类准确率和留一法预报准确率分别达到 97.1% 和 94.8%。

　　鉴于头发样品收集容易、头发元素含量测量方便、预报结果准确，所建模型对于前列腺癌症和前列腺增生在临床上将有巨大的潜在意义。

1 引 言

　　传统的数据处理方法是基于大数理论，它包含了只有当训练样本趋于无穷时，这些方法才正确，而在很多领域的现实统计工作中训练样本往往是有限的。忽略这个矛盾可能在实际工作中导致过拟合问题。为了解决这个矛盾，Vapnik 和他的同事提出了一种新的理论 – 统计学习理论和一种新的计算方法 – 支持向量机（SVM）。到目前为止，SVM 在很多模式识别领域获得了成功应用，例如，图像识别、基因表达分类、蛋白质结构预测和 QSAP 及其他药物数据分析等。

2 支持向量分类算法用于微量元素与前列腺癌症关系研究

　　虽然前列腺癌的病因还不清楚，但一些影响因素还是被确认，如年龄、种族和饮食。而这些因素都可归结于化学元素在体内的浓度不同。特别是微量元素浓度的不同。现已知道至少有 17 种微量元素是人体必需的，这些微量元素在体内有 4 种主要功能——作为稳定因子、结构单元、激素功能因子及酶的协同因子，这些微量元素正常供应的改变或其在组织中浓度的改变可能导致重大疾病，因此，微量元素的研究对于临床医学具有巨大潜在作用。预计微量元素的分析将成为诊断、治疗和疾病控制的一部分。

　　虽然微量元素在癌症发生过程中所起的作用是复杂的，但至少有三个主要问题。

　　①微量元素是正常组织生长所必需的，但它们也会刺激肿瘤的生长。

　　②一种或几种微量元素正常供应的变化对正常细胞功能的影响要大于对恶性肿瘤细胞功能的影响。例如，削弱机体对癌症发生和恶性肿瘤生长的抵抗。

　　③一些微量元素被确认有抗癌特性（特别是 Se）。

　　大多数微量元素浓度的测定是通过血液、血清和尿液。这样可以间接测得细胞内微量元素的浓度，但在样品收集和存储时常有污染问题。此外它们只是给出了这些微量元素的最近信息。在组织切片样品中直接进行微量元素分析在日常患者治疗中是很少的。一种新的和有意义的方法是测量头发中的微量元素，头发样品的分析也许能给出一些微量元素情况的有用信息，如过量或不足。

2.1 算法和程序实现

在处理数据前，先要将不同数据分为两类，在此健康人归为 1 类，癌症患者归为 2 类。然后对数据进行标准化，即使微量元素含量平均值在 0 ~ 1。最后通过筛选变量及选择参数建立数学模型。本工作所用的支持向量分类（SVC）采用文献上的 SVM 软件包（包括 SVC）进行计算，该软件可靠性已得到证实。本论文所用的软件可从 http：//www. seawallsoft. com/index. html 免费下载。所有计算在 PIV、2.0GHz 微机上进行。

2.2 数据的预处理

有些头发中微量元素的含量特别高（比其他元素高 2 ~ 4 个数量级）。含量低的元素不能说其不重要，它们也许比其他含量高的元素在前列腺癌症形成过程中扮演更重要的角色。所以对于原始的头发中微量元素含量数据要进行标准化，标准化的结果是使微量元素含量平均值在 0 ~ 1。表 1 列出了前列腺癌症患者、良性前列腺增生患者和健康人头发中微量元素含量。

表 1　癌症患者、前列腺增生患者和健康人头发微量元素含量

序号	类别	Na	Mg	Al	P	K	Ca	V	Cr	Mn
1	1	115	145.3	0.317	343.2	187	929.1	0.005	0.637	1.127
2	1	272.9	259.1	25.2	238.5	97.38	1624.5	0.005	0.88	10.3
3	1	56.82	224.4	16.48	390.4	126.9	1118.8	0.005	0.78	1.24
4	1	287.6	133.9	21	324.7	73.6	1699.9	0.18	0.92	6.14
5	1	270.9	129.1	1.06	282	129.1	1080.8	0.005	0.55	0.005
6	1	446.9	190.3	72.17	390.3	114.2	1278	0.002	0.77	0.48
7	1	113.6	60.42	18.44	268.2	266.9	928.5	0.005	0.549	0.005
8	1	0.05	33.27	3.07	317.9	100.2	1066.6	0.005	0.76	0.35
9	1	0.17	142.3	3.36	384.3	70.39	1943	0.005	0.73	0.005
10	1	46.55	125.5	20	243.5	94.39	2645.7	0.005	0.67	0.005
11	1	0.05	85.23	1.19	287.8	51.89	1929.2	0.005	0.79	0.25
12	1	0.05	200.8	0.02	383.3	44.46	2702.1	0.005	0.79	2.83
13	1	0.05	137.8	20.09	311.8	114.8	993.2	0.005	0.9	1.49
14	1	0.05	572.8	12.24	302	70.71	1198.3	0.005	0.84	1.42
15	1	0.05	70.51	7.62	349.6	68.11	1130.8	0.005	0.66	1.2
16	1	0.05	64.27	3.26	318.7	193.9	1539.9	0.005	0.61	0.005
17	1	42.2	43.7	25.7	434	202.9	1158.4	0.005	0.86	2.4
18	1	30.36	49.06	0.02	359	88.68	924.5	0.005	0.61	0.31
19	1	264.2	202.2	31.32	334.1	53.13	3688.5	0.005	0.85	0.005
20	1	53.05	170.3	3.62	334.3	80.21	1331.2	0.005	0.6	0.2
21	1	247.3	94.62	8.52	347.6	42.75	2908.4	0.005	0.62	0.45
22	1	0.05	44.12	0.02	265.5	6.5	577.9	0.005	0.52	0.005
23	1	62.87	49.06	10.99	323	95.91	2406.3	0.005	0.62	1.09
24	1	104.7	44.19	7.35	154.2	23.26	517.4	0.014	0.033	0.615
25	1	165.7	50	20.3	145.1	61.27	594.6	0.015	0.033	0.451

序号	类别	Na	Mg	Al	P	K	Ca	V	Cr	Mn
26	1	154.5	61.56	13.46	178.6	72.59	1644	0.018	0.786	0.865
27	1	1109	80.96	24.72	221.8	79.05	5701	0.019	2.286	0.918
28	1	515.6	63.35	137.6	628.6	76.76	1217	0.183	15.84	2.941
29	1	175.9	72.26	88.84	442.4	49.15	865	0.131	9.334	2.054
30	1	271.3	76.43	27.51	215.3	35.48	1339	0.02	0.788	0.64
31	1	1107	85.86	29.72	250.5	55.81	4463	0.029	1.186	0.921
32	1	822.3	95.35	43.09	572.6	120.9	2571	0.024	0.251	1.159
33	1	640.7	81.18	234	522.4	94.98	1506	0.15	11.19	2.709
34	1	258.5	71.34	21.08	366.98	90.24	1307	0.028	9.657	1.952
35	1	217.9	54.26	13.39	366.98	132	1261	0.026	7.798	0.795
36	1	417.5	68.43	80.04	351	69.34	1439	0.111	9.855	1.487
37	1	325.7	55.09	111.3	404.2	47.9	1017	0.213	7.483	6.894
38	1	370.9	81.15	20.87	366.98	136.9	1068	0.025	11.56	1.261
39	1	823.9	147.8	57.54	195.4	76.46	3885	0.105	3.514	2.166
40	1	94.06	51.57	75.94	431.4	288.5	1119	0.134	10.73	1.683
41	1	673.7	69.31	664.2	966.8	116.8	787.6	0.725	35	5.186
42	1	413.6	143	33.73	366.98	100	1919	0.024	19.89	2.783
43	1	122	42.66	44.8	1193	103.2	878	0.081	2.857	1.102
44	1	320.3	114.8	18.11	366.98	117.8	2114	0.023	11.56	1.276
45	1	248.1	69.77	140	422.1	72.56	1264	0.157	9.63	2.889
46	1	424.4	46.15	246.6	533.8	68.96	496.2	0.363	16.38	2.182
47	1	172.3	90.4	623	320.8	36.16	993	0.081	6.725	1.126
48	1	243.1	74.92	13.76	366.98	116.6	1311	0.021	8.902	0.967
49	1	271.3	77.82	21.39	366.98	97.18	1319	0.02	10.73	1.37
50	1	214.1	65.42	60.85	142.5	52.61	1690	0.056	2.675	1.09
51	1	152.3	65.32	80.74	292.7	56.31	1081	0.02	2.937	0.898
52	1	241	53.35	64.58	244.9	55.11	1268	0.053	4.997	1.049
53	1	285.5	63.75	28.23	315.6	47.81	920.8	0.021	0.033	0.41
54	1	210	63.16	72.59	282.8	55.02	993.3	0.022	3.679	1.208
55	1	252.2	70.95	40.61	292.3	91.08	1073	0.02	0.674	0.379

序号	类别	Fe	Co	Ni	Cu	Zn	As	Se	Cd	Pb
1	1	29.6	0.057	0.18	8.4	219	0.859	2.546	0.077	1.34
2	1	499.5	1.59	1.06	4.62	221	16.52	0.55	0.0005	0.02
3	1	13.46	0.001	0.084	7.46	328	20	0.77	0.0005	0.02
4	1	0.1	0.001	0.48	35.34	319	0.001	0.53	0.0005	27
5	1	21.09	0.001	0.098	7.33	186.3	6.37	0.77	0.0005	0.02
6	1	0.1	0.037	0.19	7.42	324.7	47.15	1.44	0.0005	3.93
7	1	0.1	0.001	0.042	5.83	137.3	9.5	1.19	0.0005	0.02

续表

序号	类别	Fe	Co	Ni	Cu	Zn	As	Se	Cd	Pb
8	1	0.1	0.001	0.25	5.82	106.5	0.83	0.88	0.0005	0.37
9	1	0.1	0.001	0.14	7.91	257.1	0.001	1.35	0.0005	0.02
10	1	23.67	0.058	0.41	8.44	418	0.38	1.35	0.0005	0.02
11	1	0.1	0.001	0.22	6.66	375.9	7.19	1.92	0.023	0.02
12	1	14.24	0.52	0.22	7.34	259.1	5.43	1.73	0.0005	3.98
13	1	0.1	0.001	0.44	7.62	300.4	0.001	0.67	0.0005	2.78
14	1	37.66	0.001	0.52	9.6	283.1	0.001	1.01	0.0005	0.02
15	1	0.1	0.001	0.22	7.74	199	0.001	0.99	0.0005	11.03
16	1	0.1	0.001	0.4	7.7	135.9	0.77	0.57	0.0005	10.19
17	1	62.38	0.001	0.61	5.2	283.1	1.89	0.43	0.0005	0.02
18	1	0.1	0.001	0.27	9.25	185.2	0.001	0.91	0.0005	1.65
19	1	0.1	0.001	0.16	5.95	222.4	31.92	0.77	0.0005	0.02
20	1	0.1	0.001	0.048	8.61	273.3	2.89	0.94	0.0005	0.02
21	1	0.1	0.001	0.25	14.42	245.6	0.001	0.41	0.0005	0.02
22	1	0.1	0.001	0.001	5.06	202.3	0.001	0.67	0.0005	0.4
23	1	0.1	0.001	0.49	9.7	389.5	0.001	0.19	0.0005	11.54
24	1	5.195	1.034	0.051	7.192	163.2	0.002	0.037	0.048	7.099
25	1	14.41	0.106	0.323	10.46	140.8	0.003	0.124	0.046	5.103
26	1	10.14	0.411	0.165	8.821	220	0.002	0.037	0.04	11
27	1	24.18	0.417	1.099	13.49	262.3	0.003	0.829	0.856	17.75
28	1	66.85	2.952	3.638	28.14	232.1	0.875	0.356	21.82	214.7
29	1	88.98	1.232	1.653	122.8	228.7	0.561	0.309	0.04	7.709
30	1	16.35	0.197	0.039	11.56	249.1	0.002	0.206	0.043	8.706
31	1	18.39	0.877	0.538	9.882	152.8	0.003	0.031	0.04	5.576
32	1	29.32	0.19	0.534	8.037	193.2	0.002	0.114	0.045	7.391
33	1	82.15	2.734	2.093	12.67	190.2	1.562	0.781	0.105	9.758
34	1	40.83	3.36	1.655	48.33	312.5	1.725	0.032	3.05	47.94
35	1	18.81	0.188	0.97	5.633	166.7	2.144	0.034	0.046	7.501
36	1	35.35	1.273	1.806	9.74	90.62	0.193	0.222	0.627	21.36
37	1	72.59	2.265	2.75	17.28	137.5	0.002	0.677	0.04	7.665
38	1	43.85	0.071	1.228	6.95	336	3.342	0.035	0.044	18.01
39	1	62.65	0.357	1.912	28.54	175.7	0.003	0.281	0.477	13.05
40	1	45.71	1.055	2.245	28.08	78.49	0.002	0.219	0.237	15.19
41	1	156.8	3.009	5.317	12.55	198.5	1.335	0.441	0.468	22.99
42	1	50.6	5.719	3.322	7.95	371.6	2.331	0.036	0.049	14.8
43	1	29.6	0.494	0.984	15.6	132	0.464	0.354	0.228	14.32
44	1	64.6	0.239	1.621	6.784	304.4	1.73	0.036	0.048	14.33
45	1	61.67	5.983	2.558	14.24	257.4	0.488	0.302	0.082	8.419

续表

序号	类别	Fe	Co	Ni	Cu	Zn	As	Se	Cd	Pb
46	1	94.18	1.211	2.692	11.05	96.12	1.147	0.266	0.642	16.63
47	1	40.74	0.494	1.607	9.133	233.4	0.167	0.163	0.959	18.23
48	1	26.81	0.188	1.251	7.534	265.3	1.558	0.037	1.964	37.26
49	1	23.68	1.683	1.462	11.19	337.2	1.709	0.037	0.047	8.386
50	1	38.54	0.618	1.681	15.38	218.7	0.002	0.41	0.042	5.952
51	1	30.83	0.354	0.551	21.01	222.2	0.25	0.395	0.041	3.638
52	1	42.73	0.071	0.71	21.14	207.3	0.328	0.337	0.04	4.411
53	1	11.38	0.161	0.575	16.21	189.2	0.002	0.226	0.045	8.078
54	1	40.07	0.557	2.121	11.25	227.7	0.003	0.256	0.043	7.163
55	1	10.84	0.071	0.231	19.61	179.7	0.156	0.111	0.04	7.833

序号	类别	Na	Mg	Al	P	K	Ca	V	Cr	Mn
56	2	37.32	0.02	3.571	168	24.7	155.5	0.04	1.174	0.259
57	2	17.51	0.02	3.937	209.4	28.73	111.5	0	0.492	0.249
58	2	111.5	19.04	9.716	200.5	72.62	509.4	0.041	0.815	0.608
59	2	121.4	16.28	8.603	206	70.94	252.2	0.043	0.473	0.433
60	2	89.39	12.56	5.761	180.7	133.5	465.6	0.029	0.474	2.017
61	2	188.9	28.81	27.12	216	174.5	561	0	2.082	0.301
62	2	31.43	25.85	9.706	194.7	46.7	185.8	0	36.54	0.517
63	2	133.7	60.37	7.103	245.3	53.97	671.6	0	3.441	0.764
64	2	12.92	0.02	9.201	148.3	25.18	100.6	0	9.083	0.186
65	2	38.07	34.32	10.61	198.5	18.43	348.6	0	1.399	0.21
66	2	69.13	43.65	6.884	295.7	452.4	363.9	0.037	0.798	0.148
67	2	113.6	50.5	129.8	267.7	139.2	303	0.265	3.968	1.436
68	2	41.8	0.02	7.831	168.2	19.29	113.8	0.038	1.544	0.18
69	2	46.12	14.98	4.96	225	57.47	477.7	0	0.142	0.111
70	2	194.2	15.69	11.5	198.9	47.82	249.4	0	0.428	0.154
71	2	157.8	39.04	7.614	136.8	197.4	683.2	0	0.019	0.22
72	2	154.4	6.18	10.27	182.2	725.2	451	0.049	1.78	0.369
73	2	81.34	8.21	7.658	187.5	459	620.7	0.012	0.163	0.273
74	2	150.3	0.02	5.134	144.1	0.1097	353.1	0	0.007	0.013
75	2	190.9	47.8	9.465	185.6	164.4	836.3	0	2.677	0.136
76	2	54.58	7.88	7.257	209.7	157	343.7	0	0.021	0.069
77	2	76.77	52.42	32.47	223.3	131	430.8	0	1.365	0.188
78	2	102.2	0.02	4.908	215.3	245.3	131.7	0	0.323	0.025
79	2	320.1	25.52	6.729	441.5	352.6	495.5	0.006	1.068	0.247
80	2	189.7	20.14	4.643	185.3	0.1097	541.3	0.012	0.105	0.107
81	2	28.75	9.88	3.571	152.7	42.05	189	0	0.934	0.074
82	2	212.5	28.5	4.522	182.6	90.81	756.2	0	0.007	0.119

续表

序号	类别	Na	Mg	Al	P	K	Ca	V	Cr	Mn
83	2	311.6	60.34	3.4	179	0.1097	1330	0	1.039	0.396
84	2	74.58	26.03	7.672	199.5	84.83	824.2	0	0.016	0.134
85	2	21.08	0.02	6.402	229.2	6.108	126	0.014	0.253	0.133
86	2	39.9	27.51	9.428	198	67.09	332	0	0.605	0.246
87	2	184.3	24.32	7.711	235.8	84.26	575.3	0	0.233	0.141
88	2	64.89	19.8	6.57	236.4	0.9169	367.6	0	1.646	0.12
89	2	171.5	45.61	2.89	222.5	41.14	1259	0	0.222	0.12
90	2	1352.9	146.6	90.05	192.82	329.74	361.33	0.153	1.001	1.845
91	2	411.94	32.2	39.63	163.43	131.67	145.86	1.845	0.235	0.937
92	2	432.75	172.7	42.37	145.11	53.222	899.15	2.389	1.278	1.189
93	2	533.29	38.03	100.7	153.95	31.672	120.25	1.233	2.497	1.354
94	2	609.18	57.78	64.77	133.66	239	407.81	3.508	3.298	2.599
95	2	864.72	86.06	86.09	170.67	174.57	403.67	2.083	25.457	2.754
96	2	988.08	99.25	152.7	186.92	347.05	425.33	3.521	2.932	4.655
97	2	540.38	61.58	99.04	162.61	518.37	345.22	2.488	1.872	1.629
98	2	497.16	79.08	74.41	172.38	57.404	1094.5	2.693	1.605	2.31
99	2	572.55	123	142	151.15	320.32	331.74	2.385	1.548	2.612
100	2	2276.4	192.1	393.1	176.19	182.39	474.58	9.712	3.927	5.403
101	2	850.77	135.9	199.9	165.18	223.83	471.64	3.793	0.268	3.443
102	2	383.64	72.48	88.73	175.18	108.74	192.99	2.731	0.863	2.013
103	2	447.32	37.19	79.05	129.12	120.11	133.55	2.067	0.948	0.912
104	2	1346.5	252.8	381	138.35	105.17	431.65	4.958	6.342	3.493
105	2	846.86	53.3	119.8	162.63	238.16	307.05	2.25	1.943	1.668
106	2	423.77	36.9	284.4	168.03	62.709	183.88	2.387	24.69	3.857
107	2	387.68	50.95	127.3	116.38	97.533	136.3	1.166	3.408	2.267
108	2	606.39	59.31	153.1	139.11	246.27	278.33	1.085	5.785	2.786
109	2	772.41	119	247.9	143.17	164.44	237.2	2.891	0.974	2.495
110	2	563.22	51.3	161	159.52	52.348	173.53	0.312	4.984	1.623
111	2	1452.8	228.9	638.6	320.47	273.39	460.54	13.727	8.705	9.41
112	2	380.02	58.3	76.61	148.14	82.238	370.83	1.944	1.349	1.33
113	2	372.8	177.1	128.3	186.85	71.86	1032.6	1.824	4.832	5.578
114	2	637.53	86.23	136.2	189.17	235.38	393.97	1.001	0.702	2.116
115	2	361.06	19.75	245.6	152.67	220.14	253.97	2.621	1.814	5.99

序号	类别	Fe	Co	Ni	Cu	Zn	As	Se	Cd	Pb
56	2	1.248	0.06	0.013	16.51	136.2	0.042	1.073	0.0052	0.41
57	2	0.0187	0.057	0.14	10.64	115.9	0.042	4.128	1.265	1.104
58	3	49.58	0.213	0.08	12.05	168.6	0.042	1.088	0.0052	0.538
59	2	21.28	0.288	0.095	8.854	183.4	0.042	1.235	0.0052	1.025

续表

序号	类别	Fe	Co	Ni	Cu	Zn	As	Se	Cd	Pb
60	2	187.3	0.168	0.007	10.43	157.6	9.518	1.457	9.563	45.76
61	2	19.16	0.089	0.06	8.758	165.8	0.042	0.968	0.0052	0.655
62	2	168.1	0.038	0.527	93.92	225.1	0.042	3.679	0.0052	0.582
63	2	286.6	0.067	0.184	11.1	236.2	0.042	2.371	0.0052	0.603
64	2	13.54	0.065	0.466	15.22	86.74	0.042	3.384	0.0962	4.745
65	2	49.1	0.057	0.002	27.61	204.2	0.042	2.495	0.0052	18.66
66	2	0.0187	0.151	0.241	10.87	120.2	0.042	2.43	0.1424	3.291
67	2	135.6	0.237	0.387	15.73	148.5	0.042	1.17	0.0052	0.419
68	2	0.0187	0.076	0.002	15.7	142.3	0.042	1.794	0.0052	0.928
69	2	0.0187	0.049	0.002	11.07	170.8	0.042	1.273	1.427	1
70	2	0.0187	0.233	0.002	7.903	102.9	0.042	35.73	0.0052	0.399
71	2	0.0187	0.054	0.31	17.19	160.3	0.042	1.623	0.0052	0.418
72	2	0.0187	0.064	1.011	28.39	87.13	0.042	1.379	0.3293	45.28
73	2	0.0187	0.064	0.089	15.27	99.65	0.042	1.331	0.0052	12.17
74	2	0.0187	0.053	0.002	12.58	186.7	0.042	1.003	0.0052	0.113
75	2	0.0187	0.07	0.002	10.43	172.4	0.042	0.904	0.0052	0.586
76	2	0.0187	0.065	0.394	16.95	127	0.042	1.836	0.0052	2.173
77	2	0.0187	0.036	0.002	9.128	219	0.878	14.3	0.0052	0.868
78	2	0.0187	0.056	0.029	9.639	114.7	0.042	2.356	0.0052	1.716
79	2	0.0187	0.213	0.055	10.54	194.1	13.16	1.754	0.0052	0.814
80	2	0.0187	0.095	0.261	41.78	147.8	0.042	0.906	0.0406	1.621
81	2	0.0187	0.058	0.664	12.46	52.7	0.042	1.039	0.0052	0.245
82	2	0.0187	0.054	0.08	17.05	153.8	0.042	1.039	0.0052	0.518
83	2	0.0187	0.081	0.002	11.47	155.8	0.042	88.07	0.0052	1.183
84	2	0.0187	0.079	0.002	16.65	165.6	0.042	1.529	2.618	13.82
85	2	0.0187	0.134	2.545	11.13	105	0.042	4.119	0.3551	0.751
86	2	0.0187	0.137	0.147	11.95	134.1	0.042	4.931	0.4584	3.805
87	2	0.0187	0.125	0.184	14.46	174.1	0.042	2.009	0.0052	0.579
88	2	0.0187	0.228	0.002	9.652	188.1	0.042	3.48	0.0052	0.187
89	2	0.0187	0.052	0.088	24.67	224.1	0.042	1.108	0.0134	0.51
90	2	66.421	0.096	2.333	13.337	321.36	1.021	281.17	1.9908	88.23
91	2	112.13	0.262	0.317	7.649	169.35	0.498	324.51	3.4092	194.5
92	2	76.752	0.03	0.495	9.937	245.32	1.821	249.29	4.3658	315.2
93	2	156.4	0.113	1.24	9.254	186.05	4.76	278.72	6.2492	469.5
94	2	361.62	0.071	1.782	14.059	173.46	2.779	243.02	11.681	539.9
95	2	352.15	0.151	9.462	13.117	253.5	3.201	545.96	3.936	106
96	2	250.38	0.148	1.236	13.016	236.25	8.979	450.19	8.9234	463.2
97	2	60.698	0.072	1.211	10.77	101.67	7.459	248.09	6.7411	139.5

续表

序号	类别	Fe	Co	Ni	Cu	Zn	As	Se	Cd	Pb
98	2	163. 39	0. 022	3. 188	13. 251	210. 3	5. 434	203. 13	4. 4107	443. 4
99	2	75. 689	0. 064	1. 048	14. 351	161. 85	10. 275	581. 95	9. 3245	492. 9
100	2	239. 35	0354	3. 09	27. 535	326. 91	29. 309	711. 06	25. 435	2319
101	2	180. 77	0. 107	2. 858	17. 91	25. 663	2. 997	575. 58	2. 5649	96. 85
102	2	134. 24	0. 05	1. 083	12. 197	162. 74	3. 23	244. 07	6. 881	237. 5
103	2	55. 736	0. 029	0. 706	18. 055	98. 537	5. 021	254. 45	4. 1088	245. 8
104	2	330. 82	0. 178	6. 897	14. 847	313. 17	19. 083	298. 32	14. 871	591. 5
105	2	164. 01	0. 062	2. 719	14. 007	201. 84	7. 857	245. 7	3. 4804	560. 8
106	2	754. 8	0. 5	1. 97	12. 663	192. 23	9. 437	341. 95	3. 3609	372. 6
107	2	261. 03	0. 073	2. 459	10. 142	199. 88	8. 294	292. 02	3. 6161	206. 7
108	2	329. 06	0. 122	13. 7	12. 979	89. 546	35. 971	264. 05	2. 0766	194. 9
109	2	190. 96	0. 127	2. 627	12. 222	160. 47	6. 002	389. 06	3. 7035	368. 2
110	2	240. 26	0. 06	1. 541	12. 361	125. 29	5. 192	312. 31	3. 1594	355. 8
111	2	900. 81	0. 609	5. 559	40. 09	737. 31	37. 372	1271. 8	25. 745	2380
112	2	44. 565	0. 064	1. 117	10. 908	167. 65	4. 992	249. 56	3. 4682	182. 1
113	2	188. 49	0. 194	7. 06	50. 556	220. 73	3. 675	229. 75	2. 0355	185. 8
114	2	137. 47	0. 086	3. 043	18. 514	512. 01	11. 153	264. 11	1. 6353	114. 9
115	2	455. 42	0. 498	1. 004	8. 323	81. 205	4. 327	292. 07	1. 9845	215. 4

序号	类别	Na	Mg	Al	P	K	Ca	V	Cr	Mn
116	3	126	7. 778	10. 72	168. 3	109. 1	273. 7	0. 0002	0. 2782	0. 301
117	3	53. 38	37. 39	2. 975	221. 7	35. 69	372	0. 0002	0. 1164	0. 439
118	3	86. 35	10. 76	14. 85	156	65. 72	299. 4	0. 0002	0. 6066	0. 338
119	3	2071	87. 95	2. 937	184	51. 56	1787	0. 0002	0. 1786	0. 495
120	3	212. 6	24. 5	16. 37	185. 8	235	625. 7	0. 0002	0. 1423	0. 318
121	3	161. 9	5. 279	0. 134	224. 6	165. 5	378. 3	0. 0002	0. 1314	0. 243
122	3	117. 7	33. 13	14, 43	223. 8	97. 56	478. 2	0. 0272	0. 3802	0. 375
123	3	30. 31	0. 021	1. 406	161. 3	6. 008	99. 39	0. 0002	0. 0067	0. 131
124	3	54. 6	6. 934	1. 322	196	32. 24	144. 8	0. 0002	0. 3553	0. 168
125	3	114. 8	35, 17	7. 242	196. 4	45. 43	643. 3	0. 0064	0. 0067	0. 285
126	3	218. 4	39. 66	5. 449	233. 6	451. 3	685	0. 0002	0. 3626	0. 381
127	3	46. 78	10. 77	2. 293	187. 6	0. 1097	259. 4	0. 0002	0. 081	0. 216
128	3	39. 01	14. 55	6. 132	194. 6	0. 1097	191	0. 1693	1. 275	0. 432
129	3	24. 05	66. 43	28. 12	156. 3	0. 1097	143. 9	0. 22	1. 304	0. 594
130	3	65. 75	6. 588	14. 33	159. 4	79. 08	371. 2	0. 113	0. 4944	0. 48
131	3	65. 19	55. 9	6. 581	194. 2	174. 3	925. 6	0. 0501	0. 3547	0. 466
132	3	40. 19	54. 09	12. 7	175	73. 32	134. 7	0. 0615	0. 2523	0. 574
133	3	94. 35	5. 983	6. 57	189. 8	177. 2	283. 5	0. 0768	0. 6363	0. 411
134	3	13. 2	11. 25	3. 522	128. 9	0. 1097	628. 8	0. 065	1. 022	0. 479

序号	类别	Na	Mg	Al	P	K	Ca	V	Cr	Mn
135	3	214.5	12.59	2.757	251.4	239.3	533	0.0091	0.1935	0.432
136	3	14.29	3.256	19.03	128.6	0.1097	62.8	0.0207	0.6837	0.272
137	3	79.7	0.157	17.7	245.9	265.2	267.6	0.0965	4.025	0.499
138	3	172.1	46.77	2.515	159.3	37.3	490.6	0.0325	3.229	0.456
139	3	100.7	87.04	67.01	312.9	396.8	614.5	0.2231	4.562	1.465
140	3	55.14	56.3	4.767	159.4	25.3	337.4	0.014	0.197	0.35
141	3	538.5	33.17	10.84	191.4	240.2	422.5	0.0892	2.458	0.925
142	3	45.9	25.23	4.449	140.8	20.21	194	0.0002	0.0859	0.174
143	3	415.2	18.26	7.879	214.8	721.4	512.1	0.0002	1.647	0.2
144	3	707	41.56	8.584	187.9	332.9	1210	0.0002	0.0067	0.098
145	3	41.31	0.021	0.295	139.4	36.67	174.3	0.0002	0.0067	0.046
146	3	244.1	45.27	11.29	165.6	20.31	1620	0.0002	0.0067	0.371
147	3	118.1	7.395	7.134	213.0	131.5	350.6	0.0002	0.7302	0.177
148	3	101.2	11.76	7.002	158.3	73.67	372.2	0.0298	0.3861	0.189
149	3	306.7	0.564	2.533	144.8	69.79	219.6	0.0002	0.4274	0.109
150	3	97.02	13.37	6.996	199.9	188.6	452.5	0.0002	1.934	0.151
151	3	74.61	0.021	12.24	165.8	58.95	366.7	0.0083	0.5338	0.172
152	3	163.6	25.35	13.53	216.5	144.9	633.5	0.0002	0.6518	0.313
153	3	90.75	5.664	4.587	126.8	1.426	999.3	0.1557	1.036	1.409
154	3	26.28	33.21	10.75	167.5	24.67	248.8	0.0002	0.5544	0.211
155	3	191.7	0.021	3.8	170.4	105.7	227.2	0.0002	0.6047	0.265
156	3	123.6	12.21	6.219	264.1	30.82	282	0.8915	63.36	0.766
157	3	133.9	17.64	19.37	257.6	6.687	639	0.0002	0.4777	0.196
158	3	149.8	52.74	4.696	196.8	195.3	543.6	0.0002	5.008	0.302
159	3	178.5	41.11	4.929	224.8	107.8	1318	0.0002	0.0189	0.251
160	3	22.32	10.4	11.36	182.9	9.005	225.3	0.0117	0.7366	0.589
161	3	57.30	0.724	3.771	199.9	76.76	239.5	0.0002	1.754	0.247
162	3	327.80	12.05	5.67	186.8	0.3758	1365	0.038	0.3309	0.353
163	3	175.5	6.03	9.795	210.0	0.1097	253.7	0.0002	0.3153	0.208
164	3	34.43	1.534	6.094	175.2	16.88	107.1	0.0002	0.1885	0.083
165	3	76.62	3.272	22.01	221.0	158.2	468.7	0.0002	2.18	0.254

序号	类别	Fe	Co	Ni	Cu	Zn	As	Se	Cd	Pb
116	3	0.0187	0.065	4.099	156.6	117.9	0.0423	1.523	0.0969	4.011
117	3	0.0187	0.154	0.002	9.16	161.5	0.0423	2.246	0.0052	0.178
118	3	0.0754	0.053	0.002	15.15	205.5	0.0423	1.271	0.0052	0.551
119	3	0.0187	0.074	1.248	36.29	66.46	0.0423	0.5948	0.0052	0.41
120	3	0.0187	0.073	0.015	21.33	166.3	0.0423	0.9361	0.0052	0.334
121	3	0.0187	0.061	0.056	20	154.2	0.0423	1.222	0.0052	2.86

续表

序号	类别	Fe	Co	Ni	Cu	Zn	As	Se	Cd	Pb
122	3	5.664	0.104	0.735	12.85	178.3	0.0423	1.23	0.0548	1.914
123	3	0.0187	0.048	0.002	17.91	97.47	0.0423	1.729	0.0052	0.291
124	3	0.0187	0.038	0.002	10.39	163.8	0.8572	1.693	0.0193	0.233
125	3	0.0187	0.061	0.002	20.02	194.8	0.0423	1.339	0.0052	1.056
126	3	0.0187	0.111	0.002	12.68	163.5	0.0423	1.457	9.176	16.7
127	3	0.0187	0.15	0.056	9.713	170.7	0.0423	1.111	0.0482	0.309
128	3	33.57	0.146	0.171	9.48	220.5	0.0423	1.943	0.0052	0.243
129	3	35.99	0.131	2.609	18.91	148	0.0423	0.6155	0.0052	0.255
130	3	10.48	0.078	0.483	34.8	128.8	0.0423	2.316	0.0155	1.52
131	3	10.75	0.124	0.018	8.267	156.3	0.0423	0.9879	0.0052	0.322
132	3	61.77	0.081	0.351	7.747	123.9	0.0423	3.314	0.8915	4.307
133	3	8.114	0.148	0.123	8.48	39.49	0.0423	1.484	1.555	0.693
134	3	1.403	0.052	0.668	19.75	179.2	0.0423	0.9557	0.1287	1.925
135	3	0.0187	0.072	0.002	11.67	158.5	0.0423	1.452	0.0052	0.375
136	3	7.991	0.045	0.511	8.719	151.4	0.0423	3.062	0.0052	0.924
137	3	10.39	0.173	0.278	10.8	91.71	0.0423	1.774	0.0052	9.852
138	3	54.3	0.048	3.313	92.72	201.1	0.0423	1.105	0.0052	0.397
139	3	45.12	0.446	0.892	12.64	383.7	0.0423	2.115	0.0052	8.554
140	3	3.412	0.073	0.853	12	173.6	0.0423	1.543	0.0052	0.596
141	3	105.9	0.125	1.589	13.7	151.4	0.0423	2.362	0.4497	15.38
142	3	0.0187	0.068	0.333	9.786	43.48	0.0423	1.796	0.1539	1.072
143	3	0.0187	0.109	0.566	13.39	148.7	0.0423	1.288	0.0052	4.65
144	3	0.0187	0.059	0.002	12.44	106.7	0.0423	1.538	0.0052	0.4
145	3	0.0187	0.086	0.002	8.8	35.58	0.0423	1.776	0.988	0.895
146	3	0.0187	0.108	0.002	19.26	167.5	0.0423	0.9985	0.0052	0.916
147	3	0.0168	0.108	0.587	9.511	133.9	0.0423	2.067	0.0052	106.6
148	3	0.0187	0.098	0.002	9.369	98.78	0.0423	1.086	0.0052	2.623
149	3	0.0187	0.065	0.341	13.85	129.7	0.0423	1.392	0.0052	0.061
150	3	0.0187	0.101	0.002	10.4	140.4	0.0423	1.234	1.399	10.17
151	3	0.0187	0.162	1.214	51.41	167.1	0.0423	22.79	0.0052	0.766
152	3	0.0187	0.139	0.157	14.76	109.9	0.0423	2.596	0.0052	0.88
153	3	0.0187	0.116	1.678	11.37	160.1	0.0423	0.8013	11.61	9.936
154	3	30.98	0.137	1.3	8.622	153.7	0.2018	1.28	0.3752	2.25
155	3	0.0187	0.157	0.002	10.19	67.79	0.0423	2.818	1.725	20.08
156	3	228.6	0.4	0.665	16.73	132.7	0.0423	1.985	0.0052	0.52
157	3	0.0187	0.291	0.753	14.68	110.3	0.0423	1.215	0.0052	0.598
158	3	2.765	0.108	0.926	9.341	150.5	0.0423	0.8462	0.0052	0.778
159	3	0.0187	0.151	0.091	19.49	159.6	0.0423	0.7316	0.0052	0.283

续表

序号	类别	Fe	Co	Ni	Cu	Zn	As	Se	Cd	Pb
160	3	0.0187	0.271	0.229	12.93	90.31	0.0423	1.125	0.0052	726.9
161	3	0.0187	0.26	0.002	9.087	89.81	1.961	2.973	0.0367	0.894
162	3	8.816	0.201	1.196	620.9	129	0.0423	0.7477	0.6169	86.68
163	3	7.012	0.098	0.002	9.176	167.8	0.0423	0.6903	0.0052	0.442
164	3	0.0187	0.099	0.002	10.31	157.1	0.0423	3.603	0.0052	0.602
165	3	0.1954	0.089	0.56	15.46	183.5	0.0423	1.423	0.0052	2.074

注：1 代表正常人，2 代表癌症患者；3 代表良性增生。

2.3　变量的统计分析

表 2 列出了癌症患者与正常人头发中微量元素含量的最大值、最小值、平均值及标准方差的统计结果。变量间的相关系数反映了变量间的线性相关程度，是考察统计关系的常用指标。表 3 列出了 Cancer VS Control 样本集中各变量间的相关关系分析结果。

表 2　癌症患者与正常人变量的统计结果

	正常人				癌症患者			
	平均值	标准方差	最大值	最小值	平均值	标准方差	最大值	最小值
Na	257.816	258.535	1109	0.05	379.112	427.416	2276.36	12.92
Mg	101.411	82.3936	572.8	33.27	54.9855	57.493	252.843	0.0206
Al	52.7863	98.4585	664.2	0.02	79.2834	117.9094	638.609	2.89
P	360.434	172.81	1193	142.5	190.463	50.7054	441.5	116.38
K	92.2266	53.6214	288.5	6.5	148.385	143.7412	725.2	0.1097
Ca	1571.38	996.736	5701	496.2	426.395	280.6387	1330	100.6
V	0.0585	0.115	0.725	0.002	1.2893	2.3627	13.7269	0.0002
Cr	4.6456	6.5014	35	0.033	3.1432	6.3974	36.54	0.0067
Mn	1.5407	1.8521	10.3	0.005	1.4495	1.8424	9.4103	0.0129
Fe	38.2168	70.5361	499.5	0.1	120.273	177.8455	900.809	0.0187
Co	0.7609	0.0834	0.4458	0.0381	0.1284	0.1184	0.6088	0.0217
Ni	1.0212	1.0916	5.317	0.001	1.4647	2.4986	13.6995	0.0018
Cu	14.2119	17.0381	122.8	4.62	16.4967	13.0264	93.92	7.6489
Zn	229.861	78.4975	418	78.49	181.68	104.2729	737.309	25.663
As	3.1601	8.2008	47.15	0.001	4.4168	8.0604	37.3722	0.0423
Se	0.5512	0.5333	2.546	0.031	164.015	234.3358	1271.83	0.9041
Cd	0.59	2.9602	21.82	0.0005	3.1014	5.3376	25.7446	0.0052
Pb	12.5891	29.3374	214.7	0.02	200.804	439.0264	2380.44	0.1128

2.4　SVC 模型中建模参数选择

在此我们选用表 1 中 1 类和 2 类数据，也就是健康人与前列腺癌症患者头发中微量元素含量的数据。

表 3　前列腺癌症患者对正常人数据变量间的相关性

变量	Na	Mg	Al	P	K	Ca	V	Cr	Mn	Fe
Na	1	0.2968	0.6589	-0.0736	0.2306	0.1124	0.7133	0.1769	0.5114	0.49
Mg		1	0.2216	0.1009	-0.0131	0.3127	0.2809	-0.0104	0.3868	0.21
Al			1	0.1989	0.1533	-0.173	0.7216	0.4547	0.6564	0.66
P				1	-0.055	0.2402	-0.1763	0.3411	0.1156	-0.14
K					1	-0.1947	0.2482	-0.057	0.1249	0.14
Ca						1	-0.2203	-0.0459	-0.0112	-0.21
V							1	0.0903	0.5824	0.70
Cr								1	0.3009	0.352
Mn									1	0.721
Fe										
Co										
Ni										
Cu										
Zn										
As										
Se										
Cd										
Pb										
目标										

变量	Co	Ni	Cu	Zn	As	Se	Cd	Pb	目标
Na	0.1011	0.5073	0.0699	0.2894	0.4479	0.7013	0.6666	0.712	0.1688
Mg	0.0479	0.1876	-0.0257	0.4848	0.3922	0.2369	0.2181	0.2579	-0.315
Al	0.2654	0.567	0.129	0.2673	0.4301	0.6612	0.5973	0.6626	0.1215
P	0.4001	0.0384	0.0304	0.1314	-0.0395	-0.2725	-0.0923	-0.1431	-0.5654
K	-0.097	0.1447	-0.0316	-0.0622	0.1974	0.2971	0.2061	0.1953	0.2486
Ca	0.151	-0.0991	-0.0745	0.2708	-0.016	-0.2898	-0.1941	-0.1839	-0.6263
V	-0.0472	0.4182	0.1338	0.3729	0.5269	0.909	0.8267	0.9411	0.3411
Cr	0.482	0.4476	0.3408	0.1354	0.0046	0.0962	0.1242	0.0715	-0.1166
Mn	0.341	0.5038	0.1636	0.319	0.3751	0.5486	0.4877	0.5216	-0.0249
Fe	0.0619	0.5199	0.1295	0.285	0.464	0.7224	0.5597	0.6256	0.2881
Co	1	0.243	0.1079	0.1433	-0.0638	-0.1042	0.0555	-0.0297	-0.3293
Ni		1	0.147	0.155	0.3971	0.4827	0.3742	0.345	0.1135
Cu			1	0.1054	-0.0268	0.0921	0.1327	0.1412	0.0761
Zn				1	0.3624	0.3022	0.3239	0.4107	-0.253
As					1	0.4922	0.4598	0.5404	0.0777
Se						1	0.7332	0.8296	0.4375
Cd							1	0.8536	0.2784
Pb								1	0.2859
目标									1

与其他多元统计方法相似，SVC 模型性能与建模参数及其组合有关。在用 SVC 算法建模时，首先必须优化建模参数（包括核函数和可调参数 C 值的选择）。本工作中，采用 SVC 留一法交叉验证（Leave - one - out cross validation LOOCV）中类别的预报正确率（P_A）作为建模参数选择标准。P_A 可按下式计算：

$$P_A = \frac{N_C}{N_T} \times 100\% \qquad (2-1)$$

式中，N_T 为样本集头发总数，N_C 是留一法交叉验证中头发样本类别预报正确的样本数。图1 显示了在不同的核函数［线性核函数 Linear Kernel Function（LKF）、多项式核函数 PKF、径向基核函数 RBF 及 Sigmoid 核函数 SKF］及可调参数 C（范围从 1~200）下，11.5 个样本的 SVC 留一法预报正确率（P_A）。

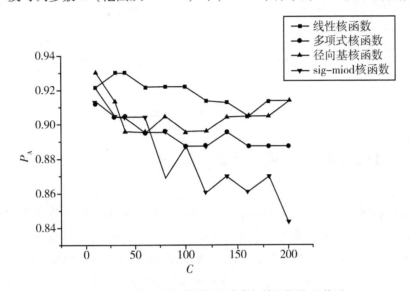

图1　SVC 留一法分类预报正确类与核函数及 C 关系

从图1 可以看出，当采用线性核函数、在可调参数 $C = 30$ 时，SVC 模型留一法预报的正确率最高，P_A 为93%。

2.5　癌症患者与正常人的 SVC 模型

我们选取 Mg、P、Ca、Fe、Co、Se 六个变量作为分类的变量。基于上述结果，当采用线性核函数时、在可调参数 $C = 30$ 时，得到判别头发类别的 SVC 训练模型：

$$f(x) = (0.007\,203)\,\omega(Mg) + (0.008\,139)\,\omega(P) + (0.001\,654)\,\omega(Ca) + (-0.002\,808)$$
$$\omega(Fe) + (0.895\,830)\,\omega(Co) + (-0.005\,568)\,\omega(Se) + (-2.868\,800) \qquad (2-2)$$

若 $f(x) \geq 0$ 时，则判别为健康人群。根据式（2-2），得到115 个样本的分类正确率（C_A）为95.7%，C_A 可按下式计算：

$$C_A = \frac{N_C}{N_T} \times 100\% \qquad (2-3)$$

这里 N_T 为样本总数，N_C 为训练模型中样本类别的判别正确率。SVC 训练模型的分类结果如图2 所述，从图中可以看出，共有 3 个健康人和 2 个癌症患者被判别错误。

2.6　留一法预报结果

本工作中，以 Mg、P、Ca、Fe、Co、Se 六种元素作为变量，建立 SVC 分类模型。以头发类别的留一法交叉验证正确率作为评判所建模型性能优劣的标准。留一法是验证模型稳定性和预测能力的一种较为客观的交互检验方法，即依次从 n 个样本中"留出"一个样本，用其余的 $n-1$ 个样本建模后对"留出"的样本进行预测。所有样本集头发类别的 SVC 留一法正确率为94.8%［如 $f(x) \geq 0$ 则预报为健康人］。

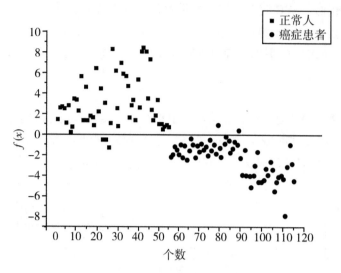

图2　SVC 训练模型分类图

3　支持向量机用于研究微量元素与前列腺增生的关系

3.1　算法和程序实现

在处理数据前，先要将不同数据分为两类，在此健康人归为 1 类，良性前列腺增生患者归为 2 类。然后对数据进行标准化，即使微量元素含量平均值在 0 ~ 1，最后通过筛选变量及选择参数建立数学模型。本工作所用的支持向量分类（SVC）采用相关文献上的 SVM 软件包（包括 SVC）进行计算，该软件可靠性已得到证实。本文所用的软件可从 http：//www. seawallsoft. com/index. html 免费下载。所有计算在 PIV、2.0GHz 微机上进行。

3.2　数据的预处理

有些头发中微量元素的含量特别高（比其他元素高 2 ~ 4 数量级）。含量低的元素不能说其不重要，它们也许比其他含量高的元素在良性前列腺增生形成过程中扮演更重要的角色。所以对于原始的头发中微量元素含量数据要进行标准化，标准化的结果是使微量元素含量平均值在 0 ~ 1。见表 1 中数据，1 类为健康入，3 类为良性前列腺增生患者。

3.3　变量的统计分析

表 4 列出了良性前列腺增生患者与正常人头发中微量元素含量的最大值、最小值、平均值及标准方差的统计结果。变量间的相关系数反映了变量间的线性相关程度，是考察统计关系的常用指标，表 5 列出了 Patient VS Control 样本集中各变量间的相关关系分析结果。

表4　变量的统计结果

	正常人				前列腺增生患者			
	平均值	标准方差	最大值	最小值	平均值	标准方差	最大值	最小值
Na	257.816	258.5351	1109	0.05	174.275	304.172	2071	13.2
Mg	101.4113	82.3936	572.8	33.27	22.7764	22.7164	87.95	0.0206
Al	52.7863	98.4585	664.2	0.02	9.5537	10.2478	67.01	0.1338
P	360.434	172.8103	1193	142.5	190.336	37.9704	312.9	126.8
K	92.2266	53.6214	288.5	6.5	110.726	138.441	721.4	0.1097

	正常人				前列腺增生患者			
Ca	1571.378	996.7357	5701	496.2	489.516	389.759	1787	62.8
V	0.0585	0.115	0.725	0.002	0.0483	0.1341	0.8915	0.0002
Cr	4.6456	6.5014	35	0.033	2.1263	8.9126	63.36	0.0067
Mn	1.5407	1.8521	10.3	0.005	0.3732	0.2796	1.465	0.0458
Fe	38.2168	70.5361	499.5	0.1	13.4368	37.0496	228.6	0.0168
Co	0.7609	0.0834	0.4458	0.0381	0.1242	0.0834	0.4458	0.0381
Ni	1.0212	1.0916	5.317	0.001	0.5739	0.8574	4.099	0.0018
Cu	14.2119	17.0381	122.8	4.62	31.0568	88.4531	620.9	7.747
Zn	229.8606	78.4975	418	78.49	143.64	54.6203	383.7	35.58
As	3.1601	8.2008	47.15	0.001	0.1002	0.2929	1.961	0.0423
Se	0.5512	0.5333	2.546	0.031	2.0036	3.0833	22.79	0.5948
Cd	0.59	2.9602	21.82	0.0005	0.5901	2.0775	11.61	0.0052
Pb	12.5891	29.3374	214.7	0.02	21.1052	103.646	726.9	0.0608

3.4　SVC 模型中建模参数选择

在此我们选用表 1 中 1 类和 3 类数据，也就是健康人和良性前列腺增生患者头发中微量元素含量的数据。

在用 SVC 算法建模时，首先必须优化建模参数（包括核函数和可调参数 C 值的选择）。本工作中，采用 SVC 留一法交叉验证（Leave‑one‑out cross validation，LOOCV）的预报正确率（P_A）作为建模参数选择标准。P_A 可按下式计算：

$$P_A = \frac{N_C}{N_T} \times 100\% \qquad (3-1)$$

式中，N_T 为样本集头发总数，N_C 是留一法交叉验证中头发样本类别预报正确的样本数。图 3 显示了在不同的核函数（线性核函数 Linear Kernel Function（LKF）、多项式核函数 PKF、径向基核函数 RBF 及 Sigmoid 核函数 SKF）及可调参数 C（范围从 1 ~ 200）下，105 个样本的 SVC 留一法预报正确率（P_A）。

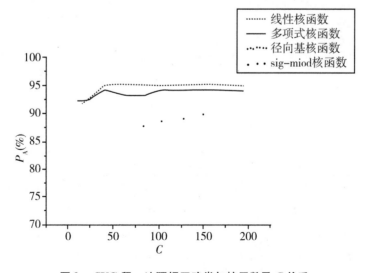

图3　SVC 留一法预报正确类与核函数及 C 关系

从图 3 中可以看出，当采用线性核函数、在可调参数 $C = 150$ 时，SVC 模型留一法预报正确率最高。

3.5 Patient VS Control 的 SVC 模型

基于以上结果，当采用线性核函数、在可调参数 $C = 150$ 时，以 Mg、P、Ca、Mn、Co、Zn、Se 为变量，得到判别头发类别的 SVc 训练模型，如下式所示：

$$f(x) = (0.011\,654)\,\omega(Mg) + (0.012\,051)\,\omega(P) + \\ (0.000\,341)\,\omega(Ca) + (0.292\,227)\,\omega(Mn) + (1.681\,713)\,\omega(Co) + \\ (0.005\,004)\,\omega(Zn) + (-0.946\,045)\,\omega(Se) + (-3.258\,108) \quad (3-2)$$

如 $f(x)$ 大于 0 时，则判别头发来源于健康人。根据（3-2）式，得到 105 个头发样本的分类正确率 c_A 为 97.1%，c_A 可由下式计算：

$$C_A = \frac{N_C}{N_T} \times 100\% \quad (3-3)$$

这里 N_T 是样本总数，N_C 是 SVC 训练模型中头发类别判别正确的样本数。SVC 训练模型的分类结果如图 4 所示。从图中可以看出，共判误两个健康人和一个患者。

表5 前列腺增生患者对健康人数据间的相关性

变量	Na	Mg	Al	P	K	Ca	V	Cr	Mn	Fe
Na	1	0.096	0.266	0.1566	0.0846	0.5109	0.1125	0.1393	0.1836	0.1346
Mg		1	0.055	0.2345	-0.0267	0.4319	-0.0604	-0.005	0.3496	0.2704
Al			1	0.6062	-0.0025	0.0443	0.6253	0.4964	0.4449	0.3316
P				1	0.0795	0.1995	0.3706	0.3874	0.3816	0.3291
K					1	-0.0546	-0.0487	-0.0189	-0.033	-0.0216
Ca						1	-0.0881	-0.0085	0.199	0.07
V							1	0.8592	0.3441	0.4643
Cr								1	0.283	0.481
Fe									1	0.7339
Co										1
Ni										
Cu										
Zn										
As										
Se										
Cd										
Pb										
目标										

变量	Co	Ni	Cu	Zn	As	Se	Cd	Pb	目标
Na	0.2152	0.2945	0.058	-0.0509	0.0431	-0.1496	0.0801	-0.0123	-0.1482
Mg	0.0993	0.0435	-0.1032	0.5039	0.3996	-0.1649	-0.0626	-0.0838	0.5405
Al	0.4981	0.6403	-0.0243	0.0509	0.0392	-0.1088	0.0998	0.0377	-0.2911
P	0.3992	0.4103	-0.0679	0.2472	0.1329	-0.1978	0.141	0.03	-0.5572
K	-0.0476	-0.0647	-0.111	-0.006	0.0138	-0.0084	0.0556	-0.0837	0.0901
Ca	0.1305	0.0772	0.001	0.4251	0.2062	-0.2192	0.0002	-0.0617	-0.578

变量	Co	Ni	Cu	Zn	As	Se	Cd	Pb	目标
V	0.3103	0.4771	0.0048	− 0.0459	− 0.0825	− 0.0478	0.1138	0.0126	− 0.0414
Cr	0.4489	0.4861	− 0.024	0.0841	− 0.0416	− 0.0899	0.1221	0.0338	− 0.1619
Mn	0.5135	0.4623	− 0.0297	0.2423	0.1167	− 0.1545	0.1115	0.0334	− 0.3585
Fe	0.3452	0.3667	− 0.0203	0.098	0.1464	− 0.0885	0.0285	− 0.0205	− 0.2137
Co	1	0.6105	− 0.0051	0.2171	− 0.0159	− 0.14	0.2093	0.0839	− 0.3188
Ni		1	0.1796	0.0979	− 0.093	− 0.0856	0.2614	0.0652	− 0.2228
Cu			1	− 0.0889	− 0.0633	0.0256	0.0123	0.0882	0.1352
Zn				1	0.2693	− 0.1337	0.0031	− 0.0936	− 0.5376
As					1	− 0.0299	− 0.0453	− 0.0453	− 0.2544
Se						1	− 0.0453	− 0.0336	0.3209
Cd							1	0.2194	0
Pb								1	0.0575
目标									1

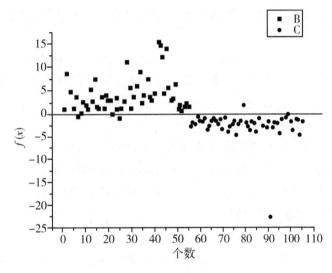

图 4　SVC 训练模型分类图

3.6　留一法预报结果

我们应用留一法测试这个模型的预报正确率，结果是此模型的预报正确率为 94.8%，因此，通过 SVM 模型和上述的 Mg、P、Ca、Mn、Co、Zn、Se 7 个变量，我们可以区分前列腺增生患者和健康人，因此应用此模型可以方便快速的预测前列腺增生患者。

4　小　结

4.1　讨论

人体组织是一个复杂的动态平衡体系，在体内微量元素含量的影响也是复杂和多因素的。然而从各个微量元素间的相关性可以看出，在我们用的数据中，各个微量元素间基本上没有相关性，见表 3、表 5。

在研究微量元素与疾病关系中，已经有不少研究方法，方法的选择受到多种因素的影响，比较各种方法的性能优劣应看其对同一样本集的预测结果。本文应用 SVC 对癌症患者与正常人组及前列腺增生患者与正常人组进行分类，不管是分类正确率还是留一法预报准确率，都得到很好的结果。

在本文中用 SVM 方法成功找出对前列腺癌很重要的 6 种微量元素。用这 6 种元素建立了预报模型。这个预报模型能很好地将前列腺癌症患者从健康人群中分开，该模型在 SVC 留一法中的预报准确率达到了 94.8%。因此可以说 SVC 在处理复杂和多变量分类问题是一种很有效的工具。由于头发样品收集及头发中微量元素的含量测定很容易和很方便，通过我们得到的模型，能将前列腺癌症患者和健康人及良性前列腺增生患者和健康人分开。

虽然我们所建立的 SVC 模型取得了很好的预报结果，我们也看到这个预报结果在很大程度上被容量因子 C 值所影响。C 值在建模前是不知道为多大的。如果 C 值太小，就会出现欠拟合，如果 C 值太大，又会存在过拟合问题。因此 C 值的大小及核函数都应根据数据的不同而进行优化。与其他机器学习方法相比，用 SVC 进行训练和优化是很方便和快捷的，因为 SVC 只有很少的参数及只有支持向量（占总数据的很小一部分）在处理过程中被用到。

4.2 结 论

在本文中，收集了 165 个样本，其中 55 个样本来自健康人、60 个样本来自前列腺癌症患者、50 个样本来自前良性列腺增生患者。头发中 18 种微量元素含量数据被收集。应用 SVM 方法来研究前列腺癌症患者和健康人、良性前列腺增生患者和健康人头发中微量元素含量差异。得到以下几点结论。

（1）通过变量筛选及 SVC 建模，找到对研究前列腺癌症患者和健康人头发中微量元素含量差异的 6 种关键微量元素。通过 SVC 模型及这 6 种微量元素的含量能将前列腺癌症患者和健康人分开。同样，对于良性前列腺增生患者和健康人，我们也能通过 SVC 模型和所得到的 7 种关键元素含量，能将良性前列腺增生患者和健康人分开。

（2）用上面提到的微量元素建立 SVC 模型。对于前列腺癌症患者和健康人，所得到的分类准确率为 95.7% 和留一法预报准确率为 94.8%。对于良性前列腺增生患者和健康人所得到的分类准确率为 97.1% 和留一法预报准确率为 94.8%。可以看出，应用上面的模型，我们可以很方便地将前列腺癌症患者和健康人及良性前列腺增生患者和健康人分开。

（3）支持向量机被证明是一种具有高度准确性的人工智能分类技术。如本文中应用 SVC 研究微量元素与前列腺疾病关系。但也应该看到，容量因子 C 在此起到很大的作用。为了得到合理及满意的模型，必须对容量因子 C 值进行认真的选择。在本文中，对于前列腺癌症患者和健康人，C 值定为 30，而对良性前列腺增生患者和健康人，C 值定为 150。

（4）本文中所得到的两个模型，对于前列腺癌症和良性前列腺增生在临床上有巨大的潜在意义。因为本文中所用的头发样品很容易收集，以及头发中微量元素的含量也很方便测量，且通过所得模型的预报结果很准确。

（上海大学硕士学位论文，2005）

第十一章　头发元素与临床诊断

在实验研究和临床观察中发现，在许多病理条件下，头发元素普遍存在不平衡现象，尽管它是疾病的诱因还是疾病的结果，或者两者兼有，尚有待深入研究，但无疑这为疾病的诊断、鉴别诊断或预后提供了新的可能和机遇。例如，心血管疾病患者大多发钴含量显著降低；甲型肝炎和乙型肝炎发作期发硒水平变化模式明显不同；肝癌患者发铜含量和铜／锌比值随病程进展升高；溃疡型和包块型克隆氏病头发元素谱十分不同；发锶含量与高血压分期显著相关；前列腺癌患者发锌含量远低于健康人和良性前列腺增生患者。又如，妇科肿瘤患者某些头发元素含量随病情或临床期别呈规律性变化，对子宫颈癌、子宫内膜癌的早期发现、诊断和治疗有临床指导意义；长期监测高血压患者头发元素有可能早期预测、预防中风的发生；检测头发锶、锌、钙、铁、铅含量有助于胃癌和胃溃疡的鉴别诊断。

几项诊断试验表明，头发元素检测有临床实用价值。即使以全血元素含量为"金标准"，发锌、发铁、发钙作为诊断这些元素的缺乏症均有应用价值；在不具备测定全血铅含量的条件下，可通过检测头发铅含量发现可疑铅中毒患儿；利用发镉测定诊断男、女性儿童精神发育不全的灵敏度、特异度均可达90%以上，而误诊率和漏诊率可控制在10%以内。

随着科学技术的发展及微量元素临床知识的积累，通过检测头发微量元素预报、诊断和预测各类临床疾病，特别是恶性肿瘤、冠心病、脑血管病、阿尔茨海默病、糖尿病等现代疑难病，已有实际可能。

头发元素诊断疾病，除某些特殊情况外，一般采用多因素综合分析法。这些方法大致可分为4种类型，即头发元素分析—计算机模式识别法、头发元素分析—头发形态诊断法、头发元素分析—量子共振诊断法及头发元素分析—临床经验陈氏诊断法。

计算机模式识别法包括基于机器学习的传统模式识别算法（如非线性映照法、判别分析法、偏最小二乘法、人工神经网络法等）和基于统计学习理论的支持向量算法（如支持向量分类算法、支持向量回归算法），后者能较好地解决小样本、非线性、高维数和局部极小点等原来难以解决的实际问题。正如在前一章和本章中所看到的，头发元素分析—计算机模式识别法在疾病的早期预报和临床诊断研究中已有最广泛的应用。

头发形态诊断法是根据头发微量元素含量并结合头发的物理、化学性质诊断疾病的方法。具体做法是：首先，将头发燃烧、灼烧，灼烧后观察其灼烧体的颜色和形状；其次，制备成溶液进行微量元素含量测定；最后，根据人的体重、身高、年龄、性别等因素进行疾病诊断和预测。该法已编制成程序，应用于人发分析诊断癌症专家系统中，使用效果良好。

量子共振诊断法是通过头发或手握传感器测量人体内的微弱磁场变化，经过计算机解析从而达到诊断疾病及检查体内微量元素、维生素、氨基酸等营养状况目的的方法。它具有无创、无损、灵敏、准确、简便、快速等优点。量子共振检测仪内部储存有1000多个检测参数的标准量子共振谱供检验比对，无论是诊断肿瘤、慢性病、亚健康或毒素，均有很高的符合率。量子共振诊断法诊断恶性肿瘤或肿瘤时，还可确定肿瘤部位及监督病情变化。目前国内已有数百台仪器应用于临床中。

临床经验陈氏诊断法由金陵微量元素与健康研究所陈祥友教授积20年实验室工作经验和20年临床经验总结和创立。该法用电感耦合等离子体发射光谱法测定受试者头发中的35种元素含量，与相同年龄、相同性别的健康人头发元素含量进行比较，便可根据经验推知被测对象的免疫情况、微循环情况，以及脾、肺、肝、肾、心、脑、胃、气、血、性功能、血脂、血黏度、血沉、血糖、血压、记忆和肌肉、皮肤、精神等代谢情况，从而对冠心病、脑血管病、癌症、艾滋病、系统性红斑狼疮和阿尔茨海默病等做出诊断、预测和预报。

目前全国对儿童铅中毒的诊断一般采用血铅测定法，但发铅测定取样更安全，方法更简便，更能反映全身铅负荷。中国的研究证明，发铅测定诊断铅中毒与血铅化验法具有类似的可靠性。

人发中微量元素钴的测定在心血管病患者体检中的应用

（1984）

陈祥友[1] 甘兰若[1] 裘家奎[1] 党永胜[1] 施霞玉[1] 张国宜[2] 白 榕[2]

（1. 环境科学研究所 2. 南京鼓楼医院保健科）

[导读] 用发钴检验法和临床常规检验法同时对已确诊的 148 例各类心血管病患者进行体检，两法相符合的有 144 例，符合率达 99%。

发钴检验法作为心血管病临床检验方法，具有简便、可靠、易为患者接受等优点。该法还有可能对肝炎患者进行肝功能临床检验。

前 言

目前已经知道，许多疾病与体内微量元素失调有关，为了人类健康，国内外许多学者对体内微量元素与人体健康的关系有着极大的兴趣，试图从人体内微量元素的变化及它们相互间的平衡关系中，探索某些疑难病症的病因和防治的新途径。心血管疾病是一类发病范围广、死亡率高、危害严重的多发性疑难病症，病因至今尚未弄清楚。关于微量元素与心血管疾病的关系虽已做了大量的工作，但还不能给出一个令人满意的解释。据我们的研究发现心血管疾病与人体内微量元素钴长期低少或缺乏有关，心血管病患者的发钴含量低于健康人的发钴含量，差异非常显著，并且病情越重，发钴含量越低。这种低少或缺乏可由真正的缺少所致也可由于其他元素的拮抗作用所致，或者由于"过度"的消耗所致。

人发中钴含量与心血管病有关，这对心血管疾病的检验以及对冠心病的心肌梗死、高血压的脑血管意外的预测将提供一种极其简便易行的科学方法。本文介绍了应用发钴检验法，进行心血管病的体检与鼓楼医院保健科应用常规临床检验法对已确诊的 148 例心血管病患者，同时进行体检所得到的比较结果。其中，有 144 例两者结果相符，符合率达97%，与临床常规法不符的仅有 4 例，占总数的3%，这 4 例为肝炎患者而同时又患有心血管疾病的。肝炎患者发钴含量较正常人高，这与中医认为的"实证"相一致，反映出肝炎患者的肝功能的"过亢"。据此，该法有可能作为肝功能临床检验的一种新方法。该法是一种功能性的检验法，还必须要有其他方法配合，如"心电图"等方法配合，才能对各种心血管病做出正确的诊断。

检验结果和讨论

我们用 5—C1—PADAB—Co（Ⅱ）分光光度法，对 148 例已确诊的各种心血管病患者进行体检，其中，冠心病患者46 例，高血压患者85 例，高血脂患者20 例，同时患冠心病和高血压的22 例，有的患者同时患有几种症状，或者兼有主诉感觉等，148 例心血管病患者发钴检验结果见表1。

表1　148 例各种心血管疾病患者发钴检验结果

病症	冠心病	心肌梗死	高血压	房颤	动脉硬化	脑血栓*	传导阻滞	高血脂	白内障	糖尿病	早搏	心动过缓	心动过速	高电压**	低电压**	风心病	肺气肿
例数	46	13	85	8	16	3	15	20	10	13	9	9	11	4	5	8	13
患者发钴含量（$\mu g/g$）	0.12	0.12	0.11	0.12	0.12	0.13	0.12	0.13	0.11	0.12	0.11	0.13	0.10	0.11	0.14	0.11	0.12
正常人发钴含量（$\mu g/g$）	0.20	0.20	0.21	0.19	0.20	0.21	0.21	0.21	0.20	0.19	0.19	0.19	0.19	0.20	0.20	0.20	0.20
t 值	24.37																
P	< 0.0005																

注：＊为病史，例如，心肌梗死曾为患过心肌梗死者；＊＊为心电图检验确诊者。

从表 1 可见，发钴检验结果表明，其中所列各种心血管病患者发钴含量较健康人发钴含量低少，用 t 法进行显著性差异检验，有非常显著性差异（$P < 0.0005$）。对这些人，从发钴含量来看确系心血管病患者，与门诊常规法诊断完全相符。

表 1 中 46 例冠心病患者中，其中，只患冠心病的 6 例，同时患有高血压的 22 例，曾发生过心肌梗死的 1 例，心肌劳损的 3 例，主诉心绞痛的 2 例，传导阻滞的 5 例，主诉胸闷的 2 例，动脉硬化的 3 例，心电图示高电压的 2 例，心房纤颤的 2 例，心动过缓的 2 例，心动过速的 4 例，有期前收缩的 4 例，高血脂的 5 例，曾患脑血栓的 1 例，肺气肿的 3 例，糖尿病的 6 例，有的患有两种以上病症的也在此列。这些都与门诊常规法相符，即患者发钴含量明显低于健康人的发钴含量，有非常显著性差异，$P < 0.0005$。

表中 85 例高血压患者中，只患高血压的 28 例，曾发生过心肌梗死的 1 例，同时患有心肌劳损的 2 例，主诉心绞痛的 2 例，心肌缺氧的 1 例，心肌失腱的 1 例，传导阻滞的 6 例，主诉胸闷的 3 例，动脉硬化的 8 例，心电图示高电压的 5 例、低电压的 2 例，心房纤颤的 5 例，心动过缓的 4 例，心动过速的 6 例，有期前收缩的 8 例，高血脂 10 例，曾患脑血栓的 2 例，肺气肿的 6 例，关节炎的 3 例，白内障的 5 例，风心病的 1 例，糖尿病的 8 例，肾炎的 4 例，有的患者同时患有两种以上病症，同前面一样与临床常规检验法检验结果相符。

表 1 中 20 例高血脂患者中，其中，只患有高血脂的 2 例，同时患有心肌劳损的 1 例，心肌缺氧缺血的 2 例，传导阻滞的 2 例，动脉硬化的 2 例，心电图示低电压的 1 例，心房纤颤的 1 例，心动过缓的 4 例，有期前收缩的 1 例，曾患脑血栓的 1 例，肺气肿的 2 例，白内障的 4 例，糖尿病的 2 例，有的患者同时患有几种病症的其发钴检验结果同前一样，即与常规法检验结果完全相符。

表 1 中 13 例糖尿病患者中，只患糖尿病的有 1 例，同时患有心肌劳损的 1 例，传导阻滞的 1 例，主诉胸闷的 1 例，有期前收缩的 2 例，肺气肿的 1 例，白内障的 1 例，风心病的 2 例，同前一样发钴检验的结果与医院常规临床检验的结果完全相符。

表 1 中 8 例风心病患者中，只患风心病的 1 例，同时患有心动过速的 3 例，心房纤颤的 3 例，关节炎的 1 例，主诉胸闷的 1 例，同前一样，两种检验法的结果完全相符。

表 1 中 13 例肺气肿患者中，主诉胸闷的 2 例，有期前收缩的 1 例，动脉硬化的 2 例，老年慢性支气管炎的 2 例，白内障 1 例，心电图示低电压 1 例，心肌病的 1 例，传导阻滞的 2 例，同前一样，两种检验法的结果完全相符。

综上所述，发钴含量检验法对只患有冠心病的、高血压的、高血脂的、风心病、肺气肿等心血管疾病的，以及同时患有诸如：冠心病和高血压；冠心病和高血脂；冠心病和风心病；高血压和风心病；高血脂和白内障；冠心病和曾患过心肌梗死；高血压和动脉硬化；风心病和肺气肿等心血管系统的疾病的头发中钴含量较健康人有非常显著性的差异。与临床常规检验结果完全相符。该法作为心血管（血液、心脏、血管）系统功能性检验是可行的，如和常规法有机地相配合，将可获得满意的结果。该法具有简便、可靠、易为患者接受的优点，较检验血液法优越。例如，高血脂查验：常规法要患者空腹抽血检验，而发钴检验法仅仅用理发时剪下的头发作为生物样品，既简便又可靠。

我们还对 4 例有心血管病史的现在确属健康人的头发进行检测，观察到其发钴含量和健康人发钴含量相一致。即以前患过心血管病现在已恢复正常的人的发钴含量与健康人相比则无差别。

体检病例中，有患有冠心病和肿瘤动过手术的 4 例，同时患有白癜风的 4 例，发钴检验也都可诊断他们属于患有心血管疾病之列，即与临床检验的结果相符。正如相关文献报道的一样，白癜风患者发钴含量低于健康人发钴含量，有非常显著性差异（$P < 0.0005$）。

我们还分析了心血管病患者同时又患有肝炎的 5 例，观测到其发钴含量较正常人为高，见表 2。

表 2　心血管病患者同时患有肝炎发钴检验结果

例	冠心病	高血压	肝炎	患者发钴含量（$\mu g/g$）	健康人发钴含量（$\mu g/g$）
1	√	√	√	0.32	0.22
2		√	√	0.27	0.20
3		√	√（病史）	0.19	0.21
4		√	√	0.27	0.21
5	√		√（黄疸）	0.33	0.19

从表 2 可见，患心血管病同时又患肝炎病的人其发钴含量较健康人为高，有肝炎病史的无差别。

例 1 为慢性肝炎、高血压患者，1982 年始又患冠心病，其发钴含量较正常人明显偏高，较心血管病患者发钴含量更高。

例 5 为患有冠心病同时患有黄疸性肝炎患者，发钴含量非常明显地高于健康人，较心血管病患者则更高。

例 2、例 4 都患高血压同时患有肝炎，发钴含量较健康人略高，较一般高血压患者发钴含量明显偏高。

例 3 患有高血压和肝炎病史，其发钴含量较健康人略低，较一般高血压患者发钴含量高。

综上所述，心血管病患者同时患有肝炎者较一般单纯性心血管病患者发钴含量偏高，有的甚至较健康人发钴含量高。据报道，有一肝炎病患者，因注射维生素 B_{12} 而致死。我们认为肝炎病患者不是肝功能低而是肝功能"过亢"，再注射维生素 B_{12} 其后果必将严重。据我们的以上结果也可以证实。我们认为以上 5 例心血管病患者同时患肝炎病的，肝炎病是主要的还是次要的要具体分析，如例 1 和例 5，两种病同在一人身上，但肝炎占非常主要的地位，而心血管病相对来讲是次要的。另据我们分析，单患肝炎病的人发钴含量也是高于健康人的发钴含量。即肝病患者发钴含量偏高，肝功能"过亢"，患者体内微量元素钴偏高，呈正相关。相反的，如果是心血管占主导地位，则此时仍是发钴含量偏低，呈负相关。这从下面几例可以看出：例 1，1973—1783 年患高血压，又有肝大，其发钴含量 0.06 $\mu g/g$；例 2，原发性冠心病，1957 年曾患慢性肝炎且持续几年，其发钴含量为 0.09 $\mu g/g$；例 3，动脉硬化、高血压、脂肪肝，发钴含量为 0.09 $\mu g/g$；例 4，高血压、肾下垂、慢性肝炎，其发钴含量仅 0.05 $\mu g/g$，以上 4 个例子皆是心血管病和同时患有肝病的，但发钴含量仍呈负相关。必须说明的是，这种患者例数还少，还需要进一步研究。

综上所述，据我们对 148 例心血管病患者发钴含量测定与鼓楼医院保健科用临床常规检验法比较，其符合率达 97%，这是相当好的结果。我们认为 5—C1—PADAB—Co（Ⅱ）分光光度测发钴法用于心血管系统疾病的临床检验是可行的，特别和门诊常规检验法相互配合将可获得满意的结果。

对同时患肝炎的心血管病患者来说，需要具体分析，分别对待，但也不难做到。据此也提示我们，该法有可能对肝炎患者进行肝功能的临床检验。

（原载于《南京大学学报：化学专刊》，1984）

高血压病人头发、血清微量元素
测定的临床意义探讨

（1986）

胡礼珩[1]　吴凯运[1]　沈春森[1]　董瑞玲[1]　阎淑英[1]　王广仪[2]

余建国[2]　李朝珍[2]　孟献梅[2]　顾统元[3]　张世道[3]

（1. 安徽省建委医院　2. 安徽省化工研究所　3. 安徽省人民医院）

[导读] 安徽省高血压患者头发钙、镁、锌、锶含量显著低于对照组，钾含量高于对照组。根据头发元素预测中风危险的灵敏度为88%，特异度为91.6%，准确率为90.1%，阳性似然比为10.6。

借助头发微量元素监测及其他诊断方法的联合应用，对高血压患者进行长期随访，有可能早期对中风的发生进行预测预防。

引　言

世界卫生组织某科学小组的报告指出：高血压是一种流行于发达国家和发展中国家常见的、几乎普遍存在的疾病。在发展中国家，高血压病发病率似乎同欧洲或其他发达国家的发病率一样高。高血压病的患病率高达10%～20%，且可导致脑血管、心脏和肾脏病的危险。因此，高血压已成为一个严重的公共卫生问题。迄今为止，人们致力于单纯降低已经增高的血压水平，而不是致力于预防这种疾病。据北京、上海等14个大城市统计，脑血管疾病是三大死因之一，因而医务工作者应该设法检出中风高危人群，对中风的危险因子进行预防，从而降低中风的发病率。目前，血液流变的测定对于中风的预防有一定的价值。本文目的在于通过高血压患者头发、血清微量元素的测定采用多因素分析方法估计中风的危险性，从而帮助人们对中风进行早期预防。

对象和方法

1. 对象

病例组选择：自我院门诊和住院部选择原发性高血压88例，按世界卫生组织血压测量和诊断标准，进行测量诊断，年龄36～81岁，平均38岁。其中，男性45例，女性43例，病例型见表1。

表1　高血压组病例概况

分期	例数	血压（mmHg）	病程	头发标本数	血清标本数
Ⅰ期	14	149/96	11年	14	11
Ⅱ期	43	165/99	14年	36	41
Ⅲ期	31	191/106	11年	25	22
合计	88			75	74

注：Ⅲ期31例中脑出血11例，脑梗死18例，高心心衰2例。

对照组：自门诊就诊者中随机选择 59 例无高血压与心血管病无关的其他患者和体检的健康人为对照，年龄为 17～76 岁，平均 50 岁，其中，男性 22 例，女性 37 例。

2. 变量测定方法

患者、对照组均采取头发和空腹血清进行微量元素定量分析。

人发及血清中宏量、微量元素均采用美国 P—E703 原子吸收分光光度计的火焰系统及 HGA－500 石墨炉无火焰系统测定。人发洗涤干燥后取样 600 mg 加 1 mL 浓硝酸、2 mL 过氧化氢在高型平口烧杯中消化，最后定容至 12 mL 用火焰原子吸收法测定 Mn、Cu、Fe、Pb、Sr、Cd、Ni、K、Na，稀释 20 倍后加入释放剂，测定 Ca、Mg、Zn，血清取样 1 mL 用水稀释 1 倍再滴加入 5% 的酸溶液 1 mL，定容至 5 mL 用火焰法测定 Cu、Fe、Zn、Mg、Ca、K、Na，再取 0.2 mL 血清加 0.2 mL 草酸铵溶液稀释 1 倍后再用无火焰法测定 Mn。火焰原子吸收用记录仪记录峰值吸收，以标准曲线法定量测定。

3. 统计分析方法

（1）微量元素单因素比较 t 值检验；

（2）多元 Logistic M 估计微量元素与中风危险的关系，其表达式如下：

$$P = [1 + \mathrm{exP}(-\beta_0 - \sum \beta x)]^{-1},$$

其中，x_1 为各元素值，P 为各元素值为 x 时中风出现的概率，β 为参数。

通过极大似然求得：$\mathrm{logit}P = \beta_0 + \sum \beta x$。

结　果

一、患者和对照组头发、血清微量元素的含量单因素比较

1. 头发微量元素

高血压组与对照组比较见表 2。

表 2　高血压患者头发元素含量变化　　　　　　　　单位：μg/g

元素名称	患者	对照	P 值	元素名称	患者	对照	P 值
	$X \pm SE$	$X \pm SE$			$X \pm SE$	$X \pm SE$	
K	27.11±3.12	16.01±1.82	<0.01	Sr	2.97±0.33	4.58±0.65	<0.05
Na	33.76±3.57	37.95±4.78	>0.10	Fe	18.27±0.99	16.63±1.25	>0.10
Ca	435.34±34.59	673.33±74.42	<0.01	Pb	8.78±1.05	6.95±1.19	>0.10
Mg	57.85±7.23	89.61±14.42	<0.05	Cd	0.22±0.01	0.21±0.02	>0.10
Cu	13.13±0.66	14.52±0.98	>0.10	Cr	0.29±0.03	0.23±0.03	>0.10
Zn	156.05±5.10	178.53±7.59	<0.05	Ni	0.91±0.15	0.84±0.08	>0.10
Mn	2.36±0.37	1.72±0.25	>0.10	Na/K	1.25	2.34	<0.05

由表 2 可见：高血压组 Ca、Mg、Zn、Sr 明显低于对照组，差异显著，P 值分别为 <0.01、<0.05、<0.05、<0.05；Na/K 也低于对照组，P 值 <0.05。而患者组头发 K 含量高于对照组，P <0.01，差异也非常显著。

2. 血清微量元素

高血压组与对照组比较见表 3。

表3　高血压患者血清元素含量变化　　　　　　　　　　　　　单位：$\mu g/g$

元素名称	患者	对照	P 值	元素名称	患者	对照	P 值
	$X \pm SE$	$X \pm SE$			$X \pm SE$	$X \pm SE$	
Cu	1.33 ± 0.04	1.14 ± 0.05	<0.01	Na	3007.33 ± 57.15	301.30 ± 60.80	>0.10
Zn	1.23 ± 0.03	1.26 ± 0.06	>0.10	K	164.33 ± 2.85	163.51 ± 2.96	>0.10
Mn*	8.85 ± 1.06	8.46 ± 0.90	>0.10	Mg	20.27 ± 0.28	20.62 ± 0.33	>0.10
Fe	1.20 ± 0.04	1.27 ± 0.06	>0.10	Cu/Zn	1.12 ± 0.05	0.95 ± 0.05	<0.05
Ca	103.57 ± 1.48	107.80 ± 2.21	>0.10				

注：* 单位为 ng/mL。

表3仅见血清 Cu、Cu/Zn 患者组明显高于对照组：$P < 0.01$，$P < 0.05$，差异显著。

3. 高血压患者发锶元素含量的比较：见图1。

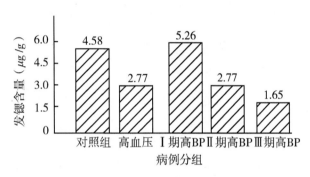

图1　高血压患者发锶含量比较

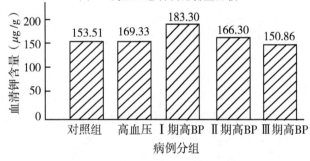

图2　高血压患者血清钾含量比较

注：患者与对照　$P < 0.05$
　　I 期与对照　$P > 0.1$
　　I 期与 II 期　$P < 0.05$
　　I 期与 III 期　$P < 0.01$
　　II 期与 III 期　$P < 0.05$

图1表明高血压 I 期与对照组比较 $P > 0.1$，无显著差异；而高血压 I、II、III 期有明显差异，显示发 Sr 含量与高血压分期呈负相关系。

4. 高血压患者血清钾含量的比较：见图2。

注：患者与对照　$P > 0.1$
　　I 期与对照　$P < 0.05$
　　I 期与 II 期　$P < 0.05$
　　I 期与 III 期　$P < 0.01$
　　II 期与 III 期　$P < 0.05$

由图2可见：血清钾的含量与高血压呈负相关性。

二、中风的危险性与微量元素的关系

将本组高血压 II 期以上的病人 61 例（其中 II 期36人），III 期25人的头发、血清微量元素应用电子计算机拟合多元 Logistic 模型（M）估计中风危险（P）所得公式如下：

1. 中风危险性与头发微量元素的关系

$\text{logit} P = -47.45 + 0.78(x_2$ 即为年龄$) - 0.86(x_9$ 即 Sr$) + 0.21(x_{11}$ 即为 Zn$) - 0.0038 \cdot x_2 \cdot x_{11} + 0.17(x_{15}$ 即 K$) - 0.002 \cdot K$

$\beta x_2 = 0.080$　　　　　　$\beta x_9 = 0.196$　　　　　　$\beta x_{11} = 0.008$

$\beta x_2 \cdot x_{11} = 0.000002$　　$\beta x_{11} = 0.073$　　　　$\beta x_{15}^2 = 0.0000011$

以上公式可以看出：如果单看年龄，发锌含量，对中风的危险性呈线性相关，但是当年龄增至 60 岁以上时，发锌含量增加对中风发生反而呈负相关。发钾含量与中风危险性呈正相关，而与钾含量的平方呈负相关；综合这种关系为非直线相关，呈抛物线性正相关。头发中的锶含量与中风的发生呈负相关，这种关系表现为直线性相关。

本组概率 $P \geqslant 0.5$ 为阳性，以此理论值预测（本组）中风高危人群共计 25 人，而实际发病达 22 人，阳性率为 88%，最大阳性似然比是 10.6。概率 $P < 0.5$ 为阴性，以此理论值预测本组非发生中风的人群共计 36 人，而实际非发病者 33 人，中风发病者 3 人，阴性率为 91.6%，最大阴性似然比是 0.13。

2. 中风危险性与血清微量元素的关系

$logitP = 87.19 + 0.12 \cdot x_2（年龄）- 1.96 \cdot x_4（体重）+ 0.0095 \cdot x_4^2 - 0.018 \cdot x_{11}（Na）+ 0.000\,24 \cdot x_4 \cdot x_{11} - 1.26 \cdot x_5（Mn）+ 0.004x_{11} \cdot x_5$

$\beta x_2 = 0.0019$	$\beta x_4 = 0.548$	$\beta x_4^2 = 0.000\,025$	$\beta x_5 = 0.000\,12$
$\beta x_4 \cdot x_5 = 0.000\,000\,037$	$\beta x_{11} = 0.000\,065$	$\beta x_4 \cdot x_{11} = 0.000\,000\,013$	

由上式看出：中风的危险性与年龄、体重^2、体重×钠、镁×钠呈正相关，而与体重、钠、锰单元素呈负相关。上式可见：年轻者体重正常，则钠的含量增加与中风无关。而年龄增大，体重增加，如果血清钠再增加，则中风的危险性随之增大，而血清锰含量增加可以抑制中风的发生。

三、关于多元 Logistic M 分析头发微量元素对中风诊断的评价

理论 $P > 0.5$　　25 例　　真阳性 22 例　　假阳性 3 例

理论 $P < 0.5$　　36 例　　真阴性 33 例　　假阴性 3 例

		黄金标准		
		有病	无病	
概率 P	阳性	22　　a	3　　b	25
	阴性	3　　c	33　　d	36
	合计	25	36	61

$$\text{敏感度} = \frac{a}{a+c} = \frac{22}{25} = 88\% \qquad \text{特异度} = \frac{33}{36} \approx 91.7\%$$

$$\text{阳性预测值} = \frac{a}{a+b} = \frac{22}{25} = 88\% \qquad \text{阴性预测值} = \frac{c}{c+d} = \frac{33}{36} \approx 91.7\%$$

$$\text{准确度} = \frac{a+d}{a+b+c+d} = \frac{55}{61} \approx 90.2\% \qquad \text{患病率} = \frac{a+c}{a+b+c+d} = \frac{25}{61} \approx 41\%$$

		中风				似然比
		有		无		
		例	比例	例	比例	
概率 P	阳性 > 0.5	3	$\frac{3}{25} = 0.12$	33	$\frac{33}{36} \approx 0.92$	$\frac{0.12}{0.92} \approx 0.13$
	阴性 < 0.5	22	$\frac{22}{25} = 0.88$	3	$\frac{3}{36} \approx 0.083$	$\frac{0.88}{0.083} \approx 10.6$

注：概率 $P > 0.5$ 阳性来自中风患者是无中风患者的 10.6 倍；$P < 0.5$ 阴性来自中风患者是无中风患者的 13%。

四、关于用多元 Logistic M 分析血清微量元素对测定中风诊断的评价

理论 $P \geqslant 0.5$　　20 例　　真阳性 16 例　　假阳性 4 例

理论 $P < 0.5$　　41 例　　真阴性 36 例　　假阴性 5 例

试验阳性结果似然比:

		黄金标准				
		有病		无病		
概率 P	阳性 ≥0.5	16	a	4	b	20
	阴性 <0.5	5	c	36	d	41
		21		40		61

$$敏感度 = \frac{16}{21} \approx 76\%$$ $$特异度 = \frac{36}{40} = 90\%$$

$$阳性预测值 = \frac{16}{20} = 80\%$$ $$阴性预测值 = \frac{36}{41} \approx 88\%$$

$$准确度 = \frac{16+36}{61} \approx 85\%$$ $$患病率 = \frac{21}{61} \approx 34\%$$

$$阳性预测值 = \frac{患病率 \times 敏感度}{患病率 \times 敏感度 + (1-特异度) \times (1-患病率)} \approx 80\%$$

试验阳性结果似然比:

		中风				似然比
		有		无		
		例	比例	例	比例	
概率 P	阳性 ≥0.5	16	$\frac{16}{21} \approx 0.76$	4	$\frac{4}{40} = 0.1$	$\frac{0.76}{0.1} = 7.6$
	阴性 <0.5	5	$\frac{5}{21} \approx 0.24$	35	$\frac{36}{40} = 0.9$	$\frac{0.24}{0.9} \approx 0.27$

注：概率 $P \geq 0.5$ 阳性来自中风患者是无中风患者的 7.6 倍；$P < 0.5$ 阴性来自中风患者是无中风患者的 26%。

讨 论

近年来国内外许多研究单位报道了微量元素的变化对于人的生理状况观察和疾病的诊断有一定的价值。本文发现高血压组发锌、锶、钙、镁含量明显低于对照组。而血清锌、钙、镁含量与对照组比较无差异，本文高血压组血清铜明显高于对照组，而发铜含量无差异。本组结果表明头发和血清上述几种微量元素的离子浓度无相关性，与 Virse 等测定结果相同。本文测定结果发现高血压患者的发钠、钾含量与血清钠、钾含量呈负相关，Ⅰ期高血压患者的发钠含量高而钾含量低，血清钾含量高而钠含量低。随着病情进展Ⅱ期、Ⅲ期患者发钠含量下降，钾含量升高，而血清钠含量升高，钾含量下降。这一结果表明高血压患者随着病情的发展，可能是血压增高而引起肾动脉硬化，导致肾脏损害，于是引起滞钠排钾。

通过中、重型高血压患者中风危险性的估计分析，结果表明年龄和体重增加则中风危险性增加，在此基础上如果血清钠含量再增加，则中风危险性成倍增加。因而老年人特别是患有高血压病的老年人应减少盐的摄入，并应相应控制体重的增长。本组结果表明：血清锰、头发锌、锶含量与中风的发生呈负相关。动物试验表明锰和锌可以防止动脉硬化。锌参加 DNA 和 RNA 的合成，参加组织细胞的修复；锰是氧化物歧化酶的组成成分，此酶能够防止"自由基"的过氧化连锁反应，因而锌和锰的缺乏对于高血压患者是不利的。发锶含量对于中风的发生亦呈负相关。锶主要存在于骨骼中，与钙有协同作用，它们的代谢似乎存在平衡关系，锶与人体的生长、发育有关。曾有人总结 6 个类型心血管疾病，发现锶能降低死亡率，可能是它们在肠内与钠竞争吸收，从而减少了钠的吸收。目前对于锶注意较少，在体内作用尚不十分清楚。

该模型应用流行病学对诊断标准的评价方法进行评价发现，特异度、最大阳性似然比和最大阴性似然比的比值是比较理想的。由于头发、血清取材方便，患者易于接受，故可借助于对头发、血清微量元素监测及其他诊断方法的联合应用对高血压患者进行长期随访，有可能争取早期对中风的发生进行预测预防。

由于本文作者涉及此方面工作时间较短，且样本较少，因此仅获以上初步结果，尚有待于进一步研究以验证本文结果。

（原载于《全国第三届微量元素与健康学术讨论会论文集》，1986）

胃癌与胃溃疡病人头发微量元素分析

（1984）

毕佩瑛[1]　徐　晓[1]　朱祖明[1]　蔡衍郎[1]　陆文栋[1]

何广仁[1]　秦俊法[2]　华芝芬[2]

（1. 苏州医学院附属第一医院　2. 中国科学院上海原子核研究所）

[导读] 江苏苏州地区男、女性胃癌患者发中锶、钙含量显著低于相应健康人。男性胃癌组头发中锶、锌、铜、钙含量的下降明显高于胃溃疡组，胃溃疡组头发中铅、铁含量显著高于对照组，而钙含量与对照组无显著差异。胃癌组发锌含量降低，而胃溃疡组发锌含量升高。头发中元素含量的这些差异有助于胃癌与胃溃疡的鉴别诊断。

微量元素已成为人类必需七大营养素之一，微量元素与疾病的关系引起了人们的普遍关注。本文就 55 例胃癌和 13 例胃溃疡患者头发微量元素分析如下。

材料和方法

一、标本来源

经手术、胃镜和病理证实的胃癌 55 例，其中，成年男性 25 例，女性 13 例，老年男性 17 例。胃溃疡 13 例均为成年男性。苏州地区同期健康成人 115 人作为对照组，其中，男性 60 人，女性 55 人。分别取发样进行 10 种微量元素测定。

所有的发样均未经染发、电烫、化烫，均非冶炼工，无接触金属烟尘的职业史。

二、微量元素测定方法

将灰化处理后的发样采用 ^{238}Pu 源激发 X 射线荧光法测定 10 种微量元素。

结　果

数据经 IBM PC/XT 电子计算机处理。结果列入表 1、表 2。

从表 1 可见胃癌成年男性组与对照组比较，头发中 Sr、Zn、Cu、Ca 含量下降有极显著意义（$P < 0.01$）；发 Mn 含量升高也有极显著意义。成年女性组与对照组相比，头发中 Sr、Ca 含量下降有极显著意义；而发 Mn 含量下降有显著意义（$0.01 < P < 0.05$）。表 2 示老年男性组与对照组相比，发 Zn、Fe 含量下降有极显著意义；发 Ni、Mn、Cr 含量升高有极显著意义。

可见胃癌组头发中 Sr、Zn、Cu、Ca 含量的下降有极显著意义，老年组发 Ca 含量无明显改变，发 Sr 含量下降不明显。

胃溃疡组均为成年男性，与对照组相比，发 Zn、Mn 含量升高有极显著意义，发 Pb、Fe 含量升高有显著意义。

表 1 中成年男性组胃癌和胃溃疡头发微量元素比较，胃癌组发 Zn、Cu、Ca 含量的下降有极显著意义，发 Sr 含量下降有显著意义；溃疡组发 Fe 含量的升高有显著意义，其中，胃癌组发 Zn 含量的下降和胃溃疡组发 Zn 含量的升高最有价值。

表 1　成年对照组与胃癌组、胃溃疡组头发微量元素含量　　　　　单位：$\mu g/g$

元素	对照组		胃癌组		胃溃疡组	t 值[***]	P 值[***]
	男 ($n=60$)	女 ($n=55$)	男 ($n=25$)	女 ($n=13$)	男 ($n=13$)		
Sr	3.51 ± 1.78	9.78 ± 4.69	2.27 ± 1.38[**]	2.94 ± 1.82[**]	3.72 ± 2.54	2.30	$0.01<P<0.05$
Pb	4.18 ± 3.89	3.42 ± 2.45	4.29 ± 4.51	3.88 ± 4.76	7.33 ± 4.25[*]	1.60	>0.05
Zn	156.40 ± 29.5	162.40 ± 33.2	136.90 ± 44.45[*]	149.52 ± 73.44	178.86 ± 46.61[*]	3.36	<0.01
Cu	13.70 ± 3.99	16.50 ± 5.97	9.30 ± 4.67[**]	13.29 ± 5.23	14.36 ± 2.36	3.52	<0.01
Ni	1.01 ± 0.48	1.01 ± 0.57	0.99 ± 0.73	1.01 ± 0.31	0.98 ± 0.62	0.04	>0.05
Fe	9.62 ± 5.92	14.66 ± 7.46	9.22 ± 5.35	17.40 ± 22.18	13.80 ± 8.61[*]	2.03	$0.01<P<0.05$
Mn	1.81 ± 0.89	2.60 ± 1.02	3.30 ± 3.30[**]	2.03 ± 1.73[*]	2.75 ± 2.57[**]	0.52	>0.05
Cr	2.57 ± 1.09	2.35 ± 1.49	2.61 ± 1.65	2.041 ± 1.27	2.99 ± 1.35	0.72	>0.05
Ti	4.24 ± 2.27	4.46 ± 2.26	4.11 ± 2.22	4.09 ± 1.13	4.98 ± 1.96	1.19	>0.05
Ca	960 ± 271	1742 ± 584	568.08 ± 259.19[**]	797 ± 366.74[**]	1012.92 ± 450.25	3.88	<0.01

注：* 为 $0.01<P<0.05$；** 为 $P<0.01$；*** 为胃癌组与胃溃疡组的比较。

表 2　胃癌老年男性组头发微量元素含量 ($\overline{X}\pm S$)　　　　　单位：$\mu g/g$

元素	健康老年组 ($n=108$)	胃癌老年组 ($n=17$)	元素	健康老年组 ($n=108$)	胃癌老年组 ($n=17$)
Sr	1.79 ± 1.68	2.35 ± 1.16	Fe	12.90 ± 5.58	7.77 ± 4.53[**]
Pb	5.31 ± 4.15	5.12 ± 4.11	Mn	1.30 ± 0.48	2.61 ± 1.67[**]
Zn	209 ± 35	153.66 ± 55.79[**]	Cr	1.40 ± 1.16	3.17 ± 1.77[**]
Cu	11.11 ± 3.32	10.79 ± 4.99	Ti	4.75 ± 3.03	5.15 ± 1.74
Ni	0.69 ± 0.35	1.43 ± 1.13[*]	Ca	807 ± 395	691.28 ± 303.21

注：* 为 $0.01<P<0.05$；** 为 $P<0.01$。

讨　论

关于头发、血液、组织中微量元素与肿瘤的关系已有报道。Pories 等报告 36 例肿瘤患者发 Zn 含量显著缺乏；Morton 发现胃癌血 Zn 含量低；上海原子核研究所报告胃癌患者血 Zn 含量高、发 Zn 含量低；孔祥瑞发现胃癌患者 Zn 含量低，同时报告肿瘤患者发中 Sr、Fe、Cu、Zn、Ca 的含量降低，本组资料基本与他们符合。老年组 Ca 含量下降不明显，可能与骨骼脱钙有关系。

Zn 含量可以抑制胃酸的分泌和阻止肥大细胞脱颗粒释放组胺及致炎性物质，有抗溃疡作用，可以解释胃癌患者发 Zn 含量低、血 Zn 含量高而造成胃癌贫酸，而溃疡组发 Zn 含量高、血 Zn 含量低，产生 Zn 抑制的解除，形成胃酸分泌较高，成为溃疡形成的重要因素之一，特别是含金属 Zn 的酶，如 DNA、RNA

聚合酶，由于 Zn 含量的改变，引起功能失调，干扰 RNA 和 DNA 的合成、修补和复制，均与胃癌和胃溃疡的病理过程有关。Morton 认为口服过量的 Zn 与胃癌和食道癌有关；孔祥瑞则认为 Zn 含量过低有致癌作用，并观察到补 Zn 后有抗肿瘤作用。认为 Zn 可维持 Zn 隔室封闭，防止自由基对细胞的攻击，保护细胞膜及细胞正常分裂，使 DNA 和 RNA 聚合酶的功能正常。

胃癌与胃溃疡病的患者相比，胃癌患者发 Zn、Cu、Ca 含量下降明显，胃癌 Sr 含量下降和胃溃疡患者 Fe 含量的升高均有临床意义，有助于良、恶性胃溃疡的鉴别，特别是胃癌组发 Zn 含量的下降和溃疡病组发 Zn 含量的升高更有鉴别意义。

徐立强等发现胃溃疡组中 Mn 含量高于胃癌组，本组资料胃癌与胃溃疡组发 Mn 含量均升高，两者无明显差别，所以，未发现有此特点。

胃癌老年男性组发 Ni、Cr 含量明显升高，Ni 和 Cr 含量都有明显致癌作用，6 价 Cr 是致突变和致癌的重要因子，可以推论，老年人胃癌的微量元素改变是多种致癌因子共同作用的结果。

（原载于《苏州医学院学报》1989 年第 4 期）

头发微量元素测定诊断妇科肿瘤的价值

（1992）

汤春生　　温泽清　　罗天庆　　李　丽　　盛　燕

（山东省立医院）

[导读]　山东济南妇科肿瘤患者头发锌含量较健康人明显降低，恶性肿瘤患者更低于良性肿瘤患者，而良、恶性肿瘤患者的铜/锌比值则较对照组明显升高。

头发微量元素检测具有取材方便、结果准确、患者易于接受等优点，值得临床倡用。发锌含量降低、铜/锌比值升高等改变，有可能作为妇科恶性肿瘤早期诊断的一项指标。

为了探讨妇科肿瘤与头发微量元素的关系，进而寻找妇癌早期诊断的指标，我们对 92 例妇科肿瘤患者和 32 例健康妇女进行头发微量元素测定，并结合文献做分析和讨论。

一、资料与方法

（一）样本来源：1990 年 6—10 月收住院的 92 例妇科肿瘤患者，其中，良性肿瘤 55 例，平均年龄 39.7 岁（22～54 岁）；恶性肿瘤 31 例，平均年龄 51.9 岁（21～72 岁）；滋养细胞肿瘤 6 例，平均年龄 26.7 岁（25～32 岁），全部经病理证实。另选择健康人 32 例作为对照，均为无肝肾及内分泌疾病的非孕妇女。

以上两组均用清洁的不锈钢剪刀在枕部距头皮 0.5～1.0 cm 处剪取 5 cm 以内的头发 1.0 g，装入洁净、干燥的小玻璃瓶内，送检。

（二）检测方法：将采集的样品用 2% 中性洗涤液浸泡 15～20 分钟，用清水冲洗 3～5 遍，再用去离子水洗涤 3 次，放入 80 ℃ 恒温箱内烘干。样品分析：①干消化法：取净化烘干的头发 0.2 g，置于 18 mL 的光滑的磁坩埚内，放入马弗炉内在 550 ℃ 下炭化，取出冷却，加硝酸 1 mL，置电热板上加温溶解，然后移入 10 mL 刻度试管内，再加无离子水至 10 mL。用日本岛津 AA－610 原子吸收光谱仪测定铜、锌、铁含量。②湿消化法：取净化的样品 0.2 g，放入 50 mL 的石英烧杯中，加硝酸 6 mL、高氯酸 2 mL，置电热板上加热消化后取下冷却，加盐酸 2.5 mL，装入 10 mL 刻度试管内，再加无离子水至 10 mL，混匀后用 XDY－1 型原子荧光光谱仪测定硒（Se）含量。每份样本测定 3 次，求得平均值作为分析量。

二、结　果

（一）头发微量元素含量测定见表 1。

表 1　各组头发微量元素含量比较（$\bar{x} \pm s$）　　　　　　　　　　　单位：$\mu g/g$

组别	例数	Cu	Zn	Fe	Se	Cu/Zn
对照	32	9.87 ± 2.25	230.08 ± 30.33	12.29 ± 3.02	0.52 ± 0.08	0.043 ± 0.007
良性肿瘤	55	11.19 ± 3.51	175.56 ± 53.38	20.55 ± 11.56	0.48 ± 0.17	0.086 ± 0.091
恶性肿瘤	31	9.79 ± 3.13	143.86 ± 75.54	28.43 ± 24.27	0.47 ± 0.30	0.085 ± 0.048
滋养细胞肿瘤	6	9.38 ± 1.72	140.83 ± 37.94	22.83 ± 15.28	0.40 ± 0.07	0.071 ± 0.021

本文妇科肿瘤患者的头发锌含量较健康人明显降低，铁含量增高，3 组与对照组比较，差异非常显著或极其显著（$P < 0.01$，$P < 0.001$）；硒含量以 3 组妇科肿瘤患者较健康人降低，良性肿瘤组与对照组比较，$P < 0.05$；铜含量以良性肿瘤组比对照组增高（$P < 0.01$），恶性肿瘤组和滋养细胞肿瘤组较对照组稍有降低，但差别无显著意义（$P > 0.05$）；铜/锌比值以良、恶性肿瘤组较对照组明显升高，差别有显著意义和非常显著意义（$P < 0.05$，$P < 0.01$）。

（二）良、恶性肿瘤组比较：后者发锌含量显著降低（$P < 0.05$），但铜、铁、硒含量及铜/锌比值均无显著差异（$P > 0.05$）。

三、讨　论

近年来，恶性肿瘤的代谢与微量元素的关系引起了人们的极大兴趣。一些学者认为，检测血中微量元素对于肿瘤病因的探讨、早期诊断、鉴别诊断，甚至治疗和预后都有十分重要的价值。而头发微量元素与妇科肿瘤的关系至今尚少报道。本文的实验观察旨在提供这方面的资料。

目前已知体内有 70 余种酶与锌的活性有关，缺锌时可使细胞生长失控而发生癌变。许多研究表明，癌肿患者的血清锌水平（SZL）呈显著下降趋势。本实验证实，妇科肿瘤患者发锌含量显著降低（$P < 0.001$），尤以恶性肿瘤更为明显。至于锌缺乏是肿瘤的发病因素还是癌组织代谢的结果，尚难肯定，有待进一步探讨。

铜具有酶和激素的生物催化作用。已有不少研究证明，癌肿患者血清铜水平（SCL）呈上升趋势，而且随病情恶化而明显升高，随肿瘤消除而恢复正常，并已作为恶性肿瘤的一种生物学诊断指标应用于临床。本实验提示，妇科良性肿瘤组的发铜含量显著增高（$P < 0.01$），恶性肿瘤组和滋养细胞肿瘤组则偏低，但差别无显著意义。此与文献报道血清铜水平升高不一致，是否头发铜含量与血清铜含量不存在平行关系，尚需进一步证实。

多数学者证实，恶性肿瘤患者的血清铜/锌比值（Cu/Zn）升高，并认为 Cu/Zn 可作为妇科恶性肿瘤的一项可靠的诊断指标。本实验中，良、恶性肿瘤组的头发 Cu/Zn 均较对照组显著升高，差异显著。

本组发铁含量以妇科肿瘤组显著增高，与赵淑英等报道妇科肿瘤患者发铁含量降低不同，有待更多病例验证。

有人报道，大多数癌肿（包括卵巢癌和宫颈癌）患者的血清硒水平（SSL）下降，并指出硒在抗恶性肿瘤中具有重要价值。本实验中发硒含量以恶性肿瘤组较健康人偏低，但差别无显著意义。

笔者认为，头发微量元素检测具有取材方便、结果准确、患者易于接受等优点，值得临床倡用。但应考虑年龄和营养状况的不同，头发的性状亦异，可能影响微量元素含量的变化，有待检测更多的病例进行对照观察，以更合理地评价这一检验方法的实用价值。本文初步研究结果表明，发锌含量降低，以及 Cu/Zn 比值升高等改变，有可能作为妇科肿瘤早期诊断的一项指标。

（原载于《山东医药》1992 年第 10 期）

急性病毒性肝炎病人发硒检测 128 例临床分析

（1994）

杨庆安

（江苏江都县人民医院）

[导读] 江苏江都甲型病毒性肝炎急性早期患者头发硒含量明显低于正常值，稳定期发硒含量逐渐上升趋向正常，恢复期发硒含量升至正常。乙型肝炎急性早期发硒含量接近正常或正常，急性后期发硒含量明显下降，稳定期及恢复期发硒含量上升但仍低于正常。

在发病急性早期检测发硒含量，可能有助于对甲型肝炎与乙型肝炎的鉴别诊断。

目前，微量元素 Se 与甲、乙型病毒性肝炎关系的研究已引起广大学者的关注。本组将 128 例病毒性肝炎患者分为甲、乙肝两组，进行初步研究分析。

一、对　象

自 1989 年 8 月至 1992 年 2 月，我科收治急性甲、乙型病毒性肝炎患者 128 例，均为急性期病例。男 114 例，女 14 例，年龄 19 ~ 65 岁，平均年龄 35.6 岁。甲肝组 56 例，男 48 例，女 8 例，年龄 19 ~ 45 岁，平均年龄 32.3 岁。乙肝组 72 例，男 66 例，女 6 例，年龄 21 ~ 65 岁，平均年龄 33.4 岁。

二、方　法

全部患者均由专人用洁净不锈钢剪剪取后枕部距发根 2 cm 以内的头发 0.5 g 左右，放入标本专用袋内，写上标记寄天津市地矿局生化测试中心 – 微量元素研究所检测。

三、病程分类

1. 急性期：（1）急性早期病程 2 周以内，有乏力、食欲缺乏、厌油、恶心或呕吐、上腹不适、腹胀、腹泻或有肝区隐痛等肝炎自觉症状。谷丙转氨酶（SGPT）250 单位↑。（2）急性后期（病程 2 ~ 4 周），肝炎自觉症状加重或改善，但 SGPT 仍为 250 单位↑。

2. 稳定期（病程 4 周以上至 8 周）：肝炎自觉症状消失或基本消失，SGPT 25 单位↑至 250 单位↓。

3. 恢复期（病程 8 周以上）：肝炎自觉症状消失，SGPT 25 单位↓。

四、结　果

甲、乙肝两组的病程及化验指标（SGPT）、Se 值的比较结果见表 1。

表 1 中所见病程各期甲、乙肝两组男、女 Se 值无明显差异。

表 1　128 例甲、乙肝两组的病程及化验指标（SGPT）、Se 值比较表（SGPTU；Se 单位：$\mu g/g$）

病程	甲肝组			乙肝组				
	SGPT	例数	Se 含量	SGPT	例数		Se 含量	例数
急性早期	250↑	56	0.128～0.399	250↑	72	M	0.500～0.599	36
						M	0.600～0.699	18
						M	0.800～0.899	11
						M	1.220	1
						F	0.528～0.799	6
急性后期				250↑	72	M	0.240～0.299	55
						M	0.300～0.399	11
						F	0.249～0.324	6
稳定期	25↑～250↓	53	0.400～0.499	25↑～250↓	15	M	0.400～0.424	14
						F	0.429	1
恢复期	25↓	46	0.599～0.629	25↓	57	M	0.424～0.499	52
						F	0.424～0.489	5

五、讨　论

健康人头发内含有一定量的 Se，中国医学科学院卫生研究所等单位的研究指出，发 Se 含量的变化有实用价值，能反映人食物及机体内 Se 的含量，可以作为检测机体 Se 营养状态的有用指标。我组 128 例病毒性肝炎患者发硒含量检测，发现在病程演变过程中，在动态反映上有不同程度的变化。

甲肝组：急性早期，SGPT 250 U↑者 56 例，男 45 例、女 11 例，Se 含量 0.218～0.399，明显低于正常值。稳定期，SGPT 25 U↑～250 U↓者 53 例，男 44 例、女 9 例，Se 含量 0.400～0.499，随 SGPT 下降，Se 含量逐渐上升趋向正常。恢复期，SGPT 正常者 46 例，男 40 例、女 6 例，Se 含量 0.599～0.629，随着 SGPT 下降到正常时，Se 含量也上升到正常。

乙肝组：急性早期，SGPT 250 U↑者 72 例，男 66 例，Se 含量 0.500～0.599 为 36 例、0.600～0.699 为 18 例、0.800～0.899 为 11 例、1.220 为 1 例。女 6 例，Se 含量 0.528～0.799。72 例 Se 含量约 1/2 数接近正常，余下全部正常。急性后期，SGPT 250 U↑者 72 例，男 66 例，Se 含量 0.249～0.324 为 55 例、0.300～0.399 为 11 例。女 6 例，Se 含量 0.249～0.324。此期男、女 Se 含量均明显下降。恢复期，SGPT 25 U↓者 57 例，男 52 例，Se 含量 0.429～0.499。女 5 例，Se 含量 0.424～0.489。稳定期，SGPT 25 U↑～250 U↓者 15 例，男 14 例，Se 含量 0.400～0.424。女 1 例，Se 含量 0.429。此期 SGPT 明显下降或正常，虽然 Se 含量上升，但上升速度没有甲肝组同期明显，与正常 Se 含量还有一定距离。

Se 是谷胱甘肽过氧化物酶（GSH-Px）的必需组成成分。GSH-Px 能催化还原型谷胱甘肽变成氧化型谷胱甘肽，同时使有毒的过氧化物（ROOH）还原成无害的羟基化合物，并使 H_2O_2 分解，因而可以保护细胞膜的结构及功能不受过氧化物的损害和干扰。另外，Se 能加强维生素 E 的抗氧化作用。当甲肝病毒侵入人体后，对肝细胞本身有直接损害作用。急性早期，甲肝病毒侵犯肝细胞数量的多少，产生对细胞膜上的 Na-KATP 酶及 5-核苷酸酶的活性有不同程度的影响。可能影响了 GSH-Px 催化还原型谷胱甘肽变成氧化型谷胱甘肽，使有害的过氧化物（ROOH）还原成无害的羟化物的作用，从而使 Se 保护肝细胞膜的结构及功能受到一定的干扰和损害，导致了肝细胞 Se 等含量的减少。在病程稳定期及恢复期内，随着患者的休息和合理的治疗，在并未增补含 Se 的食物和药物而机体抵抗力和免疫功能逐渐得到恢复的情况下，甲肝病毒逐渐被清除，患者病情逐渐好转，发 Se 含量也不断升高。

另一组，乙肝急性早期，乙肝病毒不直接损害肝细胞，乙肝病毒侵入肝细胞后，经复制，从肝细胞逸出。因为 SGPT 储藏在肝细胞内，释放到血液中，虽然肝功能受损，SGPT 上升到 250 U↑，但 Se 保护肝细胞膜的结构和功能尚未明显破坏，因此肝中 Se 含量不减少或未明显减少，检测发中 Se 含量基本在正常范围。乙肝急性后期，随着病情的变化，乙肝病毒在肝细胞表面与肝细胞膜结合，形成特异性抗原。释入血液的病毒刺激 T 淋巴细胞和 B 淋巴细胞，产生致敏淋巴细胞和特异性抗体，致敏淋巴细胞与肝细胞表面的特异性抗原结合，释出各种淋巴因子，其结果不但杀灭病毒，并损害肝细胞，甚至引起肝细胞坏死，检测发 Se 含量下降。稳定期及恢复期虽然 Se 含量上升，但与正常值有一定差距，说明乙肝病毒强于甲肝病毒对 Se 保护肝细胞膜的结构及功能的干扰和损害。由此推论，病毒性肝炎可以导致肝脏 Se 含量的下降，而不是因为人体内 Se 含量的减少导致病毒性肝炎的发生。在治疗上只有通过适当休息、免用损肝药物、抗病毒处理、增强免疫、对症治疗的情况下，才能获得预期的效果。另外，在发病急性早期通过发 Se 含量检测，可能有助于对甲型肝炎与乙型肝炎的鉴别诊断。

（原载于《微量元素与健康研究》1994 年第 3 期）

铜锌含量对肿瘤的诊断价值

（1995）

蔡若冰

（广州医学院第二附属医院）

[导读]　广东广州市肺癌患者发铜含量随癌症进展显著地升高，而发锌含量随癌症进展而降低，各期肺癌患者发铜含量有极明显差异，但各期肺癌患者发中铜、锌含量有重叠现象，而铜/锌比值有非常明显变化，没有假阴性和假阳性，说明发中铜/锌比值对临床分期诊断和预示肺癌进展程度有较重要价值。

微量元素对人体的生理和病理有重要意义，它与肿瘤的关系十分引人关注。30 多年来从大量地球化学、流行病学、实验研究和临床观察结果表明，微量元素与肿瘤的发生、发展密切相关。本文测定 171 例肿瘤患者及 156 位健康人头发、血清中铜、锌含量，探讨肿瘤患者铜、锌含量改变对肿瘤的诊断、预后判断的价值。

1　对象、材料与方法

1.1　研究对象

1.1.1　肺癌组

各期肺癌患者 50 例，男 46 例，女 4 例，平均年龄 54 岁。根据 TNM 分期，Ⅰ期 17 例，Ⅱ期 19 例，Ⅲ期 13 例，Ⅳ期 1 例（无代表性，不做统计处理）。经病理诊断：鳞癌 34 例，腺癌 16 例。对照组为同年龄、同性别健康人。

1.1.2　肝癌及肝硬化组

肝癌患者 50 例，男 44 例，女 6 例，平均年龄 49 岁。35 例经病理证实，其余 15 例均符合全国肝癌协作会议（1977 年）诊断标准。全部病例均为Ⅱ期或Ⅲ期患者；肝硬化组 42 例，男 34 例，女 8 例，平均年龄 43 岁。经影像学检查排除了肿瘤存在。30 例健康人为对照组,男、女各 15 例,平均年龄 41 岁。

1.1.3　胃肠癌及肠息肉组

胃肠癌 97 例,其中,胃癌 27 例,大肠癌 70 例,男 47 例,女 50 例,平均年龄 58 岁。胃肠息肉 32 例,男、女各 16 例,平均年龄 40 岁。均经组织学证实。85 例健康人为对照组,男 42 例,女 43 例,平均年龄 32 岁。

1.2　材料与方法

（1）采集肺癌患者及对照组头发、全血（制成血清）各 50 份;16 例肺癌患者的癌组织及癌旁组织,经湿法消化,用日立 180 - 80 原子吸收光谱仪火焰法测定各种标本铜、锌含量。统计方法:t 检验、方差分析。

（2）肝癌、肝硬化患者及对照组均抽晨空腹静脉血,用日立 180 - 80 原子吸收光度计火焰法测定血清铜、锌含量。用敏感性、特异性判断血铜对肝癌诊断的有用性,其余指标用方差和相关分析。

（3）胃肠癌、肠息肉患者与对照组均抽晨空腹静脉血,高频等离子发射光谱仪测定血清铜、锌含量。统计方法;秩和检验与 t 检验。

受检病例均未服用抗癌药和激素类药物,对照组 1 周内未服任何药物。凡输血或手术者相隔 1 周以上方能采样。

2　结果与讨论

2.1　结　果

结果见表 1 至表 10、图 1。

表 1　肺癌组与对照组头发中 Cu、Zn（$\bar{x}\pm s/10^{-6}$）含量及 Cu/Zn 值比较

	Cu	Zn	Cu/Zn
肺癌组（$n=50$）	11.85 ± 2.51	130.41 ± 17.26	0.093 ± 0.003
对照组（$n=50$）	7.71 ± 1.14	189.20 ± 26.00	0.041 ± 0.009
P 值	<0.01	<0.01	<0.01

表 2　肺癌组与对照组血清中 Cu、Zn 含量（$\bar{x}\pm s/10^{-6}$）及 Cu/Zn 值比较

	Cu	Zn	Cu/Zn
肺癌组（$n=50$）	1.551 ± 0.263	0.664 ± 0.133	2.564 ± 0.830
对照组（$n=50$）	0.863 ± 0.224	0.997 ± 0.171	0.94 ± 0.21
P 值	<0.01	<0.01	<0.01

表 3　肺癌组织与癌旁组织中 Cu、Zn 含量比较（$\bar{x}\pm s/10^{-6}$）

	Cu	Zn	P 值
癌组织（$n=16$）	4.43 ± 3.87	344.22 ± 79.52	>0.05
癌旁组织（$n=16$）	6.02 ± 5.39	345.12 ± 34.45	>0.05

表 4　各期肺癌患者头发中 Cu、Zn 含量（$\bar{x}\pm s/10^{-6}$）、Cu/Zn 值分析

	Ⅰ期	Ⅱ期	Ⅲ期	P 值		
	$n=17$	$n=19$	$n=13$	Ⅰ与Ⅱ	Ⅱ与Ⅲ	Ⅰ与Ⅲ
Cu	9.99	11.47	14.40	<0.01	<0.01	<0.01
Zn	145.45	124.73	117.77	<0.01	<0.01	<0.01
Cu/Zn	0.069	0.092	0.12	<0.01	<0.01	<0.01

表5　各期肺癌患者血清中 Cu、Zn 含量（$\bar{x} \pm s/10^{-6}$）及 Cu/Zn 值分析

	Ⅰ期	Ⅱ期	Ⅲ期	P 值		
	$n = 17$	$n = 19$	$n = 13$	Ⅰ与Ⅱ	Ⅰ与Ⅲ	Ⅱ与Ⅲ
Cu	1.39	1.61	1.58	>0.05	>0.05	>0.05
Zn	0.64	0.59	0.68	>0.05	>0.05	>0.05
Cu/Zn	2.35	2.87	2.40	>0.05	>0.05	>0.05

表6　不同组织类型肺癌患者中 Cu、Zn 含量（$\bar{x} \pm s/10^{-6}$）、Cu/Zn 值分析

	材料	鳞癌（$n = 16$）	腺癌（$n = 16$）	P 值
Cu	发	11.50	11.80	>0.05
	血	1.62	1.67	
Zn	发	129.00	129.80	>0.05
	血	0.59	0.62	
Cu/Zn	发	0.0092	0.0092	>0.05
	血	2.55	2.63	

表7　肝癌组、肝硬化组、对照组血清中 Cu、Zn 含量（$\bar{x} \pm s/10^{-6}$）、Cu/Zn 值分析

	Cu	Zn	Cu/Zn
肝癌组（$n = 50$）	1.62 ± 0.04**	1.17 ± 0.43	1.6
肝硬化组（$n = 42$）	1.17 ± 0.028*	1.02 ± 0.31	1.2
对照组（$n = 30$）	1.05 ± 0.20	0.96 ± 0.62	1.1

注：*为 $P < 0.05$，**为 $P < 0.01$。

senc：60	30	36
spnc：86	20	6

Cu > 1.5　Cu ≤ 1.5

senc：50	25	41
spnc：98	25	1

Cu > 1.7　Cu ≤ 1.7

senc：敏感性　　　　　　　spnc：特异性

图1　血铜对肝癌诊断的有用性（含量 $\times 10^{-6}$）

表8　血清中 Cu 含量（$\times 10^{-6}$）与肝癌组织类型和分化程度关系

	例数	Cu < 1.30	Cu 1.31 ~ 1.50	Cu > 1.50
肝细胞型肝癌	30	4	5	21
胆管型肝癌	5	0	2	3
高分化型	4	1	2	1
分化型	20	4	4	12
低分化型	3	0	1	2

表9　胃肠癌组、息肉组、对照组血清中 Cu、Zn 含量及 Cu/Zn 值比较

	例数		Cu	Zn	Cu/Zn
癌与息肉组	97	32	2.85*	-2.214*	5.782***
癌与对照组	97	85	3.215**	-7.248*	12.36***
息肉与对照组	32	85	0.068	-2.949	2.903**

注：*为 $P < 0.05$，**为 $P < 0.01$，***为 $P < 0.001$，其余 $P > 0.05$。

表10　术前组、术后组与对照组血清中 Cu、Zn 含量及 Cu/Zn 值比较

	例数		Cu	Zn	Cu/Zn
术前与术后	57	40	3.688 ***	0.069	3.103 **
术前与对照组	57	85	10.305 ***	-7.869 **	12.892 ***
术后与对照组	40	85	1.756	-6.538 ***	7.452 ***

2.2　讨　论

2.2.1　癌症患者 Cu、Zn 含量水平变化

本文肺癌组血清 Cu 含量、发 Cu 含量，肝癌、胃肠癌组血清中 Cu 含量非常显著高于对照组（$P <$ 0.01，见表1、表2、表7、表8），有学者证实肿瘤、感染、应激等因素可以刺激白细胞分泌白细胞介素 I，它们作用于肝细胞合成铜蓝蛋白进入循环系统而使血铜升高；此外，复合物中的铜可在某些超氧化基团本身或在其他诱导剂的作用下，由二价铜变成一价铜而增加铜的含量。本文对 171 名良、恶性肿瘤患者 Cu、Zn 含量测定的结果显示血清 Cu 含量或发 Cu 含量均增多，故使体内 Cu、Zn 含量平衡的关系被改变，但表现不一。肺癌组发 Zn 含量、血清 Zn 含量，胃肠癌组血清 Zn 含量非常明显低于对照组（$P < 0.01$），而肝癌、肝硬化、胃肠息肉组血清 Zn 含量与对照组无显著性差异（$P > 0.05$）；但 Cu/Zn 比值都显著升高。因此在临床诊断上 Cu 含量、Cu/Zn 比值均可作为这些疾病的筛选指标，且 Cu/Zn 比值更灵敏可靠。

2.2.2　头发、血清 Cu、Zn 含量及 Cu/Zn 比值对肺癌的诊断价值

肺癌患者发 Cu 含量随癌进展显著地升高，而 Zn 含量随癌的进展而降低（$P < 0.01$），各期肺癌患者发 Cu 含量有极明显差异（$P < 0.01$，见表4），但各期肺癌患者发中 Cu、Zn 含量有重叠现象。Cu/Zn 比值，对照组高限（0.063）低于肺癌组 Cu/Zn 比值的低限（0.066），没有假阴性和假阳性，所以 Cu/Zn 比值更有助于肺癌诊断。从临床分期分析，发 Cu/Zn 比值 I 期 0.069 ± 0.007，II 期 0.092 ± 0.004，III 期 0.12 ± 0.01，IV 期 0.147。I 期、II 期、III 期间有非常明显变化（$P < 0.01$）且无重叠现象，说明发 Cu/Zn 比值对临床分期诊断和预示肺癌进展程度有较重要价值。但各期肺癌患者血清 Cu、Zn 含量及 Cu/Zn 比值无明显变化（$P > 0.05$），故无助于肺癌临床分期诊断。这和朱又华报道血清 Cu、Zn 含量与头颈部肿瘤病程发展无关的结果基本一致，肺腺癌和鳞癌血清及头发中 Cu、Zn 含量及 Cu/Zn 比值均无明显差异（$P > 0.05$，见表6），提示肺腺癌和鳞癌患者体内 Cu、Zn 含量发生了相同改变，即 Cu、Zn 含量与肺癌组织的分类无明显关系。

肺癌组织与肺癌旁组织 Cu、Zn 含量及 Cu/Zn 比值也没有明显差异（$P > 0.05$，见表3），这和虞子宇报道大肠癌组织中 Zn 含量低于癌旁组织而 Cu 含量无差异的结果不一致，尚待探讨。

2.2.3　血清 Cu 含量对肝癌的诊断价值

肝癌组血清 Cu 含量及 Cu/Zn 比值均高于肝硬化组和对照组（表7），50 例肝癌以血清 Cu 含量 1.3×10^{-6} 为上限阳性率为 80%，以 1.5×10^{-6} 为上限阳性率为 60%；血清 Cu 含量 $> 1.5 \times 10^{-6}$ 敏感性为 0.60，特异性为 0.86；血清 Cu 含量 $> 1.7 \times 10^{-6}$，敏感性为 0.50，特异性为 0.98（图1），提示血清 Cu 含量可作为肝癌的诊断指标之一。在没炎症等因素影响，血清 Cu 含量升高且 $> 1.7 \times 10^{-6}$ 时要高度怀疑肿瘤存在。本组 5 例胆管型肝癌血清 Cu 含量 $> 1.3 \times 10^{-6}$ [对照组血清 Cu 含量：(0.85 ~ 1.25) $\times 10^{-6}$]，可见血清 Cu 含量对原发性肝癌的诊断很有帮助。本文用 CT 检测 35 例肝癌肿瘤的体积，最小 22 cm³，最大 160 cm³，体积 < 100 cm³ 3 例，血清 Cu 含量平均为 1.06×10^{-6}；体积 100 ~ 500 mm³ 者 6 例，血清 Cu 含量均值为 1.40×10^{-6}；体积 > 1000 cm³ 6 例，血清 Cu 含量为 2.07×10^{-6}。肿瘤体积越大，血清 Cu 含量越高，肿瘤体积大小与血清 Cu 含量呈正常相关（$\gamma = 0.72$，$P < 0.01$）。故根据肝癌患者血清 Cu 含量高低可初步判断肿瘤的体积。在 35 例经病理证实肝癌中，5 例胆管细胞癌血清 Cu 含量 $> 1.30 \times 10^{-6}$，30 例肝细胞型肝癌中血清 Cu 含量 $> 15.0 \times 10^{-6}$ 有 21 例（占 70%），说明肝癌组织类型可能与血清 Cu 含量

无关。术中活检病理证实的 27 例肝癌,高分化型 4 例,血清 Cu 含量 $>1.30\times10^{-6}$ 者 3 例;分化型 20 例,血清 Cu 含量 $>1.30\times10^{-6}$ 有 16 例;低分化型 3 例,血清 Cu 含量 $>1.30\times10^{-6}$,提示血清 Cu 含量与肝癌的分化程度无关(表 8)。

2.2.4 血清 Cu 含量、Cu/Zn 比值对胃肠道良性或恶性肿瘤诊断价值

胃肠道良、恶性肿瘤患者血清 Cu 含量,胃肠癌组 > 胃肠息肉组及对照组,Zn 含量则反之;但胃肠息肉组血清 Cu、Zn 含量与对照组无明显变化。Cu/Zn 比值胃肠癌组与息肉组均高于对照组($P<0.01$,$P<0.001$,见表 9),显示 Cu/Zn 比值对判断胃肠道良、恶性肿瘤更有意义。当息肉患者血清 Cu/Zn 比值显著增高时,应警惕恶变的可能。胃肠癌患者术后血清 Cu 含量及 Cu/Zn 比值明显下降(见表 10,$P<0.01$,$P<0.001$),说明血清 Cu 含量与肿瘤有密切相关。胃肠癌以腺癌为多见,分化高,恶性程度低,转移晚;分化低的腺癌相反,本文 65 例腺癌病理分化程度与 Cu、Zn 含量之间未发现有明显关系。

综上所述,肺、肝、胃肠癌具有血清 Cu 含量升高,血清 Zn 含量降低,Cu/Zn 比值高的特性,可作为这些肿瘤的辅助诊断指标,患者头发中 Cu 含量、Cu/Zn 比值有助于肺癌分期诊断,预示肺癌进展,而血清 Cu 含量及 Cu/Zn 比值与肺癌分期无关。血清 Cu 含量对肝癌诊断是非常有用的指标,它的含量与肝癌体积大小呈正相关。血清 Cu/Zn 比值对胃肠道良、恶性肿瘤有较好的诊断价值。肿瘤的组织类型与 Cu、Zn 含量无明显关系。

(原载于《广东微量元素科学》1995 年第 12 期)

克隆氏病患者头发中微量元素的测定及临床意义

(1998)

邵玉芹[1] 白克运[1] 王兆伦[1] 王艳莉[2] 王 瑛[2]

(1. 山东中医药大学 2. 济南军区总医院)

[导读] 山东济南克隆氏病患者头发中锌、铁、锰、钙含量显著降低,而铬含量却异常的高。临床溃疡型和包块型两类患者头发元素谱也明显不同:溃疡型锰、钾、钴含量平均比包块型分别高 4.9 倍、4.2 倍和 5.2 倍。

测量微量元素可在某些疾病的诊断、治疗及病理分析上提供一定的依据。

克隆氏病临床分溃疡型和包块型两种,主要症状有下腹疼痛、身体消瘦,或伴有腹泻、便血、发热等,临床诊断困难。其发病机制至今不明,治疗方法除手术外尚无他法,特别是溃疡型患者,因其复发率高且复发周期短,只能采用手术切除。为探讨该病的发病机制,我们收集了 11 例患者的头发(其中,溃疡型 3 例,包块型 8 例),用原子吸收光度法测定其微量元素含量,现报告分析于下。

材料与方法

1. 仪器

WFX – IB 型原子吸收分光光度计(北京);P – E – 5000 型原子吸收分光光度计(美国);附 HGA – 400 型石墨炉,空心阴极灯。

2. 试剂

盐酸(GR)上海化学试剂总厂;硝酸(GR)上海化学试剂总厂;有关元素不同浓度标准溶液;去离子水。

3. 方法

取患者不同部位头发，经常规处理后，于 60 ℃ 恒温箱内干燥至恒重。精称发样 0.5000 g，置洁净石英坩埚内于电炉上加热至浓烟冒出，再置电阻炉内于 550 ℃ 灰化 3 h。用 0.4% 硝酸溶液将其定容至 5.0 mL。测定时浓度过大可做相应稀释。同样条件下做空白试验。按常规方法加相应保护性试剂。用火焰原子吸收光度法测定 Zn、Fe、Cu、Mn、Mg、Ca、K 含量，石墨炉原子吸收光度法测定 Ni、Co、Cr。标准曲线法计算其含量。

结 果

结果见表 1、表 2。

表 1　患者发中微量元素含量*　　　　　　　　　　　　　　单位：$\mu g/g$

元素	Zn	Fe	Cu	Mn	Mg	Ca	K	Ni	Co	Cr
	59.82	13.96	7.81	2.98	62.25	575.9	185.0	0.51	0.100	0.24
溃疡型	52.37	12.15	7.36	2.06	60.83	561.2	166.2	0.45	0.140	0.21
	61.14	10.24	8.34	2.31	65.38	569.2	178.3	0.62	0.160	0.26
平均值	57.78	12.12	7.84	2.45	62.82	568.8	176.5	0.53	0.130	0.24
	152.10	13.28	6.45	0.48	50.21	576.3	43.1	0.38	0.021	0.23
	149.30	14.12	6.36	0.35	50.48	551.3	38.6	0.31	0.019	0.20
	166.70	16.36	9.71	0.61	58.14	592.0	46.3	0.46	0.031	0.31
包块型	155.20	13.45	7.85	0.47	51.86	569.2	40.8	0.36	0.024	0.27
	154.80	12.69	7.13	0.54	52.03	572.6	41.1	0.39	0.026	0.23
	160.20	15.25	7.05	0.58	50.96	583.4	44.5	0.42	0.032	0.28
	158.30	13.72	8.28	0.52	52.85	575.6	41.9	0.35	0.025	0.26
	150.60	12.23	6.31	0.46	48.01	566.1	40.5	0.33	0.019	0.21
平均值	155.90	13.89	7.39	0.50	51.63	576.0	42.1	0.36	0.025	0.25

注：* 为各测试结果均为 3 次测定的均值，Cr 小于 8%。

表 2　健康人发中微量元素含量**　　　　　　　　　　　　单位：$\mu g/g$

Zn	Fe	Cu	Mn	Mg	Ca	Ni	Co	Cr	K
191	32.4	8.07	4.57		1517	0.38	0.044	0.022	97.1

注：** 该数据均来自《微量元素数据手册》（第二分册）。

讨 论

微量元素与人体健康有着密切的关系，微量元素的代谢失常可引起各种病变和疾病，反之，各种病变和疾病也对微量元素的代谢环节产生影响。因此，测定微量元素的含量可在某些疾病的诊断、治疗及病理分析上提供一定的依据。

本实验结果可以看出，克隆氏病患者与健康人发中微量元素含量明显不同。现将正常人和克隆氏病患者发中几种元素的含量列于表 3。

表 3　头发中典型元素含量　　　　　　　　　　　　　　　　单位：$\mu g/g$

元素		Zn	Fe	Mn	Cr	Ca
健康人		191	32.4	4.57	0.022	1517
克隆氏病	溃疡型	57.8	12.1	2.45	0.26	568

续表

元素		Zn	Fe	Mn	Cr	Ca
患者	包块型	156	13.9	0.50	0.25	575

注：溃疡型患者典型元素含量为 3 个患者的平均值，包块型患者的典型元素含量为 8 个患者的平均值。

溃疡型患者发中 Zn 含量为 57.3 $\mu g/g$，不到健康人的 1/3，包块型患者 Mn 含量为 0.50 $\mu g/g$，仅为健康人的约 1/9，两种类型患者 Fe 含量均明显低于健康人，不到健康人的 1/2，两种类型患者的 Ca 含量亦明显低于健康人，约为健康人的 1/3，而其 Cr 含量却异常高，分别为 0.26 $\mu g/g$、0.25 $\mu g/g$，是健康人的 10 倍以上。

由于缺 Zn 可对与 Zn 有关的酶产生不良影响，从而导致生长停滞、腹泻和易感染，并使免疫功能和其他防疫机制受损。体内 Zn 含量减少时，均可引起免疫缺陷，增加易感染性。Fe 是细胞的重要组成部分，亦是多种酶的活性中心。缺 Fe 不仅会引起贫血，还会造成免疫功能损害，影响淋巴细胞合成 DNA，抑制抗体产生，干扰溶菌酶的活性，致使对感染的应激能力低下。Mn 是多种酶的组成部分和激动剂，是机体必需的微量元素。缺 Mn 后，有些酶的活性降低，内分泌失调，免疫功能低下。三价 Cr 是人体必需的微量元素，具有重要的营养反应，这已由大量研究材料所证实。但含量过高时则可诱发肉瘤。低 Ca 则使结肠上皮细胞丧失，增加易感染性。

综上所述，Zn、Fe、Mn 在机体免疫过程中起着重要作用，而克隆氏病患者发中 Zn、Fe、Mn 含量较正常人显著减少，从而导致免疫功能低下或紊乱。由此，我们推断，免疫功能低下或紊乱是克隆氏病发病的重要原因，而高 Cr 和低 Ca 亦是该病两种类型患者发病的重要因素。

克隆氏病患者免疫功能低下，身体虚弱，单纯用化学药物治疗会带来许多不良影响，且效果不理想，因此，可以利用中药毒副作用小，不损伤机体脏器功能的特点，采用扶正祛邪的术后治疗原则，选择具有提高和调节免疫功能的中药和中药复方，调动机体的抗病能力，达到治本的目的。针对克隆氏病患者普遍缺 Zn、Fe、Ca 的特点，可以选择含 Zn、Fe、Ca 丰富的中药进行术后治疗。富含 Zn 的有白术、黄精、麦冬、当冬头、补骨脂、太子参、黄连等；富含 Fe 的有白术、黄芪、茯苓、甘草、肉桂等，富含 Ca 的有黄芪、白术、白芍、补骨脂、党参、石斛、苍术等。根据中医组方配伍原则，可选择黄芪、白术、茯苓、党参、甘草、补骨脂等药加减组方。现代药理学实验证明，这些中药多具增强和调节免疫功能的作用。用该方法进行术后治疗的初步试验显示效果良好。1989 年，山东省夏津县腾××，患克隆氏病（溃疡型），一年内施行两次手术仍不能痊愈。之后，山东省千佛山医院与山东中医药大学附属中医院合作，进行中西医结合治疗约 2 个月，患者不但痊愈出院，而且追访 4 年未复发，与健康人一样可以从事田间劳动等活动。

（原载于《微量元素与健康研究》1998 年第 2 期）

头发中微量元素水平与妇科肿瘤关系的探讨

（1999）

孙秀华　王瑞斐　包秀锦　王志民　王志美　蔡佩琴　林荣仙

（青岛市肿瘤医院妇科）

[导读]　山东青岛妇科恶性肿瘤患者头发中硒、锌含量明显低于良性肿瘤和非肿瘤患者，铜、铁含量则明显增高。子宫颈癌、子宫内膜癌随临床期别的增高头发中硒、锌含量逐渐降低，铜含

量逐渐升高。

研究各种肿瘤患者头发中微量元素谱的差异，对肿瘤的早期发现、诊断和治疗有临床指导意义。

为研究妇科肿瘤与微量元素 Se、Zn、Cu、Fe 缺乏及过量积累之间的关系，以便对妇科恶性肿瘤患者早期诊断和早期治疗，我们探讨了头发中微量元素 Se、Zn、Cu、Fe 含量与妇科肿瘤的相关性。

1 资料与方法

1.1 临床资料

随机选择 1994 年 8 月至 1996 年 12 月在我院妇科就诊的患者 242 例，其中，恶性肿瘤 164 例，良性肿瘤 53 例，非肿瘤者 25 例。前二者系我院住院患者，均经病理学检查证实。患者 22~88 岁，平均 45.6 岁。所有研究对象近期内无烫发、卷发史。

1.2 方 法

1.2.1 测试仪器

采用日本岛津公司生产的日立 180 – 80 型塞曼原子吸收分光光度计测量头发中的 Cu、Zn、Fe 含量；用 XDY – 1 型原子荧光光度法测定头发中的 Se 含量。

1.2.2 测定方法

将剪下的枕部头发用 2% 中性洗涤液浸泡 15~30 min，清水冲洗 3~5 遍，用去离子水洗涤 3 次后，在 60~80 ℃ 恒温箱内烘干备用。湿法消化，将试料置于 150 mL 烧杯中，加入 10 mL 硝酸及 2 mL 高氯酸盖上表皿，待剧烈效应停止后，将烧杯移至电热板上低温消解至冒白烟，反复消化至试液无色，最后残留液约 0.5 mL，再加入 3~4 滴硝酸和 5 mL 二次去离子水，微热使残渣完全溶解，移入 25 mL 容量瓶中，并稀释至刻度，摇匀。将试液用原子吸收分光光度计，分别测定 Cu、Zn、Fe 的吸光度值。测定 Se 的方法是：取净化头发 0.2 g，放入 100 mL 烧杯中，加入 8 mL 硝酸及 3 mL 高氯酸，盖上表皿，待剧烈效应停止后，将烧杯移至低温电热板上消解至高氯酸冒烟 1~2 min 取下，水洗杯壁，加入 5 mL 盐酸羟胺，1 mL Fe^{5+} 溶液，5 mL 盐酸，用二次去离子水移入 25 mL 比色管中，并稀释至刻度，摇匀，称取试料 0.2 g 作为测试用。吸取试液 5 mL，用无色散原子荧光光度计，按仪器工作条件测定 Se 的原子荧光强度。

1.3 统计学处理

采用方差分析。

2 结 果

2.1 妇科肿瘤及排除肿瘤者头发中 4 种微量元素比较

见表 1。

表 1 各组头发中 4 种微量元素含量比较 ($\bar{x} \pm s$)　　　　单位：$\mu g/g$

组别	n	Zn	Se	Cu	Fe
良性组	53	195.80 ± 22.83	0.81 ± 0.17	7.91 ± 1.12	26.57 ± 3.76
恶性组	164	145.98 ± 33.51 *△	0.35 ± 0.18 *△	9.71 ± 2.21 *△	46.82 ± 6.74 *△
非肿瘤组	25	201.31 ± 18.14	0.84 ± 0.08	7.88 ± 0.81	25.87 ± 3.62

注：vs. 非肿瘤组　* 为 $P < 0.001$；vs. 良性肿瘤组　△ 为 $P < 0.001$。

由表 1 可见，恶性肿瘤组头发中 Zn、Se 含量显著低于非肿瘤组和良性肿瘤组；Cu、Fe 含量则明显高于非肿瘤组和良性肿瘤组（$P < 0.001$）。

2.2 各种恶性肿瘤头发中4种微量元素含量比较

见表2。

表2 各组恶性肿瘤头发中4种微量元素含量比较（$\bar{x} \pm s$） 单位：$\mu g/g$

各种恶性肿瘤	n	Zn	Se	Cu	Fe
子宫颈癌	81	140.11 ± 25.30	0.42 ± 0.09 **	9.92 ± 1.77	47.46 ± 3.72
子宫内膜癌	33	133.15 ± 37.95 *	0.45 ± 0.16	8.56 ± 2.09	46.34 ± 9.60
子宫肉瘤	7	139.29 ± 81.46	0.26 ± 0.13	9.68 ± 1.26	40.17 ± 5.12 △
卵巢癌	25	148.17 ± 17.00	0.46 ± 0.06 ***	12.08 △△ ± 1.08	46.12 ± 3.14
外阴癌	12	144.58 ± 16.13	0.35 ± 0.05	7.78 ± 0.97	49.14 ± 3.16
绒癌	6	188.17 ± 24.13 **	0.31 ± 0.03	7.29 ± 0.97	46.83 ± 6.12

注：vs. 绒癌、卵巢癌 * 为 $P < 0.05$；vs. 卵巢癌、宫颈癌 ** 为 $P < 0.001$；vs. 子宫颈癌、外阴癌、卵巢癌 △ 为 $P < 0.001$；vs. 外阴癌、绒癌、子宫肉瘤 *** $P < 0.001$；vs. 子宫颈癌、子宫内膜癌、子宫肉瘤 △△ 为 $P < 0.001$。

由表2可看出，各种恶性肿瘤患者头发中4种微量元素含量不同，子宫肉瘤、子宫颈癌、外阴癌、子宫内膜癌和卵巢癌患者头发中 Zn 含量较多，绒癌者则较少，其间有的差异具有显著性，见表3。

表3 不同期别子宫颈癌患者头发中4种微量元素含量比较（$\bar{x} \pm s$） 单位：$\mu g/g$

期别	n	Zn	Se	Cu	Fe
Ⅰ	9	160.28 ± 23.13	0.52 ± 0.04	8.74 ± 1.14	41.13 ± 3.14 △△
Ⅱ	50	144.16 ± 20.16	0.44 ± 0.05 △	9.53 ± 1.61	48.29 ± 2.96
Ⅲ	17	130.13 ± 21.80	0.35 ± 0.03	11.05 ± 1.44 **	48.33 ± 3.03
Ⅳ	5	97.20 ± 18.40 *	0.34 ± 0.02	12.10 ± 1.83	47.60 ± 3.28

注：vs. Ⅰ期、Ⅱ期 * 为 $P < 0.001$；vs. Ⅰ期、Ⅲ期、Ⅳ期 △ 为 $P < 0.001$；vs. Ⅰ期、Ⅱ期 ** 为 $P < 0.001$；vs. Ⅱ期、Ⅲ期 △△ 为 $P < 0.001$。

2.3 不同期别子宫颈癌患者头发中4种微量元素比较

由表3可见，随着子宫颈癌期别的升高，患者头发中 Zn、Se 含量逐渐降低，Cu 含量增高，而 Fe 含量变化不明显。

2.4 不同期别子宫内膜癌患者头发中4种微量元素比较

由表4可见，随子宫内膜癌期别升高，Zn、Se 含量逐渐降低，Cu 含量逐渐增高，而 Fe 含量变化不明显。

表4 不同期别子宫内膜癌患者头发中4种微量元素含量比较（$\bar{x} \pm s$） 单位：$\mu g/g$

期别	n	Zn	Se	Cu	Fe
Ⅰ	15	170.81 ± 18.13	0.57 ± 0.12	8.08 ± 1.23	46.15 ± 4.18
Ⅱ	11	152.64 ± 20.18	0.43 ± 0.04	8.99 ± 1.15	46.42 ± 5.12
Ⅲ~Ⅳ	7	138.00 ± 17.61 △	0.28 ± 0.05 *	10.15 ± 1.42	52.60 ± 4.37

注：vs. Ⅰ期 △ 为 $P < 0.001$；vs. Ⅰ期、Ⅱ期 * 为 $P < 0.001$。

3 讨 论

3.1 妇科肿瘤患者头发中 Se、Zn 含量的变化

Se 与许多器官肿瘤的发生、发展相关。实验表明，Se 不仅对多种结构不同的化学致癌剂（chemical

carcinoma – induced agents) 和病毒致癌过程中多个阶段有显著预防作用，而且对多种实验性可移植肿瘤和体外培养的人癌细胞生长有直接的抑制作用。流行病学研究也表明，血清 Se 含量水平与乳腺癌、肺癌、直肠癌、结肠癌和食道癌等多种肿瘤的发生率呈负相关，但头发中 Se 含量水平与妇科肿瘤关系的报道尚不多，并因对照组设置、取材部位、样本大小和实验条件不同，结果也不一致。我们采用荧光原子吸收光谱光度仪测定了妇科恶性肿瘤 164 例、良性肿瘤 53 例和非肿瘤 25 例患者头发中的 Se 含量水平。结果表明，恶性肿瘤组头发中 Se 含量显著低于肿瘤组和良性肿瘤组，而良性肿瘤组与非肿瘤组头发中 Se 含量差异无显著性。我们还对不同期别的子宫颈癌及子宫内膜癌患者头发中 Se 含量的变化进行了研究，结果表明，随着病情发展，临床期别越高，Se 含量越低，差异有显著性。Zn 在体内生化效应系统中起着重要作用。已知 Zn 与 80 多种酶的活性有关，缺 Zn 使体内各种含锌酶活性降低，核酸和蛋白质合成障碍影响组织细胞分裂、生长和再生。Lightman 等报道，宫颈癌、卵巢癌患者血清 Zn 含量水平明显低于非肿瘤组和良性肿瘤组。本研究结果表明，恶性肿瘤组头发中 Zn 含量显著低于良性肿瘤组和非肿瘤组、良性肿瘤组与非肿瘤组的 Zn 含量差异无显著性。随着恶性肿瘤期别的进展，患者头发中 Zn 含量逐渐降低，差异有显著性，但 Zn 含量对绒癌影响较小，因绒癌病例数较少，尚难说明问题，有待进一步研究。

3.2 妇科肿瘤患者头发中 Cu、Fe 含量的变化

Cu、Fe 具有酶和激素的生物催化作用。肿瘤患者血清中 Cu、Fe 含量水平呈上升趋势，且随病情恶化明显升高。还有文献报道，妇科良性肿瘤组头发中 Cu 含量显著增高，恶性肿瘤组和妊娠性滋养细胞肿瘤组则偏低，但差异无显著性。本研究结果表明，妇科恶性肿瘤患者头发中 Cu、Fe 含量明显增高，与良性肿瘤组和非肿瘤组差异有显著性。子宫颈癌和子宫内膜癌随病情发展，临床期别越高，Cu 的含量越高，差异有显著性，但期别早、晚与 Fe 含量无明显关系。

机体内环境中微量元素的代谢并不是孤立的，各种微量元素之间的相互作用也是错综复杂的，研究各种肿瘤患者头发中微量元素谱的差异，排除营养状况及可能影响微量元素含量等因素，探讨微量元素变化与肿瘤的内在联系，对肿瘤的早期发现、诊断和治疗有临床指导意义。

（原载于《现代妇产科进展》1999 年第 1 期）

良性前列腺增生症与前列腺癌患者及健康者头发中 5 种微量元素的测定

（2000）

欧阳淑媛[1]   李胜利[2]

（1. 湖南医科大学   2. 湖南医科大学附属第三医院）

[导读] 湖南长沙前列腺癌患者头发中锌含量显著低于良性前列腺增生患者及健康者，而后两者间无显著差异。其他 4 种微量元素（铜、铁、锰、镉）在三者间无显著差异。

发中锌含量降低这一结果可能为早期发现前列腺癌提供重要线索。

微量元素与肿瘤和癌的关系，是当前十分引人注目的重要课题。已知微量元素与肿瘤的发生、发展及治疗均有密切关系，这可能为某些肿瘤和癌症的防治提供新的方向和线索。本文采用原子吸收光谱法，对健康者、良性前列腺增生症（BPH）患者和前列腺癌（PCa）患者头发中的铜、锌、铁、锰及镉含量

进行了测定分析，现将结果报告如下。

1 资料与方法

1.1 对象

1994 年 3 月至 1998 年 12 月在第三附属医院超声科经直肠超声导向前列腺穿刺活检，并经病理证实的 PCa 患者 13 例，年龄 56 ~ 72 岁［平均（65.2 ± 4.9）岁］；BPH 患者 17 例，年龄 58 ~ 75 岁［平均（67.2 ± 4.6）岁］；另选 10 例健康者作为对照，年龄 50 ~ 70 岁［平均（61.2 ± 6.8）岁］。对照组来自某大学 50 岁以上的体检者，体检时经直肠指检、前列腺液化验、前列腺特异抗原及经直肠前列腺超声检查均未见异常。

1.2 样品处理

头发标本在前列腺穿刺或经直肠前列腺超声检查后采集。用不锈钢剪刀取约 0.5 g 受检者枕部头发，保存待测。

1.3 实验方法

每份发样先用 5% 海鸥牌洗涤剂浸泡 30 min 后，搅拌洗涤。沥去洗液后用自来水冲洗至无泡沫，然后用二次蒸馏水洗 4 次，沥干。于 80 ℃ 烘箱中烘干后，取出放入干燥器中储存备用。

1.4 发样消化

准确称取干燥后的发样约 250 mg 于三角烧杯中，加入 5 mL $HNO_3 - HClO_4$（8 : 1），置电热板上低温加热，消化至冒浓高氯酸白烟，溶液清亮无色，取下烧杯冷却后转入 10 mL 容量瓶中定容。然后用日本岛津 AA - 680 原子吸收分光光度计和 GFA - 4B 型石墨炉测定样品中的微量元素：铜、锌、铁及锰含量的测定采用火焰原子吸收法，镉含量的测定采用石墨炉原子吸收法。

1.5 统计学处理

所测结果用 $\bar{x} ± s$ 表示。数据输入奔腾 MMX166 计算机，使用 SPSS 统计软件包统计。经正态性 D 检验，本组数据除年龄呈正态性分布用方差分析外，其余各组数据呈非正态性分布，故采用非参数统计方法——秩和检验。

2 结果

各组患者年龄经统计学检验差异无显著性（$P > 0.05$）。3 组研究对象头发中镉、铜、铁、锰、锌 5 种微量元素的测定结果及统计处理见表 1。

表 1 PCa、BPH 与健康者头发中 5 种微量元素的测定结果（$\bar{x} ± s$）　　　　单位：$\mu g/g$

组别	例数	镉	铜	铁	锰	锌
PCa 组	18	0.19 ± 0.22	11.1 ± 1.85	22.1 ± 11.3	0.85 ± 0.84	79.1 ± 37.3[①]
BPH 组	17	0.15 ± 0.09	11.5 ± 1.52	17.9 ± 10.0	1.12 ± 1.10	129.0 ± 26.7
对照组	10	0.18 ± 0.15	14.6 ± 2.01	15.5 ± 4.8	1.08 ± 1.28	152.0 ± 31.5

注：①与 BPH 组及对照组比较：$P < 0.01$。

由表 1 可知，PCa、BPH 及健康者头发中镉、铜、铁、锰含量的差异均无显著性（$P > 0.05$），但 PCa 患者发中锌含量明显低于 BPH 及健康者（$P < 0.01$），而 BPH 患者与健康者发中锌含量差异无统计学意义（$P > 0.05$）。健康者发中锌含量 95% 可信区间为 130 ~ 175 $\mu g/g$，PCa 及 BPH 患者则分别为 60.5 ~ 97.6 $\mu g/g$ 和 115 ~ 143 $\mu g/g$。

3 讨 论

锌有许多重要的生理作用，很多非常重要的代谢酶，如碱性磷酸酶、碳酸酐酶、羧肽酶、乳酸脱氢酶等都含有锌。锌在男性生殖系统的发育和功能维持方面起着重要作用，它还被认为是前列腺内一种重要抗菌因子的成分。有实验证明 PCa 细胞内锌含量仅为正常前列腺细胞的 $1/3$。Ogunlewe J O 等人测定了健康者、BPH 和 PCa 患者血清和精囊腺中的锌和镉的含量，发现 BPH 患者锌含量水平较健康者高，而 PCa 患者则显著降低；BPH 患者和健康者镉含量水平无差别，但 PCa 患者则显著升高。

本文对我院 1994—1998 年经穿刺活检病理证实的 18 例 PCa，17 例 BPH 患者进行了人发中微量元素的测定，并以 10 例健康者发标本作为对照，发现 PCa 患者发中锌含量较 BPH 和对照组明显降低（$P <$ 0.01），而 BPH 与对照组间差异无显著性（$P > 0.05$）；其余 4 种微量元素含量各组间差异无显著性（$P > 0.05$）。结果与文献报道的 PCa 患者血浆、前列腺液及 PCa 细胞内锌含量减少相一致。这一结果可能为早期发现 PCa 提供重要线索。大量资料显示，PCa 发病年龄在 50 岁以上，因此 50 岁以上的中老年人，检测头发中微量元素的含量有一定的临床意义，如发中锌含量明显减少，则应对前列腺进行详细检查，以确定有无 PCa。

锌与铜、镉有拮抗作用，故三者间的关系较为密切。PCa 患者可有锌含量低镉含量高的现象，有人认为这种现象可能是 PCa 发病的危险因素之一。本组资料未能显示出 PCa 患者发中镉含量有明显增高，这可能与本组病例数偏少有关。

（原载于《湖南医科大学学报》2000 年第 3 期）

检测发镉含量在临床诊断和筛检儿童精神发育迟滞中的作用

（1989）

姜会敏　韩国安　邵庆余　郭　伟

（山东医科大学）

[导读] 以山东济南健康儿童发镉含量第 90 百分位数（P90）和第 95 百分位数（P95）作为诊断和筛检精神发育迟滞儿童的截断值，其灵敏度、特异度均在 90% 以上，误诊率和漏诊率在 10% 以下。若男性儿童选 P90、女性儿童选 P95 为截断值，诊断儿童精神发育迟滞的漏诊率均可降至 5% 以下，误诊率在 5% ~ 10%。

检测发镉含量可以作为临床诊断和筛检儿童轻度精神发育迟滞的一项重要参考指标。

镉与儿童智力发育有密切关系。Robert 报道语言、活动能力，辨向等智力低下的儿童发镉含量显著高于健康儿童。Thacher 报告儿童发镉含量与心理学测验成绩呈负相关。Ifor 指出镉含量过高是影响儿童智力的重要因素。但检测发镉含量对 MR 诊断和筛检的临床意义尚未见报道。我们于 1985—1987 年测定了济南市 415 名健康儿童发镉含量，确定了发镉含量正常值上限。本文采用同样方法测定了 85 名 MR 儿童发镉含量，以冀探讨检测发镉含量对 MR 诊断和筛检的临床意义，结果报告如下。

材料与方法

一、研究对象

1. 85 名（男 42 人，女 43 人）MR 儿童来自济南市几所辅读小学，由山东精神病医院儿童精神病科医师以美国精神病学会编制的 DSM – Ⅲ 中 MR 诊断标准为依据，通过 WISC – RC 智力量表测量其智商 IQ 在 50~70 的轻、中度精神发育迟滞者。本文研究对象不包括遗传因素和疾病后遗症造成的精神发育迟滞儿童。

2. 对照组：415 名（男 215 人，女 200 人）儿童来自济南 6 所小学，均属查体健康、无传染病、无慢性病史和无学习适应不良表现的学习成绩优良儿童。

二、实验方法及仪器试剂、发样的前处理和测量方法见相关文献。

三、分数数据处理：MR 儿童发镉含量与健康儿童发镉含量均经 Apple – Ⅱ 型计算机处理，两组儿童发镉含量对数转换后经正态性 D 检验均属偏态分布，故采用中位数比较法，求出混合中位数进行 χ^2 检验，并根据临床流行病学对诊断试验的要求计算了各项指标，以探讨发镉含量测定在临床诊断 MR 中的意义。

结　果

一、分析测定结果：85 例 MR 儿童发镉含量对数转换前后均呈偏态分布，故用百分位数法求出 MR 儿童发镉含量范围，男：0.232~3.503 $\mu g/g$，女：0.211~3.640 $\mu g/g$，两组发镉含量分布的百分位数见表 1、表 2。

表 1　MR 儿童发镉含量分布的百分位数

性别	N（人）	发镉含量（$\mu g/g$）					
		P5	P10	P50	P80	P90	P95
男	42	0.232	0.314	0.970	1.723	2.386	3.503
女	43	0.211	0.291	0.913	1.378	1.894	3.640

表 2　健康儿童发镉含量分布的百分位数

性别	N（人）	发镉含量（$\mu g/g$）					
		P5	P10	P50	P80	P90	P95
男	215	8.13×10^{-3}	1.63×10^{-2}	0.081	0.138	0.239	0.382
女	200	2.38×10^{-3}	4.76×10^{-3}	2.38×10^{-2}	0.038	0.097	0.180

经 T' 检验男女 MR 儿童发镉含量具有显著性差异（$P < 0.001$），男高于女。

二、与健康儿童发镉含量比较（中位数法）：求出混合中位数，列出四格表进行 χ^2 检验，结果男、女均显著高于健康儿童（$P < 0.001$），见表 3。

表 3　两组儿童发镉含量显著性检验（中位数法）

性别	混合中位数（$\mu g/g$）	健康儿童	MR 儿童	χ^2 值	性别	混合中位数（$\mu g/g$）	健康儿童	MR 儿童	χ^2 值
男	>0.231	22	41	145	女	>0.163	9	42	189
	<0.231	193	1			<0.163	191	1	

三、检测发镉含量能否作为诊断、筛检 MR 的诊断试验。

1. 以健康儿童发镉含量 P90 为截断值，列出两个四格表（表 4、表 5），并计算诊断试验的几项主要指标。

表 4　男性儿童 MR 疾病筛检试验

发镉含量（$\mu g/g$）	MR 儿童人数	健康儿童人数	合计
≥0.239*	40	20	60
<0.239	2	195	197
合计	42	215	257

注：* 为健康男性儿童发镉含量第 90 百分位数。

灵敏度 = 40/42 = 95.2%，

特异度 = 195/215 = 90.7%，

误诊率 = 20/215 = 9.3%，

漏诊率 = 2/42 = 4.76%，

阳性预告值 = 40/60 = 66.67%，

阴性预告值 = 195/197 = 98.98%。

表 5　女性儿童 MR 疾病筛检试验

发镉含量（$\mu g/g$）	MR 儿童人数	健康儿童人数	合计
≥0.097*	43	18	61
<0.097	0	182	182
合计	43	200	243

注：* 为健康女性儿童发镉含量第 90 百分位数。

灵敏度 = 100%，特异度 = 91.0%，

误诊率 = 9%，漏诊率 = 0%，

阳性预告值 = 70.49%，阴性预告值 = 100%。

2. 以健康儿童发镉含量的 P95 为截断值，则结果见表 6、表 7。

表 6　男性儿童 MR 疾病筛检表

发镉含量（$\mu g/g$）	MR 儿童人数	健康儿童人数	合计
≥0.382*	36	10	46
<0.382	6	205	211
合　计	42	215	257

注：* 为健康男性儿童发镉含量的 P95。

灵敏度：85.71%，特异度：95.35%，误诊率：4.65%，漏诊率：14.29%，阳性预告值：78.26%，阴性预告值：97.16%。

表 7　女性儿童 MR 疾病筛检表

发镉含量（$\mu g/g$）	MR 儿童人数	健康儿童人数	合计
≥0.180*	41	9	50
<0.180	2	191	193
合　计	43	200	243

注：* 为健康女性儿童发镉含量 P95。

灵敏度：95.35%，特异度：95.50%，误诊率：4.5%，漏诊率：4.65%，阳性预告值：82.0%，阴性预告值：98.96%。

讨　论

本文研究结果表明 MR 儿童发镉含量显著高于健康儿童（$P < 0.001$），其中位数男、女分别为健康儿童的 11.98 倍和 38.04 倍，更加证实和支持了镉含量是严重影响智力发育重要因素的观点。镉含量影响智力发育和对中枢神经毒害的机制尚不清楚，有人认为重金属（铅、镉）损伤神经细胞，影响突触传递，与受体结合或损害受体而影响神经递质的传递，导致了中枢神经系统功能紊乱。但镉含量与儿童精神发育迟滞的因果关系尚有待进一步研究。两组儿童男性发镉含量均高于女性（$P < 0.01$），这种性别差异可能是生理差异所致。

本文着重讨论了检测发镉含量在临床流行病学中诊断、筛检儿童 MR 疾病的临床意义，分别选择男、女正常儿童发镉含量的正常上限值 P90、P95 作为诊断和筛检 MR 的截断值，从表 4、表 5 可见：以 P90 作为截断值，男、女儿童的诊断试验的灵敏度、特异度在 90% 以上，误诊率、漏诊率在 10% 以下。若以 P95 为截断值，女性儿童诊断试验的灵敏度、特异度在 95% 以上，误诊率、漏诊率在 5% 以下，而男性儿童灵敏度从 95.24% 降至 85.71%，漏诊率上升至 14.29%。比较表 4 至表 7 四个筛检表的结果，平衡误诊率和漏诊率以及实验的准确度，女性儿童选 P95，男性儿童选 P90 为截断值更为可取。换言之，男性儿童发镉含量 ≥0.239 $\mu g/g$，女性儿童发镉含量 ≥0.180 $\mu g/g$，则可诊断为精神发育迟滞，其准确度较高，符合诊断试验的要求。因此检测发镉含量可作为临床诊断和筛检 MR 的一项重要参考指标。本次研

究对象属中度精神发育迟滞儿童 3 例，故合并为一组进行研究，本文定的诊断和筛检 MR 的截断值适用于轻度 MR，对中、重度 MR 的截断值需进一步研究。

（原载于《山东医科大学学报》1989 年第 1 期）

头发铅含量测定的应用价值评价

（2002）

颜世铭[1]　李增禧[2]　郭蒸清[3]　熊丽萍[1]

（1. 江西医学院　2. 广东省测试分析研究所　3. 江西万安县人民医院）

[导读] 为评价头发铅含量测定结果能否作为诊断儿童铅中毒的参考指标，测定了江西南昌 125 名 2~5 岁儿童全血铅含量和头发铅含量。以全血铅含量为标准，发铅含量测定的诊断灵敏度可达 88.3%。同时测定头发锌、铁、钙含量，可将该试验的特异度提高至 81.8%，阳性预测值达 69.6%，阴性预测值达 78.8%，具有实用价值。

在不具备测定全血铅含量的条件时，可通过检测头发铅含量发现可疑铅中毒患儿。

高铅负荷是当前影响儿童健康成长和智力发展的重要危害之一。绝大多数儿童铅中毒患儿属亚临床型，无明显临床表现。其诊断仅凭借全血铅测定。由于血铅安全浓度很低，必须使用原子吸收分光光度计等价格昂贵的高灵敏度的仪器进行测定，一般城镇很难普及使用。头发样品容易采集、运送和保存，这是难得的优点，已为广大儿童及其家长所接受。但头发铅含量测定结果能否作为诊断儿童铅中毒的参考指标，这需要进行科学评价。为此，作者选择南昌市某幼儿园 2~5 岁儿童 125 人，同时取末梢血样和头发样品，测定铅含量，并应用诊断试验评价方法进行评价。

1　对象和方法

1.1　对象

南昌市某幼儿园 2~5 岁儿童 125 人。最小年龄 2 岁 4 个月。年龄构成为：2 岁组 7 人，占 14%；3 岁组 23 人，占 46%；4 岁组 16 人，占 32%；5 岁组 4 人，占 8%。男、女比为 5.4∶4.6。

1.2　血铅含量测定

取手指末梢血 20 μL，加于 1 mL 含肝素的稀盐酸、磷酸混合稀释液中，用原子吸收分光光度仪（日本岛津 AA－680 型）石墨炉法测定。

1.3　头发铅含量测定

取枕部头发，经清洗、烘干、剪碎后用浓硝酸和高氯酸于低温电热板加热消化。测定仪器为日本岛津 ICPQ－1012 型高频等离子体发射光谱仪。

1.4　评价方法

以微量法全血铅测定值作为"金标准"，即全血铅值≥0.483 μmol/L 者当作真患者，＜0.483 μmol/L 者当作非患者。依据表 1 计算头发铅含量测定的灵敏度、特异度、漏诊率、误诊率、符合率等各项评价指标，借此评价头发铅含量测定值作为诊断儿童铅中毒指标的有效性。

表1 诊断试验结果统计表

诊断试验	患者	非患者	合计
阳性	a（真阳性）	b（假阳性）	$a+b$
阴性	c（假阴性）	d（真阴性）	$c+d$
合计	$a+c$	$b+d$	$a+b+c+d$

（1）灵敏度（%）$=\dfrac{a}{a+c}\times100\%$，反映该试验找出患者的能力。其值越大则漏诊的可能性越小。

（2）特异度（%）$=\dfrac{d}{b+d}\times100\%$，反映该试验正确排除患某病的能力。其值越大，则误诊的可能性越小。

（3）假阳性率（%）$=100\%-$ 特异度，又称误诊率。

（4）假阴性率（%）$=100\%-$ 灵敏度，又称漏诊率。

（5）符合率（%）$=\dfrac{a+d}{a+b+c+d}\times100\%$，又称粗一致性。

（6）阳性预测值（%）$=\dfrac{a}{a+b}\times100\%$，指试验结果阳性的人中，有该种疾病的概率。

（7）阴性预测值（%）$=\dfrac{d}{c+d}\times100\%$，表明试验结果阴性的人中，能排除该种疾病的概率。

2 结 果

（1）以全血铅值≥0.483 μmol/L 作为儿童铅中毒诊断标准，则该幼儿园儿童铅中毒患病率为：$\dfrac{53}{125}\times100\%=42.4\%$。

（2）以头发铅值≥10×10^{-6} 为诊断标准，则该幼儿园儿童铅中毒患病率为：$\dfrac{63}{125}\times100\%=50.4\%$。

（3）以全血铅值≥0.483 μmol/L 作为诊断儿童铅中毒的"金标准"，即判为真患者；以头发铅含量≥10×10^{-6} 作为诊断儿童铅中毒的待评价标准，则对该标准的评价如下：①灵敏度（%）$=\dfrac{a}{a+c}\times100\%=\dfrac{35}{53}\times100\%=66.0\%$；②特异度（%）$=\dfrac{a}{b+d}\times100\%=\dfrac{44}{72}\times100\%=61.1$；③漏诊率（%）$=100\%-$ 灵敏度$=100\%-66\%=34\%$；④误诊率（%）$=100\%-$ 特异度$=100\%-61.1\%=38.9\%$；⑤符合率（%）$=\dfrac{a+d}{a+b+c+d}\times100\%=\dfrac{35+44}{125}\times100\%=63.2\%$。

（4）为提高头发铅含量测定作为儿童铅中毒诊断指标的灵敏度，可将诊断标准降低。若以头发铅测定值≥7.5×10^{-6} 作为诊断标准，则对该标准的评价如下：①灵敏度（%）$=\dfrac{a}{a+c}\times100\%=\dfrac{53}{60}\times100\%=88.3\%$；②特异度（%）$=\dfrac{a}{b+d}\times100\%=\dfrac{19}{65}\times100\%=29.2\%$；③漏诊率（%）$=100\%-$ 灵敏度$=100\%-88.3\%=11.7\%$；④误诊率（%）$=100\%-$ 特异度$=100\%-29.2\%=70.8\%$；⑤符合率（%）$=\dfrac{a+d}{a+b+c+d}\times100\%=\dfrac{53+19}{125}\times100\%=57.6\%$。

（5）为提高头发铅含量测定作为儿童铅中毒诊断指标的特异度，可采用联合试验中的串联试验。当试验的各项指标皆为阳性时才判断为阳性。现以头发铅测定值≥7.5×10^{-6}，加缺锌（≤89.3×10^{-6}）、缺铁（$\leq 28 \times 10^{-6}$）、缺钙（$\leq 630 \times 10^{-6}$）中的 2 项，或头发铅测定值 $> 10 \times 10^{-6}$，加缺锌、缺铁、缺钙中的 1 项判断为儿童铅中毒，则该联合试验的评价如下：①灵敏度（%）$= \dfrac{a}{a+c} \times 100\% = \dfrac{32}{32+17} \times 100\% = 65.3\%$；②特异度（%）$= \dfrac{a}{b+d} \times 100\% = \dfrac{63}{14+63} \times 100\% = 81.8\%$；③漏诊率（%）$= 100\% - $ 灵敏度 $= 100\% - 65.3\% = 34.7\%$；④误诊率（%）$= 100\% - $ 特异度 $= 100\% - 81.8\% = 18.2\%$；⑤符合率（%）$= \dfrac{a+d}{a+b+c+d} \times 100\% = \dfrac{95}{125} \times 100\% = 76.0\%$；⑥阳性预测值（%）$= \dfrac{a}{a+b} \times 100\% = \dfrac{32}{14+32} \times 100\% = 69.6\%$；⑦阴性预测值（%）$= \dfrac{d}{c+d} \times 100\% = \dfrac{63}{17+63} \times 100\% = 78.8\%$。

3　讨　论

（1）绝大多数儿童铅中毒患者仅具有潜在的亚临床损伤，无明显临床表现。血液中的铅主要存在于红细胞中，所以仅凭借全血铅测定值即可做出儿童铅中毒诊断。头发铅含量测定不能作为儿童铅中毒的诊断指标。但头发取样方便且便于保存运输，如果头发铅含量测定能够作为儿童铅中毒的筛查指标或诊断参考指标，将儿童铅中毒患者初选出来，及时给予预防性治疗，然后再取血复查，也是有重要意义的。

（2）以头发铅含量 $\geq 10.0 \times 10^{-6}$ 作为儿童铅中毒的诊断指标，则该指标的灵敏度为 66%，特异度为 61%，符合率为 63%，有一定的实用价值。但灵敏度和特异度都不够高，会漏掉较多的患儿，也会将较多的未受到铅毒害的儿童错误地判断为已受到铅毒害。因此应设法提高其灵敏度和特异度。

（3）将儿童头发铅含量"正常参考值上限"下移，即降低诊断标准，可提高诊断指标的灵敏度。将指标下降为 $\geq 7.5 \times 10^{-6}$ 时，其灵敏度可提高到 88.3%，但特异度甚低。

（4）采用联合试验中的串联试验可提高特异度。此时特异度可提高至 81.8%。也就是说，经串联试验判断为非患者，其无病的可能性很大，误诊的可能性仅为 18.2%，阳性预测值达 70%，阴性预测值达 80%，具有实用价值。

（5）目前，测定头发中微量元素含量，多采用高频等离子体发射光谱（ICP－AES）仪。该设备灵敏度高，性能稳定，其最大的优点是可连续测定多种元素含量，省力省时，适合于人群微量元素普查。在开展普查时，可一次性测定铅、锌、铁及钙等多种元素，相当于进行串联试验。国内外已有许多实验研究和临床观察证明，食物中缺锌或铁或钙可促进铅的吸收；反之，增加铁和钙的摄入则可减少铅吸收并可加速体内铅的排泄。考虑到上述情况，作者将测定头发中锌、铁、钙含量作为串联试验中的试验项目。上述分析充分表明，采用这种串联试验可有效地提高头发铅含量测定法作为诊断儿童铅中毒参考指标的特异度。

（6）在不具备测定全血铅含量的条件时，可通过检测头发铅含量发现可疑铅中毒患儿。其具体方法是：应用 ICP－AFS 一次性测定铅、锌、铁、钙，以头发铅值 $\geq 7.5 \times 10^{-6}$ 或 $\geq 10 \times 10^{-6}$ 作为筛查指标，审查筛选出的可疑者是否缺锌、缺铁、缺钙，若发铅值 $\geq 7.5 \times 10^{-6}$，同时存在缺锌、缺铁、缺钙中的 2 项或发铅值 $\geq 10 \times 10^{-6}$，同时存在缺锌、缺铁、缺钙中的 1 项则判断为高度可疑儿童铅中毒。

（原载于《广东微量元素科学》2002 年第 1 期）

头发锌含量测定的应用价值评价

（2002）

李增禧[1] 颜世铭[2] 郭蒸清[3] 熊丽萍[2]

（1. 中国广州分析测试中心 2. 江西医学院 3. 江西万安县人民医院）

[**导读**] 以 114 名 2～5 岁儿童为对象，同时取其末梢血和头发测定锌含量。以全血锌值为标准，发锌含量测定的灵敏度可达 86.1%，特异度为 52.4%，发锌含量测定和血锌含量测定结果的符合率可达 73.7%。

发锌含量测定可以作为锌缺乏症的筛查指标，其阳性预测值为 75.6%，阴性预测值为 68.8%。

自 20 世纪 60 年代我国便开始应用头发锌含量测定评价儿童锌营养状况。近年来，这种方法已在全国普及。分析化学工作者和医学工作者在应用实践中认识到，这种方法采样、保存和运送都很方便，易为儿童和家长所接受，在一定程度上能够反映儿童锌营养状况。但也有人指出，发锌含量测定值与血清锌含量值无明显相关关系，并因此否定发锌含量测定的应用价值。为进一步探讨头发锌含量测定的实用价值，本文以 2～5 岁幼儿园儿童为对象，同时取末梢血样和头发样品，测定锌含量并应用诊断试验评价方法进行评价。

1 方 法

1.1 血锌测定

取手指末梢血 20 μL，加于 1 mL 含肝素的稀盐酸、磷酸混合稀释液中，用原子吸收分光光度仪（日本岛津 AA – 680 型）石墨炉法测定。

1.2 头发锌含量测定

取枕部头发，经清洗、烘干、剪碎后用浓硝酸和高氯酸于低温电热板加热消化。测定仪器为高频等离子体发射光谱仪（日本岛津 ICPQ – 1012 型）。

1.3 评价方法

以微量法全血锌测定值作为"金标准"，即全血锌值≥5.00 μg/mL 当作真患者，<5.00 μg/mL 当作非患者。依据表 1 计算头发锌测定的灵敏度、特异度、漏诊率、误诊率、符合率等各项评价指标。

表 1 诊断试验结果统计

诊断试验	患者	非患者	合计
阳性	a（真阳性）	b（假阳性）	a + b
阴性	c（假阴性）	d（真阴性）	c + d
合计	a + c	b + d	a + b + c + d

（1）灵敏度（%）= $\dfrac{a}{a + c} \times 100\%$，反映该试验找出患者的能力。其值越大则漏诊的可能性越小。

（2）特异度（%）$=\dfrac{d}{b+a}\times100\%$，反映该试验正确排除患某病的能力。其值越大，则误诊的可能性越小。

（3）假阳性率（%）$=1-$特异度，又称误诊率。

（4）假阴性率（%）$=1-$灵敏度，又称漏诊率。

（5）符合率（%）$=\dfrac{a+d}{a+b+c+d}\times100\%$，又称粗一致性。

（6）阳性预测值$=\dfrac{a}{a+b}\times100\%$，又称预测阳性结果的正确率。表明在试验结果为阳性的人中，有该种疾病的概率。

（7）阴性预测值$=\dfrac{d}{c+d}\times100\%$，又称预测阴性结果的正确率。表明在试验结果为阴性的人当中，能排除该种疾病的概率。

2 结 果

（1）以全血锌值5.00 $\mu g/mL$ 作为正常值下限，则被调查人群（114人）全血锌值低于正常值下限者占55.3%。

（2）以头发锌值89.3 × 10^{-6}作为正常值下限，则被调查人群（114人）发锌值低于正常值下限者占53.5%。

（3）以全血锌值5.00 $\mu g/mL$ 作为"金标准"，则发锌含量测定的灵敏度为50.8%，特异度为43.1%，误诊率为56.9%，漏诊率为49.2%，符合率为47.4%。

（4）为提高头发锌含量测定的灵敏度和特异度，将全血锌含量正常低限值定为4.5~5.5 $\mu g/mL$，头发锌含量正常低限值定为89.3 × 10^{-6}~95.0 × 10^{-6}。例如，全血锌值为5.2 $\mu g/mL$，头发锌值为88.0 × 10^{-6}；全血锌值为4.4 $\mu g/mL$，头发锌值为95.0 × 10^{-6}；皆判为真阳性，则灵敏度为86.1%，特异度为52.4%，误诊率为47.6%，漏诊率为13.9%，符合率为73.7%。

（5）阳性预测值$=\dfrac{a}{a+b}\times100\%=\dfrac{62}{62+20}\times100\%=75.6\%$。

（6）阴性预测值$=\dfrac{d}{c+d}\times100\%=\dfrac{22}{10+22}\times100\%=68.8\%$。

3 讨 论

（1）通常，制定诊断试验的诊断标准采用3种方法。前2种方法是均数加减标准差法、百分位数法。第3种方法是根据实用的原则，通过临床观察制定。无论用哪一种方法，都取一个点值作为正常与异常（有病与无病）的分界线。这是为了实用和方便。事实上，正常值与异常值的分布是有重叠的。例如，人的舒张压若在90~95 mmHg，可能已患高血压症（已发生病理变化），也可能未患高血压症（尚无病理变化）。即高血压患者与非患者的舒张压分布存在重叠现象。所以采用"一刀切"的办法制定诊断标准不合理，存在重大缺陷。

（2）为提高头发锌含量测定的灵敏度和特异度，根据实用的原则，将全血锌含量正常低限值定为4.5~5.5 $\mu g/mL$，头发锌含量正常低限值定为89.3 × 10^{-6}~95.0 × 10^{-6}。如此，头发锌含量测定的灵敏度可提高至86.1%，漏诊率仅有13.9%，可以作为锌缺乏症的筛查指标。用这种方法，特异度也有提高。头发锌含量测定与全血锌含量测定结果的符合率可达73.7%。

（3）血清锌含量测定值可以作为锌缺乏症的诊断指标，但必须排除应激反应、感染（实际上也是应激原，可引起应激反应）及进食等因素的干扰。锌缺乏症的诊断不能单凭血清锌含量检测结果，必须结合临床表现。头发锌含量测定只能作为锌缺乏症的筛查指标和诊断参考指标。根据头发锌含量测定值做锌缺乏症诊断时，亦必须结合临床表现，而且只能做出"可疑锌缺乏症"的判断。若受检者具有两项或两项以上锌缺乏症临床表现，无论其头发锌含量测定值小于 89.3×10^{-6}，还是小于 95.0×10^{-6}，皆可视为"可疑锌缺乏症"患者。

（4）阳性预测值为 75.6%。即头发锌含量测定为阳性的人当中，有 75% 的人确实缺锌；对个人而言，某人头发锌含量测定值若低于下限值，他有 75% 的可能属于锌缺乏。头发锌含量测定的阴性预测值为 68.8%，也就是说，某人头发锌含量测定结果高于下限值时，有 70% 的把握可以排除该受检者缺锌。

（原载于《广东微量元素科学》2002 年第 2 期）

头发微量元素及钙含量测定的应用价值评价

（2003）

熊丽萍

（江西医学院）

[**导读**] 为评价头发铅、锌、铁、钙测定的应用价值，测定了 125 名 2～5 岁儿童全血和头发中这些元素的含量。以全血铅、锌、铁、钙含量测定值为"金标准"，即以全血铅值 $\geq 0.483\ \mu mol/L$ 为铅中毒真患者，以全血锌值 $< 5.0\ \mu g/mL$、全血铁值 $< 400\ \mu g/mL$、全血钙值 $< 95\ \mu g/mL$ 当作真正缺乏者，诊断试验表明：

发铅含量 $\geq 7.5\ \mu g/g$ 对诊断儿童铅中毒有实用价值；

发锌含量 $< 95\ \mu g/g$ 即可判断为可疑锌缺乏者；

发铁含量 $< 29.5\ \mu g/g$ 可作为铁缺乏的筛查指标；

发钙含量 $< 700\ \mu g/g$ 对判断钙缺乏具实用价值。

头发微量元素含量测定适合在中小城镇及农村使用。

1 对象和方法

1.1 对　象

南昌市某幼儿园 2～5 岁儿童 125 人。最小年龄 2 岁 4 个月。年龄构成为：2 岁组 7 人，占 14%；3 岁组 23 人，占 46%；4 岁组 16 人，占 32%；5 岁组 4 人，占 8%。男、女比为 5.4 : 4.6。

1.2 血锌、铁、钙、铅含量测定

取手指末梢血 $20\ \mu L$ 加于 1 mL 含肝素的稀盐酸、磷酸混合稀释液中，用原子吸收分光光度仪（日本岛津 AA－680 型），石墨炉法测定。

1.3 头发锌、铁、钙、铅含量测定

取枕部头发，经清洗、烘干、剪碎后用浓硝酸、高氯酸于低温电热板加热消化。测定仪器为日本岛津 ICPQ－1012 型高频等离子体发射光谱仪。

1.4 评价方法

以全血铅、锌、铁、钙微量法测定值为"金标准"，即全血铅值 $\geq 0.483\ \mu mol/L$ 者当作真患者，

<0.483 μmol/L者当作非患者；以全血锌值<5.0 μg/mL，全血铁值<400 μg/mL，全血钙值<95 μg/mL 当作真正缺乏者。依据表1所列诊断试验结果统计分析模式计算头发铅、锌、铁、钙测定的灵敏度、特异度、漏诊率、误诊率、符合率、阳性预测值和阴性预测值等项指标。

表1　诊断试验结果统计表

诊断试验	患者	非患者	合计
阳性	a（真阳性）	b（假阳性）	$a+b$
阴性	c（假阴性）	d（真阴性）	$c+d$
合计	$a+c$	$b+d$	$a+b+c+d$

（1）灵敏度（%）=$a/(a+c)\times100\%$，反映该试验找出患者的能力。其值越大则漏诊的可能性愈小。

（2）特异度（%）=$a/(b+d)\times100\%$，反映该试验正确排除患某病的能力。其值越大则误诊的可能性越小。

（3）假阳性率（%）=1-特异度，又称误诊率。

（4）假阴性率（%）=1-灵敏度，又称漏诊率。

（5）符合率（%）=$(a+d)/(a+b+c+d)\times100\%$，又称粗一致性。

（6）阳性预测值=$a/(a+b)\times100\%$，又称预测阳性结果的正确率。表明在试验结果为阳性的人当中，有该种疾病的概率。

（7）阴性预测值=$d/(c+d)\times100\%$，又称预测阴性结果的正确率。表明在试验结果为阴性的人当中，有该种疾病的概率。

2　结　果

见表2。

（1）以全血铅值≥0.483 μmol/L作为儿童铅中毒诊断标准，则该幼儿园儿童铅中毒患病率为：$53/125\times100\%=42.4\%$。

（2）以头发铅值≥10×10^{-6}为诊断标准，则该幼儿园儿童铅中毒患病率为：$63/125\times100\%=50.4\%$。

（3）以全血铅值≥0.483 μmol/L作为诊断儿童铅中毒的"金标准"，即判为真患者；以头发铅含量 ≥10×10^{-6}作为诊断儿童铅中毒的待评价标准，则对该标准的评价如下：灵敏度为66%；特异度为 61.1%；漏诊率为34%；误诊率为38.9%；符合率为63.2%。

表2　同一个体全血及头发微量元素及钙含量比较

诊断试验（头发检测）	患者（血检阳性）		非患者（血检阴性）		合计
阳性	a_1 35		b_1 28		63
	a_2 62		b_2 20		82
	a_3 46		b_3 9		55
	a_4 30		b_4 13		43
阴性	c_1 18		d_1 44		62
	c_2 10		d_2 22		32
	c_3 18		d_3 31		49
	c_4 8		d_4 29		37
合计	$a_1+c_1=53$	$a_2+c_2=72$	$b_1+d_1=72$	$b_2+d_2=42$	125
	$a_3+c_3=64$	$a_4+c_4=38$	$b_3+d_3=40$	$b_4+d_4=42$	

（4）为提高头发铅含量测定作为儿童铅中毒诊断指标的灵敏度，可将诊断标准降低。若以头发铅含量测定值 $\geq 7.5 \times 10^{-6}$ 作为诊断标准，则对该标准的评价如下：灵敏度为 88.3%；特异度为 29.2%；漏诊率为 11.7%；误诊率为 70.8%；符合率为 57.6%。

（5）为提高头发铅含量测定作为儿童铅中毒诊断指标的特异度，可采用联合试验中的串联试验，当试验的各项指标皆为阳性时才判断为阳性。现以头发铅含量测定值 $\geq 7.5 \times 10^{-6}$ 加缺锌（$\leq 89.3 \times 10^{-6}$）、缺铁（$\leq 28 \times 10^{-6}$）、缺钙（$\leq 630 \times 10^{-6}$）中的 2 项，或头发铅测定值 $> 10 \times 10^{-6}$ 加缺锌、缺铁、缺钙中的 1 项判断为儿童铅中毒，则该联合试验的评价如下：灵敏度为 65.3%，特异度为 81.8%，漏诊率为 34.7%，误诊率为 18.2%，符合率为 76.0%，阳性预测值为 69.6%，阴性预测值为 78.8%。

（6）以全血锌值 5.00 $\mu g/mL$ 作为正常值下限，则被调查人群（114 人）全血锌值低于正常值下限者占 55.3%；以头发锌值 89.3×10^{-6} 作为正常值下限，则被调查人群发锌值低于正常值下限者占 53.5%。

（7）以全血锌值 5.00 $\mu g/mL$ 作为"标准"，则发锌含量测定的灵敏度为 50.8%，特异度为 43.1%，误诊率为 56.9%，漏诊率为 49.2%，符合率为 47.4%。

（8）为提高头发锌含量测定的灵敏度和特异度，将全血锌含量正常低限值定为 4.5～5.5 $\mu g/mL$，头发锌含量正常低限值定为 89.3×10^{-6}～95.0×10^{-6}。例如，全血锌值为 5.20 $\mu g/mL$，头发锌值为 88.0×10^{-6}；全血锌值 4.40 $\mu g/mL$，头发锌值为 9.50×10^{-6} 皆判为真阳性。则灵敏度为 86.1%，特异度为 52.4%，误诊率为 47.6%，漏诊率为 13.9%，符合率为 73.7%，阳性预测值为 75.6%，阴性预测值为 68.8%。

（9）以全血铁值 $\leq 384 \mu g/mL$ 作为缺铁判断标准，则铁缺乏者所占比例为 61.5%；以头发铁测定值 $\leq 29.5 \times 10^{-6}$ 作为判断标准，则铁缺乏者所占比例为 52.9%。

（10）以全血铁值 $\leq 384 \mu g/mL$ 作为标准，则头发铁含量测定（以 $\leq 29.5 \times 10^{-6}$ 作为判断指标）的灵敏度为 72.0%，特异度为 77.5%，漏诊率为 28%，误诊率为 22.5%，符合率为 74.0%，阳性预测值为 83.6%，阴性预测值为 63.3%。

（11）以全血钙值 $\leq 95 \mu g/mL$ 作为缺钙判断标准，则缺钙的比例为 47.5%；以头发钙值 $\leq 700 \times 10^{-6}$ 作为缺钙判断标准，则缺钙的比例为 53.7%。

（12）以全血钙值 $\leq 95 \mu g/mL$ 作为缺钙标准，则头发钙含量测定（以 $\leq 700 \times 10^{-6}$ 作为判断标准）的灵敏度为：$30/(30+8) \times 100\% = 78.9\%$，特异度为：$29/(29+13) \times 100\% = 69.1\%$，漏诊率为 21.1%，误诊率为 30.9%，符合率为 73.8%，阳性预测值为 69.8%，阴性预测值为 78.4%。

3 讨 论

（1）绝大多数儿童铅中毒患者仅具有潜在的亚临床损伤，无明显临床表现。血液中的铅主要存在于红细胞中，所以仅凭借全血铅测定值即可做出儿童铅中毒诊断；因而可以利用全血铅测定值作为"金标准"评价头发铅含量测定的应用价值。

（2）以头发铅含量 $\geq 7.5 \times 10^{-6}$ 作为儿童铅中毒的诊断指标，则该方法的灵敏度可达 88.3%，可以作为筛查指标，具有实用价值。若采用联合试验中的串联试验法，即同时测定头发铅、锌、铁含量，该 3 项指标皆为阳性时才判断为阳性（铅中毒），则头发铅含量测定法的特异度可达 81.8%。也就是说，经串联试验判断为非患者，不存在铅中毒的概率达 81.8%。

（3）血清锌测定值可以作为锌缺乏症的诊断指标，但必须排除应激反应、感染及进食等因素的干扰。锌缺乏症的诊断不能单凭血清锌含量检测结果，还应结合临床表现。根据头发锌测定值做锌缺乏症诊断时，亦必须结合临床表现，而且只能做出"可疑锌缺乏症"的判断。若受检者具有两项或两项以上锌缺乏症临床表现，头发锌测定值小于 95.0×10^{-6} 即可判断为"可疑锌缺乏症"。按此标准，头发锌含量测定的灵敏度达 86.1%，漏诊率仅 13.9%，可以作为筛查指标和诊断参考指标。

（4）以头发铁测定值 ≤29.5 $\times 10^{-6}$ 作为铁缺乏的判断指标，则该法的灵敏度达 72%，亦可作为筛查指标。

（5）以头发钙测定值 ≤700× 10^{-6} 作为钙缺乏的判断标准，则该法的灵敏度为 78.9%，具有实用价值。

（原载于《广东微量元素科学》2003 年第 8 期）

云南锡矿矿工肺癌与微量元素关系的研究

（1990）

徐辉碧　王万春　高秋华

（华中理工大学）

[导读] 经过 5 年反复试验和研究，在分析大量头发样品的基础上，摸索出了临床预报云南锡矿（简称"云锡"）矿工肺癌的一个较好微量元素谱——砷、锰、锌、铜。头发微量元素谱—计算机模式识别法对 33 例住院肺癌患者和 35 名健康人的回判准确率均达 100%。在后两年测定的 342 名矿工（其中，34 名后来确诊为肺癌患者）中，有 32 人被预报为肺癌，预报准确率为 94%。

云南锡矿是我国肺癌高发地区之一。坑下作业人群中肺癌最高年发病率为 716.9/10 万，为无坑史人群的 32.3 倍，提示了坑下作业环境中存在着强度较大的致肺癌因子。

云锡肺癌病因学的初步研究结果表明，云锡矿工肺癌高发与井下氡及含致癌性化学元素矿粉的吸入有关。动物实验结果也证实矿粉中确有致癌元素的存在。

国内外大量的研究结果表明，人的生、老、病、死无不与微量元素有关。微量元素与肿瘤是当前十分引人注目而又非常活跃的研究领域，并已证明，微量元素与肿瘤的发生、发展、防治、预报均有一定关系。

为了研究云锡矿工肺癌与微量元素的关系，对当地肺癌高风险人群进行早期预报，从而达到早期诊断、早期防治、降低肺癌发病率和死亡率的目的。我们持续 5 年的研究，摸索出了适合于预报云锡矿工肺癌的微量元素谱——As、Mn、Zn、Cu。

一、人发样品中微量元素含量的测定

1. 发样的采集及处理

5 年的研究中，我们采集了云锡矿工（含少量非矿工）发样 1899 份，其中，健康矿工发样为 1682 份，矿工肺癌患者发样为 157 份，非矿工（当地居民）发样 60 份。原则上采用枕部头发为发样。

将发样用 1% 海鸥牌中性洗涤剂于 30～60 ℃温水中洗涤，依次用自来水—蒸馏水—二次去离子交换水漂洗干净，置 60 ℃恒温烤箱中烘干备用。

2. 分析步骤及方法

①测定发样中 Mn、Zn、Cu 含量的步骤及方法

称取洗净、烘干的发样 1.0000 g 于 10 mL 高型烧杯中，依次用 8 mL HNO_3、2 mL $HClO_4$、2 mL HNO_3

在低温电炉上加热分解完全，待试液蒸至近干时，取下冷却，用二次水定容至 25 mL，摇匀、静置。按下列仪器工作条件，用"空气—乙炔火焰原子吸收分光光度法"测定发样中 Mn、Zn、Cu 含量。

②测定发样中 As 含量的步骤及方法

移取上述处理好的发样试液 10.00 mL 于 25 mL 容量瓶中，加入 2.0 mL 50% H_2SO_4 溶液、2.0 mL 20% KI 溶液（临用时现配）、1.0 mL 5% 抗坏血酸溶液，用二次水定容，摇匀、静置 20 min 后，移入氢化物发生管，按下列仪器工作条件，用"空气——乙炔火焰原子化氢化物发生原子吸收分光光度法"测定发样中 As 含量。

5 年来，共测定云锡矿工发样中有关微量元素数据 11 000 多个。

③仪器及工作条件

仪器：岛津 AA—650 原子吸收分光光度计；DP-80Z 数字打印机。

仪器工作条件如表 1 所示。

表 1　原子吸收分光光度计工作条件

仪器参数	Mn	Zn	Cu	As	仪器参数	Mn	Zn	Cu	As
波长（nm）	279.5	213.8	324.3	193.7	燃烧头高度（mm）	5	5	4	5
通带（nm）	0.5	0.5	0.3	1.0	空气流量（L/min）	6.0	6.0	8.0	7.0
灯电流（mA）	5	5	3	10	乙炔流量（L/min）	1.5	1.5	1.6	2.0

二、微量元素谱的建立

生物体内存在着多种微量元素，它们之间有协同效应，也有拮抗效应。人的疾病、健康与微量元素的关系实质上是体内多种微量元素相互作用的综合表现。

对云锡进行的流行病学的初步研究表明人体血 Se 含量水平与肺癌发病率呈负相关；而对云锡肺癌病因的初步研究表明，坑下作业环境中 As 含量高是主要病因之一。另外，我们还考虑了其他因素，第一年，测定了发样中 8 种元素（As、Se、Pb、Sn、Cd、Cr、Cu、Zn）含量，用非线性映照法对云锡健康矿工、肺癌早期患者、肺癌晚期患者进行分类，获得了满意的结果。

在第一年取得初步进展的基础上，第二年测定了云锡矿工发样中 6 种元素（As、Se、Mn、Zn、Cu、Cd）含量，在 Apple-II 微型计算机上，用 Basic 语言，根据微量元素谱—计算机模式识别法对所测数据进行处理。结果表明，在云锡肺癌的早期诊断工作中，As、Mn、Zn 3 种元素有着较重要的作用。癌症患者发样中有害元素——As 含量是健康矿工的 3~4 倍；而有益元素——Mn 含量则比健康矿工低 2~3 倍；二者发 Zn 含量也有显著差异，计算机根据统计分析结果还给出了这 3 种元素对于区别健康人和肺癌患者的作用，用系数 λ 来表示则为：$\lambda_{As} = 13.62$，$\lambda_{Mn} = 39.65$，$\lambda_{Zn} = 46.81$，并采用云锡职工医院住院的 33 名癌症患者发中微量元素作为癌症患者的标准，为 G_1 组，回判结果准确率为 100%；健康人则从 1127 个受检者中选出 35 人，以此作为健康人标准，为 G_2 组，回判结果准确率为 100%。

第三年对发样测试结果用微量元素谱—计算机模式识别法进行处理，进一步证实 As、Mn、Zn 含量对不同人群有显著差异，对预报云锡肺癌是有意义的，云锡人发属低 Mn、高 As 的，与全国人发微量元素水平相比，云锡癌症患者的 Mn 更低、As 更高。3 年来的分析测定结果表明，云锡地区健康矿工和矿工肺癌患者发样中 As、Mn、Zn 含量差别较大，结果见表 2，这是 3 年工作中极为重要的结果。

表 2　云锡地区人发中 As、Mn、Zn 含量　　　　　　　　单位：μg/g

微量元素	健康矿工	矿工肺癌患者	微量元素	健康矿工	矿工肺癌患者	微量元素	健康矿工	矿工肺癌患者
As	0.7~0.9	2.2~3.0	Mn	1.5~2.0	0.6~0.8	Zn	180~210	140~170

接着，我们根据前 3 年的工作以及国外文献关于 Zn/Cu 比值的研究，发现用 Zn/Cu 比值较单纯用 Zn 来预报肺癌会更有利些，故选定 As、Mn、Zn、Cu 这 4 种元素作为预报云锡肺癌的微量元素谱。2 年期间，测定了 342 名矿工发样中的上述 4 种元素含量（其中，34 名后来确诊为肺癌患者）。根据我们的预报，34 名肺癌患者有 32 人预报为肺癌，预报准确率为 94%。

三、讨　论

在预报云锡矿工的微量元素谱中，As 属于对人体有害的微量元素，Mn、Zn、Cu 则是人体所必需的微量元素。下面从生化角度对这几种元素的意义和作用加以阐明。

1. As

与全国人发微量元素数据相比，云锡健康矿工发 As 含量均值为 0.7 $\mu g/g$，高于全国人发 As 均值 0.4 $\mu g/g$，这是由于云锡属于高砷地区的缘故。从表 2 中可看出，癌症患者发砷含量更高。

砷化物是一种原生质毒物，与蛋白质及氨基酸中的巯基具有很强的亲和力，能使许多重要的含巯基酶的活性降低或灭活，严重干扰细胞内酶的活性，特别对丙酮酸氧化酶、磷酸酯酶、6 - 磷酸葡萄糖脱氢酶、乳酸脱氢酶、细胞色素氧化酶等具有严重的干扰和抑制作用，直接损害了细胞的正常代谢、呼吸及氧化过程，染色体的结构和性能，以及细胞分裂过程，以致造成种种病变。自 White 报告服用 Fowler 氏溶液治疗牛皮癣并发皮肤癌以后，世界各地相继有职业性接触砷、环境砷污染及医源摄入或注射砷引起皮肤、肺及消化系统癌肿的报告。砷接触者各种癌肿的发病率及死亡率比对照组明显升高，故已确定砷是致癌物质。动物实验还证实，砷能增强 B [a] P 的致癌活性，干扰基因的性能及复制机制，从而致畸致癌。另有许多报道均证明发砷、尿砷比血砷更有参考价值，还有一些报道认为发砷是空气污染的良好指标，而尿砷参考价值不如发砷大。

因此，从砷的上述特性以及结合云锡地区高砷的特点来看，选定发砷作为预报云锡肺癌的微量元素谱中的元素之一是有意义的。

2. Mn

全国人发 Mn 含量各地差异较大，其中，山东省发 Mn 含量均值为 2 $\mu g/g$。云锡健康矿工发 Mn 含量接近 2 $\mu g/g$，而癌症患者发 Mn 含量比健康矿工低 2~3 倍（表 2）。

锰在人体及动、植物体内均有重要作用；早已被列为人体所必需的微量元素之一。在高等动物体内，Mn 是精氨酸酶、丙酮酸羧化酶、超氧化物歧化酶（SOD）等酶分子的组成部分。此外，有上百种酶在体外可由 Mn 激活，其中有水解酶、脱酰酶、脱羧酶、激酶、转移酶和肽酶等类。有一类称为外凝集素的含锰蛋白质，如伴刀豆球蛋白 A（ConA），能抑制体内各种肿瘤的生长。此外，ConA 也会凝集白血细胞及由化学致癌物、X 射线或病毒变性了的组织培养细胞；在同样的条件下，它不会凝集正常细胞。

近几年来，我国在癌症患者与健康人体内微量元素对照研究方面做了大量工作，关于头发、血液中 Mn 含量的对照报告也很多。大多数研究结果证实，癌症患者体内 Mn 含量低于或显著低于对照组。国外也有一些类似报道。关于发 Mn 含量与肺癌关系的研究，我们曾专门报道过。在动物诱癌实验中观察到，随着肺癌的发生和发展，肝、肺中 Mn 含量降低，而肿瘤部位 Mn 含量升高，因而我们认为发 Mn 含量变化可能是肺癌发病的结果。

此外，还有一些报道认为 Mn 有弱的抗癌作用和抑制致癌物——Ni 化合物诱发肿瘤的作用。Rogers 等还指出，Mn 能提高 NK 细胞对肿瘤细胞的杀伤作用，从而拮抗 Ni（Ⅱ）的致癌作用。McCollester 发现，在所试验过的金属中，只有 Mn 可以提高对肿瘤的免疫原性。因此，在缺乏 Mn 时，会降低机体的免疫能力。

发中 Mn 含量恒定，还被认为比血、尿和粪 Mn 更能反映体内蓄积和环境 Mn 的浓度，因而选定发 Mn 作为预报云锡肺癌的微量元素谱中的元素之一也是有意义的。

3. Zn、Cu、Se

目前已知有 80 余种酶的活性与 Zn 有关。许多研究证实，Zn 在细胞的正常及异常分裂、繁殖及生长过程中，均有重要而复杂的作用，具有明显的病理生理意义。有一些报道认为，缺 Zn 有利于癌的发病。人类患肺癌、支气管癌、何杰氏病及白血病时，体内常伴有缺 Zn 现象、血 Zn 和发 Zn 含量减少、Zn/Cu 比值下降。给缺 Zn 鼠同时施用可诱发肿瘤的物质，结果 79% 的实验动物发生了恶性肿瘤，而对照组只有 29% 伴发恶性肿瘤。体内缺 Zn 时，常使创伤不易愈合；难愈合的组织易转化成恶性生长，促使癌肿的发生。这一切均说明，人和动物缺 Zn 易发生癌肿。我们对云锡肺癌的研究结果表明，肺癌患者发 Zn 含量显著低于健康矿工，因而也选定发 Zn 作为预报云锡肺癌的微量元素谱中的元素之一。

此外，在云锡进行的流行病学的初步研究结果表明，云锡属于低 Se 地区，Se 作为必需微量元素之一在生物体内起着非常重要的作用。从分析结果来看，云锡健康矿工中发 Se 含量为 $0.3~\mu g/g$，大大低于上海人发 Se 含量水平（$0.7 \sim 0.8~\mu g/g$）；然而云锡健康矿工 Se 含量水平与矿工肺癌患者无显著差异，但当地（个旧市）居民发 Se 含量水平较矿工为高。因此，我们认为，Se 在预报云锡肺癌中作用不大，但这与补充 Se 预防肿瘤是不矛盾的。

四、结 论

1. 经过 5 年的反复试验和研究，分析测定了 1899 份发样中有关微量元素数据 11 000 多个，摸索出了预报云锡矿工肺癌的一个较好的微量元素谱——As、Mn、Zn、Cu，具有一定的科学意义和实践意义。

2. 根据对云锡矿工肺癌患者预报结果来看，34 名肺癌患者中有 32 名预报为肺癌，预报准确率为 94%。由于使用时间不长，还有待于今后在实践中进一步检验其预报准确性。

3. 实践表明，并不是与病因有关的所有微量元素均适合于做预报用，只有那些既与病因有关，对不同人群有显著差异，又易于测定的元素才适合于预报用。

4. 用微量元素谱预报疾病，一般来说，适合于地方性、职业性疾病，云锡肺癌具有这个鲜明的特点。这个微量元素谱不一定适合于预报其他地区的肺癌。

（原载于《微量元素》1990 年第 4 期）

用于癌症病人初级临床诊断的化学计量学研究[*]

（1993）

王小如　朱尔一　颜晓梅　杨芃原　黄本立　庄峙厦

（厦门大学）

[**导读**] 测量癌症患者和正常人头发和血清样本中 13 种元素含量，用化学计量学中偏最小二乘法及非线性多元判别法处理数据，均可得到分类极其清晰的二维判别图，癌症患者和正常人两类样本之间可明确划出界线。与血清样本相比较，头发样本对癌症的判别失误率（0%）低于血清样本（4.8%）。

头发样本取样、存储及运输容易，也易于进行光谱分析，因此可将头发用作癌症初级临床

---

　* 国家教委优秀青年教师基金资助的课题，还得到国家自然科学基金、国家教委归国留学生启动基金、福建省自然科学基金及国家人事部博士后基金的部分资助。

诊断中的分析样本。

本工作研究原子光谱分析及化学计量学用于癌症患者的初级临床诊断的可能性。化学计量学是近年来才发展起来的新型学科，利用化学计量学分析工作者有可能在与分析对象相关学科所提供的知识尚不完善的情况下，从分析数据中最大限度地提取有用的信息。该学科特别适用于生物、生命医学、临床等具有大量统计样本的研究。

对癌症患者的临床诊断，经典的方法是采集患者血样，通过医学上各种手段、方法进行诊断。一般来说，对血样的采集要求比较高，血样的采集很容易引起交叉感染；血液的存储及运输也比较困难。因此寻找一个能够取代经典的血液分析临床诊断方法的研究具有很重要的意义。

本研究仅采集体检者头发样本，经过化学处理后，用原子光谱分析技术可以同时测定样本中 13 种微量元素，然后用化学计量学中的若干方法对分析样本进行分类处理，以多元数据的综合信息为依据，从而得出体检患者的初级临床诊断结果。同时也采集了体检患者的血样，进行了光谱化学分析与数据处理，二者做了比较，头发样本的判别失误率低于血清样本，头发样本取样、存储及运输容易。

实　验

仪器设备　所用感应耦合等离子体原子发射光谱（IOP/AES）仪器为美国 Baird 公司的 PS－4 型多道光谱仪。其中雾化器为 Babington 型。美国 P－E 公司生产的 P－E 3030B 型石墨炉原子吸收光谱仪被用于 Se 含量的测定。用法国 Rabit 双道蠕动泵及自制手动六通阀将微量血清样本以流动注射方式引入等离子体炬中。计算机为美国 HP 公司生产的 HP386 计算机。

化学试剂及样本制备　元素标准溶液均由 1000 $\mu g/mL$ 的储存溶液稀释制备。硝酸、高氯酸均为优级纯。二次去离子水用于标准溶液及待分析样本的制备。

头发及血清样本由厦门大学抗癌中心提供。

头发样本的处理程序　将头发样本剪成小于 5 mm 的碎段，用流水及去离子水进行洗涤，弃去水后，加入一定量丙酮，摇荡 5 min，弃去丙酮，再用去离子水漂洗，然后用 5% 洗洁精洗涤 3 遍，每次之间，均用去离子水漂洗到无泡沫。放置样本于 90 ℃ 烘箱中，称取干燥后样本 0.3 g 加 5∶1 HNO_3 与 $HClO_4$ 混合酸 2 mL，缓慢加热消化样本至溶液澄清，移入 25 mL 容量瓶定容。待测血清样本体积在 0.3～0.5 mL，加之微量元素浓度较低，因此采用了流动注射方法，固定样本环体积为 0.2 mL，用 5% HNO_3 载液通过六通阀直接载入等离子体炬中。

原子光谱分析头发及血清样本　IOP/AES 的工作条件如下：RF 发生器功率为 1.1 kW；冷却气、辅助气及载气流量分别为 11 L/min、1.0 L/min 及 0.8 L/min；观察高度为工作线圈之上 15 mm；积分 3 次，每次 3 s。其中血清样本分析的结果是采用本实验室发展的瞬间信号采集软件收集、测定的。两类样本中的 Se 含量均采用石墨炉原子吸收法直接测定，测定 Se 含量的条件为：波长 196.0 nm；光谱通带 0.7 nm；采用 L'vov 石墨炉平台，氘灯扣背景，氩冷却气，原子化时停止供气。进样量为 20 μL，采用钯基体改正剂，进样10 μg。光源为 6 W 的 Se 无极放电灯。石墨炉的升温及时间程序为：干燥温度 100 ℃，3 s；灰化温度 1100 ℃，10 s；原子化温度 2300 ℃，3 s；清洗温度 2600 ℃，3 s。

数据处理及化学计量学判别分析　将所测定数据送至计算机，应用化学计量学中偏最小二乘法（PLS）及非线性多元判别方法分别对血清样本数据及头发样本的数据进行处理，从多维空间的属性出发研究癌症与人体中微量元素的因果关系，并进行分类，从而达到初级临床诊断的目的。所用软件是本实验室在化学计量学软件的基础上自编制的软件。

结果与讨论

典型的头发及血清样本测定结果示于表 1。

表1　头发及血清样本中微量元素的 ICP/AES 测定　　　　　单位：$\mu g/g$

元素	头发平均值		血清平均值	
	正常人	患者	正常人	患者
Zn	244.8	165.8	0.69	0.91
Pb	4.3	3.6		
Ba	3.6	3.0	0.04	0.05
Co	0.4	0.4		
Cd	0.4	0.6		
Mn	1.8	1.1		
Mg	86.0	59.8	17.8	16.5
V	0.7	0.4		
Al	4.7	5.6		
Ca	872	610	69.3	47.0
Cu	12.7	9.4	1.2	0.85
Ti	0.4	1.3		
Se	0.3	0.9	0.071	0.06

血液样本的化学计量学分析　所测得的数据在进行计算机分析前已先做了预处理，即使各变量的均值为0，方差为1。对该套数据采用了 PLS 方法处理。PLS 方法是目前较为流行的一种方法，该法的特点是：在进行正交分解时引入了分类信息，能较有效地确定各类样本点在多维空间中变化的总趋势。在本工作中共收集了 76 组数据（样本）。其中，癌症患者的样本为 42 个；正常人的样本为 34 个。在处理中，将正常人的样本规定为 1 类样本，癌症患者的样本规定为 2 类样本。每一个血清样本包含 6 个因子，分别为血清中微量元素 Zn、Ba、Mg、Ca、Cu、Se 的含量。用 PLS 方法处理血清样本的结果示于图 1，图中 t_1 为 PLS 法的第一得分矢量，t_2 为第二得分矢量。图 1 中每个点都是由原来的 6 维空间的样本点映射而来。

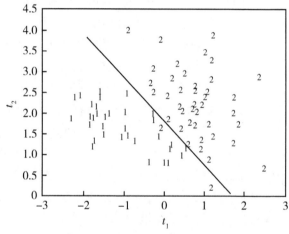

t_1—PLS 法第一得分矢量；t_2—第二得分矢量；

1—正常人；2—癌症患者

图 1　血清样本的判别分析图

由图 1 可看出，两类不同样本点有明显的分类趋势，因此由以上的映射关系，可根据血液中微量元素的含量做出待测样本是否来自癌症患者的判断。

另外，由 PLS 方法的分析可得出在血液样品中影响癌症的主要因素是 Ca，其次是 Mg，再次为 Cu、Zn 及 Ba、Se 的影响较小的结论。Ca 含量越低，患癌症的趋势越大。癌症患者血液中的 Mg 和 Cu 含量较正常人的高。

头发样本的化学计量学分析　在该项研究中，共收集了 106 个样本，每个样本包含 13 个因子，分别为 Ca、Mg、Cu、Zn、Ba、Pb、Al、V、Ti、Cd、Co、Se、Mn 在头发中的含量，同样将 106 个样本分为两类，1 类为正常人，共 72 个样本；2 类为癌症患者，共 34 个样本。

在头发样本各元素含量与癌症关系的研究中，考虑了非线性关系影响。首先对 13 个因子进行扩

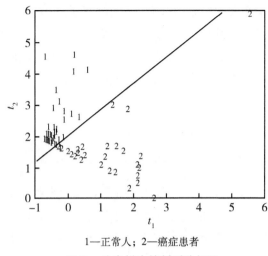

1—正常人；2—癌症患者

图2　头发样本的判别分析图

展，考虑每个因子的平方项和所有交叉项，以及所有三次因子组合项，这样就由原来的 13 维构成了近千维，再用有序 Gram – Schmidt 方法对所构成的近千个因子进行筛选，找出最主要的两个因子为 $t_1 = x_8 \times x_{18}$，$t_2 = x_5 \times x_{10} \times x_{18}$，再将 106 个样本映射到由 t_1 和 t_2 构成的平面上来，得如图 2 所示的二维图。

由图 2 中可看出，应用上述方法，头发样本中的两类人即癌症患者及正常人也可清晰分类。

两类样本作为初级临床诊断的失误率及两种样品的相关性　图 1 及图 2 中的癌症患者及正常人均可明显分类，在两类之间可明确划出界线。如将失误率计算为癌症患者样本点落在正常人界内的个数除以总癌症患者样本个数，则在血清样本研究中，失误率为 4.8%（2/42 × 100%）。而在头发样本研究中，失误率为 0%（0/34 × 100%）。如将失误率计算为正常人样本点落在癌症患者区内的个数除以总正常人样本个数，则在两种情况下，失误率均为 0%。

关于失误率的原因有 3 种情况：（1）该患者为医院临床诊断错误，实际上不是癌症患者；（2）患者样本在分析时引进污染或分析误差；（3）确实为化学计量学处理中的失误，真正的临床失误率计算，还需要今后采集更大量样本进行。

本工作还研究了血清中微量元素与头发中微量元素的相关性。结果表明，血清样品中微量元素与头发中微量元素几乎没有相关性。

本工作所用原子发射光谱仪为美国 Baird 公司赠送。所研究样本为厦门大学抗癌中心所收集，并参加了头发样本的清洗及消化处理，在此表示感谢。

（原载于《化学学报》1993 年第 51 期）

多变量判别分析用于癌症诊断研究[*]

（1993）

朱尔一　王小如　邓志威　杨芃原　黄本立

（厦门大学）

[**导读**] 福建厦门癌症患者头发中的微量元素与正常人存在明显的区别，其中癌症患者头发中硒、钛、铬含量明显高于正常人，而铜、锌、钙含量明显低于正常人。用多变量模式识别分类法——偏最小二乘法和逐步回归法处理两类样本中的 15 种元素含量数据，得到了患者和正常人的极为清晰的二维判别图。用所建预报模型预报 5 个检验样本，预报结果与实际结果完全一致。

据此可将头发用作癌症临床诊断中的分析样本以取代血液样本。

* 国家自然科学基金、国家教委归国留学生启动基金及国家人事部博士后基金资助课题。

癌症的临床诊断方法之一是采集患者血样进行分析。血样的采集很容易引起交叉感染，不宜重复测定，血液的存储及运输也比较困难。因此寻找一种取代的血液分析临床诊断方法的研究具有很重要的意义。

本文提出仅采集患者头发样本，经过化学处理后，用原子光谱分析技术对样本中 15 种微量元素同时测定，然后用 PLS 等多变量分析方法对所得数据进行分类处理，以多元数据的综合信息为依据，建立癌症初级诊断模型，从而用于癌症的临床诊断。

实验部分

1. 仪器与试剂

PS - 4 型多道感应耦合等离子体原子发射光谱仪（美国 Baird 公司），PE 3030B 石墨炉原子吸收光谱仪（美国 PE 公司），HP386 计算机（美国 HP 公司）。用法国 Rabit 双道蠕动泵及自制手动六通阀将微量头发样本以流动注射方式引入等离子体炬中。元素标准溶液均由 1000 ng/g 的储存溶液稀释制备。硝酸、高氯酸均为优级纯。

2. 样本制备

头发样本由厦门大学抗癌中心提供，将发样剪成小于 5 mm 的碎段，用流水及去离子水洗涤后，加入一定量丙酮，摇荡 5 min，弃去丙酮，再用去离子水漂洗，然后用 5% 洗洁精洗涤 3 遍，每次之间均用去离子水漂洗到无泡沫。样本置于 90 ℃烘箱中，称取干燥后样本 0.3 g，加 HNO_3—$HClO_4$ 混合酸（5∶1）2 mL，缓慢加热消化样本至溶液澄清，移入 25 mL 容量瓶定容。待测样本体积在 0.3 ~ 0.5 mL，且微量元素浓度较低，因此采用了流动注射方法，固定样本环体积为 0.2 mL，用 5% HNO_3 载液通过六通阀直接载入等离子体炬中。

3. 原子光谱分析头发样本

用 ICP - AES 多道光谱仪分析样本中除 Se 外的 14 种微量元素的含量，采用本实验室发展的瞬间信号采集软件收集测定。样本中的 Se 含量采用石墨炉原子吸收法直接测定，共分析样本 120 多个，典型结果见表 1。

表 1　人发微量元素光谱分析结果　　　　　　　单位：$\mu g/g$

序号	元素	正常人平均值	癌症患者平均值	总平均值	均方差
1	Zn	266.7	179.7	238.8	109.6
2	Pb	8.44	10.02	8.95	10.89
3	Ba	3.04	2.96	3.01	2.54
4	Ni	1.14	1.00	1.09	1.29
5	Co	0.36	0.35	0.36	0.38
6	Cd	0.50	0.39	0.46	0.40
7	Mn	1.14	1.11	1.13	1.03
8	Cr	0.37	0.92	0.54	0.55
9	Mg	82.6	59.8	75.3	45.51
10	V	0.86	0.63	0.79	0.98
11	Al	6.94	8.30	7.38	10.39
12	Ca	931.8	609.6	828.5	607.8
13	Cu	12.57	9.63	11.63	3.96
14	Ti	0.464	1.294	0.730	0.80
15	Se	0.159	0.420	0.243	0.179

多变量判别分析结果与讨论

本工作处理的问题为两类样本模式识别分类问题，其中一类为癌症患者样本而另一类为正常人样本。通常可用最优判别平面法处理，但也可用回归法处理，因为若将分类信息代入目标变量，用多元线性回归法求得的回归系数与最优判别平面法求得的第一判别矢量方向是相同的。本工作用 PLS 法及逐步回归法处理两类样本模式分类问题。

1. 数据预处理

共取训练样本 106 个，将样本分为两类，第 1 类为正常人样本，共 72 个；第 2 类为癌症患者样本，共 34 个，测得的数据在进行计算机分析前，先使各变量的均值为 0，均方差为 1。

2. PLS 法处理结果

PLS 方法的特点是：在进行正交分解时引入了目标变量（分类）信息，能较有效地确定两类样本点在多维空间中变化的总趋势，经过正交分解得到的正交分量中，第一分量包含的信息最多，其次是第二分量，因此可用这两个分量构成判别平面。本工作使用了 PLS 算法，其中目标变量用分类信息代入，处理 15 个变量数据的结果见图 1。图 1 中的两坐标分别为 PLS 法求得的第一和第二得分矢量。图 1 中每个点都由原 15 维空间的样本点映射而来，由图 1 可看出，两类样本点有明显的分类趋势，但两类样本点之间仍有部分样本点落在对方区域。用另一种线性判别分析最优判别平面法处理也可得到与图 1 类似的结果。

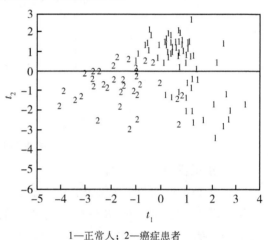

1—正常人；2—癌症患者

图 1　用 PLS 法处理 15 个变量的结果

3. 多元多项式扩展与逐步回归结果

为了能得到分类更清晰的判别平面图，我们除了考虑各变量线性影响外，还考虑其非线性影响，即对原各变量进行扩展，引入原各变量的平方项和所有二次交叉项，以及所有三次组合项，这样对 15 个变量进行扩展，可使数据由原来的 15 维增加至 815 维，再用逐步回归正向选择法对所构成的 815 维变量进行筛选或压缩，从近千维数据中筛选出一些含信息较多的变量，对这些变量再用 PLS 法处理，得到判别平面图。本工作中用的变量筛选判据为 PRESS 判据。根据 PRESS 判据值为最低，用逐步回归正向选择法选出了 18 个变量见表 2（X 下标对应表 1 中的编号），再用 PLS 法对变量筛选出的 18 维数据进行处理，结果见图 2。

表 2　非线性因素及模型选择

序号	变量	模型系数	序号	变量	模型系数
1	X_{15}	-0.0895	11	$X_7 X_{15}$	0.986
2	X_{14}	0.303	12	$X_5 X_7 X_{15}$	-0.746
3	$X_1 X_{14} X_{15}$	$0.001\,51$	13	$X_8 X_9 X_{15}$	0.0128
4	$X_6 X_{13} X_{14}$	$0.009\,38$	14	$X_2^2 X_8$	$0.000\,114$
5	$X_8 X_{11} X_{15}$	-0.0177	15	X_6^3	0.101
6	$X_{10}^2 X_{15}$	-0.0464	16	X_6	-0.286
7	$X_{11} X_{14} X_5$	-0.0105	17	$X_7 X_{14} X_{15}$	-0.228
8	$X_1 X_6 X_{15}$	$-0.003\,71$	18	$X_9 X_{15}$	-0.0055
9	$X_2 X_7 X_{15}$	$-0.000\,499$	const.		0.1933
10	$X_9^2 X_{15}$	$-9.8\text{E}-05$			

由图 2 可看出，应用上述方法，头发样本中的两类人即癌症患者及正常人可更清晰分类，两类样本点之间可明显划出界线。分类越清晰表明模型辨别癌症的能力越强，对未知样本的预报准确性也越高。

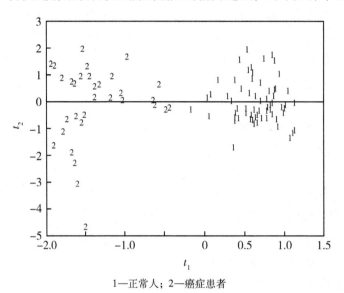

1—正常人；2—癌症患者

图 2　用 PLS 法处理所选变量的结果

4. 预报模型

根据 PRESS 判据值为最低，用逐步回归正向选择法选出 18 个变量后，再用 PLS 法对变量筛选出的 18 维数据处理，再根据 PRESS 判据值为最低，删除含噪声多的隐变量，建立了预报模型，模型的系数见表 2 中的第三列。为了考验所建立的模型，采集了 5 个检验样本，原子光谱分析结果见表 3，再用所得模型对 5 个样本进行预测，按其预测值与期望值的接近程度，决定其属于哪一类，预测结果表明，有 3 个是第 2 类样本（癌症患者），另 2 个是第 1 类样本（正常人），这些预报结果与实际结果完全一致（表 3）。

表 3　检验样本的预测结果　　　　　　　　　　　　　　　　单位：$\mu g/g$

样本号	1	2	3	4	5	样本号	1	2	3	4	5
Zn	141.8	168.1	146.7	198.6	326.9	V	1.19	3.12	0.08	0.01	4.78
Pb	7.46	11.85	4.93	6.29	4.02	Al	7.304	11.852	6.074	0.010	3.357
Ba	2.09	3.49	3.03	1.75	6.02	Ca	457.0	620.0	616.8	405.5	1492.1
Ni	1.02	2.04	0.27	0.49	0.23	Cu	10.92	9.74	7.18	10.07	14.29
Co	0.38	1.03	0.11	0.20	0.10	Ti	0.707	2.911	2.940	0.237	0.001
Cd	0.38	0.94	0.48	0.28	0.29	Se	0.273	0.643	0.543	0.031	0.055
Mn	3.87	1.03	0.33	0.18	1.06	预报值	0.842	0.743	1.202	0.178	0.085
Cr	1.03	2.48	1.18	0.38	0.01	预测类	2	2	2	1	1
Mg	45.8	49.4	66.1	70.4	1.5	真实类	2	2	2	1	1

5. 头发中的微量元素与癌症的关系

从判别分析图 1 和图 2 可知，正常人和癌症患者头发中的微量元素是有明显区别的。根据各变量与目标变量的相关系数分析，所得预报模型的因子分析以及表 1 中两类样本均值之差分析可知，正常人与癌症患者头发中有显著区别的微量元素有 Se、Ti、Cu、Cr、Zn、Ca，其中癌症患者头发中 Se、Ti、Cr 含量明显高于正常人，而 Cu、Zn、Ca 的含量明显低于正常人。

6. 所用软件

本工作所用软件是本实验室在多变量分析方法软件的基础上自编的，由于本研究中数据扩展增维后，单个数组远超过 64 KB，因此所用软件用 Borland C^{++}语言编写，用 huge 指针命令可使单个数组大大超过 64 KB，该软件可在 286、386 机器上运行，内存为 2 兆。

进一步的研究工作将集中在扩大样品量及不同癌症的分类。

（原载于《高等学校化学学报》1993 年第 5 期）

人发分析在诊断疾病上的应用（摘要）

（1994）

马国中[1]　张本来[1]　王建玲[1]　王天义[2]　田国防[2]

李体平[2]　刘　玲[2]　王晓红[2]　李颖波[2]　张　莉[3]

（1. 河南师范大学　2. 新乡市中心医院　3. 新乡医学院三附院）

[**导读**] 人发微量元素分析与人发形态学和人体指标相结合，不仅能获取各种疾病的信息，同时还能提高诊断疾病的准确程度。对 104 例癌症患者的病理诊断准确率为 95.2%，而人发分析诊断 81 例患者的误诊率仅为 3.7%。

人发分析在诊断疾病上的广阔前景，为人发微量元素研究与应用开拓了一条新途径。

人发是人体内新陈代谢的产物，是"探针"，是"记录仪"，同时能将人体内的疾病信息反映出来，其中人发中一些微量元素是能够反映出疾病信息的重要标志。若要用人发微量元素诊断疾病必须和人发形态学以及人体指标相结合。否则，容易造成误诊。

人发形态学是人发生物学研究的范畴。它是从人发的物理性质即燃烧情况、灼烧体的颜色与形状、人发比重、燃烧时的气味以及内部结构等出发来研究与人体疾病的关系。经实践证明，它可以反映人的性格、健康素质、消化吸收情况、抗衰老程度、食欲情况、免疫功能、区分恶性肿瘤、观察癌变成分以及确定有没有遗传性疾病等，都能起到很重要的作用。

所谓人体指标是指性别、年龄、身高、体重、营养状况与生活习惯等。在用人发微量元素诊断疾病时，都与这些指标有关。因为这些指标能引起疾病所产生的原因与选取微量元素正常值（标准值）或者说正常参考值（标准参考值）的依据。否则，诊断疾病时容易出现误诊，同时选取的正常值或正常参考值均没有意义。

总之，在用人发微量元素诊断疾病时，必须与人发形态学以及人体指标相结合，这个进行疾病诊断的过程，我们称作"人发分析"，也就是说人发分析不仅包括了它的化学性质（微量元素），而且还有它的物理性质，这样，经过我们多年来的实践证明，它不仅能够获取各种疾病信息，同时还能提高诊断疾病的准确程度。另外，对癌症也能进行准确的诊断，其情况如表 1 所示。

表1　癌症病理诊断与头发诊断效果比较

方法	患者数	诊断病例数	诊断效果		百分率（%）	
			对	错	准确率	误诊率
病理	104	104	99	5	95.2	4.8
人发	207	81	78	3	96.3	3.7

由此可知，人发分析在诊断疾病上的广阔的前景，为人发微量元素研究与应用，开拓了一条新途径。

（原载于《江西医药》1994 年增刊）

发中微量元素含量与形态的关系

（1994）

王根英　　张其鸿　　奚建华

（上海第二军医大学）

[导读] 对 10 名头发锌、铜含量正常值和 20 名锌、铜含量偏高或偏低者进行扫描电镜观察，发现两者毛小皮的谷峰距离、疏密度、排列方向，以及形态特征等方面均有很大的差异。

头发中微量元素含量的高低与头发形态之间有着一定的内在联系。

近年来，对各种疾病患者头发和血清中微量元素 Zn、Cu 含量的测定及研究甚多，但对头发中 Zn、Cu 含量高低与形态的内在联系研究甚少。本文通过对 10 名发中微量元素 Zn、Cu 正常者与 20 名微量元素 Zn、Cu 偏高或偏低者，进行扫描电镜观察，发现两者毛小皮的谷峰距离、疏密度、排列方向以及形态特征等方面均有一定的差异。

1　方　法

选 10 名健康者，20 名微量元素 Zn、Cu 含量偏高或缺乏者。取发部位为枕后离头皮 2 cm 处，经"白猫"洗涤剂洗涤，蒸馏水、去离子水各冲洗 4 遍，烘箱干燥后用导电胶黏附于样品托上，真空喷金后，扫描电镜观察（日立 S-520）。

2　结果与讨论

正常人毛干呈圆筒形。毛小皮的瓦样覆盖方式，表面有的平滑，有的粗糙游离缘具有微凹微突呈均匀分布及盖沟，且显有一定厚度，有的外翻，有的内卷，锯齿状轮廓非常清楚而又非常复杂，犹如指纹，毛小皮排列的谷峰明显，谷峰距离均匀，毛小皮排列走向基本一致（图 1）。而 Zn、Cu 含量偏低者，看不见叠瓦样的毛小皮，毛干呈光的圆筒形。Zn 含量低、Cu 含量高者毛小皮排列疏密不均，谷峰距离不均，毛小皮互相粘连，界限不清，部分区域呈光斑，毛小皮排列走行紊乱。根据毛小皮的形态和排列，詹重万等对 8 例常人头发进行了扫描电镜观察发现毛小皮呈复瓦状结构，将毛小皮归纳为平行型、局部交叉型、局部粘连型、混合型、疏型和密型六型。本组观察发现 Zn、Cu 含量偏低或偏高的人在谷峰距离、疏密度、排列方向等方面二者均有很大的差异（图 2、图 3）。

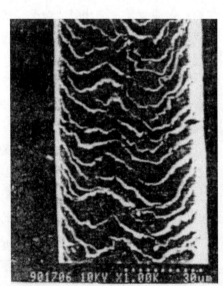

图 1　铜、锌含量正常之头发

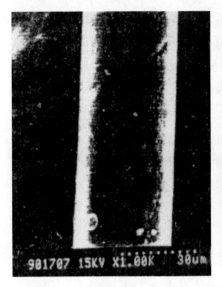 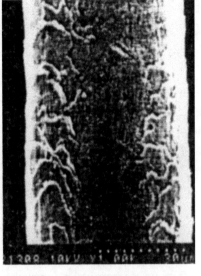

图2 铜、锌含量偏低之头发　　图3 铜、锌含量偏高之头发

(原载于《江西医药》1994年增刊)

利用头发诊断和预测人的疾病*

(1999)

马国中　李工安　马艳红　王建玲　张桂恩　鲁　平

(河南师范大学)

[导读] 河南师范大学与有关医院合作，根据头发的物理和化学性质，并与头发微量元素分析相结合，诊断与预测2345人次，其诊断结果与每个人的健康状况相符。对56名离退休干部进行体检，诊断出了32人有心血管疾病，其中，30人与医院诊断相符，两年后又查出另2人有心肌缺血症状。

头发元素分析—头发形态诊断法，若从综合项目考虑，能诊断和预测人的健康素质、食欲、贫血、心脑血管病、癌症、糖尿病以及有无传染性疾病，还可诊断出患有两种或两种以上疾病以及疾病的主次。

头发是人体新陈代谢排泄的主要通道之一，分泌的产物主要含有人体内必需和非必需的微量元素以及各种氨基酸等。它能直接反映出人体内各器官生物功能和酶的活性兴衰，也能直接传递疾病信息，起到"探针"和"记录器"的作用。近几年来，随着无机生物化学与人发生物学等边缘学科研究不断深入，头发的利用价值也越来越高。据悉，头发是当作提取胱氨酸或精氨酸的一种原料，或是作为诊断儿童发育不良的一种手段，但作为诊断和预测人的疾病却少有报道。因为单纯应用发中微量元素有干扰性、波动性以及不稳定性，只有在一定条件下，常用作研究典型病例提供一些数据等。最近几年来，我们根

---

* 本文曾在全国化学会第三届应用化学学术会议上宣读，后经作者补充与修改。

据头发的物理与化学性质即燃烧情况、灼烧体的颜色与形状以及微量元素含量等相结合，开展了这方面的研究工作。我们工作的程序是，先从典型病例做起，然后总结经验规律进行门诊与健康普查。据统计，以诊断为主也包括预测的有 2345 人，其情况如表 1 所示。

表 1　利用头发诊断疾病人数统计表

单位	诊断性质	诊断人数	单位	诊断性质	诊断人数
新乡市中心医院	典型病例，门诊	450	新乡县大块乡小块村	癌症普查	253
新乡市第一人民医院	典型病例，门诊	150	新乡县八柳树村	癌症普查	545
新乡市新华区医院	门诊	25	新乡市郊区茹岗村	门诊	23
河医大一附院	典型病例	300	河师大离退休干部处	健康普查	56
新乡医学院三附院	门诊	43	92 级化学系毕业生	健康普查，门诊	30
省精神病医院	门诊	80	92 级生物系毕业生	健康普查，门诊	40
河师大医院	典型病例，门诊	350	合计		2345

从诊断后的跟踪调查与访问中可知都没有什么不良反应，其诊断情况与每个人的健康状况相符合。如 1992 年初我们用头发对河南师大离（退）休干部 56 人进行了健康体检，诊断出 32 人有心血管疾病，其中 30 人与河师大医院诊断的情况相符。其准确率为 93.75%。因为这两位老干部当时没有发现有心血管疾病。两年后，他们两人先后在本医院检查有心肌缺血的症状。由此看出，用头发诊断和预测人的疾病是有意义的。我们的具体做法是：取头发 1 g，首先进行燃烧、灼烧，灼烧后观察其灼烧体的颜色与形状，然后制备成溶液再进行微量元素含量测定，最后根据人的体重、身高、年龄、性别等因素进行疾病的诊断和预测。目前，我们已将这种过程编制成程序，用专家系统实现，既省力又省时还提高了它的准确性。我们初步的体会是：

（1）以上头发诊断和预测人的疾病全过程，我们称为"人发分析"，其中，燃烧情况、灼烧体颜色与形状又称为"人发分析形态"。目前，这种情况还没有上升到理论性认识，这都是从实践中总结出来的"概念"。从此可以看出，它与分析人发不同，因为分析人发单纯指的是测定发中微量元素，而人发分析不仅测定发中微量元素，而且还要观察人发分析形态以及与人体指标如年龄、性别等相结合。这样就扩大了它的应用范围。如若从单个项目考虑，能诊断和预测每个人的营养及消化吸收情况、微量元素缺乏症、智力发育、性格开朗或抑郁等；若从综合项目考虑，能诊断和预测人的健康素质、食欲、贫血、心（脑）血管病、癌症、糖尿病以及有无遗传性疾病；如果有遗传，怎样遗传，一直能跟踪到几代人；还可以诊断出患有两种或两种以上疾病；哪个病是主要的，哪个病是次要的，应该如何进行治疗等。

（2）此方法与分析人发一样，简单易行、无痛苦，但它取样量大、代表性强、无须有采样部位的要求。这样既不影响诊断的准确性，也不影响美容，使每个人都能接受。但是，要有一个判断值，这个判断值和分析人发不同，因为它是根据身高、体重、性别、年龄以及健康素质确定的，不是一个固定值。

（3）要选择与疾病有关的指示元素。目前已知自然界有 100 余种化学元素，在人体内已发现有 60 余种，大部分必需微量元素都集中在过渡系，尤其是第一过渡系。所以，我们在诊断和预测人的疾病过程中，首先选择 Cu、Zn、Fe、Mn、Cr 微量元素，然后选择 Ca、Mg 常量元素，前者为人体内必需元素，后者为生命元素，它们通称为诊断和预测人的疾病时的指示元素。经过实践证明，它们对人体健康研究都有很大作用。

（4）诊断和预测疾病是有区别的。一般来说，诊断疾病是对 50 岁以上的中老年人而言。因为在这个年龄的中老年人，他们当中绝大部分体内的生物功能正在衰退，各种酶的活性正在降低，其诊断效果特别明显。预测疾病是对青年人来说，因为他们正处在生长发育时期，体内各器官生物功能与酶的活性都非常旺盛，所以诊断时不能说有什么疾病，而只是预测到中年或老年时期将要患得什么疾病。当然，也有例外情况，如他们患有疾病时期。可见，这两者不能截然分开，应根据具体情况而定。

（5）用头发诊断和预测人的疾病不是目的，而是一种手段。它的目的是，通过查明人体内缺什么微量元素，可用什么食物补充，再加上锻炼身体，我们称之为这种方法为饮食保健疗法。经实践证明，无论患什么疾病，只要补充相应的微量元素就会治疗所患的疾病。在这方面的作用与分析人发相同。不过，我们使用的该方法——人发分析效果较之明显。因为从人发分析形态判断可知，头发干燥、黄、细、不燃烧为消化不良的表现。前三者是根据中医理论可知，后者是根据头发组成决定的，这样用人发分析形态这个因素在其中起着重要的作用。所以用人发分析的健身效果较分析人发为佳。

另外，通过以上的利用头发诊断和预测人的疾病全过程，还可以了解到人对环境或环境对人的健康影响情况，这样为环境治理、预防疾病、研究微环境生态平衡等均可以提供更可靠的数据与论证。也能提高全民族的健康素质。总之，此项工作我们刚刚开始，还处在探索当中，以后应加强这方面的深入研究，为中医学宝库增添光彩。

致谢：在诊断过程中，不断得到新乡市第一人民医院魏献庆，新乡市中心医院李颖波同志，河南省精神病医院马益林、马建东同志，河南师大医院王立端、余孟兰、王为民、孟淑霞、侯俊霞等同志大力帮助，在此表示感谢。

（原载《河南师范大学学报：自然科学版》1999 年第 4 期）

头发中锌、铜、锰、硒含量与肿瘤关系的研究

（1999）

徐子亮　　汪昌涛

（上海交通大学）

[**导读**] 量子共振检测发现，头发锰、硒、铜含量及铜/锌比值随恶性肿瘤、良性肿瘤和无肿瘤的顺序逐渐降低，而发锌含量则随恶性程度而增高。发锌含量持续上升的倾向，可预告肿瘤及其恶变的程度。

通过头发中微量元素含量的检测，及早发现人体元素平衡与否，对人体保健、疾病诊断将会起到极其重要的作用。

微量元素与肿瘤的关系是当今十分引人注目的重要课题。大量流行病学、临床医学、环境医学以及动物实验的研究资料证实微量元素与肿瘤的发生、发展及治疗均有密切关系。本研究旨在通过 25 例恶性肿瘤患者、25 例良性肿瘤患者和 25 位无肿瘤者头发中锌、铜、锰、硒含量的测定、分析和比较，为肿瘤的检查和防治提供科学参考。

1 材料与方法

1.1 仪器

J-2 型量子共振检测仪（日本）。量子共振检测仪（Quantum Resonance Spectrometer，简称 QRS），该仪器的测定对象是伴随电子和基子群运动发生的微弱磁场的能量（微高斯~毫高斯）。该仪器用途很广，医学上主要用于诊断疾病、测定病源因子和药物的量子效价、微量元素的含量等。仪器已设定近千

种表示人体器官生理功能及病理状态的标准微弱磁场波的代码（如肝为 D273，硒为 C818）。当人体器官发生病变时，微观结构中电子、原子的微弱磁场会发生异常改变，这种异常改变的磁场可通过水分和血液传递到全身各处，所以能用毛发或尿液做标本检查全身的病变。检测疾病时，只要将毛发放在测试板上，QRS 能直接从毛发中收集极其微弱的磁场并与预先设定的标准磁场波形进行比较，计算出异常的程度，用傅立叶分析法判定毛发中的磁场波是否混乱及其程度，据此来确定疾病的有无和轻重的程度。

1.2　标本的制备

标本全部采用头发（与取发部位无关），长度 2 ~ 3 cm，数量 20 ~ 30 根，装入密封的塑料袋中，并标记姓名。其中，恶性肿瘤患者 25 例（男 19 例、女 6 例；年龄 43 ~ 73 岁；肺癌 7 例、胃癌 9 例、鼻咽癌 2 例，乳腺癌、肝癌、食道癌、舌癌、胰腺癌、膀胱癌、骨癌各 1 例）、良性肿瘤患者 25 例（男 2 例、女 23 例；年龄 20 ~ 65 岁；子宫肌瘤 9 例，乳房纤维瘤 3 例，乳房小叶增生 6 例，卵巢肿瘤、脑下垂体良性肿瘤、头部良性肿块、骨纤维瘤、肺部良性肿瘤、舌部良性肿块、淋巴良性肿块各 1 例）及无肿瘤者 25 位（男 17 位、女 8 位；年龄 19 ~ 56 岁）。

1.3　测定方法

QRS 已将磁场波混乱与否而产生的共振（没有混乱时）和非共振（磁场混乱时）的状态转换成声音的共振和非共振。操作者双手各握一根金属探棒，将标本放在测试板上，开机后按程序工作，一手的探棒与另一手掌心的皮肤触碰，起到电流开关的作用（为减少操作者自身磁场对测定结果的干扰，仪器设置了调节旋钮），标本固有磁场与做探针的标准磁场波（代码表示）共振和非共振的变化范围也用 −21 ~ +21 表示，人体器官状态越好，其量化值就越高，通常在 0 ~ +21；反之，身体器官处于病态时，其量化值为负值，一般 −21 ~ 0，负数越大，表示病情越重。根据近万例的临床经验可知，当癌症代码 F005 值为 −17 或更低时，提示患者体内有恶性肿瘤。另外，QRS 还可测定一个代码与另一个代码的相关性，相关性的程度用 0 ~ +21 表示，相关数值越大，表示二者关系越密切。例如，F005（癌）和某脏器代码相关时，就提示该脏器患癌肿的可能性很大。

2　结　果

2.1　恶性肿瘤患者和无肿瘤者头发中微量元素含量与 Cu/Zn 比值的比较

恶性肿瘤患者头发中 Zn 含量较无肿瘤者升高 50.1%，而 Cu、Mn、Se 含量和 Cu/Zn 比值分别降低 28.8%、26.3%、30.7%、52.5%，两组间比较有显著性差异（$P < 0.001$），结果见表 1（单位：量价）。

表1　无肿瘤者和恶性肿瘤患者之间的头发微量元素含量比较（$x \pm \sigma$）

元素	恶性肿瘤患者（n = 25）	无肿瘤者（n = 25）	平均变化率（%）
Zn	30.2 ± 0.645[a]	20.12 ± 0.67[b]	50.1
Cu	14.16 ± 0.47[a]	19.88 ± 0.60[b]	28.8
Cu/Zn	0.47 ± 0.02[a]	0.99 ± 0.02[b]	52.5
Mn	14.56 ± 0.58[a]	19.75 ± 0.66[b]	26.3
Se	13.84 ± 0.37[a]	19.96 ± 0.61[b]	30.7

注：a 为与 b 相比 $P < 0.001$。

2.2　良性肿瘤患者和无肿瘤者头发中微量元素含量与 Cu/Zn 比值的比较

良性肿瘤患者头发中 Zn 含量较无肿瘤者升高 38.4%，而 Cu、Mn、Se 含量和 Cu/Zn 比值分别降低 16.5%、15.8%、10.02%、39.2%，两组间比较有显著性差异（$P < 0.001$），结果见表 2（单位：量价）。

表2　无肿瘤者和良性肿瘤患者之间的头发微量元素含量比较（$x \pm \sigma$）

元素	良性肿瘤患者 （$n = 25$）	无肿瘤者 （$n = 25$）	平均变化率 （%）
Zn	27.84 ± 1.28^c	20.12 ± 0.67^b	38.4
Cu	16.60 ± 1.66^c	19.88 ± 0.60^b	16.5
Cu/Zn	0.60 ± 0.08^c	0.99 ± 0.02^b	39.2
Mn	16.64 ± 1.85^c	19.76 ± 0.66^b	15.8
Se	17.96 ± 1.17^c	19.96 ± 0.61^b	10.02

注：c 为与 b 相比 $P < 0.001$。

2.3　恶性肿瘤患者和良性肿瘤患者微量元素含量与 Cu/Zn 比值的比较

恶性肿瘤患者头发中 Zn 含量较良性肿瘤患者升高8.48%，而 Cu、Mn、Se 含量和 Cu/Zn 的比值分别降低14.7%、12.5%、22.9% 和21.9%，两组间比较差异显著（$P < 0.001$），结果见表3（单位：量价）。

表3　恶性肿瘤患者和良性肿瘤患者之间的头发微量元素含量比较（$x \pm \sigma$）

元素	恶性肿瘤患者 （$n = 25$）	良性肿瘤患者 （$n = 25$）	平均变化率 （%）
Zn	30.2 ± 0.65^a	27.84 ± 1.28^c	8.48
Cu	14.16 ± 0.47^a	16.6 ± 1.66^c	14.7
Cu/Zn	0.47 ± 0.02^a	0.60 ± 0.08^c	21.9
Mn	14.56 ± 0.58^a	15.64 ± 1.85^c	12.5
Se	13.84 ± 0.37^a	17.96 ± 1.17^c	22.9

注：a 为与 c 相比 $P < 0.001$。

2.4　元素变化率的计算

$$平均变化率 = \frac{|恶性（良性）肿瘤患者数量 - 无肿瘤者数量|}{无肿瘤者数量} \times 100\%$$

3　讨　论

国内外对微量元素和健康的研究表明，人类繁衍生衰和微量元素有着十分密切的关系。微量元素生理功能的逐一被发现，揭开了生命的许多奥秘。

3.1　锌

锌在人体中具有重要作用。锌分布于所有细胞；参与200多种酶的代谢；锌对生长、发育、胎儿发育、大脑发育、味觉和食欲、免疫功能、创伤组织的愈合与再生、炎症康复、性功能等具有极其重要的作用。一旦缺锌会引起若干症状和疾病，这已有不少文献报道，有的已为世人所公认。

但是，近几年大量研究证实，锌在细胞的正常及异常分裂、繁殖及增长过程中，均能发挥重要而复杂的作用，具有显著的病理和生理意义。从本实验表1中可以看出，机体含锌量过多是癌症发生的原因之一。有人给鼠补充锌，也发现易于诱发癌症。又如非洲一些地区食物中含锌量高，食管癌的发生率也高。另外，像英国北威尔士等地土壤中的锌/铜比值增高，胃癌及其他癌肿的发病率增多，血锌含量与癌的死亡率呈正相关。我们通过对25例不同类型癌症患者发锌含量的测定，也完全符合这种关系，而且良性肿瘤患者和恶性肿瘤患者发锌的含量都远高于无肿瘤者，而恶性肿瘤患者的发锌含量又高于良性肿瘤患者。Willson 等认为锌可能是癌肿发生的原因和控制及根治的手段，这一点和本研究是一致的，锌将在生物学及医学领域占有重要的地位，但锌的致癌机制还有待深入探讨。锌与铜在机体内吸收呈拮抗作用，肿瘤患者锌吸收增加，使铜吸收水平降低，铜/锌比值降低。

3.2 硒

硒有"机体清道夫"之称，能清除自由基、抗脂质过氧化、拮抗重金属的毒害，能促进生长发育、增强免疫功能、保护心肌血管、防止肿瘤扩散和防治癌症。从表1~3可见头发中的硒含量和癌症的关系是十分明显的。无肿瘤者和良性肿瘤患者头发中的硒含量皆高于癌症患者。1979年就有报告指出，芬兰南部及西南地区人的血清硒含量低或易波动地区癌的发病率高，而北部地区人群中血清硒含量高，癌症发病率最低。且有资料表明，美国5个州和17个城市居民的癌肿死亡率与农作物的硒含量呈负相关，即地面土壤和动植物硒含量低的地区，癌的发病率及死亡率均高。这一结果与表1~3也是相符的。

3.3 锰

锰是人体必需的微量元素，是体内多种酶的组成成分，与体内许多酶的活性有关。锰可能参与DNA、RNA和蛋白质的生物合成过程。锰与铜一样是超氧化物歧化酶（SOD）的重要组成成分，在清除超氧化物、增强机体免疫功能方面产生影响。流行病学调查资料也表明，缺锰地区肿瘤发病率高。如我国河南林县等地区，食道癌发病率高，这些地区的饮水及食物中锰含量偏低，可能影响有致病性的亚硝酸盐不能还原成氨而致癌。苏联报告阿拉木图地区土壤中含锰量高的地方，肿瘤发病率较低。从本研究病例（表1~3）对照组中发锰含量和肿瘤的关系可看出，恶性肿瘤患者的发锰含量最低，良性肿瘤患者的发锰含量其次，无肿瘤者的发锰含量较高。本研究又一次证实了锰和肿瘤的关系。

综上所述，微量元素锌、铜、锰、硒和肿瘤密切相关。但本研究取样（头发）是在确诊为恶性肿瘤、良性肿瘤以及健康人后采集的，因此发锌含量高，发硒、发锰含量低是恶性肿瘤、良性肿瘤的发病原因还是发病结果，尚有待深入研究。不过从表1~3可看出，人体各种元素比例有一个健康的相对值。某种元素过多或过少，或者元素的比例失调，将是发生疾病的重要因素。本研究提示：发锌含量和肿瘤呈正相关，发锌含量持续上升的倾向可预告肿瘤及其恶变的程度。因此，通过对头发中微量元素（是血液的10~100倍）的检测，及早发现人体元素平衡与否，这对人体保健、疾病诊断将会起到极其重要的作用。

（原载于《营养学报》1999年第3期）

量子共振检测仪诊断肿瘤130例

（2001）

徐子亮

（上海交通大学）

[导读] 采用量子共振检测仪，通过头发测定了80位恶性肿瘤患者、50位良性肿瘤患者和50位无肿瘤者的免疫功能、病毒感染和锌的代码量价，发现癌症患者的免疫功能明显低于良性肿瘤患者和无肿瘤者，而病毒感染程度和发锌含量明显高于后者。

通过测量受试者头发中的上述指标，将为肿瘤的早期发现和早期诊断提供可靠依据。

1996 年我校从日本引进一台量子共振检测仪（Quantum Resonance Spectrometer，QRS），该仪器的测定对象是伴随电子和基子群运动发生的微弱磁场的能量，所测磁感应强度为（0.5~5）×10³ nT。仪器用途很广，在医学上主要用于诊断疾病、测定病源因子和药物的量子效价。仪器已用代码设定了 1000 多种表示人体器官生理功能及病理状态和标准微弱磁场波（如心脏为 D166、恶性肿瘤为 F005）。当器官发生病变时，微观结构中电子、原子的微弱磁场会发生异常改变，异常改变的微弱磁场可通过血液这一体内最佳的磁场记忆介质传递到全身各处，所以可以用毛发或尿液做标本检测全身的病变。检测疾病时，将毛发平放在测试板上，用某种疾病的标准磁场波做探针，对标本进行微弱磁场共振测定。若非共振则表示患者有代码所示的疾病，病情轻重可以从电脑屏幕上显示出非共振程度的数值即代码量价；若共振，则表示患者没有患代码所示的疾病。

1　材料和方法

（1）仪器。J2 型量子共振检测仪。

（2）标本制备，样本全部采用患者的头发，长度 2~3 cm，数量 20~30 根（取发部位任意），装入密封的塑料袋中，并标记患者姓名作为标本。共有发样 180 个，其中，恶性肿瘤患者 80 人，年龄最大 90 岁、最小 21 岁、平均 54.16 岁，男 45 人、女 35 人；良性肿瘤患者 50 人，年龄最大 81 岁、最小 13 岁、平均 45.54 岁，男 7 人、女 43 人；无肿瘤者 50 人，年龄最大 83 岁、最小 28 岁、平均 47.72 岁，男 38 人、女 12 人。受试者都有明确的现代医学诊断结论。

（3）肿瘤诊断标准。①恶性肿瘤代码的量价 ≤ -17；②肿瘤（恶性肿瘤和良性肿瘤的总称）代码的量价 ≤ -1；③良性肿瘤的诊断标准同②；④肿瘤代码与所在部位（如胃、肠）量价的相关值 ≥ 17，表示该部位患肿瘤。

（4）测定程序。先测定肿瘤（E890）的量价，后测定恶性肿瘤（F005）的量价，再测定良性肿瘤（D746）的量价；若肿瘤量价 ≤ -1，测定肿瘤所在部位量价；最后测定肿瘤及其所在部位量价的相关值。

（5）发样来源。180 例中 60 例来自上海市第六人民医院（恶性肿瘤患者 35 例、良性肿瘤患者 20 例、无肿瘤者 5 人）。经双盲测定，良性、恶性肿瘤鉴别符合率达 93.3%；其余 120 例发样来自本市其他医院，并都有明确的病理切片诊断结果。

（6）肿瘤类型。恶性肿瘤类型：消化系统恶性肿瘤 32 例、呼吸系统恶性肿瘤 21 例、妇科恶性肿瘤 13 例、其他恶性肿瘤 14 例；良性肿瘤类型：呼吸系统良性肿瘤 2 例、妇科良性肿瘤 36 例、其他良性肿瘤 12 例。

2　结　果

2.1　恶性肿瘤患者和无肿瘤者的量价比较

恶性肿瘤患者的免疫功能最低（B222 = 17），病毒感染最高（F121 = -21），其变化率达 14% 和 23.53%。当然，免疫功能最低和病毒感染最高并不完全说明是恶性肿瘤患者，这仅仅是其必要的条件。另外，恶性肿瘤和肿瘤代码的绝对值以及微量元素锌的量价是最高的，其变化率达 200% 和 199.6%，具有非常显著的区别，一旦恶性肿瘤代码量价 ≤ -17 时，即提示该患者已患上恶性肿瘤；如果其值 $-16 < \alpha < -1$，则表示该患者滋生有致癌因子，及时发现并治疗，则能避免癌肿的产生或复发。无肿瘤者为大于零的正值，而锌的变化率达 65.95%，提示恶性肿瘤患者的发锌含量远大于无肿瘤者（表 1）。

表1　恶性肿瘤患者和无肿瘤者的量价比较

项目	恶性肿瘤患者 （n=80）	无肿瘤者 （n=50）	平均变化率 （%）
免疫功能	+17.00±0.00	+19.76±1.01	14.00
肿瘤	-19.25±1.31	+19.32±1.33	199.60
发锌	+30.14±0.77	+18.20±1.33	65.59
病毒感染	-21.00±0.00	-17.00±0.83	23.53
恶性肿瘤	-19.25±1.31	+19.25±0.95	200.00

注：$P<0.001$。

2.2　良性肿瘤患者和无肿瘤者的量价比较

良性肿瘤患者的免疫功能、病毒感染、发锌的量价较无肿瘤者分别为低、高、高，其变化率分别是5.67%、11.88%、54.73%，这是判定患良性肿瘤与否的必要条件，并提示良性肿瘤患者的体质较无肿瘤者差。而肿瘤和良性肿瘤代码的量价呈现负值，即提示该患者患有良性肿瘤，且其负值越大，良性肿瘤的体积也将越大，无肿瘤者则为大于零的值（表2）。

表2　良性肿瘤患者和无肿瘤者的量价比较

项目	良性肿瘤患者 （n=50）	无肿瘤者 （n=50）	平均变化率/%
免疫功能	+18.64±0.89	+19.76±1.01	5.67
良性肿瘤	-16.60±1.60	+19.38±1.08	185.70
肿瘤	-16.60±1.60	+19.32±1.24	185.90
发锌	+28.16±0.95	+18.20±1.33	54.73
病毒感染	-19.02±0.76	-17.00±0.83	11.88

注：$P<0.001$。

2.3　恶性肿瘤患者和良性肿瘤患者的量价比较

恶性肿瘤患者的免疫功能、肿瘤、发锌和病毒代码的量价较良性肿瘤患者分别为低、高、高、高（绝对值），其变化率分别达8.8%、15.96%、7.02%、10.41%，这是鉴别恶性肿瘤和良性肿瘤的重要标志之一。另外，一旦恶性肿瘤代码的量价$\leqslant -17$时，提示该患者已患有恶性癌肿；如果$-17<\alpha<-1$，则表示该患者滋生有致癌因子，若能及时发现并治疗，将能避免癌肿的发生或复发。当良性肿瘤代码的量价为负值时，提示患者有良性肿瘤（表3）。

表3　恶性肿瘤患者和良性肿瘤患者的量价比较

项目	恶性肿瘤患者 （n=50）	良性肿瘤患者 （n=50）	平均变化率 （%）
免疫功能	+17.00±0.00	+18.64±0.89	8.80
肿瘤	-19.25±1.31	-16.60±1.60	15.96
恶性肿瘤	-19.25±1.31	+17.45±1.36	210.30
良性肿瘤	+17.53±1.25	-16.60±1.60	205.60
发锌	+30.14±0.77	+28.16±0.95	7.02
病毒感染	-21.00±0.00	-19.02±0.76	10.41

注：$P<0.001$。

2.4 平均变化率

平均变化率表示肿瘤患者和无肿瘤者各项参数量价差值相对无肿瘤者的百分数，或者是恶性肿瘤患者和良性肿瘤患者各项参数量价差值相对良性肿瘤患者的百分数。

3 讨 论

3.1 免疫功能低下与癌肿发生互为因果

由于恶性肿瘤患者免疫功能低于良性肿瘤患者，而良性肿瘤患者的免疫功能又低于无肿瘤者，显然，肿瘤的发生、发展和机体的免疫功能低下有互为因果的关系。当宿主免疫功能低下或受抑制时，肿瘤发病率增高，而在肿瘤进行性生长时，肿瘤患者的免疫功能可能受抑制，各种因素的消长对肿瘤发展起重要作用。实际上，机体的免疫功能不仅能抵御病原微生物的侵袭，清除自身衰老退变成分，而且还能随时清除基因突变的细胞以防止癌变，此即为机体的免疫监视。机体内外环境中存在着不同的致突变物或致癌因素。通常，正常人每天有 $10^7 \sim 10^9$ 个细胞发生突变。当免疫监视功能正常时，有免疫活性的淋巴细胞和巨噬细胞能识别因突变而抗原性发生改变的细胞，并予以清除；当免疫监视功能减弱或缺陷时，一些突变细胞就可能增殖而形成恶性肿瘤。这一过程在临床观察和动物实验中得到证实，本研究结果也与此相符。

另外，本研究为肿瘤防治和肿瘤术后治疗提供了科学依据，就是说肿瘤治疗必须着眼全局，以彻底清除"内毒"为要旨，攻克癌毒最重要的是增强机体的抵抗力。

3.2 病毒感染为致癌肿因素之一

病毒感染和毒力的严重程度依次为恶性肿瘤患者、良性肿瘤患者、无肿瘤者，这也与其免疫功能呈负相关。80 例恶性肿瘤患者感染的病毒类型中，主要是巨细胞病毒、冠状病毒、单纯疱疹病毒等，这些病毒都属于 DNA 肿瘤病毒。20 世纪 60 年代以来，陆续发现许多病毒可以引起肿瘤，包括大部分 DNA 病毒均能在一定条件下引起肿瘤。病毒的致癌作用是由于病毒 DNA 引起的，这一概念由于 1980 年以来癌基因的发现而被证实。所有的肿瘤病毒引起肿瘤和细胞转化都是通过癌基因来实现的，这种癌基因或是本身携带，或是由病毒所激活。

本研究发现病毒的感染程度随着机体免疫功能的下降而升高，当免疫功能下降到极限值（量价 B222 = 17）时，病毒感染则升高到高值（量价 F121 = 21），在这一类人群中，罹患癌肿的可能性也大大提高，当免疫功能升高时，病毒感染也随之下降。这两类人群中，病毒的感染率达 100%；当免疫功能升到高值（量价 B222 = 22 时），则机体感染病毒的可能也下降到低值（F121 = 0），表明几乎不易感染病毒。

3.3 发锌含量与肿瘤发生密切相关

锌是人类必需的微量元素，具有重要的生理功能和营养价值。它分布于所有细胞，参与 200 多种酶的代谢。锌对生长、发育、大脑发育、味觉和食欲、免疫功能、创伤组织的愈合与再生、炎症的康复、性功能等具有极其重要的作用，一旦缺锌会引起若干症状和疾病。

但是，近几年大量研究证实，锌在细胞的正常及异常分裂、繁殖及增长过程中，均能发挥重要而复杂的作用，具有显著的病理和生理意义。从表 1~3 可见，机体含锌量过多是癌肿发生的原因之一。高锌可诱发某些癌症，如非洲一些地区食物中含锌量高，食管癌发病率也高。另外，英国北威尔士等地土壤中的锌/铜比值较高，故胃癌及其他癌肿的发病率增高，血锌含量与癌症患者的死亡率呈正相关。本文通过对 80 例不同类型癌症患者发锌含量的测定，也完全符合这种关系。而且肿瘤患者发锌含量均远高于无肿瘤者，而恶性肿瘤患者的发锌含量又高于良性肿瘤患者，所以锌可能是癌肿发生的原因，但锌的致癌机制还有待进一步深入探讨。

综上所述，人体的免疫功能、机体感染病毒的程度和微量元素锌与肿瘤的发生及发展密切相关。癌症的发生一般来说很少是由单一的致癌因素引起的，而多数是由两个甚至多个致癌因素与促癌因素综合起作用。而且它们协同作用的致癌能力超过各因子相加总和。本研究提示：机体免疫功能和肿瘤发生呈负相关，免疫功能和病毒感染呈负相关，病毒感染和肿瘤的发生呈正相关，发锌含量和肿瘤的发生呈正相关，免疫功能较高的人群，发锌含量也往往是平衡的。因此，通过各种途径，提高机体免疫功能，增强体质是预防疾病、攻克癌症最好的方法。

（原载于《上海交通大学学报》2001 年第 7 期）

量子共振对肿瘤患者维生素 C 和微量元素硒的研究

（2004）

张小红　郝　琳

（深圳市同康量子生物科技有限公司）

[**导读**] 用量子共振检测仪测量 120 位正常人、150 例良性肿瘤患者和 10 例恶性肿瘤患者的头发维生素 C 和微量元素硒，发现恶性肿瘤患者体内严重缺乏维生素 C 和硒。正常人硒平均值（量价值）为 -5.16，无一例达到 -7 或者 -8；良性肿瘤患者平均值为 -6.30，而 10 例恶性肿瘤患者中 7 例为 -8，3 例为 -7，平均值为 -7.67，三者之间有显著差异。

以维生素 C 和微量元素硒的量子共振检测数值，并结合 4 个癌症诊断指标（免疫功能、抗癌能力、恶性生长物和癌细胞）作为肿瘤确诊及定性依据，将能提高肿瘤良、恶性鉴别准确性。

1 量子共振检测原理

人体是大量细胞的集合体，细胞在不断的生长、发育、分化、再生、凋亡，细胞通过自身分裂，不断自我更新。成人每秒大约有 2500 万个细胞在进行分裂，人体内的血细胞以每分钟大约 1 亿个的速率在不断更新，在细胞的分裂、生长等过程中，构成细胞最基本单位的原子的原子核和核外电子这些带电体也在一刻不停地高速运动和变化之中，也就不断地向外发射电磁波。

人体所发射的电磁波信号代表了人体的特定状态，人体健康、亚健康、疾病等不同状态下，所发射的电磁波信号也是不同的，如果能测定出这些特定的电磁波信号，就可以测定人体的生命状态。

量子医学认为人生病最根本原因是原子核外电子的自旋和轨道发生变化，既而引起构成物质的原子变化，再引起生物小分子的变化，再引起生物大分子的变化，接着引起整个细胞的变化，最后引起器官的变化。因为电子是一个带电体，当原子核外电子的自旋和轨道发生变化时，原子对外发出的电磁波就会发出变化，人体疾病和身体营养状况变化所发生的电磁波变化，其能量是极其微弱的，通常只有毫微高斯至微高斯，通过手握传感器或直接测定头发的微弱磁场的频率和能量，经仪器放大、计算机处理后与仪器内部设置的疾病、营养指标的标准量子共振谱比较，输出相应的由负到正的量价值，其量价值的大小标志着疾病性质、程度和营养水平等，最后由临床医生对检测结果予以解析。例如，癌细胞与正常细胞不一样，癌细胞所发出的电磁波与正常细胞也不一样。量子共振检测肿瘤就是向标本发出癌细胞的标准波，如果人体内有癌细胞，就会发生共振，仪器就能测出这个信号，癌细胞的数量越多，信号就越强烈，量价值越趋向负值，如果没有癌细胞就不会发生共振，量价值趋向正值。这就有点类似于收音机收听电台的原理，空中有很多无线电波，如果要收听某个指定的电台，那就把收音机调至该频率，这时就发生共振，就能收听到该电台，量子共振就是利用该原理进行检测，简称 QRS。

2　材料和方法

2.1　仪器：量子共振同康信息检测仪

使用量子共振同康信息检测仪对正常人群和确诊为恶性肿瘤患者的人群进行了量子共振检测，检测项目为：免疫功能、良/恶性新生物；癌细胞；维生素 C 和微量元素硒。

2.2　方法

采用手握传感器或直接测定头发微弱磁场的方法。

3　QRS 测定结果

测定结果见表 1、表 2 和表 3。

表 1　120 位正常人群的量价值

检测项目	免疫功能	良/恶性新生物	癌细胞	维生素 C	微量元素硒
平均值	17.2	−2.2	−2.2	−6.5	−5.16

表 2　150 例良性肿瘤患者的量价值

检测项目	免疫功能	良/恶性新生物	癌细胞	维生素 C	微量元素硒
平均值	16.67	−4	−4	−7.3	−6.3

表 3　抗癌会员恶性肿瘤患者的维生素 C 与微量元素硒用量子共振检测的量价值结果

会员编号	免疫功能	良/恶性新生物	癌细胞	维生素 C	微量元素硒
061502	16	−5	−5	−8	−8
061504	15	−6	−6	−8	−8
061507	16	−5	−5	−8	−8
061509	16	−5	−5	−8	−7
061510	15	−5	−5	−8	−8
061512	16	−5	−5	−8	−7
061517	16	−5	−5	−8	−7
061518	15	−6	−6	−8	−8
平均值	15.67	−5.22	−5.22	−8	−7.67

由表 1、表 2、表 3 可见，量子共振所检测 120 位正常人维生素 C 平均值为 −6.5，无一例达到 −8，150 例良性肿瘤患者维生素 C 平均值为 −7.3，而恶性肿瘤患者则全部为 −8，表明人体维生素 C 含量在不同的人群中有显著的差异。量子共振所检测 120 位正常人微量元素硒的平均值为 −5.16，无一例达到 −7 或者 −8，良性肿瘤患者 150 例平均值为 −6.3，而恶性肿瘤患者 10 例中有 7 例为 −8，3 例为 −7，平均值为 −7.67，这表明微量元素硒在健康人群、良性肿瘤患者和恶性肿瘤患者之间有显著差异。

4　癌症患者血清硒和癌组织硒显著低于正常人与正常组织

对癌症患者血清、癌组织中微量硒的测定研究报道很多，大都采用分光光度法、荧光光度法、原子荧光光谱法和石墨炉原子吸收法等。早在 1996 年安徽医科大学附属医院洪素珍、孙昕等人用催化光度法测定了 40 名健康人和 118 例肺癌、肝癌患者血清硒含量水平，健康人为 $0.1197\ \mu g/mL$，患者为 $0.0721 \sim$ $0.0735\ \mu g/mL$，$P < 0.001$。2001 年山东省胸科医院赵秀香、孟献春等人用荧光分光光度方法测定 26 名健康人和 35 例癌症患者血清硒含量，健康人为 $0.102\ \mu g/mL$，肺癌患者为 $0.08\ \mu g/mL$。2002 年绵阳市中心医院检验科、重庆医科大学基础医学院俸家富、李少林用原子吸收光谱分析方法测定了 36 名健康人和 111 例肝、胃、结直肠、乳腺、肺、食管、脑等癌症患者的血清硒含量，健康人为 $1.413\ \mu mol/L$，患者为 $1.175\ \mu mol/L$。2003 年广东农垦中心医院肿瘤科和广东医学院分析中心李子庆、蔡康荣等人用等离子发射光谱分析方法测定癌组织和正常组织中硒含量有明显差异，如癌组织中硒含量为 $0.65\ \mu g/g$ 干重，正常组织为 $1.87\ \mu g/g$ 干重。由以上研究结果可见恶性肿瘤患者缺硒是肯定的。这与用 QRS 方法测定健康人和肿瘤患者的结果是一致的。

硒是谷胱甘肽过氧化物酶的成分，起到清除自由基和修复生物膜的损伤，硒还有提高机体免疫功能、防止细胞畸变，有防癌、抑癌作用。用测定硒含量作为肿瘤良性、恶性鉴别的标志指标非常有意义。

5 讨 论

（1）对于维生素 C 与恶性肿瘤的关系，20 世纪 80 年代人们已经做过广泛的研究，正常人每 100 mL 血浆中平均含有 1 mg 左右，癌症患者为 $0.1 \sim 0.4$ mg，癌症患者体内维生素 C 含量明显低于正常人。量子共振检测方便、快速、准确，标本为头发、尿液或手握传感器，在无创的情况下快速了解人体内维生素 C 的水平，提醒人们及时补充维生素 C。

（2）从不同人群用量子共振检测维生素 C 的结果来看，维生素 C 在正常人群、良性肿瘤患者和恶性肿瘤患者之间是有显著差异的，因此用量子共振检测维生素 C 的结果是可以作为诊断恶性肿瘤依据之一的。

（3）微量元素硒与恶性肿瘤的关系的研究近 20 年来更是火热，大多数临床医学工作者与分析化学科技人员相结合，采用荧光分光光度、催化分光光度、石墨炉原子吸收和原子荧光光度法测定生物组织中微量硒，操作手续特别繁杂，尤其是样品的前处理技术性很强，稍有不慎会导致硒的损失结果严重偏低，因此通过测定人体体液或组织中硒作为诊断参考不仅费用高，而且准确性也差，至今难推广，而用量子共振检测极为方便，平均每项测试不到 1 分钟，可以及时准确了解人体内微量元素硒的水平。

（4）从用量子共振检测微量元素硒的结果来看，微量元素硒在正常人群、良性肿瘤患者和恶性肿瘤患者之间有显著差异，因此用量子共振检测微量元素硒的结果作为诊断恶性肿瘤依据既简便、快速又准确。

维生素 C 和微量元素硒都属于抗氧化物质，在正常人群、良性肿瘤患者和恶性肿瘤患者之间有显著差异，因此维生素 C 和微量元素硒的量子共振检测数值结合 4 个癌症诊断指标作为肿瘤确诊及定性依据将能提高肿瘤良性、恶性鉴别准确性。

从相关文献和本文量子共振对恶性肿瘤患者检测结果中发现，恶性肿瘤患者体内严重缺乏维生素 C 和微量元素硒，健康人应随时了解自身体内维生素 C 和微量元素硒含量的水平，注意及时补充，量子共振检测不失为一个方便、快捷、准确的方法。

（原载于《微量元素与健康研究》2004 年第 5 期）

头发分析和疾病诊断

（2000）

陈祥友

（金陵微量元素与健康研究所）

[**导读**]　用 ICP 法分析疾病患者头发中 35 种元素含量，与相同性别、相同年龄的健康人发中元素含量进行比较，结合临床 20 年实践对疾病患者进行疾病诊断获得成功。从分析头发中 35 种元素含量可以测知：免疫情况，微循环情况，以及脾、肝、肺、肾、心、脑、骨、气、血、性功能、血脂、血黏度、血沉、血糖、血压、记忆、肌肉、皮肤、精神等代谢情况。

　　该法（"陈氏诊法"）简便、易行、科学、准确，可用来诊病，还可以用来对心梗、脑梗和癌症进行预报。

前　言

随着现代科学技术和社会经济的发展，人们的物质生活和精神生活的不断提高，人们的寿命的延长，原来威胁人类生命的死亡原因也发生根本变化。当今世界上在发达社会威胁人类的前四大死因为：冠心病、脑血管病、癌症和阿尔茨海默病。这些疾病的病因在医学界尚没有搞清楚，在治疗上处于棘手状态，往往眼看着病魔夺走一个个患者的生命而束手无策，人们企盼着在医学的检验上和治疗上有重大的突破性的建树。

笔者分析研究人发中微量元素钴发现：高血压、动脉硬化、冠心病、白内障、白癜风病患者发中微量元素钴较正常人低少，并依此对冠心病心梗进行预测取得成功。还发现人发钴含量的生物钟现象。胆石症病患者发中微量元素钴、钒、铌、钡、钛及宏量元素镁含量较健康人发中含量低少，而微量元素铬含量则高于健康人。经分析研究发现 14 种恶性肿瘤患者发铌含量低于正常人，而良性肿瘤患者则无此现象。笔者用电感耦合等离子发射光谱法（ICP）分析研究了 644 位健康人（男 389 位、女 255 位）发中 21 种元素含量，按年龄配对进行比较发现一些元素存在非常明显的性别差异。

1990 年笔者用元素医学食疗法治疗脑萎缩阿尔茨海默病获得突破，发现阿尔茨海默病患者体内有近 20 种元素代谢不平衡。研究帕金森氏综合征、小儿脑瘫、特发性血小板减少紫癜、系统性红斑狼疮、癫痫、偏头痛、重症肌无力和白血病等都观察到头发中一些元素代谢不平衡的特异性。在研究各种疾病的发生发展中还观察到元素不平衡的遗传特性和元素代谢的脏腑属性等。还分析了 5000 余位健康人（男、女 1 ~ 88 岁）发中钴含量、1300 位男、女发铌含量，1300 位男、女发钒含量，分析了 3600 位男、女健康人头发中 35 种元素的（ICP）结果，以及近万名的各种疾病患者的头发元素含量，据此，制定了通过分析头发中元素含量的方法，在临床上进行疾病的诊断取得成功，即"陈氏诊法"。该法简便、易行、科学、准确，可用来诊病还可以用来对心梗、脑梗和癌症进行预报。对患者无痛苦，用头发样品较血、尿样品量少，易保存，可邮寄，在临床实践中深受患者欢迎。"陈氏诊法"是元素平衡医学的"眼睛"，而"陈氏疗法"则是元素平衡医学防病治病的"手段"，两者密不可分。

方法要求：对被检者要求取后脑部头发1克样品，装入信袋内，写上姓名、性别、年龄和通信地址，交来备分析检验。经 ICP 法分析后，笔者给被检者书写检验报告，在报告中注明该检验结果所提示的被检验者的健康情况，包括提示心梗、脑梗和患癌的可能等情况。

范 例

例1 笔者 1996 年 4 月 26 日用 ICP 法分析何××（女，61岁）头发检验结果（微克/克）：

Ba (7.24)	Bi (0.260) ↑	Cd (0.142) ↑
Co (0.014) ↓	Cr (0.361)	Cu (11.78)
Ge (0.688)	Li (0.038) ↓	Mn (0.792)
Mo (0.131)	Ni (0.269)	P (134)
Pb (6.36) ↑	Sb (0.021)	Sn (0.506) ↑
Sr (15.92)	Ti (10.03) ↑	V (0.047) ↓
Zn (146)	Zr (0.012)	Ce (0.292) ↑
Ga (0.641) ↑	La (0.120) ↑	Nb (0.001) ↓
Sc (0.018)	Th (0.012)	Fe (16)
Mg (285)	Ca (2642)	

注：↓↑分别表示与相同性别、年龄健康人发检验结果比较其含量低少或增高者，下同。

提示：免疫力低；微循环障碍；脾虚；血压有时高；血脂高；血黏度高；心脑供血不足；头痛；脱发；血小板减少。

签名：陈祥友 1996 年 4 月 27 日

传真发出。1996 年 4 月 30 日收到何××的来信摘录如下：

陈祥友教授：

您好！传真资料收到了。您以多年研究微量元素的经验和渊博的知识，对我妈和我的健康状况所做的提示，非常宝贵。尤其是我。我没有向您诉说我的症状，但您所指出的问题和我的病症基本相符：(1)"免疫力低"以前不知道。(2)"脾虚"以前中医说我"脾湿"，一下就能指出我的脾上有问题，已很不简单。(3)"血压有时高"用词也很准确，以前（一年前）我血压是 150/90 mmHg，最近没量过，但感觉比以前改善，因睡眠好转。(4)"血脂高"这是 1994 年 12 月医生的诊断。(5)"血黏度高""微循环障碍"。我是中风先兆，微循环重度异常。(6)"心、脑供血不足""头昏"。以前不知道，反正从年轻时开始，就经常头痛，最近一年多有很大改善。(7)"掉头发"的事，也是一年前很厉害，现在不大掉了。(8) 血小板减少我未查过，但腿上被碰了就有紫斑，自己还不觉得……

例2 方×，女，79 岁，发检号：980193，1998 年 3 月 20 日用 ICP 法分析发样（单位：微克/克）：

Ba (3.44)	Bi (0.094)	Cd (0.002)
Co (0.025) ↓	Cr (0.187)	Cu (9.37)
Ge (0.773)	Li (0.001) ↓	Mn (7.39) ↑
Mo (0.094) ↓	Ni (0.692)	P (198)
Pb (1.33)	Sb (0.039)	Sn (0.016)
Sr (4.07)	Ti (0.305) ↓	V (0.004) ↓
Zn (233)	Zr (0.009)	Ce (0.087)
Ga (0.093)	La (0.032)	Nb (0.005) ↓
Sc (0.002)	Th (0.012)	Al (10)

Fe（14）↓　　　　　Mg（116）　　　　　Ca（2470）

提示：免疫紊乱；微循环障碍；脾虚；肾虚；血虚；血脂高；血黏度高；血糖高；尿酸高；肌痉挛；A 硬化；心脑供血不足；骨质疏松。

提请注意：防癌。

陈祥友　1998 年 3 月 21 日

方×是广东省一位离休老干部，接此报告，因自感身体很好，不听笔者劝告，也没有接受笔者的防癌食疗，于 1998 年 11 月死于直肠癌。

例3　汤××，男，70 岁。发检号：980148，1998 年 3 月 20 日同上法检验（单位：微克/克）：

Ba（0.317）↓	Bi（0.126）↑	Cd（0.035）
Co（0.036）↓	Cr（0.407）	Cu（7.86）↓
Ge（0.656）	Li（0.007）↓	Mn（0.309）
Mo（0.091）↓	Ni（0.125）	P（192）
Pb（0.95）	Sb（0.203）↑	Sn（0.049）
Sr（0.140）↓	Ti（0.482）	V（0.071）↓
Zn（166）	Zr（0.015）	Ce（0.122）↑
Ga（0.186）↑	La（0.029）	Nb（0.031）↓
Sc（0.002）	Th（0.104）	Al（7）
Fe（51）	Mg（31）↓	Ca（320）↓

提示：免疫力低下；微循环障碍；脾虚；肾虚；气虚；血黏度高；血糖高；血沉有时高；血压有时不正常；头昏；乏力；肌痉挛；A 硬化；心脑供血不足；骨质疏松；记忆力减退。

提请注意：近事易忘（阿尔茨海默病早期症状）。

陈祥友　1998 年 3 月 23 日

发检结果寄出后，患者家属同意治疗，患者不相信去广东省医院检查，胸 X 光透视时医生发现他肺部有问题，初步诊断是肺癌，后经 CT 胸部检验，前后 3 次专家会诊，最后确诊为"肺癌"。这时患者家属打电话给笔者，质问说"你们说做头发检验可以做出癌症预报，我家先生患了肺癌为什么没有报告？"接电话时笔者调出第 980148 号汤××的发检报告，重新审查一遍，根据发检结果，明确回答"无法判他患癌症"；但在发检结果边角处写上"肺癌？"记号。医院给汤××做了手术治疗，手术结果从汤××肺部取出的是"肺结核脓包"，根本不是什么"癌组织"，是他们误诊了而不是笔者漏诊。就是说笔者用化学分析法做头发检验诊病的"陈氏诊法"较之现在先进的物理方法——X 光影像法、CT 影像法都来得先进、准确、科学。肺结核脓包的影像与肺癌组织的影像是很难区分的，而用化学分析法分析患者头发中元素的含量，只要观察其元素不平衡情况就能准确无误地做出有没有患癌的判断。其实在癌组织形成前很长的时间里就可以做出将要患癌的判断了。所以，"陈氏诊法"不仅可确诊有没有患癌，还可以做出预报、预测会不会患癌。

例4　发检号：971111，束××，男，32 岁，江苏仪征人，患肺结核病多年，送发来检验，其结果如下：

Ba（1.77）	Bi（0.032）	Cd（0.047）
Co（0.024）↓	Cr（0.377）	Cu（8.44）
Ge（0.565）	Li（0.012）↓	Mn（2.76）↑
Mo（0.102）	Ni（0.295）	P（156）
Pb（1.24）	Sb（0.021）	Sn（0.153）↑

Sr（4.78）	Ti（0.865）	V（0.118）
Zn（232）	Zr（0.032）	Ce（0.147）↑
Ga（0.177）↑	La（0.039）	Nb（0.005）↓
Sc（0.012）	Th（0.091）	Al（20）
Fe（21）↓	Mg（134）	Ca（1150）

结果提示：免疫紊乱；微循环障碍；脾虚；肾虚；血黏度高；血沉有时高；血压有时不正常；尿酸有时高；心脑供血有时不足。

提请注意：防癌。

陈祥友　1997 年 12 月 21 日

患者接报告后到医院去检查，结果确诊为肝癌。在这一例检验中他原来确实患的是肺结核病，几年下来病情发生了变化，未想到会患癌，当笔者报告让其防癌变时，感到有些突然。这两例都是肺结核病患者，而汤××不知其患结核，束××早就知其患结核，经过头发检验确诊患癌，其原因是"免疫紊乱"。

笔者对受到长期电镀废水污染侵害的村民做了 124 人头发样分析，对患癌进行了普查、预报获得成功。（1）1997 年 12 月 13 日预报：发检号：971065，束××，男，41 岁。提请注意：防癌。束××于 1999 年 1 月 20 日去医院检查被确诊为淋巴癌。（2）1997 年 12 月 19 日预报：发检号：971095，孙××，男，61 岁。提请注意：防癌。孙××于 1999 年 5 月去 120 医院检查被确诊为贲门癌。（3）1997 年 12 月 19 日预报：发检号：971094 号，朱××，男，65 岁。提请注意：防癌。1997 年年底已确诊为食道癌。（4）1997 年 12 月 27 日预报：发检号：971176，束××，男，62 岁。提请注意：防癌。束××于 1998 年到医院检查被确诊为胃癌……

笔者还用发检方法协助一些已被发现的肿瘤鉴定是否属恶性癌变，获成功。例如：（1）发检号：990641，朱××，女，46 岁，云南人，左背部肋骨骨膜上长有一拇指头大小肿块，不痛不痒，经分析其发样后明确提请注意：防癌！她就等笔者的鉴定意见，在此之前也曾看过专科门诊，都没有确诊该肿块是癌或不是癌。（2）发检号：（外送审号）009 号，邓×，男，27 岁，南京人，体检中发现左肾内有肿块，无法确诊，送发样检验鉴定，发检结果笔者确诊其是肾癌。

笔者对某医院已确诊为脑胶汁瘤（脑癌）患者进行头发分析，通过发检进行鉴定诊断，否定一些脑癌专家的诊断结论。发检号：990470，肖×，男，11 岁。1994 年 7 月发热 37.5～38.5 ℃，2～3 天后住专科医院治疗，经做 CT 颅检查示：丘脑占位性病变，后经上海 CT 颅和 MRI 颅检查都证实脑干部位有占位病变。一些权威专家认为是"脑胶汁瘤"，也有部分医生认为可能是"脑干积液"，但治疗仍按脑癌治疗 5 年，现患者左侧偏瘫，左上下肢萎缩、语阻、头昏。其家属来找笔者治疗，发检结果（略）出来后，笔者很难判断他患的是脑癌，将家属找来对其说，"病孩无法确诊患脑胶汁瘤，个人认为是脑干囊肿，可按囊肿治疗半个月，如无效再按脑胶汁瘤治疗。"患者家属述说已按脑胶汁瘤治疗 5 年了，也未见什么效果，病情越来越重。一些权威脑癌专家看了 CT、MRI 片后确诊为脑胶汁瘤。经过笔者半个月的治疗，奇迹出现了，病情明显改善，病孩能说话了而且能走了。笔者的"分析头发诊病方法"再次显出其科学性、准确性。而元素医学食疗法在此更突显出它的先进性、有效性和科学性。就是说"陈氏诊法"和"陈氏疗法"是元素平衡医学的两个重要组成部分，诊断不是癌非常重要，食疗能治愈它更重要。现代医学治了 5 年越治越重，而且已经把它视为不治之症，因为脑干胶汁瘤，各医院都拒绝给他做手术，他们深知"手术的结果不死即残"！就诊断来看，CT 颅和 MRI 看到的都是影像，是无法将脑干胶汁瘤和脑干囊肿区分开来的，分析头发中元素含量就不一样了，因为两种病的结果有本质上的区别。

例5　周×，男，71岁。发检号：990027（单位：微克/克）：

Ba（0.807）↓　　　　　　Bi（0.424）↑　　　　　　Cd（0.002）

Co（0.104）　　　　　　　Cr（0.261）　　　　　　　Cu（9.93）

Ge（1.39）　　　　　　　Li（0.057）　　　　　　　Mn（1.10）↑

Mo（0.174）　　　　　　　Ni（0.091）↓　　　　　　P（184）

Pb（2.74）　　　　　　　Sb（0.627）↑　　　　　　Sn（0.025）

Sr（0.684）↓　　　　　　Ti（1.13）↑　　　　　　　V（0.295）

Zn（189）　　　　　　　　Zr（0.104）　　　　　　　Ce（0.607）↑

Ga（1.06）↑　　　　　　La（0.125）↑　　　　　　Nb（0.186）

Sc（0.031）　　　　　　　Th（0.446）↑　　　　　　Al（16）

Fe（72）　　　　　　　　Mg（41）↓　　　　　　　Ca（418）↓

B（0.696）

结果提示：免疫紊乱；微循环障碍；脾虚；肾虚；气虚；血黏度高；血沉高；尿酸有时高；头昏；肌痉挛；A硬化；心脑供血不足；血压有时不正常；记忆力减退；血小板减少。

提请注意：防中风。

陈祥友　1999年3月20日

周×是广东的离休老干部，接到发检报告未引起注意，劝其用元素医学食疗预防治疗没有接受，结果未出3个月于1999年6月中旬发生中风。这时才知元素医学是一门科学。在"治疗医学"占主导地位时期，是不足为奇的，就是说一些人无防治疾病这一认识，有的抱着侥幸心理，而习惯于有病再治的观念。元素平衡医学要求人们在对待疾病治疗问题上要有一个新概念，就是要注重防病。笔者已成功地预测很多中风患者，并提请注意：防中风！有不少人确实按照笔者的劝告进行了食疗，通常食疗3个月可以防止。例如，发检号990599号，张某，男，58岁，河南省延津县医生，根据发检结果笔者判断"中风"。1999年12月12日接其来信："来信收悉，关于我的检查结果收到，为此致谢……根据你的分析结果和我的病相似，诊断正确。等我服食疗产品后，再告你佳音。"也有不信、不听的，这些人通常在一年内发生了问题，在此不再一一列举。

例6　发检号：960858号，常××，女，37岁，常州人。1994年患病，在常州、上海检查、治疗两年多也无法确诊所患的病，经笔者分析头发给确诊为SLE。患者高兴地说："各医院抽血查了两年，花了4000多元也未确诊我到底是不是系统性红斑狼疮。到微量元素与健康研究所化验头发，花钱少，无痛苦，一下子就确诊了，真好。"常××经半年治疗而愈。

例7　发检号：960422号，王××，男，40岁，安徽人。近来脱发、脱毛（眉毛、腋毛、阴毛），到南京住院检查两个月无结论，患者到笔者处请求帮助，将仅有的稀疏的约1克头发全部剃下，经头发检验为重金属中毒。这又是"三大常规检查"以及X光影像、CT、MRI等无法解决的一个难题。

讨　论

分析头发能够准确地、科学地诊断被检验者的临床疾病。在诊断癌症时要结合临床才能确定癌种或部位，在用发检诊断中将恶性肿瘤和一些类癌疾病视为同一类，类癌疾病包括：系统性红斑狼疮、风湿病、类风湿病、白血病等。

分析头发可以预测冠心病的心肌梗死、脑中风。心梗和脑梗的预测也要结合临床，因为心梗和脑梗在发检诊断中属于同一类型的。

当今世界威胁人类生命的冠心病、脑血管病、癌和阿尔茨海默病，这4种病都可以通过分析头发进行预测、预报。笔者还研究了针对这4种疾病的非常有效的疗法，预报后还可以进行预防治疗，通常3~6个月治疗可以避免。治疗半年后再取头发分析，复查的结果就不一样了，就是说防治是有效的。

发检可以预测心梗、脑梗，还可以预报癌症这是现代医学目前所无法做到的，它是目前医学界所梦寐以求的，也是目前治疗医学向预防医学发展必不可少的。没有科学、准确的预测、预报技术是无法进行预防治疗的。

头发是人体各种元素代谢情况的"录像带"，头发中的微量元素含量是血液的10~1000倍，头发样品量少，易采集，无痛苦，易保存和邮寄。分析头发得出的结果是反映生长头发样品那一时段的代谢情况，分析血液所反映的是采血那一瞬间的代谢情况，两者是有区别的，不能混为一谈。

就目前用ICP法分析35种元素含量来看，笔者可以测知：免疫情况、微循环情况及脾、肝、肺、肾、心脑、骨、气、血、性功能、血脂、血黏度、血沉、血糖、血压、记忆、肌肉、皮肤、精神等代谢情况，也就是说，通过头发中35种元素分析，再知其性别、年龄则可以将被分析头发者的一段时间的健康状况描绘出来，这是目前任何一种检验方法都做不到的，因此无法与该法相比拟。

笔者集几十年的实验室工作和20多年的临床研究，总结出"陈氏诊法"为第三代医学"元素平衡医学"的发展打下了坚实的基础，她与"陈氏疗法"是一对孪生姊妹，相辅相成地构成了一个完整医学体系——"元素平衡医学"。

（原载于《世界元素医学》2000年第1期）

头发分析和系统性红斑狼疮的诊断

（2001）

陈祥友

（金陵微量元素与健康研究所）

[**导读**] 测量了510例系统性红斑狼疮患者头发中35种元素含量，发现有13种元素含量低于正常值20%以上，10种元素含量高于正常值20%以上。从头发元素检测中可以看出，患者存在两种紊乱，一是免疫功能紊乱，二是性激素代谢功能紊乱。确诊的患者体内均有10多种元素不平衡，特别是稀土元素含量普遍增高。

从头发检验35种元素含量，与成千上万的健康人头发检验结果相比较，对系统性红斑狼疮很容易做出明确的诊断。

毛发是皮肤的附属器，由露于皮外的毛干和埋于皮内的毛根两部分组成，包围毛根的上皮组织叫毛囊，毛根末端膨大，叫毛球，毛球下部凹陷，称毛乳头，内含丰富的血管和神经，供给毛发以营养。毛发与皮肤面一定角度，在钝角侧有一条斜行平滑肌束，称立毛肌，它一端连于毛囊中部，一端止于真皮乳头层，收缩时能使毛竖起。在组织学上，毛发由同心圆排列的细胞构成。毛发可分为3层，即毛髓质、毛皮质和毛小皮。毛髓质为毛的主轴，由2~3层皱缩的方形角化细胞构成，其间含有空气。末端和毳毛没有髓质。毛皮质为毛发的基础，它由几层梭形角化细胞构成，细胞内含有黑素颗粒。毛小皮为一层扁平角化上皮，排列成叠瓦状，游离缘向表面。

毛发的成分属于蛋白质一类，称为角朊纤维，其中，胱氨酸占纤维重量的17%。胱氨酸半胱氨酸含

（—SH）巯基。巯基与体内金属键合力强，所以毛发是体内金属元素重要的固定场所，而且将人体每时每刻微量元素代谢情况记录在案，又是每一天微量元素代谢的录音带。人体中 90 种元素在人发中都可以检出，人发中微量金属元素含量是血清和尿液的 10 ~ 1000 倍。用人发作为检验人体微量元素代谢情况的标本，可以获得比血液、尿液更准确的结果，还有取样量少，易于采集、保存、被采集者无痛苦、较肾穿、骨穿更无危险等优点。用人发作为检验标本所得到的结果是反应长毛发那一段时间的体内元素代谢情况，因此，通过检验头发可以测知长头发的全部元素代谢情况，即现在的和过去的时段，而血、尿就做不到。

经过 20 年积累，特别是临床患者头发检验结果的积累，建立了用 ICP 法分析头发中 35 种元素含量与相同性别、年龄健康人发中元素含量相比较、结合性别、年龄参数诊断疾病，行之有效，而且可以通过头发检验进行准确的进行性心梗、脑梗、癌症预测、预报。

从 1995 年至 2001 年 9 月用 ICP 法分析系统性红斑狼疮（SLE）患者 510 例的头发中 35 种元素得到分析结果 17 850 个。在 510 例中女性为 471 例，男性为 39 例；男：女为 1：12。为了研究需要，有的患者分析多达 8 个样本，经统计实际测定样本数为 510 例的 1.8 倍，就是说实测 918 人份，其分析结果为32 130 个。将这些结果与相同性别、相同年龄健康人比较。男性 39 例，从 6 岁到 60 岁，有 26 个年龄段，与相同年龄的健康人共 584 人的头发检验结果比较。女性 471 例，从 6 岁到 68 岁，有 53 个年龄段，与相同年龄的健康人共 890 人的头发检验结果相比较。按同一种元素头发检验值差别在 20% 以上的进行高低统计。

其比较结果见表1。

表1　SLE 患者头发检验结果与健康人头发检验结果比较　　　　单位：%

元素↓	Co	Fe	Ni	Li	Nb	Ti	Ba	V	Cu	Sr	Mg	Cr	Ca
	90	86	80	77	74	55	52	47	40	40	38	37	36
元素↑	Ce	Zn	P	Bi	Pb	Sb	Ga	Th	Sn	Mn			
	72	66	65	60	60	60	59	55	45	38			

实例：（1）常××，女，37 岁，1996 年 9 月 13 日头发检验结果（$\mu g/g$）：

Ba（5.46）　Bi（0.212）　Cd（0.068）　Co（0.089）　Cr（0.143）　Cu（13.26）　Ge（0.541）
Li（0.001）　Mn（2.74）　Mo（0.089）　Ni（0.953）　P（189）　Pb（1.60）　Sb（0.023）
Sr（6.97）　Ti（0.456）　V（0.004）　Zn（263）　Zr（0.002）　Ce（0.366）　Ga（0.021）
La（0.043）　Nb（0.005）　Sc（0.018）　Th（0.012）　Fe（17）　Mg（161）　Ca（2140）

经比较提示：免疫功能紊乱；微循环障碍；脾虚；肾虚；血虚；血黏度高；血糖高；血沉有时高；头昏；心脑供血不足；骨质疏松；雌激素代谢功能紊乱。

实际情况：1994 年患病在常州、上海检查、治疗两年多也无法确诊所患的病，经头发分析确诊为SLE。患者高兴地说："各医院抽血查了两年，花了 4000 多元也未确诊我是不是患了 SLE。到微量元素与健康研究所化验头发，花钱少，无痛苦，一下子就确诊了，真好。"常××半年治愈。

（2）吕××、女、26 岁、山东淄川人，2000 年 1 月 28 日发检结果：

头发检验结果（2000033）（$\mu g/g$）

Ba（1.71）　Bi（0.162）　Cd（0.009）　Co（0.040）　Cr（1.17）　Cu（7.24）　Ge（0.729）
Li（0.009）　Mn（0.349）　Mo（0.083）　Ni（2.06）　P（146）　Pb（1.65）　Sb（0.103）
Sn（0.086）　Sr（2.23）　Ti（0.431）　V（0.128）　Zn（151）　Zr（0.051）　Ce（0.022）
Ga（0.355）　La（0.072）　Nb（0.005）　Sc（0.011）　Th（0.206）　Fe（25）　Mg（112）
Ca（1260）　Al（7）　B（0.272）

提示：免疫功能紊乱；微循环障碍；脾虚；肾虚；血黏度高；血沉有时高；血压不正常；头昏；心脑供血不足；骨质疏松；雌激素代谢功能紊乱（狼疮肾炎）。

实际情况：1997年11月29日查出肾小球肾炎，经两年多中药调治，虽有所好转，但时好时坏，不能根治，好时尿蛋白（＋－）或（＋），最近3个月总是（＋＋），怕感冒和其他感染，脸虚浮，晨起明显，无水肿，大便一日二次，少，便量一般，月经正常，食欲偏差，体质尚可，能坚持上班。目前检验：尿蛋白（卅）；血肌酐170；尿素氮9；病情一直不稳定……

自2月20日食疗到6月20日整4个月，痊愈。观察半年，尿常规检验一直正常。

（3）任××，女17岁，无锡学生。1998年4月5发高热41℃，关节疼痛，脸上起红斑。住进无锡市第一医院，检验找到狼疮细胞。1998年4月10日血常规检查：WBC（4.7），RBC（350），HGB（106），PLT（109）；ESR（93 mm/h）；查LE找到狼疮细胞；血沉（130 mm/h）；血小板减少；肝功能异常；1998年8月19日开始食疗；服泼尼松：6片/天。

发检：19980605（1998年8月28日）（µg/g）

Ba (1.71)	Bi (0.157)	Cd (0.063)	Co (0.065)	Cr (0.187)	Cu (9.27)	Ge (0.257)
Li (0.011)	Mn (2.12)	Mo (0.042)	Ni (2.57)	P (102)	Pb (4.44)	Sb (0.284)
Sn (0.722)	Sr (1.64)	Ti (0.752)	V (0.107)	Zn (74)	Zr (0.007)	Ce (0.098)
Ga (0.168)	La (0.044)	Nb (0.027)	Sc (0.011)	Th (0.105)	Fe (49)	Mg (42)
Ca (571)	Al (25)	B (0.232)				

提示：免疫功能紊乱；微循环障碍；脾虚；肾虚；肝代谢功能低下；血沉有时高；头昏；肌痉挛；雌激素代谢功能紊乱。

经一年多食疗，于1999年9月停服泼尼松，已治愈3年。

（4）何××，女44岁，头发检验号（19960376）：

主诉：1992年患病，1993年在南京鼓楼医院确诊SLE。1995年秋在北京丰台国泰医院（专治狼疮）治疗4~5个月，无效。浙江来春荣处治疗1年无效，沈阳、兰州都联系了，未去。现胸膜炎，全身浮肿，肝受损，肠胃功能紊乱，腹胀，走动困难，卧床不起，大便正常，小便因尿少要用利尿药。绝经，血压高，血黏度高；血糖高。

发检（19960376）（µg/g）

Ba (1.83)	Bi (0.190)	Cd (0.029)	Co (0.071)	Cr (0.210)	Cu (8.29)	Ge (0.760)
Li (0.120)	Mn (1.39)	Mo (0.140)	Ni (0.130)	P (206)	Pb (6.12)	Sb (0.250)
Sn (0.120)	Sr (3.05)	Ti (0.320)	V (0.130)	Zn (131)	Zr (0.052)	Ce (0:430)
Ga (0.330)	La (0.120)	Nb (0.170)	Sc (0.016)	Th (0.390)	Y (0.190)	Fe (31)
Mg (76)	Ca (950)					

头发检验提示：免疫功能紊乱；微循环障碍；脾虚；肾虚；血沉高；血压不正常；肝代谢功能低；头昏；肌痉挛；心脑供血不足；骨质疏松；乏力；雌激素代谢功能紊乱。

经食疗3个月开始见效，能自己下床，又食疗1年治愈，现已6年。

1997年1月10日头发检验（19970005）（µg/g）

Ba (0.470)	Bi (0.280)	Cd (0.002)	Co (0.015)	Cr (0.150)	Cu (8.97)
Ge (0.520)	Li (0.001)	Mn (0.410)	Mo (0.130)	Ni (0.180)	P (203)
Pb (1.33)	Sb (0.110)	Sn (0.073)	Sr (1.30)	Ti (0.096)	V (0.063)
Zn (172)	Zr (0.017)	Ce (0.120)	Ga (0.130)	La (0.034)	Nb (0.013)
Sc (0.006)	Th (0.120)	Y (0.330)	Fe (18)	Mg (58)	Ca (720)

提示：免疫力低；微循环障碍；脾虚；肾虚；血虚；肝代谢功能低；血黏度高；血糖高；血压不正常；血沉高；头痛；肌痉挛；骨质疏松；心脑供血不足；雌激素代谢功能紊乱。2000 年 11 月 24 日再做头发检验。

发检（2000911）（μg/g）

Ba (2.24)	Bi (0.220)	Cd (0.088)	Co (0.003)	Cr (0.053)	Cu (9.93)
Ge (0.236)	Li (0.001)	Mn (0.874)	Mo (0.132)	Ni (0.171)	P (155)
Pb (9.62)	Sb (0.021)	Sn (0.147)	Sr (2.61)	Ti (0.404)	V (0.093)
Zn (130)	Zr (0.013)	Ce (0.137)	Ga (0.034)	La (0.024)	Nb (0.023)
Sc (0.006)	Th (0.144)	Y (-)	Fe (23)	Mg (28)	Ca (662)
Al (21)	B (0.311)				

经比较提示：免疫功能恢复正常；脾虚；肝代谢功能低；血糖有时高；血压有时不正常；头昏；心脑供血有时不足；骨质疏松。

综上所述：系统性红斑狼疮患者在头发检验诊断中有两个紊乱：一个是免疫功能紊乱，再一个是性激素代谢功能紊乱。确诊的患者中体内均有 10 多个元素不平衡，特别是稀土元素含量普遍增高等。从头发检验 35 种元素含量与成千上万的健康人头发检验结果相比较，很容易做出明确的诊断。

（原载于《世界元素医学》2001 年第 4 期）

头发诊断铅中毒

（2002）

秦俊法[1]　汪勇先[1]　李增禧[2]　叶福媛[3]

（1. 中国科学院上海原子核研究所　2. 中国广州分析测试中心　3. 上海中医药大学）

[导读] 对 1998—2001 年从中文发表的文献进行统计的结果表明，用头发 10 μg/g 和全血 10 μg/g 作为儿童铅中毒诊断标准，两者所得铅中毒流行率分别为 48.5% ± 11.5% 和 49.5% ± 14.1%，可见发铅含量测定诊断铅中毒与血铅含量化验法有类似的可靠性。

目前各国对铅中毒的诊断一般采用血铅含量测定，但发铅测定取样更安全、方法，更简便，更能反映全身铅负荷。

铅是低剂量时可能具有必需功能的潜在毒性元素。但随着工业的发展和都市化进程的加快，环境污染已成为人类健康的危险因素，世界卫生组织认为，环境中对儿童威胁最大的是铅。20 世纪 80—90 年代的调查表明，我国工业区内儿童铅中毒的流行率多在 85% 以上，即使是没有明显工业污染的普通市区，也有 50% 左右的儿童已有铅中毒。过去认为郊区或农村环境污染状况不如市区严重的传统观点已受到挑战，有些郊区甚至高于市区。含铅汽油的使用是加重人体铅负荷的重要因素，但上海市的两项调查表明，在停止使用含铅汽油半年后 1~6 岁儿童的血铅含量水平仅降低 3.8%，而在使用无铅汽油 2 年后，含铅汽油的排放颗粒仍存在于上海市中心的大气气溶胶中，这表明我国控制环境铅污染和防治儿童铅中毒的任务还任重道远。虽然评价人体铅负荷的方法有许多种，但对诊断儿童铅中毒最有实际价值的还是血铅含量化验和发铅含量测定。

一、儿童体铅水平与铅中毒流行率

发铅含量测定与血铅含量化验结果的比较。

我们对世纪交替期（1998—2001 年）中国儿童的血铅、发铅含量水平和铅中毒流行率做了初步文献调查，经统计得到涉及 14 个省市的 28 篇文献血铅含量平均值为（11.2 ± 3.3）$\mu g/dL$，铅中毒流行率平均值为 49.5% ± 14.1%（表 1），而涉及 9 个省份的 47 篇文献发铅含量平均值为（11.5 ± 6.0）$\mu g/g$（表 2），铅中含量毒流行率平均值为 48.5% ± 11.5%（表 3）。可见，发铅含量测定诊断铅中毒与目前采用的血铅含量化验法有类似的可靠性。

表 1 1998—2001 年中国儿童的血铅含量水平及铅中毒流行率[①]

地区	年龄范围（岁）	例数	血铅含量水平（$\mu g/dL$）	超标率（%）
浙江杭州[②]	1 ~ 12	2372	10.38	47.25
广东广州	1 ~ 6	78	19.2 ± 2.7	
湖南湘潭	1 ~ 8	1038	6.88 ± 2.82	27.7
新疆乌鲁木齐	新生儿	139	6.62 ± 4.33	35.25
云南昆明[③]	3 ~ 12	1004	11.0 ± 4.5	50.50
江西南昌	2 ~ 8	883	8.42 ± 3.12	59.17
山西太原	2 ~ 10	1562	16.18	66.39
甘肃兰州	1 ~ 7	1294	11.92	53.73
江苏南京[④]	2 ~ 15	1581	11.10	34.9
宁夏银川	7 ~ 12	324	11.59	63.0
北京市	1 ~ 6	201	10.90	68.7
重庆市	6 ~ 7	216	11.75	
上海市	1 ~ 6	1610	9.28	37.8
四川成都	7 ~ 12	456	11.60	
平均			11.2 ± 3.3	49.5 ± 14.1

注：① 根据 1998—2001 年 28 篇文献整理，同一省市以例数做加权求平均值。

② 包括杭州、海宁、宁波、温岭、兰溪、镇海、萧山等县市。

③ 包括昆明、剑川、丽江地区。

④ 包括南京、苏南、苏中、苏北、扬州地区。

表 2 1999—2001 年中国儿童的发铅含量水平　　　　　　　　　　　单位：$\mu g/g$

省、市	地区	年龄（岁）	例数	发铅含量水平
云南	昆明	3 ~ 6	1151	12.82 ± 6.07
江西	南城、抚州、东乡	1 ~ 14	2369	13.44 ± 6.86
黑龙江	大庆	3 ~ 6	99	12.99
甘肃	兰州	1 ~ 12	1118	12.78 ± 10.57
河南	郑州	6 ~ 14	68	6.21 ± 4.36
吉林	长春、辽源	4 ~ 14	2286	9.52 ± 4.40
河北	唐山	8 ~ 13	421	11.8 ± 6.1

续表

省、市	地区	年龄（岁）	例数	发铅含量水平
浙江	杭州、海宁、宁波	3～5	414	11.42±4.9
广东		1～13	22 053	12.39±5.08
	广州	1～6	1409	12.00±4.41
	深圳	1～13	6477	12.31±6.61
	阳江	1～7	12 764	12.80±7.52
	中山	1～7	884	8.3±4.6
	佛山	6～12	62	10.23±4.51
	韶关	儿童	57	13.07
	惠东	0.5	400	11.16±2.81
平均				11.5±6.0

注：根据1999—2001年47篇文献整理，同一省内以例数做加权求平均值。

表3 1999—2001年中国儿童铅中毒流行率发铅含量测定结果

地区	报告	例数	超标率（%）	诊断标准（$\mu g/g$）
云南昆明	王云华（1999）	396	58.1	10.0
昆明	付 雪（1999）	400	58.0	10.0
江西南城	乌建平（2001）	541	37.3	10.0
东乡	饶光大（2001）	826	62.0	婴儿10.6，儿童10.2
黑龙江大庆	刘丹英（2000）	99	52.5	10.0
河南郑州	郭宏昌（2001）	540	26.0	10.0
广东广州	陈为兰（1999）	800	64.0	男8.35，女7.82
	刘建平（1999）	1000	43.4	男10.13，女10.73
	李立东（1999）	218	33.5	男10.13，女10.73
	李 红（2001）	109	72.8	10.0
惠阳	许丽芳（1999）	220	33.1	男10.13，女10.73
	叶惠娴（2001）	2623	29.1	男10.13，女10.73
顺德	区慧珊（2000）	800	38.7	男10.13，女10.73
	伍彩莲（2000）	940	50.0	男10.13，女10.73
珠海	付小梅（2001）	735	37.6	男10.13，女10.73
深圳	张文汉（2001）	2786	64.1	男10.13，女10.73
梅州	李善吉（2001）	266	57.6	9.0
惠东	许景玲（2001）	400	58.8	10.5
阳江	邓康培（1999）	1000	50.0	12.0
平均			48.5±11.5	

注：同一省市以例数做加权求平均值。

二、发铅含量测定的优点

头发元素测定除取样简单、贮存方便、便于运送、安全、无伤痛等优点外，发铅诊断法还有以下优点。

— 959 —

（1）发铅含量高，容易准确测定

头发中的元素含量，除铁、铷、钠、铯、磷、钾等少数元素外，要比血液中元素含量高得多（表4），头发铅含量约为血铅含量的100倍，因而容易准确测定，也便于推广应用。

表4 头发元素含量（μg/g）与全血元素含量（μg/dL）的比较

含量比（头发/血液）	元素
<1	Fe、Rb、Na、Cl、Cs、P、K
1～10	Mg、Ba、Br、Se、Li、Ca、I、Hs
10～100	Si、Be、Th、Tl、Re、Zn、Cu、Pt、Ir、Mo、Zr、As、Mn、Sc、Nb、Pb、B、Sb、Sr、Ga
100～1000	Ta、Hg、Co、W、Ni、Y、Al、Cr、Cd、Sn、V、REE、Ti
>1000	Au、Bi、Ag、U

注：①114例瑞典人自身比较结果，即头发和血液取自同一个体；②REE为稀土元素，包括La、Ce、Pr、Nd、Sm、Eu、Gd、Tb、Dy、Ho、Er、Tm、Yb、Lu。

（2）发铅水平代表全身铅负荷总体水平

从头发元素掺入通道的研究中发现，铅主要分布于头发的表面区域（图1），亦即铅除通过毛母质和毛乳头处（血液来源）输入外，还通过根鞘等其他途径跨细胞扩散、渗透进入头发结构。所以，发铅含量水平代表全身铅负荷总体水平，虽然血铅含量或发铅含量与智商（IQ）之间有明确的相关关系（图2和图3），但发铅含量与血铅含量之间不一定存在简单线性关联。

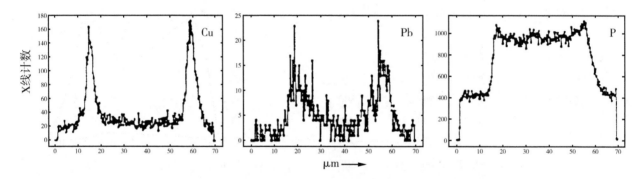

图1 表示头发元素不同输入通道的铜、铅、磷含量横截面分布

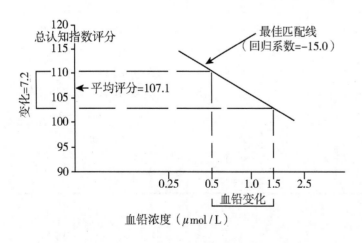

注：血铅含量从0.5 μmol/L增加到1.5 μmol/L，认知指标评分平均降低7.2分。

图2 儿童血铅含量水平与总认知功能的多元回归估计

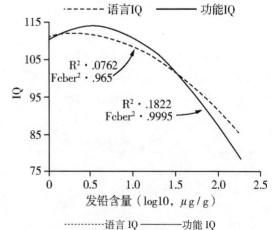

注：发铅含量从3.2 μg/g增加到32 μg/g，功能IQ和语言IQ分别降低12分和9分。

图3 发铅含量水平与智商的多项式回归曲线

（3）发铅含量测定可追忆暴露历史

头发是一种进展性的生长组织，它像记录仪一样记录着人体铅暴露的历史。将头发切割成 1 cm 或 2 cm 长的头发段进行分析，就可按每月（1.1±0.2）cm 的生长速度推算出过去一段时间内的铅暴露状况。图 4 典型地说明了 1 例 20 月龄男孩"食土癖"和住院治疗、出院再接触污染环境或体内铅负荷的经历，这是任何其他生物指示器无法做到的。

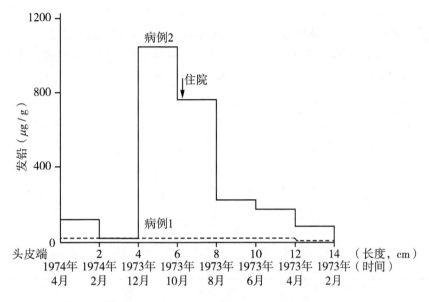

病例 1：正常儿童，21 月龄，男性；病例 2：铅中毒儿童，20 月龄，男性

图 4　发铅含量测定追踪铅暴露过程

（4）发铅含量可筛选无规则铅暴露

在单次大剂量铅暴露或不定期铅暴露的情况下，发铅测定能提供全身铅负荷平均含量。由于血铅含量清除率高于全身排泄速变，所以在非连续性稳定铅暴露的情况下，血铅含量测定通常是不可靠的。有人发现，在冶炼工人中大约有 30% 的人发铅含量超过 30 $\mu g/g$，而血铅含量测定不能认定是铅中毒（血铅含量低于 30 $\mu g/dL$）。铅作业工人的子女和"食土癖"儿童可能有较高的发铅含量，但血铅含量水平并不升高（图 5）。

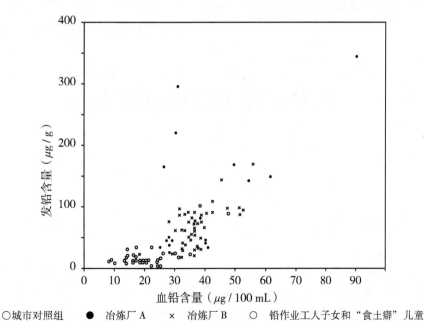

○ 城市对照组　　● 冶炼厂 A　　× 冶炼厂 B　　◎ 铅作业工人子女和"食土癖"儿童

图 5　发铅与血铅含量的关系：血铅含量测定不能鉴定铅作业工人子女和"食土癖"儿童的铅中毒

三、发铅含量诊断标准

头发铅含量测定的历史至少可追溯到 20 世纪 30 年代。1939 年，Miller 指出用血样筛选铅中毒不能揭示患者的真实情况。次年，Bagchi 发现印度使用朱砂做化妆品的欣杜妇女发铅含量（180 $\mu g/g$）显著高于同地区男子（26.7 $\mu g/g$）和不使用此类化妆品的穆斯林妇女（50.4 $\mu g/g$）的发铅含量。1958 年，日本 Suguki 发现发铅含量升高的工人出现铅中毒症状，并首次提出了铅中毒的诊断标准：发铅含量低于 30 $\mu g/g$ 为非职业性铅暴露和正常铅暴露范围，30～110 $\mu g/g$ 为职业性铅暴露正常范围，高于 110 $\mu g/g$ 为危险性铅暴露。1967 年和 1969 年，美国 Kopito 证明发铅含量测定是儿童慢性或轻微铅中毒的有价值的辅助诊断工具。1980 年，加拿大人 Chatt（1980）采用 20 $\mu g/g$ 和英国 4 家商业实验室（Taylor，1986）分别采用 15 $\mu g/g$、21 $\mu g/g$、19 $\mu g/g$ 和 15 $\mu g/g$ 作为发铅含量正常值上限。1991 年，美国医生数据公司采用 10 μg 作为正常值上限。此后，法国、巴西和美国其他商业实验室也都采用 10 $\mu g/g$ 作为诊断铅中毒标准。可以说发铅含量诊断标准的变化与血铅含量标准的变迁是大致同步的（表 5）。

表 5　儿童铅中毒诊断标准的演变

年代	血铅含量（mg/dL）	发铅含量（$\mu g/g$）	年代	血铅（mg/dL）	发铅（$\mu g/g$）
1970 年以前	60	30	1985 年	20	20
1970 年	40		1991 年	10	10
1975 年	30		？	？	？

我国科学工作者在探索铅对人体，特别是对儿童危害时也曾提出过各种判定标准，其范围从 9～30 $\mu g/g$，大致在 1996 年前定为 20～30 $\mu g/g$，1996 年以后基本趋向一致，即以 10 $\mu g/g$ 左右作为发铅含量正常值上限（参见表 3）。在流行病学调查中发现，采用 10 $\mu g/g$ 作为发铅诊断标准与采用 10 mg/dL 作为血铅含量诊断标准所得儿童铅中毒流行率是十分相近的（参见表 1 和表 3）。

与血铅标准一样，发铅水平在正常值上限以下仍可能影响儿童的智能发育。吴清发现，在 1.3～21.5 $\mu g/g$ 范围内，发铅与总智商（$P < 0.001$）、语言智商（$P < 0.001$）和操作智商（$P < 0.004$）呈显著负相关。孙国平观察到，发铅在较低水平（$< 1.5 \mu g/g$）时仍对智商有影响。因此，当前应进一步加强检测方法研究及低水平铅暴露的健康效应研究。

（原载于《世界元素医学》2002 年第 2 期）

头发诊断动脉粥样硬化

（2003）

秦俊法[1]　李增禧[2]

（1. 中国科学院上海原子核研究所　2. 中国广州分析测试中心）

[导读]　动脉硬化的发展与动脉中富铁、富锌核心的形成及钙在动脉壁上累积密切相关。动脉钙含量与头发钙含量之间虽无显著的线性负关联，但在动脉硬化过程中，头发钙含量的降低明显早于出现临床症状之前。英国人群头发钙含量与冠心病死亡率呈显著负相关关系，按"区"或"群"的平均值计算，发钙含量对冠心病死亡的贡献分别占 37% 和 55%。匈牙利 90% 以上的急

性心肌梗死患者均为低钙组。

人发钙检验不仅为动脉硬化和冠心病筛选提供了简单、非创伤性方法，而且也为骨质疏松研究提供了新的工具。头发钙、镁含量还可作为某些神经障碍病的预测指标。

动脉粥样硬化（简称动脉硬化）是高血压和冠状动脉性心脏病（简称冠心病）发病的基础。动脉硬化会引起心绞痛、心脏病发作和卒中，每年导致的死亡人数比癌症还多。如果能对动脉硬化危险做出早期预报，就可最大限度地为该病提供改正性或预防性治疗的机会。本文综述了头发钙含量作为动脉硬化非创伤性诊断标记物或作为冠心病危险性预测指标的可能性。

1 动脉粥样硬化的形成

动脉硬化（动脉斑）是指动脉血管上累积了危险的脂肪物质。科学家目前认为，炎症是引发动脉硬化的主角，它发生在某些白细胞（正常情况下它们组成了抵抗感染的前线）侵入组织并被激活的时候。炎症反应不仅激发动脉硬化（动脉斑）的发生和发展，而且还能导致某些动脉斑的破裂。破裂的斑块容易形成血栓阻塞动脉，从而导致动脉硬化的并发症（Libby P，2002）。对低密度脂蛋白（LDL）的研究，最明显地显示了炎症在动脉硬化过程中的作用。LDL 颗粒由脂肪酸分子（脂质）和蛋白质组成。当 LDL 积累时，其中的脂质进行氧化，而其中的蛋白质则进行氧化和糖化（与糖分子结合），血管壁上的细胞把这些变化理解为危险信号，从而召集机体的防御系统进行增援，发生炎症反应。

动脉硬化过程大致经历动脉斑的形成、斑块的生长和斑块的破裂 3 个阶段。

1.1 动脉斑的形成

（1）过量的 LDL 颗粒在动脉壁上沉积并发生化学变化。经过修饰的 LDL 刺激内皮细胞释放出黏附分子，这些黏附分子俘获血液中的单核细胞（炎症反应的主角）和 T 细胞（另一类免疫细胞），并通过内皮细胞分泌的化学因子吸引被抓住的细胞进入内膜。

（2）在内膜，化学因子和其他内皮细胞及平滑肌细胞分泌的物质进一步促使单核细胞增殖，并成熟为活性巨噬细胞。这些巨噬细胞和 T 细胞产生许多炎性介质，其中包括细胞因子和其他因子，促进细胞分化，并在巨噬细胞表面出现"清道夫受体"，以助其吞噬经过修饰的 LDL 颗粒。

（3）巨噬细胞因大量吞噬 LDL 而充满了脂肪滴，这些泡沫样的充满脂肪的巨噬细胞（被称作泡沫细胞）和 T 细胞组成脂质条纹，形成动脉斑的最早期形式。

1.2 动脉斑块的生长

炎性内膜中的巨噬细胞、内皮细胞和平滑肌细胞分泌某些因子，促使中膜肌细胞（位于内膜下的组织）向内膜顶层迁移，复制和合成细胞外基质，覆盖在原始动脉硬化区域的上面，形成胶原纤维性组织——纤维帽，帽下硬化区中部分泡沫细胞死亡后放出脂质，形成"脂质核心"或"坏死核心"。这些动脉斑块在它们存在的大部分时间里，都在向外膜扩展，此时可长时期保持血流畅通。

1.3 动脉斑块的破裂

动脉斑块有时会向内生长并挤压血管腔，造成动脉狭窄，但大多数心脏病发作是由于动脉斑块的纤维帽破裂，引起开口处出现血凝块。这是由于泡沫细胞能分泌降解胶原蛋白的炎性物质，进而破坏平滑肌细胞，使纤维帽无法再修复。泡沫细胞还能释放强力血栓促进剂——组织因子。如果被削弱的纤维帽破裂，组织因子将同血液中促进凝血的成分发生反应，导致血栓或血凝块的形成，从而阻断血液流向心脏，引起心脏病发作或心肌组织坏死。

2 动脉粥样硬化过程中的元素分布变化

动脉壁由内膜、中膜和外膜组成（图1），在内膜与中膜间以及中膜与外膜间有一层由弹性蛋白纤维

组成的弹性层，分别称为内弹性层和外弹性层。外膜中充满毛细血管
（滋养血管），以保证动脉壁细胞有充足的氧气和营养供给。

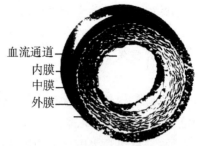

正常的动脉壁不仅含有各种必需元素（表1），而且有一定的元素
分布规律，从动脉壁切片的元素分布图可以清晰地辨别动脉壁组织的
各类结构（图2）。例如，内膜和外膜中有丰富的氯和钾；内膜中铁和
锌含量很高；从硫、氯、钾、铁分布图可以鉴定毛细血管部位；在钙
分布图中可见内弹性层和外弹性层的轮廓。

图1　正常冠状动脉的横切面

表1　正常冠状动脉壁不同结构层中的元素含量　　　　单位：$\mu g/g$ 干重

元素	内膜（$n=2$）	中膜（$n=2$）	外膜（$n=2$）	弹性层（$n=8$）
P	610 ± 118	611 ± 78	673 ± 80	939 ± 100
S	1580 ± 213	1329 ± 200	1404 ± 250	1552 ± 204
Cl	2470 ± 550	2013 ± 350	1844 ± 400	2143 ± 352
K	2090 ± 410	1525 ± 300	1334 ± 320	1583 ± 323
Ca	330 ± 200	322 ± 40	435 ± 180	848 ± 209
Fe	16 ± 4	10 ± 3	9 ± 3	9 ± 3
Zn	15 ± 3	8 ± 2	11 ± 3	14 ± 5

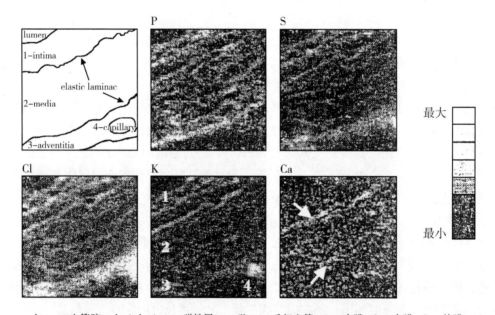

lumen—血管腔；elastic laminae—弹性层；capillary—毛细血管；1—内膜；2—中膜；3—外膜
图2　正常动脉壁的元素分布（动脉壁的组织结构清晰可辨）

当动脉壁受损时，各组织结构中的元素分布随之发生变化。在疾病的早期阶段，表观上看似健康的
人，弹性层中即已出现弹性蛋白样颗粒，磷、钙、铁含量分布有了改变；中膜中的磷、硫、氯、钾、铁、
锌含量也有所增高。对颗粒结构的仔细观察表明，这些弹性蛋白样颗粒中存在富铁和富锌（偶尔也有铜）
核心，核心周围的磷和钙含量特别高（图3），而且不同的颗粒均有类似的元素分布，可见钙化过程是在
铁和锌沉积之后出现的，与颗粒的大小无关。这些事实表明，在动脉硬化早期，即已出现钙、铁、锌代
谢异常。当病变进一步发展时，内膜和弹性层出现更明显的形态学和元素含量变化，中膜开始受到动脉
斑块的侵袭，外膜也出现了大的变化，在钙、铁、锌分布图中可观察到弹性层裂开和较多的弹性蛋白样

颗粒及其他细胞变化。在动脉硬化晚期，动脉壁各层中元素含量变化更加明显：中膜中钙、磷含量显著增加；外膜中所测元素含量都显著升高；弹性层中磷、钾含量增加，硫、钾、氯、铁、锌含量降低（表2）。病变动脉内膜中的钙含量也比正常内膜高（Pallon J，1995）。

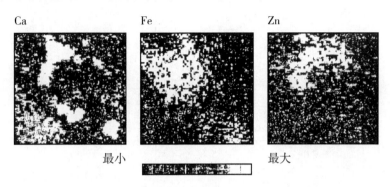

图3　动脉弹性蛋白样颗粒的钙、铁、锌含量分布（铁、锌核心周围钙含量很高）

表2　硬化冠状动脉壁不同结构层中的元素含量　　　　　单位：$\mu g/g$ 干重

元素	内膜（$n=7$）	中膜（$n=6$）	外膜（$n=2$）	弹性层（$n=3$）
P	558 ± 118	1385 ± 745*	1011 ± 200*	3260 ± 112**
S	1269 ± 476	1798 ± 800	3350 ± 590*	920 ± 210**
Cl	2087 ± 823	2783 ± 990	4710 ± 1220*	1665 ± 284*
K	1430 ± 630	1970 ± 997	3170 ± 1120*	858 ± 178**
Ca	461 ± 244	884 ± 386*	700 ± 210*	3436 ± 2200**
Fe	18 ± 6	15 ± 5	14 ± 3*	6 ± 2*
Zn	13 ± 2	10 ± 3	22 ± 6*	8 ± 3*

注：与正常动脉（表1）比较，* 为 $P < 0.05$，** 为 $P < 0.01$。

由上可知，动脉硬化的发展是与富铁富锌脂质核心的形成及钙在动脉壁中的累积密切相关的。

3　头发钙含量与动脉粥样硬化

绝大部分心脏病患者只是在病理过程中发展到出现器质性症状时才引起注意，此时的许多病例已经到了不可逆转的阶段。许多科学家多年来一直致力于动脉硬化的早期诊断研究，以期在出现临床症状前或在尚可逆转的阶段得到诊断和治疗。这种努力之一是寻找动脉元素与头发元素的相关关系。

匈牙利原子核研究所的 Bacso（1986）研究了72例（女35例、男37例）解剖尸体腹部主动脉和头发样品中的钙及矿物元素。作者根据目眼检查按 WHO 等级将动脉硬化危险程度分成0、A、B、C、D 5类，"0" 类表示主动脉壁没有或几乎没有可见的变化；"A" 类表示轻微变化，动脉壁出现或多或少的分散状脂质斑；"B" 类表示中度变化，动脉壁出现部分分散状、部分密集状脂质斑和纤维化斑；"C" 类表示中度严重变化，动脉壁出现密集的脂质斑和纤维化斑，并偶尔出现钙化斑；"D" 类表示较严重变化，动脉壁出现密集的纤维化斑和钙化斑。头发样品取自相同尸体头冠部或颈部，近头皮长度约4 cm。元素测定结果表明，大多数患者的头发钙含量属700 $\mu g/g$ 以下的低钙组，只有少数几例高于700 $\mu g/g$（图4），平均值为 $\bar{x} \pm SD = 360^{+244}_{-143}$ $\mu g/g$，动脉钙含量范围为 0.06% ～ 11.4%，各危险组（A～D组）与 "0" 组均有显著差异（表3）。

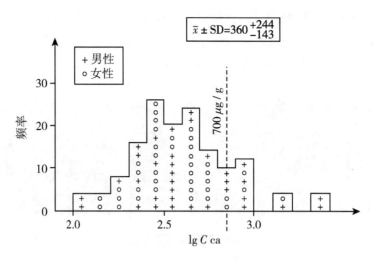

$$\bar{x} \pm SD = 360 ^{+244}_{-143}$$

虚线表示钙代谢平衡与不平衡的分界线

图4　头发钙含量的频率分布

表3　不同危险度动脉硬化患者的动脉钙含量　　　　　　　单位:%

危险度	例数	平均值	范围	危险度	例数	平均值	范围
0	2	0.07 ± 0.01	0.06 ~ 0.08	C	14	2.50 ± 1.53	1.06 ~ 4.32
A	13	2.69 ± 2.86	0.25 ~ 10.80	D	29	4.46 ± 3.37	0.6 ~ 11.40
B	14	2.11 ± 1.11	0.82 ~ 5.19				

注：危险度分类见正文说明。

　　动脉钙含量与头发钙含量之间虽无显著的线性负关联，但以头发钙含量作为横坐标（x 轴）和以动脉钙含量作为纵坐标（y 轴）做图，并以 $x = 500\ \mu g/g$ 和 $y = 4.5\%$ 分别做平行于 y 轴和 x 轴的平行线，则可把测量数据分为 Ⅰ、Ⅱ、Ⅲ、Ⅳ 4 个区域（图5），其中区域 Ⅰ 以高头发钙和相对低动脉钙为特征，区域 Ⅱ 中动脉钙和头发钙都处于相对低值，区域 Ⅲ 中动脉钙高而头发钙低，而处于高动脉钙和高头发钙的 Ⅳ 区则不包含任何实验数据，亦即任何人，不管是动脉硬化患者还是动脉正常者，不可能同时兼有高动脉钙和高头发钙。

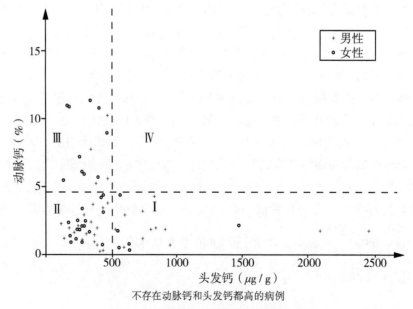

不存在动脉钙和头发钙都高的病例

图5　动脉钙含量与头发钙含量的关系

动脉硬化的这种生理病理学变化可用时间－过程图（图6）加以解释：落在图5 I 区的实验数据代表图6中0～t_0～t_1时间内出现的事件，这一时期体内钙代谢处于平衡状态，故有相当多的钙渗入头发中去，但到t_0时段钙代谢出现了紊乱，发钙含量迅速并逐渐降低，而动脉钙仍处于正常低值；落在 II 区的数据代表t_1～t_2时间内出现的事件，这一时期发钙值已经很低，动脉钙还处于正常状态，此时体内钙代谢仍有可能逆转并恢复平衡；落在 III 区的数据代表出现在t_2～t_3及t_3以后时间内出现的事件，这一时期发钙保持低值，动脉钙含量逐渐升高并达到最大值，主动脉发生钙化。由此可见，在动脉硬化过程中，头发钙含量的降低是明显早于出现临床症状之前的。早期的研究以及对出现于 I 、 II 、 III 区中事件数的仔细观察表明，头发钙含量从最大值降到最低值的时间为5～6个月，t_1～t_2以及t_2～t_3的时间间隔分别近似为12个月和6个月。当然，这是从钙代谢障碍到出现动脉钙化的最短时间估计的，实际上这一过程可能会延长到几年或更长时间（Bacso J，1982，1986）。

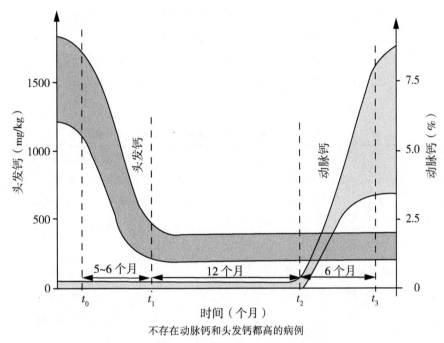

图6　动脉硬化过程中的发钙－动脉钙含量变化

4　头发钙含量与冠心病发生率

研究表明，头发钙含量与冠心病死亡率之间存在显著负相关关系，亦即生活在冠心病高危险区的人群，其头发钙含量比低危险区人群低。

Macpherson（2000）调查了英国不同健康区的人群头发钙含量，样品取自40个地区20岁以上人群，其中，苏格兰共6个区，威尔士4个区，英格兰30个区，每个地区取100个左右样本，均为男性，各个地区的年龄分布相类似，职业类型广泛，合计4393人。冠心病死亡率资料（1991—1995年）由苏格兰、威尔士和英格兰人口调查与统计局提供，水质硬度和日照时间资料由地区水利局和气象台提供。头发元素含量测定结果表明，英国人发钙含量有明显的差异。例如，在蒙克兰，仅有5%的样本其钙含量超过700 $\mu g/g$，而在阿什福，有67%的样本高于700 $\mu g/g$；南端的英格兰发钙含量最高，北端的苏格兰最低；东部地区人群的发钙含量明显高于西部地区（表4）。这些数据很好地反映了英国心脏病危险的北/南分界和东/西分界的特征。数据的统计分析也显示，无论是按"区"（District）或按"群"（County）的平均值计算，冠心病标化死亡率（y）均与头发钙含量对数值（x）呈显著负关联，其回归方程为：

$$y_1 = 338.7 - 86.4x, \quad r^2 = 0.37$$

$$y_2 = 374.4 - 99.2x, \qquad r^2 = 0.55$$

其中，y_1 和 y_2 分别表示"区"和"群"的冠心病标化死亡率，由 r^2 值可知，发钙含量对冠心病死亡的贡献分别占 37% 和 55%。

表4　英国不同地区人群的平均发钙含量比较　　　　　　　　　单位：$\mu g/g$

地区	样本数	平均值	标准误	地区	样本数	平均值	标准误
苏格兰	744	431	11	英格兰中部	496	636	18
威尔士	395	480	20	英格兰东南部	1199	807	18
英格兰北部	935	504	11	英格兰西南部	519	532	17

许多研究指出，水质硬度、日照时间也是冠心病的保护性因素（Scragg R，1990；Shaper A G，1994），硬水和日照时间增加将使发钙含量增加，动脉钙含量降低，动脉硬化斑减少，血压降低，因而降低心脏病发生的危险（Barger – Lux M J，1994）。Macpherson（2000）以"区"为单位计算的水质硬度和 5 年平均日照时间对发钙含量的影响分别为 61% 和 47%，两者对发钙的联合贡献为 65%；水质硬度、日照时间和发钙含量对冠心病死亡率的影响分别为 39%、49% 和 37%，三者对冠心病死亡率的联合贡献则增加到 65%（表5）。

表5　水质硬度、日照时间、发钙含量与冠心病死亡率的关系

序号	影响因素	发钙含量	r^2	冠心病死亡率	r^2
1	水质硬度	$\log HCa = 2.60 + 0.0025\,W$	0.61	$SMR = 118 - 0.274\,W$	0.39
2	日照时间	$HCa = -665 + 0.790\,S$	0.47	$SMR = 234 - 0.083\,S$	0.49
3	发钙含量			$SMR = 338.7 - 86.4$ $\log HCa$	0.37
4	1 + 2	$\log HCa = 2.39 + 0.002\,W$ $+ 0.0014\,S$	0.65	$SMR = 205 - 0.131\,W$ $= 0.598\,S$	0.54
5	1 + 2 + 3			$SMR = 334 - 0.096\,W = 0.034\,S$ $- 62.1\log HCa$	0.65

注：W—水质硬度（mgCa/L）；S—日照时间（h/5 年）；HCa—发钙含量（$\mu g/g$）；SMR—冠心病标化死亡率（$1/10^5$）。

5　发钙筛选动脉粥样硬化

头发（还有指甲），与其他组织不一样，是体内代谢的最终产物。发育中的毛囊所接触的代谢环境包括循环血、淋巴液及细胞外液，在毛发的生长过程中，钙和其他矿物质及微量元素将渗入毛发结构中而被固定下来。外源性的金属元素也会被毛发吸附，但可通过合适的清洗过程被除去。Bacso（1982）证明，采用 2% 醋酸溶液洗 1 min，然后用去离子水漂洗 3 次，每次 2 min，可有效地去除头发中的外源性钙。

Bacso（1984，1986）和 Macpherson（1995）的研究还证明，头发钙测定不仅可在个体基础上获得重复结果，而且发钙含量可反映钙摄入量的明显变化。在一年内不同时期通过补充或不补充维生素 D（2.5 $\mu g/d$）观察胡须钙含量变化，发现在补充维生素 D 的 17 周内钙含量增加并保持在一定水平上，停止补充后钙含量迅速降低，再补充后又回升到从前的水平直到试验结束。

几项研究均表明，匈牙利人群头发钙含量呈双峰对数正态分布，高峰组的平均值为 1500（700～2500）$\mu g/g$ 左右（表6），低峰组平均值为 350（280～450）$\mu g/g$ 左右，两组间有显著差异，其分界线出现在 700 $\mu g/g$ 处。日本人群的发钙含量也有类似的统计学分布。但不同国家和不同地区高钙组和低钙组的比例有所不同，日本人大约有45%属于低钙组，而匈牙利人则有65%为低钙组。这些数字与世界卫生组织公布的卫生统计学资料相一致：匈牙利人群冠心病死亡率要比日本人群高1倍。

表6　匈牙利不同人群的发钙含量分布　　　　　　　　　　　　单位：$\mu g/g$

作者（年）	低钙组	高钙组	作者（年）	低钙组	高钙组	作者（年）	低钙组	高钙组
Bacso（1978）	$320 {+75 \atop -55}$	$150 {+1000 \atop -700}$	Bacso（1982）	340 ± 160	1420 ± 980	Bacso（1984）	297 ± 139	1750 ± 920

头发低钙与钙代谢或钙平衡障碍有关，很可能与动脉硬化或心脑血管疾病发作相联系。Bacso（1978）测定了204例匈牙利人的头发样品，发现心肌梗死患者发钙平均值明显低于相同年龄健康人，约为后者的1/5，而且90%以上的急性心肌梗死患者均为低钙组。与头发检验相对照，血钙检验没有这样明显的特征，刘汉林（1988）测定了91例山东冠心病患者的全血样本，无论是冠状动脉造影证实组（CAA），还是心绞痛组（AP）或陈旧性心肌梗死组（OMI），血钙含量均与正常对照组无显著差异（表7）。

表7　中国冠心病患者的全血钙含量　　　　　　　　　　　　单位：$\mu g/mL$

分组	例数	血钙含量	分组	例数	血钙含量
正常对照组	28	65.33 ± 6.39	AP	40	64.76 ± 5.78
冠心病组	91	63.98 ± 5.48	OMI	28	63.02 ± 5.46
CAA	23	63.76 ± 5.00			

注：CAA—冠状动脉造影证实组；AP—心绞痛组；CMI—陈旧性心肌梗死组。

发钙检验不仅为动脉硬化和冠心病筛选提供了简单、非创伤性方法，而且也为骨质疏松研究提供了新的工具（Macpherson A，1995）。头发钙、镁含量还可用作某些神经障碍病的预测指标（Lech T，2001）。

（原载于《广东微量元素科学》2003年第5期）

头发诊断儿童孤独症

（2003）

秦俊法[1]　李增禧[2]

（1. 中国科学院上海原子核研究所　2. 中国广州分析测试中心）

[导读] 诊断儿童孤独症，过去主要根据病史及临床表现。孤独症儿童头发元素含量异常的发现，为儿童孤独症的诊断奠定了新的理论依据。包括头发14种元素在内的判别函数可分别以90.5%和100%的准确率区分美国正常儿童和孤独症儿童，头发钙、铜、锌、铬、锂5种元素的分类准确率也达85.7%和91.7%。利用头发中镁、钙、锌、铜、铬、铁、硒、锰8种元素做判别分析，对科威特正常儿童和孤独症儿童的判别准确率分别为90%和100%，其中，钙、铜、锌、铬对分类影响最大。

这些研究结果提示，头发元素分析可发展为儿童孤独症的另一类诊断工具。

儿童孤独症又称自闭症，也称孤独性障碍，主要表现为言语发音障碍、社会交流障碍、想象力发育障碍和行为障碍，属广泛发育障碍的一种。西方国家儿童中孤独症患者占 20/10 万 ~ 50/10 万，男性比女性多 4 ~ 5 倍。我国尚无患病率资料（陈灏珠，2001）。

儿童孤独症通常起病于 3 岁前，随着年龄的增大，约有半数患者获得有用的语言，10% ~ 20% 患儿最终能进入普通学校，10% ~ 20% 不能工作，但能在家中生活，其余不能独立生活。目前医学上还无有效治疗手段。

儿童孤独症的病因尚不完全清楚，有人认为遗传是主要因素（Bailey A，1995），有人认为谷蛋白（一种在小麦和几种其他谷物中发现的蛋白质）是孤独症的"罪犯"（Whitely P，1999），还有人认为孤独症与抑郁症相关联（De Long R，1999）。但现已证实，许多与孤独症有共同特征的精神障碍病与营养及微量元素有关（Shearer T R，1982；Ciaranello A L，1995）。

本文讨论了微量元素异常与孤独症的关系以及头发元素分析在诊断孤独症中的作用。

1 微量元素的神经化学和神经生理学功能

人脑中至少存在 52 种元素，但并不是每种元素都具有神经化学和神经生理学功能。现在已知，有 8 种元素对脑功能是必需的（表 1），它们以特有的含量水平存在于神经系统中，保证脑的最佳发育和最佳功能。还有几种元素对脑可能也是必需的。必需元素的缺乏会导致脑内元素含量发生变化，从而造成不同程度的行为及神经学后果。必需元素和许多有害元素在脑内累积时会损伤脑的功能，高含量时会产生以降低脑神经功能、神经元退化和细胞死亡为特征的破坏性脑病，低含量时的后果可能尚有争议，但可能会增加行为和认知缺陷的发生率（秦俊法，1994）。

微量元素的神经化学和神经生理学功能主要涉及以下几个方面。

表 1　微量元素对中枢神经系统的作用分类

必需元素	可能必需元素	低毒元素	有毒元素
Fe	Cr	Ba	Pb
Cu	Ni	Ag	Hg
Zn	Ge	Sr	Al
Mn	Sn	Ti	Cd
Co	V	Zr	As
Mo		Bi	
I		Ga	
Se		Au	
		In	

1.1 影响脑内酶、激素或维生素的活性

许多微量元素参与酶、激素或维生素的功能，它们是这些生物分子的构成成分。例如，铜、铁、锰、锌、硒、钼作为酶（蛋白质）的构成成分而起催化和调节作用；碘通过 T_3 和 T_4 起作用；钴通过维生素 B_{12} 发挥作用（表 2）。

表 2　脑内的主要金属酶、激素和维生素

元素	主要功能酶
Fe	血红素类铁蛋白（细胞色素 b、b_5、c、c_1、a、a_3 等），非血红素类铁蛋白（醛氧化酶、黄嘌呤氧化酶、酪氨酸 3 - 羟化酶）

续表

元素	主要功能酶
Cu	细胞色素氧化酶，单巴胺 β - 单氧酶，超氧化物歧化酶，赖氨酸氧化酶
Zn	超氧化物歧化酶
Mn	超氧化物歧化酶，谷氨酰胺合成酶，钙调素依赖磷酸酶
Mo	黄嘌呤氧化酶，醛氧化酶
Se	谷胱合肽过氧化物酶，谷胱甘肽磷脂氢过氧化物酶
I	甲状腺激素
Co	维生素 B_{12}

1.2　影响神经递质的合成和代谢

神经生理学和神经化学证据表明，微量元素对脑内神经递质的合成和代谢有着明显的影响。例如，锌、铜、锰、铅、汞可影响腺苷酸环化酶的合成，此酶涉及单胺类神经递质的代谢（Walton K G，1976）；锰影响多巴胺代谢（Cotzias G C，1976）；铁、铜、锰影响去甲肾上腺素、5 - 羟色胺和 γ - 氨基丁酸及神经肽的合成（Prohaska J，1987）；许多二价阳离子（包括锌、镍、钴、镁）降低神经元的兴奋性（Kato G，1969；Robear M，1971）。

1.3　影响脑内氧代谢

脑细胞的活动和分裂都需要能量，这些能量是依赖酶的催化将细胞内的各种供能物质氧化后释放出来的。在氧化磷酸化过程中会连续不断地产生损害其自身的毒性物质——活性氧自由基。脑中的微量元素涉及脂质过氧化作用的产生和保护两个方面。

脑中存在许多防御自由基损害和制止自由基产生的抗氧化物酶，例如，线粒体中的锰依赖性超氧化物歧化酶、谷胱甘肽过氧化物酶（含硒），细胞色素氧化酶（含铜），细胞色素 b、c_1、c（含铁）和非血红素铁蛋白；细胞质中的黄嘌呤氧化酶（含钼、铁）、铜锌依赖性超氧化物歧化酶和谷胱甘肽过氧化物酶；过氧化物酶体中的过氧化氢酶（含铁）等。这些金属酶类能有效地清除、分解脂质过氧自由基和水化自由基，对细胞结构和功能起保护作用。另外，当有过渡金属离子（如铁、铜等多种金属配合物）存在时，又会触发一系列支链反应，产生脂质过氧自由基或生成羟自由基。

2　孤独症患者的头发元素含量异常

许多研究表明，伴有行为障碍的儿童头发元素谱与正常儿童有显著差异（表3）。对有学习障碍的儿童的初步研究揭示，患者头发中镉、铅含量的升高特别明显（Pihl R O，1977）。其后，Capel（1981）和 Ely（1981）也报道，伴有诵读困难和学习障碍的患者头发镉含量水平比正常人高，但 Shearer（1982）报道孤独症患者发镉含量显著降低。与镉含量变化相类似，Capel（1981）和 Gentile（1983）报道诵读困难者和孤独症患者发镁含量水平升高，而 Wecker（1985，1988）则报道孤独症患者头发镁含量和血清镁含量显著降低。

表3　广泛发育障碍患者的元素含量异常

报告者（年）	发育障碍	样品类型	显著升高的元素	显著降低的元素
Pihl（1977）	学习障碍	头发	Pb、Cd、Na、Mn、Cr、Cu	Co、Li
Capel（1981）	诵读困难	头发	Cd、Al、Mg	
Ely（1981）	学习障碍	头发	Cd	
Shearer（1982）	孤独症	头发		Cd

续表

报告者（年）	发育障碍	样品类型	显著升高的元素	显著降低的元素
Gentile（1983）	孤独症	头发	Mg	Cd
Wecker（1985）	孤独症	头发	Li	Ca、Mg、Cu、Mn、Cr
	类孤独症	头发		Mg、Cd、Co、Mn
Wecker（1988）	孤独症	血清	Hg	Ca、Mg
Fido（2002）	孤独症	头发		Ca、Mg、Zn、Cu、Mn、Cr

　　有人认为，各研究者得出不同结论的原因可能与诊断标准、取样技术及居住的地区不同有关。Wecker（1985）分析了出生和居住在美国新奥尔良都市区的2～11岁男、女性儿童，实验组由在路易斯安那州立大学医学中心治疗托儿所注册的儿童组成，并按美国精神病诊断统计手册 DSM－Ⅲ 标准将这些儿童分为孤独症组和类孤独症组（广泛发育障碍），后者具有孤独症特征但不满足孤独症的诊断标准。对照组由同一都市区的志愿者和实验组的正常同胞组成。结果发现，孤独症组头发钙、镁、铜、锰、铬含量显著降低，锂含量显著升高，镉含量与对照组无显著差异，而类孤独症组除镁、锰外，镉、钴含量也显著低下，但钙、铜、铬、锂含量与对照组无显著差异（表4）。这表明同为学习障碍但症状不同的患者有很不相同的头发元素谱。

表4　美国学习障碍儿童的头发元素含量变化　　　　　　　　　　单位：µg/g

元素	对照组	孤独症组	P	类孤独症组	P
Ca	841 ± 157	304 ± 34	0.003	428 ± 197	–
Mg	177 ± 47	31 ± 4	0.006	28 ± 6	0.005
K	1323 ± 323	741 ± 239	–	751 ± 210	–
Na	755 ± 154	634 ± 172	–	639 ± 163	–
Cd	1.36 ± 0.07	1.32 ± 0.09	–	0.90 ± 0.18	0.009
Co	0.13 ± 0.01	0.11 ± 0.02	–	0.07 ± 0.01	0.003
Cu	26.3 ± 2.7	12.3 ± 1.9	0.001	15.4 ± 7.7	–
Fe	31.8 ± 1.8	26.6 ± 1.5	–	27.8 ± 1.6	–
Pb	10.7 ± 1.2	12.6 ± 1.6	–	13.8 ± 1.6	–
Mn	0.85 ± 0.09	0.62 ± 0.07	0.042	0.63 ± 0.06	0.041
Zn	166 ± 12	128 ± 16	–	147 ± 17	–
Cr	0.58 ± 0.04	0.37 ± 0.04	0.004	0.49 ± 0.09	–
Li	0.46 ± 0.04	0.69 ± 0.10	0.042	0.46 ± 0.13	–
Hg	15.2 ± 0.3	15.2 ± 0.6	–	15.6 ± 0.5	–
例数	22	12		8	
年龄/岁	4.18 ± 0.39	5.67 ± 0.69		5.63 ± 0.87	

　　最近，Fido（2002）报道了对科威特孤独症儿童的研究结果。研究对象是在科威特孤独症中心注册、按 DSM Ⅳ－R 标准诊断的4～8岁男性儿童，对照组由性别、年龄匹配的健康儿童组成。两组儿童都对精神状态、社会状况、神经发育和用药情况等做了严格检查，在实验组中排除了在病因学上可能与孤独症有关的结节性硬皮症、多发性神经纤维瘤、苯丙酮尿症及染色体异常等疾病患者，为了消除精神发育迟滞等不确定性因素，特将实足年龄的下限规定为4岁。结果发现，孤独症儿童头发钙、镁、铜、锰、铬和锌含量明显低于健康儿童（表5），镁的平均含量甚至不到对照组的20%。

表5　科威特孤独症儿童的头发元素含量　　　　　　　　　　　单位：$\mu g/g$

元素	对照组（$n=40$）	孤独症组（$n=40$）
Mg	177	31*
Zn	166	128
Cu	26.3	12.3*
Ca△	1.36	1.02*
Mn	0.85	0.62*
Cr	0.58	0.37*
Fe	31.8	26.6
Se	0.20	0.14
年龄/岁	4.3±2.6	4.2±2.2

注：△原文如此；＊与对照组比较，$P<0.05$。

3　孤独症的微量元素诊断

目前诊断儿童孤独症主要根据病史及临床表现，可归纳为以下几点：①年龄：起病于3岁（36个月）前。②症状：语言发育障碍；严重社交障碍；兴趣和活动局限，动作和行为刻板、单调。③鉴别：排除其他精神疾病，如精神分裂症、精神发育迟滞等（陈灏珠，2001）。孤独症儿童头发元素含量异常的发现为儿童孤独症的诊断提供了另一类诊断基础。

Wecker（1985）应用判别函数法发现，包括头发14种元素在内的判别函数可分别以90.5%和100%的准确率区分正常儿童和孤独症儿童。所用判别函数的形式为所测元素含量的线性组合：

$$L_1 = a_1 Ca + a_2 Mg + \cdots + a_{14} Hg + c_1,$$
$$L_2 = b_1 Ca + b_2 Mg + \cdots + b_{14} Hg + c_2,$$

其中，常数c_1和c_2以及系数a_i和b_i（$i=1$，$\cdots$，14）由两组样品测定值按最佳分离原则通过计算机计算确定。然后再逐个将各样品测定值代入方程进行计算，若计算值$L_1 > L_2$，则判定为正常儿童，若计算值$L_1 < L_2$则为孤独症儿童。逐步判别分析发现，在所测14种元素中，钙、铜、锌、铬和锂对判别分类贡献最大，利用此5种元素对正常儿童和孤独症儿童的分类准确率分别为85.7%和91.7%，判别函数的系数如表6所示。

表6　诊断孤独症的头发与元素判别函数系数

头发元素	系数		头发元素	系数	
	正常组（L_1）	孤独症组（L_2）		正常组（L_1）	孤独症组（L_2）
Ca	0.0034	0.0018	Cr	21.5021	14.3256
Cu	0.2827	0.1195	Li	7.1984	10.9107
Zn	0.0547	0.0375	常数	−18.3759	−10.4962

Fido（2002）利用头发中镁、钙、锌、铜、铬、铁、硒、锰8种元素做判别分析，对正常儿童和孤独症儿童的判别准确率分别为90%和100%。逐步判别分析表明，钙、铜、锌、铬对分类影响最大。

此前，Pihl（1977）曾对31例学习障碍儿童和22例正常儿童做类似分析，他们发现两类儿童的头发中钠、镉、钴、铅、锰、铬、锂含量存在显著差异。由于铅和钴之间呈显著负关联（$r=-0.67$，$P<0.001$），以及铅和镉之间呈显著正关联（$r=0.53$，$P<0.001$），最后采用镉、钴、锰、铬、锂5种元素做判别分析。结果证明，测定头发中5种元素含量可以98%的准确度将测试者判为正常或异常。

这些研究结果提示，头发元素分析可发展为儿童孤独症的另一类诊断工具。

（原载于《广东微量元素科学》2003 年第 6 期）

发镉测定的临床意义

（2004）

秦俊法[1]　　李增禧[2]

（1. 中国科学院上海应用物理研究所　2. 中国广州分析测试中心）

[导读] 镉从母亲胎盘向胎儿的转移比铅更强烈，测定头发镉含量可以监督妊娠结局及婴儿镉负荷。头发镉含量水平与儿童智商、智力评分如学习成绩的关系也非常密切。诊断试验表明，利用发镉含量诊断男、女性精神发育不全的灵敏度和特异度均可高于 90%，对女性的误诊率和漏诊率更可好于 5%。

最新的研究表明，受镉暴露危害的人群远比从前知道的要广，出现临界效应的剂量也比从前估计的更低。因此，监督、探测和诊断镉暴露及其危害就十分必要。前文介绍了头发监督镉暴露的可靠性（秦俊法，2004），本文综述了头发分析在镉中毒诊断中的临床意义。

1　母亲镉暴露对婴儿镉负荷的影响

在正常情况下，婴儿的发镉含量水平反映其母亲的镉暴露情况。Huel（1981）测量了法国东部小镇海牙诺妇产科医院 103 对母、婴头发中的镉含量，这些产妇主要由农村居民组成，母亲的平均年龄为（25.4±5.1）岁，其中，51% 为头胎产妇，新生儿中 52% 为男婴。测定结果表明，虽然母亲的发镉含量水平（Cd-Hm）和新生儿发镉含量水平（Cd-Hi）之间无显著意义的差异（表 1），但可注意到一种不变的趋势：Cd-Hi 高于 Cd-Hm。回归分析发现，婴儿发镉含量与母亲发镉含量呈显著正相关（$P < 0.0001$），也与婴儿发铅含量呈显著正相关（$P < 0.01$）。婴儿发铅含量水平（Pb-Hi）虽然也与母亲发铅含量水平（Pb-Hm）有关（表 2），但相关程度比镉轻。这些结果说明，镉从母亲胎盘向胎儿的转移要比铅更强烈。

表 1　法国农村母、婴的发镉含量水平

单位：μg/g

	母亲（$n = 108$）	新生儿（$n = 105$）
几何平均值	0.43	0.54
中位值	0.44	0.51
第 5 百分位数	0.04	0.06
第 95 百分位数	4.11	6.87
几何平均值（配对，$n = 103$）	0.43	0.53

表 2　母、婴头发中镉、铅的关联系数

	Cd-Hi	Pb-Hm	Pb-Hi
Cd-Hm	0.481 ***	0.172	-0.019
Cd-Hi		0.144	0.312 **
Pb-Hm			0.241 *
Pb-Hi			

注：* $P < 0.05$，** $P < 0.01$，*** $P < 0.0001$。

虽然血和胎盘的镉药代动力学研究证明，胎盘对镉存在部分屏障作用（Levin A A, 1987），然而几项研究（Siegers C P, 1983; Schramel P, 1988）证明，在某些生理或病理条件下，镉的代谢通道可能会发生变化。Ferry（1993）将法国巴黎博德洛克妇产科医院 117 名孕妇按吸烟程度分为 4 组，分别测定这些产妇及其新生儿头发中的镉含量，结果表明孕妇中吸烟者所产婴儿发镉含量显著高于不吸烟者、被动吸烟者及妊娠后放弃吸烟者（表 3），前者约为后者的 2 倍。Huel（1981）观察到，有高血压母亲所生婴儿镉含量累积增加（表 4），从而可能影响妊娠结局（表 5）。其他流行病调查（Tsevetkova R P, 1970; Nordstrom S, 1979）和实验研究（Hastings L, 1978）也都提示，头发镉含量分析可为妊娠时的某些出生缺陷和其他病理状态的病理学解释提供重要信息，也可为预防婴幼儿疾病和妊娠母亲潜在性疾病提供依据。

表 3　吸烟对母、婴发镉含量水平的影响　　　　　　　　　单位：μg/g

	分类	母亲	新生儿	新生儿/母亲
I	不吸烟者（n=54）	0.15（0.06~0.87）	0.14（0.04~0.45）	0.70（0.15~4.80）
II	被动吸烟者（n=37）	0.18（0.04~0.67）	0.14（0.03~0.48）	1.00（0.10~4.40）
III	放弃吸烟者（n=10）	0.17（0.08~0.64）	0.10（0.05~0.85）	0.60（0.15~3.10）
IV	吸烟者（n=16）	0.10（0.05~0.63）	0.28（0.07~0.44）*	1.70（0.30~7.80）*
	合计（n=117）	0.22±0.19△	0.21±0.16△	

注：①有"*"者与其他各组均有显著差异（$P<0.05$）；②有"△"者为算术平均值±标准差，其余为中位值，括号为第 5~第 90 百分位数。

表 4　高血压对母、婴发镉含量水平的影响

单位：μg/g

	正常血压组（n=75）	高血压组（n=13）
母亲	0.48	0.27
新生儿	0.52	0.79*

注：与正常血压组比较，*$P<0.05$。

表 5　母、婴发镉水平与妊娠结局

单位：μg/g

妊娠结局	母亲	新生儿
早产儿（7 对）	0.47	0.54
低体重儿（9 对）	0.69	1.04*
畸形儿（8 对）	0.65	0.64
正常儿（66 对）	0.38	0.46

注：与正常儿比较，*$P<0.05$。

2　发镉与认知功能的关系

铅对认知功能的损伤已众所周知，但镉对智力的不良影响还很少为人知晓。研究表明，头发中镉含量水平与智力评分和学校成绩评分的关系非常密切，在排除人口学因素后，发镉仍与智商相关，即使是智商正常的儿童，仍观察到两者的相关性（Thatcher R W, 1982）。

2.1　发镉与智商的关系

有人测量了美国马里兰州东海岸 4 所公立学校 149 名 5~16 岁儿童的头发中镉、铅含量。这些儿童生活在城镇化程度不同的农村地区，他们的智商水平也相差很大，其中，男性 68 名，女性 81 名；24 名为黑人，其余 125 名为白人。将测定的发镉含量数据加 1 后转换成 lg$x$，然后对智商 IQ 作图，以线性回归和多项式回归对数据点进行拟合，结果如图 1 所示。由图 1 可估算出，当 lg$x$ 由 0.25 增加到 0.50，即发镉含量由 0.78 μg/g 增加到 2.16 μg/g 时，语言智商降低 5.31 分，操作智商降低 4.38 分。

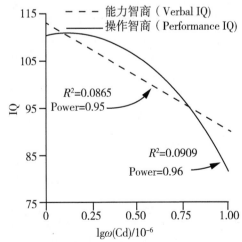

图 1　发镉与智商的多项式回归曲线

2.2 发镉与智力测试评分的关系

多项式回归分析发现，用韦氏儿童智能量表（WISC－R）测定的总智商、操作智商和语言智商，以及用广程成就试验（WRAT）测定的3项评分与发镉均有显著意义的相关关系（表6），特别是发镉与WRAT有极好的线性关系，与操作智商有很好的二次方关系。为了确定这些影响的相对强度，该作者计算了"效应大小"和"重复概率"两项指标。从表6可见，发镉对操作智商的贡献占9.09%，而在相同样本大小时产生的重复概率为96%。

表6　发镉对智力评分的贡献和重复性

智力检验	线性项	二次方项	Power
WISC－R			
总智商	9.56**	10.87	0.96
操作智商	6.58**	9.09**	0.96
语言智商	8.65***	8.86	0.93
WRAT			
拼写	5.71***	5.85	0.77
阅读	7.60***	7.66	0.89
数学	3.20**	4.22	—
Pegboard			
正手	3.14*	3.26	0.48
反手	1.27	1.37	—
MIT			
总损伤	0.12	0.16	—

注：①Power—在相同样本尺度范围内$P < 0.05$的重复概率；②WISC－R—韦氏儿童智能量表（修订版）；③WRAT—广程成就试验；④Pegboard—感觉灵敏的运动损伤试验；⑤MIT—感觉迟钝的运动损伤试验。下表同。

$*P < 0.05$，$**P < 0.005$，$***P < 0.001$。

2.3 发镉对智力评分的预测

在对性别、年龄、种族和社会经济状况等人口学因素调整后，以智力检验评分为应变量，发镉（铅）为自变量做等级回归分析，发现WISC－R和WRAT仍与发镉呈显著负相关关系（表7），但与运动功能无显著相关性。

表7　发镉预测智力评分的能力

智力检验	偏R	F	α	Power
WISC－R				
总智商	－0.2826	12.410	0.001	0.94
操作智商	－0.2543	9.885	0.001	0.89
语言智商	－0.2994	8.695	0.005	0.85
WRAT				
拼写	－0.1742	4.475	0.050	0.59
阅读	－0.1790	4.698	0.050	0.60
数学	－0.1856	5.066	0.050	0.65

续表

智力检验	偏 R	F	α	Power
Pegboard				
正手	−0.1618	2.552	NS	—
反手	−0.0826	0.653	NS	—
MIT				
总损伤	−0.0068	0.045	NS	—

由于儿童发镉与铅之间存在密切关联（$r = 0.67$，$P < 0.001$），为了区分这两种元素的相互影响，在对铅调整后对智力评分与镉做等级回归分析或对镉调整后对智力评分与铅做等级回归分析。结果发现，镉和铅对智力有不同的影响：镉对语言智商的影响明显强于铅，而铅对操作智商的影响显著强于镉（表8）。

表8　镉和铅预测智力评分能力的比较

	语言智商		操作智商	
	Cd	Pb	Cd	Pb
偏相关系数 R	0.1563	0.0971	0.0440	0.2191
R^2	0.0244	0.0094	0.0017	0.0480
F	3.65*	1.39	0.28	7.36**
Power	0.51	—	—	0.81

注：*$P < 0.01$，**$P < 0.001$。

3　发镉对精神发育不全的诊断试验

为考察发镉测定的临床效果，姜会敏（1990）应用诊断试验法研究了发镉对精神发育不全的诊断价值。试验对象为山东省济南市6所小学415名正常儿童和85名精神发育不全（MR）儿童，其年龄范围分别为8~12岁和8~13岁，后者的智商水平为50~70。头发中镉含量用阳极溶出法测定，结果如表9所示。由表9可见，无论是正常儿童组或MR儿童组，发镉含量均有显著的性别差异（$P < 0.001$），男性高于女性。比较以混合儿童发镉中位值（P_{50}）、正常儿童P_{90}值和P_{95}值为诊断标准计算的各项评价指标后，发现若选择P_{95}值（$0.180\,\mu g/g$）作为女童临界值和P_{90}值（$0.239\,\mu g/g$）作为男童临界值，利用发镉含量诊断精神发育不全的灵敏度和特异度可高于90%，而误诊率（假阳性率）和漏诊率（假阴性率）可低于10%（表10和表11）。

表9　正常儿童和精神发育不全儿童的发镉含量分布　　　单位：$\mu g/g$

百分位数	正常儿童		MR 儿童	
	男（$n = 215$）	女（$n = 200$）	男（$n = 42$）	女（$n = 43$）
P_5	0.008	0.002	0.232	0.211
P_{10}	0.016	0.005	0.314	0.291
P_{50}	0.081	0.024	0.970	0.913
P_{80}	0.130	0.038	1.723	1.378
P_{90}	0.239	0.097	2.386	1.894
P_{95}	0.382	0.180	3.503	3.640

表 10   发镉含量对男童精神发育不全的诊断试验结果　　　　　　单位：例

发镉含量	MR 儿童	正常儿童	合计
阳性 [ω（Cd）$\geq$0.239 $\mu g/g$]	40	20	60
阴性 [ω（Cd）<0.239 $\mu g/g$]	2	195	197
合计	42	215	257

注：灵敏度：95.24%；特异度：90.70%；误诊率：9.30%；漏诊率：4.75%；阳性预测值：66.67%；阴性检测值：98.98%。

表 11   发镉含量对女童精神发育不全的诊断试验结果　　　　　　单位：例

发镉含量	MR 儿童	正常儿童	合计
阳性 [ω（Cd）$\geq$0.180 $\mu g/g$]	41	9	50
阴性 [ω（Cd）<0.180 $\mu g/g$]	2	191	193
合计	43	200	243

注：灵敏度：95.40%；特异度：95.50%；误诊率：4.65%；漏诊率：4.65%；阳性预测值：82.00%；阴性检测值：99.00%。

（原载于《广东微量元素科学》2004 年第 7 期）

第二编　完善和成熟

（2006—2015 年）

　　21 世纪以来的最近 10 年（2006—2015 年），我国头发微量元素医学进入了一个新的发展阶段。高通量测定技术日臻成熟，数据挖掘技术得到广泛应用，头发多元素测定和分析成了新常态。以微量元素组学为核心、以临床医学、环境医学、法庭医学和预防医学为目标的头发微量元素医学已经相对完善和成熟。

　　头发微量元素医学成熟有 3 个显著特征：一是在分类、诊断和预防方面取得了丰硕成果；二是得到了广大医务工作者的欢迎和支持以及高级科学工作者的认可和重视；三是基本实现了真正意义上的微量元素组学研究。

第十二章　头发元素研究的新进展

在最近 10 年中，多元素分析测定已成为头发微量元素研究的一种新常态。首先是通过多重试验，建立了多元素同时测定的先进技术，如微波消解 ICP – MS 法测定人发中 24 种元素含量（张丹等，2011），电热板消解 ICP – MS 法测定人发中 33 种无机元素含量（骆如欣等，2013），硝酸 – 氢氟酸电热板消解 ICP – MS 法测定包括 16 种稀土元素在内的人发 32 种元素含量的定量方法（陈海英等，2015），这些技术适合做大批量样品的同时、快速测定。其次是通过与同性别、同年龄（或相近年龄）正常人相比较，获得或积累了一大批疾病类型多元素失衡的信息，如陈祥友等（2006—2012）发现，艾滋病、系统性红斑狼疮、阿尔茨海默病、脑中风、小儿脑瘫、帕金森病、不孕不育症、脱发症、乙型肝炎、甲亢、血小板减少症、前列腺增生、风湿性关节炎 13 种疾病的发生均与头发多种元素不平衡有关，在用 ICP 法定量测定的 32 种元素中，有些疾病（如血小板减少）多达 26 种元素不平衡，而且都是比正常人偏高；有些疾病有类似的元素不平衡状态，如成人脑中风和小儿脑瘫患者头发中有 17 种相同元素的平均含量高于正常人，说明这两类疾病有着某些共同的发病原因；有些疾病的不同发病阶段，其元素平衡状态各不相同，但大同小异，如乙型肝炎的 3 个阶段——大三阳、小三阳和慢性肝炎的共同特征是头发中钡、锶、镁、钙含量的显著降低，而大三阳尚有锰低磷高，小三阳尚有锂、钍降低，慢性肝炎尚有锌低钛高的不同特征。这些发现为疾病的诊断、预报和治疗提供了十分有用的决策依据。

在最近 10 年中，临床医学和预防医学研究取得了新成果。这集中反映在数据挖掘技术和疾病诊断两个方面，不仅继续证实了早期建立的微量元素谱——计算机模式识别的有效性，而且人工网络技术得到了更广泛的应用，效率更高的支持向量机算法得到了最新的发展。杨若明等（2007）用聚类分析法对糖尿病的研究、李仲谨等（2008）用神经网络法对高血压的研究、张利玲等（2013）用支持向量机对阿尔茨海默病的研究等表明，采用少数标志物建模就可达到较高的诊断准确率和预报正确率。赵铁等（2009）应用 ICP – MS 法测定血清中 65 种元素含量和正交偏最小二乘判别分析（OPLS – DA）对临床骨关节炎患者、李昕（2009）应用同样方法对出生缺陷孕妇进行的成功研究，标志着微量元素组学技术和元素医学学科的正式形成。这些研究虽然采用的是血清样品，但其原理同样适用于头发研究。

在最近 10 年中，环境医学和法庭医学研究取得新突破。杨瑞瑛等（2007）采用质子微探针技术对地方性砷中毒地区人群进行的微量元素分布研究、许涛等（2011）用同步辐射 X 射线荧光方法对铅锌矿区居民头发进行的头发微量元素微区分布研究，提高了人们对环境改造工程效果的了解和环境污染来源及其代谢过程的认识；卢国理等（2007）对山东某稀土矿区人群进行的稀土元素健康危险评估，为稀土开发应用战略决策提供了参考依据；刘鹤鸣等（2015）首次应用微量元素组学策略研究了稀土元素致病理性纤维化与蛋白质的关系；国家清史纂修工程重大学术问题研究专题组（2008）通过头发分析最终证实，清光绪帝系砒霜中毒而死，他们采用元素含量测定与元素形态分析相结合的方法，解开了困扰历史界百年之久的光绪死因之谜，成为运用现代科学技术与侦查思维解决历史问题、自然科学研究与社会科学研究并肩合作的范例。

在最近 10 年中，长寿研究和民族鉴别研究积累了新信息。张楠等（2010）、吕金梅等（2011，英文发表）、于洋等（2015）分别从相邻长寿区和非长寿区、长寿老人、不同长寿地区（中国 4 个长寿之乡）

长寿老人和长寿家庭长寿老人与成年家庭成员研究了头发微量元素与长寿的关系；马明珠等（2011）研究了运动员头发微量元素与运动项目的关系、斯卡里亚娜等（2015，中文发表）研究了成人头发中超微量元素与肥胖（体质量指数）的关系；吴启勋等（2008，2009）分别用对应分析法、判别分析法、人工神经网络法和支持向量机算法研究了青海的土族、藏族和回族学生的头发微量元素特征和分类判别。这些研究的初步成果鼓舞着人们去做进一步的类似探索和深入研究。

在最近10年中，出版了数篇具有较高水平的综述性文章，这些文章或可为临床医生提供参考，或可供深入研究提供借鉴。这些综述包括："头发检测与疑难病诊断"（秦俊法等，2009），"胎儿畸形与微量元素"（周洲，2009），"头发微量元素不平衡与疾病诊断"（李才淑等，2013），"头发微量元素分级诊断"（李增禧等，2013）。在"头发检测与疑难病诊断"一文中，秦俊法等为其后（2014）提出中国"首创微量元素组学"的思想提供了38项头发研究证据。

Aids 与正常人各 125 例头发 ICP 35 种元素检验结果比较

（2006）

陈祥友 孙嘉淮 陈建达 陈思睿

（金陵微量元素与健康研究所）

[导读] 从江苏、贵州、安徽、海南、广西、河南先后采集 125 例艾滋病患者头发样本，测量其 35 种元素含量。与正常人比较发现，患者发中有 18 种元素含量异常，其中，钛、锰、铝等 8 种元素含量增高，锗、钼、锌等 9 种元素含量低少，硒含量也较正常人低。感染艾滋病病毒不久（1 个月），即可通过测量头发元素判断此人是否感染上艾滋病病毒。

头发 ICP 35 种元素检验法是检验艾滋病既灵敏又可靠的方法，是大面积人群中艾滋病感染者筛查的简便、科学方法。

笔者自 2003 年 1 月始到现在，于南京、贵州、安徽、海南、广西和河南采集已确诊的艾滋病患者发样 125 例，其中，男性 53 例、女性 72 例，年龄最大的 68 岁，最小的仅 2 岁，其平均年龄为 39.56 岁。选择相同性别、相同年龄 125 例正常人发样配对，用 ICP 法测定 35 种元素含量，本文报告 31 种元素检验结果。

头发经常规：洗净、烘干、剪碎、称重，在铂金坩埚中于马佛炉中低温灰化、消化、转移、稀释、定容，在 ICP 仪测试 35 元素含量，其中，31 种元素分析均值结果见表 1。

表 1 ICP 分析 31 种元素均值结果　　　　单位：$\mu g/g$

元素	Ba	Bi	Cd	Co	Cr	Cu	Ge	Li
Aids 患者	2.134	0.319	0.086	0.033	0.394	8.901	0.178	0.056
正常人	2.060	0.217	0.045	0.046	0.318	10.987	0.470	0.046
元素	Mn	Mo	Ni	P	Pb	Sb	Sn	Sr
Aids 患者	2.783	0.030	0.458	161.0	3.816	0.128	0.125	3.420
正常人	0.488	0.077	0.357	160.4	2.225	0.171	0.185	3.513
元素	Ti	V	Zn	Zr	Ce	Ga	La	Nb
Aids 患者	1.656	0.102	143.8	0.034	0.079	0.136	0.048	0.103
正常人	0.479	0.078	173.4	0.039	0.124	0.154	0.040	0.131
元素	Sc	Th	B	Al	Fe	Mg	Ca	
Aids 患者	0.022	0.095	0.329	27.0	32.9	71.3	841.8	
正常人	0.008	0.139	0.275	9.6	24.1	81.5	1088	

对艾滋病患者和正常人各 125 例发检 31 种元素含量逐个经 t 检验（平均值的成对二样分析），其结果有相关性差异的 17 种元素见表 2。

表 2　艾滋病患者和正常人各 125 例发检 31 种元素含量经 t 检验的结果

元素	Ba	Bi	Cd	Co	Cr	Cu	Ge	Li
t 值	0.355	3.672	3.786	2.367	1.992	4.252	6.705	1.903
P 值	0.720	<0.01	<0.01	<0.05	0.236	<0.01	<0.01	0.059
元素	Mn	Mo	Ni	P	Pb	Sb	Sn	Sr
t 值	10.384	8.662	1.256	0.150	3.860	2.051	1.935	0.259
P 值	<0.01	<0.01	0.211	0.881	<0.01	<0.05	0.055	0.796
元素	Ti	V	Zn	Zr	Ce	Ga	La	Nb
t 值	6.959	1.455	4.292	0.502	3.044	1.038	1.044	0.849
P 值	<0.01	0.148	<0.01	0.616	<0.01	0.301	0.299	0.398
元素	Sc	Th	B	Al	Fe	Mg	Ca	
t 值	3.891	2.734	1.640	7.405	3.346	1.474	3.334	
P 值	<0.01	<0.01	0.104	<0.01	<0.01	0.143	<0.01	

从表 2 可见，艾滋病患者发中元素含量较正常人有显著性差异的为：Bi、Cd、Co、Cu、Ge、Mn、Mo、Pb、Sb、Ti、Zn、Ce、Sc、Th、Al、Fe、Ca17 种。其中，Bi、Cd、Cu、Ge、Mn、Mo、Pb、Ti、Zn、Ce、Sc、Th、Al、Fe、Ca 15 种元素含量呈非常显著性差异。

从表 1 和表 2 可看出，艾滋病患者发中元素：Bi、Cd、Pb、Ti、Mn、Al、Fe、Sc 8 种元素含量呈正相关，而 Co、Cu、Ge、Mo、Sb、Zn、Ce、Th、Ca 9 种元素含量呈负相关。说明 Hiv 感染后导致患者体内 Bi、Cd、Pb、Ti、Mn、Al、Fe、Sc 8 种元素浓度增加而以高含量从头发中排出，而因为 Hiv 病毒感染导致患者体内 Co、Cu、Ge、Mo、Sb、Zn、Ce、Th、Ca 9 种元素浓度降低，造成头发中 9 种元素含量低少。

在 125 例艾滋病患者发检观察到有 10 例患者（其中 3 男 7 女）发中 Ba 含量特别高，另有 10 例（其中 2 男 8 女）发中 Sr 含量特别高，其结果一并列于表 3 内。

表 3　125 例艾滋病患者发检中 Ba、Sr 含量　　单位：μg/g

n	1	2	3	4	5	6	7	8	9	10	平均
Ba	110.10	10.77	8.66	8.62	5.73	6.41	6.31	7.73	7.82	9.94	17.35
Sr	9.88	13.80	21.33	19.57	17.76	22.65	21.42	11.91	10.72	6.23	15.53

发 Ba 含量 110.10 μg/g 者为艾滋脑病、双目失明男性者，10.77 μg/g 者为男性血友病、丙肝患者，但他们用元素平衡医学食疗法后效果特别显著。发 Sr 含量 22.65 μg/g、21.42 μg/g 也是元素医学食疗患者，女性，食疗后效果特别显著。以上这两种元素在艾滋病患者和正常人发中含量经 t 检验无显著性差异。其他无显著性差异的元素就不再讨论。

笔者另用荧光法检验 24 例（其中，男性 6 例，女性 18 例）艾滋病患者头发微量元素硒含量，结果见表 4。

表 4　24 例艾滋病患者发中 Se 含量　　单位：μg/g

n	1	2	3	4	5	6	7	8	9	10	11	12	13
Se	0.36	0.23	0.46	0.41	0.31	0.55	0.28	0.63	0.21	0.31	0.31	0.49	0.71
n	14	15	16	17	18	19	20	21	22	23	24	均值	
Se	0.36	0.51	0.26	0.43	0.49	0.51	0.33	0.42	0.37	0.38	0.37	0.42	

从表 4 可以看出 24 例艾滋病患者发中 Se 含量均值为：0.42 mg/kg，较同时测定正常人 11 例发中 Se 平均含量 0.59 mg/kg 为低。

从表 1 和表 2 可知人体遭受 Hiv 侵袭后导致一系列元素代谢失衡，而人体元素失衡以后免疫系统的免疫功能受损害，现已发现与免疫有关的在 31 种被检元素中就有 17 种。再联系表 4 可知硒也是与免疫有关的，就是说，笔者报告艾滋病患者发中 32 种元素含量与正常人比较有 18 种元素失衡。Hiv 侵袭机体后"大敌当前"，机体动员全部防御力量应对，Co、Cu、Ge、Mo、Sb、Zn、Ce、Th、Ca、Se 10 种元素与正常人比较呈负相关。Se、Co、Cu、Zn、Ge、Mo、Ca 含量低少是大家都预知的，而 Ce、Th 和 Sb 3 种元素与免疫有关，特别与艾滋病有关，这说明 Ce、Tb、Sb 3 种元素参与机体免疫。这一发现对有益元素和有害元素之说提出挑战。目前，在我国有益元素和有害元素之说被"为利之徒误导"，为了个人私利将微量元素这门科学随意信口雌黄，甚至坑害群众。

艾滋病患者发中 Bi、Cd、Pb、Ti、Mn、Al、Fe、Sc 8 种元素含量与正常人比较呈正相关。按有益元素与有害元素之说：Bi、Cd、Pb、Al、Sc 5 种元素可以预知，但 Ti、Mn、Fe 呈正相关就另当别论了。Hiv 侵袭人体后 Bi、Cd、Pb、Al、Sc 和 Ti、Mn、Fe 失衡，发中含量显著增加。同样对有益元素和有害之说提出质疑。从 125 例艾滋病患者发检结果与正常人的比较参与人体免疫的是多因子，从元素平衡层面来看是多元素失衡，这是笔者创建元素平衡医学又一证据。

笔者于 2003 年 1 月开始到现在用元素医学食疗法在南京、安徽阜阳和河南上蔡文楼村治疗艾滋病患者 33 例，在半年内治愈机会感染 40 余种病，患者体重、体质、体能、智能完全恢复如常人。而关键的 CD4 淋巴细胞增加，CD4/CD8 正常有 13 人，有两例 Hiv 抗体检验转阴治愈见表 5。

表 5　元素平衡医学食疗治 36 例艾滋病患者有效情况

指标	治疗人数	达标人数	达标比例（%）
机会性感染症状	36	36	100
CD4 细胞数	35	24	69
CD4/CD8 比例	35	13	39
淋巴细胞亚群正常	35	9	26
抗 Hiv 抗体转阴	35	2	6

目前 Hiv 感染与否的临床检验：酶联免疫（ELISA）和明胶凝集法（PA）都是检验外周血抗 Hiv 抗体的，当病毒量很少时，已经感染 Hiv 但往往检不出，"窗口期"显阴性，就是说该法不灵敏，只有病毒量足够多的情况下才能检出。笔者检验艾滋病患者头发样品在刚感染 Hiv 不久（1 个月）就可以测定头发中 35 种元素就可以判断此人是否感染 Hiv。

头发检验：有很多优点，首先样品采集安全、简便、易保存和运输、不受时间限制、经济等优点。该法依据是 Hiv 感染后导致被感染者体内众多元素代谢紊乱、失衡。而失衡的体内元素代谢情况被记录在头发上，其特殊表现见表 1 和表 2。用 ICP 法检验被检者的头发来筛查 Hiv，该法适于在广大人群中筛查，而且科学、准确、经济。

综上所述，笔者遵循于若木教授教导要为艾滋病防治探索出一条路子，2003 年 1 月到现在用元素医学食疗法治疗艾滋病已获突破性进展。现在又用"陈氏诊法"为艾滋病检验方法找到依据。笔者相信艾滋病不是不治之症，元素平衡医学食疗法就是艾滋病的克星。中国微量元素科学研究会在战胜艾滋病中将再立新功。

（原载于《世界元素医学》2006 年第 3 期）

出生缺陷高发区人发元素含量分析研究

（2006）

何艳微　张科利　王　龙　冷　剑

（北京师范大学）

[导读] 我国新生儿出生缺陷总发生率位居世界第一，山西省新生儿神经管畸形发生率则居全国之首。为寻找山西省新生儿缺陷高发的原因，何艳微等采集52名吕梁地区（山西省中阳、交口两县）出生缺陷患儿和21名正常儿童的头发样本，测定其中的16种元素含量。非参数检验和多元回归分析结果表明，该区患者体内钼、锌含量低和镍含量高与病情有关，钼、锌缺乏可能是出生缺陷发生的重要因素，锶、钾、铜、锡、镁、硒、铁、钙含量偏低及钒含量偏高可能与钼、锌、镍失衡共同起到协同致病作用。其他研究还表明，无锡市出生缺陷患儿头发中钒含量显著偏高，山西和顺县出生缺陷重病区存在明显低硒高硫现象，砷、镁、硫、钼、钙的不协调可能起着与低硒复合致病的作用。

人口和环境是当代世界的重大问题，人口素质已成为国家综合国力的重要内容，而新生儿的身体素质是人口素质的基础。我国新生儿出生缺陷总发生率为9.962‰，位居世界第一，而山西省新生儿出生缺陷率高达189.86/万，其中，神经管畸形发生率为10.227‰，位居全国之首。随着社会经济的发展和人民生活水平的提高，对新生儿出生缺陷的控制已迫在眉睫。已有研究表明，很多疾病的发生与微量元素的失调有关，微量元素在维持人体正常功能方面具有极为重要的作用。由于人发中微量元素的含量能够反映过去一段时间内人体的营养和代谢状况，且便于采集，因而被广泛应用于病因探索研究中。因此，本文以新生儿出生缺陷率高的山西省为研究区，重点对出生缺陷高发区的吕梁地区进行调查，采集中阳、交口两县的正常儿童和神经管畸形儿童的头发样后，对发中的16种元素进行检测、对比和分析，以期寻找新生儿神经管畸形高发的病因，从而寻找出生缺陷高发区的环境特征异常因子和疾病敏感元素，建立异常因子和敏感元素与出生缺陷发生率之间的定量关系。其结果不仅可以为环境与健康的相关性研究提供科学的基础资料，还有助于新生儿出生缺陷的病理分析研究，为新生儿出生缺陷的防治提供科学依据。

1 材料与方法

1.1 对 象

出生缺陷发生率高达7.7%和9.2%的山西省中阳县和交口县有出生缺陷的儿童52名，用于对照的同地区健康儿童21名。

1.2 方 法

1.2.1 样品采集

用不锈钢剪刀取枕部距离发根1.0～2.0 cm处的头发约0.5 g，装入编号的密封袋中，备用。

1.2.2 发样处理

将头发用洗涤剂浸泡并搅拌约30 min，再用自来水冲洗至无泡沫，然后用蒸馏水冲洗3遍，放到烘箱中烘干（温度70～80 ℃）。称0.1 g头发样品，放入烧杯中，加1 mL硝酸和1 mL过氧化氢，放置过夜，再置于电热板上加热消化，后定容至 10 mL，待测。

1.2.3　发样测定

消化定容后的样品用 ICP - 电感耦合等离子发射光谱仪测定 As、Sn、Se、Mo、Zn、Sr、Fe、Ca、Pb、Ni、Mg、V、Cu、Al、Na、K 16 种元素含量。

1.2.4　数据处理

将有缺陷和对照组发样测定的元素含量输入计算机，建立两组 SPSS 数据库采用 SPSS 10.0 进行非参数检验和逐步回归分析。

2　结果与分析

2.1　非参数检验结果

从表 1 可知，患者与健康人头发样本相比，含量偏低的元素有 Sn、As、Se、Mo、Zn、Sr、Pb、Fe、Mg、Ca、Cu、Al、Na、K 等，含量偏高的元素有 Ni、V 等。其中，Se、Mo、Zn、Sr、Fe、Mg、V、Ca 等差异显著（$P < 0.05$），患者发中 V 含量显著偏高，其他元素显著偏低。

表 1　非参数检验结果

	Sn	As	Se	Mo	Zn	Sr	Pb	Ni	Fe	Mg	V	Ca	Cu	Al	Na	K
Mean Rank 1	29.60	31.48	28.92	28.58	29.02	28.12	29.71	31.73	29.1	28.98	35.21	28.75	30.79	30.50	30.98	31.12
Mean Rank 2	41.40	31.60	44.90	46.70	44.40	49.10	40.80	30.30	44.00	44.60	12.20	45.80	35.20	36.70	34.20	33.50
Asymp. Sig (2 - tailed)	0.055	0.985	0.010	0.002	0.014	8E - 04	0.075	0.818	0.017	0.012	2E - 04	0.006	0.479	0.320	0.605	0.702

注：1—患者，2—健康人。

2.2　多元线性回归分析结果

由于微量元素对人体的影响非常复杂，不仅单个的元素对人体产生影响，元素之间也存在拮抗作用或协同作用，影响机体的生理平衡。由于各个元素的致病作用不尽相同，为了进一步分析微量元素对病情的影响程度，有必要再引入回归分析，选出对病情影响显著的元素，剔除影响不明显的元素。

为了方便回归分析，设对象为因变量，患者 $y_1 = 1$，健康人 $y_2 = -1$；16 种元素为自变量 x_n，进行多元逐步回归分析。分析结果有 3 个元素进入回归方程，分别是 Mo、Ni、Zn。得到的标准回归方程为：

$$y = 1.290 - 0.612x_{Mo} + 0.344x_{Ni} - 0.259x_{Zn}。$$

说明 Mo、Ni、Zn 3 种元素对病情有显著影响。在此基础上，分别以 Mo、Ni、Zn 3 种元素含量为因变量，其他 15 种元素为自变量进行逐步回归分析，寻找与三元素有协同或拮抗关系的元素，结果见表 2。

表 2　多元线性回归分析结果

Variables	（Constant）	Mo	Sr	K	Cu	V	Sn	Zn	Ni	Mg	Dependent variable
5	- 0.128		0.67		0.37		0.27	0.21		- 0.40	Mo
Model 4	- 1.60			0.38	0.43	0.33		0.32			Ni
4	153.141	0.27				- 0.40	- 0.30		0.30		Zn

注：16 种元素中有 3 种元素未进入表中三方程中的任何一个，故未在表 2 中列出。

从表 2 可见，以 Mo 为因变量进行回归分析，进入回归方程的元素有 Sr、Cu、Mg、Sn、Zn 等；以 Ni 为因变量进行回归分析，进入回归方程的元素有 K、Cu、V、Zn 等，以 Zn 为因变量进行回归分析，进入回归方程的元素有 Mo、V、Sn、Ni 等。据此可以说明，上述进入回归方程的元素分别与设定为因变量的元素之间有协同或拮抗的关系。

3 讨 论

微量元素对人体健康的影响十分复杂，既有直接影响，又有元素之间的拮抗以及协同作用影响人体对微量元素的吸收。Mo 缺乏时，可致心肌缺氧、坏死。先天性 Mo 缺乏症患儿都有明显的神经症状，智力发育迟缓。Zn 是维持大脑正常功能所必需的微量元素，缺 Zn 则使儿童脑功能异常、精神改变、生长发育减慢及智能发育落后，甚至发生先天性畸形。Sr 是骨骼和牙齿的组成成分，缺 Sr 易患骨骼和牙齿的疾病。人体缺 Cu 可导致脱发症以及白化病；在人体胚胎发育过程中，Cu 缺乏会对中枢神经系统造成损害；有报道认为缺 Cu 可导致机体脑组织萎缩、灰质与白质退变、神经元减少；婴儿的 Cu 缺乏则引起中枢神经系统的广泛损害。Mg 缺乏时，容易引起肌肉痉挛，使人做出古怪的动作。缺 Se 可以引起心血管疾病、大骨节病、肿瘤等地方病。

此外，Mo 与 Cu 有明显的拮抗作用，Mo 含量过高影响 Cu 的吸收；Mo 还参与 Fe 的代谢，缺 Mo 可导致缺 Fe；而 Fe 与 Cu 之间又有协同作用，Cu 不足可影响 Fe 的吸收；Mo 与 Se 有平衡作用，Se 不足将使 Mo 酶活性降低；Mo 与 Zn、Mn、Co 等元素也可以相互拮抗，Zn、Mo、Co 等元素过多将会抑制、干扰人对 Mo 的吸收。可见，人体内许多元素含量必须达到合理的比例才有益健康。

在研究区患者体内，Mo、Zn、Sr、Cu、Se、Mg、Ca、K 等元素均低于正常人，这种生理状况很可能是元素之间发生相互协同或拮抗作用的结果。结果还表明，患者体内 Mo、Zn 含量显著偏低，Ni 含量偏高，可推测 Mo、Zn 低和 Ni 高与病情有关，这可能是影响出生缺陷发生的重要因素。此外，Sr、K、Cu、Sn、Mg、Se、Fe、Ca 等含量偏低及 V 含量偏高可能与 Mo、Zn、Ni 等共同起到协同致病的作用。

造成神经管畸形儿童头发中微量元素含量发生异常的原因极大可能是因为环境因素。近代胚胎学家认为，环境因素中甚至低水平的有害物质就能够干扰胚胎的发育分化，致使新生儿先天畸形。葛晓立等对北京房山区的神经管畸形进行了研究，发现高锂低锌、硒的地球化学环境是诱发胎儿神经管畸形的重要因素。关于地球化学环境中微量元素含量与人体健康的关系已有许多研究，为出生缺陷防治提供了重要的科学依据。因此，对于山西省出生缺陷的防治不仅需要研究出生缺陷者体内的微量元素含量异常，还需要进一步研究微量元素含量异常与地球化学环境之间的关系，以期寻找出生缺陷者的致畸环境因子。

（原载于《广东微量元素科学》2006 年第 8 期）

125 例 SLE 与正常人头发 35 种元素 ICP 检验结果比较

（2013）

陈祥友　孙嘉淮

（金陵微量元素与健康研究所）

[导读] 系统性红斑狼疮（SLE）在医学界属"不治顽症"。陈祥友等用 ICP 法测定了从江苏、贵州、安徽、海南、广西、河南采集的 125 例确诊为系统性红斑狼疮患者头发中 35 种元素含量，与相同性别、相同年龄的 125 例正常人比较，患者头发中镉、锗、锰、钼、铅、锑、钛、钒、铈、镓、镧、钍、铝、铁 14 种元素含量显著升高，铜、锂、锌、钙 4 种元素含量显著降低。系统性红斑狼疮患者有近 20 种元素代谢不平衡是其发病的部分原因。

艾滋病和系统性红斑狼疮都是免疫性疾病，两者都与镉、铅、锰、钛、铝、铁6种元素过量及铜、锌、钙3种元素不足或缺乏有关，但两者又确实是两种各不相同的疑难病，将艾滋病患者头发元素含量与系统性红斑狼疮患者头发元素含量相比较，前者有5种元素含量高于后者，9种元素含量低于后者，表明两者体内元素代谢状况不一样，这为制定攻克这两类免疫性疾病治疗策略提供了理论依据。

系统性红斑狼疮是一种表现为多脏器、多系统损害的全身免疫性疾病，在医学界属"不治顽症"，临床上表现形式多样，症状凶险，在中国人群中发病率高，以育龄期女性患此病多。由于病因不明，治疗不得法，每年都夺走成千上万患者的生命。

笔者自1996年到现在，于南京、贵州、安徽、海南、广西和河南采集已确诊的SLE患者发样125例，其中，男性53例、女性72例，年龄最大的68岁、最小的仅4岁，其平均年龄为39.1岁。选择相同性别、年龄125例正常人发样，用ICP法测定35种元素含量，本文报告31种元素检验结果。

头发经常规：洗净、烘干、剪碎、称重，在铂金坩埚中于马佛炉中低温灰化、消化、转移、稀释、定容，用ICP仪测试35元素含量，其中，31种元素分析均值结果见表1。

表1　ICP分析31种元素均值　　　　　　　　　单位：$\mu g/g$

元素	Ba	Bi	Cd	Co	Cr	Cu	Ge	Li
SLE	2.214	0.250	0.110	0.059	0.606	9.606	0.676	0.030
正常人	2.060	0.217	0.045	0.046	0.318	10.987	0.470	0.046
元素	Mn	Mo	Ni	P	Pb	Sb	Sn	Sr
SLE	1.705	0.120	0.897	163.5	3.856	0.308	0.174	3.381
正常人	0.488	0.077	0.357	160.4	2.225	0.171	0.185	3.513
元素	Ti	V	Zn	Zr	Ce	Ga	La	Nb
SLE	0.9176	0.105	156.6	0.036	0.318	0.276	0.095	0.113
正常人	0.479	0.078	173.4	0.039	0.124	0.154	0.040	0.131
元素	Sc	Th	B	Al	Fe	Mg	Ca	
SLE	0.013	0.241	0.283	12.78	37.0	68.71	777.5	
正常人	0.008	0.139	0.275	9.6	24.1	81.5	1088	

对SLE患者和正常人各125例发检31种元素含量逐个经t检验，其结果有相关性差异的17种元素见表2。

表2　SLE患者和正常人各125例发检31种元素含量经t检验的结果

元素	Ba	Bi	Cd	Co	Cr	Cu	Ge	Li
t 值	0.676	1.284	2.280	1.897	1.626	2.680	3.733	3.271
P 值	0.500	0.201	<0.05	0.060	0.107	<0.01	<0.01	<0.01
元素	Mn	Mo	Ni	P	Pb	Sb	Sn	Sr
t 值	4.983	5.630	1.879	1.042	3.871	4.280	0.241	0.313
P 值	<0.01	<0.01	0.063	0.300	<0.01	<0.01	0.810	0.755
元素	Ti	V	Zn	Zr	Ce	Ga	La	Nb
t 值	3.586	2.763	2.355	0.268	7.233	4.104	4.844	0.292
P 值	<0.01	<0.01	<0.05	0.789	<0.01	<0.01	<0.01	0.771
元素	Sc	Th	B	Al	Fe	Mg	Ca	
t 值	1.460	4.218	0.169	3.236	4.607	1.471	3.798	
P 值	0.147	<0.01	0.866	<0.01	<0.01	0.144	<0.01	

从表 2 可见，SLE 患者发中元素含量较正常人有显著性差异的为：Cd、Zn 2 种，而 Cu、Ge、Li、Mn、Mo、Pb、Sb、Ti、V、Ce、Ga、La、Th、Al、Fe、Ca 16 种元素含量呈非常显著性差异。

从表 1 和表 2 可看出，SLE 患者发中元素：Cd、Ge、Mn、Mo、Pb、Sb、Ti、V、Ce、Ga、La、Th、Al、Fe 14 种元素含量呈正相关，而 Cu、Li、Zn、Ca 4 种元素含量呈负相关。笔者认为 SLE 发病的部分原因就在于 SLE 患者头发中有近 20 种元素代谢不平衡，从而引发多种免疫功能紊乱的综合征，这就是 SLE 患者主要发病的机制。

当今世界医学界对已确诊的 SLE 患者首选用糖皮质激素类（泼尼松、地塞米松等）药物控制，糖皮质激素类药物的作用十分广泛，可以说人体内大多数组织的各种物质代谢都受它的调节作用，其生理剂量（小剂量）和药理剂量（大剂量）的作用相反。广泛用于"四抗"：抗炎、抗过敏、抗毒和抗休克。但是，糖皮质激素类药物无法治愈 SLE，只能缓解和控制病情，长期服用糖皮质激素类药物后，它抑制了脑垂体前叶调节肾上腺皮质的激素——促肾上腺皮质激素（ACTH）的分泌，ACTH 长期的分泌受抑制导致"肾上腺束状带萎缩"自身丧失分泌皮质醇激素。还有，长期服用糖皮质激素类药物后亦容易导致骨质疏松、性器官变性、萎缩……用糖皮质激素类药物一旦控制不住，患者就会旧病复发甚至死亡。

笔者对 SLE 患者的饮食习惯进行了调查，在谷类、豆类、茎类、叶苔花类、瓜茄类、菌藻类、果类、畜禽类、鱼虾类和其他十大类近 200 种食物中，发现被调查的 50 例患者 100% 不食生姜，调查 100 例时有 98% 患者不食姜，就是说 SLE 与饮食习惯有关。食疗法就按"反其道而行之"的原则安排，其效果确实很好。实践证明食姜者疗效好、治愈后仍食姜 SLE 患者未见有复发者。否则疗效差，治愈后极易复发。笔者的疗法与医学界治疗 SLE 患者时特别嘱咐不要食辛辣食物相左。

用元素医学食疗法可以治愈系统性红斑狼疮。根据 SLE 患者的头发检验结果，按（君）毫乐密糕、（臣）毫乐口服液、（佐）毫乐佐料、（使）如上所述食姜并开出多种食物疗法方，安排食疗。患者在食疗中逐渐调整体内多种元素代谢的平衡，增强自身免疫系统功能，并逐渐减少服用激素类药物，最后完全不服药物，通常半年可痊愈。10 多年已治愈了 100 余例狼疮患者；有的已治愈 10 年以上仍然安然无恙。这为广大系统性红斑狼疮患者带来了福音，也为中国的医学事业创造了又一个奇迹。

（原载于《世界元素医学》2013 年第 1－2 期）

头发中微量元素的测定与糖尿病人的聚类分析研究

（2007）

杨若明[1]　张经华[2]　蓝翁驰[1]　蓝叶芬[1]

（1. 中央民族大学　2. 北京市理化分析测试中心）

[导读] 糖尿病的病因尚未完全阐明。杨若明等通过测定北京市和河北省永清县 30 例糖尿病患者和 60 例非糖尿病者头发中的 7 种元素含量，用聚类分析法进行多因素多水平分析，结果显示，糖尿病患者不仅在单一元素水平与非糖尿病者存在差别，而且在微量元素总体水平上存在平衡失控。在以钾、镁、锰、铜、锌、铁、铬 7 种元素为指标构建的聚类树形图中各自聚成一类，误判率为 5%，为多角度探讨糖尿病的病因和早期判别提供了一定的科学依据。

"元素平衡医学"是在原子、分子生物学水平以元素平衡为核心研究人体健康的新兴医学。人体内微量元素的营养状况是否平衡与人体健康密切相关。人体内微量元素平衡状况与头发中的元素含量有关。

生物必需元素是指在活的有机体中，维持其正常的生物功能所不可缺少的元素，包括在生物体内含量极少的微量元素，如 Fe、I、Cu、Zn、Cr、Co、Sn、Mn、Se、Si、V、Ni、Mo、F 等，也包括常量元素如 Ca、Mg 等。

糖尿病的病因至今尚未完全阐明。现阶段研究认为与基因遗传、环境因素以及饮食因素有关。关于微量元素与糖尿病的关系，文献报道，糖尿病患者体内 Cr、Zn、Se 含量降低，Cu 含量升高，这种变化规律与各元素的生物学作用一致。但是，至今国内外仍缺乏对糖尿病患者从微量元素的总体水平上进行元素平衡研究和治疗。

本文通过对糖尿病患者与非糖尿病者头发中 Cr、Cu、Fe、K、Mg、Mn、Zn 7 种元素的测定和比较分析，探讨糖尿病患者体内的微量元素失衡状态，以便依据微量元素通过生理生化作用对人类体质的影响、微量元素的生物地球化学、微量元素对人体健康的调控作用等三大原则，为进一步从多角度探讨糖尿病的病因、发病机制，调节糖尿病患者体内补益元素间的动态平衡的微量元素饮食治疗，以及进一步开展糖尿病微量元素医学的早期判别提供科学依据。

1　实验部分

1.1　样品来源

从北京市海淀医院、铁路总医院、河北省廊坊市永清县医院收集 30 例糖尿病患者头发样品，其中，男性 10 例，女性 20 例，从北京市和河北省廊坊市永清县收集 60 例非糖尿病患者头发样品，其中，男性 16 例，女性 44 例，年龄为 45～68 岁。采样时用不锈钢剪刀采枕部头发 3 g。

因为头发易于取样和贮存，各种元素含量相对较高和较为稳定，取不同生长部位和长短的头发可以反映出过去几个月或一定时期体内各元素的营养状况，并可作为环境污染的指示器，因此联合国全球环境监测系统把头发作为全球生物监测的指示器。

1.2　仪器和测定方法

仪器：MK-1 型光纤自控压力密闭微波溶样炉（上海新科微波溶样测试技术研究所）；IRIS Advantage ICP-AES 仪（美国 TJA 公司）。元素标准溶液：国家标准物质研究中心。

方法：头发按文献处理后，用混合酸进行微波消解。用 ICP-AES 仪对头发样品中的 Ca、Cr、Cu、Fe、K、Mg、Mn、Zn 元素进行了测定。ICP-AES 的工作条件如下：雾化器压力为 206.7 kPa；冷却气氩流速 15 L/min；辅助气氩流速 0.8 L/min；射频功率为 1350 W；端视观测。

2　结果与讨论

2.1　聚类分析

用 SPSS 10.0 统计软件对头发中微量元素的测定数据做聚类分析处理。

2.1.1　对样本（Case）数据的分层聚类分析方法

采用组间连接（Between-groups linkage），合并两类的结果使所有的两两项对之间的平均距离最小。距离测度的方法选择欧氏距离（Euclidean distance），是每个变量值之差的平方和的平方根，计算公式是：

$$EUCLID_{x,y} = \sqrt{\sum_i (x_i - y_i)^2}$$

选择 Z scores 将数据进行标准化，标准化后变量均值为 0，标准差为 1。

2.1.2　对指标（Variable）数据的分层聚类分析方法

采用组间连接（Between-groups linkage），合并两类的结果使所有的两两项对之间的平均距离最小。距离测度的方法选择皮尔逊相关距离（Pearson correlation），该方法适用于 R 型聚类，计算公式为：

$$CORRELATION_{x,y} = \frac{\sum_i (Z_{xi} Z_{yi})^2}{n - 1}$$

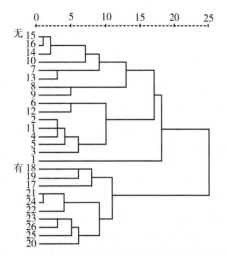

图 1　男性糖尿病患者与非糖尿病者聚类树形图

a. 对数据不必进行标准化。根据上述方法，得到聚类分析图 1、图 2 和图 3。

对男性糖尿病患者与非糖尿病者的 Zn、Cu、Fe、Cr、Mn、K 进行分层聚类，聚类结果见图 1。对女性糖尿病者与女性非糖尿病者的 Zn、Cu、Fe、Cr、Mn、Mg 进行分层聚类，聚类结果见图 2。

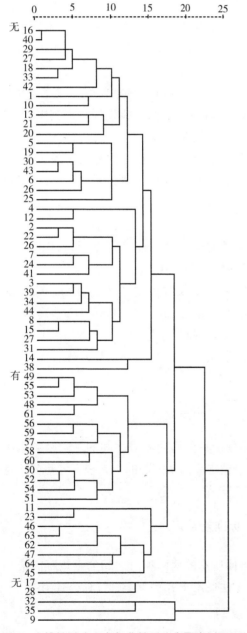

图 2　女性糖尿病患者与非糖尿病者聚类树形图

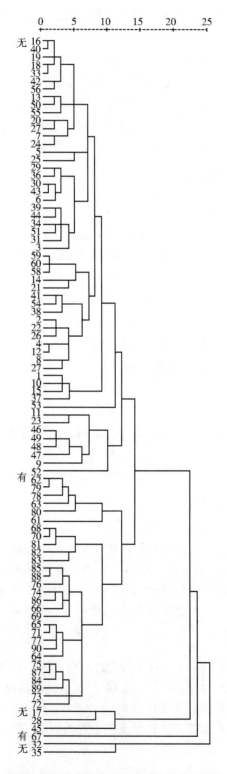

图 3　糖尿病患者与非糖尿病者聚类树形图

2.2　讨　论

图 1 中样品 1 ~ 16 号为男性非糖尿病者，17 ~ 26 号为男性糖尿病患者。由该图可看出，切断第一高线，样品以男性糖尿病患者与男性非糖尿病者分为 2 类。上述聚类说明男性糖尿病患者与男性非糖尿病者的微量元素在总体上有一定差别。

图 2 中样品 1 ~ 44 号为女性非糖尿病者，45 ~ 64 号为女性糖尿病患者。由该图可看出，切断第三高线，样品以女性糖尿病患者与女性非糖尿病者分为 2 类，误判率为 3%，这 2 类聚为 1 类后，再与部分女性非糖尿病者聚合，提示这部分女性非糖尿病者可能患有其他疾病。上述聚类说明女糖尿病患者与女性非糖尿病者的微量元素在总体上有一定差别。

本文以 K、Mg、Mn、Cu、Zn、Fe、Cr 7 种元素为指标，对糖尿病患者和非糖尿病者进行聚类分析，在得到的聚类分析图 3 中，样品 1 ~ 60 号为非糖尿病者，61 ~ 90 号为糖尿病患者。由该图可以看出，当切断第四高线时，非糖尿病者与糖尿病患者基本分为 3 类（其中一类人数较少，但是均为非糖尿病者），另有一名糖尿病患者和两名非糖尿病者未明确归类；而进一步切断第五、第六高线时，得到的稳固类则全同是糖尿病患者或非糖尿病者，总体误判率为 5%。说明不仅糖尿病患者与非糖尿病者在单一元素水平上存在差别（表 1），而且在微量元素的总体水平上，糖尿病患者与非糖尿病者之间有一定差别。这提示糖尿病患者存在着微量元素总体营养平衡失控的可能性，而国内外文献鲜为报道这方面内容。

结合微量元素对人体的生理生化功能，本文的结论对于从微量元素总体营养平衡的角度探讨糖尿病的发病、病程机制有一定的帮助；结合微量元素对人体的健康和调控技术，本文的结论对从微量元素总体营养平衡的角度探讨糖尿病的饮食控制和饮食治疗，以及进一步开展糖尿病微量元素医学的早期判别提供了一定的科学依据。

表 1　糖尿病患者与非糖尿病者头发中微量元素测定结果（$\bar{x} \pm s$）　　　单位：mg/kg

元素	w		元素	w	
	糖尿病患者（$n=30$）	非糖尿病者（$n=60$）		糖尿病患者（$n=30$）	非糖尿病者（$n=60$）
K	633.2 ± 560.1	844.6 ± 510.1	Zn	118.2 ± 50.26	662.4 ± 286.2
Mg	412.6 ± 222.8	611.6 ± 312.3	Fe	45.61 ± 22.45	95.53 ± 31.46
Mn	1.378 ± 0.231	1.492 ± 0.228	Cr	0.264 ± 0.142	0.608 ± 0.201
Cu	7.290 ± 2.923	6.325 ± 1.943			

（原载于《分析试验室》2007 年第 2 期）

用扫描质子微探针研究地砷病区人发中微量元素的分布

（2007）

杨瑞瑛[1]　张智勇[1]　王庆基[2]　朱节清[2]

（1. 中国科学院高能物理研究所　　2. 中国科学院上海应用物理研究所）

[**导读**]　采用扫描质子微探针测定了内蒙古土默特左旗饮水型地方性砷中毒病区改水 1 年后不同病情女性患者长发不同生长阶段砷及其他 10 种元素的含量，方法是用束斑为 3 μm 的质子束从

发根到发梢每隔 3 cm 进行斑点分析，每根头发发样测量 5 个数据，15 cm 的长发包含了饮用改水前和改水后生长的头发。结果发现，地砷病重患者头发中砷、铁、铜、镍、锰、钛、锶、钾平均含量最高，轻患者次之，正常人最低；从发梢（改水前）到发根（改水后），上述元素的含量有逐渐降低的趋势，而头发中钙和锌含量的变化趋势正好与此相反。这说明地砷病区改水减砷工程大大降低了患者体内的砷及有害元素的含量，促进了体内微量元素的代谢平衡。

头发作为人体新陈代谢的重要排泄途径之一，其中微量元素含量与人体接触的外部环境、膳食情况及这些元素在人体内的负荷情况等有密切的关系，在一定条件下可用来评估这些元素的环境暴露量及其对人体健康的影响。人发每月增长约 9 mm，随着毛发角化过程的进展，新生发丝逐渐封闭自身，进入惰性代谢环境，所以它能记录下人体各阶段微量元素的动态变化，故有"磁带"之称。头发稳定、易采集，便于分析和贮存，研究不同生长阶段头发中微量元素的分布，就可知道人体内元素代谢的变化，从而为疾病的预防提供信息。本文采用扫描质子微探针测定了内蒙古土默特左旗饮水型地方性砷中毒病区改水 1 年后不同病情女性患者长发中不同生长阶段砷及其他 10 种微量元素的分布，观察了不同病情、不同生长阶段砷等微量元素变化的情况。同时测定了上海健康人发中的微量元素并与其进行了比较。

1 材料与方法

1.1 样品的采集

选择地砷病区女性重患者和轻患者的长发作为研究对象，采集改水 1 年后的发样，样品从发根到发梢，长度约为 15 cm。所采集的发样 1 年内均未染发或烫发，也未接触冶炼和金属烟尘的职业史。

1.2 样品的制备

发样按国际原子能机构推荐的步骤洗涤，先用分析纯丙酮洗 3 遍，接着用超纯水洗 3 遍，最后再用丙酮洗 1 次，直到去除附着在头发表面的外源性污染物。清洗后的发样置于洁净环境中自然晾干。

1.3 实验条件

实验在上海应用物理研究所扫描质子微探针装置上进行，加速器产生的质子束能量为 3 MeV，束流平均强度为 100 pA，束斑为 3 μm。用 Si（Li）探测器，多道分析器及计算机组成的微机多道分析系统进行测量和记录。为了尽可能降低原子序数的主元素谱线的干扰，提高对微量元素的探测灵敏度，在 Si（Li）探测器前加有质量厚度为 4.167 mg/cm^2 的 Al 吸收片，吸收低元素（如 Ca、S 等）的计数，并在 Al 片前面再加一层 Mylar 膜，质量厚度为 14.5 mg/cm^2，用来阻止背散射的质子与 Al 片发生核反应而产生的高能 γ 射线本底。由 Si（Li）探测器获得的 X 射线信号经由数据获取系统获得，然后由 X 射线分析软件 AXIL 和 TTSPM 定量分析软件进行定量分析，从而获得 As 及其他微量元素在头发中的含量分布。

1.4 实验方法

用束斑直径为 3 μm 的质子束从发根到发梢每隔 3 cm 进行点分析，每根发样测定 5 个数据。元素定量分析采用相对比较法，用我国的人发标准参考物质 GBW09101 作为比较标准。

正常人发每月平均生长 9 mm，15 cm 的长发即包含了引用改水前和改水后生长的头发。

2 结 果

土默特左旗地方性砷中毒患者和上海地区健康女性发中微量元素的分析结果见表 1。

表 1　地砷病女性患者和健康女性头发中微量元素分析结果　　　　　　　　单位：$\mu g/g$

元素	对照	患者	扫描点 1	扫描点 2	扫描点 3	扫描点 4	扫描点 5	平均值	P 值（发根—发梢）
As	–	重患者	0.96 ±0.31	1.40 ±0.78	1.91 ±1.14	2.14 ±1.15	3.03 ±1.67	1.89 ±0.79	<0.05
		轻患者	0.28 ±0.13	0.51 ±0.31	0.77 ±0.38	1.00 ±0.45	1.33 ±0.52	0.78 ±0.41	<0.05
K	3.4	重患者	5.05 ±2.66	5.53 ±2.37	6.33 ±2.75	7.73 ±3.78	8.25 ±4.18	6.58 ±1.38	>0.05
		轻患者	2.62 ±0.14	2.73 ±0.16	2.77 ±0.15	2.82 ±0.13	2.91 ±0.11	2.77 ±0.11	<0.05
Ca	171.5	重患者	118 ±28.7	108 ±17.6	87.2 ±14.7	78.6 ±14.3	69.1 ±7.1	92.2 ±20.4	<0.05
		轻患者	142 ±34	120 ±25	107 ±18	94.2 ±9.9	81.2 ±11.6	109 ±27.4	<0.05
Ti	1.2	重患者	1.80 ±0.11	2.07 ±0.67	2.11 ±0.60	2.13 ±0.40	2.02 ±0.50	2.06 ±0.15	>0.05
		轻患者	1.22 ±0.51	1.50 ±0.53	1.63 ±0.61	1.72 ±0.54	1.83 ±0.06	1.58 ±0.23	>0.05
Mn	1.1	重患者	1.33 ±0.95	2.97 ±1.96	3.22 ±2.15	3.87 ±2.62	5.15 ±2.78	3.31 ±1.39	<0.05
		轻患者	0.75 ±0.12	1.37 ±0.41	1.83 ±0.35	2.23 ±0.24	3.41 ±0.14	1.91 ±0.01	<0.05
Fe	14.7	重患者	30.6 ±3.10	43.9 ±3.98	69.8 ±4.54	72.6 ±6.45	83.5 ±8.75	60.5 ±24.5	<0.001
		轻患者	20.5 ±7.03	27.5 ±7.12	98.1 ±7.94	43.4 ±5.31	50.8 ±6.54	36.1 ±12.1	<0.001
Ni	–	重患者	0.21 ±0.01	0.35 ±0.02	0.46 ±0.10	0.56 ±0.11	0.69 ±0.10	0.45 ±0.19	<0.001
		轻患者	0.19 ±0.07	0.30 ±0.09	0.40 ±0.11	0.51 ±0.09	0.59 ±0.14	0.40 ±0.16	<0.05
Cu	14.1	重患者	20.7 ±6.84	23.6 ±5.45	35.5 ±4.44	44.3 ±6.90	74.0 ±7.50	39.6 ±21.4	<0.001
		轻患者	15.0 ±2.11	16.4 ±2.90	19.9 ±2.06	21.0 ±3.18	25.3 ±2.25	19.5 ±4.06	<0.001
Zn	144	重患者	131 ±9.96	121 ±4.98	112 ±7.16	106 ±8.40	97.1 ±5.94	113 ±13.1	<0.05
		轻患者	136 ±12.6	128 ±8.13	119 ±8.21	110 ±11.1	102 ±10.2	119 ±13.6	<0.05
Br	3.2	重患者	4.80 ±1.49	5.68 ±1.34	7.13 ±2.37	8.35 ±2.82	9.44 ±2.38	7.08 ±1.89	<0.05
		轻患者	3.72 ±0.53	4.26 ±0.63	5.07 ±0.78	5.75 ±1.21	6.20 ±1.79	5.00 ±1.02	<0.05
Sr	7.5	重患者	7.98 ±1.60	8.34 ±2.71	10.4 ±3.81	12.6 ±4.88	14.3 ±4.15	10.7 ±2.70	<0.05
		轻患者	7.54 ±0.37	8.51 ±1.94	9.41 ±1.87	12.4 ±2.86	13.9 ±2.35	10.4 ±2.69	<0.05

注：扫描点 1~5 顺序为发根到发梢，– 表示未检出。

3　讨　论

3.1　砷

地砷病重患者发梢 As 的含量范围在 2.40~5.60 $\mu g/g$，发根 As 含量范围在 0.50~1.20 $\mu g/g$，平均值分别为 3.03 $\mu g/g$ 和 0.96 $\mu g/g$，两者之间差异显著（$P<0.05$）。轻患者发梢 As 的含量范围在 0.58~2.11 $\mu g/g$，发根 As 的含量范围在 0.16~0.44 $\mu g/g$，平均值分别为 1.33 $\mu g/g$ 和 0.28 $\mu g/g$，两者之间差异显著（$P<0.05$）。这表明饮用水改良后降低了砷在体内的负荷，有利于病情改善。从表 1 可见重患者发中 As 的平均浓度远高于轻患者，对照正常人发中没有检测出 As，说明人发中 As 的含量越高病情越严重。

3.2　铁

重患者发梢 Fe 含量范围 68.7~93.4 $\mu g/g$，平均含量为 83.5 $\mu g/g$，明显高于轻患者（50.8 $\mu g/g$），远高于上海地区正常人（14.7 $\mu g/g$）。但改水后，轻重患者发中 Fe 的含量明显降低，逐渐接近正常人发中 Fe 的含量。

铁虽然是人体必需的微量元素，但过量的铁会导致组织炎症、多器官的损伤和纤维化。铁是自由基反应的催化剂，可将超氧化物和氢氧化物转变为极其活跃的自由基，从而引起氧化反应导致细胞老化和死亡。因此，患者体内蓄积大量的铁可能加重了砷中毒。

3.3 锌和钙

锌是人体必需微量元素，具有重要的生理功能。锌在重患者发梢中平均含量为 97.1 $\mu g/g$，在发根中平均值为 128 $\mu g/g$。随着改水时间的延长，发中锌的含量也不断增加。锌是人体内 200 多种酶和蛋白质的重要组成成分，也是许多酶的催化剂，广泛参与生命活动的各个方面。其中最重要的含锌的酶和蛋白质有 DNA 聚合酶、RNA 聚合酶、锌指蛋白转录因子、碱性磷酸酶、味觉蛋白、消化酶等。锌是这些重要生命大分子的活性结构成分。锌在人发中含量的变化是健康人 > 轻患者 > 重患者。重患者发根平均含量为 131 $\mu g/g$，发梢平均含量为 97.1 $\mu g/g$，两者差异显著（$P < 0.05$）。轻患者发根平均含量 136 $\mu g/g$，接近上海健康人 144 $\mu g/g$，可见改水使体内锌的含量明显升高。

钙在人发中的含量上海健康人 > 轻患者 > 重患者，且发根高于发梢，两者差异显著（$P < 0.05$）。钙是人体不可缺少的元素，钙不仅是胞质的信使，而且参与调控细胞核内许多重要的生化过程，如 DNA 合成、降解、修复、基因转录等。推测钙和锌可能对砷的毒性起拮抗作用。

3.4 铜、锰、镍

铜是人体不可缺少的元素，一些重要的含铜蛋白、铜酶在生物体内具有重要的功能，如电子转移、有机底物氧化、单氧合作用、运送 O_2 末端氧化酶合成、超氧化物歧化作用等。据文献报道，Cu 与肿瘤的发病率呈正相关，随着体内 Cu 以及 Cu/Zn 比值的增高，肝癌、胃癌等的发病率也随之增加，所以认为 Cu 可能具有催癌作用。铜在重患者发中的含量明显高于轻患者和健康人，但发梢与发根中 Cu 的含量存在极显著性差异（$P < 0.001$）。由此可见，改水后加速降低体内 Cu 的含量，效果非常明显。

锰也是人体必需微量元素，主要参与遗传信息传递并作为各种酶的激活因子。当锰缺乏时，可导致生长受阻，骨骼畸形，生殖功能失常或抑制、脂代谢障碍等疾病。但过量的锰具有神经毒性，还可影响体内胰岛素和糖代谢、DNA 碱基组成，尤其是缺锌的条件下影响更大。锰在健康人发中的含量为 1.1 mg/g，轻患者发中平均含量为 1.91 mg/g，重患者发中平均含量为 3.31 mg/g。随着饮用改良水时间的延长，锰在人发中含量迅速降低并与正常人接近。

镍是人体必需的微量元素，参与人体某些酶的组成与代谢，镍是胰岛素分子中的辅酶，可增强胰岛素降低血糖的活性。镍具有刺激造血功能的作用，能促进红细胞的再生，适量的镍对 DNA 和 RNA 发挥正常生理功能是必需的。但大规模流行病学调查表明，过量镍危害健康，最值得关注的是镍的致癌作用。上海健康人发中镍未检出，重患者和轻患者发根与发梢中镍的含量均存在极显著差异（$P < 0.001$ 或 $P < 0.05$）。由于改良水中重金属含量均在国家饮用水允许的标准范围内，所以对于降低病区患者体内蓄积的有毒元素特别是重金属更为有效。

3.5 锶、溴、钛

至今尚无证据说明锶是生物体必需微量元素，然而有一些观察结果支持 Sr 能在缺钙时部分起到钙的作用。但 Sr 过高时干扰维生素 D 的代谢，出现锶软骨病，从表中分析结果可以看出，经过饮用改良水 1 年后的患者发中锶含量与上海健康人相近。

溴在 3 组人群发中的含量从小到大顺序为重患者 > 轻患者 > 健康人。重患者和轻患者的发根与发梢之间存在显著性差异（$P < 0.05$）。溴对人体健康的作用知之不多，有待深入研究。

钛在重患者发中的含量也明显高于轻患者及健康人，发梢中的含量高于发根。钛对人体的作用目前还不清楚，报道的资料不多，也有待于以后研究。

头发中微量元素含量反映人体中微量元素的蓄积水平，不同生长阶段的头发中微量元素的浓度可用来指示人体内相应元素新陈代谢的变化。患者饮用改良水后，随着时间的延长，体内有毒元素及重金属元素的蓄积量大大降低，说明改水降砷工程对于降低病区患者体内砷及其他有毒元素特别是重金属的蓄积非常有效。

（原载于《中国地方病防治杂志》2007 年第 6 期）

山东某稀土矿区成人头发中15种稀土元素含量及分布特征初探

（2007）

卢国理　王小燕　张金良　刘虎生　高兆华

王耐芬　陈　清　孟玉秀　王京宇

（北京大学）

[导读] 稀土暴露所致人群健康危险评价是环境医学领域的重要研究课题，其成果将决定我国今后稀土开发应用战略的重要依据之一。卢国理等在以往对我国山东某轻稀土矿区生态流行病学调查研究的基础上，利用 ICP – MS 对该矿区居民及非矿区居民头发中15种稀土元素的含量及分布特征进行了探讨。结果表明，矿区人群发样中镧、铈、镨、钕、钐、铕和钆含量均显著高于非矿区对照人群，全部发样的稀土分布模式均为轻稀土富集重稀土亏损型，矿区居民头发轻稀土富集程度平均高出非矿区对照居民3倍，提示矿区居民体内已有镧、铈等轻稀土元素累积。

前　言

"稀土元素"是15种镧系元素和钇及钪的总称。由于钪的理化性质与其他元素相差较大，故在我国，"稀土元素"常不包括钪。我国不同类型稀土矿藏丰富、矿区分布广泛，并广泛应用于与人民生活密切相关的农、林、牧、副、渔和轻工业。因此，一般人群非职业性稀土暴露所致健康危险评价，已成为当前环境医学领域相当重要的研究课题，其成果将是决定我国今后稀土开发应用战略的重要依据之一。

稀土健康危险性定量评价，既需稀土毒理学定量研究，又需人群稀土暴露评价。当前，对前者研究报道很多，而有关人群稀土暴露量评价的报道则很少。已有研究表明，人发稀土含量可作为人群稀土暴露指标，在一定程度上反映稀土在体内吸收和负荷水平。为此，本研究是在以往对我国山东某轻稀土矿区生态流行病学调查研究的基础上，利用电感耦合等离子体质谱法（ICP – MS）对稀土元素分量进行定量分析，探讨成人发样中各个稀土元素的含量及分布模式，从而为我国稀土健康定量危险评估，提供以人发稀土含量为指标的，反映稀土高本底地区（高暴露）一般成人稀土暴露的质和量两方面特征的科学依据。

1　研究内容与方法

1.1　研究现场

生态流行病调研地点位于山东某稀土矿（以轻稀土为主的氟碳铈镧型矿）矿区内的郗山村（Z 村），其居住区和耕地均坐落在主要矿脉上，为稀土高本底地区。对照点选在矿区以外 4.2 km 的黄甫庄（H 村）。两点地区同属片麻岩，居民均以农业户为主，其生产条件、生活习俗基本相同，均以湖水为农田灌溉用水。

1.2　研究对象和发样的采集

调查对象选择在当地生活20年以上，又从未从事过稀土采矿作业的20~55岁的健康男性农民；用电剪按受检人原发型理发，将剪下的头发全部装入清洁牛皮纸信封内，同时询问其常用洗发剂、居住饮食情况等影响发中稀土含量的有关因素，并记录编号。

1.3 洗涤方法

去除发样中可见杂质，剪碎（约0.5 cm），用以下程序洗净、摇匀：自来水（60 ℃）→ 0.5% OH – 10（中性表面活性剂）（50 ℃）→自来水冲洗→自来水（60 ℃）清洗→去离子水洗净→丙酮浸泡→98% 乙醇浸泡晾干备用。

1.4 样品的选取

根据生态流行病学研究中，用分光光度法对上述发样做稀土总量测定的结果，分别自矿区发样中选取5份，非矿区对照点发样中选取10份。选取原则是，每组发样按稀土总量排序后，以等间距值选取发样，但必须包括稀土总量在该系列中为最低，最高和中位数的样品，所取每份发样重量不少于1 g。

1.5 ICP – MS 分析方法

1.5.1 仪器与试剂

本工作所使用的仪器为美国 Perkin Elmer 公司 Elan DRC Ⅱ型 ICP – MS 仪。试剂均为高纯试剂，超净水电阻为 17.7 MΩ。

1.5.2 仪器操作参数

电感耦合等离子体参数，RF 功率 1050 w；冷却气流量（Ar）：15 L/min；辅助气流量（Ar）：1.80 L/min；载气流量（Ar）：0.95 L/min；测量参数：分辨率（10% 峰高）：0.8 μ；停留时间：10 ms；重复次数：5；测量点峰：1；循环次数：10；样品分析时间：38 s/个；样品提升量：1 mL/min。质谱仪参数：分析室真空：1.15×10^{-3} Pa；脉冲电压：950 V。

在此条件下稀土元素（REEs）的单电荷离子强度最大，而氧化物、氢氧化物离子的产生率最低，以减少同质异序元素的谱线重叠和干扰。

1.5.3 稀土元素的检出限

1% HNO_3 空白溶液 15 次测定结果的 3 倍标准偏差所相应的浓度值（ng/mL）：

La	0.006	Eu	0.001	Er	0.002
Ce	0.0004	Gd	0.002	Tm	0.0007
Pr	0.0001	Tb	0.0004	Yb	0.001
Nd	0.003	Dy	0.0009	Lu	0.0001
Sm	0.0004	Ho	0.002	Y	0.0008

1.5.4 标准溶液的配制

从国家标准物质研究中心购置 1 mg/mL 单个稀土元素标准溶液，用 5% HNO_3 作为介质，准确配制 10 μg/mL 的混合稀土标准溶液 25 mL，再逐级稀释配制标准溶液系列。并选择 Re 为内标元素，分别加入标准溶液系列和空白、样品、质控样。标准溶液浓度应选择与样品中待测元素强度相接近的浓度。

1.5.5 样品溶液的制备

精确称取 0.2500 g 发样于消化杯中，加 HNO_3：$HClO_4$（10：1）混合酸适量，冷消化后，加热消化至终点，加适量高纯水赶酸，冷却后，全部转移至 10 mL 容量瓶内并定容。为考察本法的准确性，采用国家一级标准物质人发 GBW09101a 作为质控样进行对照验证。空白管、质控样与样品同步操作，待测。质控样分析结果见表1。

表1 质控样（GBW09101a）中稀土元素的含量　　　　　　　　　　　　　　　单位：ng/g

元素	测得值		标准值	元素	测得值		标准值
La	14.4	14.2	13.4±1.8	Dy	1.4	1.1	(1.3)
Ce	19.8	20.9	19.7±2.6	Ho	0.31	0.32	(0.3)
Pr	2.3	2.1	(2.4)*	Er	0.68	0.71	(0.7)
Nd	7.9	8.3	8.4±1.5	Tm	0.12	0.09	(0.1)

续表

元素	测得值		标准值	元素	测得值		标准值
Sm	1.6	1.3	1.4±0.4	Yb	0.71	0.75	(0.8)
Eu	0.57	0.63	(0.6)	Lu	0.18	0.22	(0.2)
Gd	1.62	1.90	(1.8)	Y	8.1	7.2	(7.5)
Tb	0.21	0.18	(0.2)				

注：＊括弧内为参考值。

1.6　数据统计分析方法

将测定结果用 SPSS 统计分析软件包进行数据统计和分析检验。鉴于样本数量小，按以往总量分析结果，绝对含量参数分布多为偏态，故本次结果以中位数表示样本集中趋势；两地差异的显著性检验用秩和检验法。相对含量参数多为正态分布，故本次结果以均值表示样本集中趋势；两地差异的显著性检验用 t 检验法。

2　结　果

2.1　人发中 15 种稀土元素含量和配分

ICP-MS 分析结果（表2）表明：两村发样全部均可定量检出 15 种稀土元素，其含量水平在 $\leqslant 10^{-10}$ ~ $\leqslant 10^{-7}$ 量级；稀土总量范围为 93.2 ~ 906.27 ng/g，其中均以轻稀土元素为主（占总量 78% ~ 95%）；轻稀土 Ce 即占总量 40% ~ 50%，La、Ce 和 Nd 总量即占 72% ~ 87%；轻稀土 Eu 和除 Y、Gd 和 Dy 之外的重稀土元素含量均很低，在 $\leqslant 10^{-9}$ 数量级水平。全部发样中 14 种镧系元素含量均有从镧到镥呈波浪式下降趋势，且原子序数为偶数的元素，均较其相邻两个原子序数为奇数的元素的含量要高，符合自然界元素分布的偶数规则。结果还表明，两村稀土元素含量和配分有较明显的差异：矿区 Z 村 $\sum$REE（La-Lu，Y）、轻稀土 La =（$p = 0.006$）、Ce（$p = 0.006$）、Pr（$p = 0.006$）、Nd（$p = 0.004$）、Sm（$p = 0.003$）、Eu（$p = 0.006$）和重稀土 Gd（$p = 0.004$）的含量均高于对照村，差异有极显著性，其中 Z 村的 $\sum$REE、La、Ce、Pr、Nd 均高于对照村 3 ~ 4 倍。其余重稀土元素虽亦有稍高的趋势，但差异无统计学显著性。按轻、中、重稀土亚组含量分析，可见矿区 Z 村的 $\sum$La - Nd（La、Ce、Pr 和 Nd 含量的总和）的配分稍高于 H 村（$p = 0.003$），但只有 La 的配分显著性地高于 H 村；而 $\sum$Sm - Gd（中稀土，Sm、Eu 和 Gd 的总和）和 $\sum$Tb - Lu - Y（除 Gd 以外的重稀土元素的总和）配分和重稀土 Cd、Tb、Dy、Ho、Er、Tm、Yb、Lu 和 Y 的配分均略低于 H 村，且差异有统计学显著性（$p = 0.01$ ~ 0.02）。上述结果初步提示矿区农民头发中有以 La 和 Ce 为主的轻稀土富集。

表2　两村人发中镧系元素含量（ng/g）和配分（%）[a]

元素	Z村（样品数4）		H村（样品数8）	
	M（R）	%	M（R）	%
La	124.9（86.4 ~ 181.5）	23.0（5.7）[b]	25.1（15.5 ~ 110.0）	25.1（2.2）
Ce	269.2（146.9 ~ 442.3）	47.4（3.9）	65.6（38.4 ~ 107.4）	44.0（3.6）
Pr	21.4（14.6 ~ 30）	3.8（0.5）	5.2（3.2 ~ 16.8）	3.5（0.2）
Nd	77.2（48.8 ~ 133.5）	14.2（0.5）	21.2（14.8 ~ 64.4）	14.4（1.1）
Sm	9.3（6.37 ~ 18.4）	1.8（0.4）	3.9（2.19 ~ 6.36）	2.3（0.6）
Eu	2.5（1.8 ~ 5.1）	0.5（0.1）	1.1（0.6 ~ 2.1）	0.6（0.2）
Gd	8.4（6.1 ~ 16.7）	1.7（0.3）	4.6（3.4 ~ 6.7）	2.9（0.7）
Tb	0.8（0.7 ~ 2.9）	0.2（0.1）	0.5（0.4 ~ 1.1）	0.4（0.1）

元素	Z村（样品数4）		H村（样品数8）	
	M（R）	%	M（R）	%
Dy	4.2（3.1~15.2）	1.0（0.4）	3.1（1.95~5.3）	1.9（0.5）
Ho	0.7（0.44~2.78）	0.2（0.1）	0.5（0.3~0.9）	0.3（0.1）
Er	2.3（1.1~7.3）	0.5（0.3）	1.4（0.7~2.44）	0.9（0.2）
Tm	0.2（0.0~1.3）	0.1（0.1）	0.1（0.0~0.3）	0.1（0.1）
Yb	1.4（0.7~5.2）	0.3（0.2）	1.3（0.6~2.1）	0.8（0.2）
Lu	0.2（0.0~0.3）	0.0（0.0）	0.1（0.0~0.2）	0.1（0.0）
Y	19.6（17.9~78.9）	5.1（2.1）	16.0（10.4~27.9）	10.6（2.6）
∑REE	556.3（338.3~906.3）		154.1（93.2~487.9）	
$\frac{\sum LREE}{\sum HREE}$	10.7（5.9~19.0）		4.2（3.6~10.4）	

注：a：配分指以头发样中稀土总量（∑REE，不含Se）为100%时计算出的各稀土元素（不含Sc）的百分比；b：括弧内为标准差；M：中位数；（R）：最小和最大值范围。

2.2 发中15种稀土元素分布模式

用球粒陨石标准化图解法绘制人发中镧系元素分布模式曲线，并计算出有关参数，分析比较两地样品中稀土分布特征（图1~3和表3）。结果表明：全部发样曲线的斜率均为负值（$La_N/Yb_N > 1$），即呈轻稀土富集重稀土亏损型曲线（图1）。比较可见，Z村轻稀土富集程度（La_N/Yb_N）高于对照村3倍（$p=0.01$），两曲线所显示的稀土元素之间的分馏情况基本相似，即有轻度的Ce正异常（$\delta Ce > 1.05$，即富集）。但各例分析可看出，Z村分布，模式又可分两类：一类（3例）曲线斜率较大（La_N/Yb_N为47.6~165.4），其中有两例无Ce异常（$\delta Ce = 1.00$和0.98）；另一类（1例）斜率低（La_N/Yb_N为5.0）但δCe最高（1.61）。H村亦可分两类：一类（7例）斜率虽明显低于Z村，但La_N/Yb_N均波动在0.5~16.8，且均有Ce正异常（$\delta Ce = 1.2~1.6$）。另一类（1例）斜率高，与Z村多数类似。此外，Z村H村有一例有明显Tm和Lu负异常。

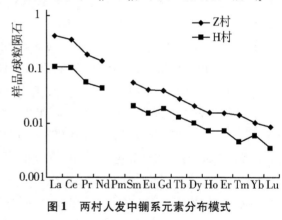

图1 两村人发中镧系元素分布模式

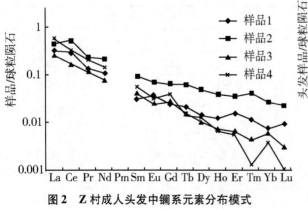

图2 Z村成人头发中镧系元素分布模式

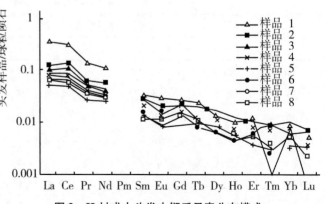

图3 H村成人头发中镧系元素分布模式

表 3　两村人发中稀土元素模式参数

地点	样品数	δCe	δEu	La_N/Yb_N	La_N/Sm_N	Gd_N/Yb_N
Z村	4	1.3 ±0.3	0.9 ±0.3	69.8 ±65.1	8.2 ±2.7	5.3 ±3.8
H村	8	1.4 ±0.1	0.8 ±0.2	17.4 ±11.0	5.1 ±2.4	3.1 ±0.8

3　讨　论

3.1　对分析结果的评价

ICP – MS 法对^{139}La—^{175}Lu 14 种镧系元素均有较高灵敏度，干扰少，并可快速同时测定 15 种含量在 ng/g 级的稀土元素，因此可较精确研究稀土元素在生物样品中的分布特征。本次研究中，由于仪器灵敏，并有较严格的质量保证措施，故检出结果应是可信的。但本次未测头发中 Ba 含量，Eu 测定值未进行校正，故有可能偏高；此外，根据发样中 La 和 Pr 与 Gd 含量的比例关系，该两种轻稀土元素氧化物对 Gd 的干扰可忽略不计。

3.2　矿区 Z 村人发中稀土元素含量高的原因

从问卷调查结果的分析总结可以看出，本研究结果进一步证明前期有关人发中稀土元素总量的调查结果，即矿区 Z 村人发中稀土元素含量较高，主要原因是由于生活在矿山稀土元素高本底地区，居民有较高稀土元素暴露所致。

结果还表明，Z 村具有另类稀土元素分布模式的发样，除 La_N/Yb_N 参数较低外，$\sum HREE_s / \sum HREE_s$ 和 $\sum LREE_s$% 亦较低，而 $\sum HREE_s$%（重稀土配分）较高，该取样对象与其他对象不同之处，在于近期有挖矿经历。由于目前缺乏该矿体及矿山环境介质中单一稀土元素含量及分布模式数据，故尚难以分析人发中稀土元素含量及分布模式与环境中有关参数的相关性，从而较确切判定 Z 村农民稀土元素主要高暴露源及暴露途径，同时也难以解释同一村内个体间的差异。今后有必要对矿区居民自然生活环境（即室内外空气、饮水、耕地土壤）和主要食物中 15 种稀土元素含量及分布特征进行全面调查。

3.3　矿区农民发中稀土元素含量卫生学初步评价

根据中国香港、日本、瑞典和苏联发表的正常非职业暴露人群头发中 La、Ce、Sm、Eu 和 Y 含量的报道，可以看出，本研究中的对照 H 村农民头发中的 La、Ce、Sm、Eu 和 Y 含量均在这些文献报道的范围之内（即 La：3.7 ~ 138 ng/g、Ce：7 ~ 1690 ng/g、Sm：< 0.17 ~ 57 ng/g、Eu：0.24 ~ 13.5 ng/g、Y：3 ~ 104 ng/g），但 La 的中位数（25.1 ng/g）有稍高于文献中最高值（18 ng/g）的趋势。矿区 Z 村 4 例中有 2 例 La 含量（146 ng/g、181.5 ng/g）超过文献中范围的最高值（138 ng/g）0.1 倍和 0.3 倍，中位数超过文献中最高值（18 ng/g）6 倍；Ce、Sm、Eu 和 Y 的含量虽亦均在文献报道的正常人群范围之内，但 Sm、Eu 和 Y 的中位数（Sm：9.3 ng/g、Eu：2.5 ng/g、Y：19.6 ng/g）均较文献值（Sm：3.2 ng/g、Eu：0.6 ng/g、Y：14 ng/g）偏高；这一初步比较评价结果也表明，该矿区农民体内有较轻度的以 La 和 Ce 为主的轻稀土的蓄积。由于本研究的样本量少，此一推测有待增大样本量后，进一步研究证实。此外，本次调查距该矿开采仅 10 年。随开采时间的延长，Z 村农民发中稀土含量是否会继续增加？有待追踪研究。

4　结　论

本研究初步发现，山东氟碳铈镧型稀土矿区农民头发中 15 种稀土元素含量及分布曲线的斜率均显著性地高于对照村，部分发样中 La 含量已超过文献报道的正常非职业稀土暴露人群范围的最高值，提示矿区居民，由于长期生活于已开采的矿山的稀土高本底环境中，稀土暴露量高，体内已有以 La 和 Ce 为主的轻稀土蓄积。应对矿山农民头发及其生活环境中 15 种稀土元素含量及分布特征进行较全面深入研究。

（原载于《现代仪器》2007 年第 1 期）

老年痴呆症患者与正常人各190例头发 35种元素检验结果比较

(2008)

陈祥友　孙嘉淮　陈建达　陈思睿

(金陵微量元素与健康研究所)

[**导读**] 陈祥友等对190例阿尔茨海默病患者和190例相同性别、年龄相近的正常人头发35种元素测定，发现阿尔茨海默病患者头发中钡、锶、钙、钴、铜、铌、锡、锂、镍、镁10种元素含量特别低少，钼、锗、锌、铁4种元素含量相对特别高。其中122例阿尔茨海默病(Alzheimer's disease)患者头发中钡、钴、铜、锂、锰、镍、锡、锶、铌、钙含量特别低少，钼、锗含量相对特别高，揭示阿尔茨海默病的主要病因是患者体内诸多元素长期严重不平衡。

老年痴呆症(Senile dementia)系指由于广泛性大脑皮层萎缩引起的以智能减退和行为人格障碍为主要特征的老年期常见的临床疾病。狭义老年性痴呆仅指原因未明的一类，亦即原发性老年性痴呆(Alzheimer病，AD)。

老年性痴呆患病率中在65岁以上人中约为5.1%，且随年龄的增加而增加，据报道，在75~85岁人群中痴呆症发病率为20%，在85岁以上人群中发病率高达30%以上，男比女稍多，在当今世界上，随着老年人口占总人口的比例增加，老年性痴呆症患者亦随之增多，美国现发病人数约400万，日本的患者和美国差不多，在我国这种病例也在增加，估计在1000万以上，老年性痴呆症年死亡率最高可达50%。

目前原发性老年性痴呆的病因尚不明确，已提出过的学说有遗传、慢性中毒、病毒感染和自身免疫障碍等，有的认为心理和社会的因素具有一定的促发作用。最常见的老年痴呆的病理变化是脑萎缩。老年性痴呆常可与其他一些不明病因的脑部疾病同时出现。据报道，老年性痴呆症尸检脑内铝的含量明显高于正常人，而且额颞叶内突出的高，但笔者认为铝在老年痴呆致病原因中是非常次要的，分析了数百名痴呆患者发样发现仅有3例与铝、钛、铁有关。

笔者认为老年性痴呆症是属于心脑血管疾病同一病因范畴的疾病，即主要是大脑缺血缺氧所致。本文介绍的190例老年痴呆患者中有32例由脑中风引起，有46例老年痴呆症患者合并帕金森综合征，有10例既是中风后遗症患者又是合并帕金森综合征患者。

笔者发现，老年性痴呆症患者通常伴有动脉硬化特别是脑动脉硬化，并发症有血管硬化、冠心病、高血压、高血脂、高血糖、高血黏滞度、白内障，对男性有前列腺肥大、骨质增生、老年斑、脑梗死、脑血栓、脑中风后遗症、胆囊炎、肝胆结石等并发症。应当指出的是，心脑血管硬化在前，而高血脂、高血糖、高血压、高血黏滞度和色素沉着又在血管硬化之前。因此，我们认为老年性痴呆症主要是由于患者体内元素平衡失调即缺乏或过量引起激素、各有关的酶和某些维生素代谢失调或紊乱，从而导致体内脂质、糖类、色素等代谢紊乱引起血管病变，脑长期供血不足，最后导致老年脑萎缩痴呆症。

实验结果

笔者自1996年到现在，采集已确诊的老年性痴呆症发样190例，其中，男性119例、女性71例，男性年龄最小的 46 岁、最大的 92 岁，女性年龄最小的 41 岁、年龄最大的 90 岁，其平均年龄为 68.85 岁。选取相同性别、年龄相近 190 例正常人发样，用 ICP 法测定 35 种元素含量，本文报告其中 31 种元素检验结果。

头发经常规：洗净、烘干、剪碎、称重，在铂金坩埚中于马弗炉中低温灰化、消化、转移、稀释、定容，用 ICP 仪测试 35 种元素含量，其中 29 种元素分析均值结果见表 1。

表 1 ICP 分析 29 种元素均值　　　　　　　　　　单位：$\mu g/g$

元素	Ba	Bi	Cd	Co	Cr	Cu	Ge	Li
AD	0.802	0.229	0.040	0.022	0.932	8.884	0.571	0.021
正常人	1.915	0.144	0.049	0.040	0.270	10.081	0.236	0.033

元素	Mn	Mo	Ni	P	Pb	Sb	Sn	Sr
AD	0.718	0.108	0.233	163.5	2.946	0.145	0.123	0.985
正常人	0.516	0.060	0.310	163.4	2.501	0.118	0.168	2.903

元素	Ti	V	Zn	Zr	Ce	Ga	La	Nb
AD	0.660	0.061	157.9	0.019	0.133	0.145	0.039	0.037
正常人	0.600	0.067	148.4	0.022	0.101	0.153	0.038	0.070

元素	Sc	Th	B	Al	Fe	Mg	Ca	
AD	0.006	0.109	-	-	28.1	51.15	526	
正常人	0.007	0.093	-	-	20.6	58.59	840	

从表 1 可见：老年痴呆患者头发中 Ba、Cd、Co、Cu、Li、Ni、Sn、Sr、V、Zr、Ga、Nb、Sc、Mg、Ca 15 个元素含量均值较正常人头发中元素含量低少，而头发中 Bi、Cr、Ge、Mn、Mo、P、Pb、Sb、Ti、Zn、Ce、La、Th、Fe 14 个元素含量均值较正常人头发中元素含量高。

对痴呆症患者和正常人各 190 例发检 29 种元素含量逐个经 t 检验（平均值的成对二样分析）：其结果有相关性差异的 14 种元素见表 2。

表 2 痴呆症患者和正常人各 190 例发检 14 种元素含量经 t 检验的结果

元素	Ba	Sr	Ca	Co	Cu	Nb	Sn
t	-12.3519	-11.3677	-7.3821	-4.3409	-3.9538	-2.8837	-2.8057
P	<0.001	<0.001	<0.001	<0.001	<0.001	<0.005	<0.005

元素	Li	Ni	Mg	Mo	Ge	Zn	Fe
t	-2.4921	-2.4094	-2.1999	10.2761	2.1859	2.1571	2.4917
P	<0.01	<0.01	<0.05	<0.001	<0.05	<0.05	<0.05

从表 2 可见：痴呆症患者头发 29 种元素检验中 Ba、Sr、Ca、Co、Cu、Nb、Sn、Li、Ni、Mg 10 种含量特别低少，有显著性差异，呈负相关；Mo、Ce、Zn、Fe 4 种元素含量相对特别高，有显著性差异，呈正相关。头发检验结果还发现痴呆症患者有 3 例发 Al、2 例发 Y、2 例发 Bi、3 例发 Cr、3 例发 Mn、4 例发 Ni、2 例发 Cu、2 例发 Ti、1 例发 Ba、1 例发 Co、1 例发 Sn 含量特别高。揭示痴呆症的病因主要是患者体内诸多特定元素长期严重不平衡所致。

在 190 例痴呆症患者头发样品中剔除脑中风和帕金森综合征患者发样，原发性老年性痴呆（Alzheimer 病，AD）122 例，其中，女性 57 例，年龄最小的 48 岁、最大的 90 岁；男性 65 例，最小年龄为 53 岁、最大年龄为 92 岁，平均年龄为 70.2 岁。另选相同性别、年龄相近的正常人发样，用 ICP 法测定 35

种元素含量，本文报告 30 种元素检验均值结果见表 3。

表 3　122 例 AD 患者与正常人 ICP 分析 30 种元素均值　　　单位：μg/g

元素	Ba	Bi	Cd	Co	Cr	Cu	Ge	Li
AD	0.942	0.285	0.042	0.022	0.216	8.70	0.515	0.018
正常人	1.977	0.161	0.047	0.043	0.275	10.10	0.266	0.034

元素	Mn	Mo	Ni	P	Pb	Sb	Sn	Sr
AD	0.423	0.102	0.223	157.1	2.864	0.147	0.110	1.376
正常人	0.543	0.063	0.306	162.6	2.591	0.131	0.159	3.416

元素	Ti	V	Zn	Zr	Ce	Ga	La	Nb
AD	0.614	0.067	153.6	0.019	0.132	0.142	0.038	0.032
正常人	0.565	0.082	147.3	0.020	0.121	0.168	0.040	0.093

元素	Sc	Th	Y	Al	Fe	Mg	Ca	
AD	0.006	0.109	0.083	—	27.5	54.8	541.6	
正常人	0.007	0.107	0.002	—	21.6	61.7	852.4	

从表 3 可见：AD 患者头发中 Ba、Cd、Co、Cr、Cu、Li、Mn、Ni、P、Sn、Sr、V、Zr、Ga、La、Nb、Sc、Mg、Ca 19 种元素含量均值低于正常人头发元素含量均值，而 Bi、Ge、Mo、Pb、Sb、Ti、Zn、Ce、Th、Y、Fe 11 种元素含量均值高于正常人头发元素含量均值。

对痴呆症患者和正常人各 122 例发检 30 种元素含量逐个经 t 检验（平均值的成对二样分析）：其结果有相关性差异的 13 种元素 t 检验结果见表 4。

表 4　AD 患者和正常人各 122 例发检 13 种元素含量经 t 检验的结果

元素	Ba	Sr	Ca	Co	Cu	Mn	Nb
t	−8.7130	−7.4549	−6.1288	−3.9349	−4.6260	−4.6720	−3.7732
P	<0.001	<0.001	<0.001	<0.001	<0.001	<0.001	<0.001

元素	Li	Sn	Ni	Cr	Mo	Ge	
t	−4.8628	−2.8085	−2.4094	−2.0381	6.4253	6.4145	
P	<0.01	<0.01	<0.01	<0.05	<0.001	<0.001	

从表 4 可见：痴呆症患者头发 30 种元素检验中：Ba、Sr、Ca、Co、Cu、Mn、Nb、Sn、Li、Ni、Cr 11 种元素含量特别低少，有相关性差异，呈负相关；Mo、Ge 2 种元素含量相对特别高，有相关性差异，呈正相关。

讨　论

AD 患者头发检验结果的特殊案例介绍：

970214，高××，男，65 岁，Ba↑（50.51 μg/g），Bi↑（10.33 μg/g），Ti↑（17.01 μg/g），Al↑（124 μg/g），Fe↑（246 μg/g）。

971108，韩××，男，83 岁，P↑（401 μg/g），Ti↑（4.11 μg/g），Al↑（104 μg/g），Fe↑（8 μg/g），Ca↑（2050 μg/g）。

960913，陈××，男，58 岁，Ti↑（12.98 μg/g），Al↑（231 μg/g），Fe↑（209 μg/g）。以上 3 例发铝、铁、钛高是共同的，但高××发钡、铋含量异常高，另一例韩××的发磷异常高，到目前为止，

还未发现单一铝元素过多导致 AD 的案例。

980322，林××，男，80 岁，Co↑（1.05 $\mu g/g$），Cr↑（88.9 $\mu g/g$），Mn↑（22.45 $\mu g/g$），Ni↑（136.84ì g/g），Fe↑（145 $\mu g/g$）。

961101，刘××，男，59 岁，Cr↑（26.44 $\mu g/g$），Ni↑（10.84 $\mu g/g$），Fe↑（152 $\mu g/g$）。

从这 2 例看出 AD 发 Cr↑、Ni↑、Fe↑相同，林××的发 Co↑、Mn↑异常高。

960315，朱××，女，68 岁，Ni↑（21.74 $\mu g/g$）。

980109，邱×，男，53 岁，Ni↑（9.71 $\mu g/g$）。

从这 2 例 Ni↑是重要共性。就是说 Ni↑过高是 AD 的内因之一。

950124，李××，女，74 岁，Mn↑（2.07 $\mu g/g$），Pb↑（20.22 $\mu g/g$），Cu↑（28.39 $\mu g/g$）。

950708，段××，女，67 岁，Mn↑（5.51 $\mu g/g$），Sr↑（10.79 $\mu g/g$），Ca↑（2050 $\mu g/g$）。

从这 2 例发 Mn↑相同，李××发 Pb↑、Cu↑特别，段××发 Sr↑、Ca↑。

从表 4 看到，Ba、Sr、Co、Cr、Ni、Mn、Cu、Ca 都呈负相关，而以上案例中恰恰相反，其解释"过犹不及"，关键是元素平衡，铁、铝、钛三元素过高本来就是患 AD 原因。

阿尔茨海默病的病因、病理：

阿尔茨海默病（AD），65 岁以前发病的叫作早老性痴呆，65 岁以后发病的叫作老年性痴呆，这两种实为一种，因为在临床和病理方面并无显著差异。世界医学界提出导致 AD 的一些假说，但到现在还没有一种假说是大家公认的。笔者头发检验发现是患者体内元素和激素等长期代谢失调导致大脑乃至全身供血不足，即大脑缺血缺氧而引发痴呆。

AD 在病理方面，常见脑萎缩，小于 1000 g，颞、顶和前额区萎缩明显，也有发生在枕叶的。组织学检查通常以神经元纤维缠结、老年斑和颗粒空泡变性为特征，在神经元胞质中，神经元纤维缠结由扭曲、增厚、凝集奇特的三角形和袢形的神经元纤维组成。缠结特别多见于新皮质的锥体细胞、海马和杏仁核，在脑干中缝核和蓝斑的神经元中也可见到。笔者认为神经元纤维缠结、老年斑和颗粒空泡变性，由于患者体内微量元素镍、铬、钴等代谢严重不平衡所致。

脑血管性痴呆：

脑血管性痴呆是由于脑血管病导致相应区梗死而引起的智能损害，脑血管性痴呆在老年痴呆中占近一半。笔者在 190 例痴呆症中发现有 32 例是脑中风导致痴呆的。多为腔隙性痴呆，貌似帕金森综合征，但无静止震颤，且有锥体束症。笔者在 190 例痴呆症患者中观察到有 46 例帕金森综合征，双侧半球病变则产生假性延髓性麻痹，吞咽困难，构音障碍，轴反射阳性。

AD 和脑血管性痴呆在目前的世界上，都属于不可逆的或不可治愈的。金陵微量元素与健康研究所根据患者头发的分析结果认为这两种痴呆没有质的区别，只是笔者将中风导致痴呆症视为痴呆急性发作病因，而 AD 则为慢性的渐进型痴呆，而且用全天然微量元素食疗方法治疗痴呆获得突破。

病毒与老年痴呆：

20 世纪 60 年代初期，国际医学出现一个新的领域——慢病毒。慢病毒无核酸，是由蛋白质组成，在人脑中产生淀粉样斑块的组成部分，用一般高压消毒、化学剂、紫外线、离子辐射、石炭酸、碘酒、酒精都不能杀灭，在福尔马林中也能长期存在，而病毒学家还没有充分理由证明它是病毒，到现在只是一种推测。淀粉样斑块中的蛋白质实际上是神经元纤维变化的"垃圾"，就是说，老年人脑中的这种淀粉样蛋白质的出现是 AD 的"果"，而不是 AD 的"因"。因为经研究，AD 跟大脑中淀粉样蛋白质的多少无关，它只是人体代谢不正常的产物，由于它的存在加重了 AD 的进程，即影响了大脑的正常工作。淀粉样蛋白质，只是老年斑的一个组成部分，它的主要成分为 B - 蛋白质的前驱体，它也是缠结着的，外面缠结着肿胀的轴突和树状突，最外面为变性的神经元突起。即使将淀粉蛋白质完全清除，痴呆症状依然存在。

免疫与老年痴呆：

研究发现，AD 患者体内存在抗脑抗体，有些患者有细胞免疫反应损害和免疫调节受损。但至今尚未发现特异的组织相应抗原。

机体的衰老过程和机体的防御能力具有相同的细胞机制。有的学者认为衰老是由于免疫系统细胞突变而导致自身组织免疫耐受性减弱甚至丧失，继之发生自身免疫反应的结果。

在生物进化中，免疫系统出现于脊椎动物并趋于完善，在维持机体的统一调节中起重要作用，随着增龄，某些免疫功能逐渐减退并日趋加重，这是生命过程中出现的生理衰退变化之一；而一些疾病如自身免疫、癌和血管性疾病等的发生与发病率的增高都与免疫功能的改变有密切关系。

随着增加年龄自身抗体产生明显增高，老年人对核酸、平滑肌、线粒体、淋巴细胞、胃壁细胞、免疫球蛋白和甲状腺等自身抗体的产生较年轻人显著增高。这往往导致自身抗体疾病，其表现为：形成抗原抗体复合物沉积于血管壁，激活补体，引起一系列反应，造成局部损伤；自身抗体可直接与动脉内膜起反应，激活补体，造成免疫损伤；可参与老年斑的形成等。自身免疫功能失调可导致动脉硬化和淀粉样物中有免疫球蛋白的轻链部分，这是与老年痴呆有关的。笔者发现免疫与 AD 患者体内锰、铬、钛、镍、钴、铁等代谢不平衡有关。

遗传与老年痴呆：

通过对神经病理证实的 AD 患者家族进行研究发现，患者家属中发生的危险性高于一般人群，并提出 AD 是常染色体显性遗传。现在陆续发现染色体第 14 对、19 对、21 对发生变异而且都认为是导致老年痴呆的原因。这样，仅仅是"遗传说"就是多种多样的，就连发现者也认为：这样一来老年痴呆症病因的"遗传说"亦变得复杂化。目前仅仅根据基因的缺陷，还不能得出痴呆的遗传结论。流行病调查结果，笔者认为"遗传"可分为先天性的遗传和后天性的遗传。AD 与遗传有关，即很可能是因为生活习惯的"后天性遗传"——上辈家人的长期生活习惯的影响结果。笔者认为老年痴呆是代谢疾病，体内元素长期代谢失调所致。

铝与老年痴呆：

研究发现在有神经元纤维缠结的神经胞核中的铝沉积，在实验动物和人神经元体外培养中，铝可导致神经元纤维缠结，因而提出铝中毒假说。但铝中毒和肾透析患者，大量铝进入体内并使脑的铝含量增加，并未发现引起神经元纤维缠结。分析 AD 患者的血液、脑脊液和头发，结果未发现 AD 患者血、脑脊液、头发中铝含量显著高于对照组。

美研究人员曾分析 AD 患者大脑皮层铝明显高于死于车祸者大脑皮层中铝含量，于是又提出 AD 与铝中毒有关。笔者认为，对照本身不能说明问题，因为铝在大脑中有随增龄而沉积的现象，AD 老年人尸脑的检验结果与车祸尸脑的年龄不相同。金陵微量元素与健康研究所分析了老年痴呆症患者 500 例与相同年龄、相同性别 1100 例正常人头发中铝含量经比较无显著性差异，只有个别的发铝含量特别高。笔者在 190 例痴呆症发检中，仅发现 3 例发铝含量特别高的例子，但其同时铁、钛含量也特别高，即 AD 发病是多因子的。

神经介质与老年痴呆：

神经系统由脑、脊髓——中枢神经和脑神经、脊神经、自主神经——周围神经组成。自主神经包括交感神经和副交感神经，神经系统的主要组成是神经元和神经胶质，神经系统活动的基本方式是反射，反射要有完整的神经能路线即反射弧才能完成。一般反射弧由 5 个基本环节组成，即感受器→传入神经元→中枢联络神经元→传出神经元→效应器。感受器是传入神经元的神经末梢在组织中形成的结构，能感受不同的刺激，而效应器是传出神经元所支配的肌肉（骨骼肌、心肌、平滑肌）或腺体。两个神经元之间或神经元和效应器之间的联系部位叫作突触，有中枢突触和外周突触之分。研究证明，突触联系并不是直接接触，神经冲动的传达依赖突触前神经末梢释放一种化学物质，经过突触间隙作用于突触后神经元或效应器的细胞膜上的受体，然后引起各种生理效应。这种传递神经冲动的化学物质称为神经递质或神经介质。

神经介质的作用极为广泛，在周围神经，它通过效应器可以调节器官组织的各种生理活动，如心跳的加速和减慢、肌肉的收缩和松弛、腺体的分泌和抑制。中枢神经中的递质则可调节中枢的活动，使中枢的某些特定区产生兴奋或抑制，从而影响人体的机能状态。某些中枢神经介质的化合物对周围组织尚有其他生理作用，如 5－羟色胺可引起某些平滑肌收缩，组胺可引起血管通透性增高。中枢神经系统参与神经元之间传递的介质有乙酰胆碱、去甲肾上腺素、多巴胺、5－羟色胺、组胺、r－氨基丁酸、甘氨酸、谷氨酸、门冬氨酸、肽类（如 P 物质）、ATP 及前列腺素等。美国麻省理工学院研究发现老年痴呆症患者脑中胆碱的水平远远低于正常人，胆碱是脑细胞膜的构成要素，而且是神经传导剂乙酰胆碱的主要成分。

天津心脏病学研究所研究发现：人体衰老及多种衰老性疾病与体内血中血栓素和前列环素含量的比值有关，当人体内出现血栓素与前列环素合成代谢失调，二者含量比值增高过多，既是人体衰老的标志，也是心脑血管疾病发病的重要因素，即前列腺素分泌太少。

震颤麻痹综合征是黑质——纹状体系中多巴胺（DA）与乙酰胆碱平衡失调、DA 含量不足所致。5－羟色胺随增龄减少，但是给 AD 患者用神经介质药物无治疗作用，因之可推断神经介质减少是"果"而不是"因"。笔者认为 AD 的主要内因仍是其体内元素镍、钴、铁、铬、锰、钛、锶、钡等元素代谢不平衡所致。

脂褐素与老年痴呆：

脂褐素在细胞内属亚细胞成分，随增龄增加，增加到一定的量形成"老年斑"，脂褐素是一种不溶性棕色颗粒，有淡黄色及橙红色的自发荧光，广泛存在于人或动物的心脏、血管、大脑、脊髓、神经节、肝、子宫、汗腺、肾上腺、睾丸等脏器组织的细胞中。脂褐素的主要成分是脂类，约占 50%，蛋白质约占 30%，其他物质约占 20%，在脂类中 75% 为磷脂。此外，还证明在脂褐素中有多种水解酶类，有的酶类活性甚高。

随着人体的逐渐老化，脂褐素含量增加并产生沉积，对鼠的神经细胞进行观察表明，在幼年时它的色素颗粒均匀地分布在细胞核的周围，到了老年，这些体积增大的脂褐素颗粒就集中到核旁。脂褐素是不饱和脂肪酸和氧在化学反应时产生的一种分解物，由于细胞不能继续分解它，使这种物质积累在细胞内。人的心肌中脂褐素的沉积量与年龄成正比，脂褐素沉着在神经组织中可引起老年痴呆。中老年人由于细胞代谢功能减退，加上食物中动物脂肪和植物脂肪比例不当，使体内脂褐素增加形成老年斑。脂褐素在心肌中沉着可影响心血管功能。脂褐素增至某一水平后可损伤细胞，造成细胞萎缩或死亡。脂褐素在脑细胞中沉着，可能是与神经元及胶质有关的神经元纤维以及微管结构的异常蓄积同时发生，随着增龄也发生着 DNA 链断裂等损害的蓄积，最后形成老年斑。目前脂褐素与老年痴呆的关系仅仅是表观的，就是说，老年痴呆症患者大脑细胞中确实存在大量的老年斑，这老年斑本身是和衰老同时发生的，是不是痴呆的直接原因还没得到公认。老年斑作为衰老的一种尺度看来是可以的。

激素与老年痴呆：

Finch 认为机体成熟以后随年龄增长而产生的变化是从早期发育中的神经内分泌机制中延伸而来的，即神经内分泌阶段式调节假说，呈发育、成长、成熟、减退到衰老阶段的过程。性腺功能的变化是这一过程的典型表现。Finch 认为，内分泌系统不仅在调控机体代谢和生长、发育、成熟过程中起重要作用，而且还直接调控这一过程延伸的衰老和死亡。假设在大脑中有一组控制身体功能的不可代替细胞如"下丘脑—垂体轴"—"老化钟"，由于下丘脑的功能衰退，使得各种促激素的分泌减少或作用降低，垂体及下属靶腺体功能全面衰退，从而引起衰老。神经介质——儿茶酚胺的年龄变化在发动内分泌激素调控中的一系列变化中起重要作用。

一些学者认为性腺功能减退，性激素分泌减少是衰老的原发环节。我们也观察到老年痴呆症患者头发中钡、锶、钙含量过高、过低者，这与性激素代谢有关，有的就是发自男女更年期，更年期没有过好，逐渐发展导致老年痴呆的现象。

性腺随年龄变化是明显的，它与生命活力直接相关，但采用睾丸提取液注射、睾丸移植、输精管结扎、类人猿睾丸移植等作为延缓衰老、"返老还童"的方法，均没能成功；性腺衰老原发假说不能解释去势动物寿命不缩短反而延长这一现象。

笔者还观察到部分痴呆症患者在发病前患甲状腺肿，部分患者性功能障碍，大量的病患患高血压、肥胖等——与垂体性嗜碱细胞增殖症的并发症相同。这些都是与衰老乃至患老年痴呆有关的激素说的依据。

笔者认为激素代谢的紊乱导致体内生物酶的代谢紊乱，酶在生物体的代谢中起重要的调节作用，而酶蛋白的合成受内分泌激素的调节，激素的受体结合和激素灭活等失调，都有可能加速衰老乃至患老年痴呆症。而这是一个渐进的过程，激素的代谢处于人体整个代谢的调控的顶端，是非常重要的一个方面。笔者认为激素、生物酶都与体内微量元素的代谢有关，即都需要微量元素参与，元素代谢不平衡同样可引发激素代谢紊乱，进而导致 AD 的发生。

我们还分析了痴呆症患者头发中硒的含量，同样观察到其较健康人发检结果低少，分析患者的血液也观察到类似发检的结果，分析患者的血钠、钾、镁、钙也观察到类似发检结果，这也是我们提出元素代谢不平衡导致痴呆症的依据。

微循环与老年痴呆：

心脏是一个由心肌组织构成的空腔器官，其生理功能类似一个液态泵，为心血管系统的枢纽，能自动地、节律地发生兴奋和收缩，推动着血液不断循环流动，人的心脏可以连续工作 100 多年，每天泵出血液达 6 ~ 8 吨，一个百岁老人的心脏一生可泵出 20 万 ~ 30 万吨血液。

据研究发现，人的骨骼肌具有颤动作用，人的 1118 条骨骼肌都由纤维组成，这些纤维在不同的时间收缩，使血液在附近的血管里加快流动，收缩的肌肉促使压力增加几倍，比心脏的作用还大，有人把这 1118 条骨骼肌比作为 1118 颗"二级心脏"。

人体各处遍布着 1000 多亿条纤细的微小的血管，其总长度达 10 万多公里，这些微血管，据研究发现微动脉具有自律运动作用，这种自律与心律无关，其微动脉越小，自律运动频率越高，振幅也越大。细胞间的循环实际上主要靠微动脉的自律作用，人的全部微动脉的作用能力比心脏和"二级心脏"之总和还大得多。笔者将 1000 多亿的微动脉比作人的"三级心脏"，这三级心脏平时 50% 以上处于关闭或半关闭状态。就是说，人有"3 种心脏"，我们经常看到有的人心脏停止跳动一段时间仍可以抢救过来，这主要就是第三心脏还没有停止工作的缘故，可见人体的循环作用并不是单靠一个心脏来维持的。

人体的微循环经常发生局部障碍，这就导致了各种各样的病患，老年痴呆症患者同样存在微循环障碍，大脑供血不足一方面是脑血管硬化造成，但很大一部分是因为微血管自律障碍造成大脑缺血缺氧所致，而且，老年痴呆症患者的四肢无力、脚底漂浮、手脚抖动等都是微循环障碍导致这些部位缺血缺氧所致。

笔者认为，老年痴呆症患者的脑萎缩主要是由于这一部位大脑微循环发生了障碍引起的，全脑萎缩亦然。也可以说是，大脑或全脑发生了很多处微血管梗死导致了老年痴呆。而这些梗死用肉眼是看不见的，因为微血管太小，其管径从几微米到几十微米不等，为此，有人又将微血管分为 4 级。总之，老年痴呆症与心血管的功能障碍有关，即与血管硬化有关，更与微血管的自律障碍有关。老年痴呆症主要是患者大脑或全脑缺血缺氧所造成的，我们对痴呆症患者进行对症治疗取得了显著疗效，已经获得了突破。

综上所述，我们认为老年性痴呆症是属于心脑血管疾病同一病因范畴的老年期常见病、多发病，主要病因是：由于患者体内微量元素和一些宏量元素代谢失调乃至缺乏，引起某些激素（如性激素等）、一些酶、某些维生素（如维生素 B_{12}）的代谢失调乃至缺乏，从而导致血管硬化、微血管自律障碍并造成脑（包括其他器官和组织）供血、供氧不足乃至缺血、缺氧，最后影响到神经、精神而痴呆。从发病的渐进过程也可以看出痴呆症患者的脑缺血、缺氧过程。

　　根据元素代谢平衡机制原理，采用食物和中草药治疗，其治疗的效果达到了预期目的。实践证明，老年痴呆症的起因不是或主要不是神经精神病因范畴的疾病，所以单纯用神经精神病的方法治疗是治不好的，这也就是当今医学界把老年痴呆症看成顽症、不治之症的由来。用我们的方法治疗，其疗效非常显著，因为病因清楚了。因此，老年痴呆症不是不治之症，是可以治愈的。发现越早，用元素食疗法治疗越早，其治疗的效果也越好。

　　根据微量元素平衡机制，我们研制了全天然的耄乐系列食品：蜜丸、口服液、佐料等，给痴呆症患者补充以上这些功能性食品，再根据头发检验结果开出应用的食物方，收到了意想不到的疗效。这些功能性食品富含人体必需宏量元素和微量元素，而且其含量比例与人体需要相一致，患者服用后，通常在两个月内血脂、血糖、血常规、血液黏滞度、纤维蛋白原等代谢恢复正常，还有血液白蛋白的含量以及与球蛋白的比例增加，细胞间通透性和机体免疫功能也恢复到正常范围。因此，患者病态消失，一般治疗 3~6 个月即可恢复成正常人。

（原载于《世界元素医学》2008 年第 2 期）

脑中风患者与正常人各 296 例头发
35 种元素检验结果比较

（2008）

陈祥友　孙嘉淮　陈建达　陈思睿

（金陵微量元素与健康研究所）

[导读]　对 296 例脑中风患者头发元素测定结果表明，患者头发钡、锶、锂、钙、镁含量较正常人明显低少，而铁、锗、锰、铅、锑、镓、镧、钪、钍、铈、钼、铋、钒含量则明显升高，提示脑中风主要是患者体内元素代谢不平衡所致。在近 30 年内，陈祥友等通过比较头发 35 种元素含量，终于找出脑中风诊断和预测、预报方法。

前　言

　　脑中风是当今世界危害人类健康的五大死因之一，是常见病、多发病。脑中风主要累及颅内外动脉、静脉及静脉窦，尤其累及脑动脉血管为多见。急性脑中风的发病率、死亡率和致残率都很高，世界卫生组织在统计的 57 个国家中急性脑中风的死亡率仅次于冠心病与癌症，居第三位。日本是世界上中风发病率与死亡率最高的国家，在 40 岁以上的人口中，患病率为 0.8%。我国情况与日本差不多，在城乡中风的发病率、死亡率或致残率都很高，每年约有 300 万人患中风，约有 100 万人死亡。幸存者半数以上有瘫痪、失语等后遗症。

　　在发达国家都建立了中风流行病学监控机构，我国在 20 世纪 70 年代中期也开始了中风流行病学调查。日本自 20 世纪 50 年代以来，中风的死亡率不断下降，由 1951 年的 125/10 万降至 1986 年的 106.9/10 万。自 1962 年至 1967 年日本在 17 个城乡地区调查 20 621 例 40 岁以上的患者，其中，352 例死于脑出血，288 例死于脑梗死，二者之比为 1.22∶1，但在受检人群中脑梗死的发病率高于脑出血，可以看出，脑出血的预后比脑梗死的预后差。1975 年始，日本死于脑梗死者超过了脑出血。自 1972 年至 1982 年日本由脑血管病死亡率最高的国家下降到世界的平均水平，降至原水平的 2/3。

33 个国家流行病学调查，中风死亡率平均为 100/10 万。33 个国家的中风死亡率均随年龄增长而相应升高，即年龄每增加 5 岁，中风死亡率即增长 1 倍。中风发病率也随增龄而相应升高，55～64 岁为 350/10 万，65～74 岁为 1000/10 万，75～84 岁为 230/10 万，85 岁以上为（4000～5000）/10 万。中风性别关系男性多于女性，男女比为 1.33∶1。

由于 CT、MR 技术应用对中风类型发病率的研究表明，蛛网膜下腔出血占 8%，脑出血占 12%，脑血栓与脑栓塞所导致脑梗死占 70%，难以分类的占 10%。

脑中风的病因主要是患者长期患高血脂、血黏度高、血压高和血糖高引起的脑动脉硬化，血管痉挛而导致的脑血管破裂出血或脑血管梗死。脑血管病与人们的生活环境和生活习惯特别是饮食习惯有关。元素平衡医学的研究发现：高血脂、血黏度高、高血压、高血糖都是由相应元素代谢不平衡所致。所以，脑中风其根本原因是与患者体内元素代谢长期不平衡有关。

实验结果

笔者自 1980 年始研究人发中微量元素与心脑血管疾病的关系，开始为单个元素，后研究多种元素。本文报告 296 例，其中，男性 174 例、女性 122 例，男性最小年龄为 39 岁、年龄最大为 87 岁，女性最小年龄为 42 岁、最大年龄为 85 岁，其总平均为 63.86 岁。选取相同性别、年龄相近的 296 例正常人头发样，用 ICP 法测定 35 种元素含量，本文报告 29 种元素检验结果。

头发经常规：洗净、烘干、剪碎、称重，在铂金坩埚中于马佛炉中低温灰化、消化、转移、稀释、定容，用 ICP 仪测试 35 种元素含量，报告 29 种元素分析均值，其结果见表 1。

表 1　ICP 分析 29 种元素均值　　　　　　　　单位：$\mu g/g$

元素	Ba	Bi	Cd	Co	Cr	Cu	Ge	Li
中风患者	1.372	0.177	0.045	0.034	0.306	10.14	0.520	0.024
正常人	1.963	0.151	0.049	0.040	0.267	10.19	0.270	0.033

元素	Mn	Mo	Ni	P	Pb	Sb	Sn	Sr
中风患者	0.872	0.114	0.333	160	4.01	0.219	0.156	2.135
正常人	0.516	0.061	0.322	163	2.32	0.122	0.180	3.539

元素	Ti	V	Zn	Zr	Ce	Ga	La	Nb
中风患者	0.720	0.089	152.5	0.031	0.228	0.213	0.074	0.058
正常人	0.608	0.070	152.3	0.025	0.095	0.146	0.038	0.068

元素	Sc	Th	B	Al	Fe	Mg	Ca	
中风患者	0.0079	0.179	-	-	28.9	56.8	638.8	
正常人	0.0059	0.091	-	-	19.7	74.0	919.0	

从表 1 可见：脑中风患者发中 Ba、Cd、Co、Cu、Li、P、Sn、Sr、Nb、Mg、Ca 11 种元素含量的均值较正常人低，而 Bi、Cr、Ge、Mn、Mo、Ni、Pb、Sb、Ti、V、Zn、Zr、Ce、Ga、La、Sc、Th、Fe 18 种元素含量的均值较正常人高。

对中风患者和正常人配对各 296 例头发检验结果中 29 种元素含量逐个经 t 检验（平均值的成对二样分析），其结果有相关性差异的 18 种元素见表 2。

表2　中风患者和正常人各296例发检18种元素含量经t检验的结果

元素	Ba	Li	Sr	Ca	Mg	Fe
t	−6.078	−3.449	−6.795	−6.258	−2.903	5.047
P	<0.001	<0.001	<0.001	<0.001	<0.005	<0.001
元素	Ge	Mn	Pb	Sb	Ga	La
t	8.787	5.034	5.537	5.455	7.746	3.685
P	<0.001	<0.001	<0.001	<0.001	<0.001	<0.001
元素	Sc	Th	Ce	Mo	Bi	V
t	4.244	5.384	7.746	9.612	2.132	2.269
P	<0.001	<0.001	<0.001	<0.001	<0.05	<0.05

从表2可见：中风患者头发29种元素检验中Ba、Sr、Li、Ca、Mg 5种元素含量较正常人发中含量非常低少，有非常显著相关性，呈负相关。而Fe、Ge、Mn、Pb、Sb、Ga、La、Sc、Th、Ce、Mo、Bi、V 13种元素含量较正常人发中含量非常高，有非常显著相关性，呈正相关。

讨　论

中风患者头发检验结果的特殊案例介绍（单位：$\mu g/g$）：

20010104，王××，女，60岁，Ba↑（10.22）、Sr↑（16.93）、Mg↑（269）、Ca↑（4580）、Zn↑（507）、P↑（381）、Ge↑（2.43）、Cu↑（38.11）。按表1和表2结果，Ba、Sr、Mg、Ca是中风患者低少，而这4种元素的含量恰恰高于正常人发中含量好几倍而中风，这说明元素含量过低过高都不好，正是过犹不及的道理。在这一例还观察到Zn↑、P↑、Ge↑、Cu↑4种元素的含量高于正常人的数倍值得探讨。

19970840，桑××，女，68岁，Ba↑（8.95）、Sr↑（9.37）、Mg↑（465）、Ca↑（1980）、Fe↑（131）、Ga↑（0.481）、Ce↑（0.521）、Ti↑（80.85）、Mn↑（6.36）。同上例，Ba↑、Sr↑、Mg↑、Ca↑4种元素含量都高于正常人的数倍而中风，另还观察到Fe↑、Ga↑、Ce↑、Ti↑、Mn↑5种元素含量高于正常人数倍现象。

19970408，杨××，女，53岁，Ba↑（9.14）、Sr↑（19.31）、Mg↑（686）、Ca↑（6490）；Ti↑（12.06）、Ni↑（4.09）、Ge↑（1.03）。此例观察到Sr↑、Mg↑、Ca↑、Ba↑特别高，另Ti↑、Ni↑、Ge↑的含量较正常人高。

19961006，陆××，女，64岁，Ba↑（5.85）、Sr↑（9.35）、Mg↑（203）、Ca↑（2270），另Ni↑（7.91）、Cr↑（4.31）、Mn↑（2.08）。此例观察到Ba↑、Sr↑、Mg↑、Ca↑的稍高，另观察到Ni↑、Cr↑、Mn↑特殊。

19970111，陈××，女，71岁，Ba↑（3.63）、Sr↑（8.38）、Mg↑（139）、Ca↑（1230），4种元素含量稍高于正常人。而Fe↑（139）、Mn↑（9.21）二元素含量很高，与桑××相似。

20031052，李××，男，70岁，Ba↑（5.81），而钙、镁、锶含量基本正常或稍高；而其他元素有Ti↑（6.48）、Ce↑（0.361）、La↑（0.392）。看来钡元素的含量过低或过高对心脑血管的健康很重要。

19960775，薛××，女，90岁，Sr↑（20.08），其他各元素含量都接近常人或低少，只有发锶含量特殊。由此可见，该元素含量的过量或过于低少对心脑血管的健康至关重要。

19960700，吴×，男，69岁，Pb↑（85.33）、Sr↑（8.11）、Ge↑（1.15）、Mn↑（2.18）、Zn↑（256）、Ce↑（0.406）、Ga↑（0.411）。此例可以看出，铅元素含量过高的毒性，锶元素的过高在此例也是重要的，还有锗、锰、锌、铈、镓等含量过高的因素。

由以上8个特例可以看出：钡、锶、镁、钙四元素在人体代谢正常与否和心脑血管健康至关重要。

四元素与心脑血管健康的重要序次，笔者认为应是：锶、钡、镁、钙。其他元素过高对脑血管损害的有：铅、镍、铬、锰、钛、铁、锗、镓、锌、铈、镧等过高。

19961034，叶××，女，55岁，Mn↑（7.21）、Fe↑（90）。其他元素含量接近正常人或低少，只有锰、铁两元素含量过量。

19961060，张××，女，70岁，Mn↑（9.61）、Ti↑（1.681）。其他元素含量接近正常人或低少，只有锰元素含量过高和钛元素含量稍高。由此两例可以看出，锰元素代谢正常与否对脑血管健康的重要性，同时验证了，表2中锰元素含量与脑中风具有非常显著相关性，呈正相关这一结论。

19961126，孙××，男，57岁，Cr↑（244.09）、Fe↑（1340）、Co↑（0.764）、V↑（1.01）、Mo↑（0.238）、Mn↑（4.84）、Ni↑（2.14）、Ce↑（0.559）、La↑（0.309）。此例看到患者发中铬、铁、钴、钒含量特别高，钼、锰、镍、铈、镧含量高。

19960665，李××，男，65岁，Sb↑（2.86）、Co↑（0.764）、Fe↑（308）。其他元素含量接近正常人或低少。此例可看出：锑、钴含量特别高和铁的代谢不正常，锑、钴、铁3种元素与心脑血管健康关系密切。

19960310，葛××，男，68岁，Bi↑（1.03）、Li↑（0.254）、Th↑（2.18）、Sn↑（0.315）、Zr↑（0.319）、Ga↑（2.13）、Sb↑（1.541）、Ce↑（2.38）、Ge↑（2.251）、La↑（0.547）、Fe↑（128）。此例特殊在于第一次出现的铋、锂、钍、锡、锆五元素含量很高和上面已出现的镓、锑、铈、锗、镧与铁元素含量增高。

19980370，叶××，男，66岁，Sb↑（0.945）、Sn↑（0.405）、V↑（0.458）、Zr↑（0.151）、Ce↑（0.975）、Ga↑（1.25）、La↑（0.225）、Th↑（0.772）、Fe↑（105）。此例患者发中有铁、锑、锡、钒、锆、铈、镓、镧、钍9种元素含量过高。

孙××、李××、葛××、叶××和桑××、陈××患者发中铁元素含量特别高是共性，说明铁含量过高，验证表2中铁含量与中风的显著相关性，呈正相关这一结论。李××发中锑、钴、铁3种元素含量很高导致中风，表2中锑含量与中风的显著相关性，呈正相关这一结论得到验证。在孙××、李××两患者发中钴含量过高验证了与中风的关系。

20010003，吴××，女，70岁，Cr↑（4.12），其他元素含量接近正常人或低少。铬元素在孙××、陆××患者发中含量过高，但不是仅此铬元素一个，因之此例说明，铬元素代谢对脑血管健康非常重要。

19960185，周××，男，60岁，Ni↑（102.2）、Sb↑（1.23）、Ge↑（1.24）、Ga↑（1.68）。镍元素在孙××、杨××、陆××患者发检验结果过高，但未见仅镍一种元素代谢失调导致中风。

19950918，王××，女，61岁，Ge↑（8.01）、Zr↑（2.13）、Y↑（0.621）。此例可以看出仅是铈、锆、钇三元素含量非常高即可导致王××中风。

19971153，吴××，男，74岁，Ce↑（2.02）、La↑（2.52）。可以看出，吴××因铈、镧两种元素含量非常高即导致脑中风。

19970204，姜×，男，70岁，Ce↑（1.68）、Sb↑（1.06）、Ga↑（1.51）、Th↑（1.95）、La↑（0.455）、Ge↑（2.14）、V↑（0.448）。在本例中，可见姜×发中铈、钍、锑、镓、镧、锗、钒诸元素含量过高。

19970205，柳××，女，68岁，Ce↑（1.33）、Th↑（1.47）、Ga↑（1.27）、Sb↑（0.755）、Sn↑（0.499）、Ge↑（1.13）、V↑（0.327）。在本例中，铈、钍、镓、锑、锡、锗、钒7种元素含量过高，即多因素导致中风。

从周××、王××、吴××、姜×、柳××5例可验证表2中铈、钍、镓、锑、锡、锗、钒等元素含量与脑中风有非常显著的相关性，呈正相关。还观察到钇元素含量过高与脑中风的关系。

从20例脑中风患者头发检验结果与表2中所列诸元素含量反映出脑中风与患者体内诸多元素代谢不

平衡有关。过低的锶、钡、镁、钙、锂元素含量或过高，都会导致中风。而铋、锑、锡、铅、铬、镍对人体有益元素其含量过高同样会造成伤害。铁、锰、钛、钼、锗、铈、锆、镓、钒、镧、钇、锌等含量过高肯定对心脑血管造成伤害。脑中风是多种元素代谢不平衡所致。铬、镍、铁、钴、锰、钼、锗、钒等为有益元素，在人体内代谢含量也必须在正常范围内才是有益的。

根据脑中风患者头发中微量元素钴的含量较正常人头发中的低少这一现象，对脑中风进行诊断获得成功。笔者在 28 年前用这一发现对高血压患者会不会脑中风进行预测获得成果。当时分析南京大学食堂退休患高血压症的李师傅头发中微量元素钴的含量发现异常，预测可能患中风，并且亲自去他住处告知要他注意，结果在 2 个月内果然应验。而且，李师傅发病当天就去世了。

自 1984 年始用 ICP 法分析脑中风患者和正常人头发中多种元素含量，在仅知性别、年龄的情况对被检验头发中元素含量评判诊断被检者是否患了脑中风取得成功。例如，发检号 19990599，张×，男，58岁，判其中风，于 1999 年 12 月接其来信报告诊断正确。笔者用该法进行脑中风预测预报获得成功。例如，19990027，周×，男，71 岁，于 1999 年 3 月 20 日报告提请注意：防中风。结果在 1999 年 6 月中旬发生中风住院。

笔者用元素医学食疗法治疗脑中风及其后遗症获得很好的效果，对脑中风危重患者进行急救收到意想不到的效果。

（原载于《世界元素医学》2008 年第 3 期）

小儿脑瘫患者与正常婴幼儿各 50 例头发
35 种元素检验结果比较

（2008）

陈祥友　孙嘉淮　陈建达　陈思睿

（金陵微量元素与健康研究所）

[导读] 为探明小儿脑瘫病因，陈祥友等通过比较 50 例脑瘫患儿和相同性别、年龄相近 50 例正常儿头发中 35 种元素含量，发现患儿 29 种元素含量均值高于正常人均值，其中，钛、铁、铅、镧、镁、铬、锰、铝、锶、锆 10 种元素含量显著升高，这与成人脑中风及其后遗症有相似性。

小儿脑性瘫痪（Cerebral palsies）简称小儿脑瘫，它包括多种原因引发的非进行性的中枢性运动功能障碍，临床上表现为瘫痪、低智、抽搐、多动及视、听、语言等功能异常，类似于成人脑中风及其后遗症的症状。

小儿脑瘫病因多种多样，通常致病因素分为出生前、出生时和出生后三类：①出生前因素：主要是胎儿期的感染、出血、缺氧和发育畸形，以及母亲的妊娠高血压综合征、糖尿病、系统性红斑狼疮、腹部外伤和接触放射线等。②出生时因素：由于羊水堵塞、胎便吸入、脐带绕颈等所致的窒息，由于难产产钳所导致的产伤、颅内出血及缺氧，早产。③出生后因素：新生儿发生核黄疸、严重感染、外伤及脑缺氧等，也可以致脑性瘫痪，脑缺氧和脑出血在小儿脑瘫发病原因中是最主要的。在脑缺氧和脑出血中除去一些人为因素外，主要是与小儿体内元素代谢不平衡有关，发检结果与成人脑中风及其后遗症的发检结果有相似之处，也可以说与其母亲在妊娠期体内元素代谢不平衡有关，这是内因，也是根本原因。

一、脑瘫的病理变化

由于出生前的损害者，常见弥漫性脑病变，有不同程度的脑质萎缩及脑皮层发育不全，有时合并脑积水、脑穿通等改变。出生时和出生后损害者则以疤痕、硬化或软化、部分萎缩以及脑实质缺损为主，脑内可有点状或局限性出血，锥体束也呈现弥散的变性。

小儿脑瘫依据运动功能障碍的范围和性质或分为痉挛型、运动障碍型、共济失调型和混合型4种。

（一）痉挛型（Spastic type）：约占全部患者的75%，通常与其他型的症状混合出现，表现是中枢性脑瘫痪，在病理上涉及上部神经元，主要在锥体束。

（1）痉挛性双侧瘫痪（Spastic diplgia Little 氏病）：两侧均瘫痪，但左右在程度上不一，下肢的运动障碍往往较上肢明显，感觉和括约肌功能并无障碍。

（2）痉挛性四肢瘫痪（Spastic quadriplegia）：四肢呈现几乎相等的瘫痪，但上肢的运动障碍通常较下肢为重，常伴有一些延髓麻痹的体征。

（3）痉挛性偏瘫（Spastic hemiplegia）：该病型发病数较多，右侧的发病较左侧几乎多一倍。上肢的瘫痪程度一般比下肢重。

（4）痉挛性截瘫（Spastic paraplegia）：两下肢瘫痪，两侧症状基本一样，由于中央前回两侧均有病变。

（5）痉挛性三肢瘫痪（Spastic triplegia）：瘫痪三肢，无病的一肢通常为上肢。

（6）痉挛性单肢瘫痪（Monoplegia）：瘫痪一肢。

（二）运动障碍型（Dyskinetic type）：为锥体外性瘫痪，约占全体患者的20%，出现无目的、不自主的动作，均为双侧性。新生儿时期发生黄疸后所得的后遗症大多属此型。往往伴有智能发育不全，有的还并发癫痫病。

（三）共济失调型（Ataxic type）：占全部的1%~2%，可单独出现，主要病变在小脑，步态不稳，快变轮换动作较差，指鼻试验易错，肌张力不全。

（四）混合型：同一个婴儿可表现上述1~2个型的症状。

二、临床表现

小儿脑瘫症状开始于婴幼儿时期，主要表现为中枢性瘫痪，如下所述有双瘫、偏瘫、四肢瘫等，常伴有各种异常动作，如手中徐动症、舞蹈状动作、肌痉挛等。个别患者有运动失调，多数出现抬头和坐立困难时才被发现，脑瘫症状与病变的部位有关：（1）锥体束有病变时，主要表现为痉挛性瘫痪，下肢常较上肢更为明显。（2）锥体外束或脑底节（包括纹状体和苍白球）有病变时，主要表现为异常动作，运动增强，手足徐动症、舞蹈症、震颤、肌张力低下或肌强直。（3）小脑有病变时，主要表现为共济失调和肌肉张力低下。（4）广泛病变时，表现了肌肉强直和震颤。

神经精神改变为：（1）不同程度的语言和智力障碍。（2）出现抽搐或癫痫发作。（3）当颞叶、枕叶、顶叶受损时，可发生视觉、听觉的功能障碍；当额叶颞叶或下丘脑受损时，可出现动作过多；当网状构受损时，可有注意力不集中及动作过多症状；当病变涉及延髓时，可表现为吞咽困难，构音不清，并可伴有面肌麻痹及核上性眼肌麻痹。

三、诊断与预后

小儿脑瘫诊断通常不困难，主要表现在：（1）神经功能不正常，自主运动的功能障碍；（2）出生后数月至一年内发病；（3）病情稳定，非进行性。

小儿脑瘫是先天性或后天性脑病变的残留现象，治疗后多能逐渐地获得不同程度的功能恢复，语言也有显著恢复的，运动功能也可以有不同程度的恢复，动作过多的有的治疗后有所改善，但从总体来看，目前在中西医界对小儿脑瘫主要还是靠预防为主，用康复的方法和体育锻炼、理疗、针灸和矫形手术等治疗手段均疗效不佳，可谓"中西医束手无策的疑难病症"，因之，小儿脑瘫的致残率居高不下，是社会、家庭的一大问题。

笔者为了探明小儿脑瘫病因，用 ICP 仪分析小儿脑瘫 50 例头发中 35 种元素含量，50 例中女孩 21 例，男孩 29 例，最小的 5 个月，最大的为 6 岁。与相同性别、年龄相近的 50 例正常儿头发检验结果比较，本文报告 31 种元素检验结果。

头发经按规定：洗净、烘干、剪碎、称重，在铂金坩埚中于马佛炉中低温灰化，消化，转移，稀释，定容后用 ICP 仪测试 35 种元素含量，现报告脑瘫患儿和正常儿各 50 例头发中的 31 种元素分析均值，结果见表 1。

表 1　脑瘫患儿和正常儿各 50 例头发 ICP 分析 31 种元素均值　　单位：$\mu g/g$

元素	Ba	Bi	Cd	Co	Cr	Cu	Ge	Li
脑瘫儿	1.787	0.4797	0.2101	0.0965	0.6657	12.54	0.3456	0.0353
正常儿	1.362	0.1959	0.1350	0.0339	0.3464	10.38	0.3204	0.0272

元素	Mn	Mo	Ni	P	Pb	Sb	Sn	Sr
脑瘫儿	2.056	0.1063	0.7824	165.1	9.369	0.2991	0.5382	1.783
正常儿	0.574	0.0988	0.4481	152.4	5.273	0.1927	0.3332	1.112

元素	Ti	V	Zn	Zr	Ce	Ga	La	Nb
脑瘫儿	2.425	0.1233	105.88	0.0573	0.1415	0.2185	0.0738	0.1285
正常儿	0.985	0.1144	105.67	0.0218	0.1109	0.1625	0.0379	0.0921

元素	Sc	Th	B	Al	Fe	Mg	Ca	
脑瘫儿	0.0082	0.1206	0.2676	22.587	36.489	37.510	454.6	
正常儿	0.0061	0.1048	0.2698	15.531	24.102	26.041	357.1	

从表 1 可见：脑瘫患儿头发中 Ba、Bi、Cd、Co、Cr、Cu、Ge、Li、Mn、Mo、Ni、P、Pb、Sb、Sn、Sr、Ti、V、Zr、Ce、Ga、La、Nb、Sc、Th、Al、Fe、Mg、Ca 29 种元素含量的均值都高于正常儿头发检验结果，而 Zn、B 两元素均值几近相等。

对脑瘫患儿和正常儿各 50 例发检 31 种元素含量经 t 检验（成对双样本均值）：其结果具相关差异的 10 种元素见表 2。

表 2　脑瘫儿和正常儿各 50 例发检 10 种元素含量经 t 检验的结果

元素	Ti	Fe	Pb	La	Mg	元素	Cr	Mn	Al	Sr	Zr
t	4.2361	3.6190	2.9638	3.2353	3.1729	t	3.0485	2.7572	3.3914	2.6174	2.2165
P	<0.001	<0.001	<0.005	<0.005	<0.005	P	<0.005	<0.01	<0.05	<0.05	<0.05

从表 2 可见：脑瘫患儿头发中 Ti、Fe、Pb、La、Mg、Cr、Mn 7 种元素含量较正常儿呈正相关性，具非常显著性差异。而 Al、Sr、Zr 3 种元素含量较正常儿同样呈正相关性，具显著性差异。

表 3　中风患者和正常人各 296 例发检 4 种元素含量经 t 检验的结果

元素	Fe	Pb	Mn	La
t	5.047	5.537	5.034	3.685
P	<0.001	<0.001	<0.001	<0.001

从表 3 可见：中风患者头发 29 种元素检验中 Fe、Mn、Pb、La 4 种元素含量较正常人发中含量非常高，有非常显著相关性，呈正相关。

从表 2 和表 3 可见：小儿脑瘫患者与脑中风及其后遗症患者的相似性的内因，是两者发病原因有相似性。但小儿脑瘫患者发病分出生前、出生时和出生后，而成人脑中风都是出生后发生的。脑中风患者发中 Fe、Pb、Mn、La、Ti、Cr、Zr、Bi、Ge、Mo、Ni、Sb、V、Ce、Ga、Sc、Th 17 种元素含量的均值较正常人高这与小儿脑瘫患者发中这 17 种元素含量高于正常儿相一致。还有 11 种元素含量比较的不一致，所以只能说，小儿脑瘫患者发病与成人脑中风非常相似。

笔者在临床中发现数例小儿脑瘫患者的母亲为系统性红斑狼疮（SLE）患者，据 125 例 SLE 患者与正常人头发 35 种元素检验结果比较发现：Fe、Pb、Mn、La、Ti、Al、Ge、Mo、Sb、V、Ce、Ga、Sc、Th 14 种元素均值高于正常人有非常显著性差异。其中 Fe、Pb、Mn、La、Ti、Al 6 种元素在小儿脑瘫头发中元素含量均值与正常儿比较结果一致，其他 8 种元素在小儿脑瘫患者头发均值也高于正常儿，这样 SLE 母亲产下小儿脑瘫患者又找到内因。另笔者观察到 SLE 患者有 1/3 并发血小板减少，颅脑出血的脑瘫患儿通常为血小板减少患儿，而颅脑出血是小儿脑瘫患者主要因素之一。

笔者还观察到一些特殊案例（单位：$\mu g/g$）：①230916，卫××，女，3 岁，Ba↑（9.48），Mn↑（3.14），Pb↑（11.02），Ti↑（6.701），Ce↑（0.301），Ga↑（0.919），Al↑（74），Fe↑（51）。该例有 8 个元素含量高于脑瘫儿发检均值，其中，Pb↑、Ti↑、Fe↑、Mn↑、Al↑五元素与表 2 结果相一致，即高于正常儿，有非常显著性差异。Ba↑、Ce↑、Ga↑与中风患者发检结果相一致，说明小儿脑瘫是多因子的结果。②211359，朱××，女，4 岁，Bi↑（4.18），Cr↑（1.13），Ni↑（1.15），Pb↑（9.17），Zr↑（0.381），Al↑（51）。可见 Cr↑、Pb↑、Zr↑三元素与表 2 中结果：高于正常儿有非常显著性差异相一致。而 Bi↑、Ni↑也与成人脑中风的特例相一致，同样说明小儿脑瘫的病因为多因子。③210631，朱××，男，3.5 岁，Pb↑（11.83），Mn↑（6.14），Cd↑（0.412），V↑（0.344），Ce↑（0.438），Th↑（0.233）；Pb↑、Mn↑2 种元素与表 2 中结果一致，另 Cd↑、V↑、Ce↑、Th↑4 种元素含量高于正常儿，与成人中风有相似之处。以上 3 例都有 Pb↑，笔者在临床中观察到一例妊娠妇女特别喜食含铅的皮蛋，结果产了一脑瘫儿，经检验母亲头发中铅（85.6），患儿胎毛发铅高达（486），就是说铅元素是脑瘫的重要因素之一。④260705，彭××，男，1.5 岁，Mn↑（23.61），Cd↑（0.547），Sn↑（5.173）。此例 Mn↑、Sn↑、Cd↑特别高，导致脑瘫。⑤270591，姚××，男，6 岁，Ni↑（6.151），Cd↑（0.664）。此例除 Ni↑外，与朱××、彭××都有 Cd↑，由此看来，发镉含量特别高应是小儿脑瘫原因之一。⑥280391，王××，女，1.2 岁，Ni↑（7.078），Th↑（0.213），姚××与本例都有特别高的发镍含量，成人中风中也发现类似的特别高的发镍含量现象，由此可见，镍元素的平衡与中风和小儿脑瘫的重要作用。⑦270673，陈××，男，2 岁，Pb↑（8.57），Ti↑（5.353），Mn↑（1.23），La↑（0.362），Sn↑（0.773），V↑（0.289），此例 Pb↑、Ti↑、Mn↑与表 2 中结果以及成人中风发检结果相一致，还观察到：La↑、Sn↑、V↑三元素的含量特别高。⑧250147，尤××，男，2 岁，Ti↑（7.21），Mn↑（1.23），Sn↑（3.94），Sb↑（0.941），Y↑（0.271），在此例中还观察到 Y↑和其他已知的 Ti↑、Mn↑、Sn↑、Sb↑四元素的不平衡。

综上所述，小儿脑瘫的发病原因据患者头发检验结果与正常儿头发检验结果比较发现：铅、铝、钛、铁、锰、铬、镧、锆、锶、镁 10 种元素含量呈正相关，具非常显著性差异。与成人中风患者头发检验结果比较，有 17 种元素含量高于正常人，有相似性，而与 SLE 患者头发检验结果比较，有 14 种元素含量高于正常人，有相似性。笔者认为，小儿脑瘫的发病原因在于体内多元素代谢不平衡所致。

笔者诊治数百名脑瘫小儿，最小的 3 个月，用分析患儿头发中 30 多种元素含量与正常人（相同年龄、相同性别）发中元素含量相比，可以确诊小儿脑瘫。用食疗治疗法对一两岁以内的患儿，通常可能治愈，多数患儿实际上是脑中风及其后遗症患者。用食疗方法治疗小儿脑瘫收到了明显的效果，有不少患者被治愈。有的患儿智力低下，经 3~6 个月的治疗恢复得很快，基本上达到正常儿智力。

（原载于《世界元素医学》2008 年第 3 期）

90 例帕金森氏综合征与正常人头发 35 种元素检验结果比较

（2008）

陈祥友

（金陵微量元素与健康研究所）

[导读]　帕金森病发病率随增龄增加，病因不明，现代医学属不治顽症。陈祥友通过测定 90 例患者头发中 35 种元素含量发现，有 15 种元素含量显著低于相应正常人，有 5 种元素含量显著高于正常人。与阿尔茨海默病、脑中风患者的研究结果相比较，可以看出钡、锶、钙、镁、锗、钼 6 种元素代谢不平衡是上述 3 种疾病的共同致病因素。

帕金森氏综合征（Parkinson's disease）在中医叫震颤麻痹（Paralysis agitans），目前属病因不明的变性病，亦属不治顽症。本病脑干色素核受损，产生复杂的运动系统障碍，以运动减少、肌张力强直和震颤为主要症状。本病多发生在中老年人群，随增龄而增加，对老年人威胁很大。在 90 例帕金森综合征中年龄分布见表1。

表1　90 例帕金森综合征年龄分布

年龄段	30 岁前	30~40	41~50	51~60	61~70	71~80	80 以上
患者数	1	3	7	18	35	25	2

从表1 可见，30 岁前患病只有 1 例，31~40 岁有 3 例，41~50 岁增加到 7 例、增加 1 倍，51~60 岁为 18 例，又是 41~50 岁的 2.5 倍，61~70 岁增加到 35 例、为 51~60 岁人数的 1 倍，为 7 个年龄段发病最高峰，71~80 岁年龄段患者数有所下降，为 25 例。自 51~80 岁 3 个年龄段患病人数达 78 例，占总数 90 例的 87%。在 61~80 岁 2 个年龄段患者数达 60 例，占总数 90 例的 67%。

据报道，帕金森综合征在美国有 100 万~150 万，发病率为 200/10 万，在国内尚未见详细统计。

临床表现：①震颤：该病起病缓慢，通常以震颤开始，先起始于一侧上肢，而后波及同侧下肢，再延及对侧上下肢，上肢较下肢重。下颌、舌及头部亦可受累。不少患者在很长时间只有一侧肢体出现震颤。震颤之频率为 3~6 次/秒。静止时明显，随意运动时常减轻或暂时消失，情绪激动时增强睡眠时消失。主要以掌指关节及拇指的不自主震颤显著，出现"搓丸样""数钱样"的动作。②肌肉强直：在震颤的同时，患者出现全身肌肉强硬，肌张力增高，尤以屈肌群明显，而出现"铅管状"（不伴有震颤时）或"齿轮状"（伴有震颤时）抵抗。躯干及颈肌早期出现强硬，常呈特殊姿势，即头及躯干稍向前倾，上肢、掌指关节肘关节处屈曲，手伸直，下肢髋及膝关节微屈，重心前移。联合运动及协同运动亦发生明显障碍，初迈步时十分困难，缓慢，步伐细小，越走越快，似追重心，称为"追重心步态"或"慌张步态"，身前冲而不能迅速停步，又称"前冲步态"。手部肌肉张力过强，书写困难，写字过小。口部肌肉张力高，有咀嚼、吞咽、说话等障碍，肢体的长期肌强直，可引起疼痛、畸形和挛缩。③运动减少：

肌肉强直的同时出现运动减少。患者面部表情呆板、两眼直视、很少有瞬目动作，呈"面具脸"。患者一切随意运动减慢、减少，运动幅度变小，不能做精细动作，行走时伴随运动消失。腱反射一般正常，但可因肌张力过度增高有时难以引出，或反射幅度变小。无肌肉萎缩和感觉障碍，但可见自主神经系统症状，如多汗、流涎、脂面等。有时可出现不同程度的精神异常，也有发生动眼危象者，一部分人发生痴呆症。

诊断和鉴别诊断：根据发病年龄，有震颤、肌肉强直和运动减少三主症，呈现"面具脸"，头部前倾，躯干俯屈，走路呈慌张步态等特征，诊断并不难，但必须与由许多原因引起的帕金森综合征鉴别。动脉硬化引起的帕金森综合征较多见，发病年龄较帕金森病为晚，多数人伴有高血压病。临床伴有脑供血不足或广泛脑皮层功能减退，有的起始于脑中风之后，临床特点是肌张力增高明显，而震颤往往较轻，智能减退明显，痴呆及假性延髓性麻痹，伴有轻瘫及锥体束征阳性，病程进展较帕金森病为快。

本次帕金森综合征90例患者中有痴呆症状的有41例，占46%。41例中有10例是帕金森综合征、阿尔茨海默病和脑中风"三病合一"，占11%。还有2例小脑萎缩和2例家族遗传史的患者。

笔者自1980年以来，对数百例帕金森综合征患者头发进行微量元素钴含量测定发现与高血压、动脉硬化、脑中风、阿尔茨海默病等心脑血管疾病相一致，即帕金森综合征与脑供血不足，特别是脑干和小脑供血不足有关。

本文报告帕金森综合征90例头发ICP检验结果，其中，男性63例，女性27例，男性最小年龄为30岁、最大年龄为85岁，女性最小年龄为41岁、最大年龄为98岁，其总平均为65岁。选取相同性别、年龄相近的90例正常人头发样，测定35种元素含量，报告32种元素分析均值，见表2。

表2　90例帕金森综合征患者和正常人的32种元素含量均值　　　单位：$\mu g/g$

元素	Ba	Bi	Cd	Co	Cr	Cu	Ge	Li
帕金森病患者	0.694	0.183	0.032	0.033	0.261	8.556	0.458	0.0214
正常人	1.940	0.148	0.052	0.035	0.266	10.235	0.279	0.0280

元素	Mn	Mo	Ni	P	Pb	Sb	Sn	Sr
帕金森病患者	0.314	0.102	0.207	173	1.625	0.127	0.103	0.964
正常人	0.558	0.065	0.318	163	2.596	0.133	0.165	2.948

元素	Ti	V	Zn	Zr	Ce	Ga	La	Nb
帕金森病患者	0.466	0.041	171	0.014	0.101	0.153	0.036	0.031
正常人	0.630	0.072	143	0.020	0.106	0.134	0.040	0.080

元素	Sc	Th	Fe	Mg	Ca	B	Al	Y
帕金森病患者	0.006	0.090	15.589	49.433	548.6	0.170	9.73	0.0197
正常人	0.008	0.102	21.178	69.878	791.8	0.210	11.14	0.0023

从表2可见：Ba、Cd、Cu、Mn、Ni、Pb、Sn、Sr、Ti、V、Zr、Nb、Fe、Mg、Ca 15种元素含量较正常人头发元素含量低，而Ge、Mo、P、Zn、Y 5种元素含量高于正常人。

对90例帕金森综合征患者和正常人头发检验结果中32种元素含量逐个经t检验（平均值的成对二样分析），其结果有相关性差异的20种元素见表3。

表3　90例帕金森综合征患者和正常人头发检验结果中32种元素含量t检验结果

元素	Sr	Mn	Cu	Ni	Fe	Ba	Ca
t	−7.6704	−7.4739	−5.3073	−3.1834	−3.0695	−3.2329	−3.2329
P	0.001	0.001	0.001	0.002	0.002	0.002	0.002

元素	V	Ti	Mg	Nb	Sn	Pb	Cd
t	− 3.7277	− 2.6548	− 2.0164	− 2.9271	− 2.5408	− 4.1374	− 2.4857
P	0.001	0.01	0.05	0.005	0.0.5	0.001	0.05
元素	Zr	Zn	Mo	Ge	Y	P	
t	− 2.0022	4.6013	4.0290	3.5407	2.6114	2.0078	
P	0.05	0.001	0.001	0.001	0.01	0.05	

从表 3 可见：帕金森综合征患者头发中元素 Sr、Mn、Cu、Ni、Fe、Ba、Ca、V、Ti、Mg、Nb、Sn、Pb、Cd、Zr 等含量较正常人低，经 t 检验（平均值的成对二样分析）：呈负相关，具显著性差异。而 Zn、Mo、Ge、Y、P 5 种元素含量较正常人高，呈正相关，具显著性差异。

由此不难看出：帕金森综合征患病的根本原因在于患者体内众多元素代谢不平衡。

笔者将 122 例原发性老年痴呆（Alzheimer）与正常人发检结果经 t 检验（平均值的成对二样分析）：有 13 种元素具显著性差异，见表 4。

表 4　AD 患者和正常人各 122 例发检 13 种元素含量经 t 检验的结果

元素	Ba	Sr	Ca	Co	Cu	Mn	Nb
t	− 8.7130	− 7.4549	− 6.1288	− 3.9349	− 4.6260	− 4.6720	− 3.7732
P	<0.001	<0.001	<0.001	<0.001	<0.001	<0.001	<0.001
元素	Li	Sn	Ni	Cr	Mo	Ge	
t	− 4.8628	− 2.8085	− 2.4094	− 2.0381	6.4253	6.4145	
P	<0.01	<0.01	<0.01	<0.05	<0.001	<0.001	

从表 3 与表 4 结果比较：帕金森综合征与阿尔茨海默病患者发检结果相似的是：Ba、Sr、Ca、Cu、Mn、Nb、Ni、Sn 等较正常人呈负相关，具显著性差异。而 Mo、Ge 等较正常人呈正相关，具显著性差异。

还可以将 296 例脑中风患者的头发检验结果与正常人比较的有相关性差异的结果相比较，见表 5。

表 5　中风患者和正常人各 296 例发检 18 种元素含量经 t 检验的结果

元素	Ba	Li	Sr	Ca	Mg	Fe
t	− 6.078	− 3.449	− 6.795	− 6.258	− 2.903	5.047
P	<0.001	<0.001	<0.001	<0.001	<0.005	<0.001
元素	Ge	Mn	Pb	Sb	Ga	La
t	8.787	5.034	5.537	5.455	7.746	3.685
P	<0.001	<0.001	<0.001	<0.001	<0.001	<0.001
元素	Sc	Th	Ce	Mo	Bi	V
t	4.244	5.384	7.746	9.612	2.132	2.269
P	<0.001	<0.001	<0.001	<0.001	<0.05	<0.05

从表 3 与表 5 结果比较：帕金森综合征与脑中风患者的发检结果相似的是：Ba、Sr、Ca、Mg 等呈负相关，具有显著性差异。而 Ge、Mo 等呈正相关，具有显著性差异。

表 3、表 4、表 5 的共性是：Ba、Sr、Ca、Mg 等呈负相关，具显著性差异。而 Ge、Mo 等含量呈正相关，具显著性差异。即这 6 种元素代谢不平衡是帕金森综合征、阿尔茨海默病、脑中风患者三者共同因

素。帕金森综合征的病因最复杂，如表3所示，在检验32种元素中有20种元素代谢不平衡，经 t 检验具有显著性差异，可以证明。帕金森综合征与阿尔茨海默病的病因相似性更多一些，即共有10种元素不平衡的结果相同。在临床中观察到：阿尔茨海默病通常是大脑萎缩，而帕金森综合征通常是小脑萎缩。大小脑全萎缩者则既是帕金森综合征又是阿尔茨海默病。

从阿尔茨海默病的临床症状认知、记忆丧失与 Ba、Sr、Ca、Co、Cu、Mn、Nb、Li、Ni、Sn、Cr 11种元素含量低，而 Mo、Ge 等元素含量过高有关。

而表5则揭示脑中风的元素代谢不平衡为：Ba、Li、Sr、Ca、Mg 5种元素含量低，而 Ge、Mo、Fe、Mn、Pb、Sb、Ga、La、Sc、Th、Ce、Bi、V 等含量过高有关。

从帕金森综合征的临床症状震颤、肌肉强直、运动减少来看，不难看出与 Ba、Cd、Cu、Mn、Ni、Pb、Sn、Sr、Ti、V、Zr、Nb、Fe、Mg、Ca 15种元素含量低，而 Ge、Mo、P、Zn、Y 5种元素含量过高有关。

特例介绍：将帕金森综合征头发检验的特殊结果的案例公布如下（单位：$\mu g/g$）：

①230856，李××，女，59岁，Ba↑（13.21），Cu↑（17.45），Mn↑（1.691），Ni↑（1.051），Sr↑（49.68），Zn↑（318）。

②251218，刘×，女，59岁，Ba↑（12.83），Cu↑（10.16），Mn↑（1.773），Sn↑（8.963），Sr↑（11.79），Zn↑（404），Mg↑（197），Ca↑（2138）。

③241643，杨××，男，33岁，Ba↑（5.647），Cu↑（11.70），Mn↑（7.689），Sr↑（15.07），Mg↑（379），Ca↑（1449）。

④80556，陈××，女，74岁，Ba↑（2.101），Cu↑（16.26），P↑（333），Sr↑（3.792），Zn↑（405），Mg↑（122），Ca↑（1261）。

从以上4例看到，Ba↑、Cu↑、Mn↑、Sr↑、Mg↑、Ca↑是相同的，而且都与表3统计学结果相反，同样患帕金森综合征，这是"过犹不及"又一例证。在①例中观察到：Ni↑、Zn↑。在②例中Sn↑、Zn↑。在④例中P↑、Zn↑。③例为有震颤家族遗传史。

⑤220328，袁××，女，71岁，Cu↑（35.98），Pb↑（7.82），Nb↑（1.111）。

⑥950922，金×，女，73岁，Cu↑（67.01），Pb↑（5.02）。

⑤和⑥两例主要是：Cu↑、Pb↑两元素过高导致震颤。笔者还观察过Pb↑一种元素、一种元素La↑（4.391）过高引发震颤的。

⑦220360，黄××，男，58岁，Ni↑（4.121），Mn↑（1.391），Cr↑（1.651）。

⑧960412，张××，男，76岁，Ni↑（3.04），Ce↑（0.393），Ga↑（0.487），Th↑（0.365）。

⑨960188，项××，男，56岁，Ni↑（8.67）。

⑩960301，方×，男，74岁，Ni↑（11.07）。

从以上4例，主要是Ni↑元素，⑨和⑩两例仅Ni↑一种元素与震颤的关系。⑦例中有Ni↑还有Cr↑和Mn↑两元素有关。⑧例中有Ni↑元素还有Ce↑、Ga↑两元素有关。

从特例中可以看到，镍、铅、镧、锰、铬、铜、锌、钡、锶、镁、钙、磷、锡等元素的代谢不平衡导致帕金森综合征。

帕金森综合征是慢性进行性疾病，用多巴（L-dopa）、金刚烷胺（Amantadine）、苯海索（Artane）等治疗可缓解但无法治愈。病情严重者，全身强直，动作困难，甚则卧床不起，最后多因并发症而死亡。还有，定点手术也是失败的。

笔者用元素医学食疗法调理，小脑及全脑供血逐渐得到改善，患者症状由减轻到完全消失，最后痊愈，由此同时治愈小脑萎缩。笔者认为帕金森综合征患者的病因主要是体内20余种元素代谢不平衡所致，用元素医学食疗法治好了已确诊的帕金森综合征患者，用实践说明帕金森综合征不是不治之症。

（原载于《世界元素医学》2008年第4期）

青海世居土族、藏族和回族人发中微量元素的人工神经网络研究

（2008）

吴启勋　龙启萍　赵旭升　王　红　索端智

（青海民族学院）

[导读] 采用概率神经网络方法对在青海世居的土族、藏族和回族青年人头发中7种元素指标进行比较研究，选取35个已知民族类别的样品作为训练样本建模，并对另外8个民族类别已知，但未参加训练的样品作为预测样本。结果回判正确率达97.1%，预测正确率为87.5%。对于同样的数据，用Fisher判别分析法和Bayes判别分析法处理、建模，回判正确率和预测正确率分别为88.6%和80.0%，可见，概率神经网络分类方法比较优越。

人发微量元素的研究已发展成一门新兴的交叉边缘科学。国内外研究结果表明，人发微量元素的含量在不同程度上反映了人体内某些活动的信息。我国是一个多民族的统一国家，可以预期，不管是民族聚居地区、杂居地区或散居地区，由于各民族宗教信仰、文化习俗、饮食结构等方面存在一定差异，这种长期以来形成的传统模式以及遗传特征必然会对各民族成员体内微量元素含量产生影响。本文在前人应用多元统计研究的基础上，拟采用人工神经网络判别分析方法，对青海世居少数民族土族、藏族和回族人发中7种元素指标进行比较研究，探讨现阶段社会主义市场经济条件下，地理、自然生态环境等因素与民族因素等对人发微量元素含量的影响，从而为进一步研究各少数民族宗教信仰、文化习俗、生活方式等奠定科学依据，为种属识别奠定科学基础。

1 实验部分

1.1 发样来源及采集

来自青海省民族主要聚居区和散居的青海民族学院一年级土族、藏族和回族男女新生，年龄17～22岁，身体健康。采样时用不锈钢剪刀采枕部头发2～3 g。

1.2 发样的预处理及元素测定

1.2.1 发样的预处理

发样洗涤剂浸泡充分后，用蒸馏水、二次去离子水冲洗充分，烘干，称质量，硝酸分解，定容，备用。

1.2.2 元素测定

用AA646型日本岛津火焰原子吸收光谱仪测定Ca、Mg、Fe、Zn、Mn、Cu。该法测定简便、快速、干扰少，适合分析头发中的微量元素。将标准溶液或消解处理好的试样直接吸入火焰，火焰中形成的原子蒸汽对发射的电磁辐射产生吸收。将测得样品的吸光度和标准溶液进行比较，确定样品中的被测元素含量。

用Z－2700型日立单体石墨炉原子吸收光谱仪测定Cd。该法是将金属原子化后，此基态原子吸收来自同种金属元素空心阴极灯发出共振线的量与样品中该元素含量成正比，在其他条件不变的情况下，根

据测量被吸收后的谱线强度，与标准系列比较，进行被测元素定量。

11 例土族、10 例藏族、14 例回族的元素定量测定结果的平均值和标准偏差见表1。

表1　3个民族7种元素的平均值和标准偏差　　　　　　　　　单位：$\mu g/g$

民族	测量统计项目	Ca	Fe	Zn	Cu	Mg	Mn	Cd
土族	平均值	700.019	40.477	131.375	4.648	88.983	2.970	0.019 76
（n = 11）	标准偏差	306.678	41.970	59.360	1.570	47.185	1.069	0.021 60
藏族	平均值	3454.987	52.099	179.719	7.487	312.606	7.323	0.031 46
（n = 10）	标准偏差	2503.073	43.890	62.311	2.342	152.279	3.238	0.028 31
回族	平均值	1971.348	149.993	216.774	7.874	396.041	9.957	0.065 60
（n = 14）	标准偏差	1235.988	141.608	61.210	2.679	205.650	8.078	0.069 20

2　概率神经网络原理

概率神经网络作为径向基函数网络（RBFN）的重要变形之一，其网络的函数逼近能力、模式识别与分类能力都明显地优于人们已熟知的误差反向传播算法（BP）网络。该网络应用于解决分类问题时，网络的隐层采用高斯函数 radbas（MATLAB 神经网络工具箱函数，以下同）作为径向基神经元的传递函数，输出层为竞争层，采用竞争传递函数 compet。它的功能是寻找输入矢量中各元素的最大值，并且使与最大值对应类的神经元输出为 1，其他类别的神经元输出为 0。网络结构：隐含层神经元个数与输入样本矢量的个数相同，输出层神经元个数等于训练样本数据的种类数。

以径向基函数为基础的概率神经网络，也是以函数逼近理论为基础而构造的一类前向网络。这类网络的学习等价于在多维空间中寻找训练数据的最佳拟合平面。但它是一种局部逼近网络，即对于输入空间的某一个局部区域只存在少数的神经元用于决定网络的输出。与 BP 网络的每一个输入/输出数据对，网络的所有参数均要调整，即全局逼近网络不同。因此，概率神经网络与 BP 网络相比规模通常较大，但学习速度仍较快，在分类能力方面优于后者，得到的分类结果能够达到最大的正确概率。

对于任意待判或预测的样品 $X = (X_1, X_2, \cdots, X_p)$，将其数量特征代入到已训练好的概率神经网络，通过该网络的仿真，即可求得各待判或预测样品的类别。

3　结果与讨论

3.1　3个民族7种元素的概率神经网络的建立

3.1.1　数据的预处理

由于不同元素在含量的数量级上有差别，例如，Ca 含量约为 Cd 的几十万倍，因此应对原始数据进行规范化处理，以消除变量变化总幅度的影响，采用标准化方法无量纲化处理原始数据即可。

3.1.2　3个民族7种元素均值的显著性检验

3个民族7种元素均值的显著性检验结果见表2。

表2　3个民族7种元素均值的显著性检验（$\alpha = 0.05$）

元素	F	df 1	df 2	Sig	元素	F	df 1	df 2	Sig
Ca	8.244	2	32	0.001	Mg	12.293	2	32	0.000
Fe	4.954	2	32	0.013	Mn	5.066	2	32	0.012
Zn	6.046	2	32	0.006	Cd	3.095	2	32	0.059
Cu	6.858	2	32	0.003					

由表 2 的显著性检验概率 Sig 可知，除 Cd 外，均有 $P < 0.05$，说明这 3 个民族中有 6 种元素的均值有显著性差异。由于 Cd 显著性检验概率仅略高于 0.05，因此总体上，可以认为 3 个民族 7 种元素均值均有显著性差异，选用这些微量元素作为特征分类变量是可行的。

3.1.3　网络结构

网络由 3 层神经元组成。输入层 7 个节点，对应于各民族的 7 种元素特征变量。输入函数为 netprod。隐层 35 个节点，对应于训练样本矢量个数，包括 11 例土族、10 例藏族和 14 例回族共计 35 例组成训练样本。采用径向基神经元，传递函数为 radbas，加权函数为 dist。输出层 3 个节点，对应于训练样本的种类数，即 3 个民族。竞争传递函数为 compet，加权函数为 dotprod。

3.1.4　训练集与学习过程

选取 35 个已知民族类别的样例作为训练样本。采用 newpnn 神经网络设计函数，隐层神经元的权值设置为网络输入矩阵的转置矩阵，阈值设置为 0.8326/spread。输出层神经元的权值设置为网络的目标矢量。通过对扩展常数 spread 的调整，完成网络的学习训练过程。

3.1.5　预测集

预测集为民族类别已知但未参加训练的 8 个样品。由于未参加训练，也可视为新建概率神经网络的独立检测集，可作为该网络的性能测试，其原始数据见表 3。

表 3　3 个民族的预测样本　　　　　　　　　　　　　单位：$\mu g/g$

预测样本	原民族	网络预测民族	微量元素						
			Ca	Fe	Zn	Cu	Mg	Mn	Cd
1	土	土	361.5640	92.8130	101.4080	3.0312	56.8580	2.8303	0.0217
2	土	土	1279.3290	1.8325	86.4100	4.0280	111.4860	2.0860	0.0342
3	藏	藏	4674.3850	19.4310	274.3110	7.4433	580.3760	11.3968	0.0114
4	藏	藏	6522.0790	47.7630	212.8840	7.2631	398.8620	6.5408	0.0096
5	藏	藏	1369.9040	10.3790	67.0950	6.6520	249.5220	8.7922	0.0103
6	回	回	2481.5450	63.0510	211.5760	9.9779	498.2440	8.8239	0.0364
7	回	藏*	3573.8280	121.3470	324.9270	6.2895	743.0040	15.6281	0.0797
8	回	回	541.7790	196.1900	174.3240	8.5002	104.6430	4.3372	0.038 8

概率神经网络预测民族类别的计算机程序，采用 MATLAB 6.5 语言及神经网络工具箱函数设计，已在 T 6000 微机（PIV，1.6 GHz）上实现。spread = 0.7 时，网络稳定，识别分类能力达到最佳。

3.2　概率神经网络预测结果

经过上机计算，35 个训练样本，回判结果错判 1 例，回判正确率 97.1%；8 个预测样品错判 1 例（7 号预测样品，见表 3），预测正确率达到 87.5%。

3.3　讨　论

采用概率神经网络预测民族类别，其回判正确率为 97.1%，预测正确率也达到 87.5%。这对于区分土族、藏族和回族等多分类结果来说还是相当不错的。用传统的 Fisher 判别分析、Bayes 判别分析预测，同样算例下，回判正确率为 88.6%，预测正确率为 80.0%。可见概率神经网络分类方法预报能力比较优越。采用概率神经网络，可充分利用网络的高度非线性及高度并行性，尽管分类比较复杂，影响分类的元素组成较多，一般为高度非线性的，但仍可以建立满意的分类预测模型。

从本文测定和网络分类的分析结果来看，总体水平上青海世居少数民族土族、藏族和回族人发中 7 种元素的含量存在显著性差异。民族之间区分是比较明显的，是这 3 个民族在宗教信仰、文化习俗、饮食结构等民族因素方面存在一定差异的反映。另从地理、自然生态环境即地域分布来看，青海世居的这 3

个少数民族，土族、藏族有主要聚居地区，但也有杂居或散居的，而回族以杂居或散居地区为主。这就初步揭示出民族之间元素含量存在的这种显著性差异与地域因素关系不大，民族因素是主要的。

（原载于《广东微量元素科学》2008 年第 6 期）

国家清史纂修工程重大学术问题研究专项课题成果：清光绪帝死因研究工作报告

（2008）

钟里满[1]　耿左车[2]　李　军[2]　邢宏伟[2]　王　珂[3]　张永保[3]　邹淑芸[3]
夏　普[3]　李义国[3]　张新威[4]　张大明[4]　宋朝锦[4]　潘冠民[4]

（1. 中央电视台清史纪录片摄制组　2. 清西陵文物管理处
3. 中国原子能科学研究院　4. 北京市公安局法医检验鉴定中心）

[导读] 1908 年 11 月，38 岁的光绪皇帝和 74 岁的慈禧太后在不到 22 小时内相继死去，光绪帝死因成了百年疑案。2003 年，中央电视台清史纪录片摄制组偶然得知，光绪帝的头发还保存在清西陵管理处，遂将两小缕头发送中国原子能科学研究院测试。初步检验结果显示，光绪帝头发不同截段中存在高浓度的砷峰。其后的一系列研究证实，光绪帝头发中的砷来源于外部玷染；光绪帝遗骨、头发、衣物中的高含量砷化合物为剧毒的三氧化二砷；光绪帝摄入体内的砒霜总量明显大于致死量。因此，国家清史纂修工程重大学术问题研究专项课题——清光绪帝死因研究课题组得出结论：光绪帝系砒霜中毒死亡。

2003 年中央电视台清史纪录片摄制组到河北省易县清西陵采访，得知 1980 年曾对清光绪帝及清隆裕皇后所葬崇陵棺椁（于 20 世纪 30 年代末期被盗）进行清理并重新封闭，而光绪帝、隆裕皇后的头发被移至棺椁外，在清西陵管理处库房保存至今，经与北京市公安局法医检验鉴定中心专家初步研讨之后，征得河北省文物局和保定市文物管理部门及清西陵文物管理处的同意，将多根（两小缕）清光绪帝头发送至中国原子能科学研究院反应堆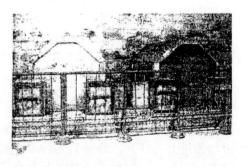工程研究设计所 29 室进行测试。由此，中央电视台清史纪录片摄制组、清西陵文物管理处、中国原子能科学研究院反应堆工程研究设计所 29 室和北京市公安局法医检验鉴定中心的有关专家逐步形成了目标清晰的"清光绪帝死因"专题研究课题组。该课题在研究过程中，纳入《国家清史纂修工程重大学术问题研究专项课题（清光绪帝死因研究）》。

初步检验

头发是人体的重要组成部分，参与人体代谢并能"记录"特定时期人体积蓄的某些元素信息。因此，依据头发不同截段的微量元素含量，可推测不同时期人体微量元素的摄取水平，进而探求微量元素在人体内的变化情况、研究人体与外界环境之间的关系。一般成年人头发每天生长 0.35~0.5 mm，一个月生长约 1 cm，也就是说，1 cm 头发可反映出人体内约一个月的新陈代谢史。

（一）微量元素检测

2003 年，首先采用中国原子能科学研究院微型反应堆仪器中子活化法（核分析方法）测定了提取于光绪帝的两小缕头发，其方法是：将光绪帝的头发按照国际原子能机构（IAEA）推荐的方法清洗，自然晾干，剪切成 1 cm 长的截段，第 1 缕头发长度为 26 cm，剪切成 26 小段；第 2 缕头发长度约为 65 cm，剪切成 59 小段，其中第 1、第 59 段长度分别为 4.5 cm 和 3.5 cm。逐一编号、称重和封装，入堆辐照后逐段检测光绪帝头发中的元素含量。

检测结果显示，光绪帝的两缕头发中含有高浓度的元素砷（As）且各截段含量差异很大（图 1、图 2）。由图可见，光绪帝两缕头发中砷的分布均出现了近似正态分布的高峰。第 1 缕头发的砷高峰值出现在第 10 段（2404 μg/g）和第 19 段（262 μg/g），第 2 缕头发的砷高峰值出现在第 26 段（362.7 μg/g）和第 45 段（202.1 μg/g）。

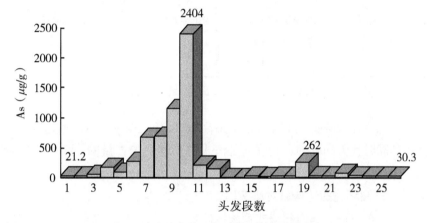

图1　清光绪帝第 1 缕头发 As 含量的分布

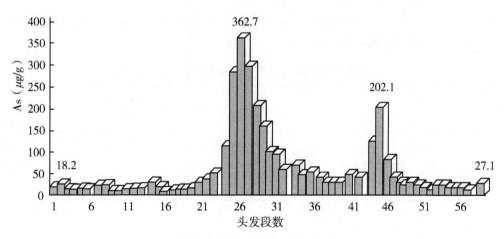

图2　清光绪帝第 2 缕头发 As 含量的分布

砷在自然界分布很广，多以硫化物和氧化物形式存在，主要有雄黄（二硫化二砷）、雌黄（三硫化二砷）、砒霜（三氧化二砷）等，其中，砒霜（三氧化二砷）是剧毒的砷化合物。尽管许多研究表明砷可能是人体的必需微量元素（正常人每天的摄入量约为 20 μg 以下），但过量的砷会使人中毒甚至死亡。正常人的全血砷含量为 0.03 ~ 0.31 μL/L，血清砷含量为 0.02 ~ 0.2 μL/L，头发砷含量为 0.25 ~ 1.0 μg/g。由此看出，光绪帝头发上的两处高含量砷与正常值相比明显异常。

（二）相似条件对比实验

光绪帝头发中的砷含量明显高于正常值，且高含量截段分布异常。为证实其异常现象，研究工作以光绪帝为中心，以关联性和可比性为原则，对同一时期、同一类别的人和物进行了一系列的对比实验，并结合当时的具体情况进行综合分析以求得验证异常情况的确定性。

1. 光绪帝发砷与清代人和当代健康人发砷本底值的对比实验

做对比实验的清代人的头发分别是隆裕皇后头发和清末一草料官干尸头发。草料官与光绪帝为同时代、同性别的人；隆裕皇后与光绪帝不仅为同时代人，且生活环境相同；做对比实验的当代人的头发分别采自中国原子能科学研究院的5名职工，均为男性。

以上3组对比分析结果见表1。表1中还引用了人发成分分析标准物质（国家一级标准物质，GBW09101）的数据，该标准物质由中国科学院上海原子核研究所在20世纪80年代采集上海市18岁健康青年的头发研制而成。

表1　光绪帝发砷与清代人和当代健康人发砷本底值的对比

头发来源	As（$\mu g/g$）	备注	头发来源	As（$\mu g/g$）	备注
当代人	0.14	$n=5$，健康，平均身高170 cm	清末草料官	18.2	北京南苑出土的干尸
当代人	0.59	国家一级标准物质 GBW09101	光绪帝	2404	光绪帝两缕头发中砷含量的最高值
隆裕皇后	9.20*	与光绪帝生活环境相同的同时代人			

注：*隆裕皇后发梢砷含量（10.9 $\mu g/g$）和发中段砷含量（7.91 $\mu g/g$）的平均值。

由表1可以看出，光绪帝两缕头发中砷含量的最高值（2404 $\mu g/g$）不仅远远高于当代人的发砷本底值，而且也远远高于其同时代人的发砷本底值，是清末草料官发砷含量的132倍，是隆裕皇后发砷含量的261倍。

2. 光绪帝的发砷与周围环境的砷含量对比实验

前后两次采集光绪帝棺椁内、墓内和清西陵陵区的环境样品，第一次采集的样品用中子活化分析法，第二次采集的样品用原子荧光光度分析法，检测结果列于表2。

由表2可见，光绪帝棺椁内、墓内和清西陵陵区环境样品的砷含量远远低于光绪帝头发的砷高峰值，这表明，光绪帝头发上高浓度砷物质并非来自环境的玷染。

表2　光绪帝的发砷与周围环境的砷含量对比

采样区域	样品名称	砷（$\mu g/g$）	
		第一次采样	第二次采样
棺椁内	帷幔碎屑	16.4～29.0（3）**	0.390～28.0（2）
	帷幔碎屑、香料等残渣	5.71～7.06（2）	0.429～6.59（8）
	粉末	11.2（1）	—
墓内	棺盖上土	—	24.4～24.8（2）
	被盗遗迹土	—	2.90～2.94（2）
	墓室墙根土	4.00（1）	—
	棺椁旁地面土	5.17（1）	—
	离墓室地面20 cm处土	1.36（1）	—
	墓内渗入水	—	0.0066（2）
陵区	环境土	8.97（1）	2.58～4.67（2）
	河水	0.032（1）	0.0009（1）
	井水	—	0.0009～0.0146（2）
光绪帝	两缕高砷发截段	2404	

注：**括号内数字为检测样品份数。

（三）假设类比实验

光绪帝头发的异常高砷含量截段既不在发根处，也不在发梢处，依据头发生长规律和砷中毒机制，光绪帝头发上的高含量砷不应是正常摄入代谢形成。而其棺椁内没有高含量砷的随葬物品，棺椁周围环境的砷含量也不高。为探究光绪帝发砷含量高的成因，进行假设同类对比研究，将其头发与当代慢性砷中毒患者的发砷进行对比研究，同时进行模拟验证实验。

1. 假设同类对比研究

以冯友根《警惕：过量服用牛黄解毒片可引起慢性砷中毒》（中国中医药报，2004 年 12 月 29 日第 7 版）报道的患者为例。该患者为治疗疾病，4 年来平均每天服用规定量 4 倍的牛黄解毒片（含雄黄，As_2S_2），造成慢性砷中毒以致生命垂危，于 2004 年 5 月中旬确诊并接受治疗。取其长发两缕，一缕是连根拔下的（带毛囊），另一缕为梳理时自然掉下的（不带毛囊），两缕头发细黄、干枯，从外观上观察与光绪帝头发类似。该患者头发的处理和分析方法与光绪帝相同，图 3、图 4 为这两缕头发的发砷分布图。

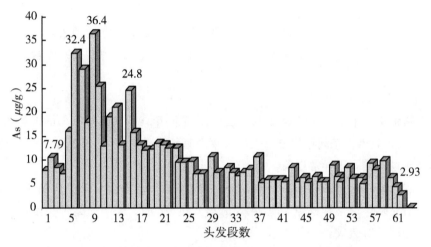

图 3　慢性砷中毒患者头发 As 含量的分布图（带毛囊）

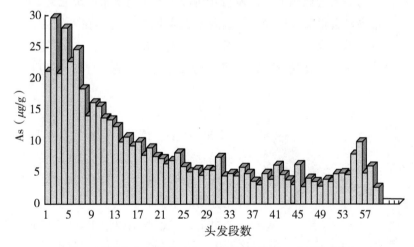

图 4　慢性砷中毒患者头发 As 含量的分布图（不带毛囊）

比较图 1 至图 4，可以发现光绪帝的发砷含量分布形态与慢性砷中毒患者砷含量的分布趋势完全不同：（1）慢性砷中毒患者的发砷含量分布在距离发根很近的位置出现了一个极大值区域，而光绪帝的则是呈近似正态分布的高峰，不在发根也不在发梢。（2）最高含量值显著不同。光绪帝发砷的最高含量为 2404 $\mu g/g$，是慢性砷中毒患者最高含量（36.4 $\mu g/g$）的 66 倍。

因此，光绪帝的发砷来源与慢性砷中毒患者不同，不是新陈代谢的结果，而是另有其他来源。

2. 模拟实验研究

头发的主要成分是含硫的角质蛋白，约占 97%，砷与蛋白质的巯基（—SH）有很强的亲和力，通过与蛋白质的巯基（—SH）形成稳定的螯合物而进入头发。为确定能否形成近似正态分布的高峰值，进行了模拟实验研究。

取一段当代健康人头发，长度为 10 cm，清洗干燥后，放在一层棉花上，棉花下垫一层聚乙烯薄膜。用定量滴管取砒霜溶液（As_2O_3 浓度为 1.28 mg/mL，北京市公安局提供），体积为 36.5 μL，一次性滴在头发的第 5 厘米处，放置 24 小时，清洗并分段检测；另取同一人的头发，清洗后分段检测砷的本底含量。图 5 为这两缕头发的砷分布图。

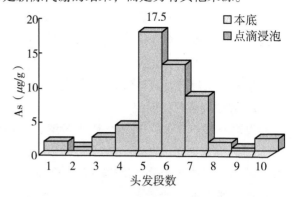

图 5　头发本底及点滴浸泡后的砷含量分布图

图 5 表明：外界的砷化合物不经过自身机体代谢，也可以吸附、渗透到头发内，而且可以形成近似正态分布的高峰。由此推测，光绪帝发砷含量分布高峰不是新陈代谢的结果，而含有高浓度砷的物质沾染可以形成。

（四）初检分析

研究证实，光绪帝头发中的最高砷含量 2404 $\mu g/g$，是同年代生活环境相似的成年人隆裕皇后头发砷含量（9.20 $\mu g/g$）的 261 倍，是同年代成年人清代草料官头发砷含量（18.2 $\mu g/g$）的 132 倍，表明光绪帝头发中的最高砷含量确实属于异常现象。

光绪帝头发中的最高砷含量 2404 $\mu g/g$ 是其棺椁内物品最高砷含量（帷幔碎屑 29.0 $\mu g/g$）的 83 倍，是墓内外环境样品最高砷含量（棺椁盖上土 24.8 $\mu g/g$）的 97 倍，表明光绪帝头发中的高含量砷元素非棺椁内物品及墓内外环境所造成。

光绪帝头发中的最高砷含量 2404 $\mu g/g$ 是当代慢性砷中毒患者头发最高砷含量（36.4 $\mu g/g$）的 66 倍，而且砷含量分布曲线与后者也截然不同，表明光绪帝头发中高含量的砷元素非慢性砷中毒形成。

从光绪帝头发的异常高砷含量截段位置看，其既不在发根处，也不在发梢处，依据头发生长规律和砷中毒机制，光绪帝头发上的高含量砷不应是正常摄入代谢形成。

综上所述，造成光绪帝头发上高含量砷元素异常现象的成因只能来自其自身尸体的沾染。

全面查证

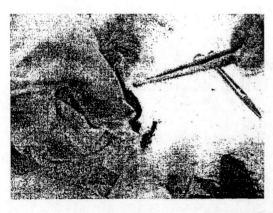

2006 年后，课题组听取并研究了刑事技术、法医学等多领域专家意见，决定按照案件侦查思路和专业技术规范，争取开棺检验，扩大取样分析范围，以进一步确证光绪帝砷化合物的来源。

由于光绪帝的棺椁于 1980 年清理后严密封存，不能再次开棺，为达到扩大取样分析范围，再次提取光绪帝头发残渣物及散落的头发，并首次提取光绪帝遗骨及衣物样品（1980 年崇陵光绪帝棺椁清理后保存在清西陵的文物库房），进行砷的分布研究。

在不可重新开棺的条件下，依照物质吸附和信息转换还原原理，对光绪帝的遗骨及靠近其尸体特殊部位的衣物进行取样检验。采样部位、采样方式均按照规范的法医开棺检验方式、方法和要求进行。

（一）再次检测光绪帝头发上的残渣物

光绪帝的头发上局部有结痂物状的残渣，用镊子刮取残渣物，然后再取刮掉残渣物的头发，分别分析砷的含量。取样完毕后，把从整体头发上掉落的碎发和残渣物也分别取样。

表3　清光绪帝头发及黏结的残渣物的砷含量

样品名称	As $(\mu g/g)$	样品名称	As $(\mu g/g)$
从头发上刮取的残渣物	913	掉落的碎发（未清洗）	304
刮掉残渣物的头发（未清洗）	363	掉落的残渣物	3060

由表3可以发现，残渣物的砷含量明显高于头发，说明这些残渣物是光绪帝头发高含量砷的来源，由此进一步证实了光绪帝的发砷含量分布高峰值由含高浓度砷的物质玷染形成。前期研究已表明，如此高含量的砷，既非光绪帝自身自然代谢生成，也非环境的玷染，由此进一步断定：这些残渣物的唯一来源只能是光绪帝中毒死亡后的尸体。

（二）光绪帝遗骨表面附着物检测

1980年对光绪帝棺椁进行清理后，部分遗骨保存于清西陵文物库房内，共有肩胛骨、环椎骨、脊椎骨、肋骨等7块遗骨。砷中毒死者尸体腐败后，器官组织中的砷可能会玷染到骨骼上。通过刮取光绪帝7块遗骨表面的附着物进行砷含量检测，以证实光绪帝尸体内是否存在高含量的砷化合物。该项检测是判断光绪帝是否死于砷中毒的重要依据，结果列于表4。

表4　清光绪帝遗骨中的砷含量

样品名称	As $(\mu g/g)$	样品名称	As $(\mu g/g)$
遗骨瓶内碎屑	690	脊椎骨1刮下的碎屑	1269
环椎骨上刮下的碎屑	12.3	脊椎骨2刮下的碎屑	9.13
肩胛骨1刮下的碎屑	15.6	小块碎骨刮下的碎屑	58.2
肩胛骨2刮下的碎屑	242	环椎骨粘连的绿色布丝	33.7
肋骨上刮下的碎屑	24.3	环椎骨粘连的黄色布丝	41.4

由表4可见，装存光绪帝遗骨的瓶内碎屑、一块肩胛骨和一块脊椎骨分别检测到了高含量的砷，表明光绪帝某些遗骨表面玷染了大量的砷，说明这些砷来源于腐败的尸体。

（三）光绪帝葬衣上砷的分布

为验证上述论断，依照物质吸附和信息转换还原原理，对靠近光绪帝尸体特殊部位的衣物取样检测。

光绪帝的衣物有5件，其中，4件上衣（或外衣），1条裤子，1980年从棺椁内清理出后保存于清西陵文物库房内。依据上衣的完好程度，分别编为第一件至第四件，裤子编为第五件。

殡葬衣物腐蚀程度及穿着层次对间接验证光绪帝是否为砷化合物中毒及中毒状况至关重要。在取样过程中观察到，第一件龙袍（图6）最为完整，第二件（图7）、第三件（图8）较为完整，而第四件（图9）和第五件（图10、图11）为残片。尸体腐败对穿着衣物侵蚀的一般规律是衣物的侵蚀程度由内向外逐步减轻，也就是说，越靠近尸体的衣物腐烂越严重，反之则越轻，由此推定图6～图9的排列顺序即为4件上衣由外到内的穿着顺序。

第一件较为完整的龙袍，选择19个部位取样。第二件较为完整的夹衣，选择18个部位取样。第三件部分完好的双层短上衣，选择20个部位取样。第四件残破的上衣碎成三片，两只袖子各为一片，图9左下的躯干部为一片，共选择15个部位取样，其中，左袖取5点，右袖6点，躯干部4点。第五件为双层夹裤残片，仅存档部以上部分，选择25个部位取样（图10、图11）。

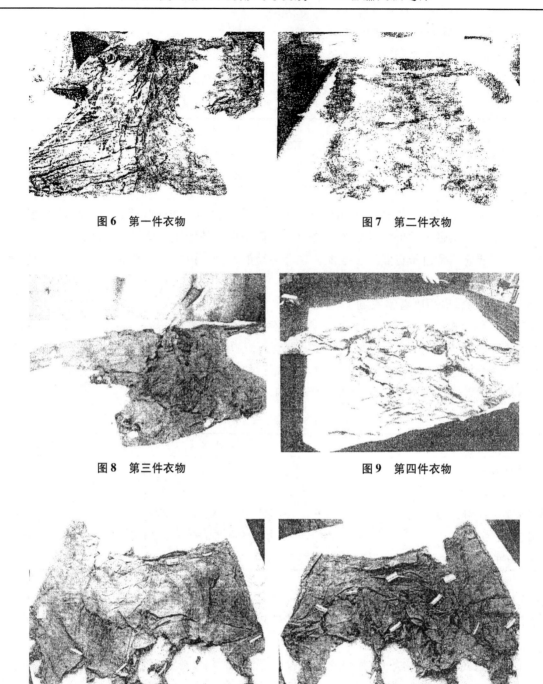

图 6　第一件衣物　　　　　　　　　　图 7　第二件衣物

图 8　第三件衣物　　　　　　　　　　图 9　第四件衣物

图 10　第五件衣物（裤子正面）　　　　图 11　第五件衣物（裤子反面）

　　前 3 件较为完整的上衣中，胃腹部位均有多处明显腐蚀脱落形成的窟窿，为检测尸体胃腹部位砷含量，在窟窿周边取多个点位。在夹裤的后内层可见大片的痂状物，面积约（20×30）cm^2，在 3 个取样点位刮取了 4 个痂状物样品。每件衣物取样完毕后，掉落的碎屑中除有衣物纤维外，还有一些残渣，也分别取样检测。

　　在部分取样点上采集了两份样品，一份用中子活化法（NAA），第二份用原子荧光光度法（AFS），检测结果见表 5 至表 9。

表5　第一件衣物砷含量的分布

取样部位	As（μg/g）		取样部位	As（μg/g）	
	NAA	AFS		NAA	AFS
小襟右肩前领旁	4.62	—	左后肩（胛骨区）	1.87	1.91
小襟右肩后领旁	2.70	0.84	前左大襟（胃区）-1	4.50	—
后背（胃区）-1	1.81	—	前左大襟（胃区）-2	4.07	1.71
后背（胃区）-2	2.02	—	系带（红色）	26.0	22.3
后背（胃区）-3	1.23	—	左袖（肘区）	2.67	2.19
后背（胃区）-4	1.70	—	下系带黄色与袍相连	2.50	3.58
后背（胃区）-5	1.67	2.26	左襟下摆底部	2.78	2.98
左肩前	2.23	2.36	龙袍抖落残渣	94.1	—
左领口	3.98	—	龙袍抖落纤维	85.0	—
左肩前下	2.52	—			—

表6　第二件衣物砷含量的分布

取样部位	As（μg/g）		取样部位	As（μg/g）	
	NAA	AFS		NAA	AFS
右侧衣领	1.66	—	左肩后	1.07	—
后领窝	3.22	1.52	左肩（胛骨区）	1.22	11.0
后背（胃区）-1	1.70	1.88	左前襟（胃区）-1	12.2	4.73
后背（胃区）-2	2.48	—	左前襟（胃区）-2	3.44	1.96
后背（胃区）-3	1.62	—	与夹衣相连系带	5.20	—
后背（胃区）-4	7.79	13.0	左袖（肘区）	1.49	—
后背（胃区）-5	2.15	—	左襟下摆底部	2.54	—
右前襟（胃区）	1.58	1.11	抖落残渣	308	—
左肩前	2.30	—	抖落纤维	14.7	—

表7　第三件衣物砷含量的分布

取样部位	As（μg/g）		取样部位	As（μg/g）	
	NAA	AFS		NAA	AFS
右领口尖	3.40	2.03	左肩（胛骨）	2.15	—
右后肩	3.96	—	左前襟（胃区）-1	3.20	6.23
后背（胃区）-1	6.12	8.47	左前襟（胃区）-2	2.33	12.4
后背（胃区）-12	3.98	7.66	系带	3.23	8.14
后背（胃区）-3	3.80	—	系带上黏附的残片	87.1	142
后背（胃区）-14	2.71	6.92	左后背	2.77	2.18
后背（胃区）-5	3.21	5.32	左袖（肘区）	1.16	11.5
右前襟（胃区）	6.34	16.0	左前襟下摆底部	2.60	—
左肩前	5.92	—	抖落的残渣	44.4	—
左肩后	2.46	—	抖落的纤维	9.67	—

表8 第四件衣物砷含量的分布

取样部位	编号	As（μg/g）		取样部位	编号	As（μg/g）
		NAA	AFS			NAA
左袖	1	254	819	右袖	1	377
	2	290	—		2	2439
	3	802	298		3	599
	4	164	359		4	758
	5	285	294		5	723
躯干	1	706	421		6	379
	2	329	543	抖落的残渣	1	2182
	3	520	584		2	1067
	4	237	403	抖落的纤维	1	139

表9 第五件衣物砷含量的分布

取样部位	编号	As（μg/g）	取样部位	编号	As（μg/g）
		NAA			NAA
前外层	1	11.0	后外层	1	3.56
	2	1.61		2	9.64
	3	2.31		3	6.47
	4	4.17		4	1.73
	5	3.22		5	8.21
	6	3.16		6	3.13
	7	2.02		7	3.51
	8	6.79		8	9.92
	9	4.33		9	3.07
后内层	1	217		10	7.69
	2－1	36.6	抖落的残渣	1	9.86
	2－2	14.6			
	3	4.09			
	4	6.36			
	5	2.80			
	6	3.63			

　　检测数据结果表明：从同一件衣物看，第一件至第三件，每件衣物的胃区部位、系带和领肩部位的含砷量较高；从穿着层次看，第四件衣物（内层衣物）的含砷量大大高于第一件至第三件；从尸体的特殊部位看，衣物掉落下来的残渣（胃肠内容物）的砷含量极高，大量的砷化合物曾存留于光绪帝尸体的胃腹部，并在随尸体腐败过程中会进行再分布，有多个去向，并由里向外侵蚀衣物，由此造成了衣物被以胃内容为主的高含砷物质侵蚀玷染；裤子后内层被以肠内容为主的高含砷物质侵蚀玷染；其骨骼被尸体胃肠内容高含砷物质直接玷染，而其衣物的领肩部位和头发上的高含量砷则源自其腐败尸体的溢流玷染。

毒物判定

前期对所有样品的检验结果仅为砷元素的含量，而其化合物的种类及有关毒性的确切信息并未明确。因为不同种态的砷化合物具有不同的毒性。例如，无机砷的毒性大于有机砷；三价砷的毒性大于五价砷。砒霜（三氧化二砷）就是剧毒的三价砷化合物。另外，人体摄入的砷化合物的总量对其是否中毒及中毒死亡具有决定意义。为此，一是对光绪帝衣物中残渣样品高含量砷的砷种态（砷价态或形态）进行分析，采用了液相色谱/原子吸收光谱联用分析法研究不同种态砷的比例关系，以判定可能导致光绪帝中毒死亡的砷化合物种类；二是对光绪帝尸体中的砷化合物总量进行测算，进而和人体砷中毒致死量进行比较，以推定其摄入的砷化合物是否能对其人体造成致命的伤害。

（一）对光绪帝衣物中残渣样品种态的分析

在光绪帝衣物残渣中取样进行不同种态砷的比例关系分析（表10）。

表10　清光绪帝衣物中残渣样品种态分析结果

残渣来源	各种态砷占总砷的百分比（%）			
	三价砷	五价砷	二甲基胂	一甲基胂
第一件衣物	4.23	85.4	5.99	4.37
第二件衣物	9.67	48.4	38.5	3.48
第四件衣物	29.3	56.6	13.9	0.22

由表10可见，光绪帝胃肠内容物玷染的衣物上残渣的砷化合物以剧毒的三价砷和有毒的五价砷为主，而微毒的有机砷化合物占少部分。由于不同种态的砷化合物在生物机体内存在迁移、转换、代谢过程，上述结果不能直接反映光绪帝死前胃肠内容物的砷化合物种态。为确定是何种砷化合物，进行了小鼠模拟验证实验。

（二）对砒霜中毒死亡小鼠脏器砷种态的转换分布分析

选7只体重相近的小鼠，3只作为空白对照，4只以砒霜溶液灌胃，灌胃砒霜溶液分两种，浓度分别为2.7 mg/mL（小鼠1和小鼠2）和2.0 mg/mL（小鼠3和小鼠4），第一天灌0.1 mL，第二天灌0.5 mL，约3 h后死亡，取4只小鼠胃及其胃容物进行分析，结果列于表11。另外，取小鼠1的肝脏及心脏合并匀浆，小鼠3也同样处理，再放置不同时间，研究不同种态的砷随时间而转换，结果列于表12。

由表11可见，砒霜急性中毒死亡小鼠胃容物中，虽有少量三价砷转变为五价砷和二甲基胂，但三价砷仍占绝大多数（96%以上）。表12中的动物实验结果表明砒霜的三价砷所占的比例随时间的推移逐渐降低，五价砷随之增高，五价砷即由三价砷转换。由此推断光绪帝胃肠内容物中三价砷的比例在死时（100年前）远不止29.3%。可以断定，光绪帝胃肠内容物中三价砷和五价砷均来自砒霜。

表11　砒霜急性中毒死亡小鼠胃及其内容物中 As 含量的分布　　单位：$\mu g/g$

组别		三价砷	五价砷	甲基砷	三价砷（%）
灌胃砒霜溶液		2112.3	—	—	100
空白组（$n=3$）		—	—	—	—
中毒组（$n=4$）	小鼠1	27.8	0.923	—	96.8
	小鼠2	59.2	0.611	—	99.0
	小鼠3	91.166	0.903	—	99.0
	小鼠4	27.8	0.923	—	96.8

表 12 小鼠肝脏及心脏中不同种态的砷随时间转换结果 单位：$\mu g/g$

样品名称	三价砷		五价砷	二甲基胂	检测时间
	含量	%			
砒霜 2 小鼠 1	0.832	26.7	1.354	0.926	死亡时
	0.055	1.88	2.840	0.0288	死后 11 天
	—	—	3.157	0.082	死后 24 天
砒霜 1 小鼠 5	0.957	47.6	0.128	0.925	死亡时
	0.238	11.5	1.710	0.119	死后 11 天
	—	—	2.216	0.043	死后 24 天

（三）对光绪帝尸体中砒霜总量的测算

人体中的砒霜总量是判断受体是否会中毒死亡的重要依据。根据相关研究，人口服砒霜（三氧化二砷）60～200 mg 就会中毒死亡。因受检材条件限制，难以准确测算光绪帝尸体中的砒霜总量，只能通过对其遗留在头发上和衣物上的部分砒霜量值进行测算，由此得知光绪帝尸体中的砒霜总量不会低于此值，结果见表 13。

表 13 清光绪帝第四件衣物及残渣、头发残渣中砒霜测算值

样品名称及样品数		平均砷浓度（$\mu g/g$）	样品重量（g）	砷含量（mg）	砒霜量（mg）
第四件衣物	左袖（$n=5$）	359	69	24.8	32.7
	右袖（$n=6$）	879	90	79.1	104.4
	躯干（$n=4$）	448	88	39.4	52.0
	残渣（$n=2$）	1205	3.63	4.4	5.8
头发残渣（$n=2$）		3237	1.535	5.0	6.6

由表 13 可知，仅光绪帝头发残渣、第四件衣物及其残渣中的砒霜总量就高达约 201.5 mg。

结 论

本课题在不能开棺直验且时隔久远、检材条件很差等不利因素困扰下，由光绪帝发砷含量研究入手，通过对其头发不同截段砷含量的异常分布情况的分析验证，发现并证实了导致其违背常规的砷元素分布的特殊原因，即光绪帝头发上的高含量砷并非为慢性中毒自然代谢产生，而是来自外部玷染。通过对其遗骨表面砷元素的检测和对其殡葬衣物被侵蚀的规律以及衣物上砷元素含量的分布情况分析，进一步证实了光绪帝的腐败尸体是砷元素污染的唯一来源。由砷种态分析得知，光绪帝遗骨、头发、衣物中高含量的砷化合物为剧毒的三氧化二砷，即砒霜；经过科学测算，光绪帝摄入体内的砒霜总量明显大于致死量。因此，研究结论为：光绪帝系砒霜中毒死亡。

致谢：本课题研究过程中的 X 射线荧光分析法、原子荧光光度法、液相色谱/原子吸收联用分析法由普析分析中心协作完成，尤其在砷种态分析中做出主要贡献，在此对普析分析中心的大力支持表示感谢，对田禾、张长洋、郑清林、杨景广、刘德海、杨志全等人的辛勤劳动表示感谢。在本文编撰过程中得到了北京市公安局李锁平、北京市政法委戎鑫、北京市人民检察院郝东浩的大力支持和帮助，在此表示感谢。对李慎之研究员的帮助表示感谢。

小秦岭金矿带某污染区村民头发中重金属元素含量的比照分析

（2008）

徐友宁[1] 张江华[1] 谢 娟[2] 柯海玲[1] 刘瑞平[1]

（1. 中国地质调查局西安地质调查中心 2. 长安大学）

[导读] 目前国内众多学者对头发中的微量元素做了研究，但缺少矿区重金属元素污染与人群头发中重金属元素含量研究的案例。徐友宁等采集、测定了小秦岭金矿带某环境污染区村民头发样品中的汞、铅、镉、砷、铬、铜含量，并与未污染的对照区村民做比照分析。结果显示，污染区居民头发汞、铅含量显著高于对照区人群；直接从事提金活动的人群明显高于低水平暴露人群；污染区人群的健康水平与头发中重金属元素含量呈现明显的相关关系。该研究成果为政府加大对矿区环境污染防治力度提供了科学依据。

在重金属元素潜在毒性分类中，Hg、Cd、Pb 被划分为第一类的第 1、第 2、第 4 位有害元素（王连生，1994），职业暴露或长期低水平接触重金属元素会产生水俣病（Hg）、疼痛病（Cd）、乌脚病（As）等。人体中的重金属元素是从水、空气和食物中摄取的，超过一定量的限值就会对人体产生危害。1986年，世界卫生组织总结和出版的有关毒物评价的国际研讨会文件中，血液、尿和头发均被推荐为 Hg、Pb、Cd、As 监测可以选用的生物标记物（陈清，1989），其含量水平代表了身体的总体水平，反映人体相当长的时间内元素的累积状况，间接反映了其在机体内的含量，可用于重金属元素的暴露评估、区域性生物死亡监测及回顾性调查与分析。头发是人群监测和个体筛选的最佳选择。目前国内众多学者对头发中的微量元素做了研究，但缺少矿区重金属元素污染与人群头发中重金属元素含量研究的案例。

金属矿产资源的采、选、冶活动过程中，矿石中的部分重金属元素会随尾矿废水、废渣、废气进入人居环境，对矿区的地表水、地下水、大气、土壤等环境介质造成污染，进而通过人体食物链危害人群的健康。如广西南丹采矿、冶炼造成刁江上百千米的河段严重污染，鱼虾绝迹，造成粮食每年减产 200×10^4 kg 以上。广东省韶关大宝山多金属矿有毒废水灌溉农田导致上坝村生产的水稻、蔬菜、水果中 Cd 元素严重超标，村民皮肤病、肝病、癌症高发，200 多人死于癌症。黔东湘西汞矿区人群尿 Hg、发 Hg 的含量均显著高于对照点人群，评价区居民的健康受到了一定程度的危害。目前，整个小秦岭金矿带尚无研究人群头发中重金属元素含量的报道。本文通过对小秦岭金矿某污染区村民头发中 Hg、Pb、Cd、As、Cr、Cu 的含量，与未污染区（对照区）村民头发中重金属元素的含量比对分析，试图揭示环境污染区人群头发中重金属元素含量的累积程度及其对人群健康的危害，为金矿区环境污染危害人群健康的研究积累科学资料，同时引起政府重新认识矿区环境污染防治工作的紧迫性和重要性，加大金矿区环境污染防治的力度。

1 研究区概况

小秦岭金矿带自东向西跨越了河南省灵宝市和陕西省潼关县、洛南县、华阴市 4 个县级行政区，金矿开采及选冶加工区面积约 1500 km²，是中国第二大黄金生产基地。南部小秦岭山地区是含金石英脉的开采区，其北山外的农业区是选矿、冶炼的集中区。从事金矿开采、选冶的企业有国有、地方国有及乡镇、个体，尤其后者大多采用小浮选、小混汞碾、小氰化池等方法提金。20 世纪 80 年代中后期至 90 年代末，该区矿业秩序十分混乱，"三废"无序排放严重。目前，在河道路边、房前屋后、田间地头可见随意倾倒的尾矿渣堆，河水冲刷、大风扬尘、降雨淋溶等导致重金属元素进入河流、土壤和大气环境中，造成矿区部分地区水土环境重金属元素 Hg、Pb、Cd、Cu 污染严重，矿业污水灌溉、尾矿渣淋溶等污染方式导致土壤垂向上重金属元素的污染影响深度已达 60 cm。矿区局部地区大气环境污染严重。矿区的 Hg 元素来自金矿选冶过程中汞板、混汞碾提金时添加的金属 Hg，而 Pb、Cu、Cd 则主要来自含金石英脉中的方铅矿、闪锌矿、黄铜矿等矿石矿物，另外，As、Cr 的球化学背景值较高。本文的研究地点位于小秦岭金矿开采山区外的灵宝市某镇某村，历史上大多数村民在自家院内或房前屋后有过小氰化、小汞碾选矿及"烧金排汞法"提金活动。目前少数村民院落中依然存在上述国家明令禁止、严重污染环境的落后的提金活动。

2 发样采集与测试

本文是在 2005 年对矿区河流、土壤及其农作物重金属元素污染调查与评价的基础上，在走访调查人群居住环境及常住村民的健康状况后，随机采集了水、土环境污染区（或称评价区）内 20 位不同性别、不同年龄段的人群的头发，同时采集环境污染较轻的潼关县高桥乡某村 4 位村民的头发，作为研究的对照人群。野外采用清洁的不锈钢剪刀，从受检人群的后枕部剪取 2 g 头发，装入塑料袋，密封保存，送至国土资源部西北地区矿产资源监督监测中心（西安地质矿产研究所）实验室供分析测试，实验室用无水乙醇浸泡发样 1 h，倒出乙醇，用 75% 的乙醇浸泡 1 h，用蒸馏水洗干净，自然风干，称取 1 g 发样于烧杯中，加硝酸消化放置过夜。加热蒸至近干，用高锰酸反复处理，至无黄色，加硝酸 5 mL，用蒸馏水定容至 25 mL，加高锰酸冒烟。Hg、As 用原子荧光法测定，Pb、Cd、Cr、Cu 用 ICP 等离子光谱仪测定。

3 结果及讨论

3.1 人头发中重金属元素的含量特征

受检人群的性别、年龄、头发中重金属的含量、居住环境和健康状况见表 1。人发中 Hg、Pb、Cr、Cu 全部检出，Cd、As 部分检出。评价区人群头发中，重金属元素的含量与 GBW 07601 标准值的比值 Hg（7.64）、Pb（8.64）、Cr（4.78）均大于 1，Cu 略高，说明评价区受检人群受到了 Hg、Pb、Cr 的明显污染。对照区人群头发中，除 Cr、As 含量均值高于 GBW 07601 标准值外，其余重金属元素含量低于 GBW 07601 标准值，进一步验证了本区 Cr、As 元素背景值较高的认识。与对照区相比，评价区人群头发中 Hg、Pb 均值含量分别为 2.75 $\mu g/g$、76.03 $\mu g/g$，是对照区均值的 9.48 倍和 25.09 倍，Cu（11.13 $\mu g/g$）略高于对照区（8.48 $\mu g/g$），Cr、As 低于对照区，显示评价区人群头发中较高的 Hg、Pb 含量与矿区的环境污染有关。

表 1 受检人群头发中重金属元素的含量及居住环境概况

样号	性别	年龄	Hg	Pb	Cd	Cr	As	Cu	受检人群居住环境及自我健康感觉状况
Sh37 - W	女	12	1.29	26.5	0.05	1.5	< 0.01	9.8	院内无提金活动。身体健康
Sh26 - W	男	13	0.59	34.8	< 0.05	1.7	0.7	8.9	院内有氰化池。身体健康
SH41 - W	男	14	1.99	68.7	0.11	2	0.013	14.2	院内无提金活动。身体健康
Sh28 - W	女	14	0.87	8.1	< 0.05	1.3	< 0.01	6.1	院内无提金活动。身体健康
Sh29 - W	女	17	0.96	13	< 0.05	1.6	< 0.01	9.5	院内无提金活动。血压低

续表

样号	性别	年龄	Hg	Pb	Cd	Cr	As	Cu	受检人群居住环境及自我健康感觉状况
Sh40 - W	女	30	2.36	4.6	<0.05	1.2	<0.01	8	院内曾有氰化池
Sh36 - W	男	30	1.99	145	0.09	1.5	<0.01	11.6	院内有氰化池，已有8年。头昏
Sh50 - W	女	31	1.68	37.5	<0.05	1.4	<0.01	10.9	邻居有氰化池。身体无力
Sh45 - W	男	34	1.4	37.7	<0.05	1.7	<0.01	10.2	院内混汞碾提金，已4年。胃炎
Sh48 - W	男	36	1.22	67.6	<0.05	5.2	<0.01	9.9	院内无混汞碾。血压血糖低
Sh42 - W	男	36	2.54	273	0.16	1.5	0.01	18.7	院内有混汞碾、氰化池，已有3年。无力，头昏头痛，腰痛
Sh33 - W	女	39	14.7	80	<0.05	1.4	<0.01	13.3	院内有混汞碾。走路气短
Sh39 - W	男	42	6.64	122	0.06	2	0.62	11.3	院内有混汞碾，从事提金10余年。血压偏高
Sh34 - W	男	42	1.94	88.2	<0.05	2.1	0.37	11.8	院内无提金活动。高血压
Sh44 - W	女	42	1.75	6.3	<0.05	1.6	<0.01	9.2	院内无提金活动，但从事混汞碾4年。血压低
Sh46 - W	男	43	1.15	70.6	<0.05	1.3	<0.01	9.3	院内无提金活动，但从事过炼金活动。血压高
Sh35 - W	男	45	1.42	88.8	0.06	1.2	1.55	15.1	院内无提金活动
Sh49 - W	女	45	3.06	124	<0.05	1.5	<0.01	8.8	院内无提金活动，邻家有。头昏
Sh30 - W	男	50	3.68	79.2	<0.05	1.4	0.32	9.9	1998年期间院内有氰化池。头昏，心慌，双手麻木
Sh32 - W	男	50	3.75	145	0.06	1.6	<0.01	16.1	院内有混汞碾。胸闷
Sh21 - D[1]	男	51	0.29	3.5	<0.05	1.8	1.25	8	周边未见提金活动。身体健康
Sh22 - D	女	76	0.3	6	<0.05	2.4	0.35	7.9	周边无提金活动。冠心病及肝炎
Sh25 - D	男	11	0.25	1.0	<0.05	1.9	0.65	7.0	院内无提金活动。身体健康
Sh23 - D	女	18	0.32	1.6	<0.05	2.0	0.01	11.0	周边未见提金污染源。身体健康
污染区平均含量 W			2.75	76.03	0.07[2]	1.77	0.18[3]	11.13	
对照区均值 D			0.29	3.03	<0.05	2.03	0.57	8.48	
W/D			9.48	25.09	1.40	0.87	0.32	1.31	
GBW 07601 标准值 B			0.36	8.8	0.11	0.37	0.28	10.6	
W/B			7.64	8.64	0.64	4.78	0.64	1.05	

注：元素含量单位为 $\mu g/g$；(1) D—对照区人群发样号；(2) Cd、(3) As 均值计算按其检出限 $0.05\ \mu g/g$ 和 $0.01\ \mu g/g$ 计。

直接从事小混汞碾、小氰化提金活动的人群头发中的 Hg、Pb 含量明显蓄积。如从事混汞碾 10 余年的个体（Sh39 - W）中，Hg、Pb 含量高达 $6.64\ \mu g/g$、$122\ \mu g/g$，分别是对照区人群头发均值的 22.89 倍和 40.26 倍。评价区人群头发中高含量的重金属元素是职业暴露或长期受周边环境污染的结果，人体健康受到了明显的影响。

表 2 显示，污染区内未成年人（12~17 岁）头发中 Hg、Pb、Cr、Cu 含量均值明显低于成年人，这可能与未成年人未直接从事矿业活动有关。2 位 50 岁的人的头发中 Hg、Pb、Cu 含量最高，其次是 30 ~

39 岁年龄段的人，而 40～49 岁年龄段的人头发中 Hg、Pb 含量没有呈现随年龄增大而较 30～39 岁年龄段累积的现象。这可能反映了不同年龄段的人群直接暴露于污染环境的时间、程度等因素影响了元素累积。

表 2　评价区不同年龄段人群的头发中重金属元素的含量均值

年龄段（样本数）	Hg	Pb	Cr	Cu	年龄段（样本数）	Hg	Pb	Cr	Cu
12～17（5 人）	1. 14	30. 22	1. 62	9. 7	40～49（6 人）	2. 66	83. 32	1. 72	10. 92
30～39（7 人）	3. 70	92. 20	1. 99	11. 80	50（2 人）	3. 715	112. 1	1. 5	13

注：元素含量单位为 μg/g。

由图 1 可见，评价区内直接从事小氰化、小汞碾提金或邻居院落内有提金活动的人群（简称从事提金）（13 人）头发中，Hg、Pb、Cu 的含量明显高于污染区内没有直接从事提金活动但长期暴露于环境污染区内的人群（简称长期暴露）（7 人）。职业暴露或长期低水平暴露于污染区的人群头发中，Hg、Pb、Cu 含量均值显著高于对照区受检人群的含量均值（4 人）。可见，金矿污染区内人群头发中重金属元素的含量与暴露程度呈正相关。污染区人群头发中较高含量的 Hg、Pb 源于金矿区受污染的人居环境。

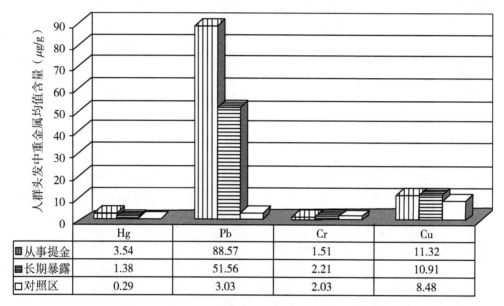

	Hg	Pb	Cr	Cu
从事提金	3.54	88.57	1.51	11.32
长期暴露	1.38	51.56	2.21	10.91
对照区	0.29	3.03	2.03	8.48

图 1　暴露污染环境的程度与人群头发中重金属元素含量的关系

3. 2　人群头发中重金属元素含量的比照评价

（1）人群头发中重金属元素累积评价

人群头发中重金属元素是否累积，可采用与国家标准或对照区人群头发中重金属元素的含量进行对比评价。但采用地质环境背景相同、饮食习惯相近的邻区人群头发中重金属元素的含量作为评价区人群是否受到环境污染及其程度的标准要比采取国家标准更能说明其受污染的程度。为与以国标作为评价的单项污染指数和综合污染指数区别，本文采用单项累积污染超标倍数和综合累积污染指数描述其污染的程度。

单项累积污染超标倍数：$P_c = (C_i - C_0)/C_0$，

式中，P_c——重金属元素累积污染超标倍数，P_c 值越大，说明人群头发中重金属元素的含量较对照区越累积，人群受到的污染危害越严重；C_i——污染区人群头发中第 i 种重金属元素的含量；C_0——对照区人群头发中第 i 种重金属元素含量的平均值。

借用内梅罗指数评价污染区人群头发中重金属元素的复合污染程度，即综合累积污染指数：

$$P_z = \sqrt{\frac{(\max P_i)^2 + (\overline{P_i})^2}{2}},$$

式中，P_z—人群头发中重金属元素综合（复合）累积污染指数；P_i—重金属元素单项累积污染指数（污染区第 i 种重金属元素含量/对照区第 i 种重金属元素含量的平均值）；$\max P_i$—6 种重金属元素中最大的单项累积污染指数值；$\overline{P_i}$—6 种重金属元素单项累积污染指数的平均值。

表 3　污染区人群头发中重金属元素的单项累积超标倍数及综合累积污染指数

样号	单项累积污染超标的倍数（P_c）						综合累积污染指数（P_z）
	Hg	Pb	Cd	Cr	As	Cu	
Sh37 – W	3.45	7.75	0			0.16	6.47
Sh26 – W	1.03	10.49			0.23	0.05	8.33
Sh41 – W	5.86	21.67	1.2			0.67	16.48
Sh28 – W	2.00	1.67					2.06
Sh29 – W	2.31	3.29				0.12	3.22
Sh40 – W	7.14	0.52					5.96
Sh36 – W	5.86	46.85	0.8			0.37	34.52
Sh50 – W	4.79	11.38				0.29	9.13
Sh45 – W	3.83	11.44				0.20	9.15
Sh48 – W	3.21	21.31		1.56		0.17	16.23
Sh42 – W	7.76	89.10	2.2			1.21	64.83
SH33 – W	49.69	25.40				0.57	37.10
Sh39 – W	21.90	39.26	0.2		0.09	0.33	29.52
Sh34 – W	5.69	28.11		0.33		0.39	21.11
Sh44 – W	5.03	1.08				0.08	4.49
Sh46 – W	2.97	22.30				0.10	16.88
Sh35 – W	3.90	28.31	0.2		1.72	0.78	21.24
Sh49 – W	9.55	39.92				0.04	29.66
Sh30 – W	11.69	25.14				0.17	19.13
Sh32 – W	11.93	46.85	0.2			0.90	34.68
平均超标倍数	8.48	24.09	0.68	0.95	0.68	0.36	19.51
超标率	100%	100%	35%	10%	15%	90%	

注：无数字的表示该元素不超标。

表 3 表明，评价区全部人群头发中，发 Hg、发 Pb 含量全部超过了对照区人群的该含量，其平均单项累积超标倍数分别为 8.48 倍和 24.09 倍，Hg 超标最大倍数为 49.69 倍，Pb 高达 89.10 倍。90% 的人群中发 Cu 累积超标，超标倍数均值为 0.36 倍；35% 的人群发 Cd 超标，超标倍数均值为 0.68 倍。由于是以邻近地区人群头发中重金属元素的平均含量作为评价对比值，因此高出的含量可以认为是评价区人群受到环境污染的结果。污染区全部人群受到污染，6 种重金属元素污染程度排序为：Pb ＞ Hg ＞ Cu ＞ Cd ＞ As ＞ Cr。Hg、Pb、Cu 是普遍的污染元素，且 Pb、Hg 污染程度最为严重。

（2）评价区成年男性头发中重金属元素污染评价

评价区 10 位男性人群头发中重金属元素的含量（表 4）表明，头发中的 Hg、Pb、Cu 元素含量全部高于对照区受检人群头发中含量的平均值，其平均累积超标倍数达到了 7.87 倍、35.87 倍和 0.46 倍，是评价区危害人群健康的主要元素。50% 的人群头发中 Cd 超标，20% 的人群头发中 Cr、As 超标。

表 4 评价区成年男性头发中重金属元素的含量及超标情况

元素	Hg	Pb	Cd	Cr	As	Cu
含量范围	1.15~14.7	37.7~273	– ~0.16	1.2~5.2	– ~1.55	9.3~18.7
算术平均值	2.57	111.71	0.068	2.01	0.29	12.39
对照区均值	0.29	3.03	≤0.05	2.03	0.57	8.48
单项累积超标倍数均值	7.87	35.87	0.72	0.92	0.90	0.46
超标率	100%	100%	50%	20%	20%	100%

注：元素含量单位为 $\mu g/g$。

（3）评价区成年女性头发中重金属元素污染评价

评价区内 5 位 30~45 岁的女性村民头发中，Cd、Cr、As 元素全部没有检出，而 Hg、Pb、Cu 含量均值高于对照区（表 5），其平均超标倍数从大到小依次排序为：Pb（18.15）＞Hg（12.08）＞Cu（0.54）。成年女性受到了 Pb、Hg 的显著污染和 Cu 的轻度污染。

表 5 评价区成年女性头发中重金属元素的含量及超标情况

元素	Hg	Pb	Cd	Cr	As	Cu
含量范围	2.36~14.7	4.6~124	未检出	1.2~1.6	未检出	8~13.3
算术平均值	4.99	58.05		1.76		12.08
单项累积超标倍数均值	16.21	18.15				0.54
超标率	100%	100%				80%

注：元素含量单位为 $\mu g/g$。

（4）评价区未成年男性头发中重金属元素超标评价

评价区 2 名未成年男性头发中 Pb、Hg、Cu 元素的含量全部高出对照区的含量，Hg、Pb、Cu 依旧是最主要的污染元素，平均超标倍数从大到小分别为：Pb（15.58）＞Hg（3.45）＞Cu（0.36）（表 6）。

表 6 评价区未成年男性头发中重金属元素的含量及超标情况

元素	Hg	Pb	Cd	Cr	As	Cu
含量范围	0.59~1.99	34.8~68.7	未检出~0.11	1.7~2	0.013~0.7	8.9~14.2
算术平均值	1.29	50.25		1.85	0.36	11.55
超标倍数均值	3.45	15.58			0.23	0.36
超标率	100%	100%			50%	100%

注：元素含量单位为 $\mu g/g$。

（5）评价区未成年女性头发中重金属元素污染评价

3 名未成年女性头发中，Hg、Pb、Cu 是主要的污染元素，超标倍数分别为 2.58 倍、4.24 倍和 0.147 倍（表 7）。

表 7 评价区未成年女性头发中重金属元素的含量及超标情况

元素	Hg	Pb	Cd	Cr	As	Cu
含量范围	0.87~1.29	8.1~26.5	–	1.3~1.6	–	6.1~9.8
算术均值	1.04	15.87		1.47		9.63
平均超标倍数	2.58	4.24	不超标		不超标	0.14
超标率	100%	100%				66%

注：元素含量单位为 $\mu g/g$。

图2显示，评价区所有人群均受到了 Hg、Pb 元素累积污染。男性人群受到 Hg、Pb、Cr、Cd、Cu 5种元素的污染，而女性受到 Hg、Pb、Cu 3 种元素的污染。成年人中 Hg、Pb 超标明显高于未成年人。同年龄段中，男性头发中 Pb 含量高于女性，成年男性头发中 Pb 超标最大，是成年女性的 1.97 倍，是未成年男性的 2.3 倍。成年女性中发 Hg 超标最大。

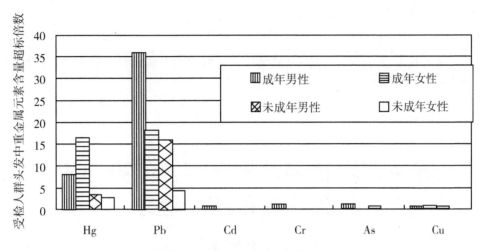

图2 评价区人群头发中重金属元素超标倍数对比图

3.3 人群头发中重金属元素含量与人体健康关系讨论

环境污染与人体健康的问题关系到广大人民群众的切身利益，是环境保护工作的重中之重，是全社会关注的焦点问题和热门研究课题。有关重金属元素的生态环境效应前人论述较多，但是，环境污染与人体健康的定量化、定位化问题依旧是研究的难点，这是因为环境污染对人群健康的影响具有潜伏性、一因多果或一果多因、特异性、人群易感性、不确定性等。环境中的重金属元素通过土壤—植物—动物—人体或大气污染直接作用于人体，对人体健康产生危害，由于动植物对重金属元素选择性地吸收，人群食用食物及人群暴露污染环境的时间、强度等的差异，缓变型地球化学灾害的危害性首先在易感人群或脆弱人群中表现出来。

研究区村民以面食为主，蔬菜主要食用北方的季节性蔬菜。潼关县太要镇某村周边小麦、蔬菜和村民饮用井井水的样品中，Hg 的平均含量分别为 45 $\mu g/kg$、306 $\mu g/kg$ 和 0.06 $\mu g/kg$。若按每人每天食用面粉（小麦）0.5 kg、蔬菜 0.5 kg、饮用水 1 kg 计算，则每人每天从小麦、蔬菜和井水中摄入的总 Hg 量相应为 22.5 μg、153 μg 和 0.06 μg，合计总 Hg 量为 175.56 μg，是最新国际估算值人体每天摄入总 Hg 阈值 10 $\mu g/d$ 的 17.56 倍，这还不包括村民每天从该区域大气环境中吸入的 Hg 及其他重金属元素的含量。显然，村民的健康已经受到了危害。

2005 年 7 月，对该评价村村民的死亡率和人群的健康状况进行了走访调查。该村现有人口 3850 人，2003 年至 2005 年 7 月，因脑血管死亡的村民 10 人，癌症死亡 5 人，白血病死亡 1 人，心脏病死亡 1 人，合计死亡率为 441.56/10 万（高于全国平均值 108.39/10 万的水平），其中死亡年龄小于 60 岁的占 53%。目前 5 个村组 1546 人中，患有脑血管病、癌症的村民有 20 人，发病率高达 1293.66/10 万。

评价区内 20 位村民中，15 位自我感觉身体健康存在问题。而重金属元素综合累积污染指数大于 19 的 9 位村民中，8 位存在头昏心慌、胸闷气短、无力、血压高等症状，人群头发中高含量的重金属元素与人体健康状况存在较好的相关性，评价区人群的健康已经受到了 Hg、Pb 为主的重金属危害。

结 语

（1）评价区人群头发中，Hg、Pb 含量显著高于对照区人群，其平均含量分别是对照区的 9.48 倍和 25.09 倍。Hg、Pb 是金矿区最主要的污染元素。

（2）评价区成年人头发中的 Hg、Pb 含量明显高于未成年人，在成年人中其含量随年龄增长呈现一定的增长趋势，但由于职业暴露时间、程度的差异，其累积程度有待进一步研究。直接从事提金活动的人群头发中的重金属元素含量明显高于低水平暴露的人群。

（3）评价区成年男性头发中受到了 Hg、Pb、Cr、Cd、Cu 元素的污染，而成年女性仅受到 Hg、Pb、Cu 3 种元素的污染。同年龄段中，男性头发中 Pb 高于女性。

（4）评价区 20 位村民中，15 位自我感觉身体存在问题。Hg、Pb 高含量的职业接触者表现出头昏心慌、胸闷气短、无力、血压高等健康问题。评价区人群的健康水平与头发中重金属元素的含量呈现较明显的负相关关系。

（原载于《地质通报》2008 年第 8 期）

基于径向基函数神经网络的高血压分类诊断系统的建立

（2008）

李仲谨　邱　辉　朱　雷　余丽丽　张　莎

（陕西科技大学）

[导读]　采用径向基函数神经网络法研究了 53 个头发样品中 5 种元素与高血压的相关性。在 53 个样品中，26 个为高血压患者，27 个为健康人。选取其中 45 个为训练集，其余 8 个为测试集。参数试验表明，铝、镁、钙、锌/铜是最佳特征参数组合，分类准确率达 96.22%。本研究建立的头发微量元素智能医疗诊断系统可以作为辅助手段帮助临床医生对高血压做出快速准确的诊断。

在人类生产和生活过程中，不断排出大量有害物质，即工业"三废"（废气、废液、废渣），使环境发生污染，干扰人的正常生活。而这些环境污染物中的重金属（Zn、Cu 等）和高血压的形成具有密切的关系，应引起人们的高度重视。高血压是影响人类健康最常见的慢性非传染性疾病，是全球范围内的重大公共卫生问题。近年来文献报道，我国高血压总发患者数已超过 1 亿人。1991 年对 94 万人普查显示，国内高血压人群知晓率为 25%，治疗率为 11.4%，平均控制率仅为 2.9%。中国 1995 年医院门诊人群高血压抽样调查协作组报道，调查人群中高血压患者的比例为 77.2%，在过去的一年内已接受降压治疗的占 70%，治疗后血压降至正常的占 33%，全部高血压患者中血压得到控制的占 23%。而这一人群高血压患病率（46%）与 1991 年全部高血压普查 35 岁以上人群患病率（18%）相比高出 28 个百分点。对高血压的研究虽有百余年历史，但其发病机制至今仍未阐明。在高血压发病的众多因素中，环境化学病因已越来越引起人们的重视。高血压患者头发中微量元素与正常人有显著差异。由于这种关系较为复杂，传统的数据分类方法很难描述高血压与多个微量元素含量作为特征参数之间的复杂非线性关系。

本文基于径向基网络（RBF-NN）具有的自适应确定网络结构和无须人为确定初始权值等特点建立了智能医疗诊断系统，在揭示头发微量元素与高血压的相关性上获得了有意义的结论，从而可以作为辅助手段帮助临床医生做出快速准确的诊断。

1　RBF 神经网络原理

径向基函数（RBF）神经网络是一种三层前向型神经网络。从网络结构上看，它是由第一层的输入层；第二层的隐含层和第三层的输出层组成。隐含层结点（即神经元）的激活函数（或称为核函数）。

径向基函数的定义：假设 x，$x_0 \in R$ 中心（原点），以 x_0 为中心，x 到 x_0 的径向距离为半径形成的核 $\| x - x_0 \|$ 构成的函数关系 $\{ \psi(x) = 0 (\| x - x_0 \|) \}$ 被称为径向基函数。从这一定义可知，所有以 $\| x - x_0 \|$ 为核的函数都是径向基函数。RBF 神经网络的拓扑结构如图 1 所示。

径向基网络的训练过程分为两步：第一步为无教师式学习，确定训练输入层与隐含层间的权值 w_1；第二步为有教师式学习，确定训练隐含层与输出层间的权值 w_2。在训

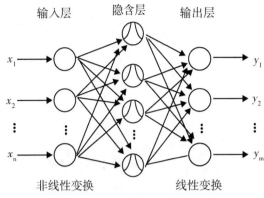

图 1 RBF 神经网络拓扑结构模型

练以前，需要提供输入矢量 X、对应的目标矢量 T 与径向基函数的扩展常数 C。训练的目的是求取两层的最终权值 w_1、w_2 和阈值 b_1、b_2（当隐含层单元数等于输入矢量数时，取 $b_2 = 0$）。

2 用 RBF 研究人发中微量元素与高血压相关性

2.1 实验数据

本文实验数据来源于相关文献，见表 1。在提供给 RBF 训练前，对数据进行标准化处理。

2.2 训练方法

在 53 个样本中，序号"1～26"样本（"1"类样本）为高血压患者组的数据，对应目标值设为"0.9"；序号"27～53"样本（"2"类样本）为健康人对照组样本的数据，对应目标值设为"0.1"。从中选取 45 个作训练集，8 个作测试集（表 1 中用 * 标出）。RBF 训练需要合适的网络参数 me，sc。合适的 me 和 sc 值应基于网络预测能力最优。本文采用测试集监控训练集，即先给定一个 C 初值，考察随着神经元数目 me 增大，训练误差下降以及测试集误差变化情况。当测试集误差从最小点开始上升时停止训练，该点对应的连接权重作为网络的最佳数学模型。保存最大值时对应的网络参数 me 和 se。此模型即作为最优的网络模型。

表 1 高血压患者和健康人的头发样本数据及仿真结果 单位：$\mu g/g$

序列	类别	Al	Mg	Ca	Cu	Zn	$w(Zn)/w(Cu)$	输出[1]
1	1	9.7	72.4	407.0	24.6	37.2	1.51	1
2	1	12.3	87.1	380.0	19.5	42.7	2.19	1
3	1	12.0	24.6	118.0	13.6	23.4	1.72	1
4	1	12.3	31.6	178.0	16.6	30.9	1.86	1
5	1	15.0	64.6	537.0	17.4	35.5	2.04	2
6	1	12.3	27.5	240.0	27.5	41.7	1.52	1
7	1	13.7	107.0	708.0	15.9	50.1	3.15	1
8 *	1	10.7	109.0	1148.0	13.9	55.0	3.96	2
9	1	12.3	47.8	372.0	14.1	42.7	3.03	1
10	1	13.3	61.7	380.0	13.5	19.I	1.41	1
11	1	44.0	617.0	1122.0	28.2	105	3.72	1
12 *	1	15.0	132.0	468.0	18.6	49.0	2.63	1
13	1	30.0	447.0	380.0	18.2	46.7	2.57	1
14	1	26.0	126.0	398.0	20.4	56.2	2.75	1
15	1	15.0	794.0	1479.0	19.5	85.1	4.36	1

续表

序列	类别	Al	Mg	Ca	Cu	Zn	w (Zn) $/w$ (Cu)	输出[1]
16	1	14.0	52.5	186.0	14.5	30.9	2.13	1
17	1	24.0	2290.0	2041.0	31.6	110.0	3.48	1
18	1	31.0	776.0	1698.0	24.6	83.2	3.38	1
19	1	60.0	41.7	316.0	53.7	120.0	2.23	1
20	1	60.0	33.1	285.0	31.6	95.5	3.02	1
21*	1	33.0	363.0	4677.0	53.9	141.0	2.62	1
22	1	14.0	1.9	214.0	12.0	67.6	5.63	1
23	1	12.3	2.0	204.0	10.7	72.4	6.77	1
24*	1	11.3	67.6	617.0	11.8	85.1	7.21	1
25	1	13.3	132.0	1047.0	20.0	93.3	4.67	1
26	1	16.0	35.5	363.0	18.6	79.4	4.27	1
27*	2	12.3	30.2	389.0	21.4	41.7	1.95	2
28	2	18.7	70.8	1072.0	13.5	55.0	4.07	2
29	2	20.3	219.0	1585.0	15.1	60.3	3.99	2
30	2	17.3	162.0	1349.0	10.5	53.7	5.11	2
31	2	9.0	269.0	1995.0	12.6	115	9.13	2
32	2	9.3	79.4	550.0	10.2	44.7	4.38	2
33	2	8.0	162.0	955.0	8.3	41.7	5.01	2
34	2	6.0	20.4	126.0	7.76	17.8	2.29	2
35	2	9.0	38.9	355.0	12.0	35.5	2.96	2
36	2	14.0	525.0	2138.0	26.9	81.3	3.02	2
37	2	8.7	363.0	672.0	15.9	67.6	4.25	2
38	2	8.7	41.7	224.0	12.9	9.05	0.70	2
39	2	10.0	427.0	1949.0	23.4	67.6	2.89	2
40	2	11.7	407.0	1348.0	19.1	20.0	1.05	2
41*	2	5.7	178.0	621.0	8.7	30.9	3.55	2
42	2	16.0	234.0	1349.0	9.5	67.6	7.12	2
43	2	7.8	37.2	186.0	9.6	26.9	2.82	2
44	2	8.7	269.0	871.0	11.0	38.9	3.54	2
45	2	8.0	14.1	69.2	9.1	20.0	2.19	2
46	2	16.0	120.0	1023.0	17.0	69.2	4.07	2
47	2	8.0	45.7	56.2	8.3	7.1	0.85	2
48*	2	15.0	191.0	1479.0	17.0	77.6	4.56	2
49	2	20.0	145.0	1474.0	24.6	95.5	3.88	2
50	2	9.7	191.0	1175.0	20.4	74.1	3.63	2
51	2	8.3	91.2	759.0	10.2	39.8	3.90	2
52*	2	20.0	224.0	2042.0	30.9	91.2	2.95	2
53	2	18.0	132.0	1023.0	26.9	316.0	11.70	2

注：*测试集样本；1—仿真输出类别。

2.3　参数试验

如果单以个别元素含量与高血压建立对应关系，结果不是很明显。若以样本类别为目标值，无论用5种元素分别求相关系数，或用 w（Zn）/w（Cu）、w（Mg）/w（Ca）求相关系数，除 Cu 的相关系数为 -0.336 绝对值略大外，其余相关系数绝对值都较小。这说明用单因子相关分析有局限性。加一个额外的参数 w（Zn）/w（Cu）后，用 Fisher 法与 PLS 法投影图分类可看出明显趋势，显示多因子分析的效果，故在原来5种元素含量基础上加一个 w（Zn）/w（Cu）作为特征参数。

通过对参数线性相关情况的计算，可以得出 Zn，w（Zn）/w（Cu）比的相关性较大，见表2。

表2　RBF-NN 对微量元素与高血压关系的参数线性相关情况

Al	Mg	Ca	Cu	Zn	w（Zn）/w（Cu）
1.0000	0.1956	0.1786	0.7245	0.4011	-0.0433
	1.0000	0.4739	0.2998	0.2429	0.0391
		1.0000	0.5047	0.4458	0.2169
			1.0000	0.5329	-0.1293
				1.0000	0.6996
					1.0000

所以采取分别去掉 Zn 后的五参数，原始五参数［去 w（Zn）/w（Cu）］，同时去掉 Zn 和 Cu 后的四参数，以及都不去掉的六参数的4种组合方式对参数的选择进行实验，具体实验结果如表3。

表3　RBF-NN 对微量元素与高血压关系的实验结果

		原始五参数	去 Zn 五参数	四参数	六参数
错判样本	预测集	1# 0.2929 5# 0.9518	1# 0.2061 5# 0.9645	5# 0.8379 8# 0.5700	1# 0.0902 3# -0.6435 4# 0.4900 5# 0.9628
	训练集	-	-	-	21* 0.4908
错判率/%		3.774	3.774	3.774	9.434
正确率/%		96.226	96.226	96.226	90.566

以计算值为0.5分界。根据分类效果图，可以将处在分界线上下的两类样本分开，从而将两类人分开。

由表3可得出，虽然前3组的错判率和正确率一样，但是前两组图上偏离的样本都距分界线较远，而第3组偏离样本距分界线较近。更重要的是其他样本都比较集中地出现在目标值0.1和0.9附近（见图2）。故第3组（四参数）的组合方式和网络参数是网络模型的最佳选择。即此时 sc = 0.1，me = 43。

2.4　计算结果

综合以上试验结果，最优的网络参数为 sc = 0.1，me = 43；最佳的特征参数组合为（Al，Mg，Ca，Zn/Cu），以此模型对样本集进行分类仿真，结果见表1。

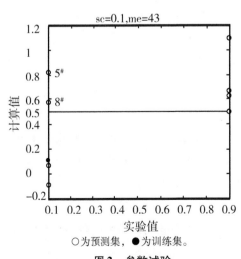

○为预测集，●为训练集。

图2　参数试验

表4　高血压判别的主成分与贡献率　　　　　　　　　　　　单位:%

	主 成 分					
	PC1	PC2	PC3	PC4	PC5	PC6
主成分贡献率	45.22	24.15	16.97	9.02	3.95	0.70
累积贡献率	45.22	69.37	86.33	95.35	99.30	100

2.5　与主成分分类法的比较

主成分分析是模式判别中的常用方法,为此进行了主成分分析比较。对参数进行主成分分析,得到6个主成分。由表4可见,在生成的6个主成分中,除PC1、PC2的贡献率较高（累计贡献率69.37%）,其余主成分的贡献率依次递减但相差并不是很显著,说明6个原始参数信息重叠程度不大,对高血压的判别均有一定的独立贡献。

可见,主成分分析在这里存在着一定的局限性。究其原因,第一,可能是由于6个原始参数对分类都有较大的独立贡献,导致主成分分析的前两个主成分所包含的信息量并不是特别集中（69.37%）,在此基础上进行分类判别其效果自然不显著。第二,相关元素含量与高血压之间的关系本来就存在一定的非线性,而主成分分析属于线性分析的范畴。

3　讨　论

通过上述各种方法的对比研究可得出,4个参数直接标准化后的RBF网络模型,分类效果最好,此时网络参数 sc = 0.1, me = 43,可以作为判断高血压患者与健康人的一种可行性识别系统。据此可认为,本文所取的人发中的5种元素含量和高血压症确有某种相关性。传统方法识别不理想的可能原因是:①以前的方法基本上采用线性建模,从而不能真实、准确反映它们之间的相关性,达不到好的分离效果。②影响高血压的因素很多,也很复杂,仅从人发中的微量元素来判断是否有高血压,只是一种初步的模糊判断,可以作为临床医学上的一种辅助判别手段。③可能影响高血压的人发中的微量元素不只这些,或者主要的元素没被选取。

（原载于《广东微量元素科学》2006年第12期）

胎儿畸形与微量元素

（2009）

周　洲

（南方医科大学附属深圳市妇幼保健院）

[导读]　出生缺陷是指胎儿出生时就存在的各种结构性畸形及功能性异常的总称。出生缺陷已成为影响中国人口素质和社会可持续发展的重大公共卫生问题和社会问题。发生出生缺陷的原因比较复杂,微量元素不平衡是导致出生缺陷的基础性因素之一。周洲从出生缺陷高发区的环境地球化学特征、畸形儿的体内微量元素含量异常、胎儿畸形的病因与干预、胎儿畸形的产前诊断与防治4个方面对胎儿结构性畸形与微量元素的关系作了全面的综述。

我国是世界上出生缺陷高发的国家之一。在全国每年出生的2000万新生儿中,约有100万例为缺陷儿，而在全国 8 000 万残疾人中，七成是由出生缺陷所致。据不完全统计，中国每年因出生缺陷造成的直接经济损失超过 220 亿元。出生缺陷已成为影响中国人口素质和社会可持续发展的重大公共卫生问题和社会经济问题。

出生缺陷是指胎儿出生时就存在的各种结构性畸形及功能性异常的总称。发生出生缺陷的原因比较复杂，一般认为由遗传性和不良环境引起，前者约占 25%，后者占 10% 左右，其余 65% 估计是遗传因素和环境因素共同作用的结果。由于两者均与微量元素密切相关，故微量元素是导致出生缺陷的重要原因之一。本文重点讨论胎儿结构性畸形与微量元素的关系。

1　出生缺陷高发区的环境地球化学特征

1.1　出生缺陷发生率的地区差异

我国的出生缺陷发生率呈明显的地理聚集特征。无论是从医院为基础的出生缺陷监测，还是以人群为基础的出生缺陷监测结果，均发现以神经管畸形为代表的出生缺陷分布呈现北方高于南方、农村高于城市的特征，地处我国北部的山西、内蒙古、陕西、河南、甘肃、宁夏、河北等省区均是我国出生缺陷的高发地区。其中尤以山西省发生率最高，北京大学生育健康研究所于 2003 年对 4 县 22 种体表重大出生畸形的调查结果表明，总患病率达 232.4/万，其中神经管畸形患病率为 138.7/万，占全部病例的 59.7%，是目前我国乃至世界的最高水平；无脑儿患病率为 65.9/万，脊柱裂 58.1/万，脑积水 47.7/万，多指 26.0/万，腭裂 21.7/万，均居全国较高水平。

在一省范围内，各地区之间也存在一定的差异，如辽宁神经管缺陷发生率，沿海地区（大连、锦州、盘锦、营口、葫芦岛）低于内陆地区（表 1），城市低于农村。江苏无锡市的出生缺陷病例与育龄妇女人口比例的地区差异更大，高发区惠山和锡山区为 0.1377 ~ 0.2769/万，低发区宜兴市为 0.0017 ~ 0.0027/万。两者相差 95 倍。

表 1　辽宁省各地区神经管缺陷发生率　　　　　　　　　　　单位：万$^{-1}$

地区	发生率	地区	发生率	地区	发生率	地区	发生率
大连	7.98	沈阳	12.12	锦州	9.44	抚顺	8.89
营口	6.93	丹东	12.59	盘锦	2.35	阜新	32.83
葫芦岛	6.11	铁岭	12.47	本溪	4.68	朝阳	43.91
辽阳	6.03	城市	5.96	鞍山	3.65	农村	17.35

1.2　出生缺陷高发区和低发区的环境元素特征

对出生缺陷高发区和低发区所做的对比研究表明，高发区具有与低发区明显不同的环境地球化学特征。

何艳微等将山西省高、低发区土壤元素含量与出生缺陷发病率作逐步回归分析，发现交口县土壤中 Mo、As、Ni 含量是该地区出生缺陷高发的重要因素；中阳县出生缺陷高发则可能与土壤中 Pb、Zn、Ca 含量高和 Mg 含量低有关（表 2）。

表 2　土壤元素与出生缺陷发病率关系的多元回归分析结果

项目	交口县与祁县的比较		项目	中阳县与祁县的比较	
	标准 β 值	P 值		标准 β 值	P 值
常数项	−1.321	0.000 31	常数项	−1.757	0.000 00
Mo	1.106	0.000 00	Pb	0.441	0.000 03
Al	−0.509	0.000 00	Mg	−0.264	0.000 01
As	0.117	0.000 55	Ca	0.309	0.000 35
Ni	0.663	0.000 00	Al	−0.186	0.001 70
Pb	−0.429	0.000 59	Zn	0.162	0.013 50
Zn	−0.262	0.000 02			

何艳微等对山西高发区吕梁山区和低发区晋中盆地饮用水中 16 种元素作非参数检验和逐步回归分析，结果显示，高发区饮水具有 Mo、Sr、As、V 显著偏低而 Ca、Sn 显著偏高的特点（表 3）。Mo、Sr、As、V 含量异常可能是吕梁山区出生缺陷高发的重要因素，Pb、Na 偏低与 Se、Zn、Ni、Fe、Cu、Al、K 偏高可能与上述元素异常共同起到协同致病的作用。

张科利等测量山西省高发区平阳、交口县及低发区平遥县土壤、粮食、饮用水源和人发中 14 种元素含量，用非参数检验法和逐步回归分析法作统计处理，结果显示，高发区环境中 S 元素含量高而 Sr、Al 含量低，高发区和低发区水、粮和发中 Mg、Mn、Mo、Fe、Cu、Ca、Sn 含量存在显著差异。硫高、锶低、铝低、镁低是山西出生缺陷高发区的主要地球化学环境特征。

表 3   山西省出生缺陷高、低发区饮用水中化学元素非参数检验结果

元素	高发区	低发区	P 值	元素	高发区	低发区	P 值
Sn	101.30	61.63	0.0002	Fe	95.47	92.50	0.3263
As	84.39	151.23	0.0000	Mg	92.23	109.67	0.1094
Se	98.86	74.57	0.0184	V	88.19	131.12	0.0001
Mo	86.44	140.37	0.0000	Ca	102.64	54.50	0.0000
Zn	101.76	59.15	0.0000	Cu	100.28	67.00	0.0002
Sr	83.07	158.23	0.0000	Al	97.40	82.30	0.1638
Pb	91.75	112.23	0.0459	Na	82.59	160.77	0.0000
Ni	100.57	65.50	0.0001	K	104.34	45.50	0.0000

杨守林等用原子吸收光谱法测定山西太原市晋源高发区及相应对照区土壤和蔬菜样品中 3 种元素含量，经对比分析后得出结论，土壤和蔬菜中镉高、铅高、锌低，可能是导致晋源畸胎发生率高的原因。

张真真等以江苏无锡市的锡山和惠山区为高发区，以宜兴市为低发对照区，测量地理环境中 17 种元素含量，非参数检验和多元线性回归分析表明，无锡与山西出生缺陷高发区患者发中 V 含量均显著偏高；两个地区得到的回归方程中出现许多相同的元素，如土壤中的 Mo、Mg、Ni、Ca，水中的 Sr、As、Mg、Mo，粮食中的 Ni、Al、Mg，特别是 Mg 和 Mo 几乎存在于每个回归方程中。通过统计分析及对比分析得出结论：钒含量显著偏高可能是导致出生缺陷发生的重要因素；镁和钼含量异常以及它们之间或与其他元素之间存在的协同或拮抗作用可能对出生缺陷的发生起到关键作用。

张瑶等以山西省和顺县出生缺陷发生率相对较高的地区和相对较低的地区分别取样代表重病区和非病区，用 ICP-AES 测定 23 种元素含量，对比分析发现，重病区存在明显的低 Se 和高 S 现象，其次是 As、Mg、Sr、Hg 含量偏低，Mo、Ca、Mg 含量偏高（表 4）。和顺县出生缺陷高发的致病因子可能是以硒为主的复合元素，砷、镁、硫、钼、钙的不协调可能起着与低硒复合致病的作用。

表 4   山西和顺县出生缺陷高发区的元素异常

样品	显著偏高的元素	显著偏低的元素	样品	显著偏高的元素	显著偏低的元素
头发	V、Al	Sr、Mg、Ca	酸菜汤	Zn、Fe、Si、Mn、Mg、S、K、Ca	
地下水	Mo	Se、Mg、SO_4^{2-}	烟熏土	S、Al、Ca	
河水	V、K	Se、As、NO_3^-	煤	S	
耕地	Sn、Mo、Sr、Zn、Mg	Se	粮食	S、Pb、Ca、Mg、Sr	
林地	Sn、Mo				

除上述高、低发区对照比较研究外，其他研究也提供了关于出生缺陷高发的重要信息。张卓栋等测定山西中阳和交口两县 96 个土壤样品 16 种元素含量，绘制出生缺陷发生率与土壤元素含量分布图，结

果显示，出生缺陷发生率高低的空间变异趋势与土壤中 V、Se、Mo、As、Mg、Na 含量的空间分布相关性较大，提示土壤低钒、低硒和高钼、高砷可能是造成这一地区出生缺陷高发的原因。葛晓立等调查北京房山地区粮食、蔬菜和饮水中微量元素含量，计算出当地居民 Li、Zn、Se 的日摄入量。发现高锂、低硒、低锌的地球化学环境是诱发房山地区出生缺陷高发的重要因素。

2 胎儿畸形的体内微量元素异常

2.1 胎儿畸形与头发元素

胎儿畸形与新生儿或其母亲头发中许多微量元素含量异常有关

朱楣光（1987）观察到，天津脑积水和无脑儿脊椎裂患儿母亲发中 Sr、Mn、Ca、Zn、Cu、Fe 含量显著低于正常值，脑积水患儿母亲发 Pb 含量降低，而 Se 升高。王惠英（1994）观察到河南郑州神经管缺损患儿母亲头发 Zn、Mg、Ca 含量显著降低。张卫等发现，我国出生缺陷高发区山西太原妊娠早期妇女发中 Zn、Mn 含量显著低于低发的江苏无锡，而 Mo 含量则相对偏高。

何艳微等分析山西省中阳县和交口县高发区有出生缺陷儿童头发中 16 种元素含量，与同地区健康儿童相比，非参数检验表明，病儿发中 Se、Mo、Zn、Sr、Fe、Mg、Ca 含量显著偏低，V 含量显著偏高（表5）；以病情为因变量，发中 16 种元素含量为自变量作逐步回归分析，有 Mo、Zn、Ni 进入回归方程，提示该区患者体内 Ni 含量高和 Mo、Zn 含量低与病情有关，Sr、K、Cu、Sn、Mg、Se、Fe、Ca 等含量偏低及 V 含量偏高可能与 Mo、Zn、Ni 等共同起到协同致病的作用。

葛普仁等观察到贵州安顺地区畸形儿（40 例）头发中 As、K、Se、Cr、Zn、Ce、I、Br、V、Na 含量显著低于正常儿（93 例），而 Al、Sm、Au、Cl、La、Sb、Mn、Fe、Mg 含量又显著高于正常儿，其中 K、V、Cr、Se、Br、Al、La、Sm 等元素平均值相差达 3 倍或以上。

表5 出生缺陷儿童与健康儿童头发元素非参数检验结果

元素	病人（$n=52$）	健康人（$n=21$）	显著水平	元素	病人（$n=52$）	健康人（$n=21$）	显著水平
Sn	29.60	41.40	0.055	Fe	29.10	44.00	0.017
As	31.48	31.60	0.985	Mg	28.98	44.60	0.012
Se	28.92	44.90	0.010	V	35.21	12.20	2×10^{-4}
Mo	28.58	46.70	0.001	Ca	28.75	45.80	0.006
Zn	29.02	44.40	0.014	Cu	30.79	35.20	0.479
Sr	28.12	49.10	8×10^{-4}	Al	30.50	36.70	0.320
Pb	29.71	40.80	0.075	Na	30.98	34.20	0.605
Ni	31.73	30.30	0.818	K	31.12	33.50	0.702

2.2 胎儿畸形与血液元素

王芳等测定 31 例山东淄博有畸胎史妇女血清中 5 种元素含量，与健康妇女比较，有畸胎史妇女 Zn、Mn、Se 含量显著降低，Cd 含量显著升高（$P < 0.01$）。

屈新中等观察到陕西西安胎儿畸形孕妇血清 Ca、Zn 含量较低，而 Fe 含量比正常儿孕妇升高（$P < 0.01$），认为孕妇缺锌、低钙、高铁是引起胎儿畸形的重要原因。

朱文彪等发现，广东广州先兆流产和死胎孕妇血中 Cu、Zn 含量显著降低，Pb 含量显著升高，怀死胎孕妇的血 Cd 水平也比正常孕妇显著升高，认为孕妇及胎儿体内 Fe、Cu、Zn、Pb、Cd 水平异常可能是引起不良妊娠结局的原因之一。

尹卓莲等分析母血和脐血中 14 种元素含量，发现 Zn、Se、Mn、Fe、Mg、Cu、Cr 缺乏可致胎儿宫内发育不良，Cd、Pb、Ni 含量升高可致低体质量化。

张一鸣等分析江苏常州 5～8 月龄先天性畸形儿母血及脐血中 7 种元素，发现畸形儿孕母血中 Zn、Cu、Ca 含量普遍偏低，Fe 偏高，Pb、Cd、Hg 普遍较高。

张英骅等发现广西有出生缺陷的产妇静脉血中 Cu、Mn 含量显著高于健康产妇，而 Ni 含量偏低；缺陷儿脐血中 Cu、Zn、Fe、Mn、Ni 含量与正常儿也有显著差异。李启金等观察到，广西畸形儿脐血 Mn、Fe 含量明显低于正常体质量儿，而 Cu、Mg 则高于正常儿。

2.3 胎儿畸形与羊水元素

尹卓莲等报道，宫内发育迟缓孕母羊水中的 Zn、Se、Mn、Fe、Cu 含量显著低于正常儿孕母，这种情况与母血或脐血中的变化趋势相类似（表6）。宫内发育迟缓轻者可致流产，重者可导致畸胎，甚至死亡。

表6 宫内发育迟缓孕母体内元素含量变化

样品	显著升高元素	显著降低元素	样品	显著升高元素	显著降低元素
静脉血	Cd、Pb、Ni	Zn、Se、Mn、Fe、Cu、Mg、Ca	羊水		Zn、Se、Mn、Fe、Cu
脐血	Pb、Ni	Se、Mn、Fe、Cu、Mg、Cd			

注：未测羊水中 Pb、Cd、Ni。

2.4 胎儿畸形与器官组织元素

张一鸣等分析了先天性畸形胎儿大脑、臂肌、胸腺、枕骨、肝脏等器官组织中 8 种元素，发现这些组织中 Zn、Cu、Se 含量普遍偏低，Fe、Pb、Cd、Hg 含量普遍偏高（表7）。胎盘、肝脏、脐血与静脉血各元素间存在较好的相关性（相关系数 r = 0.74～0.93），这表明孕母血液元素对胎儿组织器官的发育有着重要的影响。

表7 畸形儿和正常儿大脑和肝脏元素含量比较 　　　　　　　　　单位：$\mu g/g$

元素	大脑		肝脏	
	畸形儿	正常儿	畸形儿	正常儿
Ca	318.10*	357.20	396.50	382.10
Zn	6.61	7.38	242.80**	307.90
Cu	0.86	0.91	74.10*	82.10
Fe	7.20	6.69	886.20*	801.80
Se	0.34*	0.38	0.82**	0.99
Pb	208.70	189.50	1495.00**	1027.00
Cd	6.55	6.39	46.10	39.80
Hg	8.80**	5.39	25.00	22.20

注：（1）畸形儿 41 例，正常儿 35 例。（2）与对照组比较，* $P < 0.05$，** $P < 0.01$。

3 胎儿畸形的病因与干预

3.1 神经管畸形

预防胎儿畸形的关键在发病的原因上着手降低畸形的发生率，即在于一级预防。

叶酸是公认的神经管畸形发生的主要原因，以孕前开始到孕后 3 个月每天补充 0.4 mg 叶酸可使北方地区减少 85%、南方地区减少 40% 的神经管畸形，但补充叶酸并不能完全避免畸形的发生，因而寻找其他危险因素，亦是预防畸形发生的重要前提。

张卫等在山西、河北、江苏、浙江募集到 88 例神经管缺陷病例，经 1∶1 匹配对照组后测定孕妇头发中 14 种元素含量。结果发现，对照组除 Pb、Mo、Hg 平均值低于病例组外，其余元素均为对照组高于病例组，但只有 Zn、Mo 有统计学意义。条件 Logistic 回归分析在排除混杂因子的影响后，孕期发热、产前检查次数和发锌保留在最终模型中，其 OR 值分别为 6.525、0.634 和 0.541，揭示含锌较高的动物性食品摄入不足可能与神经管畸形的发生有关。在我国南、北方出生缺陷高、低发区孕妇头发微量元素含量比较中，发现孕妇发锌在不同地区的分布与神经管畸形分布一致：我国以神经管畸形为代表的出生缺陷发生率北方高于南方、农村高于城市、北方城乡差异尤其显著，而发锌水平则呈现南方高于北方、城市高于农村、北方城乡差异更加显著的态势（表 8）。这些结果提示，孕妇早期锌缺乏可能是发生神经管畸形的另一个重要原因；避免孕早期发热性感染，以及定期产前检查，可降低神经管缺陷发生率。

赵灵琴等对上海市第一妇婴保健院诊断的 58 例神经管系统畸形病例所做的研究表明，病例组全血 Pb、Hg 水平显著高于对照组，血清 Zn 水平明显低于对照组。Logistic 回归分析结果提示，在排除各种混杂因素影响后，职业暴露、被动吸烟、居所附件工厂和血铅在神经系统畸形发生中仍有意义，为危险因素；孕妇文化水平、叶酸服用和血清锌留着回归模型中，为保护性因素（表 9）。这一研究结果证明，血铅与神经系统畸形的发生存在正相关，降低铅暴露水平对预防神经系统畸形发生有一定意义；锌是独立于叶酸之外的神经系统畸形发生的又一保护性因素，在孕前妇女营养指导中强调服用叶酸重要性的同时，也应重视高锌食物的补充。

表 8 神经管畸形高、低发区孕妇发锌水平比较 单位：$\mu g/g$

对象编号	地区	发锌（$=x \pm s$）	P 值	对象编号	地区	发锌（$=x \pm s$）	P 值
1	南方	219.66 ± 1.31	0.000	3	南方农村	218.62 ± 1.26	0.823
	北方	197.70 ± 1.23			南方城市	220.60 ± 1.35	
2	农村	201.28 ± 1.25	0.008	4	北方农村	186.46 ± 1.20	0.000
	城市	215.40 ± 1.30			北方城市	210.01 ± 1.24	

注：以神经管畸形为代表的出生缺陷发生率：北方高于南方，农村高于城市，北方城乡差异尤甚。

表 9 神经系统畸形多因素 Logistic 回归分析结果

变量	OR 值（95% CL）	P 值	变量	OR 值（95% CL）	P 值
职业暴露	31.685（5.234 ~ 188.553）	< 0.0001	叶酸补充	0.099（0.024 ~ 0.413）	0.0010
文化水平	0.266（0.114 ~ 0.619）	0.0020	铅	1.039（1.015 ~ 1.065）	0.0020
居所附近工厂	20.561（2.879 ~ 46.834）	0.0030	锌	0.998（0.996 ~ 0.999）	0.0350
被动吸烟	2.023（1.066 ~ 3.838）	0.0310			

3.2 多指（趾）畸形

多指（趾）畸形主要发病原因是遗传因素，但也与环境因素有关，相关研究较少。

张卫等募集到 86 例多指（趾）畸形病例，按 1∶1 匹配方法选择 86 名无出生缺陷的同地区、同民族、同时出生、产妇年龄相差 3 岁以内的产妇作对照组。在测定的头发 Pb、Hg、As、Cd 4 种元素中，病例组与对照组仅有发汞含量有显著差异。Cox 比例风险模型 Logistic 回归分析显示，孕期从事化工职业、水果摄入频次较低及发汞含量与多指（趾）畸形有关（表 10），这表明孕早期汞的环境暴露可能是多指（趾）畸形的危险因素之一。

表 10 多指（趾）畸形的多因素 Logistic 回归分析结果

变量	回归系数	x^2	P 值	OR 值
从事化工职业	2.302	4.760	0.029	9.995
水果摄入少	0.638	4.816	0.028	1.892
发汞水平	0.668	5.214	0.022	1.950

汞对神经系统、肾脏、肝脏均有毒性作用。由于汞具有高度的脂溶性和扩散性，可以透过胎盘屏障影响胎儿正常发育。动物实验发现，分别给处于胚胎发育期的大鼠每天 0.2 mg/kg、0.4 mg/kg、0.8 mg/kg、1.6 mg/kg 及 3.2 mg/kg 染毒剂量，大鼠胚胎的畸形发生率依次显著增加，呈现明显的剂量反应关系（表 11）。

汞对肌体的损伤机制包括：（1）代谢毒性，汞易与含巯基的蛋白质和酶类结合，导致体内 ATP 酶等数十种酶的失活或功能紊乱，从而造成细胞损伤；（2）遗传毒性，汞通过与 DNA、RNA 中的氨基、羟基、磷酸基等基团结合，破坏遗传物质结构的完整性；（3）氧化损伤，汞通过影响过氧化氢酶、超氧化物歧化酶活性造成脂质过氧化伤害。利用硒、锌、镁等元素对汞的拮抗作用及维生素 C 等维生素的抗氧化作用，可以干预汞对机体的毒害，降低多指（趾）畸形的发生。

表 11 不同剂量甲基汞对大鼠胚胎的发育毒性

剂量（mg/kg）	胚胎数	胚胎总得分	发育迟缓[2]		畸胎[2]	
			例数	比例（%）	例数	比例（%）
0	78	31.6	2	2.6	1	1.3
0.2	47	31.1	1	2.1	2	4.3
0.4	46	29.6	3	6.5	4	8.7
0.8	48	26.2	6	12.5	6	12.5
1.6	45	23.1[1]	22	48.9	11	24.4
3.2	50	16.9[1]	38	76.0	17	34.0

注：1. 氯化甲基汞诱发胚胎畸形的主要表现是神经管未闭和小头，其次是心包积液、体位异常、前肢芽小及无眼泡。2. 差异显著性：（1）与对照组比较，$P < 0.05$；（2）趋势性 x^2 检验，$P < 0.05$。

4 胎儿畸形的产前诊断与防治

4.1 妊娠结局的诊断

出生缺陷高发区的地球化学特征和畸形儿或其孕母体内微量元素含量异常表明，微量元素不平衡是造成胎儿畸形的重要原因，定期监测孕妇体内微量元素状况有助于对妊娠结局的诊断。

藤慧洁测量山西太原 82 例畸胎儿孕母及 529 例健康育龄妇女头发中 10 种元素含量，用 Ca、Cr、Mn、Fe、Ni、Cu、Zn、Se 8 种元素作非线性映照分析，识别准确率达 90% ~ 100%。在太原市畸胎儿孕母（G_1）、阳城县食管癌患者（G_2）和健康人群（G_3）的 3 类判别分析中，以 Cr、Mn、Fe、Ni、Cu、Zn 6 种元素为参量，对畸胎儿孕妇的判别准确率亦达 93%（表 12）。

表 12 畸胎儿、食管癌和健康人三类判别分析结果

	G_1	G_2	G_3
训练样本数	30	30	30
正确识别数	28	25	26
判别准确率（%）	93	83	87

姜会敏等在研究山东神经管缺损胎儿母亲血清微量元素时发现，缺陷儿孕妇 Cu、Zr、Mn 含量显著低于正常孕妇，而 Cd 含量则显著高于正常孕妇。以 Cu、Zn、Cd、Mn 4 种元素建立的 Bayes 判别方程判别胎儿是正常还是有神经管缺损的回代与临床诊断符合率为 93%。Fisher 判别法不仅可达到 Bayes 判别法相同的诊断准确率，而且可指明各元素在判别中的贡献大小。以孕妇血清 Cu、Zn、Cd、Mn 建立的 Fisher 方程为：

$$Z = 6.47\,x_1\,(Cu) + 16.25\,x_2\,(Zn) - 1.34x_3\,(Cd) + 0.62\,x_4\,(Mn) - 27.86$$

以 $Z = 27.86$ 为判别界限值，当 $Z > 0$ 时判为正常胎儿，$Z < 0$ 时判为神经管缺损胎儿，其中 Mn 对判别结果的贡献率最大，为 37.64%；Cd、Cu 和 Zn 的贡献率分别为 22.71%、21.52% 和 18.13%。

4.2　胎儿畸形的防治

流行病学调查和临床检验证明，母体某些微量元素的缺乏或过剩与胎儿畸形的发生密切相关。利用不足者补之或拮抗 – 协同原理对孕妇微量元素异常做适当干预可降低或防止不良结局的发生。一个典型的例子是锌剂对镉致畸胎的拮抗。

动物试验发现，不同剂量的锌对镉致胚胎吸收、胚胎畸形和活胎体质量损失均有明显的抑制作用（表 13），其中尤以 300 $\mu g/mL$ 锌水组的拮抗效果最为明显，畸胎率和胚胎吸收率分别降至 0 和 1.3%。

表 13　口服锌剂对镉中毒大鼠的影响

分组	胎鼠数	活胎体质量（g）	胎吸数		畸胎数	
			例数	比例（%）	例数	比例（%）
A	81	$2.90 \pm 0.38^{**}$	32	39.3	4	4.94
B	56	$3.23 \pm 0.12^{**}$	5	8.9		0
C	54	3.83 ± 0.16	1	1.9		0
D	77	$4.40 \pm 0.23^{\triangle\triangle}$	1	1.3		0
E	62	$4.45 \pm 0.20^{\triangle\triangle}$	1	1.6		0

注：①分组：A—镉中毒组，饮自来水；B—饮含锌水，450 $\mu g/mL$，每天 29～30 mL；C—400 $\mu g/mL$；D—300 $\mu g/mL$；E—对照组，饮自来水。②△△与 A 组比较，$P < 0.01$；** 与 D 组比较，$P < 0.01$。

临床研究观察到，有畸胎史妇女血清 Zn、Mn、Se 水平显著降低，Cd 水平显著升高。口服复方锌剂后不仅可提高体内 Zn 水平，而且还可加强 Mn、Se 的吸收，拮抗 Cd 的吸收，调整体内 Mn、Se、Cd 水平（表 14）。31 例有畸胎史妇女口服锌剂 1 个月后，除 Se 外其他元素的血清水平与健康妇女无显著差异。

表 14　有畸胎史妇女口服锌剂前后血清元素含量变化

元　素	健康妇女	有畸胎史妇女	
		服锌前	服锌后
Cu	1.08 ± 0.22	0.98 ± 0.21	0.96 ± 0.18
Zn	1.08 ± 0.27	$0.52 \pm 0.09^{**}$	1.12 ± 0.22
Mn	29.55 ± 10.55	$20.22 \pm 3.63^{**}$	27.02 ± 10.23
Se	66.50 ± 11.00	$48.00 \pm 7.86^{**}$	55.02 ± 12.86
Ca	4.66 ± 1.40	$6.20 \pm 2.32^{**}$	$5.02 \pm 2.40^{\triangle\triangle}$

注：①含量单位：Cu、Zn $\mu g/mL$；Mn、Se、Ca $\mu g/mL$。②与服药后比：** $P < 0.01$；与对照组比：△△ $P < 0.01$。

（原载于《广东微量元素科学》2009 年第 6 期）

82 例不孕不育者与正常人发检结果比较

（2009）

陈祥友

（金陵微量元素与健康研究所）

[导读] 用 ICP 法测定 65 例女性不孕和 17 例男性不育患者头发中 35 种元素含量，与相同性别、相同年龄正常人比较发现，女性不孕者头发钛、镍含量显著升高，钼、铌、铁含量显著降低；男性不育者头发锰、钛含量显著升高，锗、钼含量显著降低。结合临床观察也证实，不孕不育者首先与钼缺乏和钛过量有关，其次还与镍、锰过量及锗缺乏相联系，这说明钼、钛、镍、锰、锗、铁、铌不仅与人体免疫有关，还与生殖健康相联系。

现代医学认为凡婚后未避孕、有正常性生活，同居 1～2 年未妊娠者为不孕症（infertility）。据统计女方因素占 40%～55%，男方因素占 25%～40%，夫妻双方因素占 20%，其中免疫及不明原因占 10%。

女方原因以排卵障碍及输卵管因素占多数。正常排卵需下丘脑－垂体－卵巢性腺轴功能正常，其中任何环节功能失调或器质性病变，都可造成暂时或长期的卵巢功能障碍导致无排卵。因机械性故障和体液性功能直接影响精子卵子质量、受精环境与胚胎发育导致不孕。还有子宫、宫颈、外阴、阴道的发育异常、炎症、肿瘤等因素。

男方主要为生精、输精障碍所致；还有免疫、内分泌功能障碍和性功能异常等因素。男女双方因素有同种免疫、自身免疫导致不孕。

笔者近 20 年一直关注不孕不育与其体内元素代谢特别是微量元素代谢之间关系。现将用 ICP 法分析女性不孕者 65 例（最小年龄 22 岁最大 43 岁）和男性不育者（最小年龄 22 岁最大者 43 岁）17 例，共 82 例，头发中 35 种元素含量与相同性别、年龄健康人发中元素含量比较结果报告如下。

头发经常规：洗净、烘干、剪碎、称重，在铂金坩埚中于马佛炉中低温灰化、消化、转移、稀释、定容，用 LCP 仪测试 35 种元素含量，其中 32 种元素分析均值结果见表 1。

表 1　82 例不孕不育和正常人头发中 32 种元素平均含量　　　　单位：$\mu g/g$

元素	Ba	Bi	Cd	Co	Cr	Cu	Ge	Li
不孕不育	2.757	0.323	0.046	0.085	0.544	10.29	0.315	0.044
正常人	2.556	0.238	0.043	0.052	0.302	11.11	0.442	0.037
元素	Mn	Mo	Ni	P	Pb	Sb	Sn	Sr
不孕不育	0.983	0.053	0.650	163	2.626	0.156	0.317	4.733
正常人	0.501	0.086	0.357	165	2.095	0.156	0.223	4.453
元素	Ti	V	Zn	Zr	Ce	Ga	La	Nb
不孕不育	1.320	0.055	182	0.040	0.122	0.143	0.043	0.119
正常人	0.470	0.074	182	0.024	0.121	0.139	0.038	0.135

元素	Sc	Th	Y	B	Al	Fe	Mg	Ca
不孕不育	0.008	0.119	0.003	0.255	10.44	20.57	100.8	1366
正常人	0.010	0.164	0.002	0.214	9.40	25.04	95.22	1243

从表1中可见，不孕不育者发锰、镍、钛、钙、铋、铬、铅、锡、硼、锶、镁等含量均高于正常人，而钼、铁、铜、锗、钒、铌、钍等含量则低于正常人发检结果。

对82例不孕不育者和82例正常人发检32种元素含量逐个经 t - 检验（平均值的成对二样分析）其结果见表2。

表2　不孕不育82例发检32种元素含量经 t - 检验的结果

元素	Ba	Bi	Cd	Co	Cr	Cu	Ge	Li
t	0.5663	0.7118	0.3028	1.0810	1.2344	- 1.2575	- 2.1922	1.1474
p	0.5727	0.4786	0.7628	0.2828	0.2206	0.2122	0.0312	0.2546
元素	Mn	Mo	Ni	P	Pb	Sb	Sn	Sr
t	2.0332	- 3.5838	2.4898	- 0.7848	0.9618	0.0063	1.4713	0.4373
p	0.0453	0.0005	0.0148	0.8538	0.3390	0.9949	0.1451	0.1451
元素	Ti	V	Zn	Zr	Ce	Ga	La	Nb
t	3.4365	- 1.4418	0.0557	1.4064	0.0385	0.1529	0.8045	- 0.2852
p	0.0009	0.1532	0.9557	0.1634	0.9694	0.8787	0.4234	0.7762
元素	Sc	Th	Y	B	Al	Fe	Mg	Ca
t	- 1.0382	- 1.5074	0.7055	1.2442	0.9466	- 1.6355	0.4141	0.7769
p	0.3022	0.1356	0.4825	0.2170	0.3466	0.1058	0.6799	0.4395

从表2可见，不孕不育者头发检验含量较正常人有显著性差异的元素有锗、锰、钼、镍、钛5种元素；其中钼、锗呈负相关，钼有非常显著性差异；钛、锰、镍呈正相关，钛有非常显著性差异。

笔者将65例女性不孕者和65例相同年龄的正常女性配对，即从82例中剔除17例不育男性，专门研究女性不孕头发中元素含量与正常女性头发中元素含量变化，同样用ICP法检测其头发中32种元素含量，其结果列于表3。

表3　65例不孕不育和正常人头发中32种元素平均含量　　　　单位：$\mu g/g$

元素	Ba	Bi	Cd	Co	Cr	Cu	Ge	Li
不孕者	3.156	0.369	0.039	0.089	0.577	10.24	0.293	0.039
正常人	2.804	0.234	0.043	0.056	0.308	10.45	0.401	0.041
元素	Mn	Mo	Ni	P	Pb	Sb	Sn	Sr
不孕者	1.041	0.051	0.783	164	1.618	0.138	0.354	5.412
正常人	0.508	0.081	0.368	168	1.791	0.158	0.237	5.010
元素	Ti	V	Zn	Zr	Ce	Ga	La	Nb
不孕者	1.461	0.053	192	0.044	0.123	0.119	0.043	0.123
正常人	0.482	0.074	187	0.022	0.116	0.135	0.037	0.366
元素	Sc	Th	Y	B	Al	Fe	Mg	Ca
不孕者	0.008	0.114	0.003	0.252	9.32	19.5	115	1567
正常人	0.010	0.172	0.002	0.196	9.48	26.1	105	1371

从表3可见，不孕者发中钡、铋、钴、铬、锰、镍、锡、锶、钛、锌、锆、铈、硼、镁、钙等元素含量高于正常人；而锗、钼、锑、钒、铁、钍、铌等元素量则低于正常人。将表3结果与表1结果比较可以发现：锰、镍、钛、钙、铋、铬、锡、硼、锶、镁、铈、锆、钴、钡14种元素含量高于正常人的相同结果，而钼、铁、铜、锗、钒、铌、钍等元素含量低于正常人。两表结果大同小异，极为相似。

为了检验不孕女性头发元素含量与正常女性含量的相关的差异性，对65例不孕者和65例正常女性头发检验32种元含量逐个经 t - 检验（平均值的成对二样分析），同样将其结果列于表4。

表4　不孕和正常女性各65例发检32种元素含量经 t - 检验（平均值的成对二样分析）

元素	Ba	Bi	Cd	Co	Cr	Cu	Ge	Li
t	0.8273	0.8992	-0.4684	1.1514	1.0957	-0.3529	-1.7686	0.8717
p	0.4111	0.3719	0.6410	0.2538	0.2773	0.7253	0.0817	0.3866
元素	Mn	Mo	Ni	P	Pb	Sb	Sn	Sr
t	1.7933	-2.6485	2.4869	-0.4198	-0.6193	-0.5818	1.4886	0.5023
p	0.0776	0.0102	0.0155	0.6761	0.5379	0.5638	0.1415	0.6171
元素	Ti	V	Zn	Zr	Ce	Ga	La	Nb
t	3.1669	-1.4104	0.3870	1.4807	0.2896	-0.5842	0.9325	-2.0522
p	0.0024	0.1633	0.7000	0.1436	0.7731	0.5610	0.3546	0.0442
元素	Sc	Th	Y	B	Al	Fe	Mg	Ca
t	-0.6715	-1.6276	0.6519	1.6690	-0.1979	-2.0908	0.5838	0.9790
p	0.5043	0.1085	0.5167	0.1066	0.8437	0.0405	0.5614	0.3313

从表4可见，不孕者头发元素含量与正常人的呈负相关的显著差异元素：钼、铌、铁。钛、镍为正相关，镍为显著性差异，钛为非常显著差异。锗、锰两元素无显著性差异。

笔者同样将17例不育男性头发和正常人头发的ICP法检验的32种元素的均值见表5。

表5　不育男性和正常男性各17例头发的ICP法检验32种元素的均值　　　　单位：$\mu g/g$

元素	Ba	Bi	Cd	Co	Cr	Gu	Ge	Li
不育	1.203	0.1474	0.0706	0.0319	0.4185	10.46	0.3151	0.0372
正常人	1.610	0.2521	0.0431	0.0419	0.2812	13.64	0.4421	0.0274
元素	Mn	Mo	Ni	P	Pb	Sb	Sn	Sr
不育	0.7616	0.0576	0.3418	162	6.478	0.2245	0.173	2.136
正常人	0.4729	0.1105	0.3118	154	3.248	0.1466	0.172	2.321
元素	Ti	V	Zn	Zr	Ce	Ga	La	Nb
不育	0.7837	0.0626	146	0.0269	0.117	0.2365	0.0434	0.1034
正常人	0.4237	0.0561	160	0.0295	0.141	0.1571	0.0445	0.0688
元素	Sc	Th	Y	B	Al	Fe	Mg	Ca
不育	0.008	0.1383	0.0015	0.266	14.7	24.7	46	594.3
正常人	0.011	0.1368	0.0012	0.281	9.1	20.9	57	741

从表5可见，不育者头发中镉、铬、锂、锰、镍、磷、铅、锑、钛、镓、铌、铝、铁等元素含量较正常人高，而钡、铋、钴、铜、钼、锌、镁、锶、钙等元素含量较正常人低。

表6 不育与正常人各17例发检结果32种元素含量经 t – 检验（平均值的成对二样分析）

元素	Ba	Bi	Cd	Co	Cr	Cu	Ge	Li
t	– 1.3823	– 2.008	1.4221	– 1.4994	1.1798	– 1.4604	– 2.1922	1.1732
p	0.1859	0.0618	0.1747	0.1532	0.2553	0.1635	0.03123	0.2579
元素	Mn	Mo	Ni	P	Pb	Sb	Sn	Sr
t	2.1627	– 2.8845	0.3144	1.1377	1.3599	1.1722	0.0239	0.3913
p	0.0381	0.0103	0.7573	0.2720	0.1927	0.2583	0.9859	0.7007
元素	Ti	V	Zn	Zr	Ce	Ga	La	Nb
t	2.8622	– 0.2983	– 1.1084	– 0.2342	– 0.5552	1.1015	– 0.0827	1.0358
p	0.0113	0.7693	0.2840	0.8179	0.5864	0.2869	0.9359	0.3157
元素	Sc	Th	Y	B	Al	Fe	Mg	Ca
t	– 0.9302	0.0278	0.7352	– 0.1567	1.3023	0.7778	– 1.3579	– 3.7654
p	0.3661	0.9782	0.4728	0.8774	0.2112	0.4499	0.1933	0.0965

从表6可见，不育者与正常人头发元素含量对比中与锗、钼、钛、锰4种元素有显著性差异；锗、钼呈负相关，而钛、锰呈正相关。

笔者将表2、4、6表中 t – 检验的相关性的显著差异的元素，即82例不孕不育、65例不孕者、17例不育与相同性别、年龄正常人头发检验结果经 t – 检验（平均值的成对二样分析）的三表结果列于表7。

表7 t – 检验结果 （p 值 < 0.05、0.01、0.001）

元 素	Ge	Mn	Mo	Ni	Ti	Fe	Nb
不孕不育 – 82 例组	0.05	0.05	0.001	0.05	0.001		
不孕 – 65 例组			0.05	0.05	0.01	0.05	0.05
不育 – 17 例组	0.05	0.05	0.05		0.05		

从表7可见，不孕不育与发钼含量过少和发钛含量过高有显著性差异，这两元素在总表（82例）组和不孕（65例）组、不育（17例）组都证明不孕不育与钼元素呈负相关而与钛元素呈正相关。

不孕不育（82例）组与不孕（65例）组与钼、镍、钛3种元素共同有显著性差异，钼元素呈负相关，而镍、钛2种元素含量正相关。不孕不育（82例）组与锗元素含量负相关、锰元素呈正相关的显著性差异；而不孕（65例）组还与铁、铌2种元素呈负相关的显著性差异。

不孕不育（82例）组与不育（17例）组比较：锗、锰、钼、钛4元素的相关性相同，（82例）组还有镍元素正相关的显著性差异。

不孕（65例）组与不育（17例）组比较只有钼、钛2种元素一致的呈负、正相关的显著性差异，不孕（55例）组还有镍元素呈正相关和铁、铌2种元素呈负相关的显著性差异。而不育（17例）组另有锗元素呈负相关和锰元素呈正相关的显著性差异。

笔者结合临床观察也证实不孕不育，首先和钼的缺乏、钛的过量有关，再者和镍、锰的过量和锗的缺乏有关，不孕者还和铁、铌缺乏有关。就是说，钼、钛、镍、锰、锗、铁、铌等元素含量正常与否和人体免疫有关，还和人的生殖健康有非常重要关系，人（包括男、女性）在生育年龄不能生育是不健康的重要指标之一，这也是笔者提出元素平衡医学的依据之一。

笔者在临床观察到很多不孕不育案例，如匡×，女，30岁，到处求医治疗多年不孕症无果，最后请到笔者，经头发检验，钼含量检不出，钛含量过高。因其头发长，做了4个样，即可上推到两年内，结果都是这样，所以不可能怀孕。经元素医学食疗仅3个月，传来喜讯，怀孕了，现在小孩已3岁了，类似的例子有几十例。又如，头发钼检不出的妇女曾两次怀孕两次流产的案例，头发检验同样钼含量过低，但经用元素平衡食疗法 3 个月后而怀孕得子。

笔者还观察到上面头发 7 种元素含量不正常以外的情况，有镁、铬、钙、铜、钒、锶、钡等元素含量正常与否，以及锡、铝、锑、铈、钛、镧、锆等元素含量过量有关。

总之，不孕不育与其体内元素不平衡有关，通过头发 35 种元素检验可以诊断。然后，用元素医学食疗法调理，可以不药而孕育。

（原载于《世界元素医学》2009 年第 2、3 期）

用头发微量元素诊断前列腺肿瘤的研究

（2009）

张列铮　尹京苑　李重河　郭景康

（上海大学）

[**导读**] 为探讨诊断和预报前列腺癌的方法，张列铮等收集了上海地区 48 例前列腺癌患者和 45 例健康人的头发样品，应用 ICP - MS 法测量这些样品中的 20 种微量元素组成，用主成分分析的统计模式识别方法（SPRA - PCA）分析测定结果和筛查特征变量，最终发现钙和磷两个元素是两组样本分类和判别最重要的元素，用钙、磷含量构建的可视化模型用以预报前列腺癌的准确率达到了 100%。为了验证模型的预报能力，用这个模型去预报一组（各 10 人）新的样本，预报结果与临床诊断完全相同。因此这个模型可以作为常规，应用于临床预测前列腺癌的发生。

1 引　言

前列腺癌是男性常见的癌症，据美国癌症协会统计，2005 年美国有 232 090 人患前列腺癌，其中 30 350 人死于该疾病。除肺癌之外，前列腺癌是死亡率最高的癌症。早期诊断方法有：肛门指检、直肠超声检查和前列腺特异抗原（PSA）检测等，PSA 浓度的检测是目前诊断前列腺癌最准确的方法。但是多项研究表明，肛门指检、直肠超声检查和前列腺特异抗原检查方法，都不能及时发现初期的前列腺肿瘤。因为 PSA 是前列腺组织而非前列腺癌的特异标志物。前列腺增生和前列腺炎也可引起 PSA 值的升高。前列腺组织良性增生所产生的 PSA 甚至比前列腺癌组织所产生的还多。

前列腺癌的病因尚未完全清楚，但有关的几个危险因子比较明确，包括：种族和饮食习惯。这两个因素都与体内化学元素浓度的变化，尤其是体内微量元素的浓度变化确关。众所周知，至少 17 种微量元素是人体必需的，并发挥作为平衡因子、组织构架、激素功能、酶因子 4 种主要功能。

为帮助预防和诊断癌症，研究微量元素的浓度和致癌的关系尤为重要。有报道人体内出现特殊微量元素预示着癌症的发生。有关血液与血清中锰、铜、锌、砷、镍、铬、镉和铁的浓度和各种癌症之间的关系已经广泛研究。以前发现，癌症患者微量元素的浓度可以检测出与正常对照组之间的差异。例如，有关肿瘤发展与钙通道的关系已有较详细的研究，报道说钙在细胞 DNA 的分裂与增殖中可能发挥着重要的作用，而癌症发生正是由于细胞 DNA 的恶性分裂与增殖而引起的。

在近年的研究中，发现癌症患者微量元素的浓度有很大变化。例如，胃癌患者的血液中，铜的含量增加，在病情发展时尤为明显。同样，在直肠癌患者的血液中，铜的浓度也升高了。而在另一些癌症患者中，硒的含量却是下降了。据活组织切片的分析，表明胃癌患者的胃黏膜上 Se、K 和 Fe 的浓度较高。而且，K 和 Fe 的浓度与癌症的分期有关。同样，其他一些研究表明 Ca、Mn、Cu、Mg 及 Zn 的浓度在相关的癌症中都有明显改变。在肺癌患者的头发中，Zn 和 Cu 的含量明显降低，在乳腺癌患者，头发里的 Se 显著减少。而鼻咽癌患者头发中 Zn、Cu、Mn 和 Co 的含量，显然与正常人有差异，癌症病情治疗缓解后，差异显著减小。还有一些研究指出，肝癌和食道癌患者头发里的微量元素也有不同程度的改变。

头发是一种稳定的物质，能在很长的一段时间内保持成分不变，其持续生长的特征使头发纤维能持续记录人体代谢过程中微量元素的变化情况。质谱分析能精确测定很小样本的微量元素。因而头发连续截面的质谱分析可提供详细的痕量物质信息记录。从患者身上获取头发是一件很容易的事情，且头发也很容易保存不需要昂贵的设备（如液氮）。使质谱分析头发微量元素含量，在间接分析癌症发生上变得很有吸引力。

由于微量元素的关系复杂与数据量的巨大，建议使用模式识别算法去研究。模式识别算法已证实是一种强有力的工具，在多元数据中提取有用信息和挖掘多元数据的内在规律。Leung 等用模式识别方法研究鼻咽癌患者头发、全血和组织中微量元素含量，在全血样本中分类效果非常好，疾病组准确率为 96%，对照组为 90%；凭头发样本诊断，准确率非常理想，疾病组诊断准确率为 58%，对照组为 90%，文章还提供非线性映照判别图。另外有人综述微量元素与各种癌症的关系。在中国，有人用模式识别算法诊断癌症，这些方法也可用于分辨肺癌与非癌患者。

本文包括：①头发样本的采集；②化学分析；③应用模式识别算法构建可视化分类模型。通过研究前列腺癌患者与微量元素的关系，找出健康人头发样品（HPHS）和前列腺癌患者头发样品（PCPHS）的分类的规律。首先，收集了 93 个样本，包括 45 例正常人与 48 例前列腺癌患者，然后用 ICP - MS 方法测量每个样本中以下微量元素的含量：Na、Mg、Al、P、K、Ca、V、Cr、Mn、Fe、Co、Ni、Cu、Zn、As、Se、Mo、Cd、Pb 和 Sr，最后用 SPA - PCA 分析数据，研究两组的微量元素之间的差异。

2 实 验

诊断前列腺癌患者和正常组，总共收集了 93 个样本，其中 48 个刚被诊断为前列腺癌的患者，45 个作为健康人群对照组。

对每一个样本，用常规的 Agilent 7500c ICP - MS 测量 20 种微量元素的含量，包括 Na、Mg、Al、P、K、Ca、V、Cr、Mn、Fe、Co、Ni、Cu、Zn、As、Se、Mo、Cd、Pb 和 Sr，结果见表 1。

表 1 头发微量元素含量测试结果

No.	Na	Mg	Al	P	K	Ca	V	Cr	Mn	Fe	Co	Ni	Cu	Zn	As	Se	Mo	Cd	Pb	Sr
1	446.90	190.30	72.17	390.10	114.20	1278.00	0.00	0.77	0.48	0.10	0.04	0.19	7.42	324.70	47.15	1.44	0.24	0.00	3.93	0.19
2	113.60	60.42	18.44	268.20	266.90	928.50	0.01	0.55	0.01	0.10	0.00	0.04	5.83	137.30	9.50	1.19	0.02	0.00	0.02	1.00
3	0.05	33.27	3.07	317.90	100.20	1066.90	0.01	0.76	0.35	0.10	0.00	0.25	5.82	106.50	0.83	0.88	0.00	0.00	0.37	0.00
4	0.17	142.30	1.86	384.30	70.39	1943.00	0.01	0.73	0.01	0.10	0.00	0.14	7.91	257.10	0.00	1.35	0.00	0.00	0.02	0.00
5	46.55	125.50	20.00	243.50	94.39	2645.70	0.01	0.67	0.01	23.67	0.06	0.41	8.44	418.00	0.38	1.35	0.01	0.00	0.02	2.24
6	0.05	85.23	1.19	287.80	51.89	1929.30	0.01	0.79	0.25	0.10	0.00	0.22	6.66	375.90	7.19	1.92	0.00	0.00	0.02	0.00
7	0.05	200.80	0.02	383.30	44.46	2702.10	0.01	0.79	2.83	14.24	0.52	0.22	7.34	259.10	5.43	1.73	0.00	0.00	3.98	0.53
8	0.05	137.80	20.09	311.80	114.80	993.20	0.01	0.90	1.49	0.10	0.00	0.44	7.62	300.40	0.00	0.67	0.00	0.00	2.78	1.52
9	0.05	572.80	12.24	302.00	70.17	1198.30	0.01	0.84	1.42	37.66	0.00	0.52	9.60	283.10	0.00	1.01	0.00	0.00	0.02	0.00

续表

No.	Na	Mg	Al	P	K	Ca	V	Cr	Mn	Fe	Co	Ni	Cu	Zn	As	Se	Mo	Cd	Pb	Sr
10	0.05	70.51	7.62	349.60	68.11	1130.80	0.01	0.66	1.20	0.10	0.00	0.22	7.74	199.00	0.00	0.99	0.00	0.00	11.03	0.39
11	0.05	64.27	3.26	318.70	193.90	1539.90	0.01	0.61	0.01	0.10	0.00	0.40	7.70	135.90	0.77	0.57	0.00	0.00	10.19	0.00
12	42.20	43.70	25.70	434.00	202.90	1158.40	0.01	0.86	2.40	62.38	0.00	0.61	5.20	283.10	1.89	0.43	0.00	0.00	0.02	6.03
13	80.36	49.06	0.02	359.00	88.68	924.50	0.01	0.61	0.31	0.10	0.00	0.27	9.25	185.20	0.00	0.91	0.00	0.00	1.65	0.00
14	264.50	202.20	31.32	334.10	53.13	3688.50	0.01	0.85	0.01	0.10	0.00	0.16	5.95	222.40	31.92	0.77	0.00	0.00	0.02	10.07
15	53.05	170.30	3.62	334.30	80.21	1331.20	0.01	0.60	0.20	0.10	0.00	0.05	8.61	273.30	2.89	0.94	0.00	0.00	.0.02	0.00
16	247.30	94.62	8.52	347.60	42.75	2908.40	0.01	0.62	0.45	0.10	0.00	0.25	14.42	245.60	0.00	0.41	0.00	0.00	0.02	6.40
17	0.05	44.12	0.02	265.50	6.50	577.90	0.01	0.52	0.01	0.10	0.00	0.00	5.06	202.30	0.00	0.67	0.00	0.00	0.40	0.00
18	62.87	49.06	10.99	323.00	95.91	2406.30	0.01	0.62	1.09	0.10	0.00	0.49	9.70	389.50	0.00	0.19	0.00	0.00	11.54	5.12
19	104.70	44.19	7.35	154.90	23.26	517.40	0.01	0.03	0.61	5.20	1.03	0.05	7.19	163.20	0.00	0.04	0.00	0.05	7.10	0.46
20	165.70	50.00	20.30	145.10	61.27	549.60	0.02	0.03	0.45	14.41	0.11	0.32	10.46	140.80	0.00	0.12	0.00	0.05	5.10	0.76
21	154.50	61.56	13.46	178.60	72.59	1644.00	0.02	0.79	0.86	10.14	0.41	0.17	8.82	220.00	0.00	0.04	0.00	0.04	11.00	1.23
22	1109.00	80.96	24.27	221.80	79.05	5701.00	0.02	2.29	0.92	24.18	0.42	1.10	13.49	262.30	0.00	0.83	0.00	0.86	17.75	2.39
23	515.60	63.35	137.60	628.60	76.76	1217.00	0.18	15.84	2.94	66.85	2.95	3.64	28.14	232.10	0.88	0.36	0.00	21.82	214.70	1.64
24	175.90	72.26	88.84	442.40	49.15	865.00	0.13	9.33	2.05	88.98	1.23	1.65	122.80	228.70	0.56	0.31	0.00	0.04	7.71	1.14
25	271.30	76.43	27.51	215.30	35.48	1339.00	0.02	0.79	0.64	16.35	0.20	0.04	11.56	249.10	0.00	0.21	0.00	0.04	8.7I	1.12
26	1107.00	85.86	29.72	250.50	55.81	4463.00	0.03	1.19	0.92	18.39	0.88	0.54	9.88	152.80	0.00	0.03	0.00	0.04	5.58	2.37
27	822.30	95.35	43.09	572.60	120.90	2571.00	0.02	0.25	1.16	29.32	0.19	0.53	8.04	193.20	0.00	0.11	0.00	0.05	7.39	2.17
28	640.70	81.18	234.00	522.40	94.98	1506.00	0.15	11.19	2.71	82.15	2.73	2.09	12.67	190.20	1.56	0.78	0.00	0.11	9.76	3.32
29	258.50	71.34	21.08	366.98	90.24	1307.00	0.03	9.66	1.95	40.83	3.36	1.66	48.33	312.50	1.73	0.03	0.00	3.05	47.94	0.20
30	217.90	54.26	13.39	366.98	132.00	1261.00	0.03	7.80	0.79	18.81	0.19	0.97	5.63	166.70	2.14	0.03	0.00	0.05	7.50	0.02
31	417.50	68.43	80.04	351.00	69.34	1439.00	0.11	9.86	1.49	35.35	1.27	1.81	9.74	90.62	0.19	0.22	0.00	0.63	21.36	1.78
32	325.70	55.09	111.30	404.20	47.90	1017.00	0.21	7.48	6.89	72.59	2.27	2.75	17.28	137.50	0.00	0.68	0.00	0.04	7.67	3.63
33	370.90	81.15	20.87	366.98	136.90	1068.00	0.03	11.56	1.26	43.85	0.07	1.23	6.95	336.00	3.34	0.04	0.00	0.04	18.01	0.01
34	823.90	147.80	57.54	195.40	76.46	38S5.00	0.10	3.51	2.17	62.65	0.36	1.91	28.54	175.70	0.00	0.28	0.00	0.48	13.05	6.07
35	94.06	51.57	75.94	431.40	288.50	1119.00	0.13	10.73	1.68	45.71	1.06	2.25	28.08	78.49	0.00	0.22	0.00	0.24	15.19	1.08
36	673.70	69.31	664.20	966.80	116.80	787.60	0.72	35.00	5.19	156.80	3.01	5.32	12.55	198.50	1.34	0.44	0.00	0.47	22.99	2.21
37	413.60	141.00	33.73	366.98	100.00	1919.00	0.02	19.89	2.78	50.60	5.72	3.32	7.95	371.60	2.33	0.04	0.00	0.05	14.80	0.01
38	122.00	42.66	44.80	1193.00	103.20	878.00	0.08	2.86	1.10	29.60	0.49	0.98	15.60	132.00	0.46	0.35	0.00	0.23	14.32	0.87
39	320.30	114.80	18.11	366.98	117.80	2114.00	0.02	11.56	1.28	64.60	0.24	1.62	6.78	304.40	1.73	0.04	0.00	0.05	14.33	0.75
40	248.10	69.77	140.00	422.10	72.56	1264.00	0.16	9.63	2.89	61.67	5.98	2.56	14.24	257.40	0.49	0.30	0.00	0.08	8.42	1.51
41	424.40	46.15	246.60	533.80	68.96	496.20	0.36	16.38	2.18	94.18	1.21	2.69	11.05	96.12	1.15	0.27	0.00	0.64	16.63	1.21
42	172.30	90.40	62.30	320.80	36.16	933.00	0.08	6.73	1.13	40.74	0.49	1.61	9.13	233.40	0.17	0.16	0.00	0.96	18.23	2.33
43	243.10	74.92	13.76	366.98	116.60	1311.00	0.02	8.90	0.97	26.81	0.19	1.25	7.53	265.30	1.56	0.04	0.00	1.96	37.26	0.01
44	271.30	77.82	21.39	366.98	97.18	1319.00	0.02	10.73	1.37	23.68	1.68	1.46	11.19	337.20	1.71	0.04	0.00	0.05	8.39	0.01
45	214.10	65.42	60.85	142.50	52.61	1690.00	0.06	2.68	1.09	38.54	0.62	1.68	15.38	218.70	0.00	0.41	0.00	0.04	5.95	1.78
46	188.90	28.81	27.12	216.00	174.50	561.00	0.00	2.08	0.30	19.16	0.09	0.06	8.76	165.80	0.04	0.97	0.06	0.01	0.66	0.24
47	31.43	25.85	9.71	194.70	46.70	185.80	0.00	36.54	0.52	168.10	0.04	0.53	93.92	225.10	0.04	3.68	0.05	0.01	0.58	0.24
48	133.70	60.37	7.10	245.30	53.97	671.60	0.00	3.44	0.76	286.60	0.07	0.18	11.10	236.20	0.04	2.37	0.07	0.01	0.60	0.24
49	12.92	0.02	9.20	148.30	25.18	100.60	0.00	9.08	0.19	13.54	0.07	0.47	15.22	86.74	0.04	3.38	0.05	0.10	4.75	0.24
50	38.07	34.32	10.61	198.50	18.43	348.60	0.00	1.40	0.21	49.10	0.06	0.00	27.61	204.20	0.04	2.50	0.05	0.01	18.66	0.24
51	69.13	43.65	6.88	295.70	452.40	363.90	0.04	0.80	0.15	0.02	0.15	0.24	10.87	120.20	0.04	2.43	0.07	0.14	3.29	0.24

续表

No.	Na	Mg	Al	P	K	Ca	V	Cr	Mn	Fe	Co	Ni	Cu	Zn	As	Se	Mo	Cd	Pb	Sr
52	113.60	50.50	129.80	267.70	139.20	303.00	0.27	3.97	1.44	135.60	0.24	0.39	15.13	148.50	0.04	1.17	0.12	0.01	0.42	0.24
53	41.80	0.02	7.83	168.20	19.29	113.80	0.04	1.54	0.18	0.02	0.08	0.00	15.70	142.30	0.04	1.79	0.07	0.01	0.93	0.24
54	46.12	14.98	4.96	225.00	57.47	477.70	0.00	0.14	0.11	0.02	0.05	0.00	11.07	170.80	0.04	1.27	0.04	1.43	1.00	0.24
55	194.20	15.69	11.50	198.90	47.82	249.40	0.00	0.43	0.15	0.02	0.23	0.00	7.90	102.90	0.04	35.73	0.06	0.01	0.40	0.24
56	157.80	39.04	7.61	186.80	197.40	683.20	0.00	0.02	0.22	0.02	0.05	0.31	17.19	160.30	0.04	1.62	0.06	0.01	0.42	0.24
57	154.40	6.18	10.27	182.20	725.20	451.00	0.05	1.78	0.37	0.02	0.06	1.01	28.39	87.13	0.04	1.38	0.06	0.33	45.28	0.24
58	81.84	8.21	7.66	187.50	459.00	620.70	0.01	0.16	0.27	0.02	0.06	0.09	15.27	99.65	0.04	1.33	0.05	0.01	12.17	0.24
59	150.30	0.02	5.13	144.10	0.11	353.10	0.00	0.01	0.01	0.02	0.05	0.00	12.58	186.70	0.04	1.00	0.03	0.01	0.11	0.24
60	190.90	47.80	9.47	185.60	164.60	836.30	0.00	2.68	0.14	0.02	0.07	0.00	10.43	172.40	0.04	0.90	0.04	0.01	0.59	0.24
61	54.58	7.88	7.26	209.70	157.00	343.70	0.00	0.02	0.07	0.02	0.06	0.39	16.95	127.00	0.04	1.84	0.05	0.01	2.17	0.24
62	76.77	52.45	32.47	233.30	131.00	430.80	0.00	1.37	0.19	0.02	0.04	0.00	9.13	219.00	0.88	14.30	0.05	0.01	0.87	0.24
63	102.20	0.02	4.91	215.30	245.30	131.70	0.00	0.32	0.02	0.02	0.06	0.03	9.64	114.70	0.04	2.36	0.04	0.01	1.72	0.24
64	320.10	25.52	6.73	441.50	352.60	495.50	0.01	1.07	0.25	0.02	0.21	0.05	10.54	194.10	13.16	1.75	0.07	0.01	0.81	0.24
65	189.70	20.14	4.64	185.30	0.11	541.30	0.10	0.10	0.11	0.02	0.09	0.26	41.78	147.80	0.04	0.91	0.03	0.04	1.62	0.24
66	28.75	9.88	3.57	152.70	42.05	189.00	0.00	0.93	0.07	0.02	0.06	0.66	12.46	52.70	0.04	1.04	0.06	0.01	0.25	0.24
67	212.50	28.50	4.52	182.60	90.81	756.20	0.00	0.01	0.12	0.02	0.05	0.08	17.05	153.80	0.04	1.04	0.02	0.01	0.52	0.24
68	311.60	60.34	3.40	179.00	0.11	1330.00	0.00	1.04	0.40	0.02	0.08	0.00	11.47	155.80	0.04	88.07	0.03	0.01	1.18	0.24
69	74.58	26.03	7.67	199.50	84.83	824.20	0.00	0.02	0.13	0.02	0.08	0.00	16.65	165.60	0.04	1.53	0.04	2.62	13.82	0.24
70	21.08	0.02	6.40	229.20	6.11	126.00	0.01	0.25	0.13	0.02	0.13	2.55	11.13	105.00	0.04	4.12	0.06	0.36	0.75	0.24
71	39.90	27.51	9.43	198.00	67.09	332.00	0.00	0.60	0.25	0.02	0.14	0.15	11.95	134.10	0.04	4.93	0.05	0.46	3.81	0.24
72	184.30	24.32	7.71	235.80	84.26	575.30	0.00	0.23	0.14	0.02	0.12	0.18	14.46	174.10	0.04	2.01	0.03	0.01	0.58	0.24
73	64.89	19.80	6.57	236.40	0.92	367.60	0.00	1.65	0.12	0.02	0.23	0.00	9.65	188.10	0.04	3.48	0.02	0.01	0.19	0.24
74	171.50	45.61	2.89	222.50	41.14	1259.00	0.00	0.22	0.12	0.02	0.05	0.09	24.67	224.10	0.04	1.11	0.03	0.01	0.51	0.24
75	1352.85	146.62	90.05	192.82	329.74	361.33	0.05	1.00	1.84	66.42	0.10	2.33	13.34	321.36	1.02	281.17	0.07	1.99	88.23	1.00
76	411.94	32.20	39.62	163.43	131.67	145.86	1.84	0.23	0.94	112.13	0.26	0.32	7.65	169.35	0.50	324.51	0.11	3.41	194.45	0.31
77	432.75	172.67	42.37	145.11	53.22	899.15	2.39	1.28	1.19	76.75	0.03	0.50	9.94	245.32	1.82	249.29	0.10	4.37	315.22	4.41
78	533.29	38.03	100.74	153.95	31.67	120.25	1.23	2.50	1.35	156.40	0.11	1.24	9.25	186.05	4.76	278.71	0.10	6.25	469.52	0.03
79	609.18	57.78	64.76	133.68	239.00	407.80	3.51	3.30	2.60	361.62	0.07	1.78	14.06	173.46	2.78	243.02	0.03	11.68	539.90	0.48
80	864.72	86.06	86.09	170.67	174.57	403.67	2.08	25.46	2.75	352.15	0.15	9.46	13.12	253.50	3.20	545.96	0.07	3.94	106.00	0.46
81	988.08	99.25	152.71	186.92	347.05	425.33	3.52	2.93	4.66	250.38	0.15	1.24	13.02	236.25	8.98	450.19	0.11	8.92	463.24	0.78
82	540.38	61.58	99.04	162.61	518.37	345.22	2.49	1.87	1.63	60.70	0.07	1.28	10.77	101.67	7.46	248.09	0.11	6.74	139.47	0.35
83	497.16	79.06	74.41	172.38	57.40	1094.54	2.69	1.60	2.31	163.89	0.02	3.19	13.25	210.30	5.43	203.13	0.07	4.41	443.43	1.75
84	572.55	123.01	142.01	151.15	320.32	331.74	2.38	1.55	2.61	75.69	0.06	1.05	14.35	161.85	10.27	581.95	0.10	9.82	492.90	0.62
85	2276.36	192.07	393.10	176.19	182.39	474.58	9.71	3.93	5.4	239.35	0.35	3.09	27.53	326.91	29.31	711.06	0.14	25.43	2319.17	0.85
86	850.77	135.87	199.91	165.18	223.83	471.64	3.79	0.27	3.44	180.77	0.11	2.86	17.91	25.66	3.00	575.58	0.11	2.56	96.85	0.46
87	383.64	72.48	88.73	175.18	108.74	192.99	2.73	0.86	2.01	134.24	0.05	1.08	12.20	162.74	3.23	244.07	0.10	6.88	237.45	0.12
88	447.32	37.19	79.05	129.12	120.11	133.55	2.07	0.95	0.91	55.74	0.03	0.71	18.06	98.54	5.02	254.45	0.13	4.11	245.82	0.09
89	1346.50	252.84	381.02	138.35	105.17	431.65	4.96	6.34	3.49	330.82	0.18	6.9	14.85	313.17	19.08	298.32	0.95	14.87	591.51	1.72
90	846.86	53.30	119.77	162.63	238.16	307.05	2.25	1.94	1.67	164.01	0.06	2.72	14.01	201.84	7.86	245.7	0.08	3.48	560.85	0.43
91	387.68	50.95	127.30	116.38	97.53	136.30	1.17	3.41	2.27	261.03	0.07	2.46	10.14	199.88	8.29	292.02	0.07	3.62	206.69	0.32
92	606.39	59.31	153.09	139.11	246.27	278.33	1.09	5.78	2.79	329.06	0.12	13.7	12.98	89.55	35.97	264.05	0.13	2.08	194.89	0.63
93	772.41	119.04	247.88	148.17	164.44	237.20	2.89	0.97	2.49	190.69	0.13	2.63	12.22	160.47	6.00	389.06	0.10	3.70	368.21	0.64

3 数据分析

应用多变量统计分析算法时，每种微量元素的含量都作为一维变量而构成一个多变量的空间，在其中构建数学模型以判别癌症组和对照组。实验数据中往往包含冗余和噪声数据，影响数学模型的分类、判别和预报，处理数据之前需先去除冗余和噪声，提取出重要的特征变量，以提高分类与预报的精确度。

头发样品各种微量元素的含量相差可能很大，含量小的元素可能对前列腺癌症有较大的影响，为此，原始的头发样品的微量元素的含量通过"归一化"计算，转换成0或1。

每对微量元素之间的相关系数都做检验，以去除冗余，剩下的微量元素用于进一步分析。

SPRA - PCA算法用来研究前列腺癌与头发微量元素含量之间的关系。归一化的头发微量元素含量作为主成分，这些主成分构成一个多维空间，每一个样本在其中对应一个点。由多维空间向由每两个主成分构成的二维空间做线性映照投影，在这系列二维空间中，靠人的识别能力，将不同样本点分类，从而得到可视化的分类模型，来区分正常组和前列腺癌患者。

这些可视化模型还需进一步优化，如果剔除某一个主成分变量而对于分类结果没有大的影响，这个变量就是冗余。将所有主成分变量逐个检验，剔除所有冗余，留下的就是对分类很重要的变量，由它们构成的分类模型用于分类和预报。

4 结 果

根据变量之间的相关系数（表2），相关性较高的一组变量，选择数值较大的变量保留下来（如Na、V、Se、Pb和Cd），剔除其余的。保留下来的变量用来构建可视化分类模型，比较研究发现，同组相关性较高的变量分类能力相似，选择另外一组保留变量（如Al、Mn、Fe和Ni），构建的可视化模型具有同样的分类能力。

表2 头发微量元素之间的相关系数

	Na	Mg	Al	P	K	Ca	V	Cr	Mn	Fe	Co	Ni	Cu	Zn	As	Se	Mo	Cd	Pb	Sr
Na	1.00																			
Mg	0.28	1.00																		
Al	0.63	0.20	1.00																	
P	−0.09	0.05	0.27	1.00																
K	0.19	−0.06	0.11	−0.08	1.00															
Ca	0.14	0.30	−0.15	0.21	−0.21	1.00														
V	0.74	0.26	0.59	−0.25	0.22	−0.24	1.00													
Cr	0.15	0.00	0.46	0.39	−0.06	−0.02	−0.01	1.00												
Mn	0.61	0.31	0.73	0.23	0.12	0.08	0.57	0.41	1.00											
Ye	0.57	0.18	0.57	−0.15	0.14	−0.25	0.66	0.34	0.63	1.00										
Co	0.09	0.04	0.31	0.42	−0.12	0.16	−0.11	0.50	0.44	0.00	1.00									
Ni	0.48	0.15	0.56	0.06	0.13	−0.01	0.36	0.45	0.59	0.68	0.24	1.00								
Cu	0.01	−0.08	0.05	0.03	−0.04	−0.08	0.01	0.35	0.08	0.10	0.11	0.02	1.00							
Zn	0.16	0.44	0.01	0.12	−0.22	0.34	0.08	0.22	0.21	0.14	0.27	0.07	0.05	1.00						
As	0.40	0.27	0.39	−0.12	0.18	0.00	0.56	−0.01	0.34	0.47	−0.09	0.53	−0.06	0.12	1.00					
Se	0.69	0.22	0.47	−0.34	0.29	−0.30	0.86	−0.02	0.52	0.68	0.18	0.43	−0.05	0.03	0.60	1.00				
Mn	0.40	0.19	0.40	−0.27	0.13	−0.27	0.52	−0.04	0.22	0.46	−0.16	0.34	−0.03	0.06	0.48	0.39	1.00			
Cd	0.65	0.21	0.49	−0.11	0.17	−0.18	0.80	0.07	0.52	0.53	0.04	0.32	0.04	0.06	0.56	0.65	0.43	1.00		
Pb	0.71	0.22	0.50	−0.21	0.17	−0.18	0.91	0.02	0.50	0.51	0.08	0.26	0.02	0.08	0.68	0.71	0.35	0.82	1.00	
Sr	0.15	0.22	0.12	0.19	−0.13	0.57	−0.03	0.04	0.20	−0.04	0.06	0.03	−0.04	0.20	−0.07	−0.08	−0.04	0.03	0.03	1.00

图 1 是除 V、Cd、Pb、Se、Al、Mn、Ni 之外的所有微量元素参与构成的最优可视分类模型，横坐标视是第二主成分：$Y2 = -1.928Na + 0.0588Mg + 0.4049P - 0.2702K + 0.3921Ca + 0.2037Cr - 0.2884Fe + 0.3193Co + 0.0783Cu + 0.2061Zn - 0.2386As - 0.4144Mo + 0.2545Sr$

纵坐标是第四主成分：

$Y4 = 0.0968Na - 0.0514Mg + 0.4152P + 0.6060K + 0.0285Ca - 0.0254Cr - 0.0787Fe + 0.2135Co - 0.5633Cu - 0.1934Zn + 0.1408As - 0.1296Mo - 0.0616Sr$

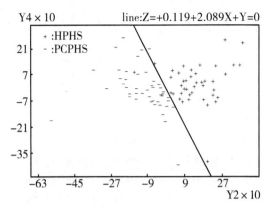

图 1 剔除 V、Cd、Pb、Se、Al、Mn、Ni 之外的微量元素构建的最优可视分类模型

所有 HPHS 样本点都落在图的右边，PCPHS 样本点都落在图的左边，有一清晰的线将两类样本分开，分界线方程为：

$Z = 0.119 + 20.89 \times Y2 + 10 \times Y4$

当 $Z > 0$ 时，样本点属于 HPHS，当 $Z < 0$ 时，样本点属于 PCPHS。进一步的变量筛选和模型优化，最终保留 Ca 和 P 2 种微量元素，其他可剔除。由这两种元素构建的可视化模型见图 2，图中 HPHS 和 PCPHS 的样本点分布在分类图的不同区域，彼此之间有显著的分界线，分界线方程为：

$Y1 = -0.110$

模型中 $Y1 - 0.7071Ca + 0.7071P$，$Y2 = 0.7071Ca - 0.7071P$。这个模型可用于诊断前列腺肿瘤。为了排除前列腺肿瘤的风险，需要经常检测头发中 Ca 和 P 的含量，按照上述模型，当 $0.7071Ca + 0.7071P < -0.110$ 时，需要进一步诊断和治疗前列腺肿瘤。

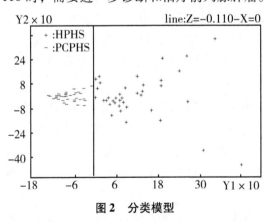

图 2 分类模型

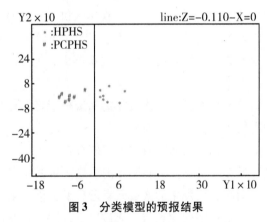

图 3 分类模型的预报结果

如图 2 所示，有 2 个 PCPHS 样本点落在 HPHS 区域，有 3 个 HPHS 样本点落在 PCPHS 区域，这可能是由实验误差或其他原因导致的。为了验证模型的预报能力，采集了 10 个新的 HPHS 和 PCPHS 样本，用模型预报（见表 3），结果见图 3。与临床检测结果相同，表明模型预报能力较好。

表 3 用于模型预报的 HPHS 样本（1～10）和 PCPHS 样本（11～20）

No.	Na	Mg	Al	P	K	Ca	V	Cr	Mn	Fe	Co	Ni	Cu	Zn	As	Se	Mo	Cd	Pb	Sr
1	115.00	145.30	0.12	343.20	187.00	929.10	0.01	0.64	1.13	29.60	0.06	0.18	8.40	219.00	0.86	2.55	0.01	0.08	1.34	0.00
2	272.90	259.10	25.20	238.50	97.38	1624.50	0.01	0.88	10.30	499.50	1.59	1.06	4.62	221.00	16.52	0.55	0.01	0.00	0.02	5.97
3	56.82	224.40	16.48	390.40	126.90	1118.80	0.01	0.78	1.24	13.46	0.00	0.08	7.46	328.00	20.00	0.77	0.04	0.00	0.02	0.00
4	287.60	133.90	21.00	324.70	73.6	1699.90	0.18	0.92	6.14	0.10	0.00	0.48	35.34	319.00	0.00	0.53	0.21	0.00	27.00	7.16
5	270.90	129.10	1.06	282.00	129.10	1080.80	0.01	0.55	0.10	21.09	0.00	0.10	7.33	186.30	6.37	0.77	0.00	0.02	0.00	0.00
6	152.30	65.32	80.74	292.70	56.31	1081.00	0.02	2.94	0.90	30.83	0.35	0.55	21.01	222.20	0.25	0.39	0.00	0.04	3.64	0.80

续表

No.	Na	Mg	Al	P	K	Ca	V	Cr	Mn	Fe	Co	Ni	Cu	Zn	As	Se	Mo	Cd	Pb	Sr
7	241.00	53.35	64.58	244.90	55.77	1268.00	0.05	5.00	1.05	42.73	0.07	0.71	21.14	207.30	0.33	0.34	0.00	0.04	4.41	1.23
8	285.50	63.75	28.23	315.60	47.81	920.80	0.02	0.03	0.41	11.38	0.16	0.57	16.21	189.20	0.00	0.23	0.00	0.05	8.08	0.81
9	210.00	63.16	72.59	282.80	55.02	993.30	0.02	3.68	1.21	40.07	0.56	2.12	11.25	227.70	0.00	0.26	0.00	0.04	7.16	1.50
10	252.20	70.95	40.61	292.30	91.08	1073.00	0.67	0.38	0.38	10.84	0.23	0.23	19.61	179.70	0.16	0.11	0.00	0.04	7.83	0.99
11	37.32	0.02	3.57	168.00	24.70	155.50	0.04	1.17	0.26	1.25	0.06	0.01	16.51	136.20	0.04	1.07	0.04	0.03	0.41	0.24
12	17.51	0.02	3.94	209.40	28.73	111.50	0.00	0.49	0.25	0.02	0.06	0.14	10.64	115.90	0.04	4.13	0.03	1.27	1.10	0.24
13	111.50	19.04	9.72	200.50	72.62	509.40	0.02	0.82	0.61	49.58	0.21	0.08	12.05	168.60	0.01	1.09	0.04	0.01	0.54	0.24
14	121.40	16.28	8.60	206.00	70.94	252.20	0.02	0.47	0.43	21.28	0.24	0.10	8.85	183.40	0.04	1.24	0.05	0.01	1.03	0.24
15	89.39	12.56	5.76	180.70	133.50	465.60	0.03	0.46	2.02	187.80	0.17	0.01	10.43	157.60	9.52	1.46	0.09	9.56	45.76	0.24
16	563.22	51.30	160.99	159.52	52.35	173.53	0.31	4.98	1.62	340.26	0.06	1.54	12.36	125.29	5.19	312.31	0.11	3.16	355.75	0.05
17	380.02	58.30	76.61	148.14	82.24	370.83	1.94	1.25	1.33	44.56	0.06	1.12	10.91	167.65	4.99	249.56	0.06	3.47	182.09	0.42
18	372.80	177.06	128.35	186.85	71.86	1032.60	1.82	4.83	5.58	188.49	0.18	7.06	50.56	220.73	3.67	229.75	0.08	2.04	185.75	2.67
19	637.53	86.23	136.19	189.17	235.88	393.97	1.00	0.70	2.12	137.47	0.09	3.04	18.51	512.01	11.15	264.11	0.09	1.64	114.91	1.03
20	361.06	19.75	245.62	152.67	220.14	253.97	2.62	1.81	5.99	455.42	0.50	1.00	8.32	81.20	4.33	292.07	0.09	1.98	215.44	0.04

5 讨 论

由对照组和前列腺癌患者组样本得到的分类模型，描述了它们之间分类的规律，因为收集头发样本和测量微量元素的方法非常简便，因此这个模型可以作为常规，应用于在临床预测前列腺癌的发生。

按照研究结果，钙和磷是前列腺癌的敏感元素，目前前列腺癌的分子病理学还不很清楚，至于在PCPHS中会显著减低的原因，很难从机理上解释，只能从分子生理学方面研究作一些假设。

前列腺癌的发生与年龄关系不大，年龄较小时，前列腺肿瘤的发生常伴随细胞形态的变化，多数人前列腺肿瘤细胞的发展与年龄关系不大，但40~50岁以后得癌得可能性大于以前。本研究结果同意此观点。

随着年龄增长，身体吸收钙和磷会下降，1.25 - dihydroxy 与前列腺癌症的发生有关，缺少它就影响钙和磷的吸收，容易生前列腺癌，这或许就是为什么在PCPHS患者头发中钙和磷会减少的原因。

众所周知，雄激素与前列腺癌有着紧密联系。在临床上，前列腺癌的抑制雄激素疗法或许可以揭示雄激素过多会增加前列腺癌症的风险。雄激素刺激骨化过程，打破成骨与破骨的平衡，使血浆中钙和磷减少。因此，头发中的微量元素记载了这个结果。

在上皮细胞的生长与分化过程中，钙始终发挥作用。细胞内钙的浓度对细胞更新是必需的。如果满足不了上皮细胞的需求，按照 KE Tvedt 的说法，随着年龄增长细胞核内钙浓度的升高，可能破坏前列腺组织的生长。同时，在前列腺癌症细胞中，不同的磷脂酶大量消耗磷。因此，前列腺癌细胞大量摄取钙和磷，导致在 PCPHS 患者的这些微量元素浓度下降。

在前列腺组织中微量元素进一步的研究，比如，Yaman 和他的团队比较了良性与恶性前列腺组织中微量元素的浓度，指出在两者的 Cd、Ni、Zn、Fe、Mg 和 Ca 有着显著区别。我们的研究部分支持他们的结论。然而，临床上诊断前列腺癌，我们的办法更方便简洁。对前列腺癌症的分子遗传和分子病理学进一步的研究会给出详细资料来解释在 PCPHS 中钙和磷的浓度降低的原因，这将增强我们的研究在临床上的可信性。

6 结 论

本研究收集了93个样本，其中45个来自正常人，48个来自前列腺癌患者。每个样本均用 ICP - MS

测量了其中微量元素的浓度：Na、Mg、Al、P、K、Ca、V、Cr、Mn、Fe、Co、Ni、Cu、Zn、As、Se、Mo、Cd、Pb 和 Sr。SPR – PCA 用于研究两组人的微量元素浓度的差异，结果如下。

（1）ICP – MS 测量和 SPRA – PCA 运算分析，前列腺癌的关键微量元素钙和磷的浓度是两组样本分类和判别的最重要微量元素；

（2）在前列腺癌患者样本中钙和磷的浓度显著下降，有望在进一步研究中把钙和磷作为癌症标记因子；

（3）用 SPRA – PCA 算法分析头发微量元素的数据，建立可视化分类模型，用以预报前列腺癌的准确性达到了 100%，借助这个模型，把前列腺癌症患者从健康人群中检测分离出来；

（4）由于收集头发样本和测量微量元素的便利，模型预报准确性的满意，本研究建立的预测模型，有望在临床上推广应用。

（原载于《计算机与应用化学》2009 年第 6 期）

青海世居土族、藏族和回族人发中微量元素的支持向量机研究

（2009）

吴启勋　龙启萍　赵旭升　王　红　索端智

（青海民族学院）

[**导读**] 为探讨民族因素和地域因素对头发元素含量的影响，吴启勋等用原子吸收光谱法测定了世居青海的土族、藏族和回族青年人头发中的 7 种元素含量，并分别用判别分析法、对应分析法、人工神经网络法和支持向量机法作了分类比较研究。结果表明，在这 3 个民族的头发之间，7 种元素含量的综合水平存在较显著差异，可以利用头发元素含量数据判别和预测这 3 个民族，在民族因素和地域因素中，民族之间的元素含量差异主要是由民族因素决定的，从而为民族识别奠定了科学基础。本研究用支持向量机算法建模，对土族和藏族及土族和回族的回判正确率均达 100%，留一法交叉检验预报正确率分别为 80% 和 90%。

1 引 言

人发微量元素的研究已发展成一门新兴的交叉边缘学科。国内外研究结果表明，人发微量元素的含量在不同程度上反映了人体内某些活动的信息。我国是一个多民族的统一国家，可以预期，不论是民族聚居地区、杂居地区或散居地区，由于各民族宗教信仰，文化习俗，饮食结构等方面存在一定差异，这种长期以来形成的传统模式及遗传特征必然会影响各民族成员体内微量元素含量。本文在前人应用多元统计研究的基础上，拟采用国内外新近发展起来的用于分类建模的支持向量机（SVM）方法，将青海世居少数民族土族和藏族、回族人发中 7 种元素指标分类研究，探讨现阶段社会主义市场经济条件下，地理、自然生态环境等因素与民族因素等对人发微量元素含量的影响，从而为进一步研究各少数民族宗教信仰、文化习俗、生活方式等找出科学依据，为民族识别奠定科学基础。

2 实验部分

2.1 发样来源及采集

采发的对象为青海民族学院一年级土族、藏族和回族男女新生，原来聚居或散居在青海省，年龄17~21岁，身体健康。采样时用不锈钢剪刀剪取枕部头发2~3 g。

2.2 发样的预处理及元素测定

2.2.1 发样的预处理

发样用洗涤剂充分浸泡后，再用蒸馏水，二次去离子水冲洗烘干后，称重，硝酸分解，定容备用。

2.2.2 元素测定

用日本岛津火焰原子吸收光谱仪 AA646 测定 Ca、Mg、Fe、Zn、Mn、Cu。该法操作简便、快速、干扰少，适合分析头发中的微量元素。将标准溶液或消解处理好的试样直接吸入火焰，火焰中形成的原子蒸气吸收其发射的电磁辐射。将测得样品的吸光度和标准溶液比较，确定样品中的被测元素的含量。

用 2—2700 日立单体石墨炉原子吸收光谱仪测定 Cd，将金属原子化后，根据同种金属元素空心阴极灯发出共振线的量与样品中该元素含量成正比例，其他条件不变，用测景吸收后的谱线强度，与标准系列比较，可对被测元素定量。

13 例土族、12 例藏族、17 例回族的元素定量测定结果，其平均值和标准偏差见表1。

表1 3 个民族 7 种元素的平均值和标准偏差　　　　单位：$\mu g/g$

民族 nations	描述统计量 descriptive statistic	Ca	Fe	Zn	Cu	Mg	Mn	Cd
Tu nation	average value	700.019	40.477	131.375	4.648	88.983	2.970	0.019 76
(n=13)	standard deviation	306.678	41.970	59.360	1.570	47.185	1.069	0.021 60
Zang nation	average value	3454.987	52.099	179.719	7.487	312.606	7.323	0.031 46
(n=12)	standard deviation	2503.073	43.890	62.311	2.342	152.279	3.238	0.028 31
Hui nation	average value	1971.348	149.993	216.774	7.874	396.041	9.957	0.065 60
(n=17)	standard deviation	1235.988	141.608	61.210	2.679	205.650	8.078	0.069 20

3 支持向量机分类建模原理

支持向量机算法建立在统计学习理论 R^n 基础之上。设训练样本集为 $(y_1, x_1), \cdots, (y_n, x_n)$，$x \in R$，$y \in R$，则线性可分的最优分类表示成如下凸二次规划的对偶问题：

$$\begin{cases} \max \sum_{i=1}^n \alpha_i - \frac{1}{2} \sum_{i=1}^n \sum_{j=1}^n \alpha_i \alpha_j y_i y_j (x_i^T x_j) \\ s.t. \cdots, 0 \le \alpha_i \le C, i=1,2,\cdots,n \\ \sum_{i=1}^n \alpha_i y_j = 0 \end{cases} \tag{1}$$

求解后得最优分类函数是：

$$f(x) = \text{sgn}[(w^*)^T x + b^*] = \text{sgn}(\sum_{i=1}^n \alpha_i^* y_j x_i^* x + b^*) \tag{2}$$

这里 sgn( ) 为符号函数。用核函数 $K(x_i, x_j) = <\Phi(x_i) \cdot \Phi(x_j)>$，代替最优分类平面中的点积 $x_i^T x_j$，相当于把原特征空间变换到某一新的特征空间，而相应分类判别函数式则为：

$$f(x) = \text{sgn}[(w^*)^T \phi(x) + b^*] = \text{sgn}(\sum_i^n \alpha_i^* y_i K(x_i, x) + b^*) \tag{3}$$

其中 x_i 为支持向量，x 为未知向量。

统计学习理论，要求控制以 VC 维为标志的拟合能力的上界（以限制过拟合）为前提去追求拟合精度。控制 VC 维的方法有三种：（1）拉大两类样本点集在特征空间中的间隔；（2）缩小两类样本点各自在特征空间中的分布范围；（3）降低特征空间维数。一般认为特征空间维数是控制过拟合的唯一手段，而新理论强调靠前两种手段，可以保证在高维特征空间的运算仍有低的 VC 维，从而保证限制过拟合。

传统的模式识别方法强调降维，而 SVM 则相反。对于特征空间中两类点不能靠超平面分开的非线性问题，SVM 采用映照方法将其映照到更高维的空间，并求得"最佳区分"两类样本点的超平面方程，作为判别未知样本的判据。所谓"最佳区分超平面"是指两类点对该超平面距离是最大的，亦即两类点分布区中间间隔最远的超平面。这样，空间维数虽较高，VC 维仍可压低，从而限制了过拟合。即使已知样本较少，仍能有效地作统计预报。

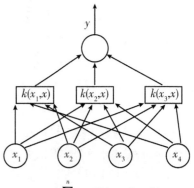

$$y = \mathrm{sgn}(\sum_{i=1}^{n} \alpha_i y i K(x_i, x) + b)$$

S 个支持向量的非线性变换

输入向量 $x = (x_1, x_2, \cdots, x_d)$

图 1　支持向量网络预报未知样本类别的示意图

SVM 算法将决定最佳超平面的部分样本的向量称支持向量，利用支持向量网络（图 1）预报未知样本。

4　结　果

4.1　数据和计算方法

作者等测定的土族（13 例）、藏族（12 例）和回族（17 例）的 Ca、Mg、Fe、Zn、Mn、Cu、Cd 7 种微量元素含量，组成支持向量机分类模型的数据。

计算根据上述算法编制的分类程序，用上海大学提供 ChemSVM 1.0 软件的 SVC 模块。将土族与藏族和土族与回族两类样本组成数据文件按（0，1）区间归一化后，作 SVC 数据挖掘建模计算。计算按留一法交叉检验效果，以筛选核函数和确定最佳计算用参数，包括调整比例参数 C，核函数阶数等。

4.2　计算结果

土族与藏族的分类判别模型：经核函数筛选，采用多项式形式的核函数 $K(x, x_i) = [(x^T x_i) + 1]^q$，在 $C = 50$，$q = 2$ 时，分类效果最佳。网判率 100%，留一法交叉检验，其预报正确率 80%。其分类函数为：

$$f(X) = \mathrm{sgn}(\sum y_i * \alpha_i * k(X_i, X) + b)$$

以标准化数据表示的方程为：

$$y = \mathrm{sgn}(\sum y_i * \alpha_i * pow((<X * X_i> + 1), 2) + (2.051491))$$

支持向量 α_i，y_i 的取值分别为：

$\alpha_1 = 0.000000000$，$y_1 = 1.0$；$\alpha_3 = 0.000000001$，$y_3 = 1.0$；$\alpha_5 = 0.000000007$，$y_5 = 1.0$；

$\alpha_6 = 0.000000002$，$y_6 = 1.0$；$\alpha_7 = 0.000000005$，$y_7 = 1.0$；$\alpha_8 = 0.000000000$，$y_8 = 1.0$；

$\alpha_{11} = 0.00000000$，$y_{11} = 1.0$；$\alpha_{20} = 0.000000006$，$y_{20} = -1.0$；$\alpha_{22} = 0.000000009$，$y_{22} = -1.0$。

土族与回族的分类判别模型：经核函数筛选，采用径向基形式的核函数，即

$$K(x, x_i) = \exp\left\{ \frac{\| x - x_i \|^2}{\sigma^2} \right\}$$

在 $C = 10$，$q = 2$，$\sigma = 3.5$ 时，分类效果最佳。回判率 100%，留一法交叉检验预报正确率 90%。其分类函数的形式同上，以标准化数据表示的方程为：

$$y = \operatorname{sgn}\left(\sum y_i * \alpha_i * \exp(-3.50000 * squ(|X - X_i|)) + (0.518080)\right)$$

支持向量 α_i, y_i 的取值分别为：

$\alpha_2 = 0.065\ 225\ 607$，$y_2 = 1.0$；$\alpha_6 = 0.338\ 631\ 898$，$y_6 = 1.0$；$\alpha_7 = 4.215\ 025\ 689$，$y_7 = 1.0$；

$\alpha_8 = 1.336\ 175\ 924$，$y_8 = 1.0$；$\alpha_9 = 0.360\ 517\ 722$，$y_9 = 1.0$；$\alpha_{10} = 0.333\ 393\ 785$，$y_{10} = 1.0$；

$\alpha_{11} = 3.588\ 004\ 752$，$y_{11} = 1.0$；$\alpha_{12} = 7.104\ 762\ 969$，$y_{12} = 1.0$；$\alpha_{13} = 0.209\ 812\ 975$，$y_{13} = 1.0$；

$\alpha_{14} = 0.512\ 098\ 047$，$y_{14} = 1.0$；$\alpha_{15} = 0.707\ 725\ 127$，$y_{15} = 1.0$；$\alpha_{16} = 0.833\ 171\ 223$，$y_{16} = 1.0$；

$\alpha_{17} = 0.566\ 423\ 480$，$y_{17} = 1.0$；$\alpha_{18} = 0.759\ 768\ 119$，$y_{18} = -1.0$；$\alpha_{22} = 1.088\ 448\ 639$，$y_{22} = -1.0$；

$\alpha_{23} = 2.011\ 613\ 523$，$y_{23} = -1.0$；$\alpha_{25} = 10.000\ 000\ 000$，$y_{25} = -1.0$；$\alpha_{28} = 0.939\ 879\ 377$，$y_{28} = -1.0$；

$\alpha_{29} = 1.968\ 717\ 788$，$y_{29} = -1.0$；$\alpha_{30} = 3.402\ 541\ 752$，$y_{30} = -1.0$。

5 讨 论

采用支持向量机分类法，土族与藏族和土族与回族留一法交叉检验预报的正确率分别达到 80% 和 90%。而采用传统的 Fisher 判别分类法，使用同一套数据，其留一法交叉检验预报的正确率分别为 68% 和 86.7%。可见，支持向量机分类法预报能力比较优越。这正是支持向量机算法既能处理非线性数据，又能有效地限制过拟合的现象。

从测定和分类判别分析的结果看，总之，青海世居少数民族土族、藏族和回族人发中 7 种元素的含量显然有差异。民族区分比较明显，是这 3 个民族在宗教信仰，文化习俗，饮食结构等民族因素方面有一定差异的反映。另从地理、自然生态环境即地域分布来看，青海世居的这 3 个少数民族，土、藏民族有聚居地区，而回族以杂居或散居地区为主。这就揭示出民族之间元素含量的差异与地域因素关系不大。民族因素是主要的。土族与藏族的留一法交叉检验预报的正确率低于土族与回族的留一法交叉检验预报的正确率，不难理解。因为土族在宗教信仰，文化习俗，饮食结构等方面与藏族相近，而与回族相差较大。这一结果正好说明了民族之间元素含量的差异主要是民族因素引起的。

（原载于《计算机与应用化学》2009 年第 2 期）

头发检测与疑难病诊断

（2009）

秦俊法[1]　郑启荣[2]　楼蔓藤[3]　李增禧[3]　肖益新[3]

（1. 中国科学院上海应用物理研究所
2. 深圳中圣养生研究院　3. 广州市微量元素研究所）

[导读] 恶性肿瘤、脑血管病、心脏病和呼吸系统疾病一直是我国城乡居民占前 4 位的死亡因素。长期以来，人们一直在寻找和探索早期诊断这些疾病的简单、经济、实用、方便的方法。近 20 年来的研究证实，头发微量元素 – 计算机模式识别有望成为解决这一问题的适用方法。秦俊法等这篇文章中介绍了 18 项筛查癌症、11 项预报心脑血管疾病、9 项查找尘肺高危人群的研究成果。

恶性肿瘤、脑血管病、心脏病和呼吸系统疾病一直是我国城乡居民占前 4 位的死亡因素，这些疑难病流行面广、诊断复杂、治疗困难、死亡率高。长期以来，人们一直在寻找和探索早期诊断这些疾病的简单、经济、实用、方便的办法。中国古人早就指出，诊察发爪可以断重病、决生死。近20余年的研究证实，头发检测有望成为解决这一问题的适用方法。本文综述了头发诊断几类疑难病的研究进度。

1 头发诊病的前提和方法

头发诊断疾病，主要取决于数据获取的可靠性和数据解释的合理性。

经过几十年的艰苦奋斗和辛勤劳动，我国已形成渐趋统一的标准化头发前处理方法，完善了包括使用人发标准物质在内的全程质控措施，这就在一定程度上保证了头发元素分析数据的可靠性和可比性。在数据解释方面，中国科技人员创造性地开发了各种类型微量元素谱/计算机模式识别法，包括基于机器学习的传统模式识别法（如非线性映照法、逐步回归和逐步判别分析法、偏最小二乘法、人工神经网络法等）和基于统计学习理论的支持向量算法（如支持向量分类算法、支持向量回归算法等），后者已能较好地解决小样本、非线性、高维数和局部极小点等原来难决的实际问题；同时还创造性地建立了多种形式的其他疾病诊断技术，如微量元素谱 - 头发形态诊断法、微量元素谱 - 量子共振诊断法、微量元素谱 - 陈氏诊断法等。微量元素谱 - 陈氏诊断法是由金陵微量元素与健康研究所所长、中国元素医学创立者陈祥友教授总结和创立的。

2 头发诊断恶性肿瘤

2.1 癌症与元素代谢异常

流行病学调查或病例 - 对照研究均表明，癌症的发生与微量元素不平衡有关。中国科学院地理研究所根据全国142个县14岁以下儿童头发元素含量与恶性肿瘤死亡率配对资料作回归分析，发现食管癌与钙、铜、钛、钼、锌、锶有关；高、低死亡率地区人发元素含量 t 检验表明，有6种元素（钾、钛、镍、锶、铅、铁）含量达到显著性差异；将癌症地域分布图与人发元素环境类型图相比较，发现食管癌与钼，胃癌与硒、砷、尿；肝癌与锌有比较明显的地理上的联系。卫生部卫生统计信息中心也发现，头发中铁、铜、钴、硒、钼、锰含量与肿瘤死亡率水平呈负相关，铅、钾、砷、铬、钙与肿瘤死亡率水平呈正相关。聚集在一起的恶性肿瘤大多有共同联系的微量元素，如与肺癌、淋巴癌相联系的元素有铅、钾；与胃癌、食管癌相联系的元素有铁、钾；肝癌与铜的含量呈负相关，与钙的含量呈正相关；宫颈癌与铁、硒含量呈负相关，与铝含量呈正相关。中国科学院上海应用物理研究所对文献资料所做的统计表明，癌症患者头发中至少有28种元素含量异常，与健康人有显著差异，它们是：Ag、Al、B、Ba、Ca、Cd、Co、Cr、Cu、Fe、Ga、Ge、In、La、Mg、Mn、Mo、Nb、Ni、P、Pb、S、Se、Si、Sn、Ti、Zn，其中食管癌涉及20种元素含量异常，肝癌有18种，胃癌有16种，肺癌10种，乳腺癌9种，鼻咽癌8种。

2.2 癌症诊断：单因素分析

一般情况下，任何疾病的诊断，需参照多种元素借助统计分析才能做出确切判断，但在某种特殊情况下，某些特定的元素可能又有特别的意义。

山东省立医院发现，济南妇科肿瘤患者发锌含量比健康人明显低下，恶性肿瘤患者更低于良性肿瘤患者，而良、恶性肿瘤患者的铜/锌比值则较对照组明显升高。因而发锌含量降低、铜/锌比值升高等改变，可作为妇科恶性肿瘤早期诊断的一项指标。

广州医学院第二附属医院发现，广州市肺癌患者发铜含量随癌症进展显著升高，发锌含量随癌症进展而降低，临床各期肺癌患者铜/锌比值相互间无重叠现象（表1），说明发中铜/锌比值对临床分期诊断和预示肺癌进展程度有重要价值。

表1 广州市各期肺癌患者头发锌、铜质量分数比较 单位: $\mu g/g$

元 素	对照 (n =50)	肺癌 (n = 50)		
		I 期 (17)	II 期 (9)	III 期 (13)
Cu	7.71 ± 1.14	9.99	11.47	14.40
Zn	189.00 ± 26.00	145.45[a]	124.73[b]	117.77[c]
w (Cu) / w (Zn)	0.041 ± 0.009	0.069 ± 0.007[a]	0.092 ± 0.004[b]	0.120 ± 0.010c

注: 不同上标间有极显著差异。

湖南医科大学测定长沙市前列腺病患者头发中锌、铜、铁、锰、镉5种微量元素含量, 发现前列腺癌患者锌含量显著低于前列腺增生患者及健康者, 后两者间无显著差异, 其他4种元素, 在三者间无显著差异。作者认为, 发锌含量降低可能为早期发现前列腺癌提供重要线索。邓文华也发现, 前列腺癌、前列腺增生患者发锌含量比健康人低。

陈祥友等对南京地区包括胃癌、鼻咽癌等18种癌症在内的各种癌症患者的头发铌含量作了检测, 发现癌症患者发铌含量都明显低于健康人 (表2), 而且病情越严重, 发铌含量越低, 手术或治疗后发铌含量有所回升。马耀民 (1955) 和熊裕华 (1996) 也报道, 四川成都地区和江西南昌地区乳腺癌或消化道癌患者发铌含量亦显著低下。看来, 发铌含量降低可能是癌症患者的一种共同特征。

表2 中国南京地区癌症患者发铌质量分数变化 单位: $\mu g/g$

病名	性别	疾病组 (n)	对照组 (n)
食道癌	男	0.10 ± 0.06 (35)	0.18 ± 0.08 (210)
	女	0.10 ± 0.05 (37)	0.20 ± 0.07 (210)
鼻咽癌	男	0.10 ± 0.05 (27)	0.18 ± 0.08 (210)
	女	0.10 ± 0.05 (11)	0.22 ± 0.08 (90)
胃癌	男	0.12 ± 0.04 (13)	0.19 ± 0.08 (78)
恶性淋巴瘤	男	0.13 ± 0.07 (16)	0.19 ± 0.08 (135)
子宫癌	女	0.11 ± 0.06 (86)	0.20 ± 0.08 (326)
乳腺癌	女	0.12 ± 0.07 (17)	0.21 ± 0.08 (116)
其他癌	男	0.14 ± 0.07 (33)	0.18 ± 0.08 (221)
	女	0.13 ± 0.06 (35)	0.21 ± 0.08 (264)

注: 其他癌包括脑、肾、直肠、腮腺、胰腺、肝、结肠、口腔、骨、皮肤、耳部癌和白血病。

2.3 癌症诊断: 多因素综合分析

中国科技人员证明, 头发分析可以诊断和预报疾病。这主要得益于计算机模式识别技术的创造性开发和大量的群众性科学实践。

2.3.1 缘起

癌症或疾病的发生、发展是个极其复杂的过程。多元素测定可以为此提供更多、更全面的信息, 但如何从中抽取有用的参数、如何对数据进行合理的解释就成为一道难以逾越的障碍。20世纪70年代, WEBB及其合作者 (1974, 1976) 首次将聚类分析法应用于猪的心血管病分类中, JIMON (1977) 则将聚类分析法应用到法学研究中。到了80年代, 中国生物无机化学家徐辉碧教授 (1983) 首次将模式识别技术应用于人类的微量元素研究之中, 对不同健康水平人群的微量元素谱实现了成功分类, 从而为疾病的诊断、预报开辟了新的途径。从1984年开始, 当时的华中工学院与云南锡业公司合作测定了117份矿工发样中的硒、锌、铬、镉、砷、铜、锡、铅8种元素含量, 随机抽取88份作为训练样本, 用以决定不同健康水平的 3 类人群在非线性映照图上所处的位置，剩下的 29 份样本用于检验方法的准确性，结果对肺癌初期预报的准确率达 86%。用多元判别分析法对健康者、肺癌初期患者和肺癌患者的判别准确率分别达 88%、86% 和 100%，对每一个样本的判别归类仅需 2~3 s。经过五年反复试验和研究，在分析大量头发样品的基础上，摸索出了临床预报云锡矿工肺癌的一个较好微量元素谱——砷、锰、锌、铜。利用这种称之为"头发微量元素谱 - 计算机模式识别法"技术对 33 例住院肺癌患者和 35 名健康人的回判准确率均达 100%。在后两年测定的 342 名矿工（其中有 34 名后来确诊为肺癌患者）中，有 32 人被预报为肺癌，预报准确率为 94%。

20 世纪 80 年代以来，我国已先后将头发微量元素谱与模式识别技术及其后在实践中探索出的其他经验相结合，创立了 4 类疾病诊断法。

2.3.2 应用

我国应用头发微量元素谱研究各类恶性肿瘤患者与健康人的分类判别问题，取得了较好的结果（表 3）。这些事实说明，头发微量元素适合于作为某些恶性肿瘤的早期诊断指标。

表 3 头发诊断恶性肿瘤的某些应用研究

研究者	病种	诊断方法	准确率/%
徐辉碧	肺癌	非线性映照，判别分析法	肺癌 100，肺癌初期 86.4
徐辉碧	肺癌	判别分析法	训练 100，预报 94
李增禧	肝癌	判别分析法	训练 94
陈如松	食管癌	非线性映照，判别分析法	预报 85.7
陈君丽	恶性肿瘤	多元分析法	训练 90
王小如	癌症	偏最小二乘法，判别分析法	失误率 0
朱尔一	癌症	偏最小二乘法，逐步回归法	预报与实际一致
马国中	癌症	头发形态学	误诊 3.7
万婷	癌症	偏最小二乘法，主成分分析法	训练 92.3
蔡若冰	肺癌	铜/锌比值比较法	临床分期无假阳性和假阴性
徐刚	肝癌	判别分析法	训练 98.5
张卓勇	肺癌	人工神经网络法	可正确分类预测
徐子亮	癌症	量子共振技术	训练 93.3
董社英	消化道癌	人工神经网络法	预报 100
黄汉明	鼻咽癌	分类识别法	初诊患者 96，健康人错判率 17
韩培友	癌症	头发形态特征	预测 100
邓文华	前列腺癌	支持向量机算法	训练 95.7，预报 94.8
陈祥友	癌症	陈氏诊法	可科学准确做出"防癌"预测

厦门大学测量了 34 例癌症患者和 72 例健康人头发中 13 种元素含量，应用化学计量学中偏最小二乘法及非线性多元判别方法对头发样品进行处理，在两种情况下均得到患者与健康人分类极其清晰的二维判别图，失误率为 0。用 34 例患者和 72 例健康人头发元素含量建立模型，另采集 5 个检验样本进行预测，结果有 3 个样本判为癌症患者，另 2 个判为健康人，预报结果与实际结果完全一致。据此，该作者认为，可将头发用作癌症初级临床诊断中的分析样品。

北京军区总医院测定 22 例肝癌患者和 22 例对照人群头发中 18 种元素含量，以头发中铜、锌、铁、铬、硼、铟、钡、锰、铝 9 元素含量为特征参数进行逐步判别分析，特异变可以达 97.98%，灵敏度为 100%，阳性拟然比为 45.045，正确率为 98.5%。依临床流行病学评价原则，可认为头发元素谱适合作为肝癌早期辅助诊断参考指标。

东北师范大学测量肺癌患者和健康人各 21 例头发中 19 种元素含量，从各组中随机抽取 5 例样本作独立预测样本，其余 32 例作为训练集样本。独立预测样本检验结果表明，用人工神经网络方法可以对正常人和肺癌患者做出正确的分类预测。西北大学测量健康人和消化道癌症患者头发中 11 种元素含量，用人工神经网络法对独立预测样本的预测识别率达 100%。

上海大学收集了 55 个健康人、60 个前列腺癌症患者和 50 个良性前列腺增生患者的头发样本及头发中 18 种元素含量数据，通过变量筛选找到了健康人与两类患者有显著差异的关键元素，利用镁、磷、钙、铁、钴、硒建立支持向量分类模型，对前列腺癌症患者和健康人的分类准确率为 95.7%，留一法预报准确率为 94.8%。以镁、磷、钙、铁、钴、锌、硒为变量建模，得到前列腺增生患者和健康人的分类准确率为 97.1%，留一法预报准确率为 94.8%。这一研究为前列腺疾病的诊断提供了新方法。

河南师范大学采用头发微量元素与头发形态学及人体指标相结合的办法检验 207 例患者，结果在 81 例癌症患者中，诊断正确的有 78 例，诊断错误的有 3 例，准确率为 96.3%。所谓头发形态包括燃烧情况、灼烧体颜色与形态、燃烧时气味、比重、内部结构等，人体指标指年龄、性别、身高、体质量、营养状况及生活习惯等。西北工业大学根据头发灼烧体图像的颜色特征、微量元素含量和纹理特征，基于模糊粗糙集、数学形态学和分形理论，提出了一种新的简单、实用、有效的医学图像特征提取和分类新方法。具体做法是：首先将头发燃烧、灼烧，灼烧后观察其灼烧体的颜色和形状，然后制备成溶液进行微量元素含量测定，最后根据其人的体质量、身高、年龄、性别等因素进行疾病诊断和预测。对随机选择的几幅有代表性的人发灼烧体图像进行分类实验，识别准确率为 100%，与同类方法相比，识别正确率更高。该法已编制成程序应用到人发分析诊断癌症专家系统中，使用效果良好。

量子共振仪可以设定 1000 多种表示人体器官生理功能及病理状态度代码，对癌细胞有极高的灵敏度，可为肿瘤的早期发现、早期诊断和部位确定提供可靠数据，也可用以监督病情和预后变化。徐子亮等发现，头发锰、硒、铜含量（量价值）及铜/锌比值随恶性肿瘤、良性肿瘤和无肿瘤的顺序逐渐降低，而发锌含量则随恶变程度而增高，发锌持续上升的倾向可预告肿瘤恶变的程度。对上海市第六人民医院 60 例恶性肿瘤患者进行检测，与临床检验符合率达 93.3%。王广仪测量 10 例肿瘤患者和 11 例非肿瘤医务人员头发 9 项指标，其平均值均为患者显著低于对照组；3 例晚期癌症患者的 4 项癌变指标（免疫功能、抗癌能力、癌细胞、恶性生长物）显著低于健康人和恢复期患者，硒、锌、维生素 C 和维生素 E 也是显著偏低。张小红等测量了 120 例健康人、150 例良性肿瘤患者和 10 例癌症患者的头发硒和维生素 C 含量（量价值），发现 10 例恶性肿瘤患者硒含量有 7 例为 -8，3 例为 -7，而健康人无 1 例达到 -7 或 -8，恶性肿瘤患者、良性肿瘤患者和健康人的硒平均值分别为 -7.67、-6.30 和 -5.16；维生素 C 也有类似情况：恶性肿瘤患者全部为 -8，而健康人无 1 例达到 -8。

金陵微量元素与健康研究所测量癌症或类癌症患者头发中 36 种元素含量，与同年龄、同性别健康人比较，发现患者铁、钴、镍、铬、锰、钛、钒、砷、镉、铋、锡、铅、硒、钼、铌、铜、锌、镁、钙、锗、锶、钡、镓和稀土元素等代谢不平衡，这些元素长期失调造成免疫紊乱，最后即导致癌症。据此，通过头发检验，可以科学、准确地做出"防癌"预测、预报。在表 4 所列 38 例提示"防癌"的案例中，与医院诊断结论一致的有 35 例，并纠正了医院误诊的两例。其中有 27 例是在"防癌"提示后确认或查出的，还有 5 例医院本难以诊断，提示后才确认。

表 4   陈氏诊法预报、预测癌症案例

发检编号	性别	年龄	发检		医院诊断	
			日期	提示	日期及方式	结果
19950065	男	63	1995 - 09 - 28	防癌	查出	甲状腺癌
19960866	男	57	1996 - 09 - 13	防癌	1997 - 01	肺癌

发检编号	性别	年龄	发检		医院诊断	
			日期	提示	日期及方式	结果
19971065	男	41	1997 – 12 – 13	防癌	1999 – 01 – 20	淋巴癌
19971094	男	65	1997 – 12 – 19	防癌	1998 – 01 – 23	食道癌
19971095	男	61	1997 – 12 – 19	防癌	1999 – 05	贲门癌
19971111	男	32	1997 – 12 – 21	防癌	1999 – 01 – 20	肺癌
19971176	男	62	1997 – 12 – 27	防癌	1998	胃癌
19980148	男	70	1998 – 03 – 23	防痴呆	会诊	肺癌
19950193	女	79	1998 – 03 – 20	防癌	1998	直肠癌
19980483	男	41	1998 – 06 – 05	防癌	1998 – 06 – 10	肝癌
19980810	女	76	1998 – 08 – 10	防癌	怀疑	肠癌
19990092	女	50	1999 – 04	防癌	怀疑	肠癌
19990470	男	11	1999	非脑癌	误诊	脑癌
19990641	女	46	1999	防癌	怀疑	肠癌
19991205	男	27	1999 – 12 – 15	防癌	怀疑	肾癌
20000005	女	20	2000 – 01 – 14	防癌	查出	葡萄胎
20000053	男	6	2000 – 04 – 09	防癌	查出	急淋白血病
20000135	女	14	2000 – 03 – 21	防癌	查出	急粒白血病
20000141	男	58	2000 – 04 – 09	防癌	查出	肩骨转移癌
20000837	男	40	2000 – 11 – 01	防癌	2000 – 11 – 28	肝癌
20000880	男	30	2000 – 11 – 10	防癌	2000 – 11 – 15	直肠癌
20011120	男	57	2001 – 11 – 17	防癌	查出	癌症
20011251	男	63	2001 – 12 – 08	防癌	查出	淋巴癌
20011318	女	64	2001 – 12 – 20	防癌	2001 – 11	肺癌
20020103	男	48	2002 – 02 – 11	防癌	确诊	乳房肿瘤
20020145	女	50	2002 – 10 – 29	防癌	查出	乳腺癌
20020252	女	52	2002 – 03 – 25	防癌	查出	乳房肿块
20020267	女	57	2002 – 03 – 06	防癌	2002 – 06 – 4	颈椎转移瘤
20020348	男	78	2002 – 04 – 06	防癌	2002 – 12	贲门癌
20020470	男	65	2002 – 04 – 24	防癌	查出	尿毒症腹水
20020566	女	52	2002 – 05 – 21	防癌	2003	宫颈癌
20020665	男	54	2002 – 06 – 16	防癌	2001 秋	胃癌
20020746	女	50	2002 – 07 – 12	防癌	查出	卵巢癌
20021064	女	92	2002 – 10 – 29	防癌	2003 – 04	肠癌
20030118	女	65	2003 – 02 – 15	防癌	确诊	胃癌
20030145	女	59	2003 – 03 – 21	防癌	2003 – 06 – 22	肠癌
20030595	女	22	2003 – 07 – 15	防癌	查出	纤维瘤
20030871	男	70	2003 – 09 – 30	防癌	怀疑	肺癌

注:"怀疑"表示医院难确诊,在"防癌"提示后确认。

艾滋病被称为"超级癌症"。陈祥友等检测艾滋病患者和健康人各125例头发中35种元素含量，发现两者有17种元素存在显著差异，其中钴、铜、锗、钼、锑、锌、铈、钍、钙含量患者显著低于正常人（表5）。此外，所测24例患者的硒平均值也较11例健康人平均值低，而在125例患者中，各有10例患者头发钡、锶含量特别高，用元素医学食疗后效果特别显著。该作者认为，发样35种元素检验法是检验艾滋病既灵敏又可靠的方法，适合于在广大人群中作筛查。

表5　艾滋病患者有显著变化的头发元素　　　　　　　　　　　　　单位：$\mu g/g$

元素	艾滋病患者（$n=125$）	健康人（$n=125$）	t检验值
Mn	2.783	0.488	10.384
Mo*	0.030	0.077	8.662
Al	27.000	7.600	7.405
Ti	1.656	0.479	6.959
Ge*	0.178	0.470	6.705
Zn*	143.800	173.400	4.292
Cu*	8.901	10.987	4.252
Sc	0.022	0.008	3.891
Pb	3.816	2.225	3.860
Cd	0.086	0.045	3.786
Bi	0.319	0.217	3.672
Fe	32.900	24.100	3.346
Ca*	841.800	1088.000	3.334
Ce*	0.079	0.124	3.044
Th*	0.095	0.139	2.734
Co*	0.033	0.046	2.367
Sb*	0.128	0.171	2.051

注：①有"*"者为显著低少的元素；②$t>1.972$，$P<0.05$。

2.4　头发检验与血液检验的比较

癌症的临床诊断方法之一是采集患者的血液进行分析。但血样的采集很容易引起交叉感染，不宜重复测定，存贮及运输也比较困难。因此，寻找一种可以取代血液检验的临床诊断方法一直是人们追求的目标。

蔡若冰的研究表明，血清和头发铜、铜/锌比值均可作为恶性肿瘤的筛选指标，但后者更有助于防癌的临床分期诊断。在测定的50例肺癌和50例正常人的比较中，对照组头发铜/锌比值高限（0.063）低于肺癌组铜/锌比值的低限（0.066），没有假阳性和假阴性。在临床分期的比较中，Ⅰ、Ⅱ、Ⅲ期间头发铜/锌比值有非常明显的变化且无重叠现象（见表1），说明头发铜/锌比值对临床分期诊断和预示肺癌进展程度有较重要价值，但各期肺癌患者血清铜、锌含量及铜/锌比值无明显变化，故血清检验无助于肺癌临床分期诊断。

王小如等的研究表明，用偏最小二乘法及非线性多元判别法处理头发和血清样本数据，在两种情况下均可得到癌症病人与正常人分类极其清晰的二维判别图，但头发样本的判别失误率（$0/34 \times 100\%$）略低于血清样本（$2/42 \times 100\%$）。朱尔一等也得出结论，可将头发用作癌症临床诊断中的分析样品以取代血液样品。

北京军区总医院对肝癌、河南中医学院对变应性鼻炎、沈阳药科大学对心血管病患者进行的比较研究结果也表明，应用头发元素的判别准确率高于血液元素（表6）。

表6　头发检验与血液检验判别准确率比较　　　　　　　　　　单位:%

病名	头发	血清	全血	尿液
癌症	100.0	95.2	—	—
肝癌	98.5	91.0	—	—
变性鼻炎	97.2	77.7	—	—
心血管病	98.3	—	89.7	91.3

2.5　小　结

恶性肿瘤是与微量元素代谢异常密切相关的一类气质性疾病。测量头发微量元素含量，应用计算机多因素综合分析或根据实践经验，可以对被检验者健康状况做出正确的判断。头发检验与血液检验有相近或较优的判别准确率，头发采集的优越性使头发检验临床应用具有更好的前景。

3　头发诊断心脑血管疾病

微量元素（包括矿物质）在心肌的收缩与舒张、细胞膜的结构与功能、血脂的代谢与稳定、自由基的催化与抑制，以及血压调节与血液凝固中起着至关重要的作用，因而微量元素的平衡或失调与心脑血管疾病的发生和发展密切相关，而微量元素检测也就为心脑血管疾病的预报或诊断提供了基础。

3.1　心脑血管疾病与元素代谢异常

迄今的研究发现，各类心脑血管疾病至少有35种元素含量异常，心脑血管病患者体内代谢失调的元素，有：Ag、Al、As、Au、B、Ba、Be、Ca、Cd、Cl、Co、Cr、Cu、F、Fe、Hg、K、La、Li、Mg、Mn、Mo、Na、Ni、P、Pb、Rb、S、Sb、Se、Si、Sr、Ti、V、Zn。其中患者全血中有20种元素含量与正常人有显著差异，血清中有16种元素含量与正常人有显著差异，器官组织中有21种元素含量与相邻正常组织有显著差异。就头发而言，已观察到心脑血管疾病患者有22种元素含量与正常人有显著差异，脑血管病患者有17种元素含量异常（表7）。

表7　心脑血管疾病患者含量异常的头发元素

疾病类型	与正常人有显著差异的元素	相关疾病（元素种数）
心血管病	Al、As、Ca、Cd、Co、Cr、 Cu、F、Fe、K、Li、Na、 Ni、Mg、Mn、Mo、P、Pb、 Se、Sr、V、Zn	高血压（16）、冠心病（12）、 肺心病（9）、高脂血症（8）、 其他（13）
脑血管病	Ba、Ca、Co、Cr、Cu、Fe、 Mg、Mn、Na、Ni、P、Pb、 Se、Sr、Ti、V、Zn	脑出血（9）、脑梗死（10）、 脑血管性痴呆（12）

3.2　头发诊断心血管病

心脑血管疾病患者头发元素含量异常的发现为该类疾病的诊断提供了理论依据和实践基础。

陈祥友在测量271例各类心血管病患者头发钴含量时，发现患者发钴含量均非常显著地低于健康人，并且病情严重的患者较一般患者更为低下。用分光光度法测定发钴含量和医院临床常规检验法同时对148例已确诊为心血管病的患者进行体检，两法相符的有144例，符合率达97.3%。而与临床常规检验法不符的4例患者均为肝炎兼心血管病患者，肝炎患者发钴含量较正常人高。据此，测量头发钴含量似乎还可能为肝功能临床检验提供一种新方法。

沈阳药科大学采用模式识别技术对 22 例心血管疾病患者和 100 名健康人头发中 9 种元素含量进行判别分析，结果表明，分类准确率为 93.4%。对另外采集到的两份头发样品进行元素测定后同法判别，两人均定为心血管病患者，与临床诊断结果完全一致。

3.3　头发诊断脑血管病

安徽省建委医院测定 75 例原发性高血压病患者及 59 名健康人头发中 13 种元素含量，发现患者钙、镁、锌、锶含量显著低于对照组，而钾则显著高于对照组。对其中 61 例高血压 II 期以上患者应用多元 logistic 模型进行中风危险性估计，以概率 P = 0.5 为界，预测中风发病高危人群 25 人，实际发病 22 人，预测非中风人群 36 人，实际非发病 33 人。由此得到的诊断试验评价指标为：灵敏度 88.0%，特异度 91.6%，准确度 90.1%，最大阳性似然比 10.6，最大阴性似然比 0.13。可见，借助头发元素检测对高血压病人进行长期随访，有可能对中风的发生进行预测。

长春地质学院应用 fisher 线性判别原理对吉林通化地区 55～65 岁年龄段 18 例脑血栓患者（A 组）、18 例健康人（B 组）进行判别，以 A、B 两组发中铝、锌、铜、铁、钙、镁含量建立判别函数，取判别临界值 Y_{AB} = 0.274 3 进行判别和归类，得到 A 组和 B 组的错判率皆为 5.56%。若以铝、锌、铁、钙作判别变量，则 A 组的错判率为 0，B 组错判率为 5.56%，判别准确率达到 97.2%。这一结果预示，头发微量元素检测可以作为脑血栓诊断的一种辅助手段。

3.4　头发诊断高血压病

高血压病和糖尿病是心脑血管疾病的主要危险因子，两病的诊断和监督对预防心脑血管病变有重要意义。

上海大学以 26 例高血压病患者和 27 名健康人头发中铝、铜、锌、钙、镁含量及铜/锌比值为特征量作数据挖掘，支持向量机算法建立的数学模型对高血压患者和健康人的分类正确率达 96.20%，留一法预报正确率为 86.7%。四川宜宾医学院和陕西科技大学分别应用新的核 Fisher 判别法和基于径向基函散的神经网络对同批数据作分类判别，结果证明，利用头发中铝、镁、钙、铜、锌 5 种元素含量对高血压作早期诊断，分类准确率可达 96% 以上，预报准确率可达 87%。

这些事实表明，通过头发微量元素谱早期预报疾病是可行的。

3.5　头发诊断糖尿病

中山大学用 ICP - AES 法测定糖尿病患者血液和头发中 18 种元素含量，经多元分析处理，发现血液和头发有与性别、年龄无关的共同元素相关链：Mn—Ni—Cu—Sr—Ti；有基本相同（除钴元素）的特征元素谱；有较高的区分患者和健康人的判别率。这表明，用头发微量元素谱取代全血微量元素谱诊断疾病是可能的。

广西师范大学用模式分类器对糖尿病患者和健康人作分类判别，当仅考虑 6 种头发元素（钙、铬、锰、铁、铜、锌）时，总识别率可达 93%。这一结果是在年龄相近，性别、人种相同，以及除身体健康状况外其他因素无显著差异的情况下得到的。然而，由于地理环境或饮食习惯的不同，任一研究者得出的识别公式很难直接应用于其他地区或国家，该作者提出了一个随新样品获得而对诊断指标的计算公式作适当修正的方案——动态模拟诊断。用基于头发微量元素含量的动态诊断指标对待测人员作诊断，患者被正确识别出来的概率将逐渐增大，而健康人被误判未患者的可能性则可维持在较低水平。当学习样品集基数（包括病人和健康人）大于 50 时，此法对糖尿病患者作模拟诊断的累积识别准确率在 80% 以上。该定量指标亦具有较高的辨别一个人是否患有某种其他疾病的准确率。

3.6　心血管疾病的早期预测

头发检测不仅可判别或诊断心脑血管疾病（表 8），而且可用于筛选早期心血管病高危人群。

表8　头发诊断心脑血管疾病的某些应用研究

研究者	病种	诊断方法	准确率/%
陈祥友	心血管病	发钴检测法	符合率97.3
陈丹丹	心血管病	判别分析法	训练93.4，预测100
胡礼珩	中风	logistic 法	预测90.1
张野	脑血栓	判别分析法	训练94.4
陈瑞兰	高血压	支持向量机算法	训练96.2，预测86.7
陈慧	高血压	核 Fisher 判别法	训练96.3，预测88.5
李仲谨	高血压	人工神经网络法	训练96.2，预测67.5
钟广涛	糖尿病	因子分析法	训练75.0
黄汉明	糖尿病	模式分类器法	训练93.0
		动态模拟诊断法	随学习样本集基数增大，患者识别概率稳步增加，健康人误诊水平维持最低
龚建新	心血管病	非参数判别分析法	训练93.3，早发现89.7
龚建新	心血管病	非参数判别分析法	训练86.7，早发现75.0

东南大学公共卫生学院以四川成都某局机关65例被医院确诊有心血管疾病的患者为标准，对74名自称健康者进行检验，测定头发中锌、铜、铁、锰、镁、钙、硒7种元素含量，用非参数判别法进行判别结果被检组中有29人被判为"病人"。这些"病人"就是所要找寻的高危人群。经有关医院检查，当年就证实有22人为动脉硬化、高血脂、心肌缺血等疾病早期，余7人经3年追踪又查出4人为疾病早期，有效率达89.65%（其余3人失访）。该研究又以驻河南洛阳的铁道部十五工程局64例已被确诊有心血管病患者为标准，以头发中的锌、铜、镍、铁、锰、钙、硒8种元素为特征参数，用近邻型非参数判别法对90例自称健康的待检人员进行判别，结果找出12例高危人群。经现场临床验证，确诊9例，符合率75%，其余3例还有3~5年的观察期，其中1例在随访8个月后确诊。故此认为，检测头发微量元素，用非参数判别法判别，是一种普查筛选心血管病高危人群行之有效的办法。

3.7　小　结

心脑血管疾病与体内多种微量元素不平衡有关。测量头发中微量元素并通过合适的数据处理可对人体健康状况做出可靠的判断。本文引证的11项研究报告证明，头发微量元素谱可以诊断或早期预报心脑管疾病。

检测头发元素，以患者为标准，对待检者进行非参数判别，可以预测或筛选高危人群。

4　头发诊断尘肺

尘肺病是中国目前最重要的职业病。截至2006年，全国尘肺病累计发病6 164 212 例，累计死亡146 195 例，发病数占累计报告职业病的91.1%。但专家估计，中国尘肺实际发生的病例例数不少于100万例。尘肺病中，患病人数最多、危害最大的是硅肺病，约占我国尘肺病总数的50%。尘肺病具有隐匿性、迟发性特征，一旦发病，往往难以治愈，病死率高。据报道，我国接触职业病危害因素总人数超过2亿，其中农民工占绝大部分。职业病已成为我国的一个重大公共卫生问题和社会问题，有关部门呼吁要像抓艾滋病、结核病、血吸虫病一样，将职业病纳入"国管病"范围。

预防尘肺病的关键，一是最大限度地防止有害粉尘的吸入，二是完善职业健康体检，尽可能做到早发现、早干预、早治疗。由于尘肺的发生机制涉及免疫反应、自由基学说和细胞因子学说，因此与微量元素密切相关。

4.1 尘肺与微量元素代谢异常

研究发现,尘肺病患者体内微量元素状况不仅与正常人显著不同,而且随不同职业、不同病程而变。

陈声水等测定江西水泥厂硅肺患者、硅作业工人和正常人血清中 20 种元素含量,结果患者 Mn、V 含量较高,Fe、Se、Sr、P 含量低于作业工人和正常人(表9)。

黄英等对江西南昌地区 33 例住院治疗的硅肺患者头发样品所做的研究表明,患者 Zn、Fe、Mg 含量显著低于健康人。刘雅丽测定 27 例天津硅肺患者(Ⅰ期或Ⅱ期)头发中 10 种元素含量,结果显示,患者 Cu、Zn、Pb、Sr 含量显著低于对照组,Se 高于对照组。高秋华等发现锡矿肺癌组工人头发 Mn、Sr 含量低于对照组($P < 0.001$)和尘肺组($P < 0.001$),尘肺组 Sr 含量高于对照组($P < 0.001$)。

表9　硅肺患者血清元素质量浓度变化　　　　　单位:$\mu g/mL$

元素	硅肺($n = 15$)	硅作业人员($n = 38$)	正常人($n = 79$)
Fe	1.690	1.929	1.920*
Cu	0.884	0.880	0.784*
Zn	1.074	0.981	0.990
Cr	0.950	0.876	0.925
Sn	0.495	0.508	0.493
Si	0.897	1.156	0.942*
Ni	0.336	0.346	0.339
Al	0.822	0.765	0.816
Mg	17.890	18.180	18.260
Ca	79.600	80.300	80.200
P	91.300	95.400	97.100**
Mn	48.5×10^{-3}	29.7×10^{-3}	30.7×10^{-3}**
Co	7.6×10^{-3}	10.1×10^{-3}	8.3×10^{-3}
Mo	28.4×10^{-3}	30.4×10^{-3}	31.7×10^{-3}
Se	62.9×10^{-3}	66.0×10^{-3}	68.7×10^{-3}*
V	41.3×10^{-3}	32.9×10^{-3}	27.3×10^{-3}**
Cd	3.79×10^{-3}	3.66×10^{-3}	3.55×10^{-3}
Pb	97.8×10^{-3}	102.1×10^{-3}	93.5×10^{-3}
Sr	21.6×10^{-3}	25.5×10^{-3}	28.0×10^{-3}**
Ti	60.6×10^{-3}	54.3×10^{-3}	50.9×10^{-3}

注:F 检验:*$P < 0.05$,**$P < 0.01$。

龚建新等在研究中发现,粉尘中游离 SiO_2 含量较高的某厂陶工、电焊工中,头发 7 种微量元素含量随健康状况呈递减状态,亦即:健康人 > 接尘工人 > 0^+ 期可疑患者 > Ⅰ期尘肺患者。这表明,在尘肺发生初期,体内微量元素状况就已发生了变化(表10)。元景刚也发现,与对照组比较,天津 0 期隧道工及 0^+ 期接尘可疑者和Ⅰ期硅肺患者头发 Cu、Fe、Zn、Mn 含量均有不同程度降低,0^+ 期和Ⅰ期下降更为明显。

不同工种的尘肺患者由于所接触粉尘环境不同,其头发微量元素谱模式可能也不相同。濮志清等对两种尘肺患者所做的研究证明,Ⅰ期水泥尘肺患者与对照组有显著差异的元素为 Zn、Cu、Ni、Fe、Mg,而Ⅰ期陶工尘肺患者发中所测 7 种元素含量均与对照组有显著差异,而且除 Fe 而外,其余 6 种元素在两种尘肺间亦有显著差异(表11)。从非条件 logistic 拟合优度卡方值亦可见,两种尘肺优度排列次序不同(表12)。

表 10　陶工尘肺不同阶段头发元素质量分数变化　　　　　　　　单位：$\mu g/g$

元素	0^+ 期（$n=34$）	I 期（$n=36$）	P
Zn	218.000±49.000	165.000±39.000	0.000 1
Cu	12.500±13.100	7.900±1.300	0.000 1
Se	0.710±0.860	0.560±0.110	0.915 8
Ni	0.068±0.054	0.057±0.049	0.437 0
Fe	23.200±20.400	14.800±15.000	0.000 6
Mn	0.670±0.640	0.510±0.420	0.178 6
Mg	77.500±60.500	36.600±15.900	0.000 1

注：P 值为秩和检验结果。

表 11　两种尘肺患者头发微量元素质量分数比较　　　　　　　　单位：$\mu g/g$

元素	对照组（$n=101$）	水泥尘肺（$n=46$）	陶工尘肺（$n=57$）
Zn	153.323	130.211*	142.583*
Cu	10.567	7.205*	5.675*
Se	0.505	0.348	1.636*
Ni	0.183	0.302*	0.122*
Mn	0.634	0.496	0.191*
Fe	27.816	16.613*	15.832*
Mg	163.231	123.036*	89.791*

注：①陶工接触粉尘含 33% SiO_2，水泥土接触粉尘含 8% SiO_2；②有"＊"者与对照组有显著差异。

表 12　两种尘肺 logistic 回归模型拟合优良比较

元素	水泥尘肺	陶工尘肺	元素	水泥尘肺	陶工尘肺
Fe	18.99	0.80	Se	2.65	10.50
Zn	9.11	3.03	Mn	1.31	0.30
Ni	4.66	0.60	Mg	0.79	0.10
Cu	2.73	39.25			

　　尘肺患者体内微量元素代谢异常的发现，不仅为尘肺发病机制提供了理论依据，也为尘肺的诊断和预报提供了应用前景。

4.2　尘肺的诊断和预报

　　对尘肺患者和接尘人员进行头发微量元素检测，应用判别分析法可以对两类人群做出正确诊断，对待检人员进行尘肺高危人群筛选。

　　东南大学龚建新分别测定 88 例陶工接尘工人（0 期）、61 例可疑尘肺患者（0^+ 期）、30 例尘肺患者（I 期）和 53 例健康人（对照组）头发中 7 种元素含量，发现各组元素平均值之间互有显著差异。对 0^+ 期和 I 期建立判别方程，结果 I 期的分类正确率达 86.67%，而在 61 例 0^+ 期工人中有 24 例被判为 I 期，这些就是所要寻找的高危人群。

　　龚建新等用非参数判别法和 Fisher 判别法对齐齐哈尔铁路车辆厂 57 例 0^+ 期可疑尘肺患者和 18 例 I 期尘肺患者作判别分析，结果两种判别方法在 57 例 0^+ 期患者中分别有 19 例和 20 例判为 I 期（表 13）。对 18 例被判为 I 期者进行现场 X 线胸片验证，非参数判别法效果稍好。本次判出的 20 例高危人群经验证均可在 3～5 年内晋升为 I 期。

表 13   两种判别法对尘肺判别结果比较

原　值	非参数判别法		Fisher 判别法	
	0^+	I 期	0^+	I 期
57 例 0^+ 可疑患者	38（66.67%）	19（33.33%）	37（64.91%）	20（35.09%）
18 例 I 期患者	0（0%）	18（100%）	4（22.22%）	14（77.78%）

　　孙晓武等从 0^+ 期和 I 期隧道工患者头发 7 种元素中，通过判别效果和贡献量分析确定以 Ni、Fe、Mg 3 种元素建立判别方程，1992 年 11 月从 61 例 0^+ 可疑尘肺患者判出 25 例 I 期患者。1993 年 1 月用 X 光胸片检查发现有 24 例 0^+ 工人即将成为 I 期患者，其中 23 例是由判别方程判出的，阳性预测值达 91.0%。由于体内微量元素改变要早于 X 光片的形态改变，故用头发微量元素进行尘肺早期诊断，经早治疗后可延缓其发展为 I 期尘肺。

　　龚建新等根据 0^+ 期接尘工人和 I 期尘肺工人头发中 7 种元素建立 Fisher 方程，把 36 例 I 期和 34 例 0^+ 期患者实测元素含量代入方程进行自身回判，结果有 2 例 I 期患者误判为 0^+ 期，9 例 0^+ 期患者误判入 I 期（表 14）。南京市诊断组现场验证证实，前者尚不够 I 期标准，后者均有向 I 期发展的趋势。又从 0^+ 期和 I 期患者中各随机抽取 4 例和 6 例作前瞻性检验，用余下 60 例数据重建判别方程，结果准确率可达到 83.33%。

表 14   某厂陶工尘肺与可疑者的判别结果

原　值	现　值	
	I	0^+
36 例 I 期患者	34（94.44%）	2（5.56%）
34 例 0^+ 期患者	9（26.42%）	25（73.53%）
	灵敏度 = 0.9444	
	特异度 = 0.7353	
	正确率 = 84.29%	

　　龚建新等根据头发元素含量测定结果，对 1992 年某厂接尘陶工 0^+ 期 61 人、I 期 30 人（陶工$_{92}$）；1993 年接尘陶工 0^+ 期 34 人、I 期 36 人（陶工$_{93}$）；1994 年电焊工 0^+ 期 57 人、I 期 18 人（电焊工$_{94}$）进行判别分析，结果原 0^+ 期中分别有 24、9、13 人被判为 I 期，原 I 期中分别有 4、2、0 人被判为 0^+ 期。经现场验证及随访，前者明显属高危人群（表 15），后者确实不够 I 期。头发检测法为接尘工人中尘肺的早发现、早预防提供了一种新的测预方法。

表 15   早期尘肺的现场验证及随访结果

分　类	判别结果	验证结果		随访结果
	0^+ 判为 I 者	接近 I 期者	向 I 期发展者	变为 I 期者
陶工$_{92}$	24	19	5	2 年内 12 人
陶工$_{93}$	9	7	2	1 年内 3 人
电焊工$_{94}$	13	10	3	1 年内 5 人

表 16   头发检测对 0^+ 期可疑尘肺的判别结果

分　类	人　数	
	中铁建筑十二局	中铁建筑十八局
0 期工人	92	219
0^+ 期工人	23	56
灵敏度/%	91.30（21/23）	89.29（50/56）
特异度/%	66.70（61/92）	61.19（134/219）
约登指数	0.576 0	0.504 8

　　刘安生等测定中铁建筑公司 10 个工程局中 116 例 0^+ 期工人及 431 例 0 期接触工人头发中 7 种元素含量，发现至少有 2 年接触史的 0 期工人和省级诊断组确诊的 0^+ 期工人头发元素含量无显著差异，但对其中两个工程局的统计结果，头发检验判别 0^+ 期的灵敏度仍可达 90% 左右（表 16）。从特异度可见，尘肺亦可发生在接尘的初期阶段。

李丙瑞等以甘肃白银公司矿区矿工为对象，分析 42 例 I、II、III 期硅肺患者和 41 例健康人头发中 10 种元素，取 50 份数据作训练样本，33 份数据作预测样本，结果以 5 种元素（Zn、Mg、Al、Cd、Mn）或 6 种元素（Cr、Zn、Mg、Al、Cd、Cu）作参数均可得到分类清晰的映射图，证明头发元素谱的非线性映照技术在硅肺诊断中亦具有应用前景。

龚建新等对已确诊的铁道部某工程局 I 期硅肺患者及 0^+ 期可疑患者作非参数判别分析，回判准确度达 80% 以上。在 149 例 0^+ 期隧道工中，有 27 例判人 I 期，经现场验证和 4 年随访，均已确诊为 I 期硅肺。可见，在硅肺早期诊断尚无有更好办法的情况下，头发微量元素非参数判别是一种比较好的预测办法。

龚建新等以铁道部第一工程局 120 例硅肺患者为"金标准"，对该局 175 例 0^+ 隧道工人作判别，预报 30 例为 I 期或接近 I 期，第 2 年拍片后有 23 人被确诊为 I 期，尚有 7 人作进一步追踪观察。作者又以某铁路指挥部 175 例 0^+ 期隧道工作标准，对另一铁路指挥部 263 名全体隧道工作前瞻性分析，结果有 34 名工人被判为 0^+ 期，这一结论经现场拍片得到证实。

4.3　小　结

（1）尘肺是目前我国各类职业病中对劳动者健康危害最为严重的一种疾病，已成为我国的一个重大公共卫生问题和社会问题。

（2）目前各级职业病监管部门普遍面临机构不健全、监管人员少、技术装备差、经费无保障等实际困难，职业健康检查覆盖率很低，头发检验在目前情况下不失为一种普查、诊断、预报尘肺的简便、经济而有效的方法。

（3）在进行普查或诊断时，先采集头发样品、测量待检者的头发微量元素含量，以确诊的尘肺患者为"金标准"，用计算机模式识别分析法（如非参数判别法）筛选出尘肺高危人群，再到指定医院拍片明确诊断。此法省时省力，既不影响劳动生产的正常进行，又可节约大量经费支出。

（4）头发检验计算机模式识别法为尘肺的早发现、早干预、早治疗提供了现实的可能性。高危人群一般可有 3~5 年的干预观察期。

（5）利用头发检测筛查尘肺高危人群在中铁工程总公司和中铁建筑总公司内部和煤炭系统个别部门推广应用，受到普遍欢迎和好评。我国各接尘行业约有 3 000 万接尘工人，列入我国职业病名单的尘肺有 13 种。各行业均可各自建立不同的尘肺危险模型，对不同的尘肺危险度进行评价。

（6）我国的头发元素分析方法已逐趋标准化，测定数据可比可信，数据解析技术多种多样。头发检测诊断疾病已成为临床研究和实践应用的一种新方向。

（原载于《广东微量元素科学》2009 年第 10 期）

70 例脱发患者与正常人头发 32 种元素检验结果比较

（2010）

陈祥友

（金陵微量元素与健康研究所）

[**导读**] 用 ICP 法测定 70 例脱发（不包括斑秃）患者头发中 32 种元素含量，与 1∶1 配对相同性别、相同年龄正常人比较，脱发患者发中镉、锡、铅、锌、钛、铝含量显著升高，钼、锗、

铋、钒含量显著降低。由此可知，脱发也与患者体内元素不平衡有关。

脱发是人的多发病从儿童到成人也是常见病，脱发分脂溢性脱发、通常病因不明的脱发和斑秃，斑秃将在以后专文报告。大家知道重金属铊污染会导致脱发、脱毛，放疗、化疗导致脱发，但其他元素与脱发关系如何知之甚少。本文用ICP法分析70例成人脱发患者头发中32种元素，其中女性31例、男性39例，最小年龄20年最大年龄69岁，平均年龄45.9岁，与70例相同性别、相同年龄的正常人头发中32种元素的ICP分析结果，见表1。

表1 70例成人脱发患者与正常人ICP发检验结果 单位：μg/g

元素	Ba	Bi	Cd	Co	Cr	Cu	Ge	Li
脱发	2.512	0.142	0.573	0.050	0.397	14.26	0.156	0.040
正常人	2.196	0.191	0.051	0.043	0.283	11.02	0.397	0.032

元素	Mn	Mo	Ni	P	Pb	Sb	Sn	Sr
脱发	0.653	0.037	0.699	168	3.688	0.166	0.563	4.259
正常人	0.521	0.075	0.328	162	2.403	0.164	0.193	3.403

元素	Ti	V	Zn	Zr	Ce	Ga	La	Nb
脱发	1.672	0.045	214	0.019	0.127	0.152	0.058	0.0115
正常人	0.522	0.066	167	0.041	0.128	0.155	0.039	0.0814

元素	Sc	Th	Y	B	Ai	Fe	Mg	Ca
脱发	0.012	0.087	0.003	0.201	14.3	20.84	83.3	1355
正常人	0.008	0.123	0.003	0.290	9.3	23.59	77	1132

以表1可见脱发患者发中：Ba、Cd、Cr、Cu、Mn、Ni、Pb、Sb、Sn、Sr、Ti、Zn、La、Nb、Sc、Al、Ca等含量高于正常人，而Ce、Mo、V、Bi、B、Fe含量低于正常人。

对70例脱发患者和正常人发检32元素含量逐个经 t - 检验的结果列于表2。

表2 70例脱发患者和正常人发检32元素含量逐个经 t - 检验结果（成对双样本均值分析）

元素	Ba	Bi	Cd	Co	Cr	Cu	Ge	Li
t	1.499	-2.008	2.398	0.793	1.436	1.947	-4.352	1.566
p	0.069	0.0486	0.0191	0.430	0.155	0.056	0.0001	0.122

元素	Mn	Mo	Ni	P	Pb	Sb	Sn	Sr
t	1.731	-4.586	1.727	1.086	2.339	0.0399	2.086	1.426
p	0.088	0.0001	0.088	0.281	0.0222	0.968	0.0406	0.158

元素	Ti	V	Zn	Zr	Ce	Ga	La	Nb
t	4.303	-2.199	2.818	-1.556	0.0169	-0.1558	1.5849	1.2789
p	0.0001	0.0312	0.006	0.1242	0.9865	0.8767	0.1175	0.2052

元素	Sc	Th	Y	B	Al	Fe	Mg	Ca
t	1.5486	-1.6026	0.3366	-1.807	4.9252	-1.337	0.558	1.218
p	0.1261	0.1136	0.7374	0.0751	0.0001	0.1855	0.5786	0.2271

70例脱发患者和正常人发检32元素含量经（成对双样本均值分析）t - 检验有相关性的结果列于表3。

表3 70 例脱发患者和正常人发检 32 元素含量经 t - 检验有相关性的结果

元素	Cd	Sn	Pb	Zn	Ti	Al
t	2.398	2.086	2.339	2.818	4.303	4.925
p	<0.05	<0.05	<0.05	<0.01	<0.001	<0.001
元素	Mo	Ge	Bi	V		
t	−4.586	−4.352	−2.008	−2.199		
p	<0.001	<0.001	<0.05	<0.05		

从表3可见：脱发与发中元素 Cd、Sn、Pb、Zn、Ti、Al 含量较正常人正相关，脱发发中 Cd、Sn、Pb 三元素含量较正常人有显著性差异；Zn、Ti、Al 三元素含量较正常人有非常显著性差异。脱发与发中元素 Mo、Ge、Bi、V 发中四元素量较正常人负相关，Bi、V 二元素含量较正常人有显著性差异；Mo、Ge 二元素含量较正常人有非常显著性差异。

发为血之余，脱发发中 Mo、Ge、V、Bi 低少，特别是 Mo、Ge 二元含量非常低少有关。脱发发中 Mo、Ge、V 三元素为必需元素的低少可以理解，Bi 元素含量低少，可能与样本有关。

肾之华在发，脱发发中 Cd 含量高导致肾虚，Sn、Pb 含量高协同 Cd 对肾的损害导致脱发。脱发发中，Ti、Al 元素含量高是免疫问题，脱发发中 Zn 含最高既是免疫问题又是血黏稠度高导致发根的营养不足；脂溢性脱发都是血黏度高所致。

脱发还与环境污染有关，如湖南株洲地区发中 Cd、Pb 含量高脱发的人也多。

综上所述，脱发与患者体内元素代谢不平衡有关，笔者通过食物疗法调理使其体内元素向平衡接近，从根本上改变患者体内元素不平衡状态，其脱发症状自然消失。

（原载于《世界元素医学》2010 年第 4 期）

103 例乙肝患者和正常人头发 32 种元素检验结果比较

（2010）

陈祥友

（金陵微量元素与健康研究所）

[导读] 乙肝，即慢性乙肝病毒携带者（HBV）包括大三阳、小三阳和慢性肝炎三种情况。陈祥友对 103 例 HBV 患者头发 32 种元素检验结果表明，乙肝患者发中钡、锶、镁、钙、锌、锆、磷、钛含量与相应正常人比较有显著差异，但三者之间存在大同小异：大同是指三者钡、锶、镁、钙含量均显著降低，小异是指三者头发元素还各有自身特征：大三阳患者（$n=35$）磷高锰低，小三阳患者（$n=33$）锂、钛降低，慢性肝炎患者（$n=35$）钛高锌低。

前 言

肝炎即为肝脏发炎，病毒性肝炎按病原分类为：甲型、乙型、丙型、丁型、戊型、庚型 6 种。病毒性乙型肝炎是由乙型肝炎病毒引起的，以肝脏损害为主的全身性传染病。临床表现以疲乏、食欲减退、厌油、肝功能异常为主，部分患者出现黄疸，多呈慢性感染，25%～40%患者发展为肝硬化或肝细胞癌。乙型肝炎病毒（HBV）的抵抗力很强，对热、低温、干燥、紫外线及一般浓度的消毒剂均能耐受。其传染源主要是急、慢性乙型肝炎患者和病毒携带者，经血液、体液等胃肠外途径传播。

我国属于乙肝高度流行区，HBV携带率在8%～20%，估计HBV感染者1.3亿，就是说乙肝在我国广泛传播，成为乙肝世界大国，对我国人民健康造成巨大伤害。男性发病率高于女性，有家庭聚集现象，婴幼儿感染多见。

两对半检验中"大三阳""小三阳"的确诊："大三阳"是指乙型肝炎病毒（HBV）标志物表面抗原（HBsAg）、核心抗体（抗 – HBc）和c抗原（HBeAg）三项均为阳性。"小三阳"则是HbeAg转为阴性，而e抗体（抗 – HBe）呈阳性，即HbsAg、抗 – Hbe和抗 – Hbe三项阳性。两对半检验及临床意义，见表1。

表1　两对半检验及临床意义

两对半检验	HBsAg	抗 – HBs	抗 – HBc	HBeAg	抗 – HBe	临床意义
大三阳	+	–	+	+	–	急性或慢性乙肝，传染性强
小三阳	+	–	+	–	+	急性HBV感染趋向恢复

"小三阳""大三阳"是乙肝病毒携带者，乙肝是指肝功能异常，分急性和慢性。因肝脏是人体的活性最大的器官，再生能力非常活跃，所以急性患者中绝大多数可以自愈，慢性乙肝和"大三阳""小三阳"，三者都有少数患者自愈的。慢性乙肝临床上无特效药，干扰素治疗有一定疗效，但要慎重用药。乙肝的治疗在医学界仍属疑难顽症。

实验及结果处理

笔者分析"大三阳"患者33例，其中男25例、女8例，男：女为3.1：1，平均年龄25.2岁，与相同性别、相近年龄正常人的发检验结果，见表2。

表2　33例"大三阳"患者与正常人ICP发检验结果　　　　　单位：$\mu g/g$

元素	Ba	Bi	Cd	Co	Cr	Cu	Ge	Li
大三阳	0.636	0.205	0.066	0.038	0.189	9.798	0.926	0.034
正常人	2.058	0.198	0.042	0.032	0.238	11.326	0.361	0.039

元素	Mn	Mo	Ni	P	Pb	Sb	Sn	Sr
大三阳	0.289	0.064	0.374	181	2.006	0.165	0.131	1.069
正常人	0.429	0.061	0.294	169	1.482	0.149	0.281	3.825

元素	Ti	V	Zn	Zr	Ce	Ga	La	Nb
大三阳	0.651	0.071	164	0.021	0.124	0.228	0.042	0.091
正常人	0.435	0.065	177	0.045	0.105	0.157	0.037	0.069

元素	Sc	Th	Y	B	Al	Fe	Mg	Ca
大三阳	0.011	0.183	0.003	0.241	9.030	18.61	41.52	553.5
正常人	0.008	0.126	0.002	0.315	7.878	19.06	80.82	1145.3

从表2可见，"大三阳"患者发中：Ba、Cr、Cu、Li、Mn、Sn、Sr、Zn、Zr、B、Fe、Mg、Ca等元素含量低于正常人，而Bi、Cd、Ge、Ni、P、Pb、Sb、Ti、V、Ce、Ga、La、Nb、Th、Al等元素含量高于正常人。

表3　33"大三阳"与正常人比较经 t - 检验（平均值的成对二样分析）

元素	Ba	Bi	Cd	Co	Cr	Cu	Ge	Li
t	- 6.6893	0.1860	0.7684	0.5037	- 1.1381	- 1.2957	1.1671	- 0.5446
p	< 0.001	0.8536	0.4478	0.6179	0.2635	0.2043	0.2518	0.5897
元素	Mn	Mo	Ni	P	Pb	Sb	Sn	Sr
t	- 2.8737	0.1878	1.7783	2.0411	0.9314	0.2136	- 1.5653	- 3.7035
p	< 0.01	0.8523	0.0848	< 0.05	0.3585	0.8322	0.1273	< 0.001
元素	Ti	V	Zn	Zr	Ce	Ga	La	Nb
t	1.6579	0.3759	- 1.6221	0.9330	0.5246	0.9576	0.4632	1.0441
p	0.1071	0.7094	0.1146	0.3578	0.6042	0.3454	0.6464	0.3043
元素	Sc	Th	Y	B	Al	Fe	Mg	Ca
t	0.9702	1.1959	1.1217	- 0.8316	0.9887	- 0.1001	- 5.7071	- 5.8078
p	0.3392	0.2405	0.2703	0.4118	0.3302	0.9205	< 0.001	< 0.001

从表3可见，"大三阳"患者发中磷元素含量较正常人有显著性差异，呈正相关。而钡、锰、锶、镁、钙5种元素含量有非常显著性差异，呈负相关。就是说"大三阳"患者与六种元素不平衡有关，应用元素医学食疗调理，身体免疫功能恢复，去消灭乙肝病毒而痊愈。

笔者分析"小三阳"患者35例，其中男24例、女11例，男：女比例2.2：1，最小为7岁，最大为58岁，平均年龄为35.2岁，与相同性别、相近年龄的正常人的发检验结果，见表4。

表4　35例"小三阳"患者与正常人 ICP 发检验结果　　　　　　　单位：$\mu g/g$

元素	Ba	Bi	Cd	Co	Cr	Cu	Ge	Li
小三阳	1.056	0.1669	0.0423	0.0252	0.1909	10.223	0.2054	0.0193
正常人	2.122	0.1819	0.0471	0.0403	0.2508	11.134	0.3245	0.0371
元素	Mn	Mo	Ni	P	Pb	Sb	Sn	Sr
小三阳	0.5015	0.0488	0.4074	178.3	2.368	0.1206	0.1540	1.679
正常人	0.4646	0.0614	0.3182	166.2	2.204	0.1502	0.1503	3.481
元素	Ti	V	Zn	Zr	Ce	Ga	La	Nb
小三阳	0.6685	0.0609	178.4	0.0094	0.1194	0.1541	0.0377	0.0667
正常人	0.4749	0.0537	172.5	0.0425	0.1153	0.1544	0.0338	0.0756
元素	Sc	Th	Y	B	Al	Fe	Mg	Ca
小三阳	0.0058	0.0524	0.0067	0.2583	8.771	19.6	48.51	674.71
正常人	0.0078	0.1038	0.0029	0.2824	8.914	18.6	82.23	1119.86

从表4可见，"小三阳"患者发中：Ba、Bi、Cd、Co、Cr、Cu、Ge、Li、Mo、Sb、Sr、Zr、Nb、Sc、Th、B、Mg、Ca 等元素含量较正常人低。而 Mn、Ni、P、Pb、Sn、Ti、V、Zn、Ce、La、Y 等元素含量较正常人高。

表5　35例"小三阳"与正常人发元素含量比较经 t - 检验（平均值的成对二样分析）

元素	Ba	Bi	Cd	Co	Cr	Cu	Ge	Li
t	- 4.1528	- 0.3674	- 0.5161	- 1.6664	- 1.1337	- 1.2590	- 1.5991	- 3.6987
p	< 0.001	- 0.3674	0.6092	0.1048	0.2648	0.2166	0.1191	< 0.001

续表

元素	Mn	Mo	Ni	P	Pb	Sb	Sn	Sr
t	0.5015	− 1.0322	1.0961	1.8786	0.2611	− 0.6138	0.0798	− 3.6937
p	0.4646	0.3093	0.2807	0.0692	0.7956	0.5434	0.9368	< 0.001
元素	Ti	V	Zn	Zr	Ce	Ga	La	Nb
t	1.0216	0.6741	0.6369	− 1.3512	0.0858	− 0.0059	0.4709	− 0.3938
p	0.3142	0.5048	0.5285	0.1855	0.9321	0.9953	0.6407	0.6961
元素	Sc	Th	Y	B	Al	Fe	Mg	Ca
t	− 1.3744	− 2.1392	1.1614	− 0.3170	− 0.1221	0.2221	− 3.4431	− 4.2400
p	0.1783	< 0.05	0.2535	0.7532	0.9036	0.8256	< 0.01	< 0.001

从表 5 可见,"小三阳"患者发中钛元素含量较正常人有显著性差异,而钡、锂、锶、镁、钙五种元素含量有非常显著性差异,都呈负相关。用元素医学食疗调理这六种元素使之平衡,身体免疫力恢复正常,"小三阳"将很快转阴。

笔者分析乙肝患者 35 例,其中男 28 例,女 7 例,男:女比例 4:1,最小为 8 岁,最大为 68 岁,平均年龄为 37.9 岁,与相同性别相近年龄的正常人的发检验结果,见表 6。

表 6　35 例乙肝患者与正常人 ICP 发检验结果　　　　　　单位:$\mu g/g$

元素	Ba	Bi	Cd	Co	Cr	Cu	Ge	Li
乙肝	0.9596	0.1840	0.0797	0.0350	0.3126	10.022	0.6003	0.0730
正常人	2.2854	0.2117	0.0523	0.0537	0.3094	10.637	0.4264	0.0355
元素	Mn	Mo	Ni	P	Pb	Sb	Sn	Sr
乙肝	0.4031	0.0535	0.3227	169.69	2.2732	0.1927	0.2375	1.2947
正常人	0.4819	0.0628	0.3296	168.97	2.4257	0.1414	0.1959	3.8237
元素	Ti	V	Zn	Zr	Ce	Ga	La	Nb
乙肝	0.8393	0.0579	144.74	0.0231	0.1279	0.5843	0.0579	0.0687
正常人	0.4348	0.0641	179.48	0.0567	0.1103	0.1442	0.0363	0.0499
元素	Sc	Th	Y	B	Al	Fe	Mg	Ca
乙肝	0.0054	0.1811	0.0029	0.2505	10.2	17.54	37.14	501.31
正常人	0.0062	0.124	0.0059	0.3667	9.37	20.77	82.06	1064.51

从表 6 可见,乙肝患者发中:Ba、Bi、Co、Cu、Mn、Mo、Sr、V、Zn、Zr、Sc、Y、B、F、Mg、Ca 等元素含量较正常人低。而 Cd、Cr、Ge、Li、P、Pb、Sb、Sn、Ti、Ce、Ga、La、Nb 等元素含量较正常人高。

表 7　35 例乙肝患者与正常人发元素含量比较经 t - 检验(平均值的成对二样分析)

元素	Ba	Bi	Cd	Co	Cr	Cu	Ge	Li
t	− 4.5028	− 0.6530	1.0336	− 1.8533	0.0396	− 0.6731	0.4954	1.0766
p	< 0.001	0.5181	0.3086	0.0725	0.9686	0.5054	0.6235	0.2892
元素	Mn	Mo	Ni	P	Pb	Sb	Sn	Sr
t	− 1.1535	− 1.0223	− 0.1020	0.1078	0.2387	1.1389	0.4541	− 5.0593
p	0.2567	0.3138	0.9194	0.9148	0.8398	0.2627	0.6526	< 0.001

续表

元素	Ti	V	Zn	Zr	Ce	Ga	La	Nb
t	2.9559	0.4339	-3.6609	-1.4001	0.5020	1.1285	1.5760	0.7849
p	<0.01	0.6671	<0.01	0.1704	0.6188	0.2669	0.1243	0.4379
元素	Sc	Th	Y	B	Al	Fe	Mg	Ca
t	-0.6450	0.6353	1.1695	-1.6795	0.5987	-1.1142	-5.4203	-5.7719
p	0.5232	0.5295	0.2503	0.1022	0.5533	0.2730	<0.001	<0.001

从表 7 可见乙肝患者发中有 1 种（钛）元素含量较正常人有非常显著性差异，呈正相关；而钡、锶、锌、镁、钙 5 种元素含量有非常显著性差异，都呈负相关。

笔者将"大三阳""小三阳"、乙肝患者三者（HBV）103 例，发检验结果，男 77 例、女 26 例，两者比较为 3:1，与正常人发检验结果，列于表 8。

表 8　103 例乙肝病毒携带者与正常人发检验结果　　　　　单位：$\mu g/g$

元素	Ba	Bi	Cd	Co	Cr	Cu	Ge	Li
HBV	0.887	0.1849	0.0626	0.0314	0.2316	10.012	0.5707	0.0422
正常人	2.1570	0.1972	0.0423	0.0423	0.2665	11.026	0.3707	0.0372
元素	Mn	Mo	Ni	P	Pb	Sb	Sn	Sr
HBV	0.4001	0.0545	0.3679	176.2	2.2198	0.1596	0.1749	1.3530
正常人	0.4588	0.0610	0.3143	168.0	2.0481	0.1470	0.2295	3.7077
元素	Ti	V	Zn	Zr	Ce	Ga	La	Nb
HBV	0.7206	0.0632	162.5	0.0176	0.1239	0.3239	0.0460	0.0749
正常人	0.4484	0.0608	178.2	0.0483	0.1104	0.1518	0.0357	0.0696
元素	Sc	Th	Y	B	Al	Fe	Mg	Ca
HBV	0.0072	0.1378	0.0043	0.2499	9.34	18.58	42.75	57.69
正常人	0.0071	0.1174	0.0023	0.3216	8.74	19.49	81.72	1109.2

从表 8 可见"大三阳""小三阳"、乙肝患者三者（HBV）103 例，发检验结果，Ba、Bi、Co、Cr、Cu、Mn、Mo、Sn、Sr、Zn、Zr、B、Fe、Mg、Ca 15 种元素含量较正常人低。而 Cd、Ge、Li、Ni、P、Pb、Sb、Ti、V、Ce、Ga、La、Nb、Sc、Th、Y、Al 17 种元素含量较正常人高。即人们所熟知的多种有益元素含量较正人低；而多数有害的元素含量较正常高，但也有少数有益元素的含量高。

表 9　103 例 HBV 与正常人发元素含量比较经 t - 检验（平均值的成对二样分析）

元素	Ba	Bi	Cd	Co	Cr	Cu	Ge	Li
t	-8.5413	-0.5323	1.5104	-1.6696	-0.9851	-1.8559	1.0128	0.3983
p	<0.001	0.5956	0.1340	0.0*981	0.3269	0.0664	0.3135	0.6912
元素	Mn	Mo	Ni	P	Pb	Sb	Sn	Sr
t	-1.2310	-0.8097	1.3880	2.2346	0.4575	0.3835	-1.0793	-7.0184
p	0.2211	0.4200	0.1681	<0.05	0.6483	0.7021	0.2830	<0.001
元素	Ti	V	Zn	Zr	Ce	Ga	La	Nb
t	3.0488	0.2946	-2.5745	-2.1406	0.5842	1.2690	1.6023	0.7955
p	<0.01	0.7689	<0.05	<0.05	0.5616	0.2073	0.1122	0.4282
元素	Sc	Th	Y	B	Al	Fe	Mg	Ca
t	0.0040	0.5724	1.6536	-1.5935	0.8417	-0.3910	-8.0545	-9.1144
p	0.9682	0.2842	0.1013	0.1142	0.4019	0.6966	<0.001	<0.001

从表 9 可见，103 例 HBV 有磷、锌、锆 3 种元素含量较正常人有显著性差异，而钡、锶、钛、镁、钙 5 种元素含量较正常人有非常显著性差异。钡、锶、镁、钙、锌、锆 6 种元素含量呈负相关，磷、钛 2 种元素含量呈正相关。

笔者将以上的表 3、表 5、表 7、表 9 中经 t - 检验有显著性差异的结果，汇集在同一个表内，更能看出各种病与元素含量之间关系，见表 10。

表 10　"小三阳""大三阳"、乙肝患者和 HBV 与正常人有显著性差异表

元素	Ba	Sr	Mg	Ca	Zn	Li	Zr	Th	P	Ti
小三阳	-4.153	-3.694	-3.443	-4.240		-3.699		-2.139		
p	<0.001	<0.001	<0.01	<0.001		<0.001		<0.05		
大三阳	-6.689	-3.704	-5.707	-5.808	Mn -2.87				2.041	
p	<0.001	<0.001	<0.001	<0.001	<0.01				<0.05	
乙肝	-4.503	-5.059	-5.420	-5.772	-3.661					2.956
p	<0.001	<0.001	<0.001	<0.001	<0.01					<0.01
HBV	-8.541	-7.018	-8.055	-9.114	-2.575		-2.141		2.235	3.049
p	<0.001	<0.001	<0.001	<0.001	<0.05		<0.05		<0.05	<0.01

从表 10 可见乙肝病毒携带者发检验中发现，钡、锶，镁、钙 4 种元素含量较正常人经 t - 检验（平均值的成对二样分析）都有非常显著性差异，而且都呈负相关，这是共性。说明乙肝病毒对肝组织的损害是一致的，即使是"小三阳"也如此。

"小三阳"发现还有锂、钍两个元素也呈负相关，就是说"小三阳"在 32 种元素发检验与正常人比较中，有六个元素有显著性差异，全部都呈负相关，没一个元素正相关的。

"大三阳"发现还有锰元素有显著性差异，也呈负相关。另有磷元素有显著性差异，但是，这一元素较正常人呈正相关。

乙肝发现还有锌元素有非常显著性差异，也呈负相关。还发现钛元素有非常显著性差异，但这一元素较正常人呈正相关。

103 例 HBV 发检验中还发现锌、锆两元素也呈负相关。还发现磷、钛两元素呈正相关。就是说乙肝病毒携带者有共性，但两对半检验上不同，如"小三阳""大三阳"、乙肝在头发检验结果也有不同，这是大同和小异，小异就是其个性。

讨　论

乙肝病毒感染对肝造成损害，造成急性和慢性肝炎。在现代医学治疗慢性乙肝没有什么特效药，除干扰素有一定疗效外，基本上属于疑难顽症。其实乙肝不治自愈的不在少数，关键在于医学观念上要革新，抛掉"抗病毒"这个不符实际的观念，"抗病毒"来自"抗病菌"的成功。其实，病毒与病菌有本质的区别，病菌是一个完整的细胞，医学界陆续研制出各种抗生素对抗、消灭病菌。而病毒不是一个完整的细胞、只是 RNA、DNA 的碳链（遗传密码）进入宿主体的细胞内，借助宿主细胞内的营养拼命复制其子代，乙肝病毒伤害宿主肝细胞，如此不断地损害宿主肝细胞。在医学界至今还未研制出抗乙肝病毒的有效药。乙肝病毒的感染是外因，而人体的免疫功能的正常与否，则是内因。有的人感染乙肝病毒发病"急性肝炎"很快痊愈，有的人则转成慢性肝炎，迁延不愈，甚至越来越重，有的肝硬化、肝癌。这内因就是患者体内元素平衡水平，体内元素平衡免疫功能则恢复，根据发检验情况对患者进行食疗，将其体内元素向平衡水平调节，其体内的免疫功能得到恢复，由本身的免疫功能去消灭病毒，最后达到痊愈。元素医学食疗调理患者体内元素平衡，恢复患者的免疫功能，由其体内的免疫功能去消灭乙肝病毒。

（原载于《世界元素医学》2010 年第 1 期）

广西巴马县境内长寿老人区域分布及
人群头发中化学元素含量的研究

（2010）

张　楠　陆华湘　张志勇　黎湘娟　覃　健　何　敏　唐咸艳

（广西医科大学）

[导读] 巴马是全国以县为单位长寿率最高的地区，是著名的"长寿之乡"。以往的研究表明，与一般地区相比，长寿地区长寿老人头发元素具有高锰、高锌、高硒、高锶、高铁、高镁、高钙、低铜、低镉的特征。张楠等对广西巴马县境内长寿率最高的3个乡（长寿区域）和长寿率最低的2个乡（非长寿区域）人群头发20种元素所做的结果显示，与非长寿区域比较，与它毗邻的长寿区域人群发中钠、锂、镁、锰、锶、钾、碘、铅含量均较低，但与一般正常值或其他地区相比，钠、镁、锶、铁、钙含量较高，镉含量较低。微量元素与巴马长寿的关系似乎值得进一步研究。

巴马是著名的"长寿之乡"，是全国以县为单位长寿率最高的地区。国内外学者对巴马长寿现象的原因进行了多方面探讨，认为其可能与膳食、环境因素、行为因素及基因表型等因素有关，但这些研究多把巴马作为一个长寿整体看待。本文通过流行病学方法分析2000年巴马县境内长寿老人的地域分布及2007年长寿区域与非长寿区域人群头发中化学元素含量的差异，为今后巴马长寿现象的深入研究奠定基础。

1　材料与方法

1.1　人口学资料的来源

以2000年全国第五次人口普查和2007年抽查登记资料为基础，核查记录广西巴马县所辖12个乡106个村85岁及以上人口（通过档案法确定出生日期，以2000年10月1日零点为准计算年龄）；以广西壮族自治区测绘局所绘《2006年巴马县行政区域地图》为基础采用Mapinfo 8.0软件绘制直观反映巴马县各乡镇地域分布关系的专题地图。

1.2　研究对象

根据本文课题组对长寿老人地域分布的研究结果，选取巴马县长寿率最高的3个乡：甲篆、西山、平洞（长寿区域）以及长寿率最低的两个乡：那设、局桑（非长寿区域）作为研究现场。以年龄进行分层，随机选取两区域5~109岁健康且无染发（或头发稀少而有胡须者）的当地农民各32例为研究对象，分别为长寿区组和非长寿区组，各组内男女比基本为1:1。

1.3　样品的采集

1.3.1　头发样品的采集

将不锈钢剪刀经酒精消毒后，剪取待检者自发根部起1 cm以内的头发或胡须约0.5 g。

1.3.2　饮用水水样的采集

采集各研究对象家中的生活饮用储备水源，在平水期（10月）、枯水期（4月）和丰水期（7月）各采集1次，并将3次采集的水样等体积混合成约200 mL供取用。

1.3.3　土壤样品的采集

选择各研究对象家庭的主要耕地根层（0~20 cm）土壤，在农作物生长期内（本地适合农作物生长的时间，而不特指某种作物）采样。采用梅花点法在各块耕地土壤中设采样点，每块耕地设不少于 15 个采样点，各点土样的厚度、深浅、宽窄一致。将采集的每个研究对象耕地各个采样点土样等体积混合成 1 kg 左右供取用。

1.4　样品处理与测定

全部样品均由广西分析测试中心处理与检测。处理后的样品采用 ICP – AES 法测定 Ca、Cd、Co、Cr、Cu、Fe、K、Li、Mg、Mn、Mo、Na、Pb、Sr、V、Se、I、P、Zn 共 19 种元素含量，采用 AFS 法测定 Hg 含量。

1.5　统计学方法

所收集的资料采用 Access 2003 软件建立数据库。采用 SPSS 13.0 软件进行统计学分析。根据研究目的及样本构成特征，选择 χ^2 检验分析乡镇间长寿人口比例的差异；除去两组各元素数据资料的极端值（超过四分位数间距 3 倍的值），经正态性检验，各组数据资料均近似服从正态分布。实验数据均以 $\bar{x} \pm s$ 表示。采用配对 t 检验分析两组人毛发、土壤、水源中化学元素含量的差异。

2　结　果

2.1　巴马氏寿空间区域分布特点

巴马县 12 个乡镇 85 岁以上及 100 岁以上人口所占比例见表 1。甲篆、西山、平洞乡与那设、局桑乡高龄人口率比较见表 2。巴马各乡镇区域分布图见图 1。

由表 1、表 2 和图 1 可知，在巴马县全部 12 个乡镇中，西山、甲篆和平洞 3 个乡（长寿区域）相互毗邻，85 岁及以上和 100 岁及以上老人的比例最高，平均分别达到 1 173/10⁵ 和 84/10⁵；而局桑和那设 2 个乡（非长寿区域）亦相互毗邻，85 岁及以上和 100 岁及以上老人的比例最低，平均分别为 338/10⁵ 和 18/10⁵；其他乡镇的 85 岁及以上和 100 岁及以上老人的比例介于以上两区域之间。另外，长寿区域与非长寿区域也相连，长寿区域 85 岁及以上和 100 岁及以上老人的比例均高于非长寿区域，差异有统计学意义（$P < 0.01$）。

表 1　巴马 12 个乡镇 85 岁及以上、100 岁及以上人口所占比例

乡镇	总人口	85 岁及以上 人数	比例（1/10⁵）	100 岁及以上 人数	比例（1/10⁵）
西山乡	10 616	137	1291	11	105
平洞乡	7616	96	1261	6	80
甲篆乡	20 052	216	1077	15	76
东山乡	9597	77	802	3	31
凤凰乡	8795	65	739	2	23
所略乡	22 642	146	645	10	45
巴马镇	56 788	328	578	10	18
那桃乡	26 268	145	552	10	39
燕洞乡	21 966	111	505	1	5
百林乡	14 554	63	433	3	21
那社乡	13 977	54	386	2	15
局桑乡	8837	23	260	2	33

表2　长寿区组与非长寿区组高龄人口率比较

组别	总人口	85 岁及以上		100 岁及以上	
		人数	比例（1/10⁵）	人数	比例（1/10⁵）
长寿区组	38 284	449	1173[1]	32	84[1]
非长寿区组	22 814	77	338	4	18

与非长寿区组比较：1）$P < 0.01$。

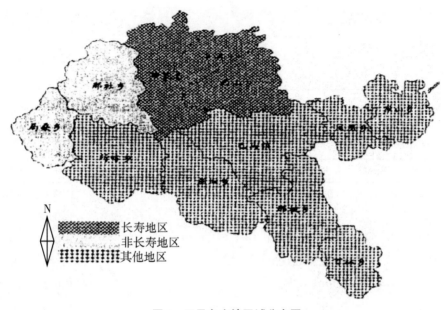

图1　巴马各乡镇区域分布图

2.2　长寿区组与非长寿区组人群头发、饮用水、土壤中 20 种化学元素含量的比较

见表 3 ~ 表 5。与长寿区组比较，非长寿区组头发中 Na、Li、Mg、Mn、Pb、Sr、K、I 8 种元素含量较高；饮用水中 Na、Li、Mg、Mn、Fe、V 6 种元素含量较高，Ca、Zn、Co、Hg 4 种元素含量较低；土壤中 Na、Mo、Se、Hg 4 种元素含量较高，Cu、P、I、Cd 4 种元素含量较低，差异均有统计学意义（$P < 0.05$ 或 $P < 0.01$）。

表3　巴马县长寿区组与非长寿区组人群头发中 20 种化学元素含量的分布（$\bar{x} \pm s$）　　单位：$\mu g/g$

元素	人数	长寿区组	人数	非长寿区组
Na	32	58.82 ± 32.82	32	95.29 ± 53.88[1]
I	32	1.02 ± 0.64	31	1.81 ± 1.31[2]
Sr	30	1.42 ± 1.06	32	2.61 ± 1.98[1]
Li	31	0.08 ± 0.05	30	0.14 ± 0.11[1]
Pb	32	6.53 ± 5.27	31	10.93 ± 10.27[2]
K	32	27.30 ± 13.52	32	44.65 ± 28.98[1]
Mn	30	5.87 ± 5.32	32	20.30 ± 19.34[2]
Mg	32	53.04 ± 23.96	32	76.69 ± 38.35[2]
Ca	32	1224.57 ± 867.22	32	1166.07 ± 580.23
Mo	32	0.52 ± 0.42	32	0.57 ± 0.43
Se	30	0.40 ± 0.38	30	0.63 ± 0.48
Hg	32	0.68 ± 0.38	32	0.63 ± 0.42

元素	人数	长寿区组	人数	非长寿区组
Cu	32	10.31 ± 7.05	32	9.76 ± 6.03
P	32	161.03 ± 29.03	32	163.28 ± 26.56
Cd	30	0.09 ± 0.08	31	0.10 ± 0.09
Cr	32	0.36 ± 0.25	31	0.28 ± 0.27
V	32	0.19 ± 0.08	32	0.16 ± 0.09
Fe	32	58.82 ± 25.19	32	76.89 ± 35.38
Zn	32	155.22 ± 37.66	32	146.24 ± 31.40
Co	32	0.06 ± 0.04	29	0.07 ± 0.06

与长寿区组比较：1) $P < 0.05$，2) $P < 0.01$；下表同。

表 4　巴马县长寿区组与非长寿区组人群饮用水中 20 种化学元素含量的分布（$\bar{x} \pm s$）　单位：mg/L

元素	人数	长寿区组	人数	非长寿区组
Na	32	1.7800 ± 0.6300	32	2.9300 ± 0.8500[1]
I	32	0.0018 ± 0.0007	32	0.0018 ± 0.0007
Sr	32	0.0330 ± 0.0088	32	0.0263 ± 0.0121
Li	32	0.0027 ± 0.0007	31	0.0045 ± 0.0025[2]
Pb	31	0.0144 ± 0.0101	32	0.0223 ± 0.0148
K	32	0.3500 ± 0.0900	30	0.3200 ± 0.0700
Mn	31	0.0010 ± 0.0005	30	0.0086 ± 0.0076[2]
Mg	32	2.6300 ± 0.5300	32	3.8500 ± 1.2800[2]
Ca	32	58.8900 ± 13.5900	32	41.7600 ± 19.5000[2]
Mo	31	0.0017 ± 0.0016	32	0.0029 ± 0.0019
Se	31	0.0006 ± 0.0003	32	0.0004 ± 0.0003
Hg	31	0.0160 ± 0.0129	32	0.0119 ± 0.0080[2]
Cu	32	0.0040 ± 0.0032	32	0.0021 ± 0.0018
P	32	0.0090 ± 0.0046	31	0.0114 ± 0.0095
Cd	32	0.00024 ± 0.0002	32	0.0003 ± 0.0001
Cr	30	0.0020 ± 0.0016	31	0.0023 ± 0.0016
V	32	0.0067 ± 0.0034	32	0.0083 ± 0.0052[1]
Fe	32	0.0090 ± 0.0052	30	0.0732 ± 0.0543[2]
Zn	32	0.0042 ± 0.0029	31	0.0020 ± 0.0018[1]
Co	32	0.0005 ± 0.0003	31	0.0002 ± 0.0001[1]

表 5　巴马县长寿区组与非长寿区组人群土壤中 20 种化学元素含量的分布（$\bar{x} \pm s$）　单位：μg/g

元素	人数	长寿区组	人数	非长寿区组
Na	32	0.12 ± 0.03	32	0.32 ± 0.17[2]
I	31	11.72 ± 8.78	32	8.05 ± 3.27[2]
Sr	32	715.13 ± 630.59	32	655.57 ± 631.05

元素	人数	长寿区组	人数	非长寿区组
Li	32	45.29 ± 13.69	32	46.37 ± 15.80
Pb	32	19.04 ± 8.96	32	25.07 ± 9.94
K	32	1.18 ± 0.38	31	1.78 ± 0.49
Mn	31	1353.65 ± 1204.08	30	1293.68 ± 1248.36
Mg	32	0.41 ± 0.11	32	0.30 ± 0.06
Ca	31	3.06 ± 2.32	31	1.67 ± 1.23
Mo	32	3.45 ± 0.91	32	5.03 ± 2.17[2]
Se	32	0.19 ± 0.13	31	0.27 ± 0.26[1]
Hg	30	0.19 ± 0.13	30	0.26 ± 0.20[1]
Cu	32	36.03 ± 18.06	32	31.81 ± 13.05[1]
P	31	0.25 ± 0.24	32	0.12 ± 0.06[2]
Cd	31	4.40 ± 2.34	30	1.50 ± 1.00[2]
Cr	32	64.09 ± 14.92	31	65.78 ± 22.89
V	32	88.03 ± 17.34	32	118.47 ± 35.54
Fe	32	4.18 ± 1.36	32	4.51 ± 1.53
Zn	31	192.18 ± 140.02	32	146.66 ± 136.94
Co	32	24.73 ± 8.79	32	19.60 ± 9.31

3　讨　论

　　根据对巴马县各乡镇长寿人口的描述研究，结合对巴马各乡镇地形特征的调查结果，笔者认为：
（1）巴马长寿存在明显的区域分布不均衡性，甲篆、平洞、西山3个乡为长寿区域，那社、局桑2个乡为相对非长寿区域。（2）总体上，巴马全县地形可分为灰岩石山带、丘陵砂岩带、混合丘陵带3种。在长寿区域中，除甲篆乡为混合丘陵带外，其他两个乡均为灰岩石山带；而非长寿区域的两个乡均为丘陵砂岩带。

　　本次研究显示，长寿区域与非长寿区域也相临，长寿区域85岁及以上和100岁及以上老人的比例均高于非长寿区域。有学者认为，某些长寿地区可能存在着一个优于一般地区的"长寿元素谱"。头发中元素含量能够间接反映人体相当一段时间内元素的累积情况，可代表人体元素的平均水平。因此，笔者对巴马县长寿区域与非长寿区域人群头发中化学元素的含量进行了研究，结果显示，非长寿区域人群头发中Na、Li、Mg、Mn、Sr、K、I7种必需宏量及微量元素以及有毒金属元素Pb的含量高于长寿区域。人体中的化学元素不能在人体内自行合成，只能通过日常食物、饮水及空气中扬尘的吸附获得；而食物中元素会受到灌溉水源及耕作土壤中元素含量的影响，这主要是由于地壳中的化学元素可通过多重作用溶到水源及土壤中，因此，人体内的化学元素组成与所生存地区的地质环境中化学元素组成有密切关系。如前所述，巴马长寿区域主要位于石山区，而非长寿区域均位于土山区，因石山地区的地壳元素含量常高于土山地区，似乎长寿区域人群头发中化学元素含量应当高于非长寿区域。但检测结果跟预期相反，可能有如下原因。

　　（1）与饮用水中元素含量有关。本次研究结果显示，与长寿区组比较，非长寿区组饮用水中Na、Li、Mg、Mn、Fe、V6种元素含量较高，Ca、Zn、Co、Hg4种元素含量较低，差异均有统计学意义；而长寿区饮用水以小溪水和泉水为主，非长寿区以地下水和高山泉水为主。饮用水与头发中元素含量分布有相似之处，两者一些元素含量分布差别的原因有待进一步研究。本次研究结果还显示，与长寿区组比较，非长寿区组土壤中 Na、Mo、Se、Hg 4 种元素含量较高，Cu、P、I、Cd 4 种元素含量较低，差异均有统计学意义；土壤与头发中元素含量分布基本无明显的相同趋势。

（2）可能与人群不同的饮食习惯有关。据调查，巴马长寿区域人群以吃玉米粥辅以红薯、南瓜、芋头等作为主食，非长寿区域人群以吃大米加其他杂粮为主食，副食以野菜为主。这些食物中的元素含量可能有差别，具体的饮食结构差异有待进一步研究。另外，糖类、膳食纤维、脂肪、蛋白质等的摄入情况也可能对化学元素的吸收、蓄积产生影响。文献曾报道，巴马长寿地区人群的热量摄入、各种食物总量的摄入均较低，这也可能造成他们体内化学元素蓄积量较低；且巴马长寿老人普遍体重较轻、身高较矮也间接证明了这一点。

（3）其他因素。例如，两区域人群不同的基因构成及吸烟情况等。然而，两区域人群发中化学元素含量差异的原因复杂，仍需要做进一步研究。

有文献报道，长寿地区长寿老人头发中化学元素含量与一般地区相比有高 Mn、高 Zn、高 Se、高 Sr、高 Fe、高 Mg、高 Ca、低 Cu、低 Cd 的特点，有些地区甚至高 Pb。本研究则显示，与非长寿区域相比，巴马县长寿区域人群头发中 Na、Li、Mg、Mn、Sr、K、I 等含量均较低，但与一般正常值或其他地区相比，Mn、Mg、Sr、Fe、Ca 等含量较高，Cd 等较低。目前，已知必需化学元素在体内发挥作用，量不宜太多亦不宜太少，元素间亦相互协同、拮抗，元素比例要适宜。例如，Mn 是人体多种酶的激活剂，能防止动脉硬化的发生，但 Mn 过高可引起甲状腺功能亢进现象；I 缺乏或过量都会导致自由基损伤而诱发甲状腺疾病；K、Na 是调节人体酸碱平衡和水平衡的主要元素，但其含量及比值异常可为骨质的溶解提供有利的外部酸环境而加快骨代谢的速度；刘汴生等也发现，复合元素谱能明显延长四膜虫、果蝇、小鼠等实验动物的平均寿命和最高寿命。巴马长寿区域人群长寿率较高，可能与该区域人群体内合适的化学元素谱有关，但要弄清人群体内元素的具体含量及比例，还需扩大样本量，并设巴马县以外的一般人群为对照进行分析，本研究为今后更深入、系统地研究化学元素与巴马长寿的关系奠定了基础。

（原载于《中国老年学杂志》2010 年第 9 期）

68 例甲亢患者与正常人头发 35 种元素 ICP 检验结果比较

（2011）

陈祥友

（金陵微量元素与健康研究所）

[导读] 甲亢是甲状腺功能亢进症的简称。甲亢除与碘元素有关外，还与其他元素不平衡有关。陈祥友用 ICP 法测定 68 例甲亢患者头发中 35 种元素，与相同性别、相近年龄 68 例正常人比较，发现患者头发铋、锶、铝、钛含量显著升高，钼、钍含量显著降低。

甲状腺功能亢进症（hyperthyroidism）简称甲亢，是指甲状腺机能增高、分泌激素增多或因甲状腺激素在血循环中水平增高所致的内分泌病，病因多种，病理呈弥漫性、结节性或混合性甲状腺肿和甲状腺炎等及多种脏器和组织由甲状腺激素直接和间接所引起的病理生理与病理解剖病变。甲亢在临床上呈高代谢症群、神经、心血管系等功能失常，甲状腺肿大等特征，弥漫性者大多伴不同程度的突眼症。

甲亢分甲状腺性甲亢：甲状腺自身功能亢进，伴甲亢症群。包括弥漫性甲状腺肿伴甲亢症（Craves 病，突眼性甲状腺肿等）；多结节性甲状腺肿；自主性高功能性甲状腺肿瘤；新生儿甲亢；碘甲亢；滤泡性甲状腺癌。还有垂体性甲亢、异源 TSH 综合征、卵巢甲状腺肿、仅有甲亢症状而甲状腺功能不高者、多发性骨纤维性异常增生症伴甲亢五类。

本文报告 68 例，其中男性 18 例、女性 50 例，男性最小年龄为 4 岁、年龄最大的为 60 岁，女性最小年龄为 3 岁、最大的年龄为 67 岁，其总平均为 33.7 岁。选取相同性别、年龄相近的 68 例正常人头发样，用 ICP 法测定 35 种元素含量，本文报告 32 种元素检验结果。

头发经常规：洗净、烘干、剪碎、称重，在铂金坩埚中于马佛炉中低温灰化，消化，转移，稀释，定容，用 ICP 仪测试 35 种元素含量，报告 32 种元素分析均值，其结果见表 1。

表 1　68 例甲亢患者与正常人头发 32 种元素 ICP 检验结果　　　　　单位：$\mu g/g$

元素	Ba	Bi	Cd	Co	Cr	Cu	Ge	Li	Mn	Mo	Ni
甲亢	2.281	0.213	0.042	0.037	0.185	9.720	0.280	0.188	0.962	0.028	0.389
正常	2.340	0.142	0.048	0.052	0.256	10.463	0.302	0.042	0.461	0.061	0.336

元素	P	Pb	Sb	Sn	Sr	Ti	V	Zn	Zr	Ce	Ga
甲亢	171	2.065	0.101	0.199	5.816	1.716	0.054	179	0.015	0.091	0.128
正常	165	2.147	0.115	0.245	4.038	0.504	0.200	177	0.019	0.100	0.168

元素	La	Nb	Sc	Th	Y	Fe	Mg	Ca	Al	B	
甲亢	0.184	0.067	0.007	0.063	0.004	23.21	113	1413	13.22	0.243	
正常	0.036	0.073	0.007	0.121	0.003	19.32	90	1326	9.324	0.204	

从表 1 可见，甲亢患者头发中铋、锂、锰、锶、钛、镧、铁、镁、钙、铝、硼 11 种元素含量明显高于正常人，而铬、铜、锗、钼、锡、钒、铈、镓、钍 9 元素含量明显低于正常人。对甲亢患者和正常人各 68 例发检 32 种元素含量逐个经 t - 检验：（平均值的成对二样分析）其结果有相关性差异的 6 种元素见表 2。

表 2　甲亢患者和正常人各 68 例发检 32 种元素含量经 t - 检验的结果

元素	Ba	Bi	Cd	Co	Cr	Cu	Ge	Li
t 值	-0.143	2.083	-0.723	-1.915	-1.884	-1.174	-0.128	1.003
p 值	0.887	0.041	0.472	0.059	0.064	0.245	0.899	0.319

元素	Mn	Mo	Ni	P	Pb	Sb	Sn	Sr
t 值	1.794	-4.381	0.710	0.823	-0.135	-0.550	-0.645	2.143
p 值	0.077	0.001	0.480	0.413	0.894	0.584	0.521	0.036

元素	Ti	V	Zn	Zr	Ce	Ga	La	Nb
t 值	5.331	-0.994	0.287	-1.384	-0.299	-1.168	1.003	-0.354
p 值	0.001	0.324	0.775	0.171	0.765	0.246	0.319	0.724

元素	Sc	Th	Y	Fe	Mg	Ca	Al	B
t 值	-0.563	-2.270	1.344	0.637	1.424	0.356	2.294	0.899
p 值	0.575	0.026	0.183	0.526	0.159	0.723	0.025	0.372

从表 2 可见，甲亢患者和正常人发检铋、锶、铝 3 种元素含量经 t - 检验有显著性差异，钛元素有非常显著性差异，4 种元素较正常人呈正相关。而钍元素有显著性差异、钼元素有非常显著性差异，2 种元素含量较正常人呈负相关。将 t - 检验的结果列于表 3。

表3　t–检验的结果

元素	Bi	Sr	Al	Th	Ti	Mo
t 值	2.083	2.143	2.294	−2.270	5.331	−4.381
P 值	<0.05	<0.05	<0.05	<0.05	<0.001	<0.001

另，钴、铬、锰、镁、铜、镓、锂等元素经统计没有显著性差异这可能与样本较少有关。

甲状腺功能亢进与碘元素有关已是常识，其实任何一种疾病都是多因子的综合的结果、甲亢也不例外，这也是甲亢的复杂原因，临床治疗当然是多样的，有的就是病因不明、成为疑难症。所谓疑难症：疑者就是病因不明，难者就是"狗咬刺猬无从下手"。本文发现甲亢除与碘元素有关外还与钼、钛、钍、铝、锶、铋有关。再者，笔者认为还很有可能与钴、铬、锰、镁、铜、镓、锂等元素有关。

内蒙古阿拉善特戈熙甲状腺蒙医专科医院，从多种微量元素研究治疗甲亢是科学的。

（原载于《世界元素医学》2011 年第 1、2 期）

201 例血小板减少患者与正常人发检结果比较

（2011）

陈祥友

（金陵微量元素与健康研究所）

[导读] 血小板减少症在各个年龄段均可发病。系统性红斑狼疮患者中约有三分之一合并血小板减少症，因而认为该病也与免疫有关，但真正病因尚不清楚。陈祥友通过测定 201 例血小板减少患者头发 32 种元素发现，患者有 26 种元素含量显著高于相同性别、相同年龄正常人；在血小板减少患者的 18 种标志性元素中，有 14 种与系统性红斑狼疮患者相一致，不同的是：前者锆、钪、锡升高，后者铜、锂、锌、钙降低。该作者还检验了 76 例癌症、系统性红斑狼疮合并血小板减少患者的头发元素含量变化，发现并发症患者亦有 26 种元素含量显著高于相应正常人，其中 25 种元素含量变化与血小板减少患者相同。因元素平衡医学食疗法治疗血小板减少疗效特好，通常两个月治愈。

血小板（Platelet）哺乳类动物血液中的三大类主要成分之一，它有质膜、没有细胞核，呈圆形，体积小于红细胞和白细胞，它们在血管损伤后的止血过程中起着重要作用。血小板由骨髓造血组织中的巨核细胞产生。新生成的血小板先通过脾脏，约有 1/3 在此贮存。贮存的血小板可与进入循环血中的血小板自由交换，以维持血中的正常量。血小板的寿命约 7～14 天，每天约更新总量的 1/10，衰老的血小板大多在脾脏中被清除。在正常的血液中血小板有恒定的数量，人的血小板数为：$100～300 \times 10^9$/升，血小板在止血、伤口愈合、炎症反应、血栓形成及器官移植排斥等生理和病理过程中有重要作用。

血小板在血液的含量减少、增多和功能缺陷都是病。本文主要讨论血小板减少病，血小板计数持续低于 100×10^9/升，一般血小板在 50×10^9/升时易伴自发出血，在 20×10^9/升时常有较明显自发出血。血小板减少原因很多其发生机理：生成减少，药物抑制骨髓巨核细胞诱发血小板减少，放疗、化疗肿瘤或叶酸和维生素 B_{12} 缺乏等引起全血细胞生成减少；破坏过多，药物和自身免疫病、特发性血小板减少性紫癜……血小板消耗过多；分布异常，由巨大脾脏扣压过多……系统性红斑狼疮患者有近一半并发血小板减少，目前通常用激素治疗效果并不理想。

笔者用 ICP 法分析 201 例血小板减少患者和正常人头发中 32 种元素含量，其中女的 108 例，男性 93 例；最小年龄仅 1 岁，最大年龄 83 岁，平均年龄 40.5 岁。现将血小板减少患者和相同年龄相同性别正常人头发检验结果列于表 1。

表 1   201 例血小板减少与正常人 ICP 发检结果　　　　　　　　　单位：$\mu g/g$

元素	Ba	Bi	Cd	Co	Cr	Cu	Ge	Li
患者	3.281	0.667	0.083	0.116	0.973	12.38	0.755	0.068
正常人	2.058	0.184	0.053	0.133	0.294	11.38	0.338	0.033
元素	Mn	Mo	Ni	P	Pb	Sb	Sn	Sr
患者	1.582	0.112	1.285	161	5.892	0.551	0.382	5.103
正常人	0.465	0.062	0.351	166	2.349	0.127	0.213	3.439
元素	Ti	V	Zn	Zr	Ce	Ga	La	Nb
患者	2.325	0.149	163	0.161	0.506	0.629	0.242	0.337
正常人	0.553	0.076	168	0.025	0.113	0.161	0.037	0.081
元素	Sc	Th	Y	Al	B	Fe	Mg	Ca
患者	0.029	0.419	0.012	22	0.641	69	94	1085
正常人	0.007	0.124	0.003	10	0.229	20	78	1116

从表 1 可见，血小板患者头发中元素含量均值正常人高的有：Ba、Bi、Cd、Cr、Ge、Li、Mn、Mo、Ni、Pb、Sb、Sn、Sr、Ti、V、Zr、Ce、La、Nb、Sc、Th、Y、Al、B、Fe、Mg、Cu 27 个元素。

对 201 例血小板患者和正常人发检 32 个元素含量经 t-检验：平均值的成对二样本分析的结果列于表 2。

表 2 t-检验：201 例血小板患者和正常人发检平均值的成对二样本分析的结果

元素	Ba	Bi	Cd	Cr	Ge	Li	Mn	Mo	NI
t	4.9615	5.1595	2.8694	3.0584	6.3366	4.6706	4.7825	5.3934	5.3894
p	<0.001	<0.001	<0.01	<0.01	<0.001	<0.001	<0.001	<0.001	<0.001
元素	Pb	Sb	Sn	Sr	Ti	V	Zr	Ce	Ga
t	2.6427	7.5485	3.0068	3.0083	5.2649	4.3681	5.5971	8.5050	6.1152
p	<0.01	<0.001	<0.01	<0.01	<0.001	<0.001	<0.001	<0.001	<0.001
元素	La	Nb	Sc	Th	Y	Al	B	Fe	
t	11.0595	4.6298	5.4966	7.0495	2.1445	6.5755	5.1190	5.9297	
p	<0.001	<0.001	<0.001	<0.001	<0.05	<0.001	<0.001	<0.001	

从表 2 可见，血小板患者发中元素含量较正常人经 t-检验（平均值的成对二样本分析）按 t-值大小为，La、Ce、Sb、Th、Al、Ge、Ga、Fe、Zr、Sc、Mo、Ni、Ti、Bi、B、Ba、Mn、Li、Nb、V、Cr、Sr、Sn、Cd、Pb 25 种元素全部有非常显著性差异，另有 Y—元素是显著性差异，全部都呈现正相关。La、Ce、Sb、Th、Al、Ge、Ga、Fe、Zr、Sc、Mo、Ni、Ti、Bi、B 15 元素的 t-值都大于 5.1100，其中 La、Ce、Sb、Th、Al、Ga、Zr、Sc、Ti、Bi 10 种元素被认为不是人体必需的，而 Fe、Mo、Ni、Ti 4 元素被认为是人体必需，B 元素则被认为是可能必需的，但是，含量过高了也会导致血小板减少。这就是元素平衡学说所阐明的人体元素含量正常比例的关键是平衡；有益的元素含量不是多多益善，过高同样将

导致生病，甚至死亡，就是"过犹不及"的道理。有害元素在人体的含量也不是为零，"零铅工程"被有识之士称为"伪命题"，即人体铅元素含量是不可能为零，即使未检出，也不等于零。有益元素也好、有害元素也好，在人体内的含量之间有一个正常的比例范围，这个比例范围保持平衡人体就健康，否则就生病甚至死亡。

血小板减少患者的 18 种标志元素中有 14 种和系统性红斑狼疮患者相一致：La、Ce、Sb、Th、Al、Ge、Ga、Fe、Mo、Ti、V、Cd、Pb、Mn；另 Zr、Sc、Sn 3 种元素是血小板减少患者另有的。而 SLE 发中元素：Cu、Li、Zn、Ca 4 种元素含量呈负相关；血小板减少发检中无含量呈负相关元素。这就是系统性红斑狼疮患者有近一半的患者并发血小板减少病。

笔者将系统性红斑狼疮和癌症患者 76 例与正常人 ICP 发检结果列于表 3。

表 3　系统性红斑狼疮和癌症患者 76 例与正常人 ICP 头发检验结果　　　　　单位：$\mu g/g$

元素	Ba	Bi	Cd	Co	Cr	Cu	Ge	Li	Mn	Mo	Ni
患者	5.119	0.735	0.111	0.206	1.667	11.65	1.166	0.098	2.734	0.151	2.609
正常	2.083	0.196	0.055	0.146	0.318	12.39	0.339	0.037	0.473	0.062	0.379

元素	P	Pb	Sb	Sn	Sr	Ti	V	Zn	Zr	Ce	Ga
患者	158	5.506	0.851	0.573	5.485	3.343	0.222	176	0.224	0.710	0.851
正常	165	2.202	0.133	0.230	3.535	0.576	0.094	172	0.018	0.113	0.172

元素	La	Nb	Sc	Th	Y	B	Al	Fe	Mg	Ca
患者	0.291	0.431	0.043	0.657	0.019	0.906	28	120	121	1394
正常	0.036	0.062	0.007	0.113	0.003	0.222	11	20	83	1217

从表 3 可见，系统性红斑狼疮和癌症患者发检结果较正常人为高的有：Ba、Bi、Cd、Cr、Ge、Li、Mn、Mo、Ni、Pb、Sb、Sn、Sr、Ti、V、Zr、Ce、Ga、La、Nb、Sc、Th、B、Al、Fe、Mg 26 种元素。

对 76 例血小板患者、癌症和正常人发检 32 个元素含量经 t – 检验：平均值的成对二样本分析的结果列于表 4。

表 4　t – 检验：76 例血小板患者、癌症和正常人发检平均值的成对二样本分析的结果

元素	Ba	Bi	Cd	Cr	Ge	Li	Mn	Mo	Ni
t	3.3915	4.6959	2.6048	2.3425	6.2374	3.7053	3.9040	5.5622	5.4667
p	<0.001	<0.001	<0.05	<0.05	<0.001	<0.001	<0.001	<0.001	<0.001

元素	Pb	Sb	Sn	Sr	Ti	V	Zr	Ce	Ga
t	5.4613	6.4726	3.1326	2.5963	3.2969	3.3724	3.9594	5.5593	4.7303
p	<0.001	<0.001	<0.01	<0.05	<0.01	<0.01	<0.001	<0.001	<0.001

元素	La	Nb	Sc	Th	B	Al	Fe	Mg
t	7.7773	7.0623	3.9904	5.6221	3.8604	4.4448	4.9536	2.0499
p	<0.001	<0.001	<0.001	<0.001	<0.001	<0.001	<0.001	<0.05

从表 4 可见，系统性红斑狼疮和癌症合并血小板减少患者发检结果与正常人经 t – 检验，按其值大小排列：La、Nb、Sb、Ge、Th、Mo、Ce、Ni、Pb、Fe、Ga、Bi、Al、Sc、Zr、Mn、Li、B、Ba、V、Ti、Sn、Cd、Sr、Cr、Mg 26 种元素；将表 4 与表 2 比较发现；La 元素始终是排在第一个；表 4 中多了一个 Mg 元素；其他如 La、Ce、Sb、Th、Al、Ge、Ga、Fe、Zr、Sc、Mo、Ni、Ti、Bi、B、Ba、Mn、Li、Nb、V、Cr、Sr、Sn、Cd、Pb 25 种元素完全相同都有显著性差异，而且都呈现正相关。

201 例血小板减少患者来看可发生在任何年龄段，女性 108 例和 93 例，按年龄段分布来看：其例数和所占%各不相同，见表5。

表5　201 例血小板减少患者男、女在不同年龄段的例数、百分比%

性别	年龄段	1~10	11~20	21~30	31~40	41~50	51~60	61~70	71~80	81~90
女性	例数	11	5	18	14	28	15	12	5	0
	%	10.2	4.6	16.7	13	26	14	11.1	4.6	0
男性	例数	17	5	9	16	15	10	10	8	3
	%	18	5.3	9.7	17	16	11	11	8.6	3.2
总计	例数	28	10	27	30	43	25	23	13	3
	%	14	5	13.4	15	21.4	12.4	11.4	6.5	1.4

从表5可见，男、女血小板减少患者不同性别在年龄段上发病例数、百分比各异。如女性：在1~10年龄段较高；在11~20年龄段发病率低；21~30年龄段发病率较高；31~40年龄段比21~30年龄段有所降低；在41~50年龄段发病率最高达26%；在51~60、61~70、71~80各个年龄段发病率逐渐下降。而男性在1~10年龄段血小板减少发病率最高；11~20年龄段发病率降低到谷底；21~30年龄段略有增加；31~40年龄段发病率达到仅次第一个高峰；41~50年龄段发病率较前少有降低；51~60年龄段和61~70年龄段一样较前降低；71~80和81~90年龄段血小板减少发病率是逐渐降低。

男女在1~10年龄段血小板减少发病率都有一个高发期，这与儿童的免疫力刚发育还相对低有关。11~20年龄段男、女血小板减少发病率都降低此时段正是青春发育旺盛；21~30年龄段血小板减少发病率有增加，女性增幅最大，这也是系统性红斑狼疮高年龄段，笔者研究发现：男女发病率比值为1：13有关。31~40年龄段在女性有所降低，在男性血小板减少发病率达到第二个高峰，在这年龄段男性应是最强壮的，也是最易发生自身免疫疾病，这就是过强变衰之理。41~50年龄段在男性血小板减少发病率仍保持在高位，但较前略有降低。而在女性达到最高峰，据笔者研究发现女性在45岁左右是生命最旺盛时期，就是说在41~50年龄段对女性来说是其生命最旺盛时期，也是最易发生自身免疫疾病的年龄段。51~60年龄段在女性与31~40年龄段相近，在男性明显降低。61~70年龄段血小板减少发病率，在男性同前。在女性又有降低……

笔者认为血小板减少主要与自身免疫病有关，与系统性红斑狼疮发病有相类似，但年龄段都推迟了1个年龄段，即系统性红斑狼疮发病率高发在31~40年龄段。通常在11~20、21~30、31~40、41~50 4个年龄段，而在31~40年龄段系统性红斑狼疮发病率有一个峰值。

血小板减少治疗目前：①糖皮质激素；②脾切除；③免疫抑制治疗，其毒副作用严重；④静脉注入高剂量免疫球蛋白；⑤抗D血清输入；⑥用一种达那唑的雄激素，对肝脏有损害。其实以上6种方法很难治愈血小板减少病，有的迁延日久而不愈。所以血小板减少病亦属疑难症。

血小板减少症对元素平衡医学来说：根本不是疑难症，笔者用元素医学食疗治疗血小板减少成功案例很多，仅举数例如下。

①1996年初住医院的14岁血小板减少女孩患者王×，其父是公安员，当时他正为一个案子要出远差，而女儿病情又越来越重……所以登报求治。笔者见报主动免费给1个月的毫乐食疗产品，1个月不到血小板恢复到正常，出院上学。

②下面是患者亲属的来信：《扬子晚报》连心桥、金陵微量元素与健康研究所：

你们好！我的女儿刘××，6岁，于1996年4月患血小板减少紫癜病，伴关节疼痛（经丰县人民医院确诊），血小板最少只有6.5万，中西医治疗，疗效甚微，全家非常着急，通过贵报连心桥，知道南京金陵微量元素与健康研究所陈祥友教授能治此病，托人于1997年4月1日来南京取了半个月的毫乐密糕、口服液。到1997年4月17日再复查女儿的血色素感谢《扬子晚报》连心桥为我们提供了科学信息，感谢金陵微量元素与健康研究所。

丰县城关镇南关一队　张××　刘××

1997年4月18日

③史××，男，5岁，食疗前血小板：6.7万1999年12月，元素医学食疗一月，血小板增加到10万以上，而痊愈。

④郑×，女，58岁，南京樱驼花园，5~6年前发现膀子有紫斑，查血小板4万~9万；以后服中药治疗；头昏、头痛，发软，上午好一些，下午差；吃饭好，睡眠不好，睡不熟，多梦；胸闷。大便好，小便，53岁绝经。牙痛，内外痔，膀子麻。食疗前血小板6.8万，元素医学食疗一月，血小板13万，治愈。

⑤董××，女，23岁，射阳人。2010年7月10日患病：血小板最低为：0.7万；激素12片；食疗前2片/天；食疗前血小板3.2万；元素医学食疗两个月血小板23.2万，不再服激素。

⑥蔡××，女，58岁；广州人，血小板减少，用激素治疗引起胃大出血。2006年6月15日，输血小板；准备切脾，血小板0.24万；元素医学食疗半月，查血小板已上升到10万。

⑦王××，女，40岁；江西瑞昌南义镇朝阳村。2005年7月发现血小板减少住院后到南昌附2院，血小板最低0.8万，现5万~7万。激素1片/天。现吃饭食欲时好时坏；睡觉尚好；大便正常；小便正常；月经不来9年；从前曾患痛经。浅表性胃炎，头胀痛，牙龈常出血，脾大；子宫肌瘤术后。食疗前查血小板5.1万。2006年10月11日元素医学食疗半月，电话中知其血小板：10.8万，已痊愈。

⑧许××，女，41岁；无锡滨湖区马山镇峰影村，1997年发现血小板减少紫癜；住院稳定，用泼尼松2~3片/天；一直用到现在。去年9月血小板只有1万左右。月经量少；2003年1月23日食疗前，血小板0.93万。食疗一月，2003年4月10日查血小板为：10.7万，血小板恢复正常。

⑨赵××，女，47岁；雨花区铁心桥街道大定坊韩府山庄。2006年6月9日发现住市立一院，血小板5万；住院一周血小板：3.6万；6月29日第二次住院；半月血小板：2.4万；2006年7月7日出院。出院小结两份，住院用地塞米松、泼尼松50mg；血小板不升反而降低。2006年7月23日食疗前查血小板：1.4万。吃饭好，睡觉好，身痒，小便大便正常，停经半年。现全身有出血点，小腿最多。2006年7月31日元素医学食疗7天后：检验血小板：11.6万。

⑩李×，女，17岁；赣榆县中学生，SLE住医院一个半月用激素9片/天。原来血小板正常、2009年6月5日查血小板19.0万住三甲医院血液科治疗到2009年7月7日血小板减少到：9.5万；到2009年7月28日血小板减少到：1.8万；2009年8月6日将她转肾科治疗查血小板：3.1万；到2009年8月12日查血小板：4.0万；2009年8月16日查血小板：5.0万、患者休克病危，后经抢救过来。2009年8月17日出院查血小板：4.9万。即患者元素医学食疗前血小板：4.9万，其体弱不能走动，2009年8月23日开始元素医学食疗血小板：7.3万；于2009年8月28日即仅5天血小板升到：9.4万；到2009年10月9日即食疗46天血小板上升到24.5万；元素医学食疗到2009年11月13日即79天查血小板达27.0万。将某三甲医院治疗SLE患者的血小板减少与元素医学食疗治疗结果列于表6。

表6　2009年SLE患者住医院与元素食疗血小板变化　　　　　单位：万

序	1	2	3	4	5	6	7	8	9	10	11
月.日	6/5	7/7	7/28	8/6	8/12	8/16	8/17	8/23	8/28	10/9	11/13
PLT	19.0	9.5	1.8	3.1	4.0	5.0	4.9	7.3	9.4	24.5	27.0
住院否	入院前	血液科	血液科	转肾科	肾科	休克急救	肾科	出院食疗	食疗5天	食疗46天	食疗79天

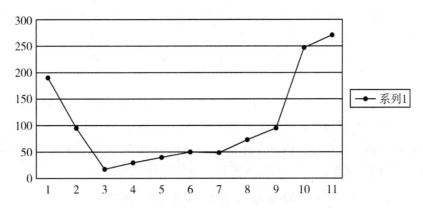

图 1　2009 年南京 SLE 患者李×住医院治疗与元素食疗中的血小板变化

从表 6 和图 1 可清楚看出现代医学治疗系统性红斑狼疮伴血小板减少的误区，用激素治疗有时适得其反，即血小板越治越少，患者差一点死亡。

笔者自 1996 年到现在用元素医学食疗法治愈系统性红斑狼疮患者百余例，SLE 患者中有近半数合并血小板减少症。而且，总是最先治愈血小板减少，以后才治愈系统性红斑狼疮。笔者认为，现代医学面临太多疑难病症而束手无策，理应创新。元素医学食疗法应该是系统性红斑狼疮和血小板减少症的首选方法。

（原载于《世界元素医学》2011 年第 3、4 期）

58 例前列腺增生与正常人检验结果比较

（2011）

陈祥友

（金陵微量元素与健康研究所）

[**导读**] *前列腺增生不仅是老年男性的多发常见病，而且已呈前列腺增生年轻化趋势。陈祥友用 ICP 法测定 58 例前列腺增生患者发中 32 种元素含量，经与年龄相近健康人比较，发现患者钡、锗、钼、锑、锶、钒、锆、铌、钍、镁、铋 11 种元素含量显著降低，铅、钛、铝 3 种元素含量显著升高。并且发现，头发中的 Mg/Ca 比值是前列腺增生患者与正常人非常重要的区别参数。*

泌尿系统包括肾、输尿管、膀胱、尿道，男性生殖系统包括睾丸、附睾、输精管、精囊、射精管、前列腺、精阜。可见前列腺是男性在泌尿系统和生殖系统特有的腺体。最初是人们从精液中发现前列腺素，由于精液具有刺激人子宫收缩或松弛的作用而引起注意，并从羊的储精囊中获得。在许多哺乳类的组织中如肺、胸腺、大脑、脊索、肾、虹膜和胎盘中都发现多种前列腺素。在组织中，前列腺素是由不饱和脂肪酸通过前列腺素合成酶催化而来，在所有组织中都有这种酶存在，但在肾脏的髓质和储精囊中的活性特别高。前列腺素有非常广泛的功能，而每种化合物的作用是不同的，有的正相反。如有的前列腺素对平滑肌有刺激作用，也有松弛作用；它们影响心血管系统，在某些情况下起着升压剂的作用，而在另一些条件下起着减压剂的作用。

前列腺增生（Hyperplasia of prostate gland）老年男性常见疾病，又称良性前列腺增生、前列腺肥大。国内外尸检表明，60 岁以上男性半数以上发现前列腺组织学增生，肉眼可见有 1/4 的增大的前列腺组织，其中一半以上需要治疗。目前,前列腺增生发生的机制尚不清楚。前列腺增生临床表现主要为排尿异常。症状分为梗阻和刺激两类:梗阻症状为排尿踌躇、间断、终末滴沥、尿线细而无力、排尿不尽等。刺激症状为尿频、夜尿多、尿急、尿痛。长期梗阻可导致乏力、嗜睡、恶性呕吐等尿毒症状。手术是主要治疗方法。

笔者将用 ICP 法分析前列腺增生 58 例,最小年龄 28 岁最大年龄 76 岁,平均 53.3 岁。头发中 32 种元素含量与相同性别、年龄相近的健康人发中元素含量比较结果报告如下。

头发经常规:洗净、烘干、剪碎、称重,在铂金坩埚中放马佛炉内低温灰化、消化、转移、稀释、定容,用 ICP 仪测试 35 种元素含量,其中 32 种元素分析均值结果见表 1。

表1　58 例前列腺增生和正常人头发中 32 元素平均含量　　　　单位:$\mu g/g$

元素	Ba	Bi	Cd	Co	Cr	Cu	Ge	Li
患者	1.279	0.124	0.095	0.027	0.311	9.536	0.066	0.036
正常人	1.769	0.264	0.105	0.106	0.357	10.056	0.611	0.099
元素	Mn	Mo	Ni	P	Pb	Sb	Sn	Sr
患者	0.521	0.019	0.407	175.07	3.881	0.116	0.226	1.698
正常人	0.559	0.146	0.346	170.21	1.943	0.289	0.222	3.058
元素	Ti	V	Zn	Zr	Ce	Ga	La	Nb
患者	1.662	0.029	151.39	0.012	0.147	0.145	0.045	0.064
正常人	0.608	0.074	163.23	0.090	0.207	0.242	0.117	0.160
元素	Sc	Th	Y	B	Al	Fe	Mg	Ca
患者	0.014	0.046	0.003	0.169	14.24	21.19	34.36	806.9
正常人	0.076	0.179	0.071	0.699	10.34	22.43	74.76	815.3

从表 1 可见,前列腺增生患者发中 Ba、Bi、Co、Cr、Ge、Li、Mo、Sb、Sr、V、Zr、Nb、Th、Mg 14 种元素含量明显低于正常人发中元素含量;而 Pb、Ti、Al 和 Ni 4 种元素含量明显高于正常人发中元素含量。

对 58 例前列腺增生患者和 58 例年龄相近的男性正常人发检 32 种元素含量逐个经 t - 检验(平均值的成对二样分析)其结果见表 2。

表2　前列腺增生与正常人各 58 例元素含量经 t - 检验的结果

元素	Ba	Bi	Cd	Co	Cr	Cu	Ge	Li
t	-3.4688	-2.811	-0.1904	-1.872	-0.816	-0.666	-7.582	-1.519
p	<0.005	<0.05	0.849	0.066	0.418	0.507	<0.001	0.134
元素	Mn	Mo	Ni	P	Pb	Sb	Sn	Sr
t	-0.369	-2.859	0.198	0.708	2.614	-2.992	0.075	-6.179
p	0.714	<0.01	0.396	0.481	<0.05	<0.01	0.940	<0.001
元素	Ti	V	Zn	Zr	Ce	Ga	La	Nb
t	6.281	-4.891	-1.425	-3.022	-1.135	-1.782	-1.673	-2.005
p	<0.001	<0.005	0.159	<0.01	0.261	0.081	0.099	<0.05
元素	Sc	Th	Y	B	Al	Fe	Mg	Ca
t	-1.484	-3.118	-1.614	-1.908	4.612	-0.506	-7.657	-0.131
p	0.143	<0.005	0.112	0.061	<0.001	0.615	<0.001	0.896

从表 2 可见，P 小于 0.05 的有 14 种元素，即呈相关性的元素。笔者将前列腺增生患者与正常人发中 Mg 元素与 Ca 元素的比值，即 Mg/Ca 经统计一并列于表 3。

表 3　前列腺增生患者与正常人发元素含量经 t - 检验呈相关性元素（$P < 0.05$）

元素	Mg	Ge	Sr	V	Ba	Th	Zr	Sb
t	− 7.657	− 7.582	− 6.179	− 4.891	− 3.4688	− 3.118	− 3.022	− 2.992
p	< 0.001	< 0.001	< 0.001	< 0.005	< 0.005	< 0.005	< 0.01	< 0.01
元素	Mo	Bi	Nb	Mg/Ca		Ti	Al	Pb
t	− 2.859	− 2.811	− 2.005	− 12.335		6.281	4.612	2.614
p	< 0.01	< 0.05	< 0.05	0.000 01		< 0.001	< 0.001	< 0.05

从表 3 可见，前列腺增生患者较正常人发元素含量呈负相关的有：Mg、Ge、Sr、V、Ba、Th、Zr、Sb、Mo、Bi、Nb 11 种元素。其中 Mg、Ge、Sr、V、Ba、Th、Zr、Sb、Mo 9 种元素有非常显著性差异，而 Bi、Nb 2 种元素有显著性差异。看来适量的元素：Ba、Th、Zr、Sb、Bi、Nb 对人体是不可或缺的。前列腺增生患者较正常人发 Ti、Al、Pb 3 种元素含量呈正相关，Pb 元素有显著性差异而 Ti、Al 2 种元素含量有非常显著性差异。

从表 3 可见，58 例前列腺增生患者发中 Mg/Ca（均值：0.0439）与正常人发中 Mg/Ca（均值：0.0937）经 t - 检验（平均值的成对二样分析）有异常的非常显著性差异，呈负相关。

从发病年龄来看青年、中年男性亦有前列腺增生患者其例数和占 58 例中百分比见表 4。

表 4　不同年龄段前列腺增生患者例数和百分比

年龄段	21 ~ 30	31 ~ 40	41 ~ 50	51 ~ 60	61 ~ 70	71 ~ 80
例数	2	5	18	18	10	5
%	3	9	31	31	17	9

从表 4 可见，前列腺增生患者在 21 ~ 30 年龄段即有 3%，41 ~ 50 和 51 ~ 60 年龄段各占 31%，即属于前列腺增生高发年龄，前列腺增生已不单是老年男性的多发常见病，而是"前列腺增生年轻化"。笔者认为前列腺增生患者年轻化与患者饮食习惯改变有关，与少食蔬菜、杂粮不无关系。

笔者几十年致力研究人体元素平衡：其一，通过头发多元素含量的经 t - 检验（平均值的成对二样分析）找到其间的差异性，即相关性。其二，通过头发多元素含量检验找到患者与正常人元素间的比例的差异。其三，通过元素平衡食疗调理其平衡，然后经临床实践验证。从表 3 可见，头发中 Mg/Ca 比值是前列腺增生患者与正常人非常重要的区别参数。

再者，几十年研究发现前列腺增生与衰老有关，1990—1992 年用食疗治 66 例男性痴呆患者中有 64 例合并患前列腺增生。1990 年笔者用元素医学食疗法治疗老年痴呆症中，治愈痴呆症中通常 3 个月治愈前列腺增生。到目前为止笔者已治愈数百名前列腺患者，现仅举几个范例说明，治疗前列腺增生首选的方法应是"元素医学食疗法"治疗，方法简便、效果好又无毒副作用，正适合于老年人。

1. 臧××，男，74 岁，前列腺增生，尿频，夜尿 6 ~ 7 次，用元素医学食疗法治疗，当天夜尿 2 次，且自感通畅，3 个月治愈。

2. 刘××，男，69 岁，前列腺增生，小便阻塞导尿、尿失禁。食疗后小便通畅，一周后不再导尿也不再失禁、不再遗尿。

3. 萧××，男，55 岁，前列腺增生，小便不畅、尿不尽，不小便时小便溢出、湿裤子，夜尿 4 ~ 6 次，有时失禁湿被单。用元素医学食疗法治疗，小便通畅，白天不再湿裤子、夜间不再湿被单，三个月完全治愈。

4. 黄××，男，81 岁，前列腺增生，由尿频、尿急发展到小便尿不出，住院导尿。医院 B 超检查：前列腺大小为 4.3 cm×4.9 cm×3.9 cm 颈部经满，实质内回声弱，其中叶向膀胱内突出 3.2 cm。对症治疗插导尿管导尿。用元素医学食疗法一周小便通畅无阻塞，不再导尿。食疗两个月后自感无症状，B 超检查：前列腺大小为：4.2 cm×4.2 cm×3.9 cm 其中叶向膀胱内突出 2.9 cm，内回声尚均。此时，只有中叶增生仍需继续治疗。

5. 刘××，男，71 岁，前列腺增生，由小便不畅发展到小便失禁。B 超检查：前列腺大小：6 cm×5 cm×4.5 cm 内回声欠均匀，中叶向膀胱突起；膀胱排尿后见 11.9 cm×7.6 cm×10.9 cm 大小液性暗区，双肾内均可见 2 cm×2 cm 液性暗区，提示：前列腺肥大；双肾盂积水；膀胱见残余尿（约 500 mL）。用元素医学食疗法治疗，当天夜小便通畅，一周小便通畅不再导尿，一个月症状完全消失。B 超再查：双肾内均可见大片不规则液性晴区；前列腺：4.8 cm×4.8 cm×4.3 cm 大小，周边欠规则，内回声欠均，中叶向膀胱突起。提示：双肾积水；前列腺增生（较食疗前缩小 27%，已接近正常）。膀胱内无残余尿。现仍在继续治疗。

6. 李××，男，81 岁，痴呆症、前列腺增生，小便不畅、尿频、尿不尽，元素医学食疗 5 个月痴呆症、前列腺增生痊愈。

7. 张××，男，74 岁，患前列腺增生，小便不畅、尿频、尿急，有时尿裤子，元素医学食疗 4 个月前列腺增生痊愈。

综上所述，前列腺增生与衰老有关，前列腺增生患者较正常人发元素 Mg、Ge、Sr、V、Ba、Th、Zr、Sb、Mo、Bi、No 11 种元素含量呈负相关，而 Ti、Al、Pb 3 种元素含量呈正相关，有显著性差异，即前列腺增生患者多种元素代谢不平衡所致。用元素医学食疗法治疗，有的当天见效，主要尿阻塞症状很快消失，通常 3~6 个月可以治愈。

（原载于《世界元素医学》2011 年第 3、4 期）

微波消解 ICP – MS 法测定人头发中 24 种元素的含量

（2011）

张 丹 卓先义

（上海市法医学重点实验室）

[导读] 在法医学领域，全面、快速地筛选微量元素，特别是筛选剧毒重金属，对于中毒案件的侦破有极其重要的意义。张丹等采用硝酸微波消解法处理头发样品，以铟（115 In）作内标，建立了测定头发中 24 种微量元素的 ICP – MS 分析法。该法的检出限范围为 0.0003~10.14 $\mu g/g$，人发标准物质的测得值与标准值基本相符。对 10 例海洛因滥用者的测定结果表明，经戒毒治疗后发中镁、镓、钡含量下降。

无机元素在人体内虽然量微，但发挥着不可取代的作用。元素含量异常往往提示人体处于病理状态，可导致多种疾病的发生。在法医学领域，全面、快速地筛选无机元素对于中毒案件的侦破有极其重要的意义，尤其是筛选剧毒重金属如铬（Cr）、砷（As）、镉（Cd）、钡（Ba）、汞（Hg）和铊（Tl）等。有文献报道能够通过头发中的金属元素数据分析对海洛因滥用者与非滥用者、海洛因滥用者与可卡因滥用者进行区分。

目前检测头发中无机元素的方法主要有中子活化分析（neutron activation analysis，NAA）、原子吸收光谱（atomic absorption spectrometry，AAS）、原子荧光光谱（atomic fluorescence spectrometry，AFS）、电感耦合等离子体质谱（inductively coupled plasma – mass spectrometry，ICP – MS）、电感耦合等离子体 – 原子发射光谱（inductively coupled plasma – atomic emission spectrometry，ICP – AES），激光剥蚀电感耦合等离子体质谱（laser ablation – inductively coupled plasma – mass spectrometry，LA – ICP – MS）等，其中微波消解 ICP – MS 方法结合了微波消解方法的元素损失少和 ICP – MS 的灵敏度高、检测限低、线性范围宽、测定速度快、能同时测定多种元素等优点，是目前公认的元素分析最可靠的方法，因此广泛地应用于生物样品中的元素检测。

头发较其他生物检材易于采集、方便存储。无机元素在头发中的含量高于人体其他体液与组织 1～2 个数量级，元素易检出。目前头发中元素分析的文献报道集中在环境污染方面，检出的元素种类较少，虽然 Goullé 等利用 ICP – MS 方法检测头发中 32 种元素，但未涉及镁（Mg）、钙（Ca）、铁（Fe）、金（Au）等元素的检测，其中 Au 的化合物有毒性，曾有中毒案例报道。毛发中 Mg、Ca 含量可用于区别海洛因滥用者和正常人。

本研究拟建立微波消解 ICP – MS 同时测定头发中 24 种元素含量的方法，以适用于法医毒物分析领域元素的筛选，同时通过对海洛因滥用者与正常对照者头发中的元素差异以及海洛因滥用者治疗前后头发中元素差异的分析，为海洛因滥用者的诊断与治疗提供依据。

1　材料与方法

1.1　仪器与试剂

7500Ce 电感耦合等离子体质谱仪（美国 Agilent 公司），MWS – 3$^+$ 微波消解仪（德国 Berghof 公司），Elernent A10 超纯水处理系统（美国 Milipore 公司）。

人发成分分析标准物质 GBW07601、GBW09101b 均购自国家标准物质中心；ICP – MS 调谐溶液［锂（^{6}Li）、钇（^{89}Y）、铊（^{205}Tl）］、铟（^{115}In）内标储备液 10 mg/L、Hg 标准储备液 10 mg/L、Au 标准储备液 100 mg/L、混合元素标准储备液 10 mg/L 均购自美国 Agilent 公司；65% 硝酸（HNO$_3$）溶液，优纯级，购自美国 Merck 公司；电阻率 18.2 MΩ·cm 超纯水，由超纯水处理系统制得。

1.2　工作溶液配制

内标工作溶液：吸取适量的 ^{115}In 内标储备液用 5% HNO$_3$ 溶液配制得质量浓度为 5 μg/L 的内标工作溶液，置于冰箱冷藏保存，有效期为 6 个月。

标准工作溶液：吸取适量的标准储备液于样品瓶中，加 5% HNO$_3$ 溶液逐级稀释得标准工作溶液，各元素质量浓度均分别为 100、50、10、5、1、0.5、0.1、0.05、0.01、0.005、0.001 μg/L。标准工作溶液置于冰箱冷藏保存。

1.3　样品前处理

1.3.1　头发样品采集

实验组：随机选取上海某戒毒所有明确滥用史的 10 例海洛因滥用者，均为女性（年龄 22～52 岁）。

对照组来自近 4 个月一直居住在上海的志愿者 56 例，其中男性 48 例（年龄 4～79 岁），女性 8 例（年龄 19～29 岁），无海洛因滥用史，营养一般。

头发采集用不锈钢剪刀贴近头皮剪取，约 200 根，装入聚乙烯袋子中，室温下储存。

1.3.2　清洗

根据头部毛发生长速率为每月 1～1.2 cm，将 10 例海洛因滥用者头发以进入戒毒所的时间为界，治疗后生长的头发标为 A 组,治疗前的头发标为 B 组,各取 3 cm 段。对照组头发自发根部剪取 3 cm。将头发样品置于聚四氟乙烯瓶中,按照文献[19]的清洗方法,依次用超纯水、丙,酮清洗一遍,弃去废液后加入 0.5% Triton X-100 10 mL,超声 10 min,然后以超纯水清洗 3 遍,真空泵抽干备用。

1.3.3 微波消解

准确称取 50 mg 毛发置于 Teflon 消解罐中,用 3 mL65% HNO_3 溶液作为消解酸体系,加盖密闭后于微波消解炉中消解。优化后的微波消解程序见表 1。

表 1 微波消解程序

程序	目标温度/℃	压力/kPa	升温时间/min	保持时间/min	能量/%
1	160	2 500	3	3	50
2	160	2 500	3	3	70
3	180	3 000	3	7	80
4	100	2 500	3	7	50
5	100	1 000	1	1	5

消解完成后取出微波消解罐冷却约 30 min,至室温后将罐内样品转移至聚四氟乙烯瓶中,再用超纯水定容至 40 mL。空白样品(超纯水)、对照样品及标准品也按上述微波消解程序处理。

1.4 ICP-MS 测定

采用标准模式进行检测,使用前用调谐溶液优化仪器工作参数,要求 $CeO^+/Ce^+ < 3.0\%$,$Ce^{2+}/Ce^+ < 1.5\%$。仪器操作参数:射频功率 1 500 W,采样深度 7.0 mm,载气流速 0.86 L/min,补偿气流速 0.2 L/min,同心雾化器,雾化室温度 2 ℃,采用屏蔽矩系统,蠕动泵转速 0.1 r/s,内标为在线加入。ICP-MS 检测器模式采用自动模式,积分时间为 0.1 s,重复次数为 3 次。

1.5 数据处理

采用 SPSS 17.0 统计软件对检测数据进行统计分析。

2 结果与讨论

2.1 线性关系和检出限

对 1.2 项配制的标准工作溶液进行测定,以各元素与内标的响应值之比(y)对相应质量浓度(x,$\mu g/L$)进行线性回归,得到元素的回归方程及相关系数(r)值。同时检出限以超纯水经过消解程序后作空白溶液,在确定的工作条件下,按照文献[20]方法,取 11 次平行测定空白溶液的结果及 3 次平行测定一定浓度元素标准溶液的结果,计算得各元素检出限。结果见表 2。

表 2 各元素检出限及线性关系　　　　　　　　　　单位:$\mu g/L$

元素	检出限	定量限	线性回归方程	r	线性范围
Be	0.0003	0.001	$y = 0.761x + 0.001$	0.9999	0.001~10
Mg	1.31	3.94	$y = 2.538x + 4.009$	1.0000	50.0~5000
Ca	10.14	30.44	$y = 0.007x + 0.174$	1.0000	50.0~5000
V	0.007	0.022	$y = 4.317x + 0.053$	0.9999	0.05~10
Cr	0.017	0.05	$y = 0.457\% + 0.109$	1.0000	0.1~50
Mn	0.09	0.28	$y = 3.725x + 0.301$	0.9998	1.0~50
Fe	3.29	9.87	$y = 0.098x + 2.921$	1.0000	50.0~5000
Co	0.09	0.026	$y = 4.521x + 0.037$	0.9999	0.05~10

元素	检出限	定量限	线性回归方程	r	线性范围
Ni	0.013	0.04	$y = 0.962x + 0.206$	1.0000	0.1 ~ 50
Cu	0.04	0.12	$y = 2.185x + 0.419$	1.0000	0.5 ~ 50
Zn	0.65	1.95	$y = 0.365x + 0.748$	0.9997	10.0 ~ 1000
Ga	0.009	0.029	$y = 2.518x + 0.025$	0.9998	0.1 ~ 50
As	0.004	0.012	$y = 0.401x + 0.005$	0.9997	0.05 ~ 10
Rb	0.008	0.025	$y = 3.030x + 0.025$	0.9997	1.0 ~ 50
Ag	0.0004	0.0011	$y = 2.609x + 0.002$	0.9999	0.005 ~ 10
Cd	0.0007	0.0022	$y = 0.492x + 0.001$	0.9999	0.005 ~ 10
Cs	0.0005	0.0014	$y = 4.662x + 0.005$	0.9998	0.1 ~ 50
Ba	0.11	0.32	$y = 0.673x + 0.208$	0.9998	0.1 ~ 50
Au	0.0033	0.0099	$y = 1.199x - 0.424$	0.9999	0.05 ~ 10
Hg	0.0032	0.0097	$y = 0.436x - 0.006$	0.9999	0.05 ~ 10
Tl	0.0003	0.0009	$y = 4.003x + 0.001$	0.9998	0.001 ~ 10
Pb	0.027	0.08	$y = 2.720x + 0.077$	1.0000	0.1 ~ 50
Th	0.0008	0.0023	$y = 4.883x + 0.005$	0.9999	0.005 ~ 10
U	0.0003	0.0008	$y = 4.913x + 0.001$	0.9999	0.001 ~ 10

2.2　方法精密度和准确度

方法精密度和准确度通过测定人发成分分析标准物质中元素的含量进行验证。

称取标准头发样品各6份，进行准确度和精密度验证，结果见表3~表4。

因在 GBW09101b 及 GBW07601 中部分元素未能给予标准值，因此取 GBW09101b 6份，按照加标回收率的要求，添加相应质量浓度的元素标准储备液，进行加标回收率实验，以验证其精密度和准确度，结果见表5。

表3　人发标准物质 GBW09101b 准确度和精密度

元素	标准值/ ($\mu g/g$)	测得值 ($n=6$, $\mu g/g$)	日内精密度 ($n=6$, %)	日间精密度 ($n=3$, %)
Ag	0.037 ± 0.002	0.035 ± 0.005	14.0	12.0
As	0.198 ± 0.023	0.20 ± 0.02	7.3	8.3
Ba	11.1 ± 1.3	11.5 + 0.8	6.5	7.1
Ca	1537 ± 68	1519 ± 41	2.7	6.8
Cd	0.072 ± 0.010	0.068 ± 0.010	14.7	6.9
Co	0.153 ± 0.015	0.12 ± 0.01	9.5	10.0
Cr	8.74 ± 0.97	6.54 ± 0.80	12.2	12.0
Cu	33.6 ± 2.3	32.3 ± 0.8	2.5	10.0
Fe	160 ± 16	163.7 ± 5.7	3.4	7.0
Hg	1.06 ± 0.28	1.12 ± 0.06	5.4	4.6
Mg	248 ± 14	250 ± 5	2.0	9.0
Mn	3.83 ± 0.39	3.3 ± 0.2	7.0	8.7
Pb	3.83 ± 0.18	3.74 ± 0.16	4.3	7.1
Zn	191 ± 16	197.0 ± 2.5	1.3	4.1

表 4　人发标准物质 GBW07601 准确度和精密度

元素	标准值/（μg/g）	测得值（$n=6$, μg/g）	日内精密度（$n=6$,%）	日间精密度（$n=3$,%）
Ag	0.029 ± 0.008	0.031 ± 0.002	4.7	6.8
As	0.28 + 0.05	0.25 ± 0.01	3.6	5.6
Ba	17 ± 2	15.7 ± 0.5	3.2	4.7
Be	0.063 ± 0.020	0.055 ± 0.005	9.0	8.9
Cd	0.11 ± 0.03	0.11 ± 0.01	5.5	5.5
Co	0.071 ± 0.012	0.052 + 0.003	6.2	7.9
Cu	10.6 ± 1.2	10.16 ± 0.20	3.7	6.6
Fe	54 ± 10	53.0 ± 2.8	5.3	3.8
Hg	0.36 ± 0.08	0.40 ± 0.03	6.1	4.8
Mn	6.3 ± 0.8	6.0 ± 0.3	4.1	6.1
Pb	8.8 ± 1.1	8.5 ± 0.3	3.3	3.9
Zn	190 ± 9	191 ± 4	1.9	4.7
Ni	0.83 + 0.19	0.70 ± 0.02	2.9	8.0
Cr	0.37 ± 0.06	0.38 ± 0.04	10.5	7.8

表 5　加标回收率和精密度

元素	本底值/（μg/g）	加标值/（μg/g）	测定值（$n=6$, μg/g）	回收率/%	日内精密度（$n=6$,%）	日间精密度（$n=3$,%）
V	0.062 + 0.020	0.1	0.160 ± 0.008	99	4.7	9.1
Cs	−[1]	0.1	0.097 ± 0.001	97	1.3	5.0
Rb	−[1]	5.0	4.645 ± 0.086	93	1.8	7.3
Au	0.100 ± 0.002	5.0	4.58 ± 0.11	90	2.4	4.1
Ga	0.540 ± 0.054	5.0	5.28 ± 0.15	95	2.8	3.4
Tl	0.004 ± 0.000	0.1	0.097 ± 0.001	94	1.3	4.4
Th	0.004 + 0.001	0.1	0.103 ± 0.001	99	1.3	4.0
U	0.006 ± 0.000	0.1	0.103 ± 0.001	97	5.8	5.6

注：1）低于定量限。

2.3　干扰与校正

Rodushkin 等发现，50 mg 毛发消解后与 5% HNO_3 溶液在氧化物干扰和双电荷干扰无差异。微波消解处理同时使用在线内标校正，可以减少和校正基体效应。采用屏蔽矩技术和优化仪器参数，降低氧化物及双电荷的干扰，可确保分析的可靠。

2.4　对照组头发检测结果

经 SPSS 17.0 统计软件对 56 例对照组样本各元素进行正态性检验，结果显示只有 Be、V、Cr、Cd、Tl 元素符合正态性检验，其余元素含量不满足正态分布。故采用中位数和百分位数描述其集中程度，见表 6。

表6 对照组头发检测结果 （n = 56） 单位：μg/g

元素	中位数	P_5 ~ P_95	元素	中位数	P_5 ~ P_95
Be	0.001 1	$-^{1)}$ ~ 0.002 8	As	0.0896	$-^{1)}$ ~ 0.286 6
Mg	65.03	31.58 ~ 414.72	Rb	0.108 3	0.025 4 ~ 0.804 8
Ca	758.6	416.3 ~ 5 340.0	Ag	0.010 1	0.003 7 ~ 0.080 8
V	0.044 6	0.013 7 ~ 0.123 3	Cd	0.028 0	0.004 3 ~ 0.144 6
Cr	0.395 7	0.228 7 ~ 0.728 6	Cs	0.001 9	$-^{1)}$ ~ 0.010 1
Mn	0.9128	$-^{1)}$ ~ 6.535 4	Ba	0.990 4	0.326 4 ~ 8.336 0
Fe	21.517	$-^{1)}$ ~ 49.984	Au	0.042 9	0.016 5 ~ 0.293 3
Co	0.0117	$-^{1)}$ ~ 0.1026	Hg	0.665 2	0.083 8 ~ 2.556 0
Ni	0.198	$-^{1)}$ ~ 2.016	Tl	0.003 8	$-^{1)}$ ~ 0.0118
Cu	8.4	5.7 ~ 18.6	Pb	0.946 4	0.150 5 ~ 8.168 0
Zn	170.8	134.7 ~ 400.6	Th	0.001 8	$-^{1)}$ ~ 0.008 3
Ga	1.2464	0.352 7 ~ 7.810 4	U	0.015 9	0.003 0 ~ 0.1451

注：1) 低于定量限。

2.5 海洛因滥用者头发中元素的检测

实验结果显示，10 例海洛因滥用者头发中除个别元素外，其余元素含量均在对照组 P_5 ~ P_95 范围内。

用 SPSS 17.0 统计软件对海洛因滥用者 A 和 B 组数据做配对样本 t 检验，A 组头发中 Mg、镓（Ga）和 Ba 含量均低于 B 组，差异有统计学意义（$P < 0.05$），结果见表7。其他元素含量差异无统计学意义（$P > 0.05$），说明经过治疗后，头发中 Mg 含量降低，这一结果与血清中含量改变的研究结果吻合。有文献报道 Mg 含量升高可能是海洛因滥用者高发心律失常和消化道症状的原因之一。

表7 海洛因滥用者头发 A 组与 B 组检测结果 （n = 10） 单位：μg/g

元素	A 组	B 组	元素	A 组	B 组	元素	A 组	B 组
Mg	56.88	103.72	Ga	3.37	7.54	Ba	3.72	8.52

未见文献报道体内 Ga 和 Ba 对海洛因滥用者造成影响。但是由于钡离子是一种极强的肌肉毒，对心肌、骨骼肌、平滑肌产生兴奋作用。海洛因滥用者高发心律失常和消化道症状是否与 Ba 有关，有待增加样本量做进一步的研究。

3 总 结

本研究建立了毛发中 24 种元素微波消解 ICP - MS 分析方法。所建立的方法快速、高效、检出限低、灵敏度、准确度高，适用于法医毒物分析中无机元素的筛选，尤其对常见有毒重金属能够全面快速地检测定量。海洛因滥用者治疗前后头发中 Mg、Ga、Ba 元素含量差异有统计学意义（$P < 0.05$）。

（原载于《法医学杂志》2011 年第 6 期）

铅锌矿区居民头发中 **Pb、Fe、Cu、Zn** 元素的 **SRXRF** 微区分布分析与来源分析

（2011）

许　涛　罗立强

（国家地质实验测试中心）

[**导读**] 对头发样品中的元素进行微区分布研究有助于辨别样品中元素的来源及其在人体中的生理代谢过程。许涛等利用同步辐射X射线荧光法（SRXRF）研究了江苏省南京栖霞山铅锌矿区附近居民的头发元素分布特征。纵向分布研究表明，头发铅的相对强度具有与持续环境暴露相关的累积特征，而头发铁、铜、锌的相对强度较为稳定；横向分布研究发现，铅、铁、铜、锌在头发表皮、皮质和髓质中的相对强度分布有不同的特征。根据各元素在头发中的分布特征，认为外源性污染来源的铅构成居民发铅的主要来源，铁、铜、锌为内源性生理代谢来源，铜和锌参与了头发发育的整个生理代谢过程。

头发是人体重要的生理代谢产物，发中金属元素的含量和分布特征与人体血液浓度、生理代谢状况等密切相关，在监控和评价饮食、环境暴露、疾病和药物摄入等引起的人体急慢性金属中毒方面具有重要应用价值。

矿山开采中，因环境污染导致的人体急慢性铅中毒，以及低水平的铅污染中毒，对神经、血液和消化系统，以及肝、肾等重要器官，都有不同程度的损害，如损伤儿童红细胞中的DNA等。目前，对人发中金属元素的来源、元素与人发组织的结合机理与稳定性等，尚缺乏充分认识，阻碍了人发分析应用的可靠性。对特定人发样品中元素微区分析研究，有利于辨别人发中元素的来源和在人体中的生理代谢过程，对人发分析的正确应用具有重要指导作用，为环境污染与人体健康关系研究提供参考。

同步辐射X射线荧光（SRXRF）微区分析具有高光强、微区、原位以及非破坏性等特点，同步辐射X射线具有单色性和可调性，与常规XRF分析技术相比，其信噪比低、光斑小、检测限低，尤宜于微小样品的高分辨率无损分析。本文利用SRXRF微区分析技术研究南京栖霞山铅锌矿区居民的单根人发样品和发干切片组织，获得它们的Pb、Fe、Cu、Zn元素相对强度分布特征，并讨论了元素来源，以及与头发组分的结合机理和有关代谢特征。

1 实验部分

1.1 样品与准备

2010年1月，采集了南京栖霞山铅锌矿区附近居民发样，供样者为女性，53岁，矿山退休钳工，已在该矿区居住30年，血铅浓度为35.02 mg/L，曾患急性肾盂肾炎，长期有腰腿轻微疼痛症状。头发未染色，采集脑后枕部带毛囊组织的发样。同时纵向分析另外3个居民的（56~67岁）单根发样。

用IAEA推荐方法清洗发样。丙酮和去离子水（18Ω）超声波清洗3次，每次10 min，再用25 mL丙酮超声清洗10 min，以除去发样表面的含金属污染物。清洗后发样置于60 ℃电热板上充分干燥，以作发

样纵向 SRXRF 扫描，或切片 SRXRF 扫描。

清洗后发样切片：剪取距发根 1～1.5 cm 处的 5 mm 样品段置于包埋剂（OCT）中，在 −22 ℃下，用切片机切取厚度约 40 μm 的垂直于发轴的薄片，每次切片前用酒精棉擦洗玻璃刀片。人发薄片吸附固定在 4.0 μm 厚的光谱分析用聚丙烯薄膜（Chemplex）上，随机挑选 3 个切片进行元素扫描分析。

1.2　实验条件

发样的纵向元素分布在北京同步辐射装置（BSRF）的荧光站完成。分析环境为空气，入射 X 射线能量 15.53 keV，光斑 50 μm×50 μm，Si（Li）探测器采集元素荧光信号。测试样点测量时间为 60 s，样点间距为 0.5 mm。每个测试样点均进行重复测试。

横向头发切片的面扫描分析在上海光源（SSRF）硬 X 射线微聚焦线站（BL 15U1）完成。分析环境为空气，入射 X 射线由波荡器产生，用 Si（111）单色器选取 15.95 keV 的 X 射线（略高于 Pb 元素的 L 边吸收能量 15.87 keV），经 K–B 镜聚焦 2.5 μm×2.6 μm 光斑；用硅飘移单元探测器（SDD，Vortex）采集元素的特征 X 射线线信号，用多道分析器记录。切片面扫描时样品点的测量时间为 1.5 s，图像分辨率为 2 μm，样品放置位置与入射 X 射线的夹角为 45°，探测器水平方向与入射线夹角为 90°。

1.3　数据处理

1.3.1　元素特征峰拟合

根据元素间 Kα 和 Kβ 特征谱线关系、入射 X 射线能量和元素峰位置，用 PyMCA 软件标定人发纵向样品的 X 射线峰，设置拖尾峰、逃逸峰和脉冲堆积等参数，用软件自带线性多项式迭代程序作峰本底预估计，用 Hypermet 函数进行谱峰拟合，完成重叠峰分解，同时扣除峰本底，获得元素谱线净峰面积。实验中特征峰拟合检验误差的 x^2 值均 <3，拟合效果如图 1 所示。

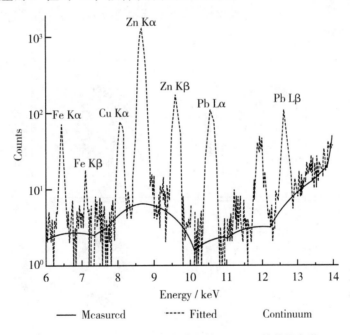

图 1　人发样品的 SRXRF 能谱及其 PyMCA 软件拟合谱

1.3.2　单根人发纵向分析

单根人发为圆柱或扁圆柱状，粗细不均，则对入射 X 射线吸收不均。用元素峰净面积对康普顿散射峰感兴趣区（ROI）面积归一，可减少样品厚度变化对分析结果的影响。由于没有用于微区分析的标样，样品中元素的真实浓度难以计算，因此使用元素特征 XRF 峰相对计数强度表征元素相对强度。为对不同测试点元素的 XRF 谱进行比较，将拟合后 Pb 的 Lα 和 Lβ，Fe、Cu、Zn 的 Kα 和 Kβ 净峰面积用康普顿散射峰 ROI 归一，用归一值表征元素相对强度。

用人发标样（GBW07601）监控纵向分析，标准样品为φ10 mm×1 mm压片。对人发标样作5次分析，每次采集两个能谱，分析结果的标准偏差（RSD）为2.38%，表明分析方法重现性较好。

1.3.3 人发横向切片的扫描分析

采集Pb的Lβ、Fe、Cu、Zn的Kα射线计数，以及入射X射线电离室（I0）计数。选择Pb的Lβ峰计数，是因为其Lα（10.55 keV）峰与As的Kα（10.54keV）的重叠；较小的X射线光斑扫描分析，空间分辨率稳定，可降低元素谱线强度受样品厚度变化的影响。用入射X射线电离室计数对元素特征射线计数强度进行归一，用归一值表征元素相对强度，用作图软件进行处理。

2 结果与讨论

2.1 横向切片中元素相对强度

人发具有各种结构形式。图2为显微镜下头发发干切面图，人发直径约80μm，最外层为表皮薄层组织，中间是皮质组织，中心是髓质组织。微区分析表明，Cu和Zn在人发整个截面组织中接近均匀分布，Zn未见于表皮组织。Pb和Fe在人发皮质组织中的相对强度远高于在其他组织（图3），少量分布在表皮组织，髓质组织则几乎无Pb、Fe。

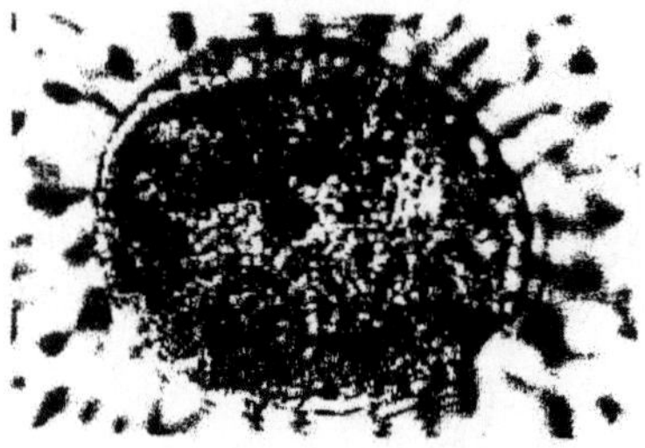

研究表明，人发表皮细胞、中间皮质组织微纤维结构、内部微纤维基质，以及皮质细胞核残基，富含半胱氨酸、氨基和羧基化合物，对一、二价离子有不同的亲和力，可以与金属阳离子结合。另外，人发的细胞膜复合体中含有的游离脂肪酸也可与Pb^{2+}结合。Pb、Fe、Cu、Zn在表皮、皮质和髓质组织中的相对强度分布特征不同，可能与头发中的蛋白质、脂类、黑色素等主要成分分布，以及这些有机组分与金属元素间亲和力不同有关。

图2 人发发干横切面显微图

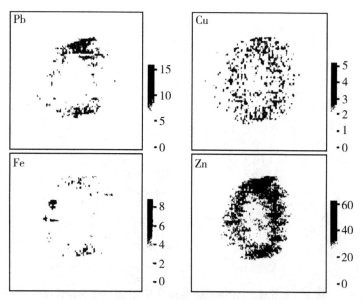

图3 发干中元素的横向分布特征图（人发直径约80μm）

实验发现Cu、Zn在皮质组织和髓质组织中均以一定的相对强度分布，髓质组织中的Cu、Zn相对强度比皮质组织中略低。而以往研究没有发现Cu、Zn在髓质组织中富集，原因在于研究的人发中不能确认髓质组织存在，或者因为分析仪器的灵敏度较低。Cu、Zn在髓质组织中富集可能与成熟髓质组织中的毛透明蛋白有关，反映了人发毛囊组织的活性。人发发育过程中，髓质组织蛋白中的化学结合体变化程度较大，如果Cu、Zn仅在人发发形成初期通过真皮突起中的血液供应进入人发，将不会出现在人发后期发育形成的变性髓质组织中。高分辨率的同步辐射 XRF 扫描图证实了 Cu、Zn 存在于人发髓质组织，表明毛囊组织活性在人发发育初期及其后较长阶段均较强，Cu、Zn 可能参与了人发发育的全过程。

2.2 元素的纵向分布特征

清洗前后人发中元素相对强度变化的纵向分析结果见图4，清洗后人发中 Pb、Fe、Cu、Zn 相对强度明显降低。自发根起，清洗前后人发中各元素相对强度的比例均增大，表明人发污染随人发与外部环境的接触时间增加。在毛囊及发根（0~4 mm）附近的头发中，清洗前后各元素相对强度的比例在1附近波动，表明毛囊及发根受外界污染很小。头发中金属元素多以与头发中蛋白质、脂类、黑色素等有机成分的结合态存在，IAEA 推荐的清洗法可有效清除头发表面吸附的污染物，但不影响与头发中蛋白质等组分结合的 Ph、Fe、Cu、Zn，清洗后头发中元素纵向相对强度分布特征代表了元素的原始分布特征。

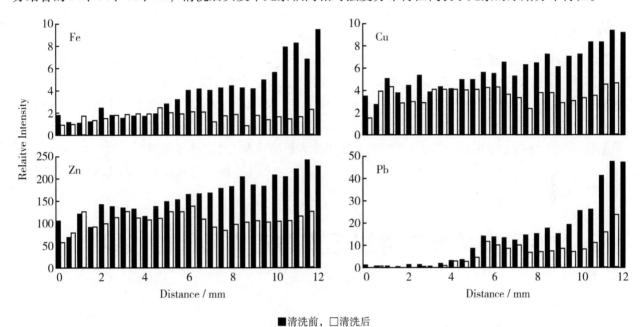

■清洗前，□清洗后

图4　人发中 Pb、Fe、Cu、Zn 的纵向分析结果（自发根起）

自毛囊起，清洗后 Fe、Cu、Zn 的相对强度稳定，但 Pb 变化较大。相似的元素纵向分布特征在其他3个发样中均有发现。在靠近头皮的毛囊和根部组织中，Pb 相对强度最小，而距发根1 cm 以上，发 Pb 相对强度明显增加。其他3个发样毛囊、4 mm 和12 mm 测试位点发 Pb 纵向相对强度分别为1.0~1.5，7.2~8.8 和10.6~63.1。表明毛囊和根部的 Pb 主要为内源代谢来源的 Pb，外源性来源的 Pb 对头发根部组织的影响较小。离发根较远部位的 Pb 相对强度较高，且有随距离增加的趋势。Kempson 等对吸附在头发表面的 Pb 进行分析，发现 Pb 呈扩散分布特征，表明降落在头发表面的外源 Pb 容易与头发组分结合。Martin 等利用 SXRF 微区分析技术对铅冶炼工人单根发样分析发现，发根中 Pb 含量最低，靠近发梢发 Pb 含量增加，认为发 Pb 具有内源性和外源污染来源特征。南京栖霞山铅锌矿开采产生的废水、废渣和大气沉降，使矿区及附近土壤富集 Pb、Zn、Cu 等元素，矿山和附近菜园土壤中，Pb、Zn、Cu 含量分别达3128.87 mg·kg^{-1}、2872.48 mg·kg^{-1}、201.83 mg·kg^{-1} 和637.15 mg·kg^{-1}、684.91 mg·kg^{-1}、74.48 mg·kg^{-1}，来自大气沉降等外源性的 Pb 成为该矿区附近居民发 Pb 相对强度高的一个重要原因，居民发 Pb 相对强度与矿区环境污染暴露相关。

以往研究认为 Fe 主要结合在人发根鞘组织，而非毛囊球部组织。Kempson 用 SRXRF 研究炼铅工人头发中元素分布，发现 Fe 集中分布在人发末端表皮组织，根部组织没有 Fe，认为 Fe 源于外界环境污染。而该矿区附近居民头发毛囊组织中 Fe 以较高相对强度分布，表明 Fe 与体内血液供应有关。另外3个发样毛囊、4 mm 和12 mm 测试位点发 Fe 纵向相对强度分别为1.0~1.2，1.6~2.5 和1.9~2.2。发干中 Fe

的纵向相对强度分布稳定，在皮质组织中呈较高相对强度分布特征，表明 Fe 与人发组织结合紧密，受环境暴露等因素的影响较小，为内源性来源。

Cu、Zn 在人发形成和生长过程中起着重要的生理作用，影响着头发生成组织的新陈代谢过程，Cu 有将半胱氨酸氧化成胱氨酸的作用，细胞分裂与蛋白质的代谢主要依赖于 Zn 的作用，毛囊和根部组织中 Cu、Zn 以较高相对强度分布。其他 3 个发样毛囊、4 mm 和 12 mm 测试位点发 Cu 的纵向相对强度分别为 2.0 ~ 2.7，2.4 ~ 2.7 和 2.2 ~ 4.1；Zn 的纵向相对强度分别为 5 8.7 ~ 99.7，49.8 ~ 111.6 和 46.7 – 111.5，单个发样中 Zn 相对强度变化较小。考虑到实验误差的影响，清洗后的 Cu、Zn 纵向相对强度整体分布稳定，相似的 Zn 纵向分布特征在文献［16］、［18］中也有报道，认为 Cu、Zn 不受环境积累或消除作用的影响，为内源性来源。

3 结 语

用同步辐射 X 射线荧光法研究了铅锌矿区居民发样中 Pb、Fe、Cu 和 Zn 微区分布特征。结果表明，栖霞山铅锌矿区居民发样中金属元素的纵向和横向分布规律与人发中的蛋白质等主要有机成分的分布特征、外源污染接触状况有关。外源性 Pb 构成居民发 Pb 的主要来源，Fe、Cu 和 Zn 为内源性生理代谢来源。SRXRF 微区分析研究矿区居民发样分布特征，可为矿山环境污染过程与人体健康关系研究提供新证据。

致谢：衷心感谢上海光源和北京同步辐射装置工作人员给予本工作的热忱帮助。

（原载于《核技术》2011 年第 6 期）

运动员头发中微量元素与运动项目的关系

（2011）

马明珠　郑春霞

（新疆农业大学）

[导读] 运动员的训练可以使相关的微量元素在身体细胞内聚集，体内的某些微量元素可以代表其运动水平。对人体组织而言，头发微量元素比血清微量元素更能代表体内水平，测定不同项目运动员头发中的微量元素对指导运动员训练具有重要意义。马明珠等测定了新疆体育局体工大队 153 名运动员头发中的 8 种元素含量，结果表明，运动员头发中的微量元素与运动项目之间存在比较密切的关系。例如，优秀中长跑运动员铜、铁含量明显增多，优秀拳摔运动员钾、钙含量明显增多，射击运动员锰含量相对较高。这方面的资料和信息值得进一步累积和研究。

人体血清中的微量元素含量只能保持着一种相对稳定的状态，如同一人体每天血清中 Fe 的含量波动范围达到 30%，早上比晚上高出 30%，血清中微量元素的测量必须考虑每天的时间段，而头发中微量元素的测量更能代表细胞中微量元素的含量水平，表示数周或数月的时间段中微量元素的含量，对运动员周期性训练的把握具有更重要的参考意义。

1 材料与方法

1.1 取样

被检测的运动员为新疆体育局体工大队 153 人（男 80 人、女 73 人）。头发取样在头后颈部位的发根处，取 1~2 g。

1.2　仪器与试剂

AA –670 型原子吸收/火焰光谱仪（日本岛津公司产品）；GAS 型气体控制仪；PR –4 型图示印字装置；Cu、Zn、Fe、Mn、Sr、Ca、Ni 空心阴极灯。NNO₃（GH）、HClO₄（GR）（上海化学试剂厂）和无离子水。

1.3　测试方法

采用原子吸收光谱法和原子发射光谱法，分析无染发、未烫发的发样（从发根处取样 1~2 g）。称取已洗净的人发约 0.500 0 g，放入三角瓶中，并加入 HNO_3 20 mL，$HClO_4$ 5 mL，置电热板（400 ℃）上加热到近干，残留液为无色透明，然后用无离子水冲洗，并定容至 100 mL 容量瓶中，每一样品重复做 3 个。

1.4　数据处理方法

按姓名、性别、年龄、民族、运动项目、运动员级别、样品中微量元素的测量值，输入 Excel 进行各种统计分析。

2　结　果

头发中微量元素的含量归属于组织中的微量元素含量，更接近于肌肉和骨骼中微量元素的含量，与肌肉和骨骼的运动能力应表现出一定的相关性，测定不同项目运动员头发中微量元素的含量，对指导运动训练具有重要的意义。

测定结果见表 1。

表 1　不同项目运动员头发中的八种微量元素含量（$\bar{x} \pm s$）　　　　　单位：$\mu g/g$

性别	项目	人数	K	Ca	Fe	Zn
	长跑	24	227.60 ± 115.30	1 236.00 ± 478.00	88.00 ± 19.60	66.20 ± 17.90
男	拳摔	30	396.30 ± 160.00	1 509.00 ± 700.60	101.50 ± 33.40	60.94 ± 11.10
	射击	26	226.30 ± 140.30	1 084.00 ± 536.50	85.30 ± 26.50	48.24 ± 13.90
	平均	80	294.70 ± 163.70	1 290.00 ± 656.90	89.00 ± 30.20	57.16 ± 15.00
	长跑	20	249.60 ± 116.70	965.00 ± 229.60	98.20 ± 33.60	60.05 ± 14.40
女	拳摔	25	298.80 ± 189.10	983.00 ± 261.50	82.20 ± 35.50	55.93 ± 14.70
	射击	28	223.80 ± 155.60	1 002.00 ± 372.20	74.40 ± 37.90	50.87 ± 15.40
	平均	73	251.50 ± 163.80	996.00 ± 314.40	81.00 ± 36.10	53.57 ± 15.60
总平均		153	274.10 ± 164.60	1 149.00 ± 541.00	85.20 ± 33.30	55.45 ± 15.30

性别	项目	人数	Cu	Mn	Ni	Sr
	长跑	24	6.97 ± 2.43	3.11 ± 1.09	2.48 ± 1.42	1.20 ± 0.63
男	拳摔	30	6.35 ± 1.87	2.99 ± 1.06	1.30 ± 0.64	1.46 ± 0.63
	射击	26	4.39 ± 1.43	2.63 ± 1.22	1.21 ± 0.69	0.92 ± 0.62
	平均	80	5.68 ± 2.03	2.80 ± 1.11	1.50 ± 0.93	1.25 ± 0.75
	长跑	20	6.91 ± 3.21	3.10 ± 1.62	2.48 ± 1.19	1.09 ± 0.59
女	拳摔	25	6.44 ± 5.76	1.80 ± 1.09	0.98 ± 0.69	1.08 ± 0.84
	射击	28	4.44 ± 1.52	2.30 ± 1.43	1.09 ± 0.77	0.96 ± 0.72
	平均	73	5.46 ± 3.79	2.22 ± 1.37	1.22 ± 0.89	1.02 ± 0.74
总平均		153	5.58 ± 2.99	2.53 ± 1.27	1.37 ± 0.92	1.14 ± 0.75

8 种微量元素在运动员头发中的平均含量（Ni、Fe、Mn、Cu、Zn、Sr、K、Ca）均表现出男性高于女性。

拳摔运动员中表现出女运动员的 Cu 含量高于男运动员（1.4%），男运动员的 Ni、Fe、Mn、X、Zn、Ca、Sr 含量明显高于女运动员（平均高出 32.6%、23.5%、66.0%、33.5%、8.9%、53.5%、35.2%）。男运动员的 Ni（$1.30 \mu g \cdot g^{-1}$）和女运动员的 Fe（$82.20 \mu g \cdot g^{-1}$）、Ni（$0.98 \mu g \cdot g^{-1}$）低于总平均水平（85.20、$1.37 \mu g \cdot g^{-1}$），其他均高于平均水平。

中长跑运动员中表观出女运动员的 X、Fe 含量明显高于男运动员（平均高出 9.2%、11.5%），男运动员的含量 Zn、Si、Ca 高于女运动员（平均高出 10.1%、10.1%、28.1%），而 Mn、Cu 含量男女基本相同。男运动员的 K（$227.60 \mu g \cdot g^{-1}$）和女运动员的 K、Ca、Sr（249.60、965.00、$1.09 \mu g \cdot g^{-1}$）低于平均水平（274.10、1 149.00、$1.14 \mu g \cdot g^{-1}$），男女运动员的 Ni、Mn、Cu、Zn 平均水平分别明显高于其他项目的男女运动员的平均水平。

射击运动员中女运动员的 Cu、Zn、Sr 含量略高于男运动员（平均高出 1.10%、5.5%、3.3%），男运动员的 Mn、Ni、Fe、Ca 含量高于女运动员（平均高出 14.4%、11.1%、14.7%、8.29%），而 K 含量男女基本相同。只有男射击运动员 Mn、Fe 含量略高于平均水平，其他微量元素含量均低于平均水平。

3 讨 论

3.1 K 元素与运动项目的规律性

在摔跤运动员中表现出男性明显高于女性，在田径运动员中女性明显高于男性，在射击运动员中表现出男女相等，不同项目运动员头发中的 K 含量由高到低顺序为：拳摔男，拳摔女，田径女，田径男，射击男，射击女，K 元素与运动项目之间存在密切的相关性。K 是被测的 8 种元素中在体内含量最多的元素，严格地讲 K 应该属于宏量元素，它与蛋白质等物质结合形成结构物质。本文在头发中测到的 K 主要是结构物质中的 K，与体液中的 K 有着密切的关系，头发中的 K 来源于体液，体液中 K 的含量远低于细胞内，而头发中的 K 应与细胞内的含量相近。头发中 K 的含量高，则肌肉的爆发力就好。田径男运动员头发中的 K 稍低子女运动员可能与汗液排出较多有关，射击运动员头发中的 K 基本持平与排汗关系较小，可以认为 K 是较易被排泄的元素。

K 的含量与爆发力呈正相关，绝对力量和爆发力强的拳摔项目运动员头发中的 K 含量高于其他项目的运动员，肌肉与头发中 K 的含量也呈正相关，头发中 K 的含量更接近于组织中 K 的含量。

3.2 Ni、Mn、Cu、Zn 4 种元素与运动项目的规律性

中长跑运动员头发中的这 4 种元素明显高于其他项目的运动员，推测这 4 种元素中可能与有氧呼吸的酶有关或与肌肉耐力有关，其中 Cu 在各项目上表现为女性高于男性，在中长跑运动员中女性等于男性，女性运动员头发中 Cu 含量较高，Cu 有促进脂肪分解代谢的作用，女性身体中的脂肪含量高于男性，可见 Cu 的含量与身体中脂肪的含量呈正相关。头发中 Cu 的含量与雌性激素呈正相关（雌性激素有利于 Cu 在细胞组织中的储存）。而 Ni、Mn、Zn 3 种元素虽然在各项目上均表现出男性高于女性，但在中长跑男女运动员中表现出分别高于其他项目的男女运动员，其中 Ni、Mn 的含量男女中长跑运动员相同，而 Zn 的含量表现出男运动员高于女运动员。Ni、Mn、Zn 3 种元素与蛋白质、糖和脂肪三大能源物质的代谢密切相关，因而表现出中长跑运动员高于其他项目运动员的特征，Zn 可能还与性激素的调节有关。含 Zn 酶主要调节蛋白质、糖和脂肪三大能源物质的代谢过程，如羧肽酶、谷氨酸脱氢酶、苹果酸脱氢酶等，中长跑运动员能源物质的代谢速度较快对 Zn 酶的需求较高。Mn 主要参与调节脂肪酸代谢和蛋白质的合成，维持神经系统的正常功能，如丙酮酸羧化酶、精氨酸酶、超氧化歧化酶等。

Cu 的含量表现出女性高于男性，主要因为 Cu 与脂肪的含量呈正相关，可能脂肪组织中 Cu 的含量较高；Cu 的含量表现出中长跑运动员高于其他运动员，主要因为 Cu 与有氧代谢的运动密切相关，有氧代

谢能力强则头发中 Cu 的含量高。

3.3 Fe 元素与运动项目的规律性

田径中长跑女运动员头发中的 Fe 高于男运动员，其他项目的女运动员头发中的 Fe 低于男运动员。Fe 是红细胞中血红蛋白的主要成分，在正常情况下红细胞的数量表现为男性高于女性，因此，正常情况血红蛋白的数量也是男性高于女性。Fe 的过多积累与 Cu 的含量减少有关，从本文看到女运动员的 Cu 均高于男运动员，唯有田径中长跑女运动员的 Cu 与男运动员持平，Cu 是许多氧化酶和脂代谢酶的辅酶或激活剂，而 Fe 的过量积累对脂质代谢起到了抑制作用。田径中长跑女运动员体内 Cu 的下降的抑制了 Fe 的排出，造成了 Fe 过量积累，对中长跑女运动员饮食中补充少量的 Cu 保证了脂质代谢的正常进行。另胰腺酶有抑制 Fe 过度吸收的作用，胰腺酶的缺乏也是导致 Fe 过量积累的原因之一。

3.4 Ca 元素与运动项目的规律性

Ca 元素在人体中含量较多，头发中的含量仅次于 K，属于大量元素，不同项目运动员头发中 Ca 元素的含量总体上表现出男性高于女性，Ca 元素与骨骼和肌肉的活动密切相关，骨骼是 Ca 元素的储存库，用来调节组织血浆中 Ca 元素的平衡，男性骨骼和肌肉占身体的百分比高于女性。头发中的 Ca 元素在性别上表现出了相关性，在运动项目方面未表现出相关性。

4 结 论

头发中微量元素的含量反映了人体内 3 种变化形式：一是组织细胞中的聚集量，二是饮食中的摄入量，三是人体的排泄量。究竟与哪种形式接近视具体情况而定。本文分析的头发中微量元素含量对运动员来说即代表了组织细胞中的聚集量（如 Ni、Fe、Mn、Cu、Zn、Sr），也反映了摄入量和排泄量（如 K、Ca）的影响。

运动员的训练可以使相关的微量元素在身体细胞内聚集，尤其是高水平运动员体内的某些微量元素可以代表其运动水平，表现出明显的相关性，这些相关性的原因包括内因（遗传的因素）和外因（训练水平、饮食条件和生活环境等影响因素），对具体原因的把握还需要进一步的深入研究。优秀中长跑运动员头发中的 Cu、Fe 元素含量明显增多；优秀拳击运动员头发中的 K、Ca 元素的含量明显增多；射击运动员头发中的 Mn 元素含量相对较高；Ni、Zn、Sr 3 种元素的含量差异表现不明显。

（原载于《广东微量元素科学》2011 年第 1 期）

风湿性关节炎头发检验和元素医学食疗

（2012）

陈祥友　陈嘉淮　陈　岳　陈雨松

（金陵微量元素与健康研究所）

[导读] 风湿性疾病是指一大类累及关节及其周围组织的庞大症候群，既是结缔组织、胶原疾病，又是自身免疫性疾病。陈祥友等用 ICP 法分析 46 例风湿性关节炎患者头发中 32 种元素，与 46 例正常人比较发现，患者钼、镧含量显著升高，铜、镍、锌、硼、钙含量显著降低。而对 42 例风湿性关节炎合并其他病征患者的分析表明，并发症患者有 16 种元素（包括镍）含量显著升高和 1 种元素（锂）含量显著降低。值得注意的是，发中镍含量低是发生风湿性关节炎的主因之一，而发中镍含量高则是风湿性关节炎合并其他病征的病因之一。

风湿性疾病首先累及关节及其周围组织，如活动关节，在关节腔内有滑膜、关节软骨、软骨下骨及半月板、滑囊等。关节周围组织包括韧带、肌腱和关节囊。关节属结缔组织，它由中胚层的间充质发育成，分为固有结缔组织、软骨、骨和血液。结缔组织由结缔组织细胞和细胞外基质组成。结缔组织细胞有成纤维细胞、组织细胞或巨噬细胞、软骨细胞、骨细胞及其他栖息细胞（如白细胞），它们除行使自身特有的功能外，可参与细胞外基质的合成。细胞外基质主要由：胶原（collagen）、非胶原糖蛋白（glycoprotein）、糖胺多糖（或称氨基聚糖，glycosaminoglycan）与蛋白多糖（proteoglycan），以及弹性蛋白（elastin）组成。机体的免疫应答过程分为诱导阶段、增殖活化阶段和效应阶段。自身免疫病是指免疫系统对自身抗原丧失了耐受，产生了特异性自身反应性淋巴细胞和自身抗体，并通过上述免疫病理过程，导致组织、器官的损伤。风湿性疾病中，系统性红斑狼疮是具有代表性的免疫复合物介导的非器官特异性的自身免疫病。

风湿性疾病包括：（1）弥漫性结缔组织病，①如炎风湿关节炎（theumatoid arthritis RA）；幼年型关节炎。②红斑狼疮：有盘状的、系统性（systemic lupus erythematosus，SLE）和药物性的。③硬皮病：局部性和系统性硬化症。④弥漫性筋膜炎：多发性肌炎脂膜炎、复发性多软骨炎、结节红斑。（2）并发脊椎炎的关节炎：强直性脊柱炎、Reiter综合征、银屑病关节炎、炎性肠病关节炎。（3）骨性关节炎（osteoarthritis，OA）。（4）感染：直接：病菌、病毒、真菌、寄生虫、螺旋体等。（5）反应性：细菌性：风湿热等，病毒性等。（6）代谢和内分泌病，①与晶体有关：A. 尿酸钠（痛风）B. 焦磷酸钙（假性痛风）C. 羟基磷灰石。②其他生化异常：A. 淀粉样变、B. 血友病、C. 先天性结缔组织病。③遗传学疾病。（7）肿瘤性：①如原发性：滑膜瘤、滑膜肉瘤。②继发性：白血病、多发性骨髓瘤、转移瘤。（8）神经血管病：神经性关节病、压迫性神经病变、反射性交感神经营养不良和其他。（9）骨与软骨病变：骨质疏松、骨软化、肥大性关节炎、弥漫性原发性骨肥厚、骨炎、缺血性骨坏死、肋软骨炎。（10）非关节性风湿症：①关节周围病变：滑囊炎、肌腱病、附着点炎、囊肿。②椎间盘病变。③原发性下背痛。④其他：A. 纤维肌痛、纤维组织炎；B. 神经性风湿症；C. 局部疼痛。（11）其他具有关节症状的疾病：①复发性风湿症。②间歇性关节积液。③药物致风湿综合征。④其他。

由此可见：风湿性疾病既是结缔组织、胶原疾病又是自身免疫性疾病的一个庞大的症候群。现代医学对风湿性疾病的防治进展很大，但目前仍处于研究阶段，其中很多仍属于不治顽症。

笔者用ICP法检验46例（女18例、男28例）风湿性关节炎患者发中32种元素结果于表1。

表1　46例风湿性关节炎患者与正常人发中32种元素平均含量　　　　单位：$\mu g/g$

元素	Ba	Bi	Cd	Co	Cr	Cu	Ge	Li
患者	1.6718	0.178 89	0.0361	0.0285	0.2483	7.6203	0.2877	0.2915
正常人	2.1659	0.1448	0.0441	0.0437	0.2355	11.2583	0.2787	0.0329

元素	Mn	Mo	Ni	P	Pb	Sb	Sn	Sr
患者	1.0124	0.0703	0.0956	165	2.1767	0.1373	0.1708	3.3345
正常人	0.4533	0.0473	0.3730	164	1.996	0.1223	0.2083	3.6019

元素	Ti	V	Zn	Zr	Ce	Ga	La	Nb
患者	0.7117	0.0876	153	0.0215	0.131	0.1525	0.0599	0.0482
正常人	0.5168	0.0569	168.3	0.0151	0.097	0.1186	0.0251	0.0470

元素	Sc	Th	Y	B	Al	Fe	Mg	Ca
患者	0.0082	0.1173	0.0036	0.1489	10.19	18.91	67.39	871.5
正常人	0.0061	0.0806	0.0020	0.2250	9.023	18.19	84.83	1212

从表1可见，风湿性关节炎患者较正常人发中：Ba、Cd、Co、Cu、Ni、Sn、Sr、Zn、B、Mg、Ca 11

种元素的含量低少。而 Bi、Cr、Ge、Ii、Mn、Mo、P、Pb、Sb、Ti、V、Zr、Ce、Ga、La、Nb、Sc、Th、Y、Al、Fe 21 种元素含量较高。

对 46 例风湿性关节炎患者和 46 例正常人发中 32 种元素平均含量逐个经 t – 检验（平均值的成对二样分析）其结果见表 2。

表 2　46 例风湿性关节炎患者和正常人发元素平均含量经 t – 检验的结果

元素	Ba	Bi	Cd	Co	Cr	Cu	Ge	Li
t	– 1.7149	1.2034	– 0.7775	– 1.6153	0.1979	– 3.8861	0.1589	– 0.5898
p 值	0.0932	0.2354	0.4409	0.1132	0.8440	0.000 33	0.8807	0.5583
元素	Mn	Mo	Ni	P	Pb	Sb	Sn	Sr
t	2.0376	2.1030	– 7.7116	0.2805	0.3601	0.4985	– 0.9909	– 0.4067
p 值	0.0575	0.0411	0.000 001	0.7804	0.7205	0.6205	0.3269	0.6862
元素	Ti	V	Zn	Zr	Ce	Ga	La	Nb
t	2.0006	0.0655	– 2.1788	1.7051	1.5261	1.0125	2.1211	0.1255
p 值	0.0515	0.9481	0.0346	0.0951	0.1315	0.3167	0.0394	0.9007
元素	Sc	Th	Y	B	Al	Fe	Mg	Ca
t	1.5945	1.8190	0.9226	– 2.5382	1.5746	0.2124	– 1.6844	– 2.0758
p 值	0.1178	0.0765	0.3611	0.0147	0.1223	0.8327	0.0990	0.043 65

从表 2 可见：46 例风湿性关节炎患者和正常人发元素平均含量经 t – 检验 p 值 < 0.05 在 32 种元素中有 Ni、Cu、B、Zn、Ca、La、Mo 7 种元素。风湿性关节炎与正常人发 7 种元素平均含量有显著性差异，Ni、Cu 二元素有非常、非常湿著性差异，风湿性关节炎较正常人发：Ni、Cu、B、Zn、Ca 5 种元素含量呈负相关，而 La、Mo 等含量较正常人呈正相关。就是说风湿性关节炎患者所以犯病主要是元素代谢不平衡所致。从表 2 可见 46 例风湿性关节炎患者发中 Ni 元素平均含量较正常人发元素含量非常低下，有着非常的关系。

笔者还发现 42 例的风湿性关节炎合并其他病征患者发中 Ni 元素含量较正常人高的现象。笔者同样用 ICP 法检验 42 例（女 28 例、男 14 例）风湿性关节炎患者风湿性关节炎合并其他病征的患者发中 32 种元素结果于表 3。

表 3　42 例风湿性关节炎合并其他病征患者与正常人发中 32 种元素平均含量　　　　单位：$\mu g/g$

元素	Ba	Bi	Cd	Co	Cr	Cu	Ge	Li
患者	4.4103	0.2600	0.1058	0.1037	0.8569	13.089	0.8651	0.0223
正常人	2.3510	0.1902	0.05212	0.1013	0.2487	11.881	0.2913	0.0413
元素	Mn	Mo	Ni	P	Pb	Sb	Sn	Sr
患者	1.7851	0.1290	2.7400	164.54	7.7469	0.4417	0.4420	6.9684
正常人	0.5194	0.0527	0.3455	183.93	2.5251	0.1258	0.1980	4.8012
元素	Ti	V	Zn	Zr	Ce	Ga	La	Nb
患者	1.2410	0.1057	182.28	0.0773	0.1877	0.2373	0.0706	0.1052
正常人	0.5555	0.0889	162.09	0.0175	0.1245	0.1608	0.0292	0.1296
元素	Sc	Th	Y	B	Ai	Fe	Mg	Ca
患者	0.0142	0.2292	0.0222	0.2941	19.191	32.571	156.43	2018.4
正常人	0.0056	0.1252	0.0031	0.2295	8.786	24.595	83.190	1183.1

从表3可见：42例风湿性关节炎合并其他病征患者发中：Ba、Bi、Cr、Cu、Ge、Mn、Mo、Ni、Pb、Sb、Sn、Sr、Ti、V、Zn、Zr、Ce、Ca、La、Sc、Th、Y、B、Al、Fe、Mg、Ca 27种元素含量较正常人高，Li、P、Nb等元素含量较正常人低。

对42例风湿性关节炎合并其他病征患者和42例正常人发中32种元素平均含量逐个经t-检验（平均值的成对二样分析）其结果见表4。

表4　42例风湿性关节炎合并其他病征患者和正常人发元素平均含量经t-检验的结果

元素	Ba	Bi	Cd	Co	Cr	Cu	Ge	Li
t	3.8291	1.6299	2.9743	0.2504	2.7675	1.0114	2.804	-3.1215
p值	0.0005	0.1108	0.005	0.8035	0.01	0.3177	0.01	0.005
元素	Mn	Mo	Ni	P	Pb	Sb	Sn	Sr
t	5.8436	3.8576	4.2424	-1.1945	1.5958	2.5449	1.8002	2.2541
p值	0.0001	0.0005	0.0005	0.2391	0.1181	0.05	0.0791	0.05
元素	Ti	V	Zn	Zr	Ce	Ga	La	Nb
t	3.6752	0.8227	1.4935	2.9301	1.7575	1.3761	3.0259	-0.6169
p值	0.001	0.4154	0.1429	0.01	0.0867	0.1763	0.005	0.5407
元素	Sc	Th	Y	B	Al	Fe	Mg	Ca
t	5.0401	0.8444	1.3154	0.8750	3.1045	1.5531	3.2853	3.0278
p值	0.0001	0.3763	0.1956	0.3866	0.005	0.1281	0.005	0.005

从表4可见：42例风湿性关节炎合并其他病征患者和正常人发元素平均含量经t-检验p值<0.05在32种元素中有Ni、Ba、Cd、Cr、Ge、Li、Mn、Mo、Sb、Sr、Ti、Zr、La、Al、Mg、Ca 16种元素。风湿性关节炎合并其他病征患者与正常人发16种元素平均含量有显著性差异，而Cd、Cr、Ge、Li、Zr、La、Al、Mg、Ca 9种元素平均含景有非常显著性差异。其中Cd、Cr、Ge、Zr、La、Al、Mg、Ca 8种元素含量较正常人呈正相关；而Li元素平均含量较正常人呈负相关。Ni、Ba、Mn、Mo、Ti、Sc 6种元素有非常、非常的显著性差异，风湿性关节炎合并其他病征患者元素平均含量较正常人呈正相关。

风湿性关节炎本来就是疑难病之一。就发中Ni元素含量低少，是风湿性关节炎的主原因之一，而42例风湿性关节炎合并其他病征患者发中Ni含量高也是其发病原因之一。由此可见，人体必需微量元素镍在人体有个正常含量，低了患风湿性关节炎病，多了也同样导致患风湿性关节炎病，而且患大病。我们都知道镍是鼻咽癌、皮肤癌、肺癌和不孕不育的原因之一。

笔者用元素医学食疗法治疗风湿性关节炎在二十多年前就观察到发钴含量与心脑血管疾病的关系、其含量低与高都患病，而且都患心脑血管疾病。这就是笔者元素平衡医学学说的提出的依据。

现在社会流行是人体有益的元素就要补，而且越多越好，"有害的元素"就排除为零，于是就有"零铅工程"，这都是不实际的、有害的、也是不科学的。就人体有益的元素而言，在人体含量有一个正常范围。"有害的元素"在人体也有个容许范围，在人体不可能是零。

（原载于《世界元素医学》2012年第1、第2期）

基于支持向量机的老年痴呆症－
头发微量元素相关性研究

（2013）

杨兴华　　肖　缇　　吴　锋

（湖南怀化学院）

[**导读**] 阿尔茨海默病（AD）已引起社会越来越多的关注，其病因和发病机制目前尚不明确。虽已发现人类某些微量元素的含量变化与 AD 的发生有关，但迄今其定量相关性未被很好地阐明。杨兴华等采用 ICP－MS 法测定了 22 例老年痴呆症患者和 25 名健康人头发中 9 种元素含量，继用支持向量机算法（SVM）研究这些元素含量与 AD 的相关性。变量筛查结果表明，与 AD 相关性最大的元素是铝、镉、锰，其中铝、镉与 AD 呈正相关，锰与 AD 是负相关。以铝、镉、锰 3 种元素为特征量建立分类判别模型，对两类样本的判别准确率为 100%，留一法交叉预测准确率也达到 100%。

1　引言

　　近年来，由于全球的老年化现象日趋显著，阿尔茨海默病（Alzheimer's Disease，AD）引起社会越来越多的关注。AD 是一种慢性大脑退行性变性疾病。临床上以进行性远近记忆力障碍、分析判断能力衰退、情绪改变、行为失常，甚至意识模糊为特征，病理上以细胞外神经炎斑（Neuritic Plaque，NP）或老年斑（Senuile Plaque，SP）和神经原胞质内出现神经元纤维缠结（neurpfibyllarytangles，NFT）为主要特征。AD 在发达国家是继心脑血管疾病和肿瘤之后第 4 位死因的病种。国内外均报道，其患病率有增高趋势，大于 65 岁 AD 的患病率为 4%～9%，大于 70 岁为 5%～14%。对 AD 的病因和发病机制目前尚不明确，可能与遗传、病毒感染、炎症、免疫功能紊乱、神经递质障碍等因素有关。目前，人们对其病理学研究做了大量的工作，发现人体某些微量元素含量的变化与 AD 的发生有关。但由于这种关系较为复杂，迄今其定量相关性未被很好地阐明。本文将支持向量机（Support Vector Machine，SVM）方法用于 AD/头发中微量元素的相关性研究，结果表明可以很好地对 AD 患者与正常人进行分类判别，并揭示主要相关性元素为 Al、Mn、Cd。

2　SVM 原理简介

　　支持向量机（SVM）是 20 世纪 90 年代由 Vapnik 基于统计学习理论基础上提出的一种新的机器学习方法，具有严格的理论和数学基础，是建立在统计学习理论的 VC 维理论和结构风险最小原理基础上的，根据有限的样本信息在模型的复杂性（即对特定训练样本的学习精度）和学习能力（即无错误地识别任意样本的能力）之间寻求最佳折中，以期获得最好的推广能力（或称泛化能力）。SVM 的关键思想是利用核函数把一个复杂的分类任务映射使之转化成一个线性可分问题。

　　给定一个训练集 (x_i, y_i)，$i = 1, \cdots, n$，这里 $x_i \in R^m$，$y_i \in \{1, -1\}$，在线性不可分的情况下，

SVM 的约束条件：

$$y_i = [\overset{-T}{w}\varphi(x_i) + b] - 1 + \xi_i \geq 0, \quad i = 1, \cdots, n \tag{1}$$

需要解决以下优化问题：

$$\min\left(\frac{1}{2}\overset{-T}{w}w + C\sum\xi_i\right) \tag{2}$$

其中，训练向量 x_i 通过函数 φ 被映射到一个高维空间中。SVM 在这个高位空间中找到一个线性超平面，使这个超平面在这个空间中具有最大的分类间隔。ξ_1 是引入一个松弛变量。$C > 0$ 是一个常数，它控制对错分样本惩罚的程度。根据泛函理论，存在内积函数 $K(x_i, y_j) = \varphi^T(x_i)\varphi(x_j)$，$K(x_i, x_j)$ 称为核函数。常用的核函数有多项式函数、Sigmoid 函数和径向基函数，最常用径向基函数作为核函数。

$$K(x_i, x_j) = \exp\left\{\frac{|x_j - x_j|^2}{\sigma^2}\right\} \tag{3}$$

SVM 通过训练找到式（2）的最优解。训练过程就是要确定该模型的参数，即式（2）中得 C 和式（3）中的 σ。

3 SVM 用于老年痴呆症/头发中微量元素的相关性研究

3.1 实验数据及预处理

采用 ICP - AES 测定人发中 Ca、Mg、Al、Cu、Zn、Fe、Mn、Pb 和 Cd 9 种微量元素的含量，共 47 个样本，其中 22 个为 AD 患者，25 个为健康人，诊断结果是依据 DSM - IV 方法而得。

由于各元素含量（变量）之间数值相差太大，为使建模更好，首先进行数据的归一化处理（各列 0 ~ 1），归一化变换公式如下：

$$X' = \frac{X - X_{\min}}{X\max - X_{\min}} \tag{4}$$

经归一化处理的数据提供给 SVM 建立分类判别模型。

3.2 SVM 的训练

前已叙及，SVM 算法为了实现最优分类面，需要对径向基的宽度因子 σ 和惩罚因子 C 进行寻优，以获得最佳分类模型，这个过程即是训练。本文采纳的最佳模型指交互检验（交互预测）结果最好的模型，即在训练中是以留一法交互预测的误差来监控 SVM 的训练，取留一法交互预测误差最小的参数组合（σ，C）作为最优的模型参数。

在此，我们采用网格搜索法来搜索最优参数。即在一定的 σ 和 C 取值范围内，以合适的步长进行搜索。结合实际问题，σ 取值范围为 0.1 ~ 10，步长 0.1；σ 的取值范围为 1 ~ 103，步长 1.0。

3.3 特征量的筛选

原始测量数据中，Ca、Mg、Al、Cu、Zn、Fe、Mn、Pb 和 Cd 9 种微量元素的含量作为可能与 AD 具有相关性的特征量。根据模式识别一般原理，有必要考察这些特征量之间的相关性以及特征量与 AD 相关性的大小，在此基础上进行特征量筛选。为此，进行了如下检验：（1）特征量间相关性检验；（2）非零值检验。结果见表 1。

表 1　特征量相关性检验和非零值检验

x_1 (Ca)	x_2 (Mg)	x_3 (Al)	x_4 (Cu)	x_5 (Zn)	x_6 (Fe)	x_7 (Mn)	x_8 (Pb)	x_8 (Cd)	y
1.0000	0.6090	- 0.2136	0.0829	0.0247	0.0506	0.4165	- 0.1098	0.2311	0.5010
	1.0000	- 0.0505	0.3085	0.2920	- 0.0382	0.2654	0.0429	0.1258	0.2374
		1.0000	- 0.2306	- 0.0037	0.4018	- 0.1281	0.1404	0.0799	0.5546

续表

x_1（Ca）	x_2（Mg）	x_3（Al）	x_4（Cu）	x_5（Zn）	x_6（Fe）	x_7（Mn）	x_8（Pb）	x_8（Cd）	y
			1.0000	0.1742	-0.1036	0.3719	-0.1194	0.1241	0.3093
				1.0000	-0.1318	-0.1870	0.0695	0.0215	0.0704
					1.0000	0.2203	0.3710	0.2634	0.0045
						1.0000	-0.0651	0.4549	0.7727
							1.0000	1.1133	0.3076
								1.0000	0.4520
									1.0000

从表 1 可见：① 9 个变量之间没有高度相关的情况，但 Ca – Mg 之间的正相关性相对较高 (0.6090)；Mn – Ca、Al – Fe、Mn – Mg、Mn – Cu 以及 Fe – Pb 之间有一定正相关；Cd – Mn 之间有一定负相关。② 考察各元素含量与类别值（表中 y 值）的相关性，可知：Al、Cd、Pb 3 种元素呈现较强正相关，且正相关程度 Al > Cd > Pb；Mn、Ca、Cu、Mg 呈现较强负相关，且负相关程度 Mn > Ca > Cu > Mg；Fe、Zn 的相关性很小。

参考上述检验结果，采用逐步减少（剔除）特征量的方法进行特征最筛选试验，即试验和比较不同特征量组合下的模式分类结果。结果表明，仅用 Al、Mn、Cd 3 种元素的含量作为特征量进行建模，就可得到很好的结果。此时，模型预报的正确率为 100%，且留一法交互预测正确率为 100%。在此基础上再减少或更换任一特征量，预测正确率降低。部分试验结果如表 2 所示。

表 2　特征量筛选试验结果

特征量数目 parameter number	序号 No.	特征量组合 parameters	模型预测正确率 （%）forecast accuracy	交互预测正确率（%） cross fore – cast accuracy
	1	（Al、Mn、Pb、Cd）	100	100
4	2	（Al、Ca、Pb、Cd）	91.49	91.49
	3	（AI、Cu、Pb、Cd）	85.11	82.98
	4	（Al、Mg、Pb、Cd）	80.85	78.72
	5	（Al、Mn、Cd）	100	100
3	6	（Al、Mn、Pb）	97.87	97.87
	7	（Al、Pb、Cd）	55.32	44.68
	8	（Mn、Pb、Cd）	93.62	93.62
	9	（Al、Mn）	97.87	97.87
	10	（Al、Cd）	46.81	46.81
2	11	（Al、Pb）	46.81	36.17
	12	（Mn、Cd）	85.11	85.11
	13	（Mn、Pb）	91.49	89.36
	14	（Pb、Cd）	46.81	44.68

详细考察试验结果可以发现，选用 4 个特征量（Al、Mn、Pb、Cd）和 3 个特征量（AI、Mn、Cd）均可实现预测准确率 100%，两相比较，说明 Pb 可剔除。联系相关性试验结果可知 Al、Cd、Pb 都是与 AD 正相关性较强的元素，Mn 则是负相关性较强的元素。当用其他几个负相关性较强的元素 Ca、Cu、Mg 依次替换 Mn 时，预测准确率均有所下降。综上所述，本文采用 3 个特征量（Al、Mn、Cd）进行建模。

3.4　结果和讨论

3.4.1　结果

以 Al、Mn、Cd 3 种元素含量为特征量，支持向量机（SVM）最优算法参数 $\sigma = 0.5$，$C = 500$，对 47 个样本（22 个 AD 患者和 25 个健康人）进行了二分类问题建模。该模型对两类样本的判类正确率为 100%，留一法进行交互预报正确率也达到 100%，具体数据见表 1。显然，该结果令人满意。

3.4.2　讨论

为了寻求对上述结论的病理学支持，参阅了有关文献。许多研究证明，AD 的发生与人体内某些微量元素含量的变化有关。其中，最为一致的认识是 Al 元素与 AD 的相关性。研究揭示 AD 病人脑组织中及血清中 Al 的含量远远超过正常人的水平。Al 中毒有多种假说，其共同点是脑内 Al 含量增加可导致脑细胞萎缩、衰退、老化和死亡而发生 AD。镉含量明显增高可能与患者高血压病史有关。老年痴呆一般可分为三类，在国内血管性痴呆较常见。国内外研究已表明，高血压病的发生与镉含量明显增高及 Cd/Zn 比值失调有关，血清中 Cd 和血压改变呈明显的正相关。而资料显示，老年痴呆患者 40% 有心脏病、高血压病史。其机理可能是镉增加了肾素活性，改变儿茶酚胺的代谢，并直接作用于血管使其收缩。Mn 是人体内重要的抗衰老元素，又是过氧化物歧化酶（SOD）组成部分。人和动物的脑组织含 Mn 最丰富，尤其是黑质和蓝斑等色素组织对 Mn 具有高度亲和性。Mn 在脑神经递质中起调节作用，促进 Cu 的利用，提高维生素酶以及蛋白质的代谢。已有研究也发现老年性痴呆及精神病患者体内 Mn 含量严重不足，即 Mn 含量与 AD 呈负相关。不过也有一些研究结论是 Mn 含量偏高与 AD 正相关，对此，有待进一步研究。

此外，本文建模试验表明铅在判别 AD 患者与正常人时也有较高权重，相关文献表明铅是有害元素，会增加机体对病毒及细菌的易感性，能抑制抗体产生，使免疫力下降。我们的研究表明，患者血清中 Pb 含量较正常老人高。还要说明的是，线性相关性试验结果表明，Ca、Cu、Mg 与 AD 有一定相关性，但在本文建模时它们对判类的影响可以忽略，说明它们不是主要的相关性元素。Fe、Zn 的作用基本可以忽略。

将本文结果与上述文献结论进行比较，可以认为本文所建立的模型具有较高的可信度，Al、Mn、Cd 等元素在人体内含量的异常改变与 AD 的发生、发展确有密切关系。表 4 列出了本文所测阿尔茨海默病患者组与健康组发样中 Al、Mn、Cd 平均含量的对照情况。

表 3　阿尔茨海默病患者组与健康组发样中 Al、Mn、Cd 含量范围及平均值对照

微量元素 elements	Al		Mn		Cd	
	范围 content range	平均值 average	范围 content range	平均值 average	范围 content range	平均值 average
患者组 patients group	16.38 ~ 60.50	38.65	0.00 ~ 1.13	0.57	0.02 ~ 0.41	0.094
健康组 healthy group	11.89 ~ 39.13	26.97	1.00 ~ 2.25	1.36	0.02 ~ 0.04	0.028

从表 3 可见，患者组头发中 Al、Cd 元素含量确实明显高于正常人组，而 Mn 元素含量要低于正常人组。但需要说明的是，简单依据这些元素含量的数据并不能够直接做出判断，因为两类样本并非简单线性可分。为此，用主成分分析法进行了比较研究。9 个主成分及其贡献率见表 4。从表 4 可见：在 9 个主成分中，除 PC1 的贡献率较高（50.61%），其余主成分的贡献率均较低，说明九个原始变量之间信息重叠程度不大，这与前面变量间相关性分析得到的结论一致。因此可以预料，用主成分分析的意义和效果将有所降低。

主成分投影散点图见图 1。图 1（a）反映以 PC1 为横轴、PC2 为纵轴的直角坐标系中 AD 患者组和正常组样本的分布情况。可见到第35#、44#、11# 3个样本发生判类错误，错判率为6.4%；图1（b）是以PC1为横轴、PC3为纵轴的直角坐标系中AD患者和正常人的散点分布图，可见到两类样本重叠严重，基本不能正确分类。可见，主成分分析在这里存在着一定的局限性。究其原因，相关元素含量与AD之间的关系存在一定的非线性，而主成分分析属于线性分析的范畴。

表4 主成分及其贡献率

主成分 principal component	PC1	PC2	PC3	PC4	PC5	PC6	PC7	PC8	PC9
主成分贡献率（%） contributor rate	50.61	9.96	8.98	6.73	6.02	5.51	4.74	4.18	3.27
累积贡献率（%） cumulate contributor rate	50.61	60.57	69.55	76.28	82.30	87.81	92.55	96.73	100

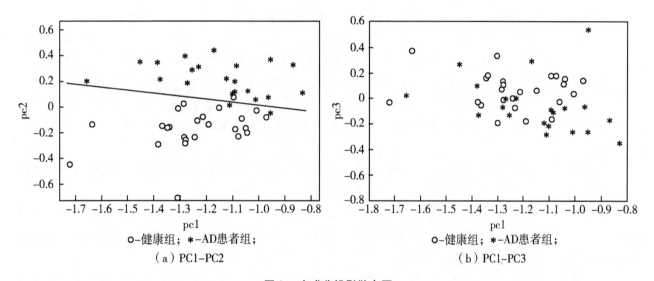

o-健康组；*-AD患者组；
（a）PC1-PC2

o-健康组；*-AD患者组；
（b）PC1-PC3

图1 主成分投影散点图

4 结 论

AD症与头发中微量元素含量的改变存在相关性。本文工作表明，其中相关性最大的是Al、Mn、Cd 3种元素含量的改变，该结论能够获得有关微量元素病理学研究的支持。因此可以认为：将能处理非线性数据、预报能力较强的支持向量机算法与多种微量元素分析相结合，可能得到比传统的单因子统计分析更明确的结果。鉴于多种疾病都与头发或血清中的微量元素含量的改变互呈因果关系，因此，可认为"支持向量机–微量元素分析法"可望成为综合分析、诊断人体多种疾病的辅助手段，也可由患者与正常人比较相关微量元素含量的改变，对有关发病机理及其预防给予提示。

（原载于《计算机与应用化学》2013年第2期）

电热板消解电感耦合等离子体质谱法测定
人发中 33 种无机元素的含量

（2013）

骆如欣　马　栋　张素静　卓先义

（司法部司法鉴定科学技术研究所上海市法医学重点实验室）

[导读] 头发消解最常用的方法是微波消解法，但电解板消解一次可处理大批样本，消解完成后降温快，后处理简单。骆如欣等建立了以锂（^{6}Li）、锗（^{72}Ge）、钇（^{89}Y）、铟（^{115}In）、铽（^{159}Tb）作内标，硝酸－过氧化氢作为消解体系，采用电热板消解进行头发前处理，可以同时测定人发中 33 种元素含量的 ICP－MS 法。此电热板消解 ICP－MS 法的检出限为 0.0001 $\mu g/g$（Th）～10.9 $\mu g/g$（Ca），定量限为 0.0005 $\mu g/g$（Th）～25 $\mu g/g$（Ca），加标回收率为 86%～113%，日内及日间精确度≤9.2%，与微波消解法检验结果比较，差异无统计学意义。

头发主要由纤维性的角蛋白组成，微量元素在毛囊内与巯基、氨基结合从而进入角蛋白分子，使微量元素蓄积在头发中，并且微量元素一旦沉积下来就不易再被重新吸收。

临床上元素测定常用的检材为血液、尿液。相比于血液、尿液，头发作为检材具有取材简单、无侵入性、易保存、元素含量高等优点；头发以每月平均 1.0～1.4 cm 的速度生长，因此可以通过头发的分段分析来推断一段时间内元素暴露情况。

头发消解最常用的方法是微波消解法。但是微波消解法有如下不足：微波消解仪价格昂贵；消解罐使用寿命短、易被污染且成本高；消解过程中需要时刻监管；消解完成后，消解罐的冷却需要较长时间，后处理麻烦、耗时。而电热板消解每次可以处理大批样本，消解完成后降温快，后处理简单。

本研究旨在建立头发中 33 种无机元素的电感耦合等离子体质谱（inductively coupled plasma－mass spectrornetry，ICP－MS）测定方法，所选取的 33 种元素基本满足了法医毒物分析领域中对元素筛查的需要，其中既包括人体必需微量元素，如铁、锌、硒、铜、钴、锰、铬、钼和镍等，也包括危害人类健康的有害元素，如铅、汞、砷和镉等。

1　材料与方法

1.1　主要试剂

ICP－MS 调谐溶液［锂（^{7}Li）、钇（^{89}Y）、铊（^{205}Tl）］1 $\mu g/L$、内标储备液［锂（^{6}Li）、锗（^{72}Ge）、钇（^{89}Y）、铟（^{115}In）、铽（^{159}Tb）］10 mg/L、混合元素标准储备液（multi－element calibration standard－2A）和环境标准储备液均购自美国 Agilent 公司，混合元素标准储备液（ICP rnulti－elernent standard solution VI）购自美国 Merck 公司，铯（Cs）、金（Au）和汞（Hg）标准储备液以及包含钛（Ti）、锡（Sn）、锑（Sb）和锆（Zr）的混合元素标准储备液均购自美国 NSI 公司。

65% 硝酸（HNO$_3$）溶液（优级纯）购自美国 Merck 公司；29%～32% 过氧化氢（H2O$_2$）（优级纯）、曲拉通 X－100 购自美国 Alfa Aesar 公司；其他试剂为国产分析纯。电阻率 18.2 MΩ·cm 超纯水，由 Element A10 超纯水处理系统（美国密理博公司）制得。

1.2　工作溶液配制

内标工作溶液：吸取适量的内标储备液用 5% HNO_3 溶液配制得质量浓度为 80 $\mu g/L$ 的内标工作溶液，置于 4℃ 冰箱冷藏保存，有效期为 6 个月。

元素标准工作溶液：吸取适量的元素标准储备液于样品瓶中，加 5% HNO_3 溶液逐级稀释得标准工作溶液，标准工作溶液置于 4℃ 冰箱冷藏保存。

质量控制溶液：吸取适量元素标准储备液于样品瓶中，加 5% HNO_3 溶液逐级稀释得质量控制溶液，其中 Ca 质量浓度为 1 000 $\mu g/L$；Mg 和 Zn 的质量浓度为 100 $\mu g/L$；Al、Fe、Cu 和 Bd 质量浓度为 10 $\mu g/L$，其余元素质量浓度为 1 $\mu g/L$，置于 4 ℃ 冰箱冷藏保存。

1.3　主要仪器及条件

7500ce 电感耦合等离子体质谱仪（美国 Agilent 公司）；电热板（金坛市盛蓝仪器制造有限公司）；MWS – 3$^+$ 微波消解仪（德国 Berghof 公司）。ICP – MS 使用前用 1 $\mu g/L$ 的调谐液优化仪器工作参数。标准模式下，调谐要求达到的标准以及优化后的参数值见表 1。

表 1　ICP – MS 的仪器操作条件及调谐参数

仪器参数	参数值	仪器参数	参数值
射频功率	1500 W	雾化器	同心雾化器
采样深度	7. 8 mm	锥类型	镍（Ni）
载气流速	0. 85 L/min	采集模式	Spectrum
补偿气流速	0. 2 L/min	干扰指数	$CeO^+/Ce^+ < 3.0\%$
S/C 温度	2 ℃		$Ce^{2+}/Ce^+ < 1.5\%$
蠕动泵	0. 1 r/s	调谐灵敏度	$^7Li > 3000$ cps
积分时间	0. 1 s		$^{89}Y > 8000$ cps
重复次数	3 次		$^{205}Tl > 4000$ cps

1.4　样品前处理

1.4.1　头发样品采集

取健康志愿者的头发，清洗后将头发剪碎（每段约 0. 5 mm），混合均匀，待用。

1.4.2　头发的清洗

用曲拉通 X – 100 洗涤 4 次，接着用丙酮洗涤后再用超纯水冲洗 3 次，最后用丙酮洗涤 2 次，烘干待用。

1.4.3　电热板消解

准确称取 20 mg 头发置于 15 mL Comning 试管（聚丙烯材料，耐高温、强酸）中，用 0. 8 mL 65% HNO_3 溶液和 0. 2 mL 29% ~32% 过氧化氢作为消解酸体系加盖密闭后于电热板上加热消解。加热温度为 90 ℃，加热时间 3 h。消解完成后取出 Comning 试管冷却至室温，用超纯水定容至 10 mL。

1.5　线性方程、检出限、定量限和内标元素考察

对 1.2 项配制的标准工作溶液进行测定，以各元素与内标的响应值之比（y）对相应质量浓度（$x\,\mu g/L$）进行线性回归，得出线性方程。

以超纯水经过电热板消解定容后作空白溶液，取 11 次平行测定的空白溶液及 3 次平行测定某一浓度各元素标准溶液的结果，按文献 [9] 公式计算各元素的检出限。

定量限为线性方程的最低质量浓度点。

为保证测定的准确性，本研究通过在线加入内标法克服基体效应和仪器漂移。内标选择的基本原则

是：内标元素与被测元素的质量数以及电离能应尽量接近，同时所选的内标元素在被测样品中的质量应该极其微小，可以忽略其存在。

1.6 电热板消解与微波消解对比

为了考察本研究采用的电热板消解法的可靠性与准确性，对同一来源的头发采用两种方法消解后测定，比较两者之间是否存在差异，每种方法平行消解 6 份。微波消解方法参照本实验室所建立的程序。运用 SPSS 17.0 统计软件对所得的测定值进行配对 t 检验。

1.7 方法精密度和加标回收率考察

将空白头发中元素的含量作为本底值；在空白头发中添加无机元素标准溶液适量，制得低、中、高 3 个质量浓度的质控样品，每个浓度点 6 份，按 1.4.3 项进行消解，根据当日标准曲线分别计算空白头发和质控样品中元素的质量浓度，质控样品连续测定 3d，以相对标准偏差计算日内精密度和日间精密度，加标回收率等于质控样品测定值扣除本底值后与添加值之比。

2 结果与讨论

2.1 线性方程、内标元素、检出限及定量限

内标元素、线性方程、相关系数（r）、检出限及定量限见表2。检出限为 0.000 1 ~ 10.9 $\mu g/g$，定量限为 0.005 ~ 25 $\mu g/g$，线性范围内相关系数（r）≥0.999。

2.2 电热板消解与微波消解对比

头发经两种方法消解后测定，测定结果见表3。结果表明两种消解方法差异无统计学意义（$P > 0.05$），说明本实验所采用的电热板消解条件合理，可以将头发彻底消解。

2.3 方法精密度和加标回收率

精密度和加标回收率见表4。该方法的加标回收率为 86% ~ 113%，日内精密度为 0.4% ~ 8.9%，日间精密度为 1.1% ~ 9.2%。

表 2　各元素检出限及线性关系

元素	内标	线性范围 （ng/mL）	线性方程	r	检出限 （$\mu g/g$）	定量限 （$\mu g/g$）
^{7}Li	^{6}Li	0.01 ~ 5	$y = 4.10 \times 10^{-1}x + 6.85 \times 10^{-2}$	0.9997	0.0005	0.0050
^{9}Be	^{6}Li	0.01 ~ 50	$y = 1.14x + 9.53 \times 10^{-4}$	0.9997	0.0002	0.0050
^{11}B	^{6}Li	0.5 ~ 50	$y = 7.84 \times 10^{-2}x + 3.45 \times 10^{-2}$	0.9998	0.0130	0.2500
^{24}Mg	^{72}Ge	5 ~ 20 000	$y = 8.68 \times 10^{-1}x + 1.05$	0.9999	0.5000	2.5000
^{27}Al	^{72}Ge	1 ~ 200	$y = 1.05x + 3.09$	0.9994	0.1000	0.5000
^{43}Ca	^{72}Ge	50 ~ 20 000	$y = 2.20 \times 10^{-3}x + 6.15 \times 10^{-2}$	1.0000	10.9000	25.0000
^{47}TI	^{72}Ge	0.05 ~ 50	$y = 1.13 \times 10^{-1}x + 1.20 \times 10^{-2}$	1.0000	0.0050	0.0250
^{51}V	^{72}Ge	0.01 ~ 200	$y = 1.34x - 5.32 \times 10^{-2}$	1.0000	0.0005	0.0050
^{53}Cr	^{72}Ge	0.05 ~ 200	$y = l.50 \times 10^{-1}x + 2.34 \times 10^{-2}$	1.0000	0.0010	0.0250
^{55}Mn	^{72}Ge	0.05 ~ 200	$y = l.71x + 1.59 \times 10^{-1}$	1.0000	0.0050	0.0250
^{57}Fe	^{72}Ge	1 ~ 2000	$y = 3.63 \times 10^{-2}x + 4.30 \times 10^{-1}$	0.9999	0.2000	0.5000
^{59}Co	^{72}Ge	0.005 ~ 200	$y = 1.39x + 3.82 \times 10^{-3}$	0.9999	0.0010	0.0025
^{60}Ni	^{72}Ge	0.01 ~ 200	$y = 1.90 \times 10^{-1}x + 1.05 \times 10^{-2}$	0.9996	0.0044	0.0050
^{63}Cu	^{72}Ge	0.5 ~ 200	$y = 4.27 \times 10^{-1}x + 1.90 \times 10 - 1$	0.9998	0.0500	0.2500
^{66}Zn	^{72}Ge	1 ~ 2000	$y = 1.03 \times 10^{-1}x + 2.60 \times 10^{-1}$	0.9997	0.1400	0.5000

元素	内标	线性范围 （ng/mL）	线性方程	r	检出限 （μg/g）	定量限 （μg/g）
^{69}Ga	^{72}Ge	0.005~200	$y = 7.50 \times 10^{-1}x + 2.68 \times 10^{-3}$	0.9996	0.0012	0.0025
^{75}As	^{72}Ge	0.01~200	$y = 6.69 \times 10^{-1}x + 1.50 \times 10^{-2}$	1.0000	0.0008	0.0050
^{82}Se	^{89}Y	0.1~2000	$y = 7.18 \times 10^{-3}x + 1.56 \times 10^{-3}$	0.9999	0.0078	0.0500
^{85}Rb	^{89}Y	0.005~200	$y = 9.05 \times 10^{-1}x + 3.44 \times 10^{-3}$	0.9998	0.0004	0.0025
^{88}Sr	^{89}Y	0.05~200	$y = 1.29x + 5.18 \times 10^{-2}$	0.9997	0.0087	0.0250
^{90}Zr	^{89}Y	0.01~50	$y = 9.48 \times 10^{-1}x + 4.02 \times 10^{-3}$	0.9999	0.0010	0.0050
^{95}Mo	^{89}Y	0.001~200	$y = 2.42 \times 10^{-1}x - 5.48 \times 10^{-4}$	0.9999	0.0002	0.0005
^{107}Ag	^{115}In	0.005~200	$y = 6.17 \times 10^{-1}x + 5.80 \times 10^{-4}$	0.9997	0.0007	0.0025
^{111}Cd	^{115}In	0.005~200	$y = 1.28 \times 10^{-1}x - 1.78 \times 10^{-6}$	0.9995	0.0003	0.0025
^{121}Sb	^{115}In	0.01~50	$y = 4.44 \times 10^{-1}x + 3.07 \times 10^{-2}$	1.0000	0.0025	0.0050
^{133}Cs	^{159}Tb	0.001~50	$y = 1.46x + 8.84 \times 10^{-4}$	1.0000	0.0001	0.0005
^{137}Ba	^{159}Tb	0.01~200	$y = 1.85 \times 10^{-1}x + 9.83 \times 10^{-3}$	0.9998	0.0026	0.0050
^{197}Au	^{159}Tb	0.01~50	$y = 8.69 \times 10^{-3}x + 7.78 \times 10^{-5}$	1.0000	0.0010	0.0050
^{202}Hg	^{159}Tb	0.01~50	$y = 5.57 \times 10^{-2}x + 9.35 \times 10^{-4}$	1.0000	0.0010	0.0050
^{205}Tl	^{159}Tb	0.001~200	$y = 8.88 \times 10^{-1}x + 5.70 \times 10^{-4}$	0.9999	0.0002	0.0005
^{208}Pb	^{159}Tb	0.05~200	$y = 6.56 \times 10^{-1}x + 1.50 \times 10^{-1}$	0.9997	0.0057	0.0250
^{232}Th	^{159}Tb	0.001~200	$y = 1.38x + 7.53 \times 10^{-4}$	0.9999	0.0001	0.0005
^{238}U	^{159}Tb	0.001~200	$y = 1.53x + 4.86 \times 10^{-4}$	0.9999	0.0002	0.0005

表 3　电热板消解与微波消解方法对比（$n=6$, $\bar{x} \pm s$）　　　　　单位：μg/g

元素	电热板消解	微波消解	P	元素	电热板消解	微波消解	P
^{7}Li	<LOQ	<LOQ	-	^{82}Se	1.47±0.07	1.41±0.07	0.144
^{9}Be	0.70±0.02	0.73±0.01	0.281	^{85}Rb	<LOQ	<LOQ	-
^{11}B	0.33±0.01	0.35±0.02	0.163	^{88}Sr	1.77±0.06	1.82±0.05	0.129
^{24}Mg	28.4±1.8	29.1±1.6	0.273	^{90}Zr	0.480±0.005	0.490±0.020	0.153
^{27}Al	5.3±0.3	5.4±0.6	0.055	^{95}Mo	0.140±0.020	0.130±0.005	0.640
^{43}Ca	480.9±11.6	492.4±6.7	0.242	^{107}Ag	0.67±0.01	0.69±0.01	0.089
^{47}Ti	0.93±0.04	0.90±0.03	0.131	^{111}Cd	0.90±0.02	0.94±0.02	0.167
^{51}V	0.80±0.01	0.84±0.01	0.118	^{121}Sb	0.036±0.004	0.039±0.002	0.255
^{53}Cr	0.83±0.02	0.87±0.05	0.405	^{133}Cs	0.0066±0.0003	0.0062±0.0003	0.182
^{55}Mn	0.70±0.02	0.72±0.02	0.092	^{137}Ba	2.13±0.12	2.14±0.05	0.785
^{57}Fe	55.2±2.1	58.5+0.3	0.204	^{197}Au	0.62±0.01	0.61±0.10	0.815
^{59}Co	0.640±0.020	0.650±0.008	0.148	^{202}Hg	1.12±0.01	1.27±0.03	0.054
^{60}Ni	0.94±0.02	0.92±0.02	0.103	^{205}Tl	0.410±0.010	0.420±0.005	0.080
^{63}Cu	12.00±0.19	12.20±0.18	0.245	^{208}Pb	1.62±0.04	1.68±0.06	0.087
^{66}Zn	210.6±3.1	217.7±2.9	0.123	^{232}Th	0.35±0.01	0.37±0.01	0.769
^{69}Ga	0.340±0.004	0.350±0.007	0.146	^{238}U	0.810±0.013	0.840±0.010	0.092
^{75}As	0.180±0.008	0.180±0.010	0.581				

注："-"表示未进行统计分析。

表 4　加标回收率和精密度

元素	本底值 （μg/g）	加标值 （μg/g）	测定值 （$n=6$，μg/g）	加标回收率 %	日内精密度 （$n=6$，%）	日间精密度 （$n=3$，%）
^{7}Li	0.025 00 ± 0.000 38	0.025	0.051	103	2.7	3.6
		0.25	0.28	101	2.0	2.8
		0.50	0.51	98	1.9	2.2
^{9}Be	＜LOQ	0.25	0.25	102	2.1	3.0
		2.50	2.55	102	2.6	2.5
		20.0	20.8	104	4.5	4.2
^{11}B	1.120 + 0.037	2.50	3.63	100	1.8	4.5
		9.0	10.8	107	1.2	3.3
		20.0	21.9	104	2.8	4.3
^{24}Mg	186.5 ± 6.2	1000	1111	92	2.2	2.6
		2500	2504	93	2.2	3.0
		5000	4830	93	2.0	3.1
^{27}Al	6.150 + 0.025	10.0	16.5	103	2.3	2.5
		25.0	31.0	99	1.7	2.4
		50.0	56.0	100	1.7	3.2
^{43}Ca	2836 ± 84	1000	3844	100	2.0	2.1
		2500	5319	99	3.1	2.4
		5000	8400	111	3.0	1.8
^{47}Ti	0.360 ± 0.031	0.25	0.58	88	4.2	6.3
		2.5	2.71	94	1.8	3.8
		15.0	14.3	93	3.1	3.3
^{51}V	0.0540 ± 0.0018	0.025	0.078	97	3.7	9.2
		2.5	2.34	91	4.1	3.5
		25.0	22.7	91	2.0	1.5
^{53}Cr	0.790 ± 0.067	2.5	3.10	92	4.0	4.5
		25.0	23.1	89	2.5	2.6
		50.0	43.6	86	1.7	1.8
^{55}Mn	0.750 ± 0.029	2.5	3.5	96	3.6	3.6
		25.0	23.8	92	2.2	2.7
		50.0	44.6	88	1.7	3.3
^{57}Fe	17.770 ± 0.223	25.0	42.1	97	3.6	5.9
		250.0	246.9	92	3.3	2.8
		500	478	92	1.9	2.3
^{59}Co	0.0830 ± 0.0015	0.25	0.32	93	4.3	3.4
		25.0	23.2	92	2.2	1.9
		50.0	44.0	88	3.8	2.4
^{60}Ni	0.53 ± 0.02	2.5	2.92	96	4.8	3.7
		25.0	23.7	93	1.5	1.9
		50.0	47.7	94	1.9	3.1

元素	本底值 (μg/g)	加标值 (μg/g)	测定值 ($n=6$, μg/g)	加标回收率 %	日内精密度 ($n=6$,%)	日间精密度 ($n=3$,%)
^{63}Cu	11.09 ± 0.13	5.0	15.8	94	5.1	3.4
		25.0	36.5	102	1.2	2.0
		50.0	59.0	96	2.3	2.6
^{66}Zn	234.28 ± 4.07	50.0	285.1	102	2.0	2.6
		250	486	101	1.6	2.5
		500	734	100	8.9	5.7
^{69}Ga	0.250 ± 0.005	0.25	0.49	95	3.0	2.8
		5.0	4.9	92	1.1	2.5
		50.0	46.7	93	1.8	3.0
^{75}As	0.0760 ± 0.0044	0.25	0.33	102	3.1	3.0
		25.0	26.8	107	1.3	1.6
		50.0	51.1	102	1.2	1.1
^{82}Se	0.52 ± 0.02	0.25	0.76	97	4.2	4.7
		2.50	3.31	112	3.1	4.5
		40.0	43.6	108	2.9	3.7
^{85}Rb	0.0140 ± 0.0009	0.025	0.041	109	3.8	4.7
		5.0	5.1	102	1.1	2.1
		50.0	50.0	100	1.8	2.0
^{88}Sr	16.900 ± 0.186	5.0	21.6	95	0.9	1.1
		25.0	42.1	101	1.8	1.4
		50	66.29	99	2.2	2.4
^{90}Zr	0.031 ± 0.005	0.25	0.29	102	1.2	2.7
		2.50	2.47	97	2.7	4.9
		15.0	16.6	110	1.3	3.4
^{90}Mo	0.0430 ± 0.0015	0.025	0.069	105	3.1	3.5
		5.0	5.1	101	1.6	3.2
		50.0	53.4	107	1.4	2.7
^{107}Ag	0.0140 ± 0.0003	0.025	0.038	96	3.1	3.4
		5.0	4.9	97	1.3	1.8
		50	47.5	95	4.6	3.4
^{111}Cd	0.0180 ± 0.0011	0.025	0.044	104	7.3	5.1
		5.0	5.1	101	1.3	2.1
		50.0	48.7	97	4.7	4.1
^{121}Sb	0.081 ± 0.068	0.25	0.35	107	5.7	8.3
		0.50	0.63	110	4.9	4.3
		4.0	4.1	101	4.4	4.3
^{133}CS	$0.002\,500 \pm 0.000\,065$	0.025	0.027	98	3.0	3.5
		0.25	0.25	101	5.0	6.9
		4.0	3.9	98	4.4	4.3

续表

元素	本底值 （μg/g）	加标值 （μg/g）	测定值 （n=6，μg/g）	加标回收率 %	日内精密度 （n=6，%）	日间精密度 （n=3，%）
^{137}Ba	7.710±0.049	2.5	10.2	100	1.7	1.9
		25.0	32.9	101	1.9	1.5
		50.0	56.7	98	4.5	3.0
^{197}Au	0.017 00±0.001 13	0.05	0.07	100	1.4	7.3
		5.0	5.5	103	2.2	4.1
		40.0	39.8	100	2.0	7.5
^{202}Hg	0.4900±0.0122	0.25	0.74	98	2.6	5.8
		0.50	1.02	104	1.7	3.4
		4.0	4.3	95	3.5	4.7
^{205}Tl	0.000 91±0.000 17	0.025	0.028	107	0.7	1.4
		5.0	5.4	107	1.3	1.4
		50.0	52.6	105	1.8	1.7
^{208}Pb	0.7500±0.0096	2.5	3.5	110	2.8	3.0
		25.0	26.6	103	0.4	2.3
		50.0	52.5	103	2.0	2.3
^{232}Th	0.0067±0.0004	0.025	0.033	104	1.2	6.1
		10.0	11.0	110	2.8	3.3
		50.0	49.3	99	1.5	1.9
^{238}U	0.120 00±0.000 78	0.25	0.40	113	1.0	1.9
		5.0	5.7	111	1.5	2.4
		50.0	52.9	106	2.0	2.1

3 总 结

本研究建立了电热板消解 ICP - MS 法同时测定头发中 33 种无机元素含量的方法，该方法效率高、检出限低、准确度高，适合大批次样本的分析。

（原载于《法医学杂志》2013 年第 6 期）

珠江三角洲肝癌高发区人发重金属
元素来源及其影响因子分析

（2013）

李　勇[1]　赵志忠[1]　周永章[2]

（1. 海南师范大学　2. 中山大学）

[导读]　位于珠江三角洲腹地的广东省佛山市顺德区是全国三大原发性肝癌高发区之一。肝癌高发与微量元素含量异常有关。头发元素有外源性、内源性及内外源性三类来源，但有效解析头

发元素来源的研究还鲜见报道。李勇等通过测定顺德地区肝癌患者和健康人发样中 7 种元素含量，运用主成分分析法和聚类分析法鉴定了这些元素的来源。结果表明，铅、锶、镁属外源性元素，锌、铁属内源性元素，铝、锰既是外源性元素又是内源性元素。顺德肝癌病人发中铅、铝含量较健康人高、锶含量较低，这 3 种元素的含量异常可能与顺德肝癌高发有关，值得进一步探讨重金属元素来源。

癌症是一种复杂得多因素、多环节和多机制的疾病，已经成为国际主要的公共健康问题。大量研究发现：癌症高风险与血液中的重金属元素有联系。但是，作为生物监测材料的血液存在某些缺陷：受人体新陈代谢的影响，只能反映短期体内的元素水平，而且含量低。人发作为生物监测材料之一，操作简单、方便、易于储存和运输，可有效评价长期暴露，能记录、反映出人体内部新陈代谢的状况等特点，因此，可以从一个侧面反映人本身的健康水平，可为地方病、传染病临床诊断、环境评估提供有力的证据。

人发重金属元素按其来源可分为三类：内源性、外源性及内外源性。内源性元素是指头发在长出头皮以前所含的元素。外源性元素和头发可能有两种结合形式：一种形式是指含有重金属元素气溶胶和大颗粒物吸附在头发表面，另一种是重金属元素通过头发的最外层表皮扩散到头发结构内部。内外源性元素包括了内源性元素和外源性元素，只有头发中内源性的重金属元素含量能反映人体内该元素的负荷量。因此，清除头发中外源性元素是头发能否作为生物监测材料的关键。

为了鉴定人发的内源性元素，国内外学者致力于采用不同预处理方法对人发进行处理。HU 等通过采用同位素示踪技术评价常用的几种头发预处理方法对头发中铅、镉、铬和汞元素含量的影响，探讨发样预处理方法的适用条件。MORTON 等对人发外源性元素进行了不同方法的洗脱，测定了 Sb、As、Cd、Cr、Pb、Hg 和 Se 在头发中的含量发现，人发中 Se 的含量对不同洗脱方法无响应。到目前为止尚未建立一种对人发外源性元素进行有效预处理的方法。某些学者对人发元素采用了多元统计方法从吸毒者和非吸毒者组成的人群中识别了吸毒者，但对癌症患者发样和健康人发样中的重金属元素进行多元统计分析，有效解析其来源的研究还鲜见报道。本文采用主成分分析解析人发重金属元素的来源，并用聚类分析验证主成分的结果。

顺德区位于珠江三角洲腹地，是全国三大原发性肝癌高发区之一。顺德 1970—1979 年恶性肿瘤死亡回顾调查发现肝癌年平均死亡率为 26.84/10 万[①]。人发作为生物监测材料，须用头发内源性元素对肝癌病因进行探讨，因此，有必要对癌症人发样及健康人发样中的重金属元素的来源进行鉴定。

1　材料与方法

1.1　采样区概况

研究区位于珠江三角洲腹地的广东省佛山市顺德区，面积约 806 km^2，是西江、北江汇合形成的海陆混合沉积的三角洲。年平均温度为 21 ℃，年均降水量为 1 616 mm，相对湿度为 81%，属亚热带季风性湿润气候。该区域水陆交通方便，工农业生产发达，主要分布有印刷、家具制造、钢材深加工、洁具和汽车用品等龙头行业，其中有 20 多家陶瓷企业；该区的机械装备制造业特别是陶瓷机械和锻压机械制造，在广东乃至全国都有一定的影响力。此外，也有一些锻造厂、五金厂和机械厂在该区分布。

1.2　样品采集

选择 34 位当地居民为研究对象。其中，从当地医院采集了 10 位癌症患者发样（3 位肝癌患者），24 位健康人发样。同时，对志愿者进行问卷调查，包括年龄、性别、职业及染发等信息。剪取枕后和发际人发约 10 cm 以内的人发 1.5～2.0 g，去除发样中可见杂质，人发样品经 1% 的洗涤剂浸泡，用蒸馏水冲

---

① 顺德县卫生局. 顺德县 1970—1979 年恶性肿瘤死亡回顾调查报告，1981.

洗干净，重复操作两次，再用二次去离子水冲洗 3 次，置于烘箱中于 60 ℃下烘干，用不锈钢剪刀剪成 0.5 cm 长的发样，放入塑料袋中保存。称取 0.5 cm 长的发样 0.1 g（准确至 0.000 1 g），置于溶样罐的聚四氟乙烯内芯中，加硝酸 2.0 mL、过氧化氢 0.5 mL，盖好安全阀，放入微波消解系统中，将高压控制挡设为 1 挡，加热 30 s，保温 3 min，然后依次调至高压控制挡的 2 挡、3 挡，各加热 1 min、保温 3 min。取出溶样罐，冷却至室温后打开，将消解液转入 25 mL 容量瓶中并用 5.0% 硝酸溶液定容，摇匀，得样品溶液。同时做样品空白。

1.3 仪器与试剂

电感耦合等离子体发射光谱仪（ICP - OES）；ETHOSA T260 型微波消解仪。硝酸（优级纯），30% 过氧化氢（分析纯），标准发样（GBW - 07603）。测试用水为超纯水。

1.4 测定方法

用 ICP - OES 测定人发样品中 Pb、Sr、Zn、Fe、Mg、Mn 和 Al 的含量，实验按照样品数 10% 比例插入标准发样（GBW - 07603）进行质控。用于质控的标准物质结果与参考值吻合较好，相对标准偏差 <5%，表明测试结果准确可靠。

2 结果与讨论

2.1 人发中各元素含量特征

根据表 1 人发中重金属元素的含量，对比已有的国内外研究可以发现，Pb、Al 和 Fe 平均含量较健康人发金属含量高。Pb 是有临床意义的有毒元素，能影响铁的吸收和利用，该地区 Pb 的平均质量分数（26.47 ± 35.69）$\mu g/g$，是正常人群含量的十几到几十倍，100% 超过我国居民的头发铅平均质量分数（7.14 ± 3.25）$\mu g/g$。美国非职业暴露成人人发中元素的研究认为正常人群的人发中 Pb 的质量分数 < 2.43 $\mu g/g$，可看出研究区人发中 Pb 含量已远远超过这一水平。Al 是可能必需微量元素，有提示临床意义，是酶激活剂，但它也是一种对人体有害的神经毒元素。Al 的平均质量分数（55.25 ± 14.77）$\mu g/g$，高于南京成人元素正常值（18.1 ± 11.0）$\mu g/g$ 和日本人头发元素正常值（12.8 ± 9.9）$\mu g/g$。Fe 是人体必需的微量元素，缺 Fe 会导致贫血。Fe 的平均质量分数（40.43 ± 38.88）$\mu g/g$，都高于南京、湖南及日本成人头发元素正常值（29.8 ± 17.8）$\mu g/g$、（20.3 ± 12.2）$\mu g/g$、（35 ± 33）$\mu g/g$。

表 1　广东佛山顺德区人发元素的质量分数　　　　　　　　　　　　　　　单位：$\mu g/g$

元素	样品数	范围	均值	中值	标准差
Pb	34	15.00 ~ 170.00	26.47	15.00	35.69
Sr	34	0.75 ~ 4.00	1.51	1.25	0.89
Zn	34	81.00 ~ 437.50	187.74	178.38	66.85
Fe	34	13.00 ~ 213.00	40.43	27.12	38.88
Mg	34	16.00 ~ 96.00	37.41	31.84	17.18
Mn	34	0.75 ~ 51.50	3.45	0.75	9.13
Al	34	50.00 ~ 100.00	55.25	50.00	14.77

Mg 和 Mn 在人发中的平均含量高于一些地区的成人元素正常值，又低于另一些地区成人元素正常值。Mg 是人体必需的常量元素，有临床意义，是许多酶系统的组成或辅助因子，参与糖、脂肪和蛋白质的代谢，该地区 Mg 的平均质量分数（37.41 ± 17.18）$\mu g/g$，高于南京成人元素正常值（70.9 ± 44.2）$\mu g/g$，低于日本人头发元素正常值（127 ± 136）$\mu g/g$。Mn 是必需的微量元素，具有提示临床意义的元素，锰蛋白外源凝集素具类似抗体活性，能抑制肿瘤生长。Mn 的平均质量分数（3.45 ± 9.13）$\mu g/g$，高于南京成人元素正常值（1.67 ± 1.44）$\mu g/g$ 和日本人头发元素正常值（1.10 ± 3.80）$\mu g/g$，低于湖南成人元素正

常值（4.41 ± 2.35）$\mu g/g$。

Zn 是有临床意义的必需元素，是多种酶的组成成分，Zn 缺乏可降低机体免疫能力。健康人群人发锌质量分数平均值范围在 93.6 ~ 209 $\mu g/g$。本研究人发锌质量分数平均值在此范围，但是有 23.5% 的人发锌质量分数高于 210 $\mu g/g$，居民健康存在一定的暴露风险。

Sr 可能在结缔组织中起钙化作用，能增强抗致癌能力。头发 Sr 含量降低与某些疾病的发生、发展有关。一般患者头发 Sr 含量比对照组低。本研究人发锶质量分数平均值为（1.51 ± 0.89）$\mu g/g$，均低于南京（2.58 ± 1.79）$\mu g/g$、湖南成人头发元素正常值（3.64 ± 1.16）$\mu g/g$。

然而，由于人发不同的预处理和分析方法，故在比较不同研究结果时须谨慎。

2.2 多元统计分析

2.2.1 相关性分析

通过相关性分析可以决定元素间的相互作用，也可以鉴定它们的来源。对 Box - Cox 转换之后的人发元素进行 Pearson 相关性分析（见表 2），从中可以看出：Mg、Sr、Pb 之间均呈显著正相关，Pb ~ Sr，Mg ~ Pb 和 Mg ~ Sr 的相关系数分别为 0.46、0.48、0.55。此外，Fe ~ Zn 也呈显著正相关，相关系数为0.48。元素间的显著正相关不仅表明它们在人发中具有相互的协同作用，也能鉴定它们的相同来源。

表 2 人发元素的 Pearson 相关矩阵

元素	Pb	Sr	Zn	Fe	Mg	Mn	Al
Pb	1	0.46（**）	0.14	− 0.09	0.48（**）	0.24	− 0.03
Sr		1	− 0.30	− 0.00	0.55（**）	0.25	0.03
Zn			1	0.48（**）	0.08	− 0.23	0.10
Fe				1	0.20	0.14	0.27
Mg					1	0.20	0.05
Mn						1	0.17
Al							1

注：** 在 0.01 水平上显著相关（双尾检验）。

2.2.2 主成分分析

为减少变量的高维度及更好理解人发重金属元素间的关系，对 Box - Cox 转换后的数据进行主成分分析。主成分分析提取的 3 个主成分可解释总方差的 70.95%。第一主成分解释了总方差的 30.77%，Pb、Sr 和 Mg 表现出较高的正载荷，属于外源性元素，这与前面相关性分析的结果是一致的。这些元素通过大气沉降，被吸附和/或吸收在人发表面。有研究表明：Pb 沿着头发的长度分布着相同的含量；KEMPSON 等也发现 Pb 可以非颗粒物的形式分布在精炼工的头发表面，然后可以即刻由最外层表皮扩散到头发的内部结构。吸附在头发表面的含有 Mg 的大颗粒物主要来源于土壤。Mg、Sr 属于碱土金属，它们有相似的化学性质，这种相似性有助于解释其在人发中有相似趋势。研究区湿热的天气会使人体分泌大量的汗液，导致吸附在头发的外源性元素溶解，这更容易使溶解的外源性元素浸入头发的内部结构。第二主成分解释了总方差的 23.69%，Zn、Fe 表现出较高的正载荷，属于内源性元素，可以用作生物监测。前人研究发现：外源性污染对人发 Zn 的含量无显著影响，因此人发 Zn 含量可以反映其内源性暴露途径。人发的 Zn、Fe 主要来源于富含 Zn、Fe 的食物，比如牛肉、羊肉、猪肝等动物肝脏、鸡蛋、鱿鱼、黄鱼、青鱼及贝类、核桃、木耳、锌制剂等。在第三主成分上，Al、Mn 表现出较高的正载荷，解释了总方差的 16.5%，Al、Mn 可能既是外源性元素又是内源性元素。人体铝主要来源于食物性铝、炊具溶出铝、环境铝和药源性铝。外源性 Al 主要来源于吸附在头发表面的气溶胶和大颗粒物，国内外学者对不同来源的大气颗粒污染物做了大量研究，发现大气降尘污染物中的 Al 主要来源于土壤和燃煤。内源性 Al 主要来源于食物性 Al，天然食物中，茶叶含铝最高。茶叶作为广东省消费量最大的传统饮料，导致当地人群高风险地暴露于食物性 Al。人发中 Mn 的双源性：一方面 Mn 被广泛地用于汽油、钢铁制品的添加剂，另一方面由于 Mn 具有抗癌作用，抗癌药物中含 Mn 元素。

为了进一步可视化主成分之间的关系，对主成分的负载进行二维成图（图1）。从第一主成分和第二主成分组成的负载图发现，Mg、Pb 和 Sr 分布在第一和第四象限，而 Mn 分布在第四象限，与 Mg、Pb 和 Sr 相隔很近；Zn、Fe 分布在第一和第二象限，而 Al 分布在第二象限，与 Zn 和 Fe 相隔较近。这表明 Mn 的主要来源可能与第一主成分的来源相似，Al 的主要来源可能与第二主成分的来源相似。在第一主成分和第三主成分构成的负载图上也可发现相似的现象。

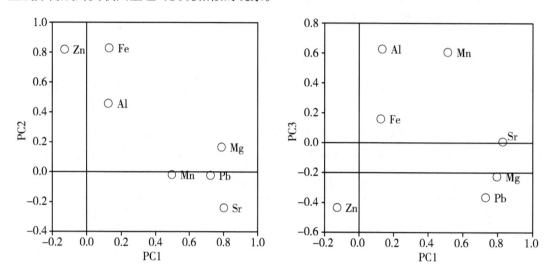

图1　人发元素主成分的负载图

2.2.3　聚类分析

聚类分析能区分不同人发重金属元素组是内源性元素或外源性元素。对 7 种元素进行聚类分析，结果用系统树状图表示（见图2）：将元素划分 2 组：Sr、Mg、Pb、Fe、Zn、Mn、Al。划分结果与主成分分析结果一致。组Ⅰ由第一主成分中的元素组成。这些元素属于外源性元素，它们主要受像工业废气或交通废气的排放等影响。组Ⅱ由第二、三主成分中的元素组成。这些元素主要属于内源性元素，主要受食物摄入或空气吸入的影响。

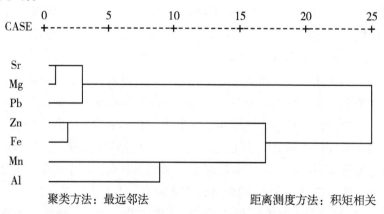

图2　人发元素的聚类分析树状图

2.3　健康、年龄和性别的影响

对人发按癌症患者和健康人分组，对其含量进行统计（表3），从表3中可看出：Sr 在对照组和病例组中无多大差别，Pb 在对照组的平均含量高于病例组，Zn、Fe、Mg、Mn、Al 在对照组的平均含量均低于病例组，但经 t 检验均无显著性差异。病例发 Fe、Mn 含量高于对照组，其原因可能归结于药物输入的影响。不同研究者也发现相同的现象。对照组人发中的 Pb 含量高于病例组，而 Zn 含量低于病例组。李增禧等在相同研究区测定了肝癌患者和健康人头发 Pb 和 Zn 元素含量，得出了相同的结论。病例组中 Mg、Al 含量高于对照组，但是无显著性差异，不同学者对于 Mg、Al 的分析得出不同的结果：李凡等对肝癌肺癌患者的头发进行分析发现，Al 在病例对照中无显著差异；但是，徐刚等对吉林省肝癌患者血清与头发中多种元素的临床流行病学进行研究发现，人发 Al、Mg 在对照组中含量显著高于病例组；叶如美等也发现镁在健康人与肝癌患者的含量差异显著。

表3　病例–对照人发元素的质量分数　　　　　单位：$\mu g/g$

元素	分组	样品数	均值	标准差	P
Pb	对照	25	30.42	42.04	0.33
	病例	10	17.00	3.69	
Sr	对照	24	1.46	0.78	0.63
	病例	10	1.62	1.138	
Zn	对照	24	176.25	42.17	0.27
	病例	10	215.33	203.17	
Fe	对照	24	34.45	22.78	0.34
	病例	10	54.78	62.39	
Mg	对照	24	35.18	17.29	0.25
	病例	10	42.76	16.53	
Mn	对照	24	3.05	10.34	0.70
	病例	10	4.40	5.58	
Al	对照	24	53.12	11.211	0.32
	病例	10	60.35	20.927	

以 30 岁为界线，统计了 2 个不同年龄组居民人发元素含量差别（表4）。分析表明，30 岁以上（包括 30）年龄组的人发中元素 Pb、Sr、Fe、Mg、Al 平均含量高于 30 岁以下年龄组；发 Zn、Mn 在 30 岁以上的年龄组的平均含量低于 30 岁以下的年龄组。除 Al 之外，各元素经 t 检验在年龄差异上均不显著。说明人发 Al 含量水平通过常年摄入食物性铝而升高。

不同性别的人发元素含量分析表明（表4），Sr、Zn、Mg 和 Al 无大的差别，Pb 和 Mn 表现为男性较高于女性，Fe 表现为男性低于女性。不同性别的人发元素含量经 t 检验均无显著差异，说明人发对元素的积累与性别无关。

表4　不同年龄、性别人发元素质量分数　　　　　单位：$\mu g/g$

元素	年龄	样品数	均值	标准差	P	性别	样品数	均值	标准差	P
Pb	<30 岁	10	19.75	10.17	0.49	男	24	30.21	42.11	0.35
	>30 岁	24	29.27	41.95		女	10	17.50	3.54	
Sr	<30 岁	10	1.30	0.44	0.25	男	24	1.49	0.78	0.86
	>30 岁	24	1.59	1.01		女	10	1.55	1.15	
Zn	<30 岁	10	192.32	45.62	0.80	男	24	186.34	49.52	0.85
	>30 岁	24	185.84	74.73		女	10	191.11	100.50	
Fe	<30 岁	10	28.50	15.15	0.25	男	24	38.86	39.74	0.72
	>30 岁	24	45.40	44.63		女	10	44.19	38.52	
Mg	<30 岁	10	30.88	8.94	0.16	男	24	38.13	14.19	0.71
	>30 岁	24	40.13	19.13		女	10	35.69	23.73	

续表

元素	年龄	样品数	均值	标准差	P	性别	样品数	均值	标准差	P
Mn	<30 岁	10	6.10	15.98	0.48	男	24	4.51	10.75	0.30
	>30 岁	24	2.34	3.92		女	10	0.9	0.32	
Al	<30 岁	10	50.00	0.00	0.04	男	24	55.21	14.71	0.98
	>30 岁	24	57.44	17.21		女	10	55.35	15.73	

3 结 论

(1) 人发 Pb、Al 和 Fe 平均含量较健康人发金属含量高。Mg 和 Mn 在人发中的平均质量分数高于一些地区的成人元素正常值。人发 Zn 质量分数平均值在健康人群人发 Zn 质量分数平均值范围内（93.6～209 $\mu g/g$），但有 23.5% 的人发 Zn 质量分数高于 210 $\mu g/g$，居民健康存在一定的暴露风险。人发 Sr 含量平均值均低于其他地区的正常值。

(2) 人发重金属元素的相关性分析不仅可以决定元素间的相互作用，也可以鉴定其来源。Mg、Sr 和 Pb 之间均呈显著正相关，表明它们在人发中具有协同作用，而且有相同来源。主成分分析提取的三个主成分可解释总方差的 70.95%。Pb、Sr、Mg 在第一主成分表现出较高的正载荷，属于外源性元素。Zn 和 Fe 在第二主成分表现出较高的正载荷，属于内源性元素，可用于生物监测。在第三主成分上，Al、Mn 表现出较高的正载荷，可能既是外源性元素又是内源性元素。聚类分析进一步证明了主成分分析的结果。

(3) 健康状况、年龄和性别对人发中重金属元素的含量水平有不同影响。30 岁以上的人发中 Al 平均含量经 t 检验显著高于 30 以下的，其余元素均无显著差异；不同健康状况和性别的人发元素含量经统计检验均无显著差异。

由上可见，广东佛山顺德区人发中 Pb、Al 含量较健康人高，而 Sr 含量低，可能与肝癌高发有关，值得进一步探讨重金属元素来源。

（原载于《广东微量元素科学》2013 年第 2 期）

陕西某县小学生营养状况及相关因素研究

（2013）

杨宇轩　王小娟　胡森科　张敬华　彭田苗　郭　坤　于　燕

（西安交通大学医学院）

[导读] 陕西省淳化县是国家级贫困县。为了解该县寄宿小学生的营养状况和生长发育特征，杨宇轩等随机抽取 3 所小学共 585 名学生作研究对象，对其身高、体重、血红蛋白、营养状况及饮食习惯进行问卷调查，并测定头发中 7 种元素含量。结果表明，与陕西省农村地区平均水平相比较，贫困县寄宿小学生的身高、体重均显著低于同年龄、同性别陕西农村平均水平，贫血率、过度瘦弱及瘦弱率均显著高于平均水平，而超重率和肥胖率均显著偏低；寄宿小学生营养状况与头发铜、铁、锌、钙、硒、碘含量呈正相关关系，与铅含量呈负相关关系。研究显示，在对小学生营养状况评价时，采用 Rohrer 指数，结合头发元素含量进行综合评价，更能客观地体现小学生的综合营养状况。

小学生的生长发育及营养状况是反映区域社会经济发展、人民生活水平的重要指标。小学阶段是儿童生长发育的重要阶段，儿童青少年期的营养不良可导致生长发育迟缓，机体免疫力降低，学习能力下降。贫血是常见的全球性营养缺乏病之一，儿童青少年又是贫血患病率较高的群体，特别是在生活条件较差的农村地区生活的儿童青少年贫血的患病率更高，这些现象都会影响到儿童青少年的生长发育和学习效率。陕西省淳化县作为国家级贫困县，经济发展缓慢，人们生活水平偏低，特别是其传统饮食特点表现为膳食结构单一，营养状况较差。为了解陕西省淳化县寄宿小学生的营养状况、生长发育特征及其与体内元素含量的关系，探讨儿童营养不良及微量元素缺乏对其生长发育的影响，为进一步制定小学生营养干预措施提供依据，本研究于 2011 年 9 月至 10 月，采用随机整群抽样的方法，抽取了 3 所陕西省淳化县寄宿小学学生，对其生长发育状况、膳食结构进行了调查，并现场取被调查学生无名指末梢血检测血红蛋白、枕后发检测其元素含量，并与陕西省农村地区平均水平进行比较，现将结果报告如下：

1 研究对象与方法

1.1 研究对象的选择

本研究以国家级贫困县陕西省淳化县为研究区域，该县位于陕西省中部偏西、咸阳市北部，选择地区共有 15 所寄宿小学，本研究随机抽取陕西省淳化县石桥小学、石桥中心小学、方里小学 3 所小学作为研究学校，3 ~ 6 年级学生共 585 人（男生 296 人，女生 289 人）作为研究对象。

1.2 指标的测定

1.2.1 身高和体重的测定

按照《全国学生体质健康状况研究工作手册》要求测定身高和体重，计算身体质量指数（BMI）、Rohrer 指数。采用校正过的身高、体重计测量，均精确到小数点后 1 位，取两次读数的平均数。BMI = 体重（kg）/ [身高（cm）]^2 × 100，Rohrer 指数 = 体重（kg）/ [身高（cm）] 3 × 10^7。BMI 按照"国际生命科学学会中国肥胖工作组"（WGOC2003）推荐的中国学龄儿童青少年超重、肥胖 BMI 筛查标准进行评价；Rohrer 指数按照国际标准进行评价，以 > 156 为肥胖，156 ~ 140 为超重，139 ~ 109 为中等，108 ~ 92 为瘦弱，< 92 为过度瘦弱。

1.2.2 血红蛋白含量的测定

一律取左手无名指末梢血 10 μL，用氰化高铁法测定血红蛋白含量，按世界卫生组织（WHO）制定的贫血诊断标准进行评价：7 ~ 14 岁者低于 120 g/L 为贫血。

1.2.3 膳食调查

采用称重法，连续记录 3 天的饮食状况，并对零食食用习惯进行问卷调查。

1.2.4 头发元素的测定

现场收集发样，标本经火焰原子吸收法检测发样中铜、铁、锌、钙、锰含量；石墨炉原子吸收法测定铅含量；原子荧光法检测发样中硒含量；催化比色法测定碘含量。头发中元素水平评价按广东省微量元素科学研究会制定的标准评价。

1.3 统计学方法

采用 SPSS 13.0 统计软件建立数据库，数据录入后进行逻辑检查和清理，率的比较采用 x^2 检验，以 $P < 0.05$ 为差异有统计学意义。

2 结 果

2.1 寄宿小学生的性别情况

各年级之间男女生构成比差异均无统计学意义（均 $P > 0.05$），见表 1。

表1 陕西省淳化县寄宿小学生性别情况的比较 [n（%）]

性别	3 年级	4 年级	5 年级	6 年级	合计
男	69（56.6）	63（48.1）	64（46.0）	100（51.8）	296（50.6）
女	53（43.4）	68（51.9）	75（54.0）	93（48.2）	289（49.4）
合计	122	131	139	193	585
x^2	1.034	0.978	1.138	0.996	1.145
P	0.329	0.384	0.317	0.376	0.298

2.2 寄宿小学生的营养状况

2.2.1 寄宿小学生身高、体重与陕西省农村地区平均水平的比较

寄宿小学生 3~6 年级男、女生平均身高、体重均低于陕西省农村地区小学生平均水平（均 $P <$ 0.05），见表2。

表2 陕西省淳化县寄宿小学生平均身高、体重与陕西省农村平均水平比较 （$\bar{x} \pm S$）

地区	性别	3 年级		4 年级		5 年级		6 年级	
		身高（cm）	体重（kg）	身高（cm）	体重（kg）	身高（cm）	体重（kg）	身高（cm）	体重（kg）
淳化县	男	132.7±5.6	28.8±6.3	136.7±6.3	31.3±6.8	142.2±7.2	33.7±8.3	148.9±8.6	38.2±9.6
	女	129.3±6.2	26.6±5.9	136.5±5.4	31.9±8.9	143.8±8.5	34.1±7.4	149.1±9.2	38.9±9.8
陕西农村	男	135.9±6.0	30.1±5.4	141.6±6.7	33.4±7.6	145.2±7.0	35.8±6.6	152.9±8.9	40.5±8.6
	女	136.0±6.3	29.3±5.6	143.0±7.1	33.6±5.7	146.7±5.7	36.6±6.1	152.2±6.4	41.8±6.8
t	男	4.743	1.742	6.173	2.451	3.333	2.024	4.651	2.396
	女	5.727	2.425	9.926	1.755	2.507	2.483	3.250	2.854
p		<0.001	<0.05	<0.001	<0.05	<0.01	<0.02	<0.002	<0.02

注：与同年级、同性别陕西省农村小学生平均水平比较均 $P <$ 0.05。

2.2.2 寄宿小学生身体质量指数与陕西省农村地区小学生平均水平的比较

寄宿小学生各年级的 BMI 水平与陕西省农村地区小学生平均水平比较差异无统计学意义（均 $P >$ 0.05），见表3。

表3 陕西省淳化县寄宿小学生平均 BMI 与陕西农村平均水平比较 [（kg/cm²），（$\bar{x} \pm S$）]

地区	性别	3 年级	4 年级	5 年级	6 年级
淳化县	男	16.3±1.2	16.7±1.4	16.7±1.9	17.2±2.1
	女	15.6±1.9	16.3±1.8	16.5±2.1	17.5±2.2
陕西乡村	男	16.2±1.9	16.5±2.7	16.9±2.2	17.2±2.4
	女	15.7±2.1	16.3±1.7	16.9±2.3	18.0±2.3
t	男	0.575	0.901	0.674	0.000
	女	0.279	0.000	1.029	1.114
p		0.873	1.000	0.502	1.000

2.2.3 寄宿小学生营养状况的评价

结合 BMI、Rohrer 指数，陕西省淳化县寄宿小学生过度瘦弱及瘦弱率达 36.0%，显著高于陕西农村地区小学生平均水平（$x_2 = 5.381/6.295$，均 $P < 0.05$）；超重率为 4.0%、肥胖率为 1.1%，显著低于陕西农村地区小学生平均水平（$x_2 = 11.258/9.694$，均 $P < 0.05$）。随年龄的增长，中等营养状况学生比例逐渐下降，过度瘦弱及瘦弱比例逐渐增加，女生肥胖比例略多于男生。小学生贫血率显著高于陕西农村

地区小学生平均水平，同年龄女生贫血率显著高于男生（$x_2 = 6.147/7.239$，均 $P < 0.05$），见表4。

表4　Rohrer 指数评价陕西省淳化县寄宿小学生过度瘦弱与瘦弱、超重率、肥胖率及
贫血率检出率结果（2005 年）与陕西农村平均水平比较（%）

年级	性别	低 Hb 检出率		过度瘦弱与瘦弱		正常		超重		肥胖	
		陕西农村	淳化县	陕西农村	淳化县	陕西农村	淳化县	陕西农村	淳化县	陕西农村	淳化县
3 年级	男	20.0	22.2	18.1	32.1*	67.8	67.9	8.7	0*	5.4	0*
（7~9 岁）	女	24.4	25.0	24.2	40.8*	59.9	59.2*	10.7	0*	5.2	0*
4 年级	男	17.2	24.7*	22.5	29.9*	59.6	67.3	10.8	2.8*	7.1	0*
（10~12 岁）	女	22.1	29.8*#	27.0	36.5*	52.4	43.8#	12.5	4.4*	8.1	2.9*
5 年级	男	12.6	24.7*	30.7	33.3	56.6	62.4	7.3	4.3*	5.4	0*
（13~15 岁）	女	13.9	32.6*#	34.8	36.9	49.3	53.7#	9.6	10.7	6.3	1.3*
6 年级	男	6.0	12.5*	32.3	35.4	56.9	60.6	6.7	4.0	4.1	0
（16~18 岁）	女	13.2	25.8*	39.4	42.8	51.1	47.4#	5.9	5.6	3.7	4.2
合计	男	18.9	26.0*	25.9	32.7*	60.3	64.6	8.4	2.8*	5.5	0*
	女	18.5	28.3*	31.4	39.3*	53.2	51.0#	9.7	5.2*	5.8	2.1*
	合计	18.7	27.2*	28.6	36.0*	56.7	57.8	9.0	4.0*	5.7	1.1*
x^2	男		6.147		5.381		4.154		11.258		6.887
	女		7.239		6.295		3.673		9.694		5.946
P			<0.007		0.006		0.047		0.001		0.009

2.2.4　寄宿小学生饮食状况和饮食习惯情况

主食以馒头、锅盔、面条等面食为主，蔬菜主要为家庭自制咸菜，缺乏新鲜蔬菜、水果及肉类食物，饮食结构单一。除少数学生偶尔食用豆类制品外，其余学生基本无优质蛋白摄入。整理"个人食物记录表"可见：每餐 100~200 g 馒头、20 g 咸菜，很少吃蔬菜和肉类，见表5。

表5　膳食调查记录

三餐	第1天	第2天	第3天
早餐	馒头、咸菜	葱花饼、咸菜	馒头、咸菜
中餐	葱花饼、咸菜	馒头、咸菜	葱花饼、咸菜
晚餐	面条、馒头、咸菜	稀饭、馒头、咸菜	面条、馒头、咸菜

膳食结构中碳水化合物所占供能比例过大，高于126%，而能量、蛋白、脂类及各种人体生长发育必需的元素严重摄入不足，且缺乏蔬菜和优质蛋白质的摄入，表现为能量摄入不足，而优质蛋白、脂类严重缺乏的饮食特点，见表6。

表6　膳食营养素摄入量

营养素	摄入量（能量%）	RNI（能量%）	摄入量/RNI（%）
能量（kCal）	1 399	2 150	65.1*
蛋白质（g）	44（12.6）	70（12~14）	62.9*
脂肪（g）	8.6（5.5）	40~55（25~35）	15.7~22.0**
碳水化合物（g）	286.4（81.9）	195~230（55~65）	126~148.9#
VitC（mg）	31	60	51.7**
铁（mg）	14.4	17	84.7*
锌（mg）	4.1	15	27.1**

续表

营养素	摄入量（能量%）	RNI（能量%）	摄入量/RNI（%）
钙（mg）	506	1 000	50.6**
硒（μg）	13.7	50	27.4**
碘（μg）	69.1	120	57.6*

注：*<90%，营养素供给不足，可导致营养不良性疾病；**<60%，营养素缺乏，可导致营养素缺乏性疾病；#>110%，营养素过剩；RNI：推荐摄入量。

2.2.5 3 所寄宿小学生头发中元素含量检测结果

寄宿小学生头发中铜、铁、锌、钙、硒、碘含量均显著低于同年龄儿童正常值范围（均 $P<0.05$），见表7；其中锌缺乏率最高，达46.8%，其次为钙缺乏和铁缺乏，缺乏率分别为32.5%和29.2%，且女生头发中铁、钙缺乏率明显高于男生（均 $P<0.05$），见表8。

表7　陕西省淳化县寄宿小学生头发中元素含量（$\bar{x} \pm S$） 单位：μg/g

元素	铜	铁	锌	钙	锰	铅	硒	碘
淳化县	9.9±2.8	40.5±28.3	77.5±41.8	320.9±153.2	2.2±1.6	5.2±2.6	0.07±0.04	0.51±0.4
正常值	11.4±3.8	75.4±36.5	103.6±32.7	528.9±192.1	2.3±1.7	6.1±3.8	0.12±0.07	0.82±0.5
t	2.145	2.450	6.124	5.561	1.351	1.661	2.348	2.239
P	0.047	0.026	0.000	0.000	0.187	0.115	0.025	0.041

表8　陕西省淳化县寄宿不同性别小学生头发中元素缺乏情况 [n（%）]

性别	人数（n）	铜	铁	锌	钙	硒	碘
男	296	51（17.2）	79（26.7）	134（45.3）	88（29.7）	43（14.4）	51（17.3）
女	289	47（16.1）	92（31.8）*	140（48.6）	102（35.4）*	38（13.0）	56（19.8）
合计	585	98（16.8）	171（29.2）	274（46.8）	190（32.5）	81（13.8）	107（18.3）
x^2		0.135	4.583	0.591	4.064	0.233	0.451
P		>0.05	<0.05	>0.05	<0.05	>0.05	>0.05

注：男生头发中元素缺乏检出率比较均 $P<0.05$。

2.2.6 各元素相关性的分析

小学生头发中铜、铁、锌、钙、锰、铅、硒、碘8种元素两两配对，在 PASW Statistics 18 软件中使用双变量相关（Spearman 相关系数）来测定相关性，见表9：铜－硒、铜－碘、钙－锌、锰－锌、锰－钙、铅－铁、铅－锌、铁－硒、碘－铁呈明显正相关（均 $P<0.05$），铁－锌、铁－钙、钙－铅、钙－硒、锌－碘、钙－碘呈明显负相关（均 $P<0.05$）；其中，钙和锰的吸收协同作用最强，铁和锌、钙、锰有明显吸收拮抗作用，且元素之间的相互影响较为严重。

表9　小学生头发中元素间相关性比较（$n=585$，Spearman 相关系数）

元素	铁	锌	钙	锰	铅	硒	碘
铜	0.035	-0.049	0.062	0.029	0.021	0.137*	0.241*
铁	1						
锌	-0.179*	1					
钙	-0.198*	0.445*	1				
锰	-0.078	0.424*	0.692*	1			
铅	0.217*	0.439*	-0.173*	0.088	1		
硒	0.126*	0.005	-0.175*	0.067	0.077		
碘	0.118*	-0.647*	-0.222*	-0.046	0.060	0.026	1

注：*相关系数显著性检验 $P<0.05$（双侧）。

2.2.7　头发微量元素含量与学生营养状况的相关性分析

按陕西省淳化县寄宿小学生营养状况的 5 个等级，过度瘦弱、瘦弱、正常、超重、肥胖，与头发中微量元素含量做相关性分析，结果可见：小学生营养状况与铜、铁、锌、钙、硒、碘含量呈正相关关系，与铅含量呈负相关关系（F 值分别为 3.197、3.011，均 $P < 0.05$）。

综合评价营养状况与 BMI 的相关性：男生为 0.398、女生为 0.355（均 $P < 0.05$）；与 Rohrer 的相关性：男生为 0.649、女生为 0.718（均 $P < 0.01$），见表 10。

表 10　陕西省淳化县寄宿小学生头发各元素含量与学生营养状况的相关性

元素	BMI 评价营养状况		Rohrer 指数评价营养状况	
	男（n = 296）	女（n = 289）	男（n = 296）	女（n = 289）
铜	0.015	0.151 *	0.336 *	0.189 *
铁	0.139 *	0.143 *	0.198 *	0.113 *
锌	0.169 *	0.015	0.134 *	0.069
钙	0.237 *	0.119 *	0.153 *	0.222 *
锰	0.102	0.006	0.052	0.067
铅	− 0.071 *	− 0.143 *	− 0.060	− 0.133 *
硒	0.060	0.133 *	0.188 *	0.127 *
碘	0.229 *	0.120 *	0.278 *	0.190 *
综合	0.398 *	0.355 *	0.649 **	0.718 **

注：* 相关系数显著性检验 $P < 0.05$（双侧）；** 相关系数显著性检验 $P < 0.01$。

3　讨　论

3.1　不合理的膳食结构导致小学生营养状况低下，生长发育迟缓

儿童青少年膳食结构不合理，长期营养素摄入不足可引起营养素缺乏，导致生长发育迟缓、贫血、机体免疫力降低、学习能力下降，甚至可造成智力发育障碍，而导致其终生残疾。从本次调查结果可见，陕西省淳化县寄宿小学生的身高、体重均显著低于同年龄、同性别陕西农村小学生的平均水平，且根据 BMI、Rohrer 指数综合判断儿童的营养状况结果可见，有 57.8% 的小学生营养状况中等，接近于陕西农村小学生平均水平的 56.7%，但贫血、过度瘦弱和瘦弱小学生的检出率均显著高于陕西农村小学生的平均水平，超重和肥胖的检出率均显著低于陕西农村小学生的平均水平。这一现象可以通过本次膳食调查的结果加以解释。膳食调查结果可见，寄宿小学生的膳食结构中碳水化合物所占供能比例过大，高于126%，而能量、蛋白、脂类及各种人体生长发育必需的元素严重摄入不足，且缺乏蔬菜和优质蛋白质的摄入，而表现为能量摄入不足，同时优质蛋白、脂类严重缺乏的饮食特点。长期沿用这一饮食结构，必然会导致儿童青少年的生长发育迟缓，而表现为身高体重明显偏低，整体发育水平低下。

本调查结果还显示，相同年龄的女生营养状况中等的检出率均显著低于同年龄组的男生，而同年龄女生贫血检出率显著高于男生。这一现象可能是由于女生进入青春期年龄略早于男生，膳食中能量摄入不能充分满足旺盛生长发育的需求，同时又存在偏食、挑食、盲目减肥、节食等问题，如果营养素补充不及时，则更易造成营养不良。还有资料显示，采用 Rohrer 指数评价儿童营养状况时，该指数均值曲线为 "V" 字形，7 岁后随年龄增长而减少，一般女 11 岁、男 13 岁为最低点，之后随年龄增加而增长；男、女于 12 岁有一次交叉，交叉前男性稍大于女性，交叉后女性明显大于男性，女性形成充盈而丰满的体态，体现了青春期后期男女不同的体态特征。这一特征正好与本次调查中不同年龄段儿童身高、体重发育特点吻合，与有关报道结果类似。

3.2　小学生营养状况与头发中元素水平的关系

矿物质元素是人体生长发育过程中的重要因素，血清中的元素含量是反映元素的即时水平，而头发中的元素含量则反映过去 3 个月内机体的营养状况，可体现元素的储存情况。铜、锌、钙、硒、碘广泛存在于动物性食物中，具有高度的生物活性，是处于生长旺盛期儿童青少年不可缺少的重要营养素。矿物质且作为功能营养素的核心，极易造成机体的缺乏，且吸收率低下，膳食中又不易得到补充，特别是锌、硒、碘元素的严重缺乏，最终可能导致智能发育障碍及某些疾病率升高。本次检测结果可见，淳化县寄宿小学生头发中铜、锌、钙、硒、碘含量均显著低于同年龄儿童头发中元素的正常值范围，其中锌缺乏率最高，达 46.8%，其次为钙缺乏和铁缺乏，缺乏率分别为 32.5% 和 29.2%，且女生头发中铁、钙缺乏率略高于男生。这一结果与本次膳食调查结果中各元素摄入水平均呈现营养素缺乏状况一致。

淳化县作为国家级贫困县，经济发展落后，寄宿小学生延续的不良饮食习惯和膳食结构导致膳食中动物性食物、奶制品、蔬菜水果的严重缺乏，必然导致免疫力低下，生长发育迟缓，且膳食中各元素之间又存在相互作用，一种元素可影响另一种元素的吸收，或者改变另一种元素在体内的分布情况。各元素间的正相关性表明两者存在协同吸收作用，而负相关性说明两者存在拮抗作用。本研究结果显示铁－锌、铁－钙、钙－铅、钙－硒、锌－碘、钙－碘呈明显负相关，提示铁与锌、钙、锰，钙与硒、碘，锌与碘之间存在明显的吸收拮抗作用，而这一结果又进一步加重了其体内铁、锌、钙、硒、碘的缺乏。

3.3　评价小学生的营养状况的指标比较

本次研究又将淳化县寄宿小学生的营养状况与头发中微量元素含量做相关性分析，结果显示小学生营养状况与铜、铁、锌、钙、硒、碘含量呈正相关关系，与铅含量呈负相关关系。综合评价营养状况与 BMI 的相关性显示男生为 0.398、女生为 0.355，与 Rohrer 的相关性显示男生为 0.649、女生为 0.718，结果提示：单纯采用 BMI 评价小学生的营养状况可能使评价结果具有片面性，可参考 Rohrer 指数结合小学生头发中元素含量进行综合评价，能更好地体现小学生的综合营养状况。

综上所述，寄宿学校应通过对学生开设营养教育课程，正确的平衡膳食、合理营养的知识传授给学生，以改变不合理的膳食习惯，提高整体身体素质，最终达到防病治病的目的。同时，对小学生营养状况评价时，可综合 BMI、Rohrer 指数，结合小学生头发中各元素含量进行综合评价，以便更客观地体现小学生的综合营养状况。

（原载于《中国妇幼健康研究》2013 年第 4 期）

头发微量元素不平衡与疾病诊断

（2013）

李才淑　李增禧

（广州市微量元素研究所）

[导读]　研究表明，许多疾病与头发微量元素不平衡有关。李才淑等列出了 218 种与头发微量元素不平衡相关的疾病，其中内科 101 种、儿科 25 种、妇科 10 种、皮肤科 18 种、五官科 21 种、中医科 19 种、肿瘤科 24 种。与每种疾病相关的不平衡元素都用箭头表示：箭头向下（↓）表示头发中该元素含量降低，箭头向上（↑）表示头发中该元素含量增高。查什么病，需至少检测那些元素；反之，根据头发元素检测结果，有可能会发生什么疾病，该数据对临床医生或医

学工作者具有双重参考意义。

内　科

1. 查高血压　需检测：铜（Cu）↓锶（Sr）↓锌（Zn）↑铝（Al）↑铁（Fe）↑

2. 查老年性高血压病　需检测：锌（Zn）↓铁（Fe）↓铜（Cu）↑

3. 查中小学生血压偏高　需检测：铁（Fe）↓锌（Zn）↑钙（Ca）↑

4. 查高血压合并高脂血症　需检测：铜（Cu）↓锌（Zn）↑

5. 查动脉硬化　需检测：锰（Mn）↓锶（Sr）↓铅（Pb）↑铁（Fe）↑铬（Cr）↑

6. 查高脂血症　需检测：铬（Cr）↓锰（Mn）↑铁（Fe）↑铜（Cu）↑铅（Pb）↑

7. 查脑中风高危人群　需检测：铜（Cu）↓钙（Ca）↓锌（Zn）↑铁（Fe）↑镁（Mg）↑

8. 查下肢动脉粥样硬化性狭窄或闭塞　需检测：镁（Mg）↓钙（Ca）↓

9. 查急性脑血管意外　需检测：铜（Cu）↓锰（Mn）↓硒（Se）↓钒（V）↓铬（cr）↓钙（ca）↓镁（Mg）↓钠（Na）↑

10. 查急性脑梗死　需检测：镁（Mg）↓铜（Cu）↓铬（Cr）↓硒（Se）↓锌（Zn）↓铁（Fe）↓锰（Mn）↑

11. 查老年性脑梗死　需检测：铬（Cr）↓硒（Se）↓钙（Ca）↓锌（Zn）↓镁（Mg）↓

12. 查脑血栓　需检测：硒（Se）↓钒（V）↓铬（Cr）↓钙（Ca）↓镁（Mg）↓

13. 查脑出血　需检测：铜（Cu）↓硒（Se）↓钒（V）↓铬（Cr）↓钙（Ca）↓镁（Mg）↓锌（Zn）↓钠（Na）↑

14. 查青壮年急性动脉硬化性脑梗死　需检测：铬（Cr）↓铜（Cu）↓锰（Mn）↓钙（Ca）↓镁（Mg）↓

15. 查冠心病　需检测：镁（Mg）↓锰（Mn）↓钙（Ca）↓铬（Cr）↓锌（Zn）↓硒（Se）↓砷（As）↓锶（Sr）↓铜（Cu）↑铁（Fe）↑铅（Pb）↑

16. 查冠心病心绞痛　需检测：锰（Mn）↓铁（Fe）↓锌（Zn）↓

17. 查心律失常　需检测：硒（Se）↓锰（Mn）↓锌（Zn）↓铁（Fe）↓铜（Cu）↑

18. 查心肌炎　需检测：铬（Cr）↓硒（Se）↓铜（Cu）↑锌（Zn）↑钴（Co）↑镍（Ni）↑钙（Ca）↑镁（Mg）↑

19. 查扩张型心肌病　需检测：铬（Cr）↓硒（Se）↓锌（Zn）↑镍（Ni）↑钙（Ca）↑镁（Mg）↑

20. 查先天性心脏病　需检测：铜（Cu）↓锌（Zn）↑

21. 查老年性冠心病　需检测：锰（Mn）↓镁（Mg）↓钙（Ca）↓铬（Cr）↓锌（Zn）↓铜（Cu）↑

22. 查老年性肺心病　需检测：锌（Zn）↓镁（Mg）↓钙（Ca）↓

23. 查心力衰竭　需检测：钴（Co）↑

24. 查克山病　需检测：硒（Se）↓铜（Cu）↓锌（Zn）↑镍（Ni）↑钙（Ca）↑镁（Mg）↑

25. 查急性心肌梗死　需检测：钙（Ca）↓铁（Fe）↓锰（Mn）↓锌（Zn）↓镁（Mg）↑磷（P）↑

26. 查陈旧性心肌梗死　需检测：钙（Ca）↓铁（Fe）↓锰（Mn）↓镁（Mg）↑磷（P）↑

27. 查心源性休克　需检测：钴（Co）↑（中毒）

28. 查贫血　需检测：铁（Fe）↓铜（Cu）↓

29. 查缺铁性贫血　需检测：锗（Ge）↓钴（Co）↓锂（Li）↓

30. 查急性再生障碍性贫血　需检测：铜（Cu）↓锌（Zn）↓钙（Ca）↓锶（Sr）↓钡（Ba）↓镁（Mg）↓锰（Mn）↓

31. 查再生障碍性贫血　需检测：锗（Ge）↓钴（Co）↓锌（Zn）↓硒（Se）↓

32. 查白细胞减少　需检测：锌（Zn）↓

33. 查职业性细胞减少症　需检测：铜（Cu）↑锰（Mn）↑

34. 查重症地中海贫血　需检测：铜（Cu）↓锌（Zn）↑镁（Mg）↑

35. 查反复上呼吸道感染　需检测：锌（Zn）↓钙（Ca）↓镁（Mg）↓铬（Cr）↓铜（Cu）↑铁（Fe）↑钛（Ti）↑铅（Pb）↑

36. 查反复呼吸道感染　需检测：锌（Zn）↓铬（Cr）↓钙（Ca）↓铅（Pb）↑

37. 查慢性支气管炎　需检测：钙（Ca）↓硫（S）↓锌（Zn）↓镁（Mg）↑铁（Fe）↑铝（Al）↑砷（As）↑溴（Br）↑氯（Cl）↑碘（I）↑钴（Co）↑锑（Sb）↑钪（Sc）↑钾（K）↑

38. 查慢性支气管炎急发期　需检测：钙（Ca）↓镁（Mg）↓氯（Cl）↓硫（S）↓砷（As）↑溴（Br）↑锑（Sb）↑钴（Co）↑

39. 查慢性支气管炎缓解期　需检测：镁（Mg）↓铁（Fe）↓硒（Se）↑砷（As）↑铬（Cr）↑溴（Br）↑锑（Sb）↑

40. 查单纯型慢支炎　需检测：钙（Ca）↓镁（Mg）↓氯（Cl）↓硫（S）↓砷（As）↑溴（Br）↓锑（Sb）↑

41. 查喘息型慢支炎　需检测：镁（Mg）↓硫（S）↓锑（Sb）↑

42. 查慢性阻塞性肺疾患　需检测：铜（Cu）↑

43. 查肺炎　需检测：锌（Zn）↓钙（Ca）↓铜（Cu）↑锰（Mn）↑铁（Fe）↑镍（Ni）↑

44. 查慢性支气管炎合并肺心病等　需检测：钙（Ca）↓镁（Mg）↓硫（S）↑铁（Fe）↑溴（Br）↑氯（Cl）↑碘（I）↑钴（Co）↑

45. 查细菌性肺炎　需检测：锌（Zn）↓钙（Ca）↑铜（Cu）↑铁（Fe）↑镍（Ni）↑锰（Mn）↑

46. 查间质性肺炎　需检测：锌（Zn）↓铁（Fe）↓硒（Se）↓铜（Cu）↑

47. 查过敏体质　需检测：镍（Ni）↓锌（Zn）↓锶（Sr）↓铅（Pb）↑

48. 查过敏性哮喘　需检测：铜（Cu）↑锌（Zn）↓镍（Ni）↑

49. 查哮喘　需检测：硒（Se）↑砷（As）↑铜（Cu）↑镍（Ni）↑钙（Ca）↑镁（Mg）↑铁（Fe）↑

50. 查肺结核　需检测：锌（Zn）↓钙（Ca）↓铁（Fe）↓铜（Cu）↑

51. 查慢性活动性肺结核　需检测：钙（Ca）↓锌（Zn）↓铜（Cu）↑铁（Fe）↑

52. 查结核性胸膜炎　需检测：锌（Zn）↓铁（Fe）↓镍（Ni）↑铅（Pb）↑

53. 查矽肺　需检测：锌（Zn）↓铁（Fe）↓镁（Mg）↓

54. 查慢性胃炎　需检测：锌（Zn）↓

55. 查慢性浅表性胃炎　需检测：锌（Zn）↓

56. 查慢性萎缩性胃炎　需检测：锌（Zn）↓

57. 查消化性胃溃疡　需检测：锌（Zn）↓钙（Ca）↓铜（Cu）↓铁（Fe）↓锰（Mn）↓铬（Cr）↓镍（Ni）↑

58. 查十二指肠炎　需检测：锌（zn）↓

59. 查十二指肠溃疡　需检测：锌（Zn）↓

60. 查慢性非特异性结肠炎　需检测：锌（Zn）↓铁（Fe）↓

61. 查急性胰腺炎　需检测：锌（Zn）↓铜（Cu）↓钙（Ca）↓

62. 查乙型肝炎　需检测：锌（Zn）↓镉（Cd）↑铁（Fe）↑铜（Cu）↑

63. 查急性肝炎　需检测：锗（Ge）↓

64. 查慢性肝炎　需检测：锗（Ge）↓

65. 查肝硬化　需检测：锌（Zn）↓铜（Cu）↓铁（Pe）↓镁（Mg）↑

66. 查 wilson's 痛　需检测：硒（Se）↓

67. 查大学生慢性乙型肝炎　需检测：铬（Cr）↓镁（Mg）↓锌（Zn）↓铁（Fe）↓铜（Cu）↓钙（Ca）↓

68. 查原发性胆汁性肝硬化　需检测：镁（Mg）↓铁（Fe）↓铜（Cu）↑磷（P）↑

69. 查酒精性肝硬化　需检测：钙（Ca）↓镁（Mg）↓锌（Zn）↓磷（P）↑铁（Fe）↑

70. 查肝豆状核变性　需检测：铝（Al）↓

71. 查胆石症　需检测：钙（Ca）↑铁（Fe）↑

72. 查肾炎　需检测：钴（Co）↓

73. 查单纯型肾病　需检测：锌（Zn）↓铁（Fe）↓

74. 查肾功能衰竭　需检测：砷（As）↑铜（Cu）↑锗（Ge）↑

75. 查慢性肾功能衰竭　需检测：锌（Zn）↓铬（Cr）↓锰（Mn）↓铁（Fe）↓铝（Al）↓磷（P）↓锶（Sr）↑

76. 查慢性肾衰透析后　需检测：铁（Fe）↓锌（Zn）↓铜（Cu）↑

77. 查肾透析痴呆　需检测：铁（Fe）↓锌（Zn）↓铝（Al）↑

78. 查尿毒症　需检测：锌（Zn）↓

79. 查风湿病　需检测：铜（Cu）↑镉（Cd）↑铬（Cr）↑镁（Mg）↓

80. 查颈椎病　需检测：铁（Fe）↓钙（Ca）↓锌（Zn）↑

81. 查类风湿性关节炎　需检测：钴（Co）↓铬（Cr）↑镁（Mg）↓锰（Mn）↓钼（Mo）↓

82. 查再生障碍性骨病　需检测：锶（Sr）↓锌（Zn）↓

83. 查大骨节病　需检测：硒（Se）↓

84. 查碘缺乏病　需检测：锂（Li）↓锰（Mn）↑

85. 查地方性甲状腺肿病区　需检测：碘（I）↓铜（Cu）↓

86. 查地方性甲状腺肿　需检测：锌（Zn）↓镁（Mg）↓钙（Ca）↓铅（Pb）↑铜（Cu）↑锰（Mn）↑镉（Cd）↑ 铬（Cr）↑铁（Fe）↑钾（K）↑锡（Sn）↑

87. 查甲亢　需检测：锌（Zn）↓硒（Se）↓锗（Ge）↓锶（Sr）↓钾（K）↓镁（Mg）↓磷（P）↓钒（V）↓锂（Li）↓铜（Cu）↑铁（Fe）↑锰（Mn）↑

88. 查突眼性甲状腺肿　需检测：钙（Ca）↓钒（V）↓铜（Cu）↓锌（Zn）↓硒（Se）↓锶（Sr）↓钾（K）↓锰（Mn）↑铁（Fe）↑

89. 查糖尿病　需检测：铬（Cr）↓锰（Mn）↓锌（Zn）↓铜（Cu）↓铁（Fe）↑

90. 查酸中毒　需检测：钴（Co）↑锂（Li）↑

91. 查侏儒症　需检测：锰（Mn）↓

92. 查智力低下　需检测：锰（Mn）↑锂（Li）↑

93. 查男性不育症　需检测：锌（Zn）↓铁（Fe）↓钙（Ca）↓镁（Mg）↓铜（Cu）↑

94. 查男性重症肌无力　需检测：锌（Zn）↓铜（Cu）↓

95. 查女性重症肌无力　需检测：锌（Zn）↓铜（Cu）↓钙（Ca）↓

96. 查周期性紧张症　需检测：锂（Li）↓

97. 查癫痫　需检测：镁（Mg）↓铜（Cu）↓锌（Zn）↑锰（Mn）↑

98. 查帕金森病　需检测：铜（Cu）↓锌（Zn）↓铁（Fe）↓锰（Mn）↓钡（Ba）↓镉（Cd）↓

锂（Li）↓钛（Ti）↓钒（V）↓铈（Ce）↓镧（La）↓钪（Sc）↓锗（Ge）↑磷（P）↑

99. 查躁狂型抑郁症　需检测：锂（Li）↓

100. 查精神分裂症　需检测：铜（Cu）↓锌（Zn）↓铁（Fe）↓锰（Mn）↓钙（Ca）↓镁（Mg）↓铬（Cr）↓

101. 查海洛因依赖症　需检测：锌（Zn）↓铁（Fe）↓镁（Mg）↓铅（Pb）↓铜（Cu）↑钙（Ca）↑锰（Mn）↑

儿　科

102. 查小儿厌食症　需检测：锌（Zn）↓铁（Fe）↓钙（Ca）↓铜（Cu）↑

103. 查儿童多动症　需检测：锌（Zn）↓铜（Cu）↓钙（Ca）↓铅（Pb）↑

104. 查儿童单纯眨眼症　需检测：锌（Zn）↓钙（Ca）↓

105. 查哮喘儿　需检测：硒（Se）↑砷（As）↑

106. 查儿童蛋白质能量营养不良　需检测：铜（Cu）↓锌（Zn）↑镁（Mg）↑

107. 查佝偻病　需检测：锌（Zn）↓钙（Ca）↓铁（Fe）↓铜（Cu）↓镁（Mg）↓磷（P）↓铅（Pb）↑

108. 查软骨病　需检测：钙（Ca）↓钼（Mo）↑

109. 查小儿遗尿症　需检测：钙（Ca）↓锰（Mn）↓铁（Fe）↓锌（Zn）↓

110. 查单纯型肾病患儿　需检测：锌（Zn）↓锰（Mn）↓

111. 查肾脏病患儿　需检测：锌（Zn）↓铁（Fe）↓钙（Ca）↓铜（Cu）↑镉（Cd）↑

112. 查急性肾小球肾炎患儿　需检测：铁（Fe）↓锌（Zn）↓

113. 查肾病综合征　需检测：锌（Zn）↓钴（Co）↓

114. 查地方性克汀病　需检测：锌（Zn）↓铬（Cr）↓钙（Ca）↓镁（Mg）↓锶（Sr）↓钾（K）↓铅（Pb）↓铜（Cu）↓锰（Mn）↑铁（Fe）↑

115. 查垂体性矮小症　需检测：锌（Zn）↓

116. 查地甲肿流行地区患儿　需检测：锌（Zn）↓钙（Ca）↓铬（Cr）↓镍（Ni）↓铅（Pb）↓

117. 查智力低下儿童（IQ≤69）　需检测：铁（Fe）↑锰（Mn）↑铝（Al）↑

118. 查轻度低智力儿童　需检测：锰（Mn）↑镍（Ni）↑铝（Al）↑

119. 查弱智记忆力障碍　需检测：铜（Cu）↓锌（Zn）↓锰（Mn）↑碘（I）↑锶（Sr）↑钒（V）↑

120. 查弱智儿童　需检测：铜（Cu）↓锌（Zn）↓铝（Al）↑锶（Sr）↑钒（V）↑锰（Mn）↑碘（I）↑

121. 查智力超常儿童　需检测：铝（Al）↓锰（Mn）↓钙（Ca）↑锌（Zn）↑镍（Ni）↑铜（Cu）↑

122. 查先天愚型　需检测：锌（Zn）↓

123. 查无脑儿　需检测：锌（Zn）↑

124. 查神经管缺损儿　需检测：锌（Zn）↑

125. 查神经管畸形儿　需检测：锌（Zn）↑

126. 查畸形新生儿　需检测：锌（Zn）↓砷（As）↓钾（K）↓硒（Se）↓锗（Ge）↓碘（I）↓溴（Br）↓钒（V）↓钠（Na）↓金（Au）↑镧（La）↑铁（Fe）↑锡（Sn）↑镁（Mg）↑锰（Mn）↑氯（Cl）↑铝（Al）↑

妇产科

127. 查不孕症　需检测：锌（Zn）↓锰（Mn）↓铜（Cu）↑

128. 查习惯性流产　需检测：铜（Cu）↓铁（Fe）↓锰（Mn）↓锌（Zn）↓硒（Se）↓

129. 查自然流产　需检测：锌（Zn）↓铜（Cu）↓铁（Fe）↓铅（Pb）↑

130. 查早孕　需检测：锌（Zn）↓铁（Fe）↓铜（Cu）↑铅（Pb）↑

131. 查畸胎孕妇　需检测：锌（Zn）↓钙（Ca）↓铜（Cu）↓铁（Fe）↓

132. 查妊娠高血压综合征　需检测：锌（Zn）↓钙（Ca）↓铜（Cu）↑

133. 查羊膜早破产妇　需检测：铜（Cu）↓

134. 查无脑儿母亲　需检测：锌（Zn）↓

135. 查神经管畸形儿母亲　需检测：锌（Zn）↓

136. 查乳腺增生　需检测：铬（Cr）↑硒（Se）↑钙（Ca）↑

皮肤科

137. 查秃发　需检测：锌（Zn）↓钾（K）↑

138. 查斑秃　需检测：锌（Zn）↓铜（Cu）↑铁（Fe）↑

139. 查脂溢性皮炎　需检测：锌（Zn）↓

140. 查单纯糠疹　需检测：锌（Zn）↓

141. 查鳞状毛囊角化症　需检测：锌（Zn）↓

142. 查匙状甲　需检测：锌（Zn）↓

143. 查年龄相关性黄斑变性　需检测：锌（Zn）↓

144. 查斑块状白化病　需检测：锌（Zn）↓铜（Cu）↓铁（Fe）↑

145. 查白癜风　需检测：锌（Zn）↓铜（Cu）↓硒（Se）↓钴（Co）↓镧（La）↓铈（Ce）↑

146. 查麻风病　需检测：铜（Cu）↑铁（Fe）↑

147. 查银屑病　需检测：锌（Zn）↓铅（Pb）↓铬（Cr）↓铁（Fe）↓硒（se）↓镍（Ni）↑

148. 查系统性红斑狼疮　需检测：锌（Zn）↓铜（Cu）↓铁（Fe）↓镁（Mg）↑

149. 查外阴白斑　需检测：锌（Zn）↓

150. 查小棘苔藓　需检测：锌（Zn）↓

151. 查痤疮　需检测：锌（Zn）↓铜（Cu）↓铁（Fe）↓锰（Mn）↑

152. 查烧伤　需检测：锌（Zn）↓铜（Cu）↓

153. 查原发性血小板减少性紫癜　需检测：铜（Cu）↓

五官科

154. 查口腔黏膜溃疡　需检测：锌（Zn）↓

155. 查口腔黏膜白斑病　需检测：铜（Cu）↑

156. 查口腔黏膜纤维性变　需检测：铁（Fe）↓硒（Se）↓锌（Zn）↑铜（Cu）↑

157. 查味觉异常　需检测：锌（Zn）↓

158. 查食欲不佳　需检测：锌（Zn）↓

159. 查慢性咽炎　需检测：锌（Zn）↓铜（Cu）↓

160. 查龋齿患儿　需检测：铁（Fe）↓锌（Zn）↓钙（Ca）↓镁（Mg）↑

161. 查鼻炎　需检测：钙（Ca）↓铜（Cu）↑镍（Ni）↑钼（Mo）↑

162. 查过敏性鼻炎　需检测：锌（Zn）↓硒（Se）↓铜（Cu）↓

163. 查小学生近视　需检测：锌（Zn）↓铜（Cu）↓铁（Fe）↓

164. 查中学生近视　需检测：锌（Zn）↓硒（Se）↓

165. 查近视　需检测：锌（Zn）↓铜（Cu）↓铬（Cr）↓

166. 查弱视　需检测：锌（Zn）↑铁（Fe）↑

167. 查白内障　需检测：硒（Se）↓

168. 查原发性青光眼　需检测：钙（Ca）↓镁（Mn）↓锌（Zn）↓锶（Sr）↓铁（Fe）↑

169. 查慢性单纯性青光眼　需检测：锌（Zn）↓铜（Cu）↑

170. 查用眼药水过度致视网膜脱离　需检测：锰（Mn）↓钙（Ca）↓

171. 查无诱因视网膜脱离　需检测：锰（Mn）↓钙（Ca）↓

172. 查肾病致听力损害　需检测：锌（Zn）↓铁（Fe）↓

173. 查特发性耳聋　需检测：锌（Zn）↓

174. 查语言障碍　需检测：铅（Pb）↑

中医科

175. 查重症肌无力（脾虚）　需检测：铜（Cu）↓

176. 查重症肌无力（肺气虚）　需检测：铜（Cu）↑锰（Mn）↑

177. 查重症肌无力（肾阳虚）　需检测：锌（Zn）↓锰（Mn）↑铜（Cu）↑

178. 查重症肌无力（脾气虚）　需检测：锌（Zn）↓铜（Cu）↑锰（Mn）↑

179. 查慢性肾炎（阳虚）　需检测：锌（Zn）↓钙（Ca）↓铜（Cu）↑铁（Fe）↑

180. 查慢性肾炎（阴虚）　需检测：锌（Zn）↓钙（Ca）↓铜（Cu）↑铁（Fe）↑铅（Pb）↑

181. 查男性老年前期冠心病（气虚型）　需检测：锶（Sr）↓钙（Ca）↓锑（Sb）↑锌（Zn）↑镍（Ni）↑

182. 查男性老年前期冠心病（血瘀型）　需检测：锌（Zn）↑

183. 查男性老年前期冠心病（肾虚型）　需检测：钙（Ca）↓锶（Sr）↓铜（Cu）↑

184. 查男性老年期冠心病（肾虚型）　需检测：锌（Zn）↓锰（Mn）↑

185. 查男性老年期冠心病（血瘀型）　需检测：铅（Pb）↑锰（Mn）↑

186. 查女性老年前期冠心病（气虚型）　需检测：锶（Sr）↓锰（Mn）↓铅（Pb）↑铜（Cu）↑

187. 查女性老年前期冠心病（肾虚型）　需检测：钙（Ca）↓锰（Mn）↓铜（Cu）↑

188. 查女性老年前期冠心病（血瘀型）　需检测：锰（Mn）↓钙（Ca）↓铅（Pb）↑铜（Cu）↑

189. 查心肌梗死（气虚型）　需检测：钙（Ca）↓铁（Fe）↓锌（zn）↓锰（Mn）↓

190. 查心肌梗死（阴虚型）　需检测：钙（Ca）↓铁（Fe）↓锌（Zn）↓锰（Mn）↓镁（Mg）↑磷（P）↑

191. 查心肌梗死（阳虚型）　需检测：钙（Ca）↓铁（Fe）↓锰（Mn）↓镁（Mg）↑磷（P）↑

192. 查气阴二虚　需检测：锌（Zn）↓

193. 查脾虚　需检测：锌（Zn）↓铜（Cu）↑

肿瘤科

194. 查白血病　需检测：铁（Fe）↓锌（Zn）↓钡（Ba）↓硒（se）↓锰（n4n）↓

195. 查急性期白血病　需检测：钴（Co）↓锂（Li）↓锗（Ge）↓

196. 查急性粒细胞性白血病　需检测：硒（Se）↓镁（Mg）↓锂（Li）↓锰（Mn）↑

197. 查慢性粒细胞性白血病　需检测：锌（Zn）↓硒（Se）↓镁（Mg）↓钼（Mo）↓镍（Ni）↑锂（Li）↑

198. 查急性单核细胞性白血病　需检测：硒（Se）↓锰（Mn）↑钼（Mo）

199. 查慢性淋巴细胞性白血病　需检测：硒（Se）↓镁（Mg）↓钼（Mo）↓锰（Mn）↑

200. 查急性淋巴细胞白血病　需检测：硒（Se）↓镁（Mg）↓钼（Mo）↓

201. 查鼻咽癌　需检测：硒（Se）↓锌（Zn）↓铜（Cu）↓钼（Mo）↓铬（Cr）↑镍（Ni）↑镉（Cd）↑钛（Ti）↑

202. 查口腔黏膜鳞状癌　需检测：铜（Cu）↓锌（Zn）↓

203. 查食管癌　需检测：锌（Zn）↓铜（Cu）↓镍（Ni）↓铅（Pb）↓硫（S）↓铁（Fe）↓磷（P）↓钴（Co）↓镉（Cd）↓镁（Mg）↑　硅（Si）↑锶（Sr）↑锰（Mn）↑铬（Cr）↑

204. 查胃癌　需检测：镁（Mg）↓镍（Ni）↓锶（Sr）↓钼（Mo）↓钙（Ca）↓锌（zn）↓硒（Se）↓钴（Co）↑铁（Fe）↑铜（Cu）↑

205. 查结肠癌　需检测：钙（Ca）↓镁（Mg）↓锌（Zn）↓锰（Mn）↓硒（Se）↓镉（Cd）↑

206. 查直肠癌　需检测：锌（Zn）↓铜（Cu）↑

207. 查肝癌　需检测：铝（Al）↓镁（Mg）↓铬（Cr）↓硼（B）↓锌（Zn）↓磷（P）↓锶（Sr）↓镧（La）↓铜（Cu）↓锰（Mn）↓钼（Mo）↓

208. 查肺癌　需检测：铝（Al）↓钴（Co）↓锶（Sr）↓锡（Sn）↓锰（Mn）↓硒（Se）↓锌（Zn）↓铜（Cu）↑

209. 查恶性脑肿瘤　需检测：锌（Zn）↓铜（Cu）↓镁（Mg）↓钙（Ca）↓

210. 查膀胱肿瘤　需检测：铜（Cu）↓锌（Zn）↓铁（Fe）↓镁（Mg）↓

211. 查良性卵巢肿瘤　需检测：锌（Zn）↑铬（Cr）↓

212. 查男性膀胱癌　需检测：铜（Cu）↓锌（Zn）↓铁（Fe）↓镁（Mg）↓

213. 查葡萄胎绒毛癌　需检测：铜（Cu）↑

214. 查卵巢癌　需检测：铬（Cr）↓铁（Fe）↓锌（Zn）↑铜（Cu）↑

215. 查乳腺癌　需检测：硒（Se）↓锌（Zn）↓

216. 查骨肉瘤　需检测：锌（Zn）↓铁（Fe）↓硒（Se）↓铜（Cu）↑

217. 查多发性骨髓瘤　需检测：锌（Zn）↓锰（Mn）↓铜（Cu）↑铬（Cr）↑

（原载于《广东微量元素科学》2013 年第 1 期）

头发微量元素分级诊断

（2013）

李增禧[1]　劳志华[1]　欧慧欢[1]　梁流畅[1]　邹训重[2]

（1. 广州市微量元素研究所　2. 广东药学院）

[导读] 正常人体内微量元素处于稳态平衡之中，微量元素失衡会导致人体机能的生理性或病理性改变，反之亦然。为便于辅助临床诊断，李增禧等以表格形式提出了 42 种元素的分级诊断法，表中列出了儿童和成人头发元素的正常值及不同缺乏阶段或过多阶段的分级参考值，并对各种元素的生理功能、缺乏时的症状、过多症状、每日需要量（或摄入量）做了汇总和概括。这些资料对头发微量元素诊断有一定的参考价值。列出的元素包括：钾、氯、钠、钙、磷、镁、锌、铁、锰、锡、铜、氟、锶、镍、钼、碘、铬、硒、钒、钴、硅、铝、硼、溴、铷、锗、钡、锂、钛、铌、银、锆、镧、铅、镉、锑、铊、铋、砷、汞、镓和铍。

微量元素　分级图解（范例1）

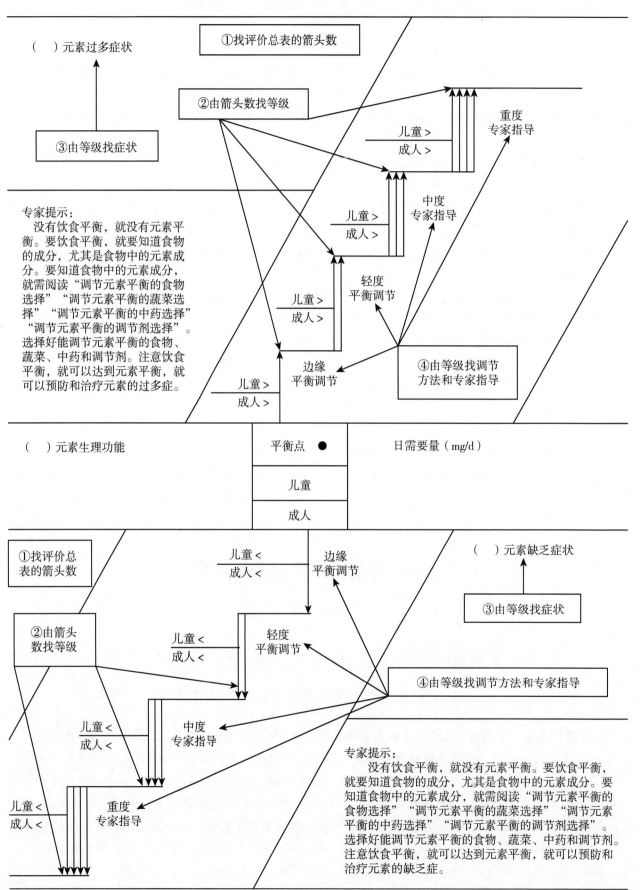

微量元素 分级图解（范例2）

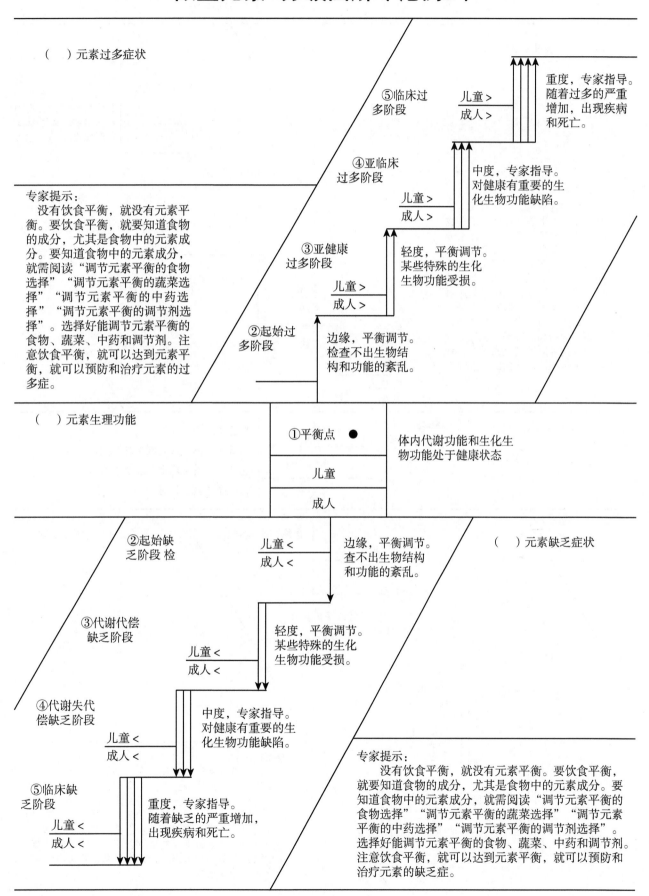

（　）元素过多症状

⑤临床过多阶段　儿童 >／成人 >
重度，专家指导。随着过多的严重增加，出现疾病和死亡。

④亚临床过多阶段　儿童 >／成人 >
中度，专家指导。对健康有重要的生化生物功能缺陷。

③亚健康过多阶段　儿童 >／成人 >
轻度，平衡调节。某些特殊的生化生物功能受损。

②起始过多阶段
边缘，平衡调节。检查不出生物结构和功能的紊乱。

专家提示：

没有饮食平衡，就没有元素平衡。要饮食平衡，就要知道食物的成分，尤其是食物中的元素成分。要知道食物中的元素成分，就需阅读"调节元素平衡的食物选择""调节元素平衡的蔬菜选择""调节元素平衡的中药选择""调节元素平衡的调节剂选择"。选择好能调节元素平衡的食物、蔬菜、中药和调节剂。注意饮食平衡，就可以达到元素平衡，就可以预防和治疗元素的过多症。

（　）元素生理功能

①平衡点 ●　儿童／成人
体内代谢功能和生化生物功能处于健康状态

②起始缺乏阶段 检　儿童 <／成人 <
边缘，平衡调节。查不出生物结构和功能的紊乱。

（　）元素缺乏症状

③代谢代偿缺乏阶段　儿童 <／成人 <
轻度，平衡调节。某些特殊的生化生物功能受损。

④代谢失代偿缺乏阶段　儿童 <／成人 <
中度，专家指导。对健康有重要的生化生物功能缺陷。

⑤临床缺乏阶段　儿童 <／成人 <
重度，专家指导。随着缺乏的严重增加，出现疾病和死亡。

专家提示：

没有饮食平衡，就没有元素平衡。要饮食平衡，就要知道食物的成分，尤其是食物中的元素成分。要知道食物中的元素成分，就需阅读"调节元素平衡的食物选择""调节元素平衡的蔬菜选择""调节元素平衡的中药选择""调节元素平衡的调节剂选择"。选择好能调节元素平衡的食物、蔬菜、中药和调节剂。注意饮食平衡，就可以达到元素平衡，就可以预防和治疗元素的缺乏症。

硒（Se）和氟（F）元素摄入量 分级图解（范例3）

Se（μg/d），F(mg/d)

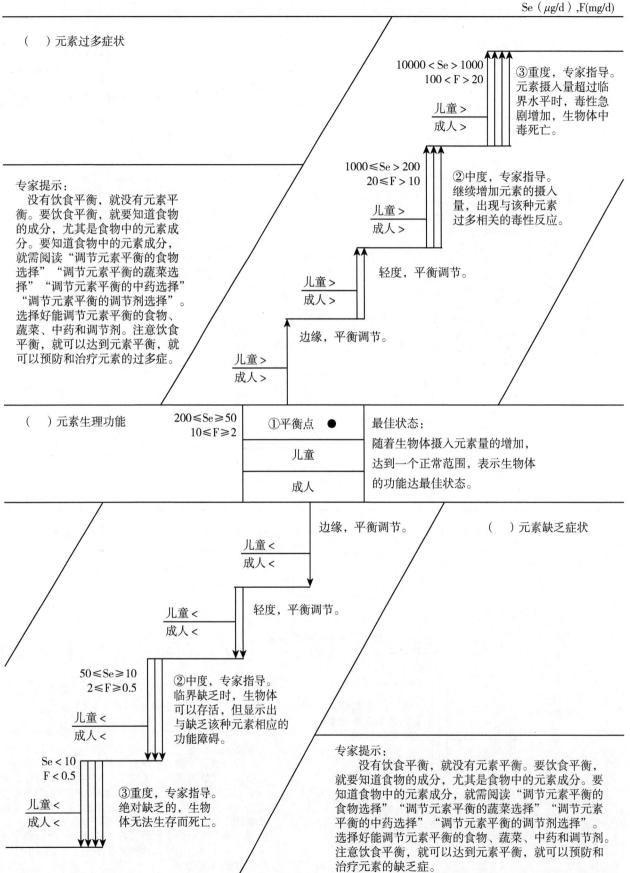

（　）元素过多症状

10000＜Se＞1000
100＜F＞20

儿童＞
成人＞

③重度，专家指导。
元素摄入量超过临界水平时，毒性急剧增加，生物体中毒死亡。

1000≤Se＞200
20≤F＞10

儿童＞
成人＞

②中度，专家指导。
继续增加元素的摄入量，出现与该种元素过多相关的毒性反应。

儿童＞
成人＞

轻度，平衡调节。

儿童＞
成人＞

边缘，平衡调节。

专家提示：
　　没有饮食平衡，就没有元素平衡。要饮食平衡，就要知道食物的成分，尤其是食物中的元素成分。要知道食物中的元素成分，就需阅读"调节元素平衡的食物选择""调节元素平衡的蔬菜选择""调节元素平衡的中药选择""调节元素平衡的调节剂选择"。选择好能调节元素平衡的食物、蔬菜、中药和调节剂。注意饮食平衡，就可以达到元素平衡，就可以预防和治疗元素的过多症。

（　）元素生理功能

200≤Se≥50
10≤F≥2

①平衡点 ●

儿童

成人

最佳状态：
随着生物体摄入元素量的增加，达到一个正常范围，表示生物体的功能达最佳状态。

边缘，平衡调节。

（　）元素缺乏症状

儿童＜
成人＜

轻度，平衡调节。

儿童＜
成人＜

50≤Se≥10
2≤F≥0.5

儿童＜
成人＜

②中度，专家指导。
临界缺乏时，生物体可以存活，但显示出与缺乏该种元素相应的功能障碍。

Se＜10
F＜0.5

儿童＜
成人＜

③重度，专家指导。
绝对缺乏的，生物体无法生存而死亡。

专家提示：
　　没有饮食平衡，就没有元素平衡。要饮食平衡，就要知道食物的成分，尤其是食物中的元素成分。要知道食物中的元素成分，就需阅读"调节元素平衡的食物选择""调节元素平衡的蔬菜选择""调节元素平衡的中药选择""调节元素平衡的调节剂选择"。选择好能调节元素平衡的食物、蔬菜、中药和调节剂。注意饮食平衡，就可以达到元素平衡，就可以预防和治疗元素的缺乏症。

血液中铅（Pb）元素　分级图解（范例4）

（全血，$\mu g/dL$ ）

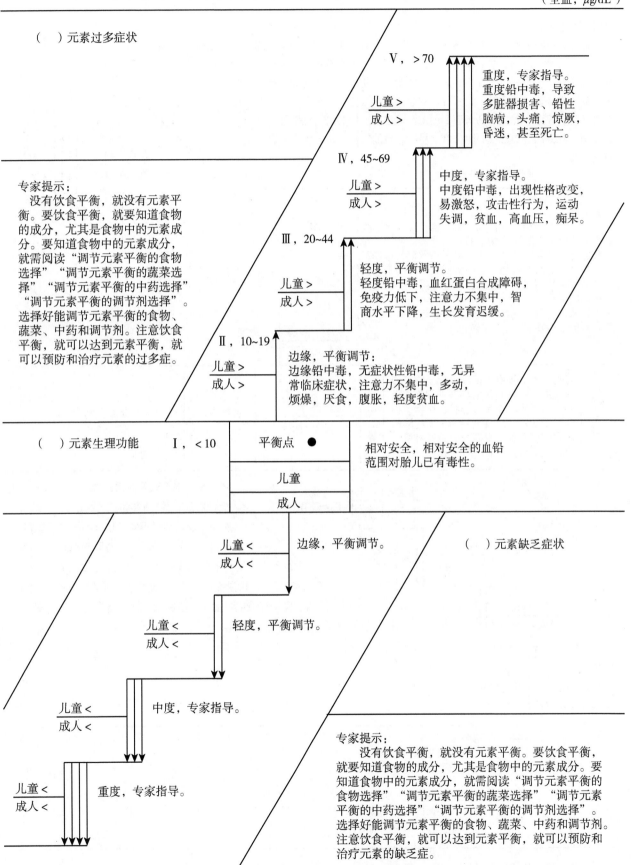

（　）元素过多症状

V，＞70

儿童＞
成人＞

重度，专家指导。
重度铅中毒，导致
多脏器损害、铅性
脑病，头痛，惊厥，
昏迷，甚至死亡。

专家提示：
　　没有饮食平衡，就没有元素平
衡。要饮食平衡，就要知道食物
的成分，尤其是食物中的元素成
分。要知道食物中的元素成分，
就需阅读"调节元素平衡的食物
选择""调节元素平衡的蔬菜选
择""调节元素平衡的中药选择"
"调节元素平衡的调节剂选择"。
选择好能调节元素平衡的食物、
蔬菜、中药和调节剂。注意饮食
平衡，就可以达到元素平衡，就
可以预防和治疗元素的过多症。

IV，45~69

儿童＞
成人＞

中度，专家指导。
中度铅中毒，出现性格改变，
易激怒，攻击性行为，运动
失调，贫血，高血压，痴呆。

III，20~44

儿童＞
成人＞

轻度，平衡调节。
轻度铅中毒，血红蛋白合成障碍，
免疫力低下，注意力不集中，智
商水平下降，生长发育迟缓。

II，10~19

儿童＞
成人＞

边缘，平衡调节：
边缘铅中毒，无症状性铅中毒，无异
常临床症状，注意力不集中，多动，
烦燥，厌食，腹胀，轻度贫血。

（　）元素生理功能　　I，＜10

平衡点 ●

相对安全，相对安全的血铅
范围对胎儿已有毒性。

儿童

成人

儿童＜
成人＜

边缘，平衡调节。

（　）元素缺乏症状

儿童＜
成人＜

轻度，平衡调节。

儿童＜
成人＜

中度，专家指导。

专家提示：
　　没有饮食平衡，就没有元素平衡。要饮食平衡，
就要知道食物的成分，尤其是食物中的元素成分。要
知道食物中的元素成分，就需阅读"调节元素平衡的
食物选择""调节元素平衡的蔬菜选择""调节元素
平衡的中药选择""调节元素平衡的调节剂选择"。
选择好能调节元素平衡的食物、蔬菜、中药和调节剂。
注意饮食平衡，就可以达到元素平衡，就可以预防和
治疗元素的缺乏症。

儿童＜
成人＜

重度，专家指导。

头发中钾（K）元素分级图解

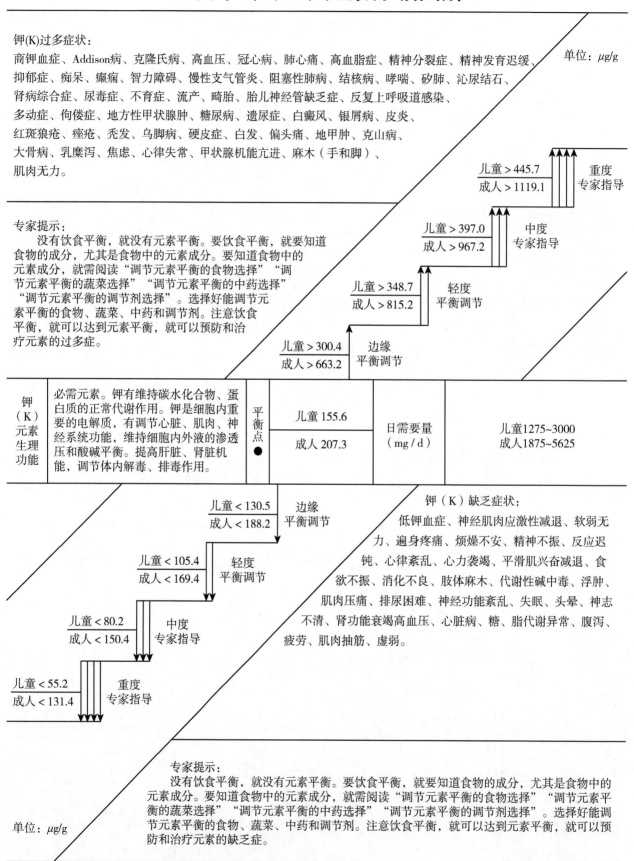

钾(K)过多症状：

高钾血症、Addison病、克隆氏病、高血压、冠心病、肺心痛、高血脂症、精神分裂症、精神发育迟缓、抑郁症、痴呆、癫痫、智力障碍、慢性支气管炎、阻塞性肺病、结核病、哮喘、矽肺、沁尿结石、肾病综合症、尿毒症、不育症、流产、畸胎、胎儿神经管缺乏症、反复上呼吸道感染、多动症、佝偻症、地方性甲状腺肿、糖尿病、遗尿症、白癜风、银屑病、皮炎、红斑狼疮、痤疮、秃发、乌脚病、硬皮症、白发、偏头痛、地甲肿、克山病、大骨病、乳糜泻、焦虑、心律失常、甲状腺机能亢进、麻木（手和脚）、肌肉无力。

单位：μg/g

专家提示：

没有饮食平衡，就没有元素平衡。要饮食平衡，就要知道食物的成分，尤其是食物中的元素成分。要知道食物中的元素成分，就需阅读"调节元素平衡的食物选择""调节元素平衡的蔬菜选择""调节元素平衡的中药选择""调节元素平衡的调节剂选择"。选择好能调节元素平衡的食物、蔬菜、中药和调节剂。注意饮食平衡，就可以达到元素平衡，就可以预防和治疗元素的过多症。

	儿童 > 445.7 / 成人 > 1119.1	重度 专家指导
	儿童 > 397.0 / 成人 > 967.2	中度 专家指导
	儿童 > 348.7 / 成人 > 815.2	轻度 平衡调节
	儿童 > 300.4 / 成人 > 663.2	边缘 平衡调节

| 钾（K）元素生理功能 | 必需元素。钾有维持碳水化合物、蛋白质的正常代谢作用。钾是细胞内重要的电解质，有调节心脏、肌肉、神经系统功能，维持细胞内外液的渗透压和酸碱平衡。提高肝脏、肾脏机能，调节体内解毒、排毒作用。 | 平衡点 ● | 儿童 155.6 / 成人 207.3 | 日需要量（mg / d） | 儿童1275~3000 / 成人1875~5625 |

儿童 < 130.5 / 成人 < 188.2	边缘 平衡调节
儿童 < 105.4 / 成人 < 169.4	轻度 平衡调节
儿童 < 80.2 / 成人 < 150.4	中度 专家指导
儿童 < 55.2 / 成人 < 131.4	重度 专家指导

钾（K）缺乏症状：

低钾血症、神经肌肉应激性减退、软弱无力、遍身疼痛、烦燥不安、精神不振、反应迟钝、心律紊乱、心力衰竭、平滑肌兴奋减退、食欲不振、消化不良、肢体麻木、代谢性碱中毒、浮肿、肌肉压痛、排尿困难、神经功能紊乱、失眠、头晕、神志不清、肾功能衰竭高血压、心脏病、糖、脂代谢异常、腹泻、疲劳、肌肉抽筋、虚弱。

专家提示：

没有饮食平衡，就没有元素平衡。要饮食平衡，就要知道食物的成分，尤其是食物中的元素成分。要知道食物中的元素成分，就需阅读"调节元素平衡的食物选择""调节元素平衡的蔬菜选择""调节元素平衡的中药选择""调节元素平衡的调节剂选择"。选择好能调节元素平衡的食物、蔬菜、中药和调节剂。注意饮食平衡，就可以达到元素平衡，就可以预防和治疗元素的缺乏症。

单位：μg/g

①由箭头找出元素不平衡程度；②找出相对应的症状；③找出不同的调节方法；④由专家指导进行调节。

头发中氯（Cl）元素分级图解

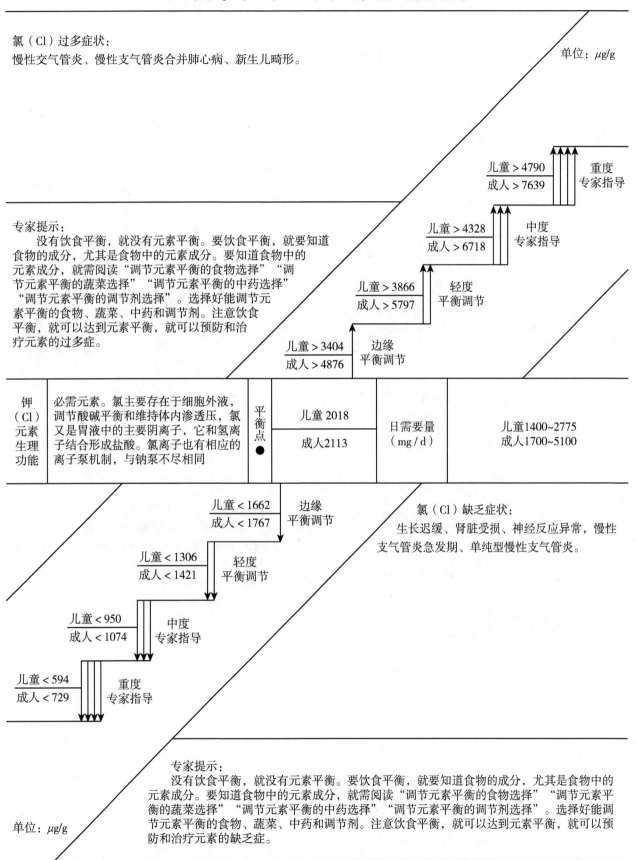

氯（Cl）过多症状：
慢性交气管炎、慢性支气管炎合并肺心病、新生儿畸形。

单位：μg/g

专家提示：
　　没有饮食平衡，就没有元素平衡。要饮食平衡，就要知道食物的成分，尤其是食物中的元素成分。要知道食物中的元素成分，就需阅读"调节元素平衡的食物选择""调节元素平衡的蔬菜选择""调节元素平衡的中药选择""调节元素平衡的调节剂选择"。选择好能调节元素平衡的食物、蔬菜、中药和调节剂。注意饮食平衡，就可以达到元素平衡，就可以预防和治疗元素的过多症。

儿童 >4790 / 成人 >7639　重度专家指导
儿童 >4328 / 成人 >6718　中度专家指导
儿童 >3866 / 成人 >5797　轻度平衡调节
儿童 >3404 / 成人 >4876　边缘平衡调节

钾（Cl）元素生理功能：必需元素。氯主要存在于细胞外液，调节酸碱平衡和维持体内渗透压，氯又是胃液中的主要阴离子，它和氢离子结合形成盐酸。氯离子也有相应的离子泵机制，与钠泵不尽相同

平衡点 ●

儿童 2018 / 成人 2113

日需要量（mg/d）

儿童1400~2775 / 成人1700~5100

儿童 <1662 / 成人 <1767　边缘平衡调节
儿童 <1306 / 成人 <1421　轻度平衡调节
儿童 <950 / 成人 <1074　中度专家指导
儿童 <594 / 成人 <729　重度专家指导

氯（Cl）缺乏症状：
　　生长迟缓、肾脏受损、神经反应异常，慢性支气管炎急发期、单纯型慢性支气管炎。

专家提示：
　　没有饮食平衡，就没有元素平衡。要饮食平衡，就要知道食物的成分，尤其是食物中的元素成分。要知道食物中的元素成分，就需阅读"调节元素平衡的食物选择""调节元素平衡的蔬菜选择""调节元素平衡的中药选择""调节元素平衡的调节剂选择"。选择好能调节元素平衡的食物、蔬菜、中药和调节剂。注意饮食平衡，就可以达到元素平衡，就可以预防和治疗元素的缺乏症。

单位：μg/g

①由箭头找出元素不平衡程度；②找出相对应的症状；③找出不同的调节方法；④由专家指导进行调节。

头发中钠（Na）元素分级图解

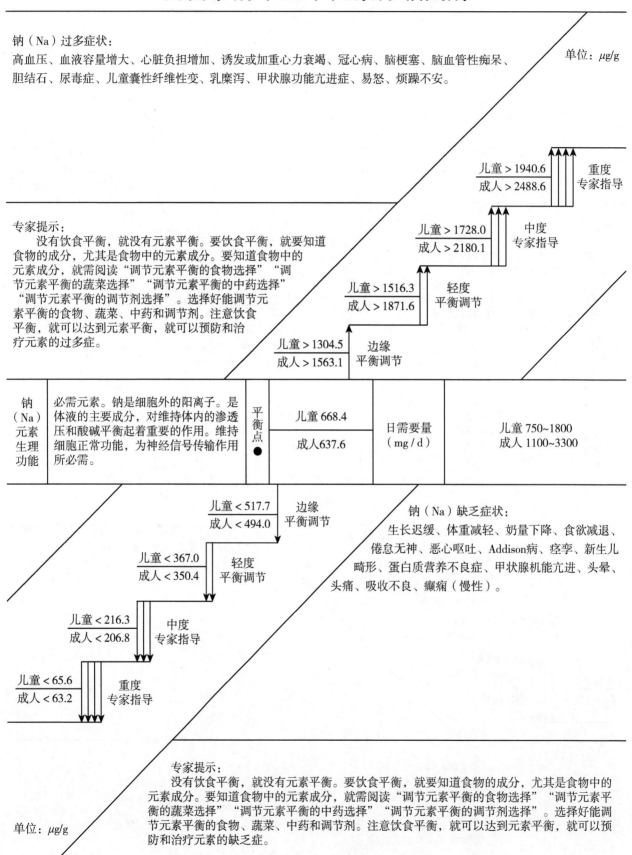

钠（Na）过多症状：
高血压、血液容量增大、心脏负担增加、诱发或加重心力衰竭、冠心病、脑梗塞、脑血管性痴呆、胆结石、尿毒症、儿童囊性纤维性变、乳糜泻、甲状腺功能亢进症、易怒、烦躁不安。

单位：μg/g

专家提示：
    没有饮食平衡，就没有元素平衡。要饮食平衡，就要知道食物的成分，尤其是食物中的元素成分。要知道食物中的元素成分，就需阅读"调节元素平衡的食物选择""调节元素平衡的蔬菜选择""调节元素平衡的中药选择""调节元素平衡的调节剂选择"。选择好能调节元素平衡的食物、蔬菜、中药和调节剂。注意饮食平衡，就可以达到元素平衡，就可以预防和治疗元素的过多症。

儿童 > 1940.6 / 成人 > 2488.6	重度 专家指导
儿童 > 1728.0 / 成人 > 2180.1	中度 专家指导
儿童 > 1516.3 / 成人 > 1871.6	轻度 平衡调节
儿童 > 1304.5 / 成人 > 1563.1	边缘 平衡调节

钠（Na）元素生理功能：必需元素。钠是细胞外的阳离子。是体液的主要成分，对维持体内的渗透压和酸碱平衡起着重要的作用。维持细胞正常功能，为神经信号传输作用所必需。

平衡点 ●

| | 儿童 668.4 / 成人 637.6 | 日需要量（mg/d） | 儿童 750~1800 / 成人 1100~3300 |

儿童 < 517.7 / 成人 < 494.0	边缘 平衡调节
儿童 < 367.0 / 成人 < 350.4	轻度 平衡调节
儿童 < 216.3 / 成人 < 206.8	中度 专家指导
儿童 < 65.6 / 成人 < 63.2	重度 专家指导

钠（Na）缺乏症状：
    生长迟缓、体重减轻、奶量下降、食欲减退、倦怠无神、恶心呕吐、Addison病、痉挛、新生儿畸形、蛋白质营养不良症、甲状腺机能亢进、头晕、头痛、吸收不良、癫痫（慢性）。

专家提示：
    没有饮食平衡，就没有元素平衡。要饮食平衡，就要知道食物的成分，尤其是食物中的元素成分。要知道食物中的元素成分，就需阅读"调节元素平衡的食物选择""调节元素平衡的蔬菜选择""调节元素平衡的中药选择""调节元素平衡的调节剂选择"。选择好能调节元素平衡的食物、蔬菜、中药和调节剂。注意饮食平衡，就可以达到元素平衡，就可以预防和治疗元素的缺乏症。

单位：μg/g

①由箭头找出元素不平衡程度；②找出相对应的症状；③找出不同的调节方法；④由专家指导进行调节。

头发中钙（Ca）元素分级图解

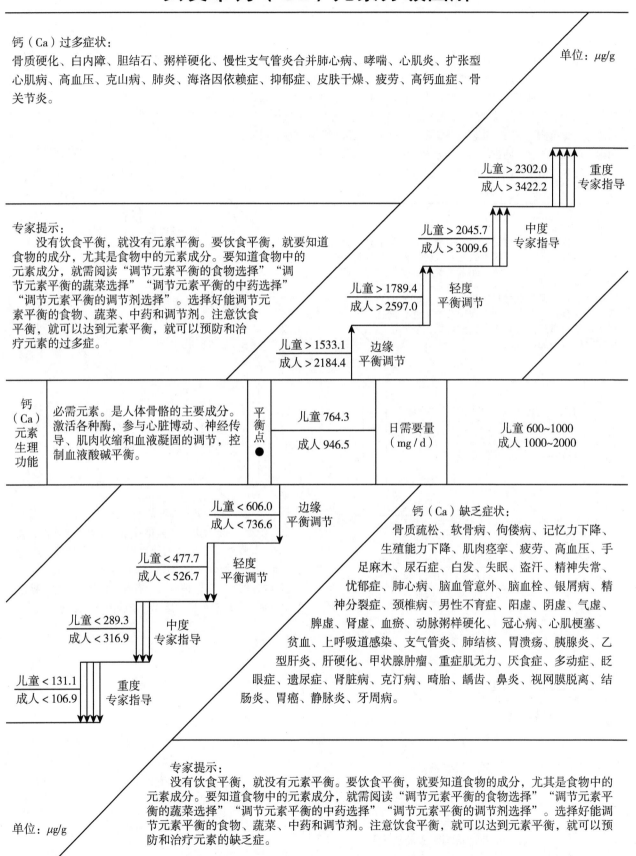

钙（Ca）过多症状：
骨质硬化、白内障、胆结石、粥样硬化、慢性支气管炎合并肺心病、哮喘、心肌炎、扩张型心肌病、高血压、克山病、肺炎、海洛因依赖症、抑郁症、皮肤干燥、疲劳、高钙血症、骨关节炎。

单位：μg/g

专家提示：
　　没有饮食平衡，就没有元素平衡。要饮食平衡，就要知道食物的成分，尤其是食物中的元素成分。要知道食物中的元素成分，就需阅读"调节元素平衡的食物选择""调节元素平衡的蔬菜选择""调节元素平衡的中药选择""调节元素平衡的调节剂选择"。选择好能调节元素平衡的食物、蔬菜、中药和调节剂。注意饮食平衡，就可以达到元素平衡，就可以预防和治疗元素的过多症。

儿童 > 2302.0 / 成人 > 3422.2	重度 专家指导
儿童 > 2045.7 / 成人 > 3009.6	中度 专家指导
儿童 > 1789.4 / 成人 > 2597.0	轻度 平衡调节
儿童 > 1533.1 / 成人 > 2184.4	边缘 平衡调节

钙（Ca）元素生理功能：必需元素。是人体骨骼的主要成分。激活各种酶，参与心脏博动、神经传导、肌肉收缩和血液凝固的调节，控制血液酸碱平衡。

平衡点 ●

儿童 764.3 / 成人 946.5

日需要量（mg/d）

儿童 600~1000 / 成人 1000~2000

儿童 < 606.0 / 成人 < 736.6	边缘 平衡调节
儿童 < 477.7 / 成人 < 526.7	轻度 平衡调节
儿童 < 289.3 / 成人 < 316.9	中度 专家指导
儿童 < 131.1 / 成人 < 106.9	重度 专家指导

钙（Ca）缺乏症状：
　　骨质疏松、软骨病、佝偻病、记忆力下降、生殖能力下降、肌肉痉挛、疲劳、高血压、手足麻木、尿石症、白发、失眠、盗汗、精神失常、忧郁症、肺心病、脑血管意外、脑血栓、银屑病、精神分裂症、颈椎病、男性不育症、阳虚、阴虚、气虚、脾虚、肾虚、血瘀、动脉粥样硬化、冠心病、心肌梗塞、贫血、上呼吸道感染、支气管炎、肺结核、胃溃疡、胰腺炎、乙型肝炎、肝硬化、甲状腺肿瘤、重症肌无力、厌食症、多动症、眨眼症、遗尿症、肾脏病、克汀病、畸胎、龋齿、鼻炎、视网膜脱离、结肠炎、胃癌、静脉炎、牙周病。

专家提示：
　　没有饮食平衡，就没有元素平衡。要饮食平衡，就要知道食物的成分，尤其是食物中的元素成分。要知道食物中的元素成分，就需阅读"调节元素平衡的食物选择""调节元素平衡的蔬菜选择""调节元素平衡的中药选择""调节元素平衡的调节剂选择"。选择好能调节元素平衡的食物、蔬菜、中药和调节剂。注意饮食平衡，就可以达到元素平衡，就可以预防和治疗元素的缺乏症。

单位：μg/g

①由箭头找出元素不平衡程度；②找出相对应的症状；③找出不同的调节方法；④由专家指导进行调节。

头发中磷（P）元素分级图解

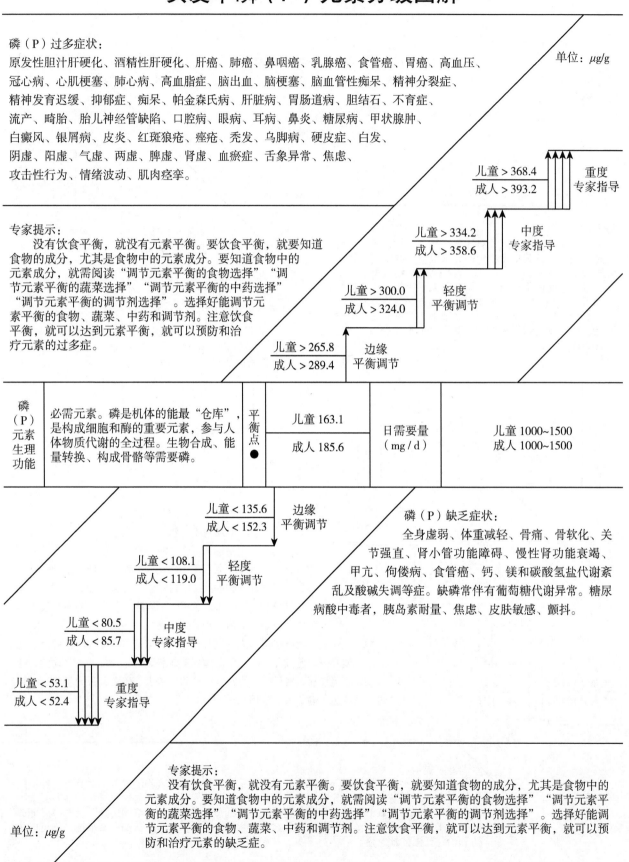

磷（P）过多症状：
原发性胆汁肝硬化、酒精性肝硬化、肝癌、肺癌、鼻咽癌、乳腺癌、食管癌、胃癌、高血压、冠心病、心肌梗塞、肺心病、高血脂症、脑出血、脑梗塞、脑血管性痴呆、精神分裂症、精神发育迟缓、抑郁症、痴呆、帕金森氏病、肝脏病、胃肠道病、胆结石、不育症、流产、畸胎、胎儿神经管缺陷、口腔病、眼病、耳病、鼻炎、糖尿病、甲状腺肿、白癜风、银屑病、皮炎、红斑狼疮、痤疮、秃发、乌脚病、硬皮症、白发、阴虚、阳虚、气虚、两虚、脾虚、肾虚、血瘀症、舌象异常、焦虑、攻击性行为、情绪波动、肌肉痉挛。

单位：μg/g

专家提示：
　　没有饮食平衡，就没有元素平衡。要饮食平衡，就要知道食物的成分，尤其是食物中的元素成分。要知道食物中的元素成分，就需阅读"调节元素平衡的食物选择""调节元素平衡的蔬菜选择""调节元素平衡的中药选择""调节元素平衡的调节剂选择"。选择好能调节元素平衡的食物、蔬菜、中药和调节剂。注意饮食平衡，就可以达到元素平衡，就可以预防和治疗元素的过多症。

| 儿童 > 368.4 | 重度 |
| 成人 > 393.2 | 专家指导 |

| 儿童 > 334.2 | 中度 |
| 成人 > 358.6 | 专家指导 |

| 儿童 > 300.0 | 轻度 |
| 成人 > 324.0 | 平衡调节 |

| 儿童 > 265.8 | 边缘 |
| 成人 > 289.4 | 平衡调节 |

磷（P）元素生理功能：必需元素。磷是机体的能最"仓库"，是构成细胞和酶的重要元素，参与人体物质代谢的全过程。生物合成、能量转换、构成骨骼等需要磷。

| 平衡点 ● | 儿童 163.1 | 日需要量（mg/d） | 儿童 1000~1500 |
| | 成人 185.6 | | 成人 1000~1500 |

| 儿童 < 135.6 | 边缘 |
| 成人 < 152.3 | 平衡调节 |

| 儿童 < 108.1 | 轻度 |
| 成人 < 119.0 | 平衡调节 |

| 儿童 < 80.5 | 中度 |
| 成人 < 85.7 | 专家指导 |

| 儿童 < 53.1 | 重度 |
| 成人 < 52.4 | 专家指导 |

磷（P）缺乏症状：
　　全身虚弱、体重减轻、骨痛、骨软化、关节强直、肾小管功能障碍、慢性肾功能衰竭、甲亢、佝偻病、食管癌、钙、镁和碳酸氢盐代谢紊乱及酸碱失调等症。缺磷常伴有葡萄糖代谢异常。糖尿病酸中毒者，胰岛素耐量、焦虑、皮肤敏感、颤抖。

专家提示：
　　没有饮食平衡，就没有元素平衡。要饮食平衡，就要知道食物的成分，尤其是食物中的元素成分。要知道食物中的元素成分，就需阅读"调节元素平衡的食物选择""调节元素平衡的蔬菜选择""调节元素平衡的中药选择""调节元素平衡的调节剂选择"。选择好能调节元素平衡的食物、蔬菜、中药和调节剂。注意饮食平衡，就可以达到元素平衡，就可以预防和治疗元素的缺乏症。

单位：μg/g

①由箭头找出元素不平衡程度；②找出相对应的症状；③找出不同的调节方法；④由专家指导进行调节。

头发中镁（Mg）元素分级图解

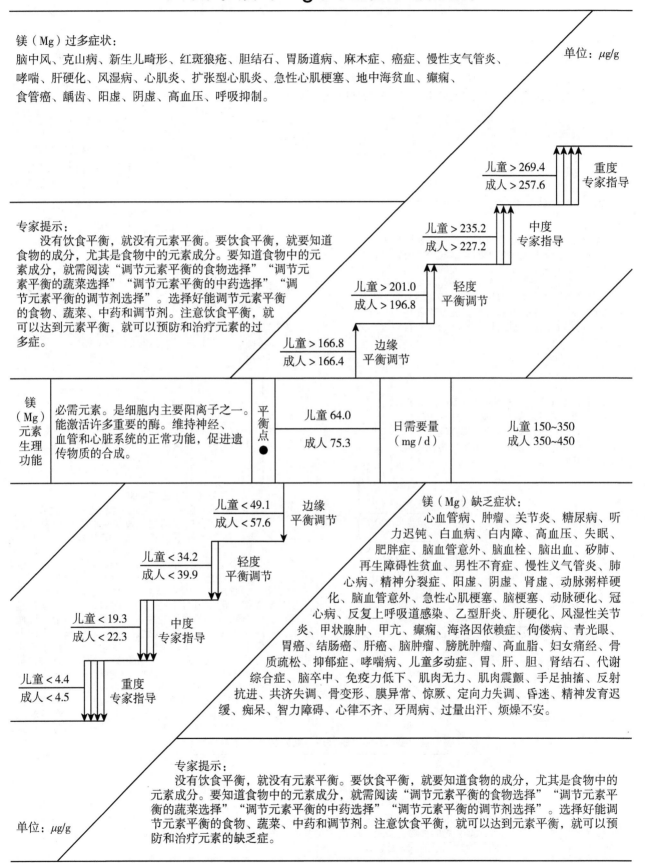

镁（Mg）过多症状：
脑中风、克山病、新生儿畸形、红斑狼疮、胆结石、胃肠道病、麻木症、癌症、慢性支气管炎、哮喘、肝硬化、风湿病、心肌炎、扩张型心肌炎、急性心肌梗塞、地中海贫血、癫痫、食管癌、龋齿、阳虚、阴虚、高血压、呼吸抑制。

单位：μg/g

专家提示：
　　没有饮食平衡，就没有元素平衡。要饮食平衡，就要知道食物的成分，尤其是食物中的元素成分。要知道食物中的元素成分，就需阅读"调节元素平衡的食物选择""调节元素平衡的蔬菜选择""调节元素平衡的中药选择""调节元素平衡的调节剂选择"。选择好能调节元素平衡的食物、蔬菜、中药和调节剂。注意饮食平衡，就可以达到元素平衡，就可以预防和治疗元素的过多症。

儿童 > 269.4 / 成人 > 257.6	重度专家指导
儿童 > 235.2 / 成人 > 227.2	中度专家指导
儿童 > 201.0 / 成人 > 196.8	轻度平衡调节
儿童 > 166.8 / 成人 > 166.4	边缘平衡调节

镁（Mg）元素生理功能：必需元素。是细胞内主要阳离子之一。能激活许多重要的酶。维持神经、血管和心脏系统的正常功能，促进遗传物质的合成。

平衡点 ●

儿童 64.0 / 成人 75.3

日需要量（mg/d）

儿童 150~350 成人 350~450

儿童 < 49.1 / 成人 < 57.6	边缘平衡调节
儿童 < 34.2 / 成人 < 39.9	轻度平衡调节
儿童 < 19.3 / 成人 < 22.3	中度专家指导
儿童 < 4.4 / 成人 < 4.5	重度专家指导

镁（Mg）缺乏症状：
　　心血管病、肿瘤、关节炎、糖尿病、听力迟钝、白血病、白内障、高血压、失眠、肥胖症、脑血管意外、脑血栓、脑出血、矽肺、再生障碍性贫血、男性不育症、慢性义气管炎、肺心病、精神分裂症、阳虚、阴虚、肾虚、动脉粥样硬化、脑血管意外、急性心肌梗塞、脑梗塞、动脉硬化、冠心病、反复上呼吸道感染、乙型肝炎、肝硬化、风湿性关节炎、甲状腺肿、甲亢、癫痫、海洛因依赖症、佝偻病、青光眼、胃癌、结肠癌、肝癌、脑肿瘤、膀胱肿瘤、高血脂、妇女痛经、骨质疏松、抑郁症、哮喘病、儿童多动症、胃、肝、胆、肾结石、代谢综合症、脑卒中、免疫力低下、肌肉无力、肌肉震颤、手足抽搐、反射抗进、共济失调、骨变形、膜异常、惊厥、定向力失调、昏迷、精神发育迟缓、痴呆、智力障碍、心律不齐、牙周病、过量出汗、烦燥不安。

专家提示：
　　没有饮食平衡，就没有元素平衡。要饮食平衡，就要知道食物的成分，尤其是食物中的元素成分。要知道食物中的元素成分，就需阅读"调节元素平衡的食物选择""调节元素平衡的蔬菜选择""调节元素平衡的中药选择""调节元素平衡的调节剂选择"。选择好能调节元素平衡的食物、蔬菜、中药和调节剂。注意饮食平衡，就可以达到元素平衡，就可以预防和治疗元素的缺乏症。

单位：μg/g

①由箭头找出元素不平衡程度；②找出相对应的症状；③找出不同的调节方法；④由专家指导进行调节。

头发中锌（Zn）元素分级图解

锌（Zn）过多症状：

胃肠炎、前列腺肥大、贫血、高血压、冠心病、扩张型心肌病、心肌炎、颈椎病、癫痫、地中海贫血、气虚、血瘀、腹部痉挛、陈旧性心肌梗塞、原发性骨症、高血脂症、脑中风、心脏病、克山病、无脑儿、神经管缺损儿、神经管畸形儿、口腔黏膜纤维性变、弱视、高胆固醇血症。

单位：μg/g

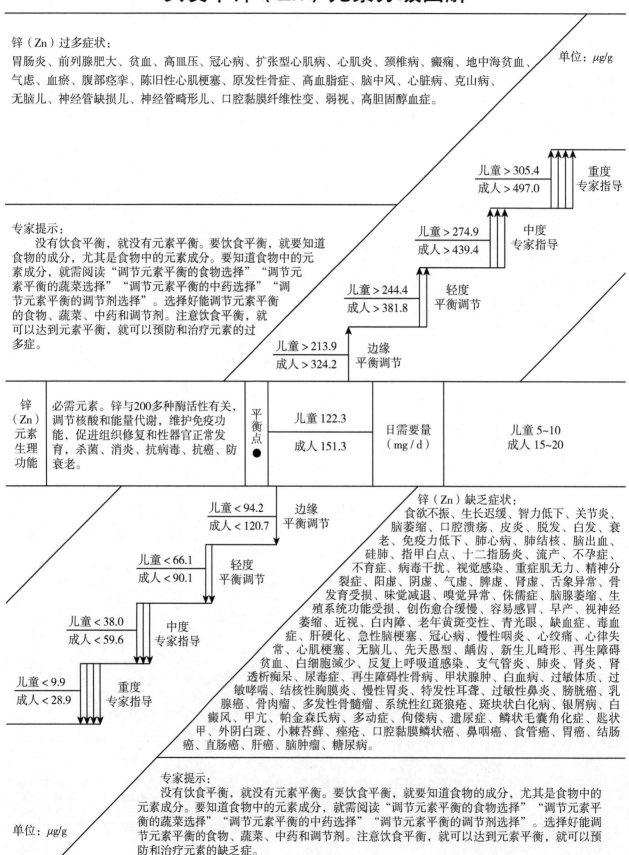

专家提示：

　　没有饮食平衡，就没有元素平衡。要饮食平衡，就要知道食物的成分，尤其是食物中的元素成分。要知道食物中的元素成分，就需阅读"调节元素平衡的食物选择""调节元素平衡的蔬菜选择""调节元素平衡的中药选择""调节元素平衡的调节剂选择"。选择好能调节元素平衡的食物、蔬菜、中药和调节剂。注意饮食平衡，就可以达到元素平衡，就可以预防和治疗元素的过多症。

儿童＞305.4　成人＞497.0　重度专家指导
儿童＞274.9　成人＞439.4　中度专家指导
儿童＞244.4　成人＞381.8　轻度平衡调节
儿童＞213.9　成人＞324.2　边缘平衡调节

锌（Zn）元素生理功能：必需元素。锌与200多种酶活性有关，调节核酸和能量代谢，维护免疫功能，促进组织修复和性器官正常发育，杀菌、消炎、抗病毒、抗癌、防衰老。

平衡点●

儿童 122.3　成人 151.3　日需要量（mg/d）　儿童 5~10　成人 15~20

儿童＜94.2　成人＜120.7　边缘平衡调节
儿童＜66.1　成人＜90.1　轻度平衡调节
儿童＜38.0　成人＜59.6　中度专家指导
儿童＜9.9　成人＜28.9　重度专家指导

锌（Zn）缺乏症状：

　　食欲不振、生长迟缓、智力低下、关节炎、脑萎缩、口腔溃疡、皮炎、脱发、白发、衰老、免疫力低下、肺心病、肺结核、脑出血、硅肺、指甲白点、十二指肠炎、流产、不孕症、不育症、病毒干扰、视觉感染、重症肌无力、精神分裂症、阳虚、阴虚、气虚、脾虚、肾虚、舌象异常、骨发育受损、味觉减退、嗅觉异常、侏儒症、脑腺萎缩、生殖系统功能受损、创伤愈合缓慢、容易感冒、早产、视神经萎缩、近视、白内障、老年黄斑变性、青光眼、缺血症、毒血症、肝硬化、急性脑梗塞、冠心病、慢性咽炎、心绞痛、心律失常、心肌梗塞、无脑儿、先天愚型、龋齿、新生儿畸形、再生障碍贫血、白细胞减少、反复上呼吸道感染、支气管炎、肺炎、肾炎、肾透析痴呆、尿毒症、再生障碍性骨病、甲状腺肿、白血病、过敏体质、过敏哮喘、结核性胸膜炎、慢性胃炎、特发性耳聋、过敏性鼻炎、膀胱癌、乳腺癌、骨肉瘤、多发性骨髓瘤、系统性红斑狼疮、斑块状白化病、银屑病、白癜风、甲亢、帕金森氏病、多动症、佝偻病、遗尿症、鳞状毛囊角化症、匙状甲、外阴白斑、小棘苔藓、痤疮、口腔黏膜鳞状癌、鼻咽癌、食管癌、胃癌、结肠癌、直肠癌、肝癌、脑肿瘤、糖尿病。

专家提示：

　　没有饮食平衡，就没有元素平衡。要饮食平衡，就要知道食物的成分，尤其是食物中的元素成分。要知道食物中的元素成分，就需阅读"调节元素平衡的食物选择""调节元素平衡的蔬菜选择""调节元素平衡的中药选择""调节元素平衡的调节剂选择"。选择好能调节元素平衡的食物、蔬菜、中药和调节剂。注意饮食平衡，就可以达到元素平衡，就可以预防和治疗元素的缺乏症。

单位：μg/g

①由箭头找出元素不平衡程度；②找出相对应的症状；③找出不同的调节方法；④由专家指导进行调节。

头发中铁（Fe）元素分级图解

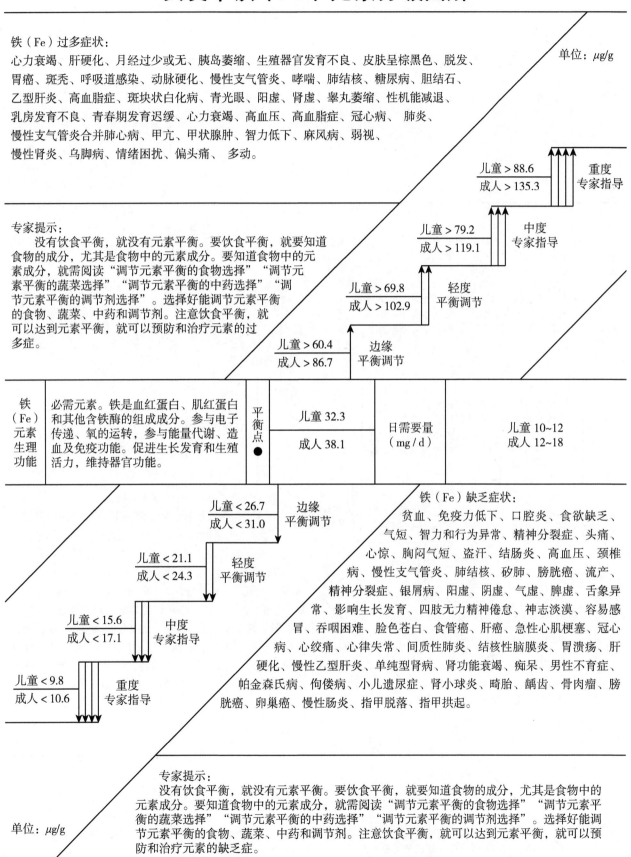

铁（Fe）过多症状：

心力衰竭、肝硬化、月经过少或无、胰岛萎缩、生殖器官发育不良、皮肤呈棕黑色、脱发、胃癌、斑秃、呼吸道感染、动脉硬化、慢性支气管炎、哮喘、肺结核、糖尿病、胆结石、乙型肝炎、高血脂症、斑块状白化病、青光眼、阳虚、肾虚、睾丸萎缩、性机能减退、乳房发育不良、青春期发育迟缓、心力衰竭、高血压、高血脂症、冠心病、 肺炎、慢性支气管炎合并肺心病、甲亢、甲状腺肿、智力低下、麻风病、弱视、慢性肾炎、乌脚病、情绪困扰、偏头痛、 多动。

单位：$\mu g/g$

专家提示：

　　没有饮食平衡，就没有元素平衡。要饮食平衡，就要知道食物的成分，尤其是食物中的元素成分。要知道食物中的元素成分，就需阅读"调节元素平衡的食物选择""调节元素平衡的蔬菜选择""调节元素平衡的中药选择""调节元素平衡的调节剂选择"。选择好能调节元素平衡的食物、蔬菜、中药和调节剂。注意饮食平衡，就可以达到元素平衡，就可以预防和治疗元素的过多症。

| | 儿童 > 88.6 | 重度 |
| | 成人 > 135.3 | 专家指导 |

| | 儿童 > 79.2 | 中度 |
| | 成人 > 119.1 | 专家指导 |

| | 儿童 > 69.8 | 轻度 |
| | 成人 > 102.9 | 平衡调节 |

| | 儿童 > 60.4 | 边缘 |
| | 成人 > 86.7 | 平衡调节 |

铁（Fe）元素生理功能

必需元素。铁是血红蛋白、肌红蛋白和其他含铁酶的组成成分。参与电子传递、氧的运转，参与能量代谢、造血及免疫功能。促进生长发育和生殖活力，维持器官功能。

平衡点 ●

| 儿童 32.3 | 日需要量 | 儿童 10~12 |
| 成人 38.1 | （mg/d） | 成人 12~18 |

| 儿童 < 26.7 | 边缘 |
| 成人 < 31.0 | 平衡调节 |

铁（Fe）缺乏症状：

贫血、免疫力低下、口腔炎、食欲缺乏、气短、智力和行为异常、精神分裂症、头痛、心惊、胸闷气短、盗汗、结肠炎、高血压、颈椎病、慢性支气管炎、肺结核、矽肺、膀胱癌、流产、精神分裂症、银屑病、阳虚、阴虚、气虚、脾虚、舌象异常、影响生长发育、四肢无力精神倦怠、神志淡漠、容易感冒、吞咽困难、脸色苍白、食管癌、肝癌、急性心肌梗塞、冠心病、心绞痛、心律失常、间质性肺炎、结核性脑膜炎、胃溃疡、肝硬化、慢性乙型肝炎、单纯型肾病、肾功能衰竭、痴呆、男性不育症、帕金森氏病、佝偻病、小儿遗尿症、肾小球炎、畸胎、龋齿、骨肉瘤、膀胱癌、卵巢癌、慢性肠炎、指甲脱落、指甲拱起。

| 儿童 < 21.1 | 轻度 |
| 成人 < 24.3 | 平衡调节 |

| 儿童 < 15.6 | 中度 |
| 成人 < 17.1 | 专家指导 |

| 儿童 < 9.8 | 重度 |
| 成人 < 10.6 | 专家指导 |

专家提示：

　　没有饮食平衡，就没有元素平衡。要饮食平衡，就要知道食物的成分，尤其是食物中的元素成分。要知道食物中的元素成分，就需阅读"调节元素平衡的食物选择""调节元素平衡的蔬菜选择""调节元素平衡的中药选择""调节元素平衡的调节剂选择"。选择好能调节元素平衡的食物、蔬菜、中药和调节剂。注意饮食平衡，就可以达到元素平衡，就可以预防和治疗元素的缺乏症。

单位：$\mu g/g$

①由箭头找出元素不平衡程度；②找出相对应的症状；③找出不同的调节方法；④由专家指导进行调节。

头发中锰（Mn）元素分级图解

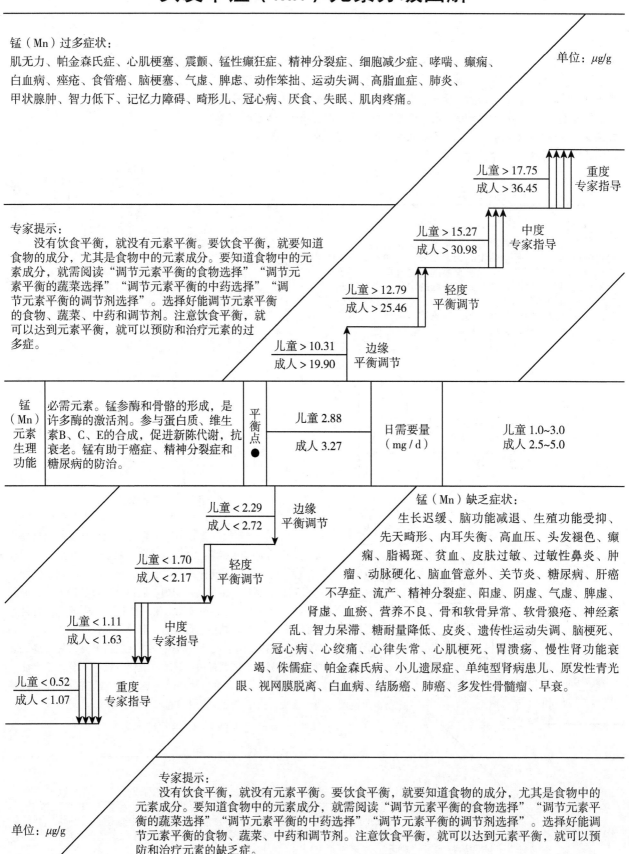

锰（Mn）过多症状：
肌无力、帕金森氏症、心肌梗塞、震颤、锰性癫狂症、精神分裂症、细胞减少症、哮喘、癫痫、白血病、痤疮、食管癌、脑梗塞、气虚、脾虚、动作笨拙、运动失调、高脂血症、肺炎、甲状腺肿、智力低下、记忆力障碍、畸形儿、冠心病、厌食、失眠、肌肉疼痛。

单位：μg/g

儿童 > 17.75 / 成人 > 36.45　重度 专家指导

儿童 > 15.27 / 成人 > 30.98　中度 专家指导

儿童 > 12.79 / 成人 > 25.46　轻度 平衡调节

儿童 > 10.31 / 成人 > 19.90　边缘 平衡调节

专家提示：
　　没有饮食平衡，就没有元素平衡。要饮食平衡，就要知道食物的成分，尤其是食物中的元素成分。要知道食物中的元素成分，就需阅读"调节元素平衡的食物选择""调节元素平衡的蔬菜选择""调节元素平衡的中药选择""调节元素平衡的调节剂选择"。选择好能调节元素平衡的食物、蔬菜、中药和调节剂。注意饮食平衡，就可以达到元素平衡，就可以预防和治疗元素的过多症。

| 锰（Mn）元素生理功能 | 必需元素。锰参与酶和骨骼的形成，是许多酶的激活剂。参与蛋白质、维生素B、C、E的合成，促进新陈代谢，抗衰老。锰有助于癌症、精神分裂症和糖尿病的防治。 | 平衡点 ● | 儿童 2.88 / 成人 3.27 | 日需要量（mg / d） | 儿童 1.0~3.0 / 成人 2.5~5.0 |

儿童 < 2.29 / 成人 < 2.72　边缘 平衡调节

儿童 < 1.70 / 成人 < 2.17　轻度 平衡调节

儿童 < 1.11 / 成人 < 1.63　中度 专家指导

儿童 < 0.52 / 成人 < 1.07　重度 专家指导

锰（Mn）缺乏症状：
生长迟缓、脑功能减退、生殖功能受抑、先天畸形、内耳失衡、高血压、头发褪色、癫痫、脂褐斑、贫血、皮肤过敏、过敏性鼻炎、肿瘤、动脉硬化、脑血管意外、关节炎、糖尿病、肝癌、不孕症、流产、精神分裂症、阳虚、阴虚、气虚、脾虚、肾虚、血瘀、营养不良、骨和软骨异常、软骨狼疮、神经紊乱、智力呆滞、糖耐量降低、皮炎、遗传性运动失调、脑梗死、冠心病、心绞痛、心律失常、心肌梗死、胃溃疡、慢性肾功能衰竭、侏儒症、帕金森氏病、小儿遗尿症、单纯型肾病患儿、原发性青光眼、视网膜脱离、白血病、结肠癌、肺癌、多发性骨髓瘤、早衰。

专家提示：
　　没有饮食平衡，就没有元素平衡。要饮食平衡，就要知道食物的成分，尤其是食物中的元素成分。要知道食物中的元素成分，就需阅读"调节元素平衡的食物选择""调节元素平衡的蔬菜选择""调节元素平衡的中药选择""调节元素平衡的调节剂选择"。选择好能调节元素平衡的食物、蔬菜、中药和调节剂。注意饮食平衡，就可以达到元素平衡，就可以预防和治疗元素的缺乏症。

单位：μg/g

①由箭头找出元素不平衡程度；②找出相对应的症状；③找出不同的调节方法；④由专家指导进行调节。

头发中锡（Sn）元素分级图解

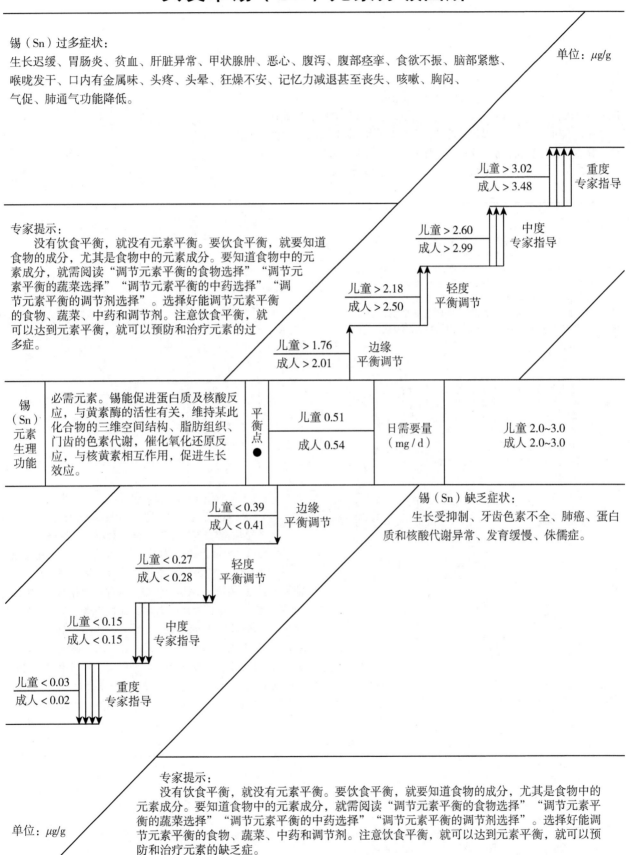

锡（Sn）过多症状：
生长迟缓、胃肠炎、贫血、肝脏异常、甲状腺肿、恶心、腹泻、腹部痉挛、食欲不振、脑部紧憋、喉咙发干、口内有金属味、头疼、头晕、狂燥不安、记忆力减退甚至丧失、咳嗽、胸闷、气促、肺通气功能降低。

单位：μg/g

专家提示：
　　没有饮食平衡，就没有元素平衡。要饮食平衡，就要知道食物的成分，尤其是食物中的元素成分。要知道食物中的元素成分，就需阅读"调节元素平衡的食物选择""调节元素平衡的蔬菜选择""调节元素平衡的中药选择""调节元素平衡的调节剂选择"。选择好能调节元素平衡的食物、蔬菜、中药和调节剂。注意饮食平衡，就可以达到元素平衡，就可以预防和治疗元素的过多症。

儿童 > 3.02 / 成人 > 3.48　重度专家指导
儿童 > 2.60 / 成人 > 2.99　中度专家指导
儿童 > 2.18 / 成人 > 2.50　轻度平衡调节
儿童 > 1.76 / 成人 > 2.01　边缘平衡调节

锡（Sn）元素生理功能：必需元素。锡能促进蛋白质及核酸反应，与黄素酶的活性有关，维持某些化合物的三维空间结构、脂肪组织、门齿的色素代谢，催化氧化还原反应，与核黄素相互作用，促进生长效应。

平衡点 ●
儿童 0.51 / 成人 0.54
日需要量（mg/d）
儿童 2.0~3.0　成人 2.0~3.0

儿童 < 0.39 / 成人 < 0.41　边缘平衡调节
儿童 < 0.27 / 成人 < 0.28　轻度平衡调节
儿童 < 0.15 / 成人 < 0.15　中度专家指导
儿童 < 0.03 / 成人 < 0.02　重度专家指导

锡（Sn）缺乏症状：
　　生长受抑制、牙齿色素不全、肺癌、蛋白质和核酸代谢异常、发育缓慢、侏儒症。

专家提示：
　　没有饮食平衡，就没有元素平衡。要饮食平衡，就要知道食物的成分，尤其是食物中的元素成分。要知道食物中的元素成分，就需阅读"调节元素平衡的食物选择""调节元素平衡的蔬菜选择""调节元素平衡的中药选择""调节元素平衡的调节剂选择"。选择好能调节元素平衡的食物、蔬菜、中药和调节剂。注意饮食平衡，就可以达到元素平衡，就可以预防和治疗元素的缺乏症。

单位：μg/g

①由箭头找出元素不平衡程度；②找出相对应的症状；③找出不同的调节方法；④由专家指导进行调节。

头发中铜（Cu）元素分级图解

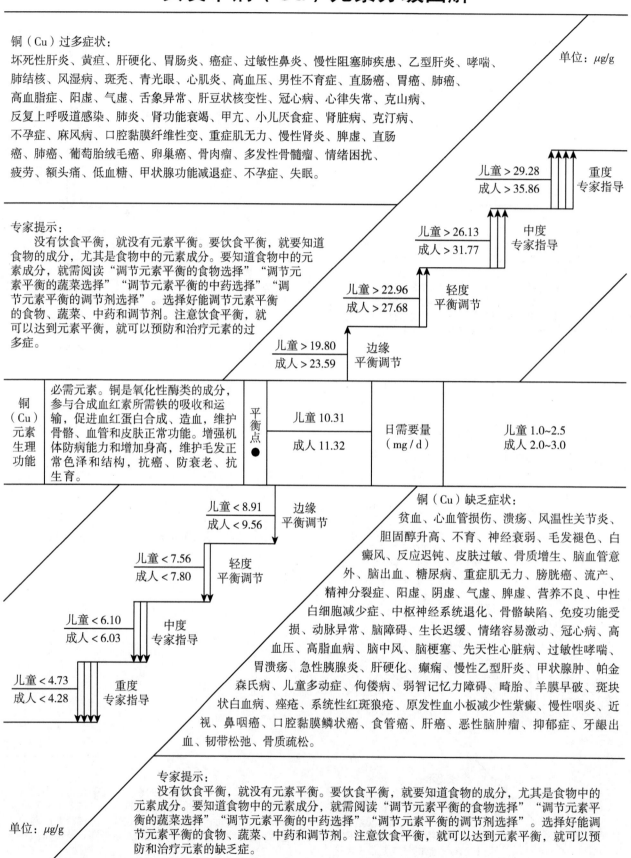

铜（Cu）过多症状：

坏死性肝炎、黄疸、肝硬化、胃肠炎、癌症、过敏性鼻炎、慢性阻塞肺疾患、乙型肝炎、哮喘、肺结核、风湿病、斑秃、青光眼、心肌炎、高血压、男性不育症、直肠癌、胃癌、肺癌、高血脂症、阳虚、气虚、舌象异常、肝豆状核变性、冠心病、心律失常、克山病、反复上呼吸道感染、肺炎、肾功能衰竭、甲亢、小儿厌食症、肾脏病、克汀病、不孕症、麻风病、口腔黏膜纤维性变、重症肌无力、慢性肾炎、脾虚、直肠癌、肺癌、葡萄胎绒毛癌、卵巢癌、骨肉瘤、多发性骨髓瘤、情绪困扰、疲劳、额头痛、低血糖、甲状腺功能减退症、不孕症、失眠。

单位：μg/g

专家提示：

　　没有饮食平衡，就没有元素平衡。要饮食平衡，就要知道食物的成分，尤其是食物中的元素成分。要知道食物中的元素成分，就需阅读"调节元素平衡的食物选择""调节元素平衡的蔬菜选择""调节元素平衡的中药选择""调节元素平衡的调节剂选择"。选择好能调节元素平衡的食物、蔬菜、中药和调节剂。注意饮食平衡，就可以达到元素平衡，就可以预防和治疗元素的过多症。

| 儿童 > 29.28 成人 > 35.86 | 重度专家指导 |

| 儿童 > 26.13 成人 > 31.77 | 中度专家指导 |

| 儿童 > 22.96 成人 > 27.68 | 轻度平衡调节 |

| 儿童 > 19.80 成人 > 23.59 | 边缘平衡调节 |

铜（Cu）元素生理功能：必需元素。铜是氧化性酶类的成分，参与合成血红素所需铁的吸收和运输，促进血红蛋白合成、造血，维护骨骼、血管和皮肤正常功能。增强机体防病能力和增加身高，维护毛发正常色泽和结构，抗癌、防衰老、抗生育。

| 平衡点● | 儿童 10.31 成人 11.32 | 日需要量（mg/d） | 儿童 1.0~2.5 成人 2.0~3.0 |

| 儿童 < 8.91 成人 < 9.56 | 边缘平衡调节 |

| 儿童 < 7.56 成人 < 7.80 | 轻度平衡调节 |

| 儿童 < 6.10 成人 < 6.03 | 中度专家指导 |

| 儿童 < 4.73 成人 < 4.28 | 重度专家指导 |

铜（Cu）缺乏症状：

　　贫血、心血管损伤、溃疡、风湿性关节炎、胆固醇升高、不育、神经衰弱、毛发褪色、白癜风、反应迟钝、皮肤过敏、骨质增生、脑血管意外、脑出血、糖尿病、重症肌无力、膀胱癌、流产、精神分裂症、阳虚、阴虚、气虚、脾虚、营养不良、中性白细胞减少症、中枢神经系统退化、骨骼缺陷、免疫功能受损、动脉异常、脑障碍、生长迟缓、情绪容易激动、冠心病、高血压、高脂血病、脑中风、脑梗塞、先天性心脏病、过敏性哮喘、胃溃疡、急性胰腺炎、肝硬化、癫痫、慢性乙型肝炎、甲状腺肿、帕金森氏病、儿童多动症、佝偻病、弱智记忆力障碍、畸胎、羊膜早破、斑块状白血病、痤疮、系统性红斑狼疮、原发性血小板减少性紫癜、慢性咽炎、近视、鼻咽癌、口腔黏膜鳞状癌、食管癌、肝癌、恶性脑肿瘤、抑郁症、牙龈出血、韧带松弛、骨质疏松。

专家提示：

　　没有饮食平衡，就没有元素平衡。要饮食平衡，就要知道食物的成分，尤其是食物中的元素成分。要知道食物中的元素成分，就需阅读"调节元素平衡的食物选择""调节元素平衡的蔬菜选择""调节元素平衡的中药选择""调节元素平衡的调节剂选择"。选择好能调节元素平衡的食物、蔬菜、中药和调节剂。注意饮食平衡，就可以达到元素平衡，就可以预防和治疗元素的缺乏症。

单位：μg/g

①由箭头找出元素不平衡程度；②找出相对应的症状；③找出不同的调节方法；④由专家指导进行调节。

头发中氟（F）元素分级图解

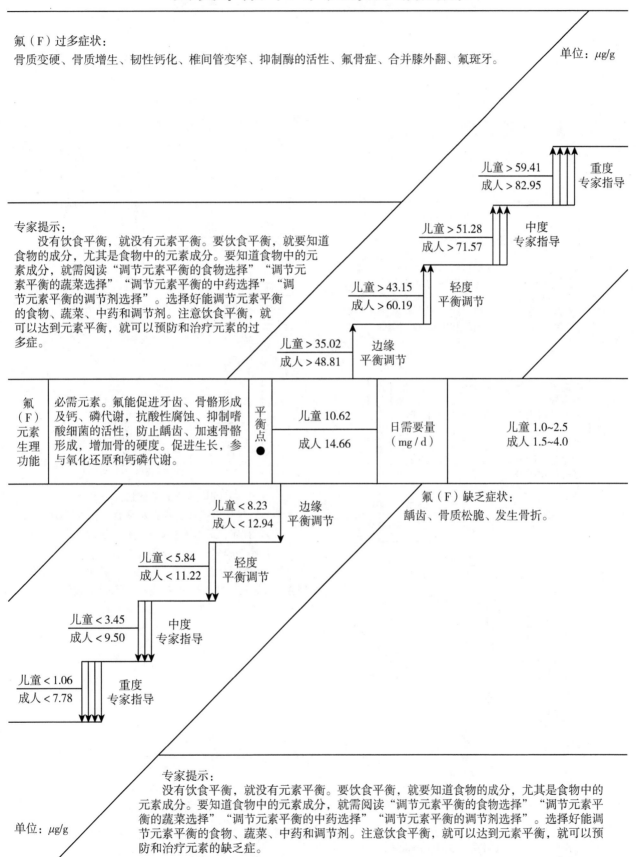

氟（F）过多症状：
骨质变硬、骨质增生、韧性钙化、椎间管变窄、抑制酶的活性、氟骨症、合并膝外翻、氟斑牙。

单位：μg/g

专家提示：
　　没有饮食平衡，就没有元素平衡。要饮食平衡，就要知道食物的成分，尤其是食物中的元素成分。要知道食物中的元素成分，就需阅读"调节元素平衡的食物选择""调节元素平衡的蔬菜选择""调节元素平衡的中药选择""调节元素平衡的调节剂选择"。选择好能调节元素平衡的食物、蔬菜、中药和调节剂。注意饮食平衡，就可以达到元素平衡，就可以预防和治疗元素的过多症。

儿童 > 59.41　成人 > 82.95　重度专家指导

儿童 > 51.28　成人 > 71.57　中度专家指导

儿童 > 43.15　成人 > 60.19　轻度平衡调节

儿童 > 35.02　成人 > 48.81　边缘平衡调节

氟（F）元素生理功能	必需元素。氟能促进牙齿、骨骼形成及钙、磷代谢，抗酸性腐蚀、抑制嗜酸细菌的活性，防止龋齿、加速骨骼形成，增加骨的硬度。促进生长，参与氧化还原和钙磷代谢。	平衡点 ●	儿童 10.62　成人 14.66	日需要量（mg/d）	儿童 1.0~2.5　成人 1.5~4.0

儿童 < 8.23　成人 < 12.94　边缘平衡调节

氟（F）缺乏症状：
龋齿、骨质松脆、发生骨折。

儿童 < 5.84　成人 < 11.22　轻度平衡调节

儿童 < 3.45　成人 < 9.50　中度专家指导

儿童 < 1.06　成人 < 7.78　重度专家指导

专家提示：
　　没有饮食平衡，就没有元素平衡。要饮食平衡，就要知道食物的成分，尤其是食物中的元素成分。要知道食物中的元素成分，就需阅读"调节元素平衡的食物选择""调节元素平衡的蔬菜选择""调节元素平衡的中药选择""调节元素平衡的调节剂选择"。选择好能调节元素平衡的食物、蔬菜、中药和调节剂。注意饮食平衡，就可以达到元素平衡，就可以预防和治疗元素的缺乏症。

单位：μg/g

①由箭头找出元素不平衡程度；②找出相对应的症状；③找出不同的调节方法；④由专家指导进行调节。

头发中锶（Sr）元素分级图解

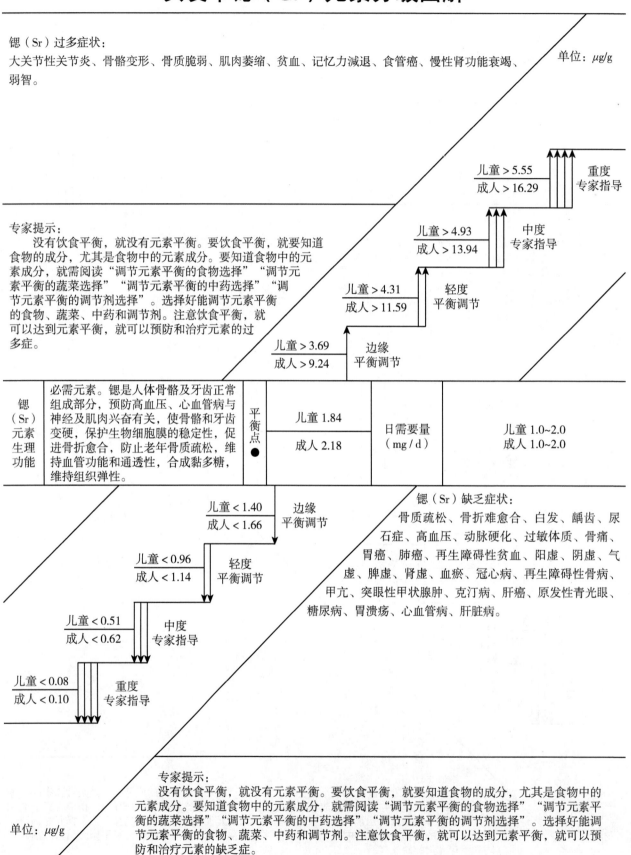

锶（Sr）过多症状：
大关节性关节炎、骨骼变形、骨质脆弱、肌肉萎缩、贫血、记忆力减退、食管癌、慢性肾功能衰竭、弱智。

单位：$\mu g/g$

专家提示：
　　没有饮食平衡，就没有元素平衡。要饮食平衡，就要知道食物的成分，尤其是食物中的元素成分。要知道食物中的元素成分，就需阅读"调节元素平衡的食物选择""调节元素平衡的蔬菜选择""调节元素平衡的中药选择""调节元素平衡的调节剂选择"。选择好能调节元素平衡的食物、蔬菜、中药和调节剂。注意饮食平衡，就可以达到元素平衡，就可以预防和治疗元素的过多症。

儿童 > 5.55
成人 > 16.29
重度专家指导

儿童 > 4.93
成人 > 13.94
中度专家指导

儿童 > 4.31
成人 > 11.59
轻度平衡调节

儿童 > 3.69
成人 > 9.24
边缘平衡调节

锶（Sr）元素生理功能

必需元素。锶是人体骨骼及牙齿正常组成部分，预防高血压、心血管病与神经及肌肉兴奋有关，使骨骼和牙齿变硬，保护生物细胞膜的稳定性，促进骨折愈合，防止老年骨质疏松，维持血管功能和通透性，合成黏多糖，维持组织弹性。

平衡点 ●

儿童 1.84
成人 2.18

日需要量（mg / d）

儿童 1.0~2.0
成人 1.0~2.0

儿童 < 1.40
成人 < 1.66
边缘平衡调节

儿童 < 0.96
成人 < 1.14
轻度平衡调节

锶（Sr）缺乏症状：
　　骨质疏松、骨折难愈合、白发、龋齿、尿石症、高血压、动脉硬化、过敏体质、骨痛、胃癌、肺癌、再生障碍性贫血、阳虚、阴虚、气虚、脾虚、肾虚、血瘀、冠心病、再生障碍性骨病、甲亢、突眼性甲状腺肿、克汀病、肝癌、原发性青光眼、糖尿病、胃溃疡、心血管病、肝脏病。

儿童 < 0.51
成人 < 0.62
中度专家指导

儿童 < 0.08
成人 < 0.10
重度专家指导

专家提示：
　　没有饮食平衡，就没有元素平衡。要饮食平衡，就要知道食物的成分，尤其是食物中的元素成分。要知道食物中的元素成分，就需阅读"调节元素平衡的食物选择""调节元素平衡的蔬菜选择""调节元素平衡的中药选择""调节元素平衡的调节剂选择"。选择好能调节元素平衡的食物、蔬菜、中药和调节剂。注意饮食平衡，就可以达到元素平衡，就可以预防和治疗元素的缺乏症。

单位：$\mu g/g$

①由箭头找出元素不平衡程度；②找出相对应的症状；③找出不同的调节方法；④由专家指导进行调节。

头发中镍（Ni）元素分级图解

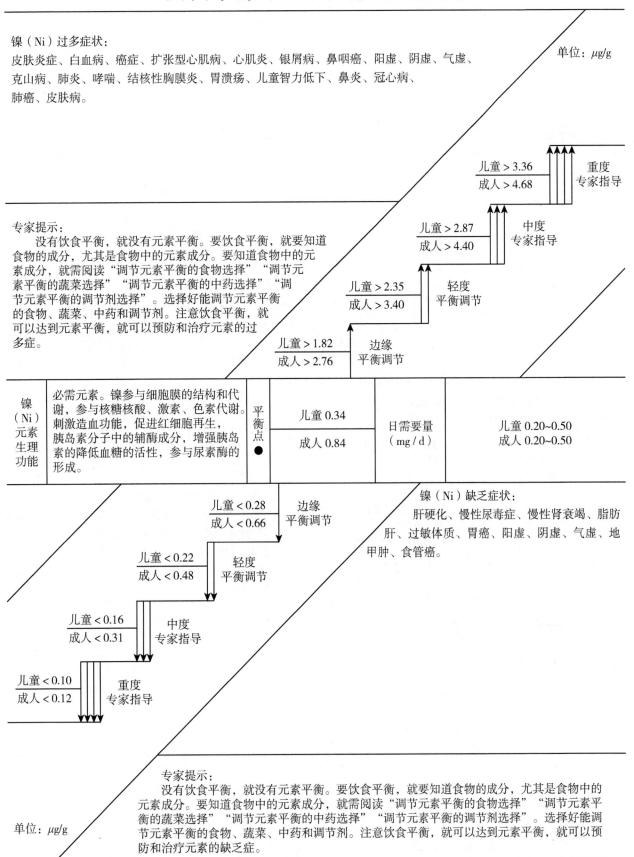

镍（Ni）过多症状：
皮肤炎症、白血病、癌症、扩张型心肌病、心肌炎、银屑病、鼻咽癌、阳虚、阴虚、气虚、克山病、肺炎、哮喘、结核性胸膜炎、胃溃疡、儿童智力低下、鼻炎、冠心病、肺癌、皮肤病。

单位：μg/g

儿童 > 3.36
成人 > 4.68　重度 专家指导

儿童 > 2.87
成人 > 4.40　中度 专家指导

儿童 > 2.35
成人 > 3.40　轻度 平衡调节

儿童 > 1.82
成人 > 2.76　边缘 平衡调节

专家提示：
　　没有饮食平衡，就没有元素平衡。要饮食平衡，就要知道食物的成分，尤其是食物中的元素成分。要知道食物中的元素成分，就需阅读"调节元素平衡的食物选择""调节元素平衡的蔬菜选择""调节元素平衡的中药选择""调节元素平衡的调节剂选择"。选择好能调节元素平衡的食物、蔬菜、中药和调节剂。注意饮食平衡，就可以达到元素平衡，就可以预防和治疗元素的过多症。

镍（Ni）元素生理功能：必需元素。镍参与细胞膜的结构和代谢，参与核糖核酸、激素、色素代谢。刺激造血功能，促进红细胞再生，胰岛素分子中的辅酶成分，增强胰岛素的降低血糖的活性，参与尿素酶的形成。

平衡点 ●

儿童 0.34
成人 0.84

日需要量（mg/d）

儿童 0.20~0.50
成人 0.20~0.50

儿童 < 0.28
成人 < 0.66　边缘 平衡调节

镍（Ni）缺乏症状：
　　肝硬化、慢性尿毒症、慢性肾衰竭、脂肪肝、过敏体质、胃癌、阳虚、阴虚、气虚、地甲肿、食管癌。

儿童 < 0.22
成人 < 0.48　轻度 平衡调节

儿童 < 0.16
成人 < 0.31　中度 专家指导

儿童 < 0.10
成人 < 0.12　重度 专家指导

专家提示：
　　没有饮食平衡，就没有元素平衡。要饮食平衡，就要知道食物的成分，尤其是食物中的元素成分。要知道食物中的元素成分，就需阅读"调节元素平衡的食物选择""调节元素平衡的蔬菜选择""调节元素平衡的中药选择""调节元素平衡的调节剂选择"。选择好能调节元素平衡的食物、蔬菜、中药和调节剂。注意饮食平衡，就可以达到元素平衡，就可以预防和治疗元素的缺乏症。

单位：μg/g

①由箭头找出元素不平衡程度；②找出相对应的症状；③找出不同的调节方法；④由专家指导进行调节。

头发中钼（Mo）元素分级图解

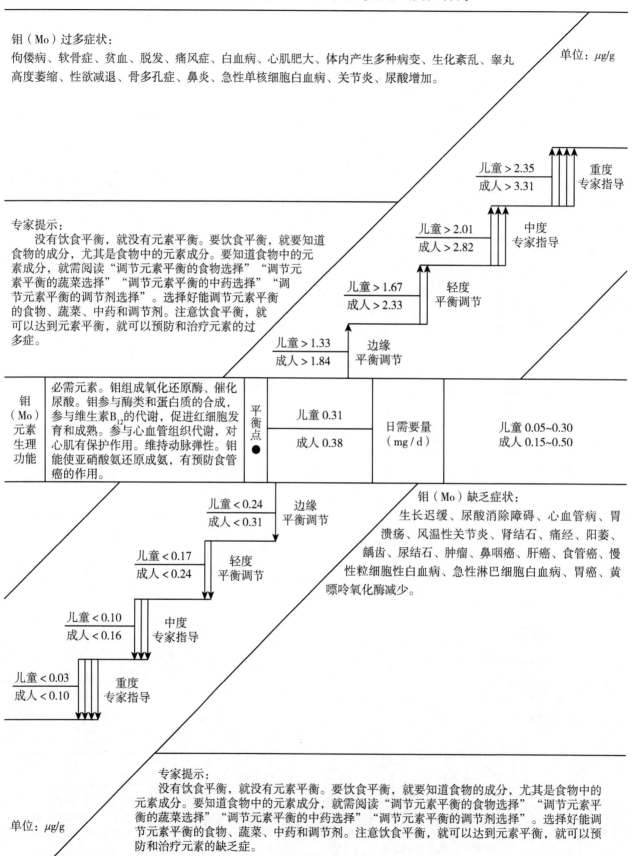

钼（Mo）过多症状：

佝偻病、软骨症、贫血、脱发、痛风症、白血病、心肌肥大、体内产生多种病变、生化紊乱、睾丸高度萎缩、性欲减退、骨多孔症、鼻炎、急性单核细胞白血病、关节炎、尿酸增加。

单位：μg/g

专家提示：

没有饮食平衡，就没有元素平衡。要饮食平衡，就要知道食物的成分，尤其是食物中的元素成分。要知道食物中的元素成分，就需阅读"调节元素平衡的食物选择""调节元素平衡的蔬菜选择""调节元素平衡的中药选择""调节元素平衡的调节剂选择"。选择好能调节元素平衡的食物、蔬菜、中药和调节剂。注意饮食平衡，就可以达到元素平衡，就可以预防和治疗元素的过多症。

儿童 > 2.35 / 成人 > 3.31	重度专家指导
儿童 > 2.01 / 成人 > 2.82	中度专家指导
儿童 > 1.67 / 成人 > 2.33	轻度平衡调节
儿童 > 1.33 / 成人 > 1.84	边缘平衡调节

钼（Mo）元素生理功能

必需元素。钼组成氧化还原酶、催化尿酸。钼参与酶类和蛋白质的合成，参与维生素B₁₂的代谢，促进红细胞发育和成熟。参与心血管组织代谢，对心肌有保护作用。维持动脉弹性。钼能使亚硝酸氨还原成氨，有预防食管癌的作用。

平衡点 ●

| 儿童 0.31 / 成人 0.38 | 日需要量（mg/d） | 儿童 0.05~0.30 / 成人 0.15~0.50 |

儿童 < 0.24 / 成人 < 0.31	边缘平衡调节
儿童 < 0.17 / 成人 < 0.24	轻度平衡调节
儿童 < 0.10 / 成人 < 0.16	中度专家指导
儿童 < 0.03 / 成人 < 0.10	重度专家指导

钼（Mo）缺乏症状：

生长迟缓、尿酸消除障碍、心血管病、胃溃疡、风温性关节炎、肾结石、痛经、阳萎、龋齿、尿结石、肿瘤、鼻咽癌、肝癌、食管癌、慢性粒细胞性白血病、急性淋巴细胞白血病、胃癌、黄嘌呤氧化酶减少。

专家提示：

没有饮食平衡，就没有元素平衡。要饮食平衡，就要知道食物的成分，尤其是食物中的元素成分。要知道食物中的元素成分，就需阅读"调节元素平衡的食物选择""调节元素平衡的蔬菜选择""调节元素平衡的中药选择""调节元素平衡的调节剂选择"。选择好能调节元素平衡的食物、蔬菜、中药和调节剂。注意饮食平衡，就可以达到元素平衡，就可以预防和治疗元素的缺乏症。

单位：μg/g

①由箭头找出元素不平衡程度；②找出相对应的症状；③找出不同的调节方法；④由专家指导进行调节。

头发中碘（Ⅰ）元素分级图解

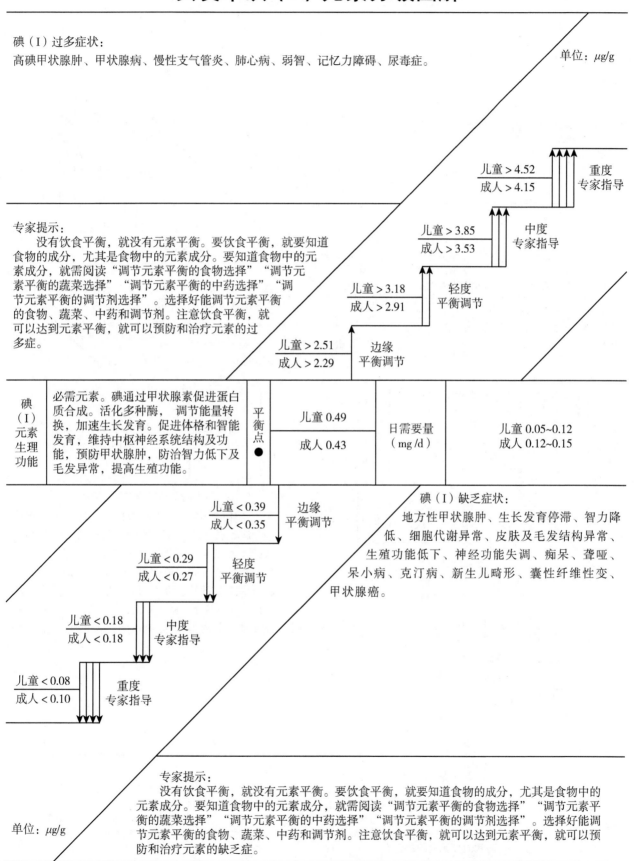

碘（Ⅰ）过多症状：
高碘甲状腺肿、甲状腺病、慢性支气管炎、肺心病、弱智、记忆力障碍、尿毒症。

单位：μg/g

专家提示：
　　没有饮食平衡，就没有元素平衡。要饮食平衡，就要知道食物的成分，尤其是食物中的元素成分。要知道食物中的元素成分，就需阅读"调节元素平衡的食物选择""调节元素平衡的蔬菜选择""调节元素平衡的中药选择""调节元素平衡的调节剂选择"。选择好能调节元素平衡的食物、蔬菜、中药和调节剂。注意饮食平衡，就可以达到元素平衡，就可以预防和治疗元素的过多症。

儿童 > 4.52 / 成人 > 4.15　重度 专家指导

儿童 > 3.85 / 成人 > 3.53　中度 专家指导

儿童 > 3.18 / 成人 > 2.91　轻度 平衡调节

儿童 > 2.51 / 成人 > 2.29　边缘 平衡调节

碘（Ⅰ）元素生理功能	必需元素。碘通过甲状腺素促进蛋白质合成。活化多种酶，调节能量转换，加速生长发育。促进体格和智能发育，维持中枢神经系统结构及功能，预防甲状腺肿，防治智力低下及毛发异常，提高生殖功能。	平衡点 ●	儿童 0.49 / 成人 0.43	日需要量（mg/d）	儿童 0.05~0.12 / 成人 0.12~0.15

儿童 < 0.39 / 成人 < 0.35　边缘 平衡调节

碘（Ⅰ）缺乏症状：
　　地方性甲状腺肿、生长发育停滞、智力降低、细胞代谢异常、皮肤及毛发结构异常、生殖功能低下、神经功能失调、痴呆、聋哑、呆小病、克汀病、新生儿畸形、囊性纤维性变、甲状腺癌。

儿童 < 0.29 / 成人 < 0.27　轻度 平衡调节

儿童 < 0.18 / 成人 < 0.18　中度 专家指导

儿童 < 0.08 / 成人 < 0.10　重度 专家指导

专家提示：
　　没有饮食平衡，就没有元素平衡。要饮食平衡，就要知道食物的成分，尤其是食物中的元素成分。要知道食物中的元素成分，就需阅读"调节元素平衡的食物选择""调节元素平衡的蔬菜选择""调节元素平衡的中药选择""调节元素平衡的调节剂选择"。选择好能调节元素平衡的食物、蔬菜、中药和调节剂。注意饮食平衡，就可以达到元素平衡，就可以预防和治疗元素的缺乏症。

单位：μg/g

①由箭头找出元素不平衡程度；②找出相对应的症状；③找出不同的调节方法；④由专家指导进行调节。

头发中铬（Cr）元素分级图解

铬（Cr）过多症状：

损伤肝肾、癌症、鼻中隔穿孔、风湿病、鼻咽癌、食管癌、阳虚、肺癌、动脉硬化、多发性骨髓瘤。　　　　　　单位：μg/g

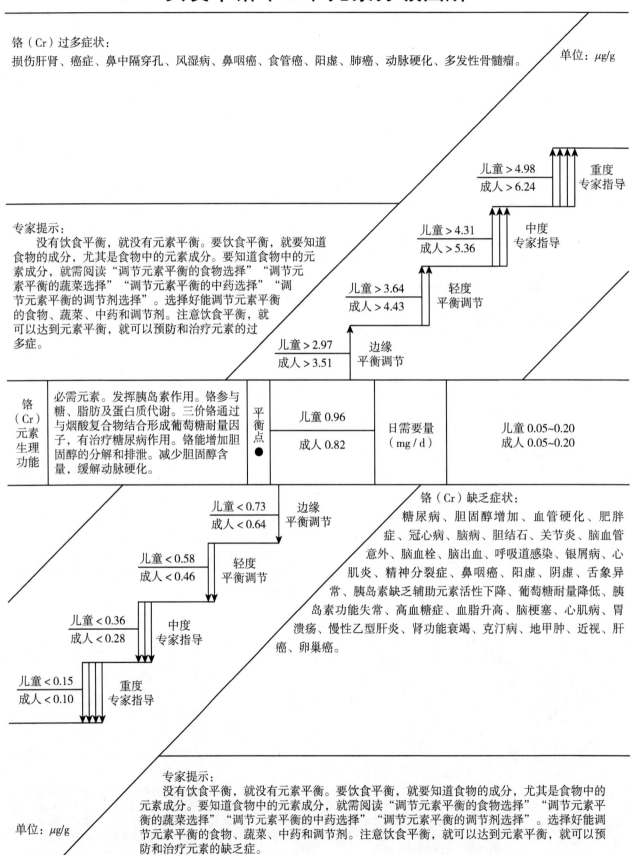

专家提示：

没有饮食平衡，就没有元素平衡。要饮食平衡，就要知道食物的成分，尤其是食物中的元素成分。要知道食物中的元素成分，就需阅读"调节元素平衡的食物选择""调节元素平衡的蔬菜选择""调节元素平衡的中药选择""调节元素平衡的调节剂选择"。选择好能调节元素平衡的食物、蔬菜、中药和调节剂。注意饮食平衡，就可以达到元素平衡，就可以预防和治疗元素的过多症。

儿童 > 4.98　成人 > 6.24　　重度专家指导

儿童 > 4.31　成人 > 5.36　　中度专家指导

儿童 > 3.64　成人 > 4.43　　轻度平衡调节

儿童 > 2.97　成人 > 3.51　　边缘平衡调节

| 铬（Cr）元素生理功能 | 必需元素。发挥胰岛素作用。铬参与糖、脂肪及蛋白质代谢。三价铬通过与烟酸复合物结合形成葡萄糖耐量因子，有治疗糖尿病作用。铬能增加胆固醇的分解和排泄。减少胆固醇含量，缓解动脉硬化。 | 平衡点 ● | 儿童 0.96　成人 0.82 | 日需要量（mg/d） | 儿童 0.05~0.20　成人 0.05~0.20 |

儿童 < 0.73　成人 < 0.64　　边缘平衡调节

儿童 < 0.58　成人 < 0.46　　轻度平衡调节

儿童 < 0.36　成人 < 0.28　　中度专家指导

儿童 < 0.15　成人 < 0.10　　重度专家指导

铬（Cr）缺乏症状：

糖尿病、胆固醇增加、血管硬化、肥胖症、冠心病、脑病、胆结石、关节炎、脑血管意外、脑血栓、脑出血、呼吸道感染、银屑病、心肌炎、精神分裂症、鼻咽癌、阳虚、阴虚、舌象异常、胰岛素缺乏辅助元素活性下降、葡萄糖耐量降低、胰岛素功能失常、高血糖症、血脂升高、脑梗塞、心肌病、胃溃疡、慢性乙型肝炎、肾功能衰竭、克汀病、地甲肿、近视、肝癌、卵巢癌。

专家提示：

没有饮食平衡，就没有元素平衡。要饮食平衡，就要知道食物的成分，尤其是食物中的元素成分。要知道食物中的元素成分，就需阅读"调节元素平衡的食物选择""调节元素平衡的蔬菜选择""调节元素平衡的中药选择""调节元素平衡的调节剂选择"。选择好能调节元素平衡的食物、蔬菜、中药和调节剂。注意饮食平衡，就可以达到元素平衡，就可以预防和治疗元素的缺乏症。

单位：μg/g

①由箭头找出元素不平衡程度；②找出相对应的症状；③找出不同的调节方法；④由专家指导进行调节。

头发中硒（Se）元素分级图解

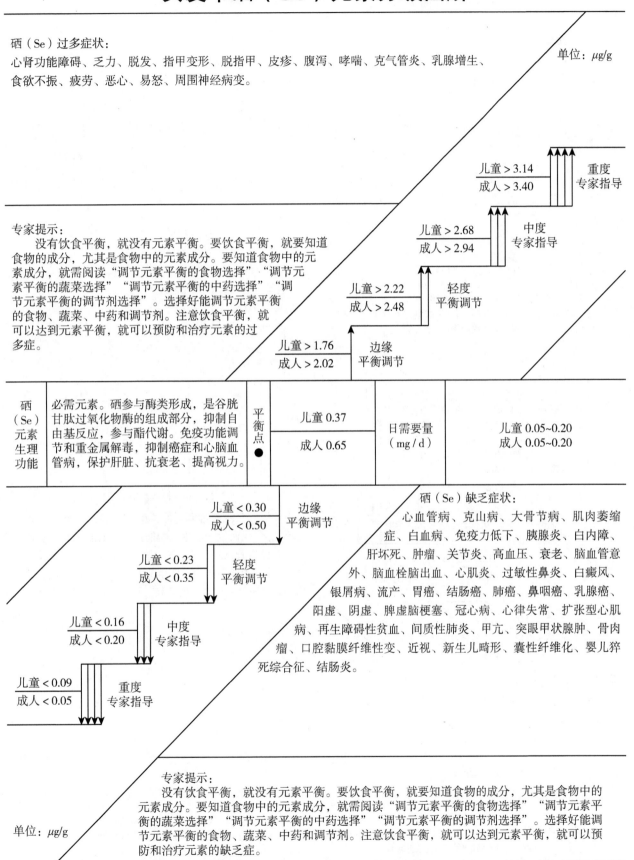

硒（Se）过多症状：
心肾功能障碍、乏力、脱发、指甲变形、脱指甲、皮疹、腹泻、哮喘、克气管炎、乳腺增生、食欲不振、疲劳、恶心、易怒、周围神经病变。

单位：μg/g

儿童 > 3.14
成人 > 3.40
重度
专家指导

儿童 > 2.68
成人 > 2.94
中度
专家指导

儿童 > 2.22
成人 > 2.48
轻度
平衡调节

儿童 > 1.76
成人 > 2.02
边缘
平衡调节

专家提示：
　　没有饮食平衡，就没有元素平衡。要饮食平衡，就要知道食物的成分，尤其是食物中的元素成分。要知道食物中的元素成分，就需阅读"调节元素平衡的食物选择""调节元素平衡的蔬菜选择""调节元素平衡的中药选择""调节元素平衡的调节剂选择"。选择好能调节元素平衡的食物、蔬菜、中药和调节剂。注意饮食平衡，就可以达到元素平衡，就可以预防和治疗元素的过多症。

硒（Se）元素生理功能：必需元素。硒参与酶类形成，是谷胱甘肽过氧化物酶的组成部分，抑制自由基反应，参与酯代谢。免疫功能调节和重金属解毒，抑制癌症和心脑血管病，保护肝脏、抗衰老、提高视力。

平衡点 ●

儿童 0.37
成人 0.65

日需要量
（mg/d）

儿童 0.05~0.20
成人 0.05~0.20

儿童 < 0.30
成人 < 0.50
边缘
平衡调节

儿童 < 0.23
成人 < 0.35
轻度
平衡调节

儿童 < 0.16
成人 < 0.20
中度
专家指导

儿童 < 0.09
成人 < 0.05
重度
专家指导

硒（Se）缺乏症状：
　　心血管病、克山病、大骨节病、肌肉萎缩症、白血病、免疫力低下、胰腺炎、白内障、肝坏死、肿瘤、关节炎、高血压、衰老、脑血管意外、脑血栓脑出血、心肌炎、过敏性鼻炎、白癜风、银屑病、流产、胃癌、结肠癌、肺癌、鼻咽癌、乳腺癌、阳虚、阴虚、脾虚脑梗塞、冠心病、心律失常、扩张型心肌病、再生障碍性贫血、间质性肺炎、甲亢、突眼甲状腺肿、骨肉瘤、口腔黏膜纤维性变、近视、新生儿畸形、囊性纤维化、婴儿猝死综合征、结肠炎。

专家提示：
　　没有饮食平衡，就没有元素平衡。要饮食平衡，就要知道食物的成分，尤其是食物中的元素成分。要知道食物中的元素成分，就需阅读"调节元素平衡的食物选择""调节元素平衡的蔬菜选择""调节元素平衡的中药选择""调节元素平衡的调节剂选择"。选择好能调节元素平衡的食物、蔬菜、中药和调节剂。注意饮食平衡，就可以达到元素平衡，就可以预防和治疗元素的缺乏症。

单位：μg/g

①由箭头找出元素不平衡程度；②找出相对应的症状；③找出不同的调节方法；④由专家指导进行调节。

头发中钒（V）元素分级图解

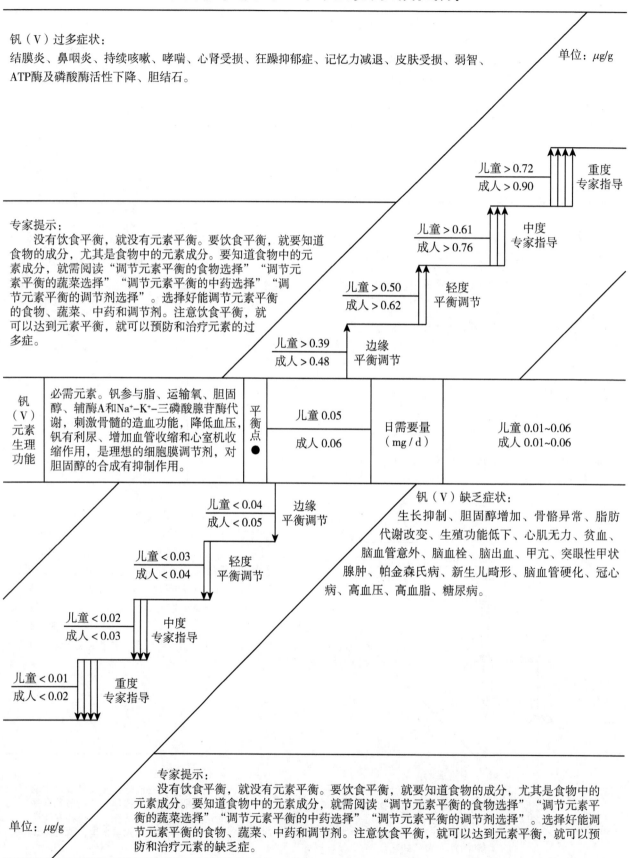

钒（V）过多症状：
结膜炎、鼻咽炎、持续咳嗽、哮喘、心肾受损、狂躁抑郁症、记忆力减退、皮肤受损、弱智、ATP酶及磷酸酶活性下降、胆结石。

单位：μg/g

专家提示：
    没有饮食平衡，就没有元素平衡。要饮食平衡，就要知道食物的成分，尤其是食物中的元素成分。要知道食物中的元素成分，就需阅读"调节元素平衡的食物选择""调节元素平衡的蔬菜选择""调节元素平衡的中药选择""调节元素平衡的调节剂选择"。选择好能调节元素平衡的食物、蔬菜、中药和调节剂。注意饮食平衡，就可以达到元素平衡，就可以预防和治疗元素的过多症。

儿童 > 0.72 / 成人 > 0.90	重度 专家指导
儿童 > 0.61 / 成人 > 0.76	中度 专家指导
儿童 > 0.50 / 成人 > 0.62	轻度 平衡调节
儿童 > 0.39 / 成人 > 0.48	边缘 平衡调节

钒（V）元素生理功能

必需元素。钒参与脂、运输氧、胆固醇、辅酶A和Na+–K+–三磷酸腺苷酶代谢，刺激骨髓的造血功能，降低血压，钒有利尿、增加血管收缩和心室机收缩作用，是理想的细胞膜调节剂，对胆固醇的合成有抑制作用。

平衡点 ●

| 儿童 0.05 / 成人 0.06 | 日需要量（mg/d） | 儿童 0.01~0.06 / 成人 0.01~0.06 |

儿童 < 0.04 / 成人 < 0.05	边缘 平衡调节
儿童 < 0.03 / 成人 < 0.04	轻度 平衡调节
儿童 < 0.02 / 成人 < 0.03	中度 专家指导
儿童 < 0.01 / 成人 < 0.02	重度 专家指导

钒（V）缺乏症状：
    生长抑制、胆固醇增加、骨骼异常、脂肪代谢改变、生殖功能低下、心肌无力、贫血、脑血管意外、脑血栓、脑出血、甲亢、突眼性甲状腺肿、帕金森氏病、新生儿畸形、脑血管硬化、冠心病、高血压、高血脂、糖尿病。

专家提示：
    没有饮食平衡，就没有元素平衡。要饮食平衡，就要知道食物的成分，尤其是食物中的元素成分。要知道食物中的元素成分，就需阅读"调节元素平衡的食物选择""调节元素平衡的蔬菜选择""调节元素平衡的中药选择""调节元素平衡的调节剂选择"。选择好能调节元素平衡的食物、蔬菜、中药和调节剂。注意饮食平衡，就可以达到元素平衡，就可以预防和治疗元素的缺乏症。

单位：μg/g

①由箭头找出元素不平衡程度；②找出相对应的症状；③找出不同的调节方法；④由专家指导进行调节。

头发中钴（Co）元素分级图解

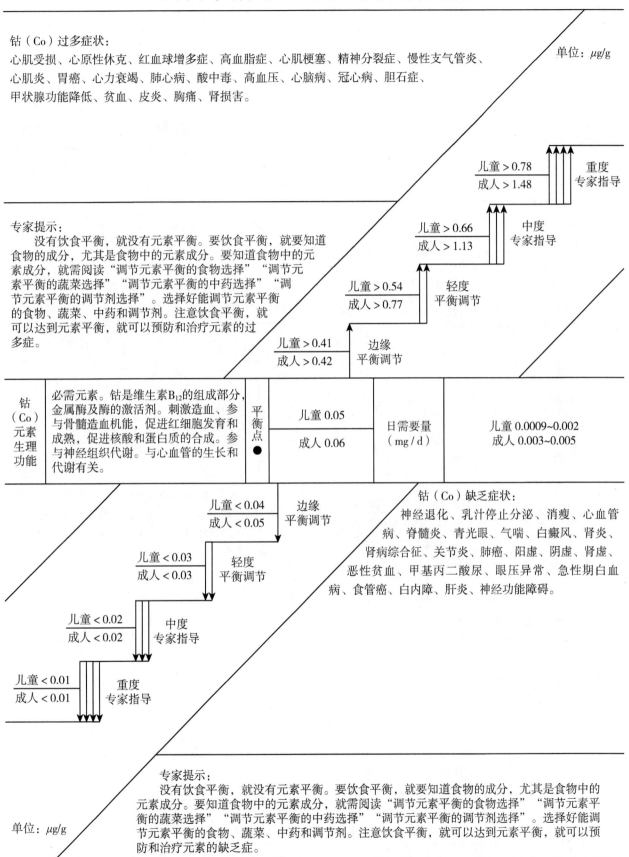

钴（Co）过多症状：
心肌受损、心原性休克、红血球增多症、高血脂症、心肌梗塞、精神分裂症、慢性支气管炎、心肌炎、胃癌、心力衰竭、肺心病、酸中毒、高血压、心脑病、冠心病、胆石症、甲状腺功能降低、贫血、皮炎、胸痛、肾损害。

单位：$\mu g/g$

专家提示：
　　没有饮食平衡，就没有元素平衡。要饮食平衡，就要知道食物的成分，尤其是食物中的元素成分。要知道食物中的元素成分，就需阅读"调节元素平衡的食物选择""调节元素平衡的蔬菜选择""调节元素平衡的中药选择""调节元素平衡的调节剂选择"。选择好能调节元素平衡的食物、蔬菜、中药和调节剂。注意饮食平衡，就可以达到元素平衡，就可以预防和治疗元素的过多症。

儿童 > 0.78　成人 > 1.48　重度专家指导
儿童 > 0.66　成人 > 1.13　中度专家指导
儿童 > 0.54　成人 > 0.77　轻度平衡调节
儿童 > 0.41　成人 > 0.42　边缘平衡调节

钴（Co）元素生理功能：必需元素。钴是维生素B$_{12}$的组成部分，金属酶及酶的激活剂。刺激造血、参与骨髓造血机能，促进红细胞发育和成熟，促进核酸和蛋白质的合成。参与神经组织代谢。与心血管的生长和代谢有关。

平衡点 ●　儿童 0.05　成人 0.06
日需要量（mg/d）
儿童 0.0009~0.002　成人 0.003~0.005

儿童 < 0.04　成人 < 0.05　边缘平衡调节
儿童 < 0.03　成人 < 0.03　轻度平衡调节
儿童 < 0.02　成人 < 0.02　中度专家指导
儿童 < 0.01　成人 < 0.01　重度专家指导

钴（Co）缺乏症状：
神经退化、乳汁停止分泌、消瘦、心血管病、脊髓炎、青光眼、气喘、白癜风、肾炎、肾病综合征、关节炎、肺癌、阳虚、阴虚、肾虚、恶性贫血、甲基丙二酸尿、眼压异常、急性期白血病、食管癌、白内障、肝炎、神经功能障碍。

专家提示：
　　没有饮食平衡，就没有元素平衡。要饮食平衡，就要知道食物的成分，尤其是食物中的元素成分。要知道食物中的元素成分，就需阅读"调节元素平衡的食物选择""调节元素平衡的蔬菜选择""调节元素平衡的中药选择""调节元素平衡的调节剂选择"。选择好能调节元素平衡的食物、蔬菜、中药和调节剂。注意饮食平衡，就可以达到元素平衡，就可以预防和治疗元素的缺乏症。

单位：$\mu g/g$

①由箭头找出元素不平衡程度；②找出相对应的症状；③找出不同的调节方法；④由专家指导进行调节。

头发中硅（Si）元素分级图解

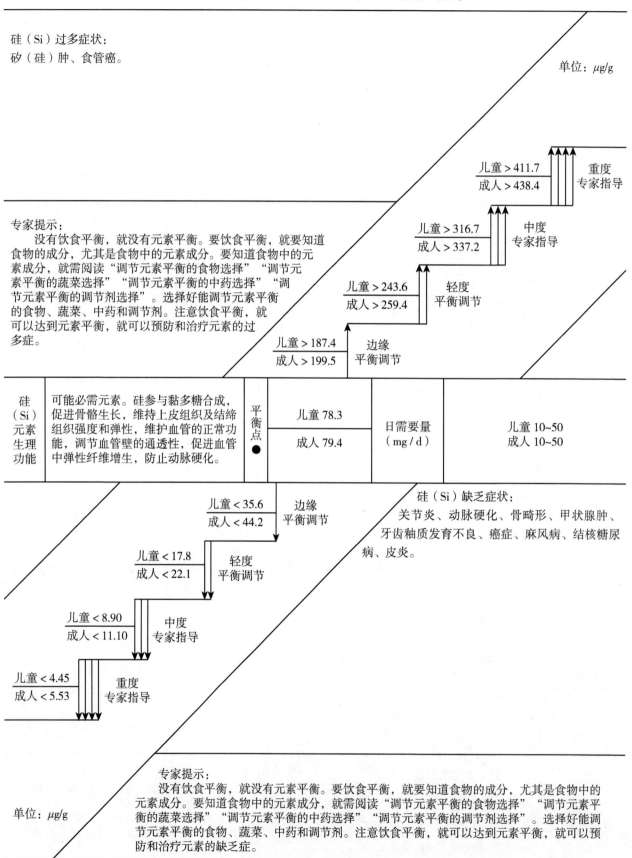

硅（Si）过多症状：
矽（硅）肿、食管癌。

单位：μg/g

专家提示：
　　没有饮食平衡，就没有元素平衡。要饮食平衡，就要知道食物的成分，尤其是食物中的元素成分。要知道食物中的元素成分，就需阅读"调节元素平衡的食物选择""调节元素平衡的蔬菜选择""调节元素平衡的中药选择""调节元素平衡的调节剂选择"。选择好能调节元素平衡的食物、蔬菜、中药和调节剂。注意饮食平衡，就可以达到元素平衡，就可以预防和治疗元素的过多症。

儿童 > 411.7 成人 > 438.4	重度 专家指导
儿童 > 316.7 成人 > 337.2	中度 专家指导
儿童 > 243.6 成人 > 259.4	轻度 平衡调节
儿童 > 187.4 成人 > 199.5	边缘 平衡调节

| 硅（Si）元素生理功能 | 可能必需元素。硅参与黏多糖合成，促进骨骼生长，维持上皮组织及结缔组织强度和弹性，维护血管的正常功能，调节血管壁的通透性，促进血管中弹性纤维增生，防止动脉硬化。 | 平衡点 ● | 儿童 78.3 成人 79.4 | 日需要量（mg/d） | 儿童 10~50 成人 10~50 |

儿童 < 35.6 成人 < 44.2	边缘 平衡调节
儿童 < 17.8 成人 < 22.1	轻度 平衡调节
儿童 < 8.90 成人 < 11.10	中度 专家指导
儿童 < 4.45 成人 < 5.53	重度 专家指导

硅（Si）缺乏症状：
　　关节炎、动脉硬化、骨畸形、甲状腺肿、牙齿釉质发育不良、癌症、麻风病、结核糖尿病、皮炎。

专家提示：
　　没有饮食平衡，就没有元素平衡。要饮食平衡，就要知道食物的成分，尤其是食物中的元素成分。要知道食物中的元素成分，就需阅读"调节元素平衡的食物选择""调节元素平衡的蔬菜选择""调节元素平衡的中药选择""调节元素平衡的调节剂选择"。选择好能调节元素平衡的食物、蔬菜、中药和调节剂。注意饮食平衡，就可以达到元素平衡，就可以预防和治疗元素的缺乏症。

单位：μg/g

①由箭头找出元素不平衡程度；②找出相对应的症状；③找出不同的调节方法；④由专家指导进行调节。

头发中铝（Al）元素分级图解

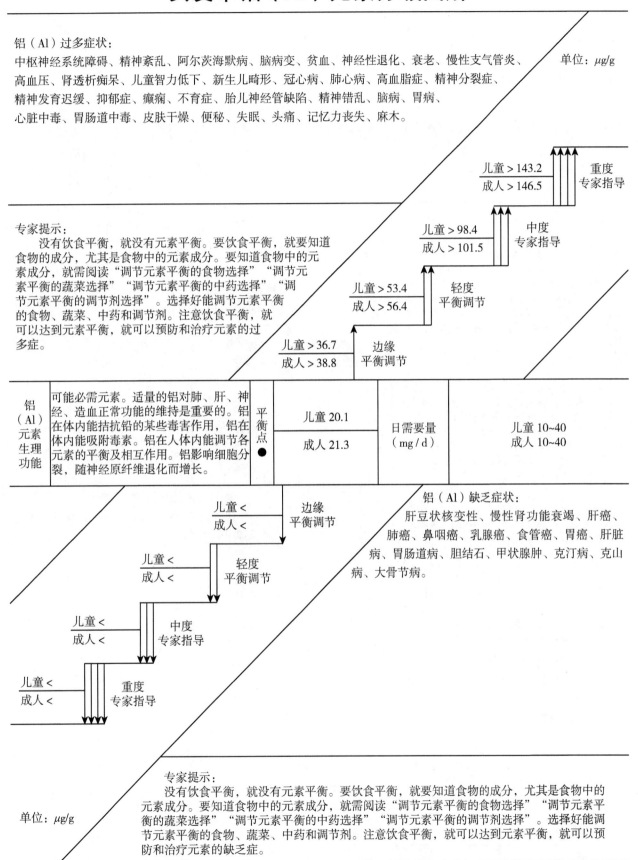

铝（Al）过多症状：
中枢神经系统障碍、精神紊乱、阿尔茨海默病、脑病变、贫血、神经性退化、衰老、慢性支气管炎、高血压、肾透析痴呆、儿童智力低下、新生儿畸形、冠心病、肺心病、高血脂症、精神分裂症、精神发育迟缓、抑郁症、癫痫、不育症、胎儿神经管缺陷、精神错乱、脑病、胃病、心脏中毒、胃肠道中毒、皮肤干燥、便秘、失眠、头痛、记忆力丧失、麻木。

单位：μg/g

专家提示：
　　没有饮食平衡，就没有元素平衡。要饮食平衡，就要知道食物的成分，尤其是食物中的元素成分。要知道食物中的元素成分，就需阅读"调节元素平衡的食物选择""调节元素平衡的蔬菜选择""调节元素平衡的中药选择""调节元素平衡的调节剂选择"。选择好能调节元素平衡的食物、蔬菜、中药和调节剂。注意饮食平衡，就可以达到元素平衡，就可以预防和治疗元素的过多症。

儿童 > 143.2 / 成人 > 146.5　重度专家指导

儿童 > 98.4 / 成人 > 101.5　中度专家指导

儿童 > 53.4 / 成人 > 56.4　轻度平衡调节

儿童 > 36.7 / 成人 > 38.8　边缘平衡调节

铝（Al）元素生理功能	可能必需元素。适量的铝对肺、肝、神经、造血正常功能的维持是重要的。铝在体内能拮抗铅的某些毒害作用，铝在体内能吸附毒素。铝在人体内能调节各元素的平衡及相互作用。铝影响细胞分裂，随神经原纤维退化而增长。	平衡点●	儿童 20.1 成人 21.3	日需要量（mg/d）	儿童 10~40 成人 10~40

儿童 < / 成人 <　边缘平衡调节

儿童 < / 成人 <　轻度平衡调节

儿童 < / 成人 <　中度专家指导

儿童 < / 成人 <　重度专家指导

铝（Al）缺乏症状：
　　肝豆状核变性、慢性肾功能衰竭、肝癌、肺癌、鼻咽癌、乳腺癌、食管癌、胃癌、肝脏病、胃肠道病、胆结石、甲状腺肿、克汀病、克山病、大骨节病。

专家提示：
　　没有饮食平衡，就没有元素平衡。要饮食平衡，就要知道食物的成分，尤其是食物中的元素成分。要知道食物中的元素成分，就需阅读"调节元素平衡的食物选择""调节元素平衡的蔬菜选择""调节元素平衡的中药选择""调节元素平衡的调节剂选择"。选择好能调节元素平衡的食物、蔬菜、中药和调节剂。注意饮食平衡，就可以达到元素平衡，就可以预防和治疗元素的缺乏症。

单位：μg/g

①由箭头找出元素不平衡程度；②找出相对应的症状；③找出不同的调节方法；④由专家指导进行调节。

头发中硼（B）元素分级图解

硼（B）过多症状：

肠炎、胃痉挛、皮肤黏膜青紫、肾小球肾小管损害、不孕、不育、皮炎、恶心、嗜睡、拮抗维生素B_2。

单位：$\mu g/g$

专家提示：

没有饮食平衡，就没有元素平衡。要饮食平衡，就要知道食物的成分，尤其是食物中的元素成分。要知道食物中的元素成分，就需阅读"调节元素平衡的食物选择""调节元素平衡的蔬菜选择""调节元素平衡的中药选择""调节元素平衡的调节剂选择"。选择好能调节元素平衡的食物、蔬菜、中药和调节剂。注意饮食平衡，就可以达到元素平衡，就可以预防和治疗元素的过多症。

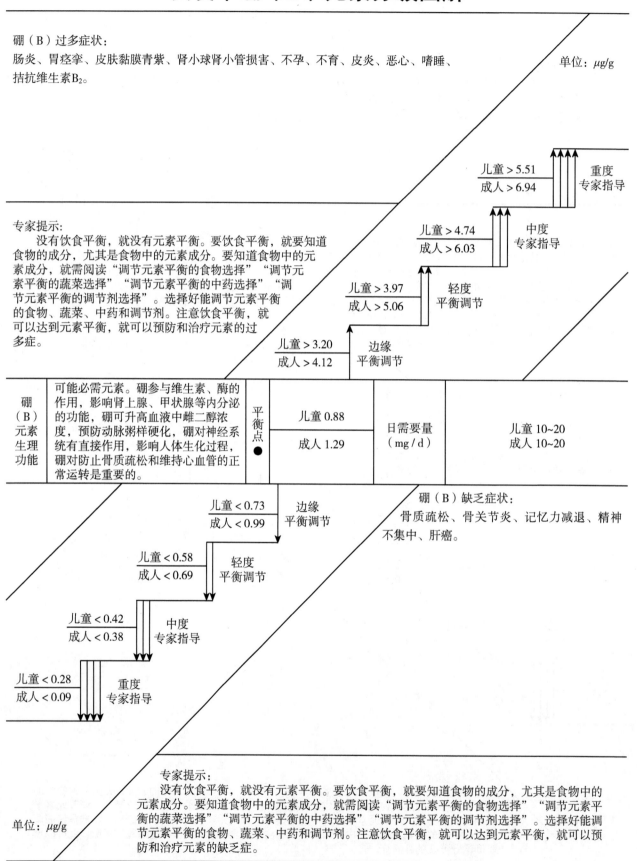

儿童 > 5.51	重度
成人 > 6.94	专家指导

儿童 > 4.74	中度
成人 > 6.03	专家指导

儿童 > 3.97	轻度
成人 > 5.06	平衡调节

儿童 > 3.20	边缘
成人 > 4.12	平衡调节

硼（B）元素生理功能：可能必需元素。硼参与维生素、酶的作用，影响肾上腺、甲状腺等内分泌的功能，硼可升高血液中雌二醇浓度，预防动脉粥样硬化，硼对神经系统有直接作用，影响人体生化过程，硼对防止骨质疏松和维持心血管的正常运转是重要的。

平衡点 ●

儿童 0.88
成人 1.29

日需要量（mg / d）

儿童 10~20
成人 10~20

儿童 < 0.73	边缘
成人 < 0.99	平衡调节

硼（B）缺乏症状：

骨质疏松、骨关节炎、记忆力减退、精神不集中、肝癌。

儿童 < 0.58	轻度
成人 < 0.69	平衡调节

儿童 < 0.42	中度
成人 < 0.38	专家指导

儿童 < 0.28	重度
成人 < 0.09	专家指导

专家提示：

没有饮食平衡，就没有元素平衡。要饮食平衡，就要知道食物的成分，尤其是食物中的元素成分。要知道食物中的元素成分，就需阅读"调节元素平衡的食物选择""调节元素平衡的蔬菜选择""调节元素平衡的中药选择""调节元素平衡的调节剂选择"。选择好能调节元素平衡的食物、蔬菜、中药和调节剂。注意饮食平衡，就可以达到元素平衡，就可以预防和治疗元素的缺乏症。

单位：$\mu g/g$

①由箭头找出元素不平衡程度；②找出相对应的症状；③找出不同的调节方法；④由专家指导进行调节。

头发中溴（Br）元素分级图解

溴（Br）过多症状：
皮疹、上呼吸道刺激性炎症及高级神经活动障碍、尿毒症心力衰竭、嗜睡、智力减退、记忆力降低、运动紊乱、视、听及触觉失常、抑郁症、尿毒症、扩张性心肌病、淋巴瘤、慢性支气管炎。

单位：μg/g

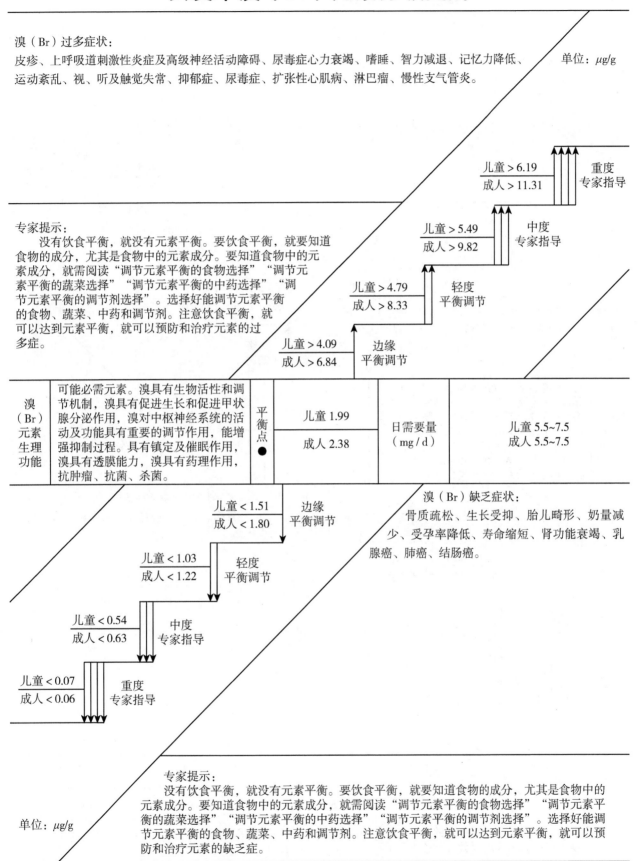

专家提示：
没有饮食平衡，就没有元素平衡。要饮食平衡，就要知道食物的成分，尤其是食物中的元素成分。要知道食物中的元素成分，就需阅读"调节元素平衡的食物选择""调节元素平衡的蔬菜选择""调节元素平衡的中药选择""调节元素平衡的调节剂选择"。选择好能调节元素平衡的食物、蔬菜、中药和调节剂。注意饮食平衡，就可以达到元素平衡，就可以预防和治疗元素的过多症。

儿童 > 6.19
成人 > 11.31
重度专家指导

儿童 > 5.49
成人 > 9.82
中度专家指导

儿童 > 4.79
成人 > 8.33
轻度平衡调节

儿童 > 4.09
成人 > 6.84
边缘平衡调节

溴（Br）元素生理功能：
可能必需元素。溴具有生物活性和调节机制，溴具有促进生长和促进甲状腺分泌作用，溴对中枢神经系统的活动及功能具有重要的调节作用，能增强抑制过程。具有镇定及催眠作用，溴具有透膜能力，溴具有药理作用，抗肿瘤、抗菌、杀菌。

平衡点 ●

儿童 1.99
成人 2.38

日需要量（mg/d）

儿童 5.5~7.5
成人 5.5~7.5

儿童 < 1.51
成人 < 1.80
边缘平衡调节

溴（Br）缺乏症状：
骨质疏松、生长受抑、胎儿畸形、奶量减少、受孕率降低、寿命缩短、肾功能衰竭、乳腺癌、肺癌、结肠癌。

儿童 < 1.03
成人 < 1.22
轻度平衡调节

儿童 < 0.54
成人 < 0.63
中度专家指导

儿童 < 0.07
成人 < 0.06
重度专家指导

专家提示：
没有饮食平衡，就没有元素平衡。要饮食平衡，就要知道食物的成分，尤其是食物中的元素成分。要知道食物中的元素成分，就需阅读"调节元素平衡的食物选择""调节元素平衡的蔬菜选择""调节元素平衡的中药选择""调节元素平衡的调节剂选择"。选择好能调节元素平衡的食物、蔬菜、中药和调节剂。注意饮食平衡，就可以达到元素平衡，就可以预防和治疗元素的缺乏症。

单位：μg/g

①由箭头找出元素不平衡程度；②找出相对应的症状；③找出不同的调节方法；④由专家指导进行调节。

头发中铷（Rb）元素分级图解

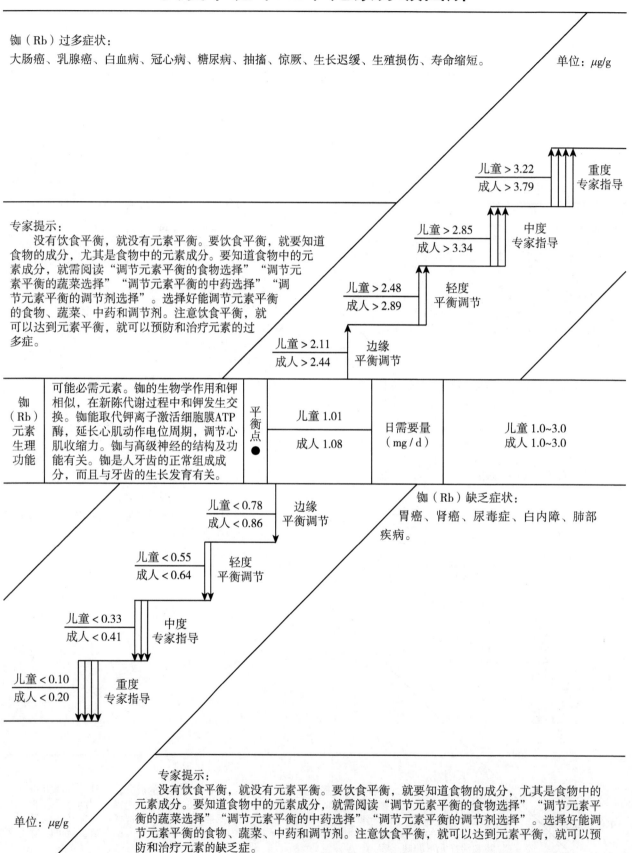

铷（Rb）过多症状：

大肠癌、乳腺癌、白血病、冠心病、糖尿病、抽搐、惊厥、生长迟缓、生殖损伤、寿命缩短。

单位：$\mu g/g$

专家提示：

　　没有饮食平衡，就没有元素平衡。要饮食平衡，就要知道食物的成分，尤其是食物中的元素成分。要知道食物中的元素成分，就需阅读"调节元素平衡的食物选择""调节元素平衡的蔬菜选择""调节元素平衡的中药选择""调节元素平衡的调节剂选择"。选择好能调节元素平衡的食物、蔬菜、中药和调节剂。注意饮食平衡，就可以达到元素平衡，就可以预防和治疗元素的过多症。

儿童 > 3.22
成人 > 3.79
重度
专家指导

儿童 > 2.85
成人 > 3.34
中度
专家指导

儿童 > 2.48
成人 > 2.89
轻度
平衡调节

儿童 > 2.11
成人 > 2.44
边缘
平衡调节

铷（Rb）元素生理功能

可能必需元素。铷的生物学作用和钾相似，在新陈代谢过程中和钾发生交换。铷能取代钾离子激活细胞膜ATP酶，延长心肌动作电位周期，调节心肌收缩力。铷与高级神经的结构及功能有关。铷是人牙齿的正常组成成分，而且与牙齿的生长发育有关。

平衡点 ●

儿童 1.01
成人 1.08

日需要量（mg / d）

儿童 1.0~3.0
成人 1.0~3.0

儿童 < 0.78
成人 < 0.86
边缘
平衡调节

铷（Rb）缺乏症状：

　　胃癌、肾癌、尿毒症、白内障、肺部疾病。

儿童 < 0.55
成人 < 0.64
轻度
平衡调节

儿童 < 0.33
成人 < 0.41
中度
专家指导

儿童 < 0.10
成人 < 0.20
重度
专家指导

专家提示：

　　没有饮食平衡，就没有元素平衡。要饮食平衡，就要知道食物的成分，尤其是食物中的元素成分。要知道食物中的元素成分，就需阅读"调节元素平衡的食物选择""调节元素平衡的蔬菜选择""调节元素平衡的中药选择""调节元素平衡的调节剂选择"。选择好能调节元素平衡的食物、蔬菜、中药和调节剂。注意饮食平衡，就可以达到元素平衡，就可以预防和治疗元素的缺乏症。

单位：$\mu g/g$

①由箭头找出元素不平衡程度；②找出相对应的症状；③找出不同的调节方法；④由专家指导进行调节。

头发中锗（Ge）元素分级图解

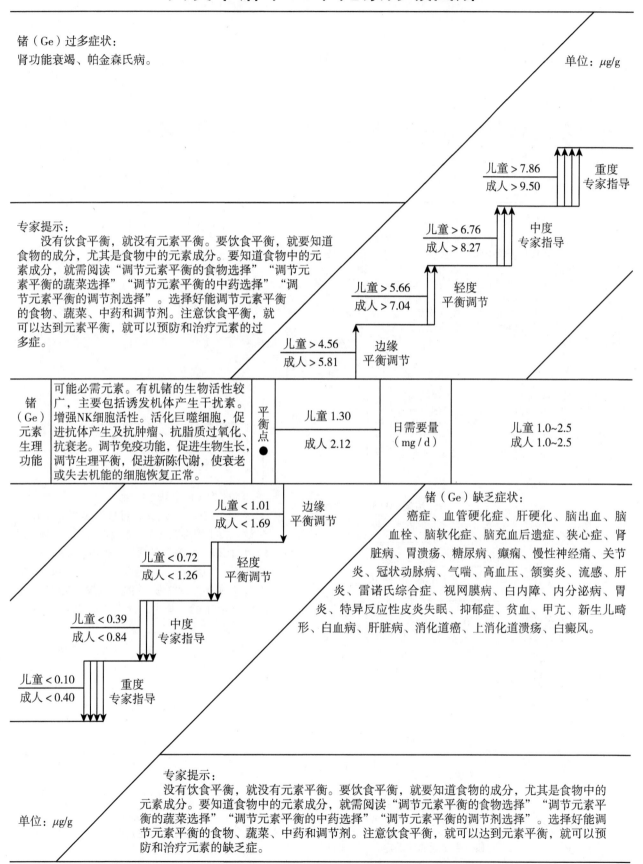

锗（Ge）过多症状：
肾功能衰竭、帕金森氏病。

单位：μg/g

专家提示：
　　没有饮食平衡，就没有元素平衡。要饮食平衡，就要知道食物的成分，尤其是食物中的元素成分。要知道食物中的元素成分，就需阅读"调节元素平衡的食物选择""调节元素平衡的蔬菜选择""调节元素平衡的中药选择""调节元素平衡的调节剂选择"。选择好能调节元素平衡的食物、蔬菜、中药和调节剂。注意饮食平衡，就可以达到元素平衡，就可以预防和治疗元素的过多症。

儿童 > 7.86 / 成人 > 9.50	重度专家指导
儿童 > 6.76 / 成人 > 8.27	中度专家指导
儿童 > 5.66 / 成人 > 7.04	轻度平衡调节
儿童 > 4.56 / 成人 > 5.81	边缘平衡调节

锗（Ge）元素生理功能：可能必需元素。有机锗的生物活性较广，主要包括诱发机体产生干扰素。增强NK细胞活性。活化巨噬细胞，促进抗体产生及抗肿瘤、抗脂质过氧化、抗衰老。调节免疫功能，促进生物生长，调节生理平衡，促进新陈代谢，使衰老或失去机能的细胞恢复正常。

平衡点 ●

| | 儿童 1.30 / 成人 2.12 | 日需要量（mg/d） | 儿童 1.0~2.5 / 成人 1.0~2.5 |

锗（Ge）缺乏症状：
　　癌症、血管硬化症、肝硬化、脑出血、脑血栓、脑软化症、脑充血后遗症、狭心症、肾脏病、胃溃疡、糖尿病、癫痫、慢性神经痛、关节炎、冠状动脉病、气喘、高血压、颌窦炎、流感、肝炎、雷诺氏综合症、视网膜病、白内障、内分泌病、胃炎、特异反应性皮炎失眠、抑郁症、贫血、甲亢、新生儿畸形、白血病、肝脏病、消化道癌、上消化道溃疡、白癜风。

儿童 < 1.01 / 成人 < 1.69	边缘平衡调节
儿童 < 0.72 / 成人 < 1.26	轻度平衡调节
儿童 < 0.39 / 成人 < 0.84	中度专家指导
儿童 < 0.10 / 成人 < 0.40	重度专家指导

专家提示：
　　没有饮食平衡，就没有元素平衡。要饮食平衡，就要知道食物的成分，尤其是食物中的元素成分。要知道食物中的元素成分，就需阅读"调节元素平衡的食物选择""调节元素平衡的蔬菜选择""调节元素平衡的中药选择""调节元素平衡的调节剂选择"。选择好能调节元素平衡的食物、蔬菜、中药和调节剂。注意饮食平衡，就可以达到元素平衡，就可以预防和治疗元素的缺乏症。

单位：μg/g

①由箭头找出元素不平衡程度；②找出相对应的症状；③找出不同的调节方法；④由专家指导进行调节。

头发中钡（Ba）元素分级图解

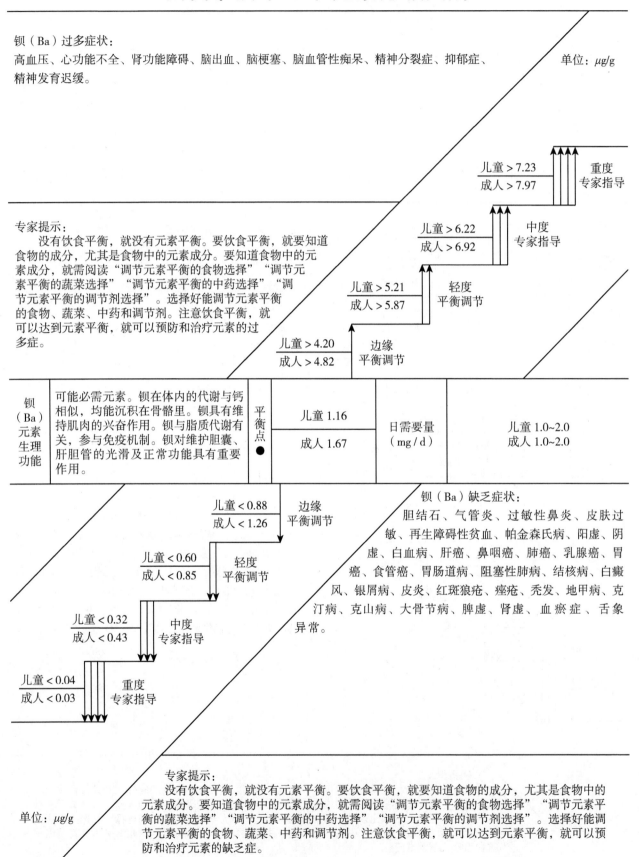

钡（Ba）过多症状：
高血压、心功能不全、肾功能障碍、脑出血、脑梗塞、脑血管性痴呆、精神分裂症、抑郁症、精神发育迟缓。

单位：μg/g

专家提示：
　　没有饮食平衡，就没有元素平衡。要饮食平衡，就要知道食物的成分，尤其是食物中的元素成分。要知道食物中的元素成分，就需阅读"调节元素平衡的食物选择""调节元素平衡的蔬菜选择""调节元素平衡的中药选择""调节元素平衡的调节剂选择"。选择好能调节元素平衡的食物、蔬菜、中药和调节剂。注意饮食平衡，就可以达到元素平衡，就可以预防和治疗元素的过多症。

儿童 > 7.23
成人 > 7.97
重度专家指导

儿童 > 6.22
成人 > 6.92
中度专家指导

儿童 > 5.21
成人 > 5.87
轻度平衡调节

儿童 > 4.20
成人 > 4.82
边缘平衡调节

钡（Ba）元素生理功能

可能必需元素。钡在体内的代谢与钙相似，均能沉积在骨骼里。钡具有维持肌肉的兴奋作用。钡与脂质代谢有关，参与免疫机制。钡对维护胆囊、肝胆管的光滑及正常功能具有重要作用。

平衡点 ●

儿童 1.16
成人 1.67

日需要量（mg/d）

儿童 1.0~2.0
成人 1.0~2.0

儿童 < 0.88
成人 < 1.26
边缘平衡调节

儿童 < 0.60
成人 < 0.85
轻度平衡调节

儿童 < 0.32
成人 < 0.43
中度专家指导

儿童 < 0.04
成人 < 0.03
重度专家指导

钡（Ba）缺乏症状：
　　胆结石、气管炎、过敏性鼻炎、皮肤过敏、再生障碍性贫血、帕金森氏病、阳虚、阴虚、白血病、肝癌、鼻咽癌、肺癌、乳腺癌、胃癌、食管癌、胃肠道病、阻塞性肺病、结核病、白癜风、银屑病、皮炎、红斑狼疮、痤疮、秃发、地甲病、克汀病、克山病、大骨节病、脾虚、肾虚、血瘀症、舌象异常。

专家提示：
　　没有饮食平衡，就没有元素平衡。要饮食平衡，就要知道食物的成分，尤其是食物中的元素成分。要知道食物中的元素成分，就需阅读"调节元素平衡的食物选择""调节元素平衡的蔬菜选择""调节元素平衡的中药选择""调节元素平衡的调节剂选择"。选择好能调节元素平衡的食物、蔬菜、中药和调节剂。注意饮食平衡，就可以达到元素平衡，就可以预防和治疗元素的缺乏症。

单位：μg/g

①由箭头找出元素不平衡程度；②找出相对应的症状；③找出不同的调节方法；④由专家指导进行调节。

头发中锂（Li）元素分级图解

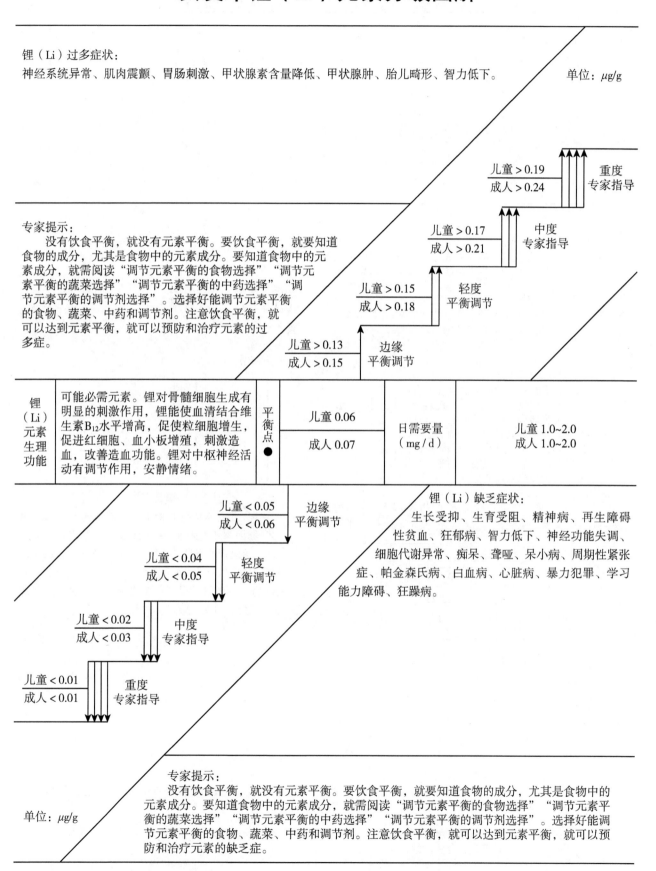

锂（Li）过多症状：
神经系统异常、肌肉震颤、胃肠刺激、甲状腺素含量降低、甲状腺肿、胎儿畸形、智力低下。

单位：$\mu g/g$

专家提示：
　　没有饮食平衡，就没有元素平衡。要饮食平衡，就要知道食物的成分，尤其是食物中的元素成分。要知道食物中的元素成分，就需阅读"调节元素平衡的食物选择""调节元素平衡的蔬菜选择""调节元素平衡的中药选择""调节元素平衡的调节剂选择"。选择好能调节元素平衡的食物、蔬菜、中药和调节剂。注意饮食平衡，就可以达到元素平衡，就可以预防和治疗元素的过多症。

儿童 > 0.19 成人 > 0.24	重度 专家指导
儿童 > 0.17 成人 > 0.21	中度 专家指导
儿童 > 0.15 成人 > 0.18	轻度 平衡调节
儿童 > 0.13 成人 > 0.15	边缘 平衡调节

锂（Li）元素生理功能：可能必需元素。锂对骨髓细胞生成有明显的刺激作用，锂能使血清结合维生素B_{12}水平增高，促使粒细胞增生，促进红细胞、血小板增殖，刺激造血，改善造血功能。锂对中枢神经活动有调节作用，安静情绪。

| 平衡点 ● | 儿童 0.06 成人 0.07 | 日需要量 （mg/d） | 儿童 1.0~2.0 成人 1.0~2.0 |

儿童 < 0.05 成人 < 0.06	边缘 平衡调节
儿童 < 0.04 成人 < 0.05	轻度 平衡调节
儿童 < 0.02 成人 < 0.03	中度 专家指导
儿童 < 0.01 成人 < 0.01	重度 专家指导

锂（Li）缺乏症状：
　　生长受抑、生育受阻、精神病、再生障碍性贫血、狂郁病、智力低下、神经功能失调、细胞代谢异常、痴呆、聋哑、呆小病、周期性紧张症、帕金森氏病、白血病、心脏病、暴力犯罪、学习能力障碍、狂躁病。

专家提示：
　　没有饮食平衡，就没有元素平衡。要饮食平衡，就要知道食物的成分，尤其是食物中的元素成分。要知道食物中的元素成分，就需阅读"调节元素平衡的食物选择""调节元素平衡的蔬菜选择""调节元素平衡的中药选择""调节元素平衡的调节剂选择"。选择好能调节元素平衡的食物、蔬菜、中药和调节剂。注意饮食平衡，就可以达到元素平衡，就可以预防和治疗元素的缺乏症。

单位：$\mu g/g$

①由箭头找出元素不平衡程度；②找出相对应的症状；③找出不同的调节方法；④由专家指导进行调节。

头发中钛（Ti）元素分级图解

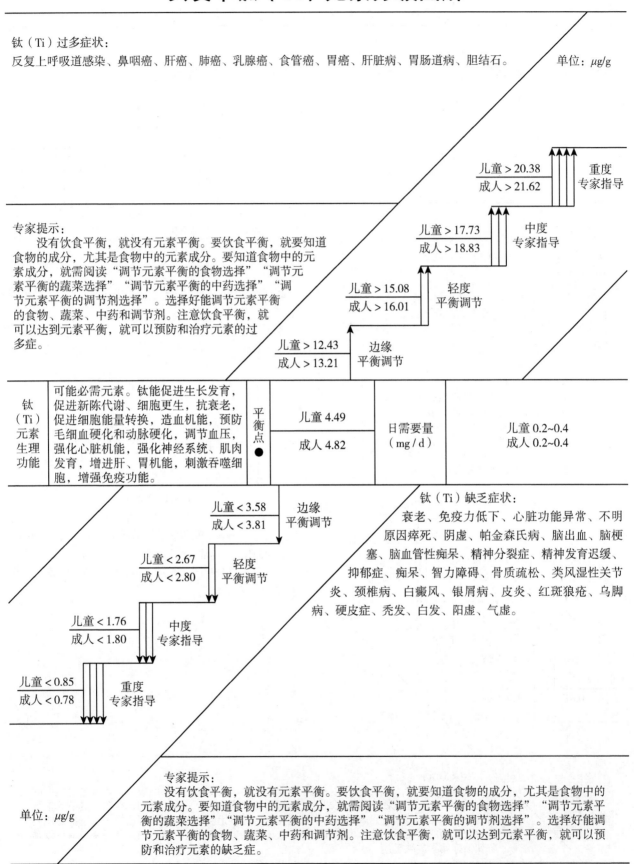

钛（Ti）过多症状：

反复上呼吸道感染、鼻咽癌、肝癌、肺癌、乳腺癌、食管癌、胃癌、肝脏病、胃肠道病、胆结石。 单位：$\mu g/g$

专家提示：

　　没有饮食平衡，就没有元素平衡。要饮食平衡，就要知道食物的成分，尤其是食物中的元素成分。要知道食物中的元素成分，就需阅读"调节元素平衡的食物选择""调节元素平衡的蔬菜选择""调节元素平衡的中药选择""调节元素平衡的调节剂选择"。选择好能调节元素平衡的食物、蔬菜、中药和调节剂。注意饮食平衡，就可以达到元素平衡，就可以预防和治疗元素的过多症。

儿童 > 20.38 成人 > 21.62	重度 专家指导
儿童 > 17.73 成人 > 18.83	中度 专家指导
儿童 > 15.08 成人 > 16.01	轻度 平衡调节
儿童 > 12.43 成人 > 13.21	边缘 平衡调节

| 钛（Ti）元素生理功能 | 可能必需元素。钛能促进生长发育、促进新陈代谢、细胞更生、抗衰老、促进细胞能量转换，造血机能，预防毛细血硬化和动脉硬化，调节血压，强化心脏机能，强化神经系统、肌肉发育，增进肝、胃机能，刺激吞噬细胞，增强免疫功能。 | 平衡点 ● | 儿童 4.49 成人 4.82 | 日需要量（mg / d） | 儿童 0.2~0.4 成人 0.2~0.4 |

儿童 < 3.58 成人 < 3.81	边缘 平衡调节
儿童 < 2.67 成人 < 2.80	轻度 平衡调节
儿童 < 1.76 成人 < 1.80	中度 专家指导
儿童 < 0.85 成人 < 0.78	重度 专家指导

钛（Ti）缺乏症状：

　　衰老、免疫力低下、心脏功能异常、不明原因瘁死、阴虚、帕金森氏病、脑出血、脑梗塞、脑血管性痴呆、精神分裂症、精神发育迟缓、抑郁症、痴呆、智力障碍、骨质疏松、类风湿性关节炎、颈椎病、白癜风、银屑病、皮炎、红斑狼疮、乌脚病、硬皮症、秃发、白发、阳虚、气虚。

专家提示：

　　没有饮食平衡，就没有元素平衡。要饮食平衡，就要知道食物的成分，尤其是食物中的元素成分。要知道食物中的元素成分，就需阅读"调节元素平衡的食物选择""调节元素平衡的蔬菜选择""调节元素平衡的中药选择""调节元素平衡的调节剂选择"。选择好能调节元素平衡的食物、蔬菜、中药和调节剂。注意饮食平衡，就可以达到元素平衡，就可以预防和治疗元素的缺乏症。

单位：$\mu g/g$

①由箭头找出元素不平衡程度；②找出相对应的症状；③找出不同的调节方法；④由专家指导进行调节。

头发中铌（Nb）元素分级图解

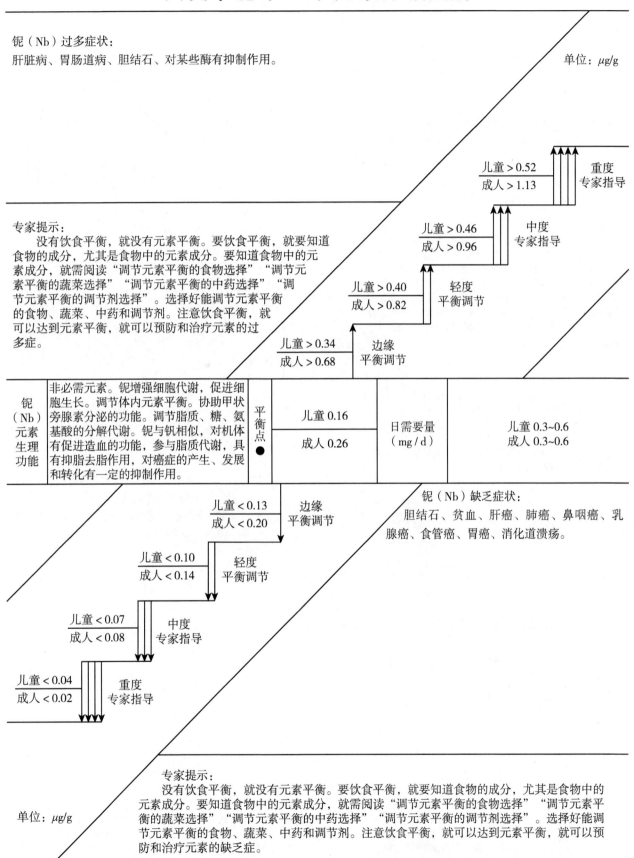

铌（Nb）过多症状：
肝脏病、胃肠道病、胆结石、对某些酶有抑制作用。

单位：$\mu g/g$

专家提示：
没有饮食平衡，就没有元素平衡。要饮食平衡，就要知道食物的成分，尤其是食物中的元素成分。要知道食物中的元素成分，就需阅读"调节元素平衡的食物选择""调节元素平衡的蔬菜选择""调节元素平衡的中药选择""调节元素平衡的调节剂选择"。选择好能调节元素平衡的食物、蔬菜、中药和调节剂。注意饮食平衡，就可以达到元素平衡，就可以预防和治疗元素的过多症。

儿童 > 0.52 / 成人 > 1.13　重度 专家指导

儿童 > 0.46 / 成人 > 0.96　中度 专家指导

儿童 > 0.40 / 成人 > 0.82　轻度 平衡调节

儿童 > 0.34 / 成人 > 0.68　边缘 平衡调节

| 铌（Nb）元素生理功能 | 非必需元素。铌增强细胞代谢，促进细胞生长。调节体内元素平衡。协助甲状旁腺素分泌的功能。调节脂质、糖、氨基酸的分解代谢。铌与钒相似，对机体有促进造血的功能，参与脂质代谢，具有抑脂去脂作用，对癌症的产生、发展和转化有一定的抑制作用。 | 平衡点 ● | 儿童 0.16 / 成人 0.26 | 日需要量 (mg/d) | 儿童 0.3~0.6 / 成人 0.3~0.6 |

儿童 < 0.13 / 成人 < 0.20　边缘 平衡调节

铌（Nb）缺乏症状：
胆结石、贫血、肝癌、肺癌、鼻咽癌、乳腺癌、食管癌、胃癌、消化道溃疡。

儿童 < 0.10 / 成人 < 0.14　轻度 平衡调节

儿童 < 0.07 / 成人 < 0.08　中度 专家指导

儿童 < 0.04 / 成人 < 0.02　重度 专家指导

专家提示：
没有饮食平衡，就没有元素平衡。要饮食平衡，就要知道食物的成分，尤其是食物中的元素成分。要知道食物中的元素成分，就需阅读"调节元素平衡的食物选择""调节元素平衡的蔬菜选择""调节元素平衡的中药选择""调节元素平衡的调节剂选择"。选择好能调节元素平衡的食物、蔬菜、中药和调节剂。注意饮食平衡，就可以达到元素平衡，就可以预防和治疗元素的缺乏症。

单位：$\mu g/g$

①由箭头找出元素不平衡程度；②找出相对应的症状；③找出不同的调节方法；④由专家指导进行调节。

头发中银（Ag）元素分级图解

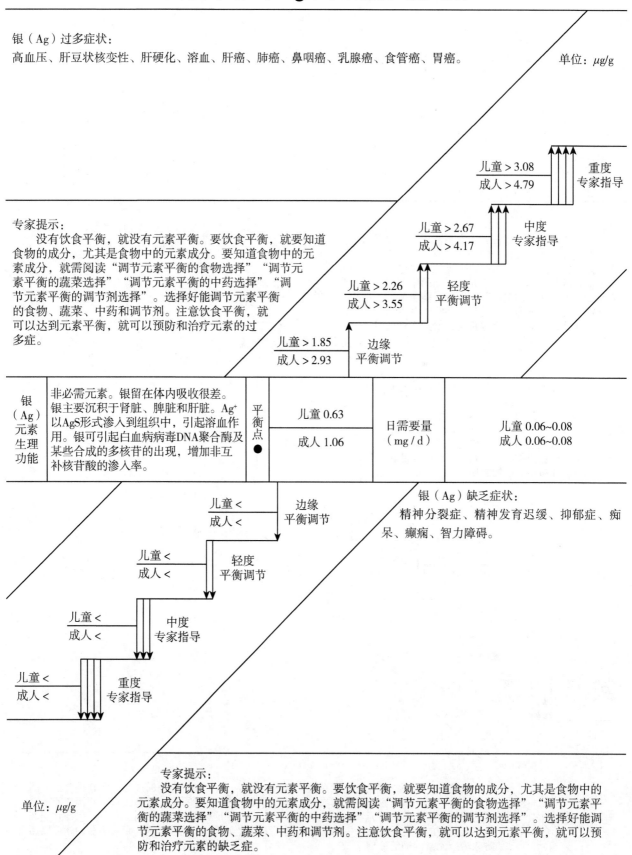

银（Ag）过多症状：
高血压、肝豆状核变性、肝硬化、溶血、肝癌、肺癌、鼻咽癌、乳腺癌、食管癌、胃癌。

单位：μg/g

专家提示：
　　没有饮食平衡，就没有元素平衡。要饮食平衡，就要知道食物的成分，尤其是食物中的元素成分。要知道食物中的元素成分，就需阅读"调节元素平衡的食物选择""调节元素平衡的蔬菜选择""调节元素平衡的中药选择""调节元素平衡的调节剂选择"。选择好能调节元素平衡的食物、蔬菜、中药和调节剂。注意饮食平衡，就可以达到元素平衡，就可以预防和治疗元素的过多症。

儿童 > 3.08 成人 > 4.79	重度 专家指导
儿童 > 2.67 成人 > 4.17	中度 专家指导
儿童 > 2.26 成人 > 3.55	轻度 平衡调节
儿童 > 1.85 成人 > 2.93	边缘 平衡调节

| 银（Ag）元素生理功能 | 非必需元素。银留在体内吸收很差。银主要沉积于肾脏、脾脏和肝脏。Ag^+以AgS形式渗入到组织中，引起溶血作用。银可引起白血病病毒DNA聚合酶及某些合成的多核苷的出现，增加非互补核苷酸的渗入率。 | 平衡点 ● | 儿童 0.63 成人 1.06 | 日需要量（mg/d） | 儿童 0.06~0.08 成人 0.06~0.08 |

儿童 < 成人 <	边缘 平衡调节
儿童 < 成人 <	轻度 平衡调节
儿童 < 成人 <	中度 专家指导
儿童 < 成人 <	重度 专家指导

银（Ag）缺乏症状：
　　精神分裂症、精神发育迟缓、抑郁症、痴呆、癫痫、智力障碍。

专家提示：
　　没有饮食平衡，就没有元素平衡。要饮食平衡，就要知道食物的成分，尤其是食物中的元素成分。要知道食物中的元素成分，就需阅读"调节元素平衡的食物选择""调节元素平衡的蔬菜选择""调节元素平衡的中药选择""调节元素平衡的调节剂选择"。选择好能调节元素平衡的食物、蔬菜、中药和调节剂。注意饮食平衡，就可以达到元素平衡，就可以预防和治疗元素的缺乏症。

单位：μg/g

①由箭头找出元素不平衡程度；②找出相对应的症状；③找出不同的调节方法；④由专家指导进行调节。

头发中锆（Zr）元素分级图解

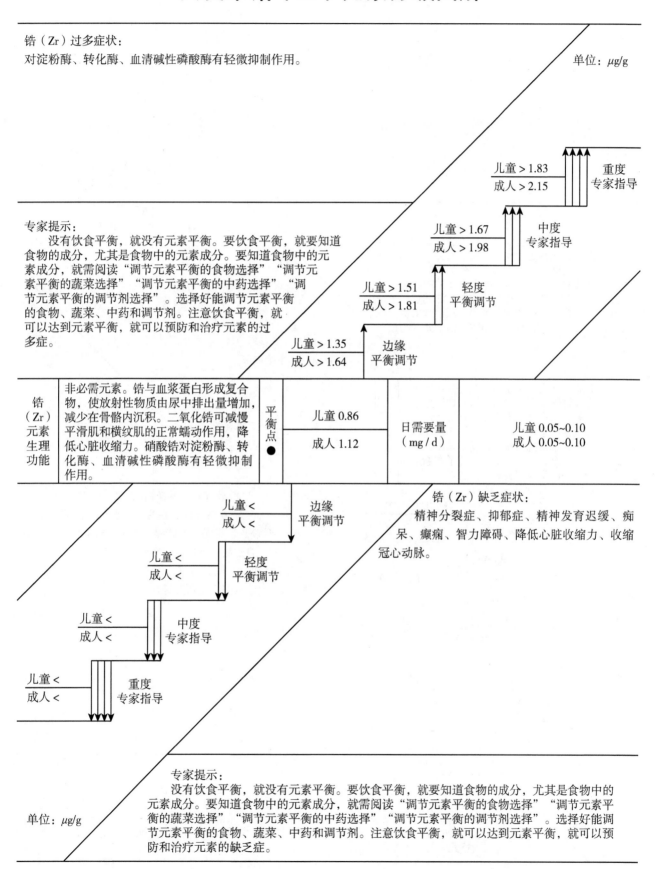

锆（Zr）过多症状：
对淀粉酶、转化酶、血清碱性磷酸酶有轻微抑制作用。

单位：μg/g

专家提示：
　　没有饮食平衡，就没有元素平衡。要饮食平衡，就要知道食物的成分，尤其是食物中的元素成分。要知道食物中的元素成分，就需阅读"调节元素平衡的食物选择""调节元素平衡的蔬菜选择""调节元素平衡的中药选择""调节元素平衡的调节剂选择"。选择好能调节元素平衡的食物、蔬菜、中药和调节剂。注意饮食平衡，就可以达到元素平衡，就可以预防和治疗元素的过多症。

儿童 > 1.83 / 成人 > 2.15	重度专家指导
儿童 > 1.67 / 成人 > 1.98	中度专家指导
儿童 > 1.51 / 成人 > 1.81	轻度平衡调节
儿童 > 1.35 / 成人 > 1.64	边缘平衡调节

| 锆（Zr）元素生理功能 | 非必需元素。锆与血浆蛋白形成复合物，使放射性物质由尿中排出量增加，减少在骨骼内沉积。二氧化锆可减慢平滑肌和横纹肌的正常蠕动作用，降低心脏收缩力。硝酸锆对淀粉酶、转化酶、血清碱性磷酸酶有轻微抑制作用。 | 平衡点 ● | 儿童 0.86 / 成人 1.12 | 日需要量（mg/d） | 儿童 0.05~0.10 / 成人 0.05~0.10 |

锆（Zr）缺乏症状：
　　精神分裂症、抑郁症、精神发育迟缓、痴呆、癫痫、智力障碍、降低心脏收缩力、收缩冠心动脉。

儿童 < / 成人 <	边缘平衡调节
儿童 < / 成人 <	轻度平衡调节
儿童 < / 成人 <	中度专家指导
儿童 < / 成人 <	重度专家指导

专家提示：
　　没有饮食平衡，就没有元素平衡。要饮食平衡，就要知道食物的成分，尤其是食物中的元素成分。要知道食物中的元素成分，就需阅读"调节元素平衡的食物选择""调节元素平衡的蔬菜选择""调节元素平衡的中药选择""调节元素平衡的调节剂选择"。选择好能调节元素平衡的食物、蔬菜、中药和调节剂。注意饮食平衡，就可以达到元素平衡，就可以预防和治疗元素的缺乏症。

单位：μg/g

①由箭头找出元素不平衡程度；②找出相对应的症状；③找出不同的调节方法；④由专家指导进行调节。

头发中镧（La）元素分级图解

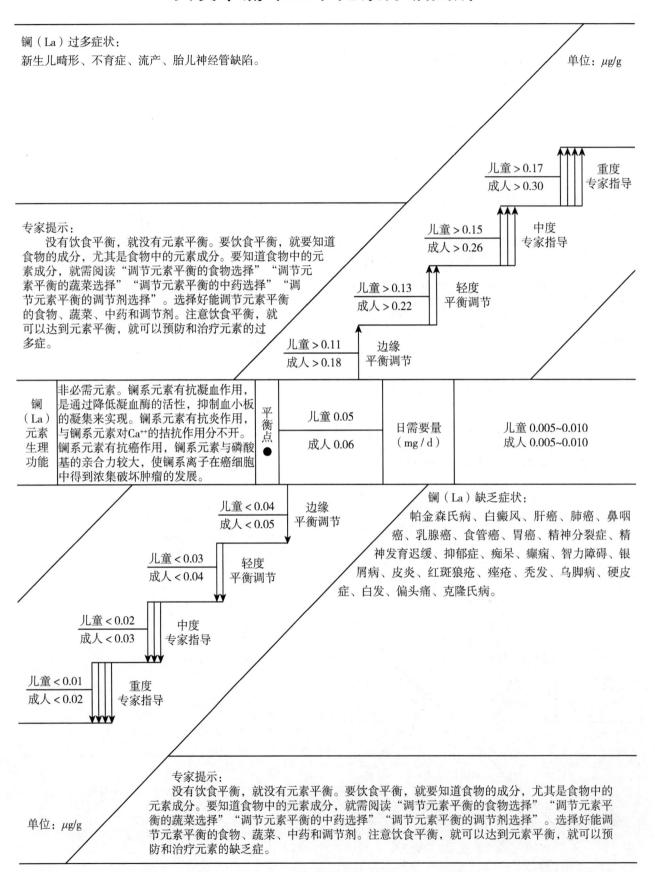

镧（La）过多症状：
新生儿畸形、不育症、流产、胎儿神经管缺陷。

单位：μg/g

儿童 > 0.17 / 成人 > 0.30　重度 专家指导

专家提示：
　　没有饮食平衡，就没有元素平衡。要饮食平衡，就要知道食物的成分，尤其是食物中的元素成分。要知道食物中的元素成分，就需阅读"调节元素平衡的食物选择""调节元素平衡的蔬菜选择""调节元素平衡的中药选择""调节元素平衡的调节剂选择"。选择好能调节元素平衡的食物、蔬菜、中药和调节剂。注意饮食平衡，就可以达到元素平衡，就可以预防和治疗元素的过多症。

儿童 > 0.15 / 成人 > 0.26　中度 专家指导

儿童 > 0.13 / 成人 > 0.22　轻度 平衡调节

儿童 > 0.11 / 成人 > 0.18　边缘 平衡调节

镧（La）元素生理功能	非必需元素。镧系元素有抗凝血作用，是通过降低凝血酶的活性，抑制血小板的凝集来实现。镧系元素有抗炎作用，与镧系元素对Ca^{++}的拮抗作用分不开。镧系元素有抗癌作用，镧系元素与磷酸基的亲合力较大，使镧系离子在癌细胞中得到浓集破坏肿瘤的发展。	平衡点 ●	儿童 0.05 / 成人 0.06	日需要量（mg/d）	儿童 0.005~0.010 / 成人 0.005~0.010

儿童 < 0.04 / 成人 < 0.05　边缘 平衡调节

儿童 < 0.03 / 成人 < 0.04　轻度 平衡调节

儿童 < 0.02 / 成人 < 0.03　中度 专家指导

儿童 < 0.01 / 成人 < 0.02　重度 专家指导

镧（La）缺乏症状：
　　帕金森氏病、白癜风、肝癌、肺癌、鼻咽癌、乳腺癌、食管癌、胃癌、精神分裂症、精神发育迟缓、抑郁症、痴呆、癫痫、智力障碍、银屑病、皮炎、红斑狼疮、痤疮、秃发、乌脚病、硬皮症、白发、偏头痛、克隆氏病。

专家提示：
　　没有饮食平衡，就没有元素平衡。要饮食平衡，就要知道食物的成分，尤其是食物中的元素成分。要知道食物中的元素成分，就需阅读"调节元素平衡的食物选择""调节元素平衡的蔬菜选择""调节元素平衡的中药选择""调节元素平衡的调节剂选择"。选择好能调节元素平衡的食物、蔬菜、中药和调节剂。注意饮食平衡，就可以达到元素平衡，就可以预防和治疗元素的缺乏症。

单位：μg/g

①由箭头找出元素不平衡程度；②找出相对应的症状；③找出不同的调节方法；④由专家指导进行调节。

头发中铅（Pb）元素分级图解

铅（Pb）过多症状：

失眠、智力低下、易激动、多动症、反应迟钝、贫血、脑炎、尚血压、死胎、流产、不孕、不育、免疫力低下、呼吸道感染、过敏体质、佝偻病、离血脂症、冠心病、阴虚、气虚、血瘀、行为异常、感觉运动功能障碍、视觉反应时值减慢、铅脑病、神经炎、多种神经性疾病、癌症、动脉硬化、结核性胸膜炎、甲状腺肿、语言障碍、肾虚、肾炎、脑出血、脑梗塞、脑血管性痴呆、抑郁症、肝脏病、胃肠道病、胆结石、泌尿结石、肾病综合征、尿毒症、畸胎、类风湿性关节炎、颈椎病、遗尿症、眼病、耳病、鼻炎、口腔病、糖尿病、白癜风、银屑病、皮炎、红斑狼疮、秃发、乌脚病、白发、硬皮症、变态病、骨质疏松、迷乱、便秘、肠痛。

单位：μg/g

专家提示：

没有饮食平衡，就没有元素平衡。要饮食平衡，就要知道食物的成分，尤其是食物中的元素成分。要知道食物中的元素成分，就需阅读"调节元素平衡的食物选择""调节元素平衡的蔬菜选择""调节元素平衡的中药选择""调节元素平衡的调节剂选择"。选择好能调节元素平衡的食物、蔬菜、中药和调节剂。注意饮食平衡，就可以达到元素平衡，就可以预防和治疗元素的过多症。

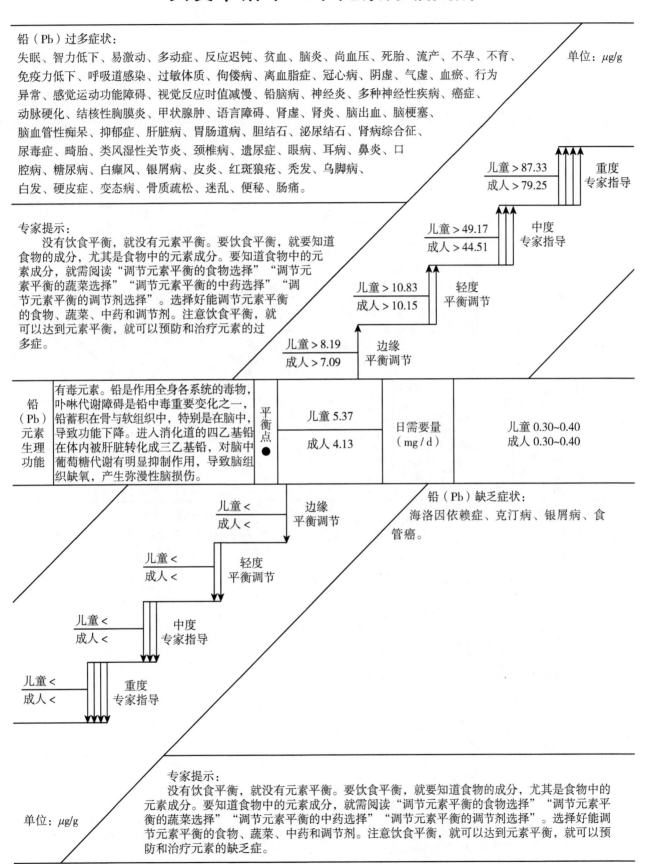

铅（Pb）元素生理功能	有毒元素。铅是作用全身各系统的毒物，卟啉代谢障碍是铅中毒重要变化之一，铅蓄积在骨与软组织中，特别是在脑中，导致功能下降。进入消化道的四乙基铅在体内被肝脏转化成三乙基铅，对脑中葡萄糖代谢有明显抑制作用，导致脑组织缺氧，产生弥漫性脑损伤。

平衡点●

儿童 5.37
成人 4.13

日需要量（mg/d）

儿童 0.30~0.40
成人 0.30~0.40

儿童 > 8.19
成人 > 7.09
边缘平衡调节

儿童 > 10.83
成人 > 10.15
轻度平衡调节

儿童 > 49.17
成人 > 44.51
中度专家指导

儿童 > 87.33
成人 > 79.25
重度专家指导

儿童 <
成人 <
边缘平衡调节

儿童 <
成人 <
轻度平衡调节

儿童 <
成人 <
中度专家指导

儿童 <
成人 <
重度专家指导

铅（Pb）缺乏症状：

海洛因依赖症、克汀病、银屑病、食管癌。

专家提示：

没有饮食平衡，就没有元素平衡。要饮食平衡，就要知道食物的成分，尤其是食物中的元素成分。要知道食物中的元素成分，就需阅读"调节元素平衡的食物选择""调节元素平衡的蔬菜选择""调节元素平衡的中药选择""调节元素平衡的调节剂选择"。选择好能调节元素平衡的食物、蔬菜、中药和调节剂。注意饮食平衡，就可以达到元素平衡，就可以预防和治疗元素的缺乏症。

单位：μg/g

①由箭头找出元素不平衡程度；②找出相对应的症状；③找出不同的调节方法；④由专家指导进行调节。

头发中镉（Cd）元素分级图解

镉（Cd）过多症状：

慢性支气管炎、肺气肿、蛋白尿、肾炎、肾结石、高血压、衰老、毒血症、癌症、鼻咽癌、乙型肝炎、风湿病、结肠癌、骨痛病、胃癌、甲状腺肿、乳腺癌、肺心病、高血脂症、胃肠道病、胆结石、肝脏病、克汀病、克山病、大骨节病、肾损伤、贫血、肝损伤、骨质疏松、头痛、高胆固醇、生殖系统紊乱。

单位：$\mu g/g$

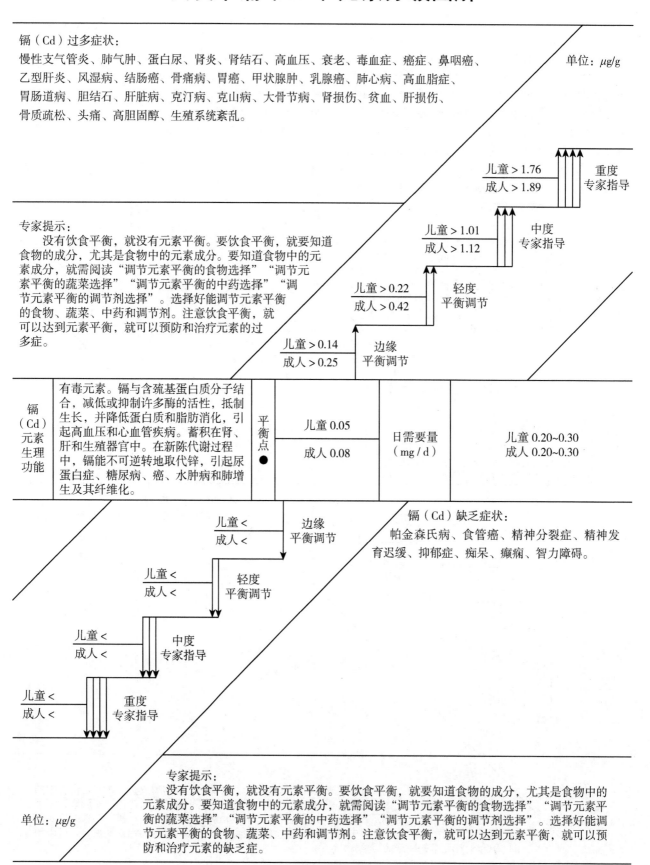

专家提示：

没有饮食平衡，就没有元素平衡。要饮食平衡，就要知道食物的成分，尤其是食物中的元素成分。要知道食物中的元素成分，就需阅读"调节元素平衡的食物选择""调节元素平衡的蔬菜选择""调节元素平衡的中药选择""调节元素平衡的调节剂选择"。选择好能调节元素平衡的食物、蔬菜、中药和调节剂。注意饮食平衡，就可以达到元素平衡，就可以预防和治疗元素的过多症。

儿童 > 1.76 / 成人 > 1.89　重度专家指导

儿童 > 1.01 / 成人 > 1.12　中度专家指导

儿童 > 0.22 / 成人 > 0.42　轻度平衡调节

儿童 > 0.14 / 成人 > 0.25　边缘平衡调节

| 镉（Cd）元素生理功能 | 有毒元素。镉与含巯基蛋白质分子结合，减低或抑制许多酶的活性，抵制生长，并降低蛋白质和脂肪消化，引起高血压和心血管疾病。蓄积在肾、肝和生殖器官中。在新陈代谢过程中，镉能不可逆转地取代锌，引起尿蛋白症、糖尿病、癌、水肿病和肺增生及其纤维化。 | 平衡点 ● | 儿童 0.05 / 成人 0.08 | 日需要量（mg / d） | 儿童 0.20~0.30 / 成人 0.20~0.30 |

镉（Cd）缺乏症状：

帕金森氏病、食管癌、精神分裂症、精神发育迟缓、抑郁症、痴呆、癫痫、智力障碍。

儿童 < / 成人 <　边缘平衡调节

儿童 < / 成人 <　轻度平衡调节

儿童 < / 成人 <　中度专家指导

儿童 < / 成人 <　重度专家指导

专家提示：

没有饮食平衡，就没有元素平衡。要饮食平衡，就要知道食物的成分，尤其是食物中的元素成分。要知道食物中的元素成分，就需阅读"调节元素平衡的食物选择""调节元素平衡的蔬菜选择""调节元素平衡的中药选择""调节元素平衡的调节剂选择"。选择好能调节元素平衡的食物、蔬菜、中药和调节剂。注意饮食平衡，就可以达到元素平衡，就可以预防和治疗元素的缺乏症。

单位：$\mu g/g$

①由箭头找出元素不平衡程度；②找出相对应的症状；③找出不同的调节方法；④由专家指导进行调节。

头发中锑（Sb）元素分级图解

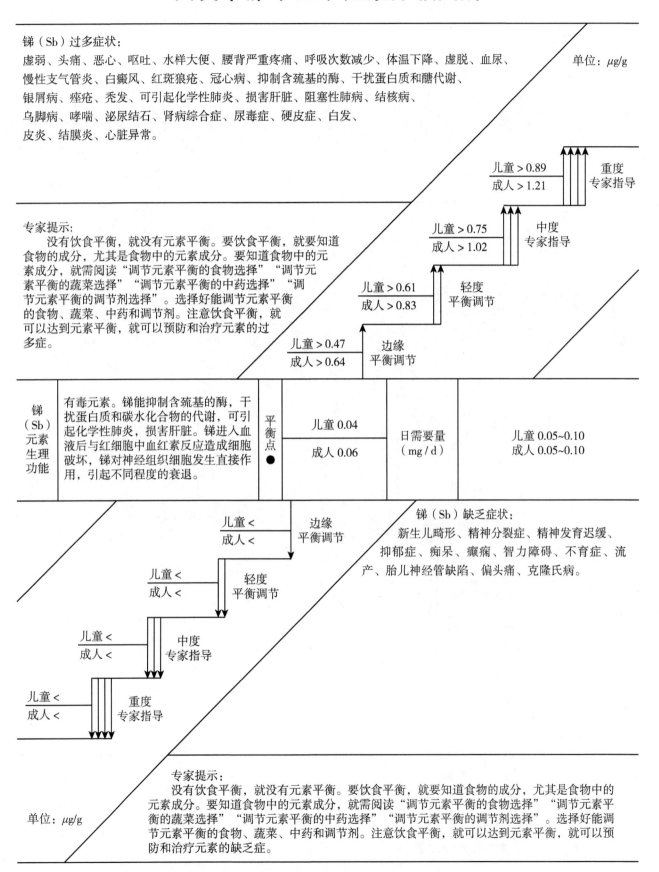

锑（Sb）过多症状：

虚弱、头痛、恶心、呕吐、水样大便、腰背严重疼痛、呼吸次数减少、体温下降、虚脱、血尿、慢性支气管炎、白癜风、红斑狼疮、冠心病、抑制含巯基的酶、干扰蛋白质和醣代谢、银屑病、痤疮、秃发、可引起化学性肺炎、损害肝脏、阻塞性肺病、结核病、乌脚病、哮喘、泌尿结石、肾病综合症、尿毒症、硬皮症、白发、皮炎、结膜炎、心脏异常。

单位：μg/g

专家提示：

　　没有饮食平衡，就没有元素平衡。要饮食平衡，就要知道食物的成分，尤其是食物中的元素成分。要知道食物中的元素成分，就需阅读"调节元素平衡的食物选择""调节元素平衡的蔬菜选择""调节元素平衡的中药选择""调节元素平衡的调节剂选择"。选择好能调节元素平衡的食物、蔬菜、中药和调节剂。注意饮食平衡，就可以达到元素平衡，就可以预防和治疗元素的过多症。

儿童 > 0.89 / 成人 > 1.21	重度专家指导
儿童 > 0.75 / 成人 > 1.02	中度专家指导
儿童 > 0.61 / 成人 > 0.83	轻度平衡调节
儿童 > 0.47 / 成人 > 0.64	边缘平衡调节

| 锑（Sb）元素生理功能 | 有毒元素。锑能抑制含巯基的酶，干扰蛋白质和碳水化合物的代谢，可引起化学性肺炎，损害肝脏。锑进入血液后与红细胞中血红素反应造成细胞破坏，锑对神经组织细胞发生直接作用，引起不同程度的衰退。 | 平衡点● | 儿童 0.04 / 成人 0.06 | 日需要量（mg/d） | 儿童 0.05~0.10 / 成人 0.05~0.10 |

儿童 < / 成人 <	边缘平衡调节
儿童 < / 成人 <	轻度平衡调节
儿童 < / 成人 <	中度专家指导
儿童 < / 成人 <	重度专家指导

锑（Sb）缺乏症状：

　　新生儿畸形、精神分裂症、精神发育迟缓、抑郁症、痴呆、癫痫、智力障碍、不育症、流产、胎儿神经管缺陷、偏头痛、克隆氏病。

专家提示：

　　没有饮食平衡，就没有元素平衡。要饮食平衡，就要知道食物的成分，尤其是食物中的元素成分。要知道食物中的元素成分，就需阅读"调节元素平衡的食物选择""调节元素平衡的蔬菜选择""调节元素平衡的中药选择""调节元素平衡的调节剂选择"。选择好能调节元素平衡的食物、蔬菜、中药和调节剂。注意饮食平衡，就可以达到元素平衡，就可以预防和治疗元素的缺乏症。

单位：μg/g

①由箭头找出元素不平衡程度；②找出相对应的症状；③找出不同的调节方法；④由专家指导进行调节。

头发中铊（Tl）元素分级图解

铊（Tl）过多症状：
身体上皮结构发生广泛损伤、严重脱发、多发性神经炎和视神经炎、发育性白内障、视物不清、双侧视神经萎缩、精代谢障碍、肾脏损害、体液减少、血液改变、褐色素沉着、高血压、关节痛、肿胀、上腹部疼痛、恶心、交替性腹泻、便秘、胃肠道出血、睡眠障碍、消瘦、肌痛、手足刺痛。

单位：μg/g

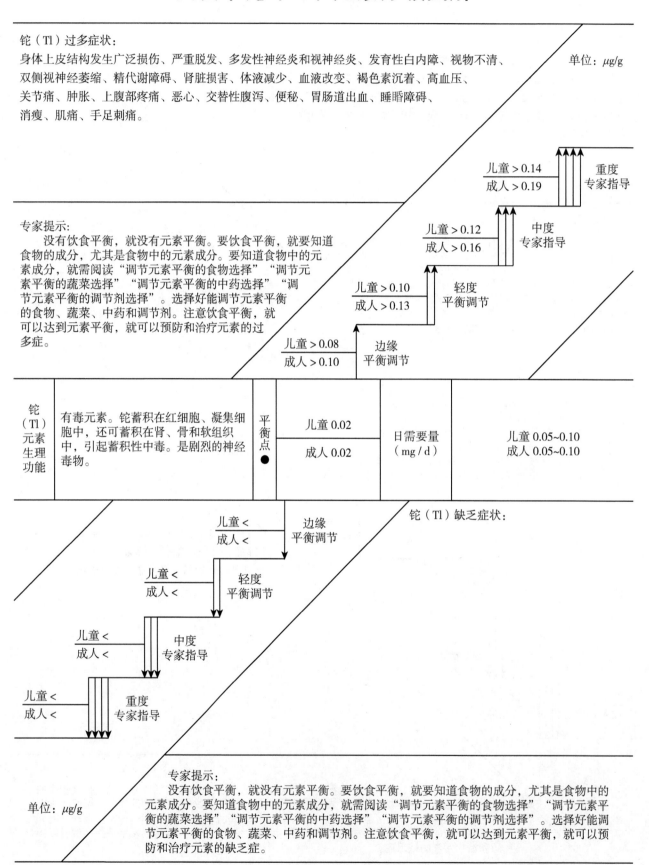

专家提示：
　　没有饮食平衡，就没有元素平衡。要饮食平衡，就要知道食物的成分，尤其是食物中的元素成分。要知道食物中的元素成分，就需阅读"调节元素平衡的食物选择""调节元素平衡的蔬菜选择""调节元素平衡的中药选择""调节元素平衡的调节剂选择"。选择好能调节元素平衡的食物、蔬菜、中药和调节剂。注意饮食平衡，就可以达到元素平衡，就可以预防和治疗元素的过多症。

儿童 > 0.14 / 成人 > 0.19　重度专家指导

儿童 > 0.12 / 成人 > 0.16　中度专家指导

儿童 > 0.10 / 成人 > 0.13　轻度平衡调节

儿童 > 0.08 / 成人 > 0.10　边缘平衡调节

| 铊（Tl）元素生理功能 | 有毒元素。铊蓄积在红细胞、凝集细胞中，还可蓄积在肾、骨和软组织中，引起蓄积性中毒。是剧烈的神经毒物。 | 平衡点 ● | 儿童 0.02 / 成人 0.02 | 日需要量（mg/d） | 儿童 0.05~0.10 / 成人 0.05~0.10 |

铊（Tl）缺乏症状：

儿童 < / 成人 <　边缘平衡调节

儿童 < / 成人 <　轻度平衡调节

儿童 < / 成人 <　中度专家指导

儿童 < / 成人 <　重度专家指导

专家提示：
　　没有饮食平衡，就没有元素平衡。要饮食平衡，就要知道食物的成分，尤其是食物中的元素成分。要知道食物中的元素成分，就需阅读"调节元素平衡的食物选择""调节元素平衡的蔬菜选择""调节元素平衡的中药选择""调节元素平衡的调节剂选择"。选择好能调节元素平衡的食物、蔬菜、中药和调节剂。注意饮食平衡，就可以达到元素平衡，就可以预防和治疗元素的缺乏症。

单位：μg/g

①由箭头找出元素不平衡程度；②找出相对应的症状；③找出不同的调节方法；④由专家指导进行调节。

头发中铋（Bi）元素分级图解

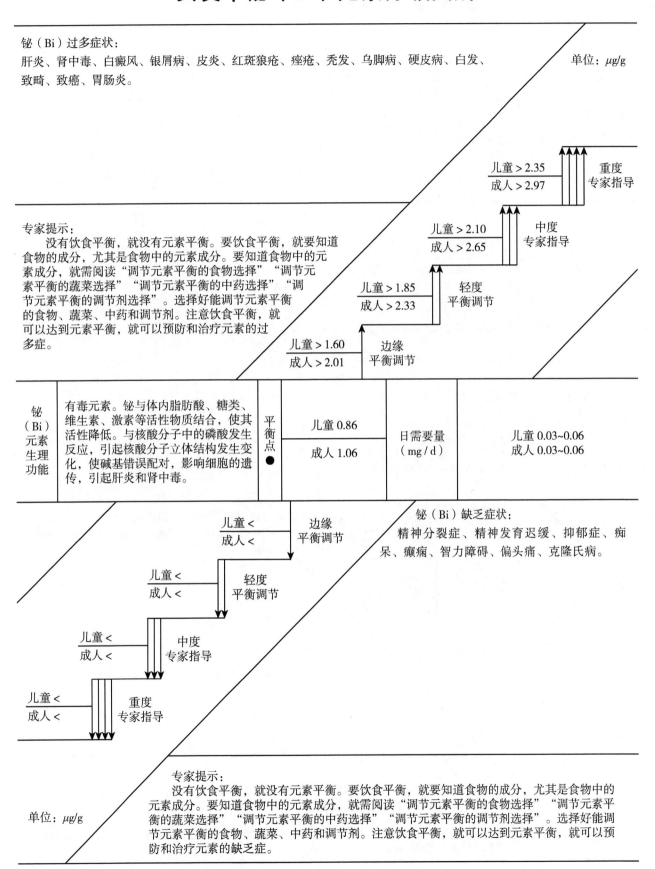

铋（Bi）过多症状：
肝炎、肾中毒、白癜风、银屑病、皮炎、红斑狼疮、痤疮、秃发、乌脚病、硬皮病、白发、致畸、致癌、胃肠炎。

单位：μg/g

专家提示：
　　没有饮食平衡，就没有元素平衡。要饮食平衡，就要知道食物的成分，尤其是食物中的元素成分。要知道食物中的元素成分，就需阅读"调节元素平衡的食物选择""调节元素平衡的蔬菜选择""调节元素平衡的中药选择""调节元素平衡的调节剂选择"。选择好能调节元素平衡的食物、蔬菜、中药和调节剂。注意饮食平衡，就可以达到元素平衡，就可以预防和治疗元素的过多症。

| 儿童 > 2.35 | 重度 |
| 成人 > 2.97 | 专家指导 |

| 儿童 > 2.10 | 中度 |
| 成人 > 2.65 | 专家指导 |

| 儿童 > 1.85 | 轻度 |
| 成人 > 2.33 | 平衡调节 |

| 儿童 > 1.60 | 边缘 |
| 成人 > 2.01 | 平衡调节 |

| 铋（Bi）元素生理功能 | 有毒元素。铋与体内脂肪酸、糖类、维生素、激素等活性物质结合，使其活性降低。与核酸分子中的磷酸发生反应，引起核酸分子立体结构发生变化，使碱基错误配对，影响细胞的遗传，引起肝炎和肾中毒。 | 平衡点 ● | 儿童 0.86　成人 1.06 | 日需要量（mg/d） | 儿童 0.03~0.06　成人 0.03~0.06 |

| 儿童 < | 边缘 |
| 成人 < | 平衡调节 |

铋（Bi）缺乏症状：
　　精神分裂症、精神发育迟缓、抑郁症、痴呆、癫痫、智力障碍、偏头痛、克隆氏病。

| 儿童 < | 轻度 |
| 成人 < | 平衡调节 |

| 儿童 < | 中度 |
| 成人 < | 专家指导 |

| 儿童 < | 重度 |
| 成人 < | 专家指导 |

专家提示：
　　没有饮食平衡，就没有元素平衡。要饮食平衡，就要知道食物的成分，尤其是食物中的元素成分。要知道食物中的元素成分，就需阅读"调节元素平衡的食物选择""调节元素平衡的蔬菜选择""调节元素平衡的中药选择""调节元素平衡的调节剂选择"。选择好能调节元素平衡的食物、蔬菜、中药和调节剂。注意饮食平衡，就可以达到元素平衡，就可以预防和治疗元素的缺乏症。

单位：μg/g

①由箭头找出元素不平衡程度；②找出相对应的症状；③找出不同的调节方法；④由专家指导进行调节。

头发中砷（As）元素分级图解

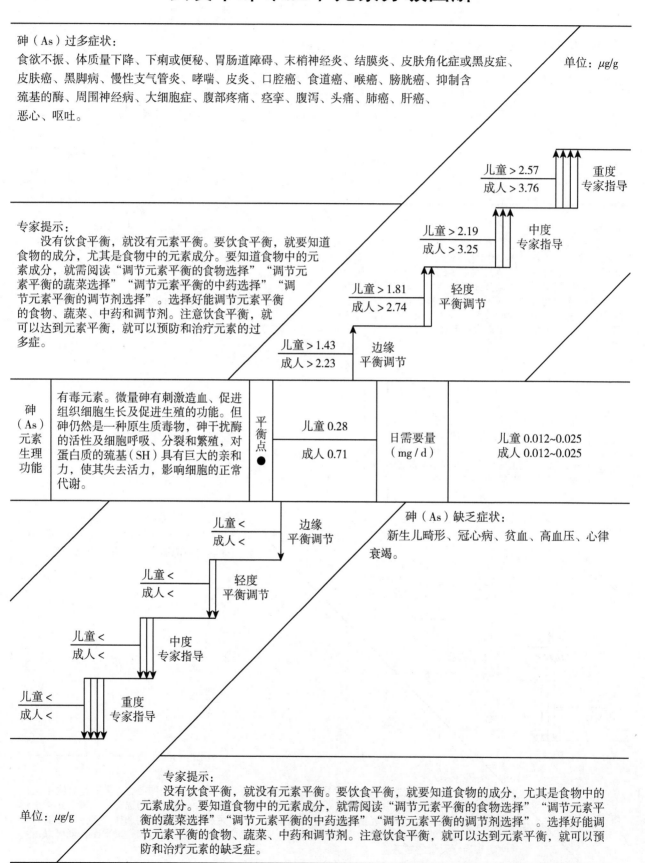

砷（As）过多症状：

食欲不振、体质量下降、下痢或便秘、胃肠道障碍、末梢神经炎、结膜炎、皮肤角化症或黑皮症、皮肤癌、黑脚病、慢性支气管炎、哮喘、皮炎、口腔癌、食道癌、喉癌、膀胱癌、抑制含巯基的酶、周围神经病、大细胞症、腹部疼痛、痉挛、腹泻、头痛、肺癌、肝癌、恶心、呕吐。

单位：μg/g

专家提示：

　　没有饮食平衡，就没有元素平衡。要饮食平衡，就要知道食物的成分，尤其是食物中的元素成分。要知道食物中的元素成分，就需阅读"调节元素平衡的食物选择""调节元素平衡的蔬菜选择""调节元素平衡的中药选择""调节元素平衡的调节剂选择"。选择好能调节元素平衡的食物、蔬菜、中药和调节剂。注意饮食平衡，就可以达到元素平衡，就可以预防和治疗元素的过多症。

儿童 > 2.57　成人 > 3.76　重度专家指导

儿童 > 2.19　成人 > 3.25　中度专家指导

儿童 > 1.81　成人 > 2.74　轻度平衡调节

儿童 > 1.43　成人 > 2.23　边缘平衡调节

| 砷（As）元素生理功能 | 有毒元素。微量砷有刺激造血、促进组织细胞生长及促进生殖的功能。但砷仍然是一种原生质毒物，砷干扰酶的活性及细胞呼吸、分裂和繁殖，对蛋白质的巯基（SH）具有巨大的亲和力，使其失去活力，影响细胞的正常代谢。 | 平衡点 ● | 儿童 0.28 | 日需要量（mg/d） | 儿童 0.012~0.025 |
| | | | 成人 0.71 | | 成人 0.012~0.025 |

儿童 <　成人 <　边缘平衡调节

儿童 <　成人 <　轻度平衡调节

儿童 <　成人 <　中度专家指导

儿童 <　成人 <　重度专家指导

砷（As）缺乏症状：

新生儿畸形、冠心病、贫血、高血压、心律衰竭。

专家提示：

　　没有饮食平衡，就没有元素平衡。要饮食平衡，就要知道食物的成分，尤其是食物中的元素成分。要知道食物中的元素成分，就需阅读"调节元素平衡的食物选择""调节元素平衡的蔬菜选择""调节元素平衡的中药选择""调节元素平衡的调节剂选择"。选择好能调节元素平衡的食物、蔬菜、中药和调节剂。注意饮食平衡，就可以达到元素平衡，就可以预防和治疗元素的缺乏症。

单位：μg/g

①由箭头找出元素不平衡程度；②找出相对应的症状；③找出不同的调节方法；④由专家指导进行调节。

头发中汞（Hg）元素分级图解

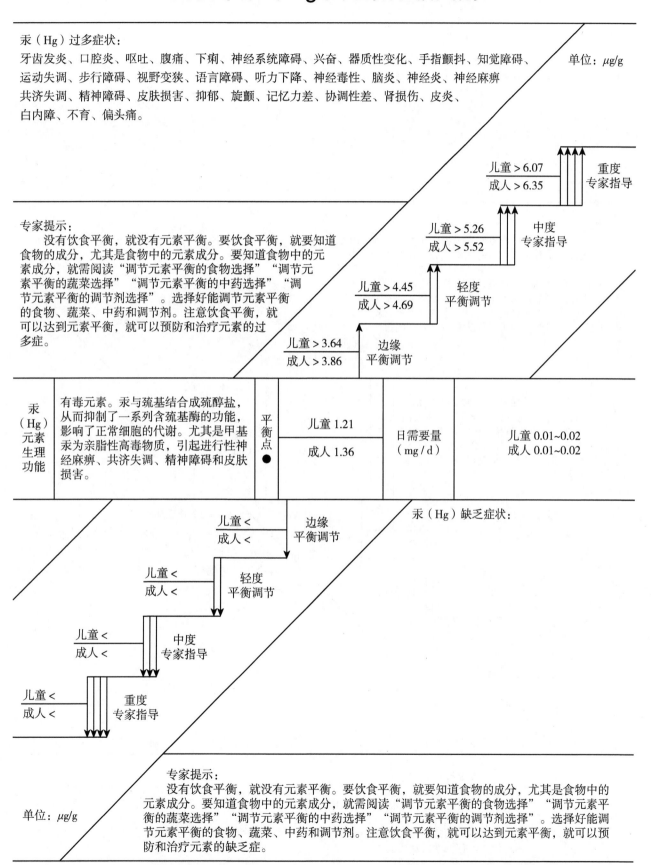

汞（Hg）过多症状：
牙齿发炎、口腔炎、呕吐、腹痛、下痢、神经系统障碍、兴奋、器质性变化、手指颤抖、知觉障碍、
运动失调、步行障碍、视野变狭、语言障碍、听力下降、神经毒性、脑炎、神经炎、神经麻痹
共济失调、精神障碍、皮肤损害、抑郁、旋颤、记忆力差、协调性差、肾损伤、皮炎、
白内障、不育、偏头痛。

单位：µg/g

专家提示：
　　没有饮食平衡，就没有元素平衡。要饮食平衡，就要知道食物的成分，尤其是食物中的元素成分。要知道食物中的元素成分，就需阅读"调节元素平衡的食物选择""调节元素平衡的蔬菜选择""调节元素平衡的中药选择""调节元素平衡的调节剂选择"。选择好能调节元素平衡的食物、蔬菜、中药和调节剂。注意饮食平衡，就可以达到元素平衡，就可以预防和治疗元素的过多症。

儿童 > 6.07 / 成人 > 6.35　重度专家指导

儿童 > 5.26 / 成人 > 5.52　中度专家指导

儿童 > 4.45 / 成人 > 4.69　轻度平衡调节

儿童 > 3.64 / 成人 > 3.86　边缘平衡调节

汞（Hg）元素生理功能

有毒元素。汞与巯基结合成巯醇盐，从而抑制了一系列含巯基酶的功能，影响了正常细胞的代谢。尤其是甲基汞为亲脂性高毒物质，引起进行性神经麻痹、共济失调、精神障碍和皮肤损害。

平衡点 ●

儿童 1.21 / 成人 1.36

日需要量（mg/d）

儿童 0.01~0.02 / 成人 0.01~0.02

儿童 < / 成人 <　边缘平衡调节

儿童 < / 成人 <　轻度平衡调节

儿童 < / 成人 <　中度专家指导

儿童 < / 成人 <　重度专家指导

汞（Hg）缺乏症状：

专家提示：
　　没有饮食平衡，就没有元素平衡。要饮食平衡，就要知道食物的成分，尤其是食物中的元素成分。要知道食物中的元素成分，就需阅读"调节元素平衡的食物选择""调节元素平衡的蔬菜选择""调节元素平衡的中药选择""调节元素平衡的调节剂选择"。选择好能调节元素平衡的食物、蔬菜、中药和调节剂。注意饮食平衡，就可以达到元素平衡，就可以预防和治疗元素的缺乏症。

单位：µg/g

①由箭头找出元素不平衡程度；②找出相对应的症状；③找出不同的调节方法；④由专家指导进行调节。

头发中镓（Ga）元素分级图解

镓（Ga）过多症状：

肾脏管状损伤、骨髓产生异常损伤、能导致神经和肌肉中毒、形成肿瘤、抑制生长、胃癌、食管癌、乳腺癌、鼻咽癌、肺癌、胆结石、胃肠道病、肝脏病。

单位：μg/g

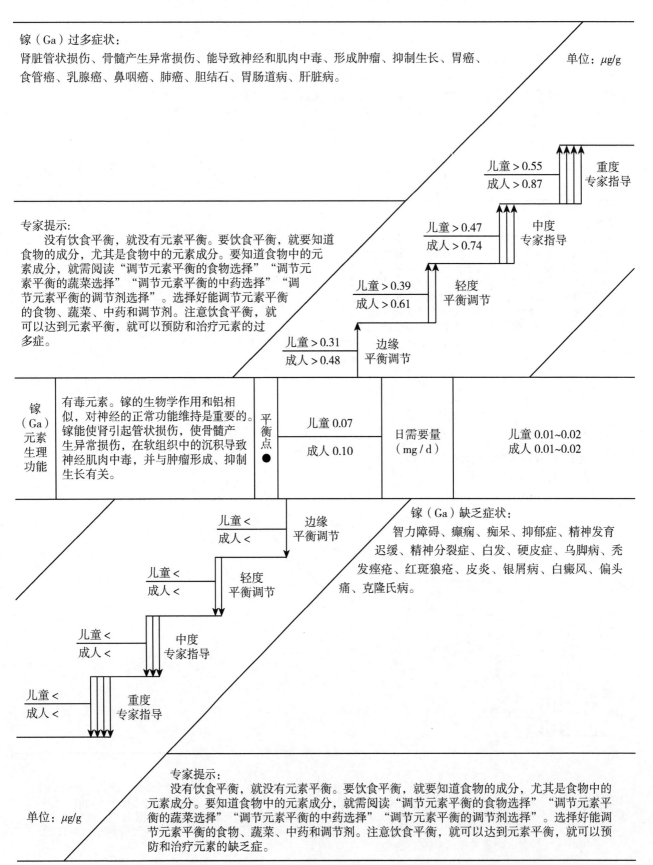

专家提示：

　　没有饮食平衡，就没有元素平衡。要饮食平衡，就要知道食物的成分，尤其是食物中的元素成分。要知道食物中的元素成分，就需阅读"调节元素平衡的食物选择""调节元素平衡的蔬菜选择""调节元素平衡的中药选择""调节元素平衡的调节剂选择"。选择好能调节元素平衡的食物、蔬菜、中药和调节剂。注意饮食平衡，就可以达到元素平衡，就可以预防和治疗元素的过多症。

儿童 > 0.55 / 成人 > 0.87　重度专家指导

儿童 > 0.47 / 成人 > 0.74　中度专家指导

儿童 > 0.39 / 成人 > 0.61　轻度平衡调节

儿童 > 0.31 / 成人 > 0.48　边缘平衡调节

镓（Ga）元素生理功能	有毒元素。镓的生物学作用和铝相似，对神经的正常功能维持是重要的。镓能使肾引起管状损伤，使骨髓产生异常损伤，在软组织中的沉积导致神经肌肉中毒，并与肿瘤形成、抑制生长有关。	平衡点 ●	儿童 0.07 / 成人 0.10	日需要量（mg / d）	儿童 0.01~0.02 / 成人 0.01~0.02

儿童 < / 成人 <　边缘平衡调节

儿童 < / 成人 <　轻度平衡调节

儿童 < / 成人 <　中度专家指导

儿童 < / 成人 <　重度专家指导

镓（Ga）缺乏症状：

智力障碍、癫痫、痴呆、抑郁症、精神发育迟缓、精神分裂症、白发、硬皮症、乌脚病、秃发痤疮、红斑狼疮、皮炎、银屑病、白癜风、偏头痛、克隆氏病。

专家提示：

　　没有饮食平衡，就没有元素平衡。要饮食平衡，就要知道食物的成分，尤其是食物中的元素成分。要知道食物中的元素成分，就需阅读"调节元素平衡的食物选择""调节元素平衡的蔬菜选择""调节元素平衡的中药选择""调节元素平衡的调节剂选择"。选择好能调节元素平衡的食物、蔬菜、中药和调节剂。注意饮食平衡，就可以达到元素平衡，就可以预防和治疗元素的缺乏症。

单位：μg/g

①由箭头找出元素不平衡程度；②找出相对应的症状；③找出不同的调节方法；④由专家指导进行调节。

头发中铍（Be）元素分级图解

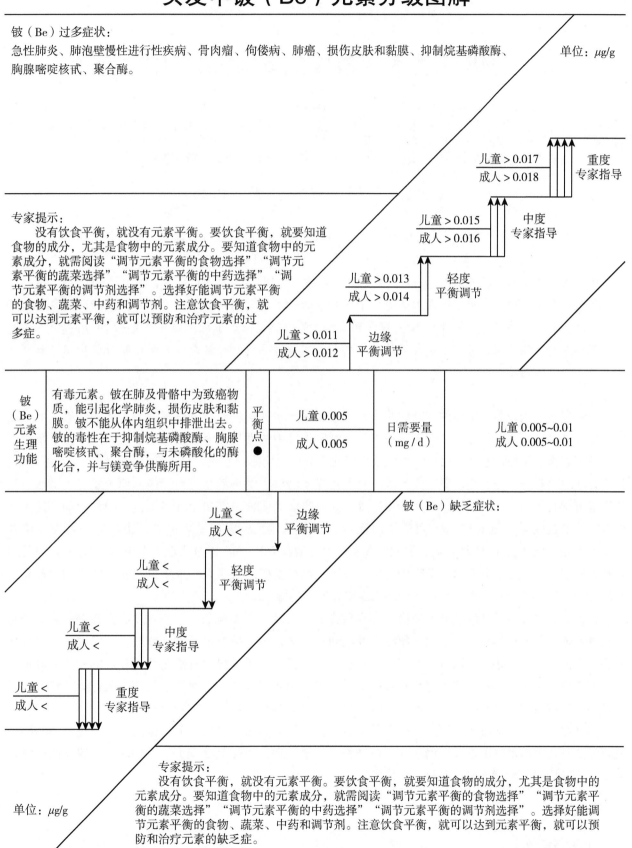

铍（Be）过多症状：

急性肺炎、肺泡壁慢性进行性疾病、骨肉瘤、佝偻病、肺癌、损伤皮肤和黏膜、抑制烷基磷酸酶、胸腺嘧啶核甙、聚合酶。

单位：μg/g

专家提示：

　　没有饮食平衡，就没有元素平衡。要饮食平衡，就要知道食物的成分，尤其是食物中的元素成分。要知道食物中的元素成分，就需阅读"调节元素平衡的食物选择""调节元素平衡的蔬菜选择""调节元素平衡的中药选择""调节元素平衡的调节剂选择"。选择好能调节元素平衡的食物、蔬菜、中药和调节剂。注意饮食平衡，就可以达到元素平衡，就可以预防和治疗元素的过多症。

儿童 > 0.017 成人 > 0.018	重度专家指导
儿童 > 0.015 成人 > 0.016	中度专家指导
儿童 > 0.013 成人 > 0.014	轻度平衡调节
儿童 > 0.011 成人 > 0.012	边缘平衡调节

| 铍（Be）元素生理功能 | 有毒元素。铍在肺及骨骼中为致癌物质，能引起化学肺炎，损伤皮肤和黏膜。铍不能从体内组织中排泄出去。铍的毒性在于抑制烷基磷酸酶、胸腺嘧啶核甙、聚合酶，与未磷酸化的酶化合，并与镁竞争供酶所用。 | 平衡点 ● | 儿童 0.005 成人 0.005 | 日需要量（mg/d） | 儿童 0.005~0.01 成人 0.005~0.01 |

铍（Be）缺乏症状：

儿童 < 成人 <	边缘平衡调节
儿童 < 成人 <	轻度平衡调节
儿童 < 成人 <	中度专家指导
儿童 < 成人 <	重度专家指导

专家提示：

　　没有饮食平衡，就没有元素平衡。要饮食平衡，就要知道食物的成分，尤其是食物中的元素成分。要知道食物中的元素成分，就需阅读"调节元素平衡的食物选择""调节元素平衡的蔬菜选择""调节元素平衡的中药选择""调节元素平衡的调节剂选择"。选择好能调节元素平衡的食物、蔬菜、中药和调节剂。注意饮食平衡，就可以达到元素平衡，就可以预防和治疗元素的缺乏症。

单位：μg/g

①由箭头找出元素不平衡程度；②找出相对应的症状；③找出不同的调节方法；④由专家指导进行调节。

（原载于《广东微量元素科学》2013年第7期）

ICP-MS 法测定人发中的 32 种微量稀土元素

（2015）

陈海英　张　飞　李华玲　白　晓　沈加林

（中国地质调查局南京地质调查中心）

[**导读**] 为适应大批量检测人发中多种微量元素（包括稀土元素）的需要，陈海英等建立了测定头发中 32 种微量稀土元素的 ICP-MS 分析法。该法采用硝酸、硝酸-过氧化氢、硝酸-氢氟酸 3 种酸体系在电热板上加热消解头发样品，以铑（^{103}Rh）作为内标元素，用 ICP-MS 测定微量元素含量。结果表明，前两种消解方法适合于除稀土元素以外的微量元素检测，硝酸-氢氟酸消解法适用于除砷、铋外的 32 种微量稀土元素的检测，检出限范围为 $0.001 \sim 2.80\ \mu g/g$，人发标准物质测得值与标准值、文献值基本相符，实际样品（6 例健康人头发）测得值均在文献值给定范围内。

微量元素是构成人类生命的基础物质，人发中微量元素的含量变化不仅提示着人体的健康状况，而且直接反映出环境污染物在人体内的蓄积水平，测定头发中的微量元素在预防医学、治疗卫生学及法医学领域都有极其重要的意义。目前，人发中微量元素分析主要集中在钙、铁、锌、铜、镁、锰 6 种元素，分析方法主要有分光光度法、原子吸收法、原子荧光光谱法、电感耦合等离子体-原子发射光谱法、高分辨电感耦合等离子体质谱法（ICP-MS）等。这些方法大多数只能单个元素测定，操作烦琐，且无法检测一些痕量元素，而 ICP-MS 可以同时测定含量差别较大的各组分。例如，张丹等采用微波消解 ICP-MS 法测定人发中 24 种元素，展向娟等采用微波消解 ICP-MS 快速测定人发中 21 种元素。但是目前对人发中的稀土元素分析的文章很少，李小飞等发现稀土矿区成年人头发中稀土元素的平均含量高于非矿区成年人，超标量达到 9.6 倍，当地人面临着较大的健康风险。

目前，人发样品的清洗及前处理没有标准化方法，文献上人发样品的清洗主要有洗涤剂—去离子水或蒸馏水冲洗，有机溶剂—洗涤剂—超纯水冲洗两种方法，第二种方法清洗更彻底；人发样品的前处理主要有干灰化法、湿消解法两种，干灰化法易造成元素损失，所以湿消解法是普遍使用的方法。湿消解法主要有微波消解、石墨消解、电热板加热 3 种，微波消解具有试剂用量少、快速、无污染等优点，后两种消解方法具有大批同时分析的优点，因此应根据具体待测元素合理选择前处理方法。

本文拟建立可以大批量检测人发中多种微量稀土元素的方法，采用硝酸、硝酸-过氧化氢、硝酸-氢氟酸 3 种消解溶液在电热板上消解人发标准物质，找出理想的样品处理方法。同时，用建立的方法检测实际样品中微量元素含量，并与文献值相比较。

1　实验部分

1.1　仪器与试剂

ELEMENT2 型高分辨电感耦合等离子体质谱仪（美国赛默飞世尔科技公司）。

氩气：纯度不小于 99.999%；硝酸：电子纯（昆山晶科微电子材料有限公司）；氢氟酸：电子纯

(浙江凯恒电子材料有限公司)；过氧化氢：分析纯（广东光华科技股份有限公司）；试验用水为 Mili - Q 高纯水（电阻率达 18MΩ·cm）；人发粉成分分析标准物质 GBW07601（国家标准物质中心）；标准仪器调谐溶液：$1\,\mu g/L$，（Ba、B、Co、Fe、Ga、In、Li、Lu、Na、Rh、Sc、Tl、U、Y、K）；质谱用混合标准溶液系列：美国 SPEX 公司（1000 mg/L）；稀土混标：美国 Accu Standard 公司 MISA 系列（100 mg/L）；Rh 内标：$1\,\mu g/L$ 由国家标准溶液 GSB04 - 1746 - 2004（国家有色金属及电子材料分析测试中心）配制，$2\%\,HNO_3$ 介质，通过三通在线加入。

1.2 工作溶液的配制

标准工作溶液：准确分取适量的标准溶液于容量瓶中，加 2% 的 HNO_3 溶液逐级稀释得标准工作溶液，各元素质量浓度分别为 $1\,\mu g/L$、$5\,\mu g/L$、$10\,\mu g/L$、$20\,\mu g/L$、$50\,\mu g/L$。以 2% 硝酸溶液做曲线空白。

1.3 试验方法

1.3.1 头发样品的采集与清洗

用不锈钢剪刀取 6 位成年男女枕部距头皮 2.0 cm 以内的头发，将头发放置于 100 mL 的烧杯内，加雕牌洗洁精溶液后置于超声波仪中超声约 30 min，弃去洗液，加纯水超声 5 min，弃去废液，如此反复冲洗 3~5 次，然后加丙酮超声清洗 30 min，弃去洗液，用纯水抽滤洗净，放入 80 ℃烘箱烘干 4 h 后，剪碎，放入干燥器内备用。

1.3.2 样品的前处理

称取样品 50 mg 于 15 mL 可熔性聚四氟乙烯（PFA）管形熔样瓶中，加入一定量消解溶液，3 种不同消解试剂如下：（1）1 mL 的浓 HNO_3 溶液；（2）2 mL 的 1:1 的浓 HNO_3 和 H_2O_2 溶液；（3）1 mL 的 1:10 的 HF 和浓 HNO_3 溶液，密封在电热板上 180 ℃加热 5 h，待溶液冷却后，定容至 50 mL；其中加入 HF 的样品加热 5 h 后，需要开盖在 180 ℃下蒸干溶液，趁热加入 1 mL 1:1 稀 HNO_3，盖上盖子加热至 130 ℃，保温 3 h，以充分溶解残渣，待溶液冷却后，定容至 50 mL。

1.4 仪器工作条件

仪器工作条件见表 1。

表 1 仪器工作条件

工作条件	参数	工作条件	参数	工作条件	参数
矩管位置		冷却气流置	16.05	提取电压	-2000
X 位置	1.5	辅助气流量	0.84	聚焦	-1167
Y 位置	1.9	样品气流量	1.125	X 偏转	-2.19
Z 位置	-2.60	高频发生器（W）	1280	Y 偏转	-0.38
气体流置（L/min）		电压（V）		性状	121

1.5 方法参数

方法参数见表 2。

表 2 方法参数

方法参数	LR	MR	HR	方法参数	LR	MR	HR
质量窗口	20%	125%	125%	积分窗口	20%	20%	60%
样品时间	0.01 s	0.01 s	0.05 s	扫描类型	E scan	E scan	E scan
样品峰	50	50	20	Run × pass	3×5	3×5	3×5
段时间	0.1	0.1	1.25	检测模式	both	both	both

2 结果与讨论

2.1 方法的检出限

按 3 种消解方法，全流程处理制备空白溶液，每种方法 6 份空白溶液。以 3σ 计算方法检出限，结果见表 3。结果表明：对大多数元素而言，HNO_3 和 $HF-HNO_3$ 两种消解方法的检出限相差不大，但二者都比 $H_2O_2-HNO_3$（检出限范围 $0.001 \sim 33.0 \; \mu g/g$）体系消解方法的检出限低，这主要是因为 H_2O_2 为分析纯试剂带入的杂质较多。

表 3   各元素的标准偏差和检出限   单位：$\mu g/g$

序号	元素	HNO_3		$H_2O_2-HNO_3$		$HF-HNO_3$	
		标准偏差	检出限	标准偏差	检出限	标准偏差	检出限
1	Be	0.003	0.009	0.003	0.010	0.004	0.011
2	Mo	0.004	0.011	0.008	0.024	0.005	0.015
3	Cd	0.001	0.004	0.016	0.049	0.001	0.004
4	Bi	0.004	0.013	0.005	0.015	0.007	0.020
5	As	0.020	0.060	0.025	0.07	0.009	0.026
6	Cr	0.093	0.28	0.99	2.96	0.069	0.21
7	Ni	0.031	0.092	0.052	0.15	0.021	0.062
8	Mn	0.055	0.16	0.63	1.89	0.029	0.086
9	Pb	0.035	0.11	0.042	0.13	0.017	0.052
10	Cu	0.02	0.07	0.10	0.29	0.03	0.10
11	Ba	0.10	0.30	0.13	0.39	0.11	0.32
12	Sr	0.022	0.065	0.024	0.073	0.033	0.10
13	Fe	0.34	1.03	2.02	6.07	0.90	2.70
14	Na	1.33	4.00	11.0	33.0	0.94	2.83
15	P	0.11	0.33	1.99	5.98	0.09	0.27
16	Zn	0.79	2.37	0.44	1.33	0.66	1.97
17	Mg	1.19	3.56	0.72	2.15	0.93	2.80
18	S	1.18	3.53	5.28	15.8	0.22	0.67
19	La	0.002	0.006	0.002	0.007	0.001	0.004
20	Ce	0.003	0.010	0.006	0.017	0.003	0.008
21	Pr	0.0004	0.001	0.0008	0.002	0.0004	0.001
22	Nd	0.006	0.019	0.005	0.015	0.011	0.033
23	Sm	0.0004	0.001	0.0005	0.001	0.0006	0.002
24	Eu	0.0004	0.001	0.0005	0.002	0.0004	0.001
25	Gd	0.001	0.004	0.003	0.009	0.002	0.007
26	Tb	0.0004	0.001	0.0007	0.002	0.0005	0.002
27	Dy	0.0004	0.001	0.0011	0.003	0.0010	0.003
28	Ho	0.0004	0.001	0.0006	0.002	0.0004	0.001
29	Er	0.001	0.003	0.001	0.002	0.001	0.002
30	Tm	0.0004	0.001	0.001	0.004	0.001	0.004
31	Yb	0.001	0.002	0.001	0.002	0.0004	0.001
32	Lu	0.0004	0.001	0.0006	0.002	0.0005	0.002
33	Sc	0.001	0.003	0.002	0.006	0.003	0.009
34	Y	0.001	0.002	0.001	0.004	0.001	0.002
	Σ	0.020	0.061	0.027	0.080	0.021	0.062

2.2　样品消解

　　实验考察了不同消解方式对测定结果的影响，称取 12 份人发标准物质（GBW07601）50 mg 于 15 mL 可熔性聚四氟乙烯（PFA）管形熔样瓶中，分别加入 3 种不同消解的试剂，每种消解方法平行消解 4 份，同时做相应的空白实验，结果见表 4。

表 4　不同消解方式对人发标样测定结果的影响

序号	元素	推荐值	HNO₃ 测得值（μg/g）	回收率（%）	H₂O₂—HNO₃ 测得值（μg/g）	回收率（%）	HF—HNO₃ 测得值（μg/g）	回收率（%）
1	Be	0.063	0.071	113	0.055	87	0.059	94
2	Mo	0.073	0.073	100	0.075	103	0.072	99
3	Cd	0.11	0.12	105	0.11	102	0.12	112
4	Bi	0.34	0.26	76	0.32	94	0.19	57
5	As	0.28	0.29	104	0.29	104	0.19	68
6	Cr	0.37	0.30	80	0.44	120	0.44	119
7	Ni	0.83	0.82	99	1.04	125	0.91	109
8	Mn	6.3	5.43	86	5.44	86	5.52	88
9	Pb	8.8	7.23	82	7.23	82	7.15	81
10	Cu	10.6	10.3	97	9.31	88	9.42	89
11	Ba	17	14.5	85	14.1	83	14.5	85
12	Sr	24	21.9	91	22.0	92	22.0	92
13	Fe	54	40.5	75	44.8	83	47.2	87
14	Na	152	114	75	155	102	157	103
15	P	170	130	76	131	77	138	81
16	Zn	190	165	87	154	81	172	90
17	Mg	360	263	73	264	73	335	93
18	S	43 000	37 120	86	36 674	85	37 149	86
19	La	0.049	0.031	63	0.030	62	0.044	89
20	Ce	0.12	0.065	54	0.065	54	0.10	86
21	Pr*	0.011	0.006	57	0.007	61	0.010	86
22	Nd*	0.041	0.024	58	0.025	60	0.035	85
23	Sm	0.012	0.006	48	0.005	40	0.009	75
24	Eu	0.006	0.001	17	0.002	29	0.004	71
25	Gd*	0.011	0.007	66	0.005	41	0.010	91
26	Tb*	0.002	0.001	67	0.001	38	0.001	63
27	Dy	0.017	0.007	40	0.005	29	0.013	76
28	Ho*	0.0025	0.002	70	0.001	40	0.002	90
29	Er*	0.0057	0.003	44	0.003	44	0.004	61
30	Tm*	0.0015	0.0003	17	0.0003	17	0.001	67
31	Yb*	0.0063	0.003	48	0.004	60	0.004	67
32	Lu*	0.0013	0.0003	19	0.001	58	0.001	77
33	Sc	0.008	0.008	104	0.009	108	0.009	116
34	Y	0.084	0.042	50	0.041	49	0.074	88
	Σ	0.38	0.20	54	0.20	52	0.32	85

　　注：带 * 元素结果为相关文献测定结果，Σ 为 19～34 号稀土元素的总和。

结果表明：（1）对于1～18号元素，HNO_3和H_2O_2—HNO_3两种消解方法的测定结果相差不大，回收率均在70%～125%；而HF—HNO_3体系消解样品时，除Bi、As两种元素外，回收率均在80%～120%，这是因为ICP-MS雾化器是玻璃的，用HF—HNO_3体系消解样品时HF需赶尽，敞口赶酸过程造成了As、Bi的损失（回收率仅68%、57%）。（2）对于19～34号稀土元素，HNO_3和H_2O_2—HNO_3两种消解方法的测定结果相差不大，除Sc外回收率均较低，在17%～70%；而HF—HNO_3体系消解样品时，大多数元素回收率均在70%～120%，而Tb、Er、Tm、Yb 4种元素回收率较低（61%～67%），这是因为稀土元素在人发中的含量很低，而且标样（GBW07601）并未给出定值，只是和文献值相比较。（3）由表4可知，人发中稀土元素含量极低，在人发中含量10^{-9}量级，即使用ICP-MS这种高灵敏度的仪器测量，仍有较大误差。因此本文对16种稀土元素求和得到Σ，发现HNO_3和H_2O_2—HNO_3两种消解方法时，回收率较低均在50%左右；而HF—HNO_3体系消解样品时，回收率可达到85%。

2.3 实际样品的测定

由表3、表4可知，HNO_3和H_2O_2—HNO_3消解方法适合于除稀土外1～18号的微量元素检测，这是因为一方面酸用量少，不会引入溶剂基体和杂质元素；另一方面，密闭消解，不会造成易挥发元素的损失。HF—HNO_3消解方法适合于除As、Bi外的32种微量稀土元素的检测。因此，将6份人发样品按照1.3.1节中的方法清洗后，用HF—HNO_3消解后上机测定，并与人发标准物质及文献结果相比较，由表5可知，实际样品中的微量元素含量与文献范围值基本吻合。

表5 人发样品微量元素的ICP-MS测定结果 单位：$\mu g/g$

元素	标样值	文献值	1#	2#	3#	4#	5#	6#
Be	0.063	约0.0028	0.008	0.007	0.004	0.002	0.011	0.007
Mo	0.073	—	0.081	0.065	0.065	0.071	0.057	0.058
Cd	0.11	0.004～0.15	0.047	0.029	0.052	0.103	0.070	0.085
Cr	0.37	0.23～0.73	0.29	0.24	0.30	0.35	0.25	0.20
Ni	0.83	约2.02	0.56	0.25	0.25	0.32	0.83	0.43
Mn	6.3	约6.53	1.27	0.62	0.44	0.91	0.37	0.51
Pb	8.8	0.15～8.17	3.86	0.81	0.41	14.41	0.75	1.07
Cu	10.6	5.7～18.6	10.7	9.25	11.3	9.70	9.86	8.97
Ba	17	0.32～8.34	3.54	1.25	1.82	1.52	1.63	3.79
Sr	24	—	2.07	1.53	2.46	1.12	2.92	5.52
Fe	54	约50.0	54.0	15.6	37.4	19.5	27.5	16.5
Na	152	—	19.8	16.2	32.0	33.5	32.9	34.1
P	170	—	140	116	138	126	122	115
Zn	190	135～400	388	108	160	191	148	224
Mg	360	32～415	130	128	137	113	153	174
S	43 000	—	38 676	41 163	40 876	38 798	39 338	38 612
Σ	—	—	0.17	0.13	0.16	0.16	0.13	0.15

注：由于稀土含量极低，因此仅列出16种稀土元素的总和Σ的值，未列各稀土元素值。

3 结 论

采用HNO_3、H_2O_2—HNO_3、HF—HNO_3 3种酸体系在电热板加热消解人发标准物质GBW07601时发现：HF—HNO_3体系消解样品时，敞口赶酸过程易造成As、Bi的损失；HNO_3和H_2O_2—HNO_3两种消解样品时，稀土元素回收率较低，均在 50% 左右；而 HF—HNO$_3$ 体系消解样品时，回收率可达到 85%。因此，HNO$_3$ 和 H$_2$O$_2$—HNO$_3$ 消解方法适合于除稀土外的微量元素检测；HF—HNO$_3$ 消解方法适用于除 As、Bi 外的 32 种微量稀土元素的检测。

用 HF—HNO$_3$ 消解后 ICP - MS 分析人发标准物质 GBW07601 中的 32 种微量元素，检出限范围为 0.001 ~ 2.80 μg/g。同时用该法检测 6 例健康人头发中的微量元素，样品的微量稀土元素含量均在文献值给定范围内。该方法灵敏度高，检出限低，特别是为受稀土危害健康人群提供了一种操作简便的检测方法。

（原载于《现代科学仪器》2015 年 6 月第 3 期）

澄迈长寿村居民头发中微量元素谱特征

（2015）

于 洋 王雅娟 肖钰杰 贺杨洋 罗盛旭

（海南大学）

[导读] 海南省澄迈县于 2009 年荣膺"中国长寿之乡"称号。为探讨澄迈长寿村居民头发的微量元素谱特征，于洋等选择澄迈 6 个长寿村，每村选取 6 个长寿家庭，采集长寿老人（90 ~ 110 岁）及其成年亲属（40 ~ 60 岁）的头发样品，用火焰原子吸收光谱仪和电感耦合等离子体质谱仪测定其中的 12 种元素含量。与成年家属或一般人群文献值比较，澄迈长寿老人头发具有突出的高镁低铜特点，镁、镍、铬含量较高，铁、锶含量偏高，钙、铅、锰含量正常，铜、锌、镉含量明显低；澄迈长寿家庭成年人，与一般人群文献值比较，具有高的头发锶、镍、铬、锰、镁含量，正常的钙、铁、铅、铜含量，低的锌、镉含量。长寿老人的头发微量元素谱分布模式与其成年家属类似，相同的食物来源与生存环境是其头发微量元素谱类似的基础。

微量元素指的是在人体内含量低于人体质量的万分之一的元素，它们量微效大，与人体健康和疾病有着密切的联系，尤其是一些必需微量元素，是人体生长、发育和生命活动所不可缺少的。对中国长寿地区和百岁老人进行的流行病学调查及实验研究表明，微量元素在长寿形成的过程中起着极为重要的作用，海南澄迈县于 2009 年荣膺"中国长寿之乡"称号，截至 2011 年 12 月，在澄迈 56 万总人口中，百岁老人有 205 人，百岁老人占比远远高出国际自然医学会关于长寿之乡的标准（7 位百岁老人/10 万）。人体头发中微量元素的含量可以较真实地反映出人体的营养状况、疾病与人们生活环境的关系，本研究探讨澄迈长寿村居民头发的微量元素谱特征。

1 对象与方法

1.1 研究对象

以分布于澄迈北、中、南的 6 个长寿村为对象。包括花场村（1）、黄竹村（2）、高山朗村（3）、横滩村（4）、罗驿村（5）和三多村（6），其中（1）村靠海、（4）和（6）村靠江，代表了澄迈长寿村的基本生态环境特征。每个村选择 6 户长寿家庭，以家庭为单位采集长寿老人（90 ~ 110 岁）及其子女辈亲属（40 ~ 60 岁，含子女或媳妇）头发，分为"老人组"和"成年组"，共获取了 36 位老人组（男 14

位和女 22 位）和 35 位成年组（男 17 位和女 18 位）的头发样品，计 71 件。采集样品时，用剪刀紧贴头皮枕部剪取头发一撮，约 2 g，置于样品袋中保存带回实验室。

1.2 仪器与试剂

TAS - 990 火焰原子吸收光谱仪（北京普析公司）；NexION 300X 电感耦合等离子体质谱仪（PE 公司）；TB - 214 电子天平（北京赛多利斯仪器系统有限公司）；YXLG128 型氟离子选择性电极（上海精密科学仪器有限公司）；PXSJ226 型离子计（上海精密科学仪器有限公司）；L - 180DTH 超声波清洗器（上海杰里科技有限公司）；GWA - UN 型 Pure water system（北京普析通用）；101B 型数显式电热恒温干燥箱（上海沪越科学实验仪器厂）硝酸（优级纯）、过氧化氢、硝酸锶、氧化镁、盐酸、碳酸钙、氯化钠、枸橼酸钠、氢氧化钠试剂均为分析纯（广州化学试剂厂）；冰醋酸为优级纯（天津市福晨化学试剂厂）；实验用水为超纯水。

1.3 样品处理

头发样品用洗涤剂搅拌清洗，再用温水漂洗至无泡沫，然后依次用蒸馏水、超纯水超声清洗，再置于恒温干燥箱中在 60 ℃下烘干，剪碎，装袋保存于干燥器中。消解时准确称取 0.1 g 样品，置于聚四氟乙烯（PTFE）消化内胆里，加入 1 mL 硝酸过夜，次日加入 1 mL 过氧化氢，组装消解罐，在 180 ℃下高温高压消解 4 h。待冷却后取出，定容到 25 mL，置于冰箱中（4 ℃）保存待测。按同样的方法做空白实验。

1.4 样品中微量元素含量测定方法

依据元素及其含量范围，选用不同方法测定头发样品中 12 种元素，Fe、Zn、Mn、Ca、Mg，采用火焰原子吸收分光光度法，在优化的仪器条件下，以标准曲线法测定样品中各元素含量；F 采用氟离子选择性电极法，以标准曲线法对样品中氟含量进行测定；Cd、Cr、Cu、Ni、Pb、Sr 采用电感耦合等离子体质谱法，使用含 24 种元素混标配制系列标准溶液，以标准曲线法测定样品中各元素含量。

1.5 澄迈长寿村居民头发微量元素谱特征比较

头发样品中元素查到的国内外已报道各种人群头发元素含量值为"文献值"。其中包括一般人群头发元素含量值，分为"文献值（老年）""文献值（成年）"。

1.6 统计学分析

应用 SPSS19.0 进行相关性分析。

2 结 果

2.1 分析方法评价

火焰原子吸收分光光度法测定 Fe、Zn、Mn、Ca、Mg 含量，标准曲线的相关系数（R^2）在 0.9940 ~ 0.9992，检测限为 0.900 ~ 0.955 $\mu g/L$，RSD < 7.2%，加标回收率为 94.7% ~ 105.4%；离子选择性电极法测定 F 含量，标准曲线的相关系数（R^2）为 0.9941，检测限为 0.06 mg/L，RSD < 9%，加标回收率为 96.8% ~ 104.2%；电感耦合等离子体质谱法测定 Cd、Cr、Cu、Ni、Pb、Sr 含量，标准曲线的相关系数（R^2）在 0.9996 ~ 0.9999，检测限为 0.05 ~ 0.09 $\mu g/L$，加标回收率为 97.5% ~ 105.1%，RSD < 9.7%。因此，所用分析方法具有较高的精密度和准确度，方法可靠。

2.2 长寿老人头发微量元素谱特征

由表 1 可见，澄迈长寿老人头发 Mg 和 Ca 的含量与其他长寿区文献值（长寿）相符，其中 Mg 含量高于一般人群文献值（老年），具有高 Mg 的特征；对于头发 Ni、Cr 的含量，澄迈长寿老人远高于一般人群文献值（老年），即呈现高的 Ni、Cr；澄迈长寿老人头发 Fe、Si 含量高于一般人群文献值（老年），但低于其他长寿地区文献值（长寿），呈现偏高的 Fe、Sr 含量特征；Pb、Mn 的含量低于其他长寿地区文献值（长寿），而与一般人群文献值（老年）一致，属于正常值范围；而 Cu、Zn、Cd 低于一般人群文献值（老年）和其他长寿区文献值（长寿），处于明显低值；因此，澄迈长寿老人头发的微量元素谱特征为：

高的 Mg、Ni、Cr 含量，偏高的 Fe、Sr 含量，正常的 Ca、Pb、Mn 含量，明显低值的 Cu、Zn、Cd 含量。见表1。与一般人群文献值（成年）相比，澄迈长寿家庭成年人头发的微量元素谱特征为：高的 Sr、Ni、Cr、Mn、Mg 含量，正常的 Ca、Fe、Pb、Cu 含量，低的 Zn、Cd 含量。见表2。

表1 澄迈长寿老人及成人头发中微量元素含量和与文献值比较（$\bar{x} \pm s$）

组别	n	Mg（mg/g）	F（mg/kg）	Ca（mg/g）	Fe（mg/kg）	Zn（mg/kg）	Pb（mg/kg）
澄迈老人组	36	0.8072 ± 0.4470	0.02616 ± 0.0089	0.2566 ± 0.1139	45.48 ± 41.19	47.50 ± 7.860	2.096 ± 1.761
文献值（老年）	—	0.036 ~ 0.160	—	0.175 ~ 0.695	4.7 ~ 18.3	90 ~ 280	1.3 ~ 9.0
文献值（长寿）	—	0.0594 ~ 1.150	—	0.1778 ~ 0.4164	174.3 ~ 298.3	85.74 ~ 188.1	23.17 ~ 49.68

组别	n	Mg（mg/g）	F（mg/kg）	Ca（mg/g）	Fe（mg/kg）	Zn（mg/kg）	Pb（mg/kg）
澄迈成人组	35	1.150 ± 0.8090	0.03002 ± 0.01433	0.4300 ± 0.2476	95.29 ± 73.90	46.77 ± 14.56	5.848 ± 5.230
文献值（成年）	—	0.003 ~ 0.35	—	0.019 ~ 1.8	4 ~ 900	140 ~ 250	2.3 ~ 56

组别		Sr（mg/kg）	Ni（mg/kg）	Cu（mg/kg）	Mn（mg/kg）	Cd（mg/kg）	Cr（mg/kg）
澄迈老人组		7.717 ± 6.409	16.80 ± 15.59	7.974 ± 1.850	3.472 ± 5.550	—	14.00 ± 10.07
文献值（老年）		0.16 ~ 2.4	0.15 ~ 1.93	8.7 ~ 27.0	0.25 ~ 5.70	—	0.59 ~ 3.65
文献值（长寿）		11.39 ~ 42.20		12.91 ~ 33.52	9.858 ~ 25.10		

组别	n	Sr（mg/kg）	Ni（mg/kg）	Cu（mg/kg）	Mn（mg/kg）	Cd（mg/kg）	Cr（mg/kg）
澄迈成人组	35	40.02 ± 96.45	12.22 ± 6.967	10.72 ± 5.227	5.917 ± 6.140	—	10.57 ± 4.500
文献值（成年）		0.04 ~ 4.5	0.02 ~ 2.1	5.5 ~ 32	0.45 ~ 1.61	—	0.06 ~ 4.0

注：一为未检出。

2.3 长寿村居民头发微量元素含量特征

4号、6号村长寿老人头发中 Mg 含量较高，对应长寿老人男女比例为1:5；1号、2号、3号村长寿老人头发中 Mg 含量中等，对应的男女比例均为2:4；而5号村长寿老人头发中 Mg 含量较低，对应的男女比例为3:3。呈现出随长寿老人头发中 Mg 含量下降，男性长寿老人比例上升的趋势，即长寿老人头发中 Mg 含量和性别有一定的联系。将6个长寿村长寿老人头发中 Fe、Ni、Cr、Cu、Pb 平均含量进行比较，在长寿老人头发中 Fe、Ni、Cr、Cu、Pb 5种元素含量均呈现出相对一致的变化：5号村 >4号、1号、6号村 >2号村 >3号村。观察6个长寿村长寿老人组及成年人组头发中 Pb 平均含量数据发现，除去2号村，其他村中长寿老人和成年人头发中 Pb 含量的变化趋势相同，即5号村 >1号村 >4号村 >6号、3号村。澄迈长寿老人组和成人组头发中 Pb 含量呈显著正相关（r = 0.973）。见表2。

表2 以长寿村为单位居民头发中典型几种微量元素含量特征比较

组别		1号村	2号村	3号村	4号村	5号村	6号村
老人组	Mg（mg/g）	0.9156	0.9189	0.7954	0.9839	0.7017	0.1068
	Fe（mg/kg）	41.10	32.90	24.00	59.10	89.10	36.50
	Ni（mg/kg）	14.70	13.56	8.254	20.59	30.75	14.90
	Cu（mg/kg）	9.298	6.925	6.237	7.962	9.415	8.019
	Cr（mg/kg）	13.79	9.083	7.053	18.18	23.61	12.41
	Pb（mg/kg）	2.640	0.296	0.905	1.946	4.320	0.818
成人组	Pb（mg/kg）	6.409	10.22	2.689	4.266	7.997	3.370

3 讨 论

本研究初步得到澄迈长寿村居民头发微量元素谱特征：随长寿老人头发中 Mg 含量下降，男性长寿老人比例呈上升趋势；长寿老人头发中元素含量与不同村庄紧密联系，不同家庭成员头发中 Pb 含量高度相关，均体现了居住生活环境的重要影响；从成年组到长寿者组，头发中 Zn、F、Cu 含量并不突出，但却高度稳定，尤其是 Zn，素有"生命火花"之称，而澄迈长寿居民体内稳定的 Zn 含量可能对健康长寿产生重要影响，同时 Zn、F、Cu 3 种元素均与癌症和心血管疾病如高血压有着密切的关系，其对人体健康的影响可能反映出微量元素量微效大的特性。

据资料表明，长寿地区头发中微量元素含量具有高 Mg、Fe 和低 Cu 的特点，在澄迈长寿村中，高 Mg 和低 Cu 的特点较为突出。据统计，国内共有 12 类 94 种疾病与血液、头发、尿液中的多种微量元素含量异常有关，其中最为密切之一则为 Cu，如临床上发现糖尿病患者明显高 Cu。低 Cu 与人体健康的关系值得深入研究。Pb、Cd 是有害元素，在澄迈长寿老人头发中，Pb、Cd 的含量较低，均远低于秦俊发认定的我国居民头发中 Pb 和 Cd 正常值上限，显然对人体健康有利，其特征与澄迈长寿老人头发微量元素谱特征有一定的差异，说明随年龄变大，微量元素的分布发生了一定的变化。但尽管如此，澄迈长寿村居民头发微量元素谱特征仍然具有一致的方面：高的 Ni、Cr、Mg 含量，正常的 Ca、Pb 含量，低的 Zn、Cd 含量。同时，成年人头发具有明显高的 Si、Mn 含量，可能与成年人的身体状况相关；而 Cu 的含量虽不是明显低值但也属于正常值范围；Sr、Mn、Cu 则随年龄增大而有所降低。因此，成年人和长寿老人头发元素谱具有一脉相承的基本特征，可能反映了该地区的生态环境特性。这从该地区居民头发元素谱分布模式的比较可进一步说明。澄迈长寿老人头发元素谱分布模式为 Mg > Ca > Zn、Fe > Ni、Cr > Cu、Sr > Mn、Pb > F > Cd，而成年人的分布模式为 Mg > Ca > Fe、Zn、Sr > Ni、Cr、Cu、Mn、Pb > F > Cd，两者呈现出总体分布模式类似、个别元素含量有交叉，其中交叉元素中含量差异较大的是 Sr，该元素含量呈现出成年时高而老年时明显降低的变化。由于长寿老人及其子女辈亲属（含媳妇）都生活在同一家庭，相同的食物来源与环境状况是其头发元素谱分布模式类似的基础，在此基础上，长寿老人与成年人的差异反映了各自的身体特点和生活状态，如年轻人身体功能好、生活流动性大等，具有一定的合理性。

澄迈长寿村 Zn、F 和 Cu 含量从成年人组到长寿老人组都显得十分稳定，尤其是 Zn 的含量，长寿老人组的 Zn 平均含量还略大于成年人组，说明长寿村居民头发中 Zn 含量随年龄增长高度稳定，这与通常报道的情况明显不同，即随着人体年龄的增长，人发中的锌含量成正态分布，儿童与老年人缺锌比较严重。人体中锌素有"生命火花"之称，F 是形成骨骼和牙齿的必要成分，Cu 与多种疾病高度相关，它们都是生命必需元素，其量微效大，长寿村居民头发中 Zn、F、Cu 含量并不突出，但却高度稳定，其健康意义值得深入探讨，本文结果反映出头发元素含量与不同村庄的紧密联系。老人大多生活在村里，一般不离开，受村庄生态环境的影响较大。因此，澄迈长寿老人的长寿与其居住村庄的生态环境状况有一定的联系。本研究以家庭为单位，由于长寿老人及其家庭中的成年人生活在同样环境中，食物和饮用水等相同，导致其家庭成员头发中 Pb 含量高度相关是合理的，也体现了生活环境及食物等影响的重要性。

（原载于《中国老年学杂志》2015 年 5 月第 35 卷）

稀土元素致病理性纤维化的定量蛋白组学分析

（2015）

刘鹤鸣[1,2] 王玉路[2] 杨增华[2] 王建忠[3] 王坤正[1]

（1. 西安交通大学医学部第二附院 2. 包头医学院第一附院

3. 内蒙古医科大学第二附院）

[导读] 随着稀土在工、农、医等领域的广泛应用，稀土引起的健康风险逐渐引起人们的重视，其中关于稀土元素致病理性纤维化的作用机制研究尚鲜有报道。刘鹤鸣等选取内蒙古白云鄂博矿区矿工（暴露组）和远离矿区健康农民（对照组）为对象进行了头发中 15 种稀土元素含量检测和血清蛋白质组学分析。结果发现，暴露组头发中 8 种稀土元素含量明显高于对照组，血清中有 29 种蛋白表达异常，其中与纤维化有关的黏多糖和纤维连接蛋白表达升高，可能在稀土致病理性纤维化发生过程中发挥重要作用。

稀土元素一般是指镧到镥的镧系元素和钇的总称。随着稀土在农业、工业、医学等领域的广泛应用，其引起的健康风险逐渐引起人们的重视，如神经毒性、肝毒性、肾毒性、致骨质疏松作用、致畸作用及致病理性纤维化作用。其中稀土元素致病理性纤维化作用的机制研究鲜有报道。

比较蛋白组学技术可对样本在不同时期、不同状态或不同外界条件作用下所表达的差异蛋白质进行鉴定。基于同位素标记的蛋白质定量技术分离能力强、准确性高，同时联用液相色谱分离技术，在蛋白质疏水性、相对分子量和等电点方面有明显优势，已有大量文献报道用于鉴定差异蛋白。

本实验利用同位素相对标记与绝对定量（isobaric tags for relative and absolute quantitation，iTRAQ）技术对长期稀土暴露者和对照组行血清比较蛋白组学分析，以期在蛋白质水平分析稀土元素的致病理性纤维化作用，探讨其生物学机制，并找出适合作为检测该病理过程的特征蛋白。

1 材料与方法

1.1 实验对象及取材

选取白云鄂博矿区 8 名男性矿工（30～50 岁，工作年限超过 10 年）为实验组，白云鄂博矿区位于中国内蒙古自治区包头市北部，是世界最大的稀土多金属矿床之一，矿物种类主要有铁、稀土和铌，该矿为露天开采，矿工有环境暴露和职业暴露风险。另选取包头市南部距离白云鄂博矿区 170 公里处 A 村庄 8 名健康男性农民（30～50 岁，居住时间超过 10 年）为对照组，该处远离矿区，无稀土暴露风险。两地居民生活习惯相同。

分别空腹条件下采集实验组与对照组成员静脉血 4 mL，离心取血清置 -80 ℃冰箱备用；剪取头发（不少于 1 g）装入清洁信封，同时询问其常用洗发剂、近期是否染发、居住饮食、有无内科病史等情况，并记录编号。标本采集经学院伦理委员会批准和实验对象知情同意。

1.2 电感耦合等离子体质谱法测定头发中稀土元素含量

去除头发中可见杂质，剪碎（约 0.5 cm），用以下程序预处理：10 mL/L 洗洁精液浸泡（50 ℃，

5 min）→清水冲洗至无泡沫→去离子水冲洗 10 次→丙酮浸泡→980 mL/L 乙醇浸泡晾干备用。

精确称取发样 0.25 g，加混合酸（HNO_3：$HClO_4$）适量，冷消化后，加热消化至终点，加适量高纯水赶酸，冷却后，全部移入 10 mL 容量瓶内并定容；空白组同上配制但未加发样。本工作分析所用仪器为美国 PE 公司 Elan DRC Ⅱ 型 ICP - MS 仪，详细实验步骤及仪器操作参数参见相关参考文献。

1.3 基于 iTRAQ 技术的血清比较蛋白组学分析

1.3.1 试剂、仪器

丙酮、氨水、乙腈、十二烷基磺酸钠、甲酸等均购自 Sigma 公司；去高丰度试剂盒购自 MERCK 公司；Bradford 法蛋白定量试剂盒购自 Bio - Rad 公司；iTRAQ 试剂盒和 ProteinPilot 4.2 软件均购自 ABI 公司；高效液相色谱仪（L - 3000）购自北京普源精电；C18 色谱柱（内径 4.6 mm，长度 250 mm，粒径 5 μm）购自 Agela 公司；液质联用质谱仪为 Ek - sigent 液相 - AB SCIEX TripleTOF 5600 质谱仪。

1.3.2 蛋白处理及标记

血清样本用去高丰度试剂盒去除高丰度，冻干；为检验去高丰度效果，将去高丰度前后样品行双向 SDS - PAGE 电泳（2DE），考马斯亮蓝染色。

分别于去高丰度后蛋白中加入溶解液，溶解蛋白并用 Bradford 方法定量；分别取 100 μg 进行酶切：分别加入 10 g/L 十二烷基磺酸钠 1 μL 充分混悬溶解样品；加入还原试剂 2 μL，混匀，60 ℃反应 1 h；加入半胱氨酸封闭试剂 1 μL，室温反应 10 min，按照酶：蛋白质 =1：50 的比例加入胰酶，37 ℃酶解过夜。

对照组用 116 标记，暴露组用 117 标记；先于 116、117 各管标记试剂中加入 70 μL 乙醇，混匀，分别加入各管样品中，室温反应 1 h，标记后样本合并。

1.3.3 高效液相色谱仪反相色谱分离

色谱柱：C18 反相柱（C18 色谱柱，250×4.6 mm i. d.，填料颗粒直径：5 μm）；流动相 A：20 mL/L 乙腈 - 980 mL/L H_2O（氨水调 pH 10.0）；流动相 B：980 mL/L 乙腈 - 20 mL/L H_2O（氨水调 pH 10.0）；溶剂梯度：50~80 mL/L B，1 min；80~320 mL/L B，24 min；320~950 mL/L B，2 min；950 mL/L B，4 min；950~50 mL/L B，1 min；柱温：45 ℃；流速：0.7 mL/min；检测波长：214 nm。组分收集；每分钟 1 管，在 6%~35% 有效梯度内，共 30 组分，分别馏分，真空干燥。

1.3.4 LC-MS 质谱上样、分析与数据处理

取抽干的样本，溶解于 A 液（19 mL/L 乙腈/980 mL/L H_2O/1 mL/L 甲酸），按照前中后合并原则，每 3 个合并为 1 组，共计 10 个组分，12 000 r/min 离心 3 min，取上清采用 Eksigent 液相 - AB SCI - EX TripleTOF™ 5600 质谱仪检测。

Protein Pilot™ Software Beta（版本：4.2）搜索引擎，数据库为 human 库；一级误差为 10 μg/g，二级误差为 20 μg/g；合并搜库，导出数据用 PDST 软件分析，选择差异显著（$P \leq 0.05$）的结果报告。

1.4 Western blot 验证

考虑 iTRAQ 技术流程长，影响因素多，可能会对最终的蛋白分析结果产生偏差，本实验采用 Western blot 技术对纤维连接蛋白和黏多糖两种目标蛋白进行验证。

取 50 μg 样品与上样缓冲液混合，煮沸 5 min，进行 100 mL/L SDS - PAGE 电泳，转硝酸纤维素膜。将膜在含 50 g/L 脱脂奶粉的 TBST（10 mmol/L Tris - HCl，pH 7.5，150 mmol/L NaCl，0.5 mL/L Tween - 20）中室温下封闭 1 h，随后加入 1：500 鼠抗人纤维连接蛋白一抗（或鼠抗人黏蛋白 4 一抗）稀释液、1：1 000 羊抗鼠 IgG 二抗稀释液、ECL 化学发光试剂，图像工作站取像。上述抗体、脱脂奶粉和 ECL 化学发光试剂均购自美国 Santa Cruz 公司，硝酸纤维素膜购自美国 Sigma 公司。

1.5 统计学处理

应用 SPSS 14.0 软件进行统计学分析。计量数据以 mean ± SE 表示，两样本均数间的比较采用 t 检验。以 $P \leq 0.05$ 为差异有统计学意义。

2　结　果

2.1　矿工组与对照组头发中稀土元素的含量

两组人群头发均可定量测出 15 种稀土元素，矿工组（暴露组）头发中稀土元素含量明显高于对照组，其中有统计学意义的为 La、Ce、Pr、Nd、Tb、Ho、Tm、Yb（表 1）。

表 1　矿工组与对照组头发稀土含量的比较　　　　　　　　　单位：ng/g

元素	矿工组（$n=8$）				对照组（$n=8$）				T - value
	Range	mean	median	SE	Range	mean	median	SE	
La	43.18 ~ 1353.45	403.30	284.92	142.83	40.32 ~ 397.00	149.09	135.66	39.53	2.846*
Ce	165.48 ~ 2563.60	869.48	696.46	262.68	128.46 ~ 996.67	348.38	313.98	99.24	2.958*
Pr	10.20 ~ 293.18	87.58	67.33	31.17	10.97 ~ 101.54	30.12	22.61	10.51	2.884*
Nd	25.64 ~ 1322.73	349.85	248.84	145.38	43.00 ~ 406.32	120.93	88.04	42.45	2.487*
Sm	3.67 ~ 96.00	38.61	34.29	10.87	5.65 ~ 57.08	16.87	10.63	5.93	2.211
Eu	1.02 ~ 24.58	7.70	5.44	2.63	1.23 ~ 10.18	3.48	2.55	1.02	2.216
Gd	5.43 ~ 69.32	23.77	18.94	7.16	5.38 ~ 46.19	13.88	8.28	4.80	2.001
Tb	0.82 ~ 5.93	2.19	1.87	0.59	0.46 ~ 4.34	1.27	0.78	0.45	2.578*
Dy	0.94 ~ 24.43	8.42	6.42	2.54	1.76 ~ 25.03	5.85	2.96	2.77	1.427
Ho	0.44 ~ 3.07	1.30	1.19	0.29	0.32 ~ 3.31	0.85	0.49	0.36	2.620*
Er	6.20 ~ 142.76	38.97	24.32	15.43	8.05 ~ 90.46	28.64	19.14	9.27	0.494
Tm	0.12 ~ 1.23	0.58	0.53	0.12	0.08 ~ 1.24	0.38	0.29	0.13	2.518*
Yb	0.54 ~ 5.30	2.89	2.77	0.47	0.26 ~ 8.10	2.08	1.29	0.88	2.640*
Lu	0.11 ~ 1.14	0.41	0.31	0.11	0.06 ~ 2.07	0.38	0.14	0.24	1.708
Y	6.91 ~ 72.77	37.29	34.88	7.80	9.38 ~ 56.38	23.18	19.44	5.17	1.636

注：$P \leqslant 0.05$。

2.2　血清去高丰度蛋白的 2DE 结果

去高丰度蛋白前后的样品经 SDS – PAGE 电泳分离后，考马斯亮蓝染色，结果可见去高丰度试剂盒能将血清中的一些大分子量和高丰度的蛋白被有效去除，使得多种先前未能显示的蛋白被检测出来（图 1）。

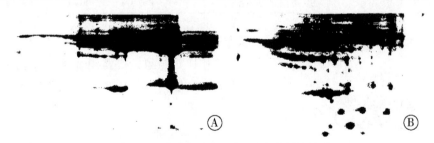

SDS – PAGE 电泳的 pH 范围为 4 ~ 8；蛋白分子质量范围为 14.5 ~ 250 ku

图 1　血清去高丰度蛋白前（A）后（B）SDS 对比

2.3　质谱鉴定结果

质谱数据用 Protein Pilot 4.2 对 RefSeq – Human 数据库进行搜索鉴定蛋白，满足 5% 假阳性率条件下，质谱分析结果显示去高丰度后，在矿工组（稀土暴露组）和对照组血清中共筛选和鉴定出 249 个蛋白，对应 242 个 UniProt – Human 数据库中非冗余蛋白质，满足如下条件的进入生物学分析：$P \leqslant 0.05$；116/

117 > 1.5 或 < 0.67。经分析共有差异蛋白 29 个，去除部分低可信度蛋白，共剩余 22 个差异蛋白，其中矿工组表达上调 1.5 倍的共有 10 个，表达下调 1.5 倍的共有 12 个（表 2）。

表 2 矿工组与对照组鉴定的 22 种差异蛋白

蛋白编号	GI 编号	蛋白名称	UniProt Accession	基因名称	蛋白评分	Quant. (117/116)
1	47132553	纤维连接蛋白	P02751	FN1	169.17	2.729
2	89191868	血管假性血友病因子	P04275	VWF	23.76	2.512
3	61744445	弹性蛋白结合蛋白 2	Q15485	FCN2	4.19	2.355
4	31377806	多聚免疫球蛋白受体	P01833	PIGR	4.18	2.355
5	67190163	黏多糖 4	Q92954	PRG4	23.3	2.291
6	4502027	人血白蛋白	P02768	ALB	145.24	2.270
7	6715607	血红蛋白亚基 $\gamma-2$	P69892	HBG2	6	1.941
8	4826762	结合珠蛋白	P00738	HP	122.91	1.854
9	322302700	细胞外基质蛋白 1	Q16610	ECM1	12.03	1.786
10	145275213	凝固因子Ⅻ	P00748	F12	12.79	1.614
11	4557892	磷脂酰胆碱 - 固醇酰基转移膜	F04180	LCAT	6.89	0.661
12	189458819	转铁蛋白受体 1	P02786	TFRC	4.75	0.619
13	225579152	胰岛素样生长因子结合单位复合物酸敏感亚基	P35858	IGFALS	23.63	0.608
14	55956899	Ⅰ型角蛋白 9	P35527	KRT9	33.87	0.560
15	5174411	类 CD5 抗原	O43866	CD5L	9.65	0.555
16	195972866	Ⅰ型角蛋白 10	P13645	KRT10	26.15	0.535
17	4557871	血清转铁蛋白	P02787	TF	191.75	0.525
18	119392081	补体因子Ⅰ	P05156	CFI	14.98	0.466
19	119395750	Ⅱ型角蛋白 1	P04264	KRT1	56.02	0.429
20	47132620	Ⅱ型角蛋白 2	P35908	KRT2	24.17	0.406
21	162809334	妊娠区带蛋白	P20742	PZP	13.88	0.313
22	4503689	纤维蛋白素原 α 链	P02671	FGA	49.14	0.174

2.4 Western blotting 对鉴定蛋白纤维连接蛋白和黏多糖的验证结果

图 2 纤维连接蛋白和黏多糖
Western blotting 验证结果

相比对照组，暴露组血清中这两种蛋白表达明显上调，与质谱分析结果一致，验证了 iTRAQ 实验的可靠性（图 2）。

2.5 生物信息学分析

通过生物信息学工具 DAVID 6.7 对差异蛋白质进行 GO 和 Pathway 分析。GO 功能注释包括 3 个方面：蛋白质参与的生物学过程、蛋白质所属的细胞组分及蛋白质具有的分子功能（图 3）；在 KEGG Pathway 中 $P <$ 0.05 条件下，有效匹配到 5 条通路信息（表 3）。

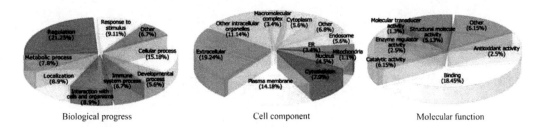

Biological progress　　　　Cell component　　　　Molecular function

图 3　GO 功能分布

表 3　29 个差异蛋白 KEGG 通路分析（P < 0.05）

信号通路	Count	%	P 值	丰度倍数	信号通路	Count	%	P 值	丰度倍数
补体与凝血级联反应	5	7.9	1.40E-05	28.3	局部黏着作用	2	7.1	3.80E-01	3.90
细胞外基质受体相互作用	2	7.1	1.80E-01	9.30	肌动细胞骨架调节	2	7.1	4.00E-01	3.60
细胞内吞作用	2	7.1	3.60E-01	4.30					

3　讨　论

已有研究表明，人发稀土含量可以作为人群稀土暴露指标，反映人体内稀土吸收和负荷水平。本研究采用 ICP – MS 法对稀土元素行定量分析，灵敏度高，干扰少，精确测定了白云鄂博矿区矿工与对照人群头发中 15 种稀土元素含量。结果显示，矿工头发中 15 种稀土元素含量显著高于对照人群，由此可推断由于长期的职业和环境暴露，矿工较对照人群吸收更多稀土元素并在体内蓄积。

长期暴露在稀土元素环境而引起体内蓄积，其产生的生物学毒性逐渐引起人们的重视。其中病理性纤维化表现为器官组织内纤维结缔组织增多，实质细胞减少，持续进展可致器官结构破坏和功能减退。1948 年，DAVIES 在中非国家乌干达发现一种疾病，其病理特征为心室纤维化、心内膜胶原纤维增多，最后致心脏扩大、心力衰竭，称之为心内膜心肌纤维化。后来各地陆续报道该病，其发病遍及全球，以非洲最为多发，有明显地域特征。关于其病因众说不一，其中有研究认为该病发生与体内铈蓄积有关，其理由为流行病学调查显示该病高发区独居石矿藏丰富，由此导致食物中铈含量较高，且有动物实验支持该病因说。2000 年，COWPER 等报道了 15 例以全身纤维化为特征的从未报道过的疾病，由于其只在肾衰患者中出现，故称其为肾源性系统纤维化。该病最初见于皮下组织变硬变厚，后逐渐发展至全身其他部位。后来发现该病与肾衰患者在行核磁检查时注射的钆造影剂有关，且与肾衰严重程度及钆造影剂的剂量相关。

本实验采取基于 iTRAQ 的蛋白组学技术分析长期稀土暴露的生物学效应，发现差异蛋白 29 种，去除部分低可信度蛋白，共剩余 22 个差异蛋白，其中暴露组表达上调 1.5 倍的共有 10 个，表达下调 1.5 倍的共有 12 个。根据生物信息学分析，这些差异蛋白涉及的生物学过程包括：生物调节，细胞组分，免疫应答，生物代谢，多细胞生物过程，色素沉着，对刺激的反应等；并且参与了 5 条 KEGG Pathway。其中，我们观察到暴露组黏多糖与纤维连接蛋白表达升高，这两种蛋白是纤维结缔组织基质的主要成分，主要由成纤维细胞产生，既往有报道稀土元素可以刺激成纤维细胞增生，而成纤维细胞增生是发生病理性纤维化的关键步骤；另外在 KEGG Pathway 分析中的细胞外基质受体相互作用也与病理性纤维化有关。由此可以推断：长期稀土暴露致其体内蓄积，进而引起成纤维细胞异常增生及黏多糖和纤维连接蛋白分泌增多，最后导致病理性纤维化发生。但是其具体机制及某种稀土元素的具体毒性作用及致病剂量阈值评估等方面仍需进一步研究明确。

（原载于《西安交通大学学报（医学版）》2015 年 5 月第 36 卷第 3 期）

成人男性发中超微量元素与体质量的关联性

（2015）

玛格丽特·斯卡里娜亚[1]　阿列克塞·京科夫[2,3]　瓦西利·杰米多夫[1]

叶夫根尼·谢列贝良赛基[1]　亚历山大·尼科诺洛夫[3]　雅萨娜[1]

黄百粲[5]　阿纳托利·史卡尼[1,2,4]

（1. 俄罗斯医学中微量元素学会，生物医学中心　2. 雅罗斯拉夫尔国立大学
3. 奥伦堡国立医学大学　4. 奥伦堡国立大学　5. 台北医学大学）

[导读] 生物体中的超微量元素含量极低，但过量暴露也影响身体健康。早先曾有人提出假设，认为超微量元素可能与身体质量指数存在相关性，然而流行病学和毒物学资料并不充足。本文作者测定了 55 位成年男性头发中的 11 种超微量元素含量，结果表明，发中钯、铊、锑、锆含量与体质量和（或）身体质量指数相关，镧含量与体质量、身体质量指数及年龄相关。该研究显示，发中超微量元素含量与肥胖有显著相关性，但其生理病理机制仍待进一步研究。

　　发中微量元素分析是筛检人群营养状态与环境暴露的有用工具。虽然关于发中微量元素的资料丰富，发中超微量元素的研究却偏少。此外，早期利用电感耦合等离子原子发射光谱仪（ICP - AES）来测量发中超微量元素受到一些技术上的限制，应当利用电感耦合等离子质谱仪（ICP - MS）重新加以评估（Miekeley 等，1998）。

　　测量发中超微量元素含量可以反映工业所带来的锗、锑、金、银污染，而较高水平的锆、镓、镧则可能受到居处地质化学所影响（Schroeder，Darrow，1072）。生物检体中的超微量元素分析也可用来监测病患情况，因为临床医学广泛使用若干超微量元素如金与铂（Krachler，Irgolic，1999）。

　　虽然生物体中的超微量元素含量极低，过度暴露带来的累积可能影响身体健康（Goyer，Clardson，1996）。例如，铊是毒性最高的超微量元素之一，能够抑制某些酶、辅酶与蛋白质（Galvan - Arzate，Santamaria，1998）。职业性锑暴露也具有潜在的毒性（Winship，1987；Sundar Chakravarty，2010）。在迅速工业化的国家，超微量元素的研究多局限于标准分析方法的建立、开发，并未查询到人体或流行病学研究相关文献。

　　早期曾有假说认为环境污染，包含金属污染，可能在肥胖症的流行中扮演一个有意义的角色（Bailie - Hamilton，2002；Hyman，2010）。氧化压力可能在肥胖症的病理机转中扮演重要角色（Matsuzawa - Nagata 等，2008）。同时若干超微量元素可能拥有前氧化剂的性质，如铊（Kilic，Kutlu，2010，Eskandari 等，2013）、铂（Carozzi 等，2010）、银（Cortese - Krott 等，2009）、金（Rigobello 等，2008，Li 等，2010）、镓（Beriault 等，2007，Yang Chitambar，2008）与锑（Tirmenstein 等，1995）。因此可以提出一个假说，认为超微量金属可能与身体质量指数存在相关性（Padilla 等，2010）。然而这方面的毒物学资料并不充足（Padilla 等，2010）。

　　因此本研究的主要目的是探讨成人男性发中超微量元素含量与身体质量指数，以及年龄的相关性。

1　材料与方法

55 位成年男性参加调查,年龄介于 20～50 岁,所有受试者皆知情同意。奥伦堡国立大学生物元素学学院的人体试验伦理委员会审核通过本研究。

受试者的排除条件如下:(1)急性创伤事故或处于创伤后阶段;(2)新陈代谢疾病;(3)特殊饮食习惯如素食;(4)吸烟;(5)服用荷尔蒙药品;(6)在工作中暴露于金属;(7)身体中有金属植入物;(8)使用头发合成染剂。符合一项或多项条件的人被排除在外。

受试者依据身体质量指数(WHO)分为 3 个族群。对照组的 BMI 介于 18.5～25,过重组的 BMI 介于 25～30,肥胖组为 BMI > 30 者。由于人数不足,身体质量指数无法再加以细分。

受试者在检查当天将头发洗净,休息一晚后在清晨接受头发取样。从枕部 3 处位置采取 0.1 g 的头发,只留近头皮端 0.5～1.0 cm 的发丝进行分析,以免受到外界污染。发样储存在新的、干净、防水塑胶袋中。在实验室先以丙酮清洗头发,用去离子水冲洗 3 次,在 60 ℃ 下干燥,然后于 perfluoroalkoxy liners 中在摄氏 200 ℃ 下用硝酸溶化之(5 min 内温度升至 200 ℃,另 5 min 维持在 200 ℃,接着渐进冷却至 45 ℃)。所得溶液转移至 polypropylene 试管中以进行后续的分析。所有的实验步骤皆依据标准程序进行(Skalny, et al, 2009)。

利用电感耦合等离子质谱仪分析发中的超微量元素金、银、镓、锗、镧、铂、铷、锑、铊、钨、锆,结果以 $\mu g/g$ 表示,机型为 NexION 300D + NWR213(Perkin - Elmer, USA)。认证参考发样 GBW09101 取自上海核子研究院,作为品管之用。

利用 Shapiro - Wilk test 进行统计分析。因为资料不呈常态分布,分析结果以中位数及上下四分位数表示[Me(Q25～Q75)]。利用 non-parametric Mann - Whitney U - test 进行族群配对比较。利用 Kruskall - Wallis 检定进行多个族群的整体比较。利用 Spearman rank correlation coefficient 进行相关性分析。设定 $P < 0.05$ 有统计学上的意义。描述性统计见表 1,包括平均数、标准差、中位数、25% 与 75% 分位数、四分位数间距与最大值、最小值。利用统计软件 Statistica 11.0(Siatsoft)进行所有的分析。

表 1　男性头发样本的描述性统计

变数	中位数	Q25 分位数	Q75 分位数	四分位数间距	最小值	最大值
体质量(kg)	86.0	75.0	96.0	21.0	56.0	120.0
身高(cm)	179.0	175.0	184.0	9.0	162.0	198.0
年龄(岁)	39.0	32.0	46.0	14.0	24.0	54.0
BMI	26.75	24.28	28.29	4.013	20.55	39.18
银($\mu g \cdot g^{-1}$)	0.0494	0.0285	0.0876	0.0591	0.0019	12.3656
金($\mu g \cdot g^{-1}$)	0.0430	0.0204	0.0844	0.0640	0.0015	0.7635
镓($\mu g \cdot g^{-1}$)	0.0069	0.0047	0.0099	0.0052	0.0006	0.1138
锗($\mu g \cdot g^{-1}$)	0.0044	0.0021	0.0075	0.0054	0.0009	0.0785
镧($\mu g \cdot g^{-1}$)	0.0040	0.0021	0.0111	0.0090	0.0003	0.3898
铂($\mu g \cdot g^{-1}$)	0.0009	0.0006	0.0009	0.0003	0.0000	0.6904
铷($\mu g \cdot g^{-1}$)	0.0879	0.0430	0.3003	0.2574	0.0133	1.4498
锑($\mu g \cdot g^{-1}$)	0.0203	0.0089	0.0311	0.0222	0.0029	1.1131
铊($\mu g \cdot g^{-1}$)	0.0004	0.0002	0.0007	0.0005	0.0001	0.0036
钨($\mu g \cdot g^{-1}$)	0.0041	0.0023	0.0066	0.0043	0.0009	0.3316
锆($\mu g \cdot g^{-1}$)	0.0663	0.0286	0.2393	0.2107	0.0116	2.9640

2 结 果

研究结果显示身体质量指数与年龄呈有意义的相关性（表2）。特别的是，过重与肥胖的人比正常体质量者分别年长4岁与10岁。Mann – Whitney U – test 与 Kruskall – Wallis 检定皆显示有意义的统计相关性。

统计分析并未显示发中金、镓、锗、铂、钨含量与身体质量指数呈有意义的相关性。

在此同时，若干发中超微量元素与人体计量变数之间呈相关性。特别的是，过重与肥胖者的发中银是正常体质量者的两倍，但此差异仅在过重组有统计学上意义。Kruskall – Wallis 分析并未发现银与 BMI 之间的相关性。

过重组与肥胖组的发中镧分别是正常体质量组的2.4倍与5.3倍，有统计学上意义。Kruskall – Wallis 检定显示同样有意义的趋势。

相似情形也出现在发中铷。过重组与肥胖组的发中铷含量分别是正常体质量组的2.2倍与2.7倍，有统计学上意义。

过重组与肥胖组的发中锑分别是正常体质量组的约2倍与4倍，有统计学上意义。而肥胖组的发中锑是过重组的2倍。Kruskall – Wallis 检定显示同样有意义的改变。

虽然正常体质量组与过重组的发中铊含量并无显著差异，肥胖组的发中铊却高出这两组3倍以上。统计分析也显示发中铊含量与 BMI 有显著相关性。

最后，过重组与肥胖组的发中锆含量分别是正常体质量组的2.3倍与3.1倍，有统计学上意义。

表2 正常体质量、过重与肥胖男性的发中起微量元素含量

变数	正常体质量组	过重组	肥胖组	P 值
体质量（kg）	74.0（64.0~78.0）	88.0（82.0~95.0）*	105.0（102.0~112.0）*†	<0.0001
身高（cm）	178.0（173.0~184.0）	180.0（176.0~187.0）	179.0（178.0~180.0）	0.6253
年龄（岁）	35.0（30.0~40.0）	39.0（33.0~46.0）	45.0（42.0~49.0）*	0.0492
BMI	22.77（20.93~24.16）	27.16（26.28~27.82）*	32.93（31.88~35.35）*†	<0.0001
银（$\mu g \cdot g^{-1}$）	0.0314 （0.0157~0.0555）	0.0580 （0.0309~0.1384）*	0.0593 （0.0445~0.0780）	0.1029
金（$\mu g \cdot g^{-1}$）	0.0306 （0.0106~0.0634）	0.0601 （0.0299~0.0852）	0.0313 （0.0175~0.0680）	0.2639
镓（$\mu g \cdot g^{-1}$）	0.0072 （0.0037~0.0076）	0.0067 （0.0049~0.0099）	0.0092 （0.0041~0.0124）	0.6406
锗（$\mu g \cdot g^{-1}$）	0.0062 （0.0021~0.0074）	0.0040 （0.0021~0.0070）	0.0009 （0.0009~0.0104）	0.5552
镧（$\mu g \cdot g^{-1}$）	0.0021 （0.0016~0.0040）	0.0056 （0.0029~0.0143）*	0.0111 （0.0030~0.0315）*	0.0100
铂（$\mu g \cdot g^{-1}$）	0.0009 （0.0009~0.0009）	0.0009 （0.0006~0.0009）	0.0009 （0.0009~0.0009）	0.8108
铷（$\mu g \cdot g^{-1}$）	0.0527 （0.0249~0.0708）	0.1151 （0.0507~0.3214）*	0.1482 （0.0835~0.4230）*	0.0046
锑（$\mu g \cdot g^{-1}$）	0.0113 （0.0051~0.0199）	0.0225 （0.0106~0.0285）*	0.0427 （0.0284~0.0655）*†	0.0050

变数	正常体质量组	过重组	肥胖组	P 值
铊 $(\mu g \cdot g^{-1})$	0.0004 (0.0001 ~ 0.0005)	0.0004 (0.0001 ~ 0.0006)	0.0013 (0.0004 ~ 0.0018) *†	0.0197
钨 $(\mu g \cdot g^{-1})$	0.0036 (0.0026 ~ 0.0053)	0.0041 (0.0025 ~ 0.0066)	0.0060 (0.0023 ~ 0.0121)	0.4252
锆 $(\mu g \cdot g^{-1})$	0.0383 (0.0189 ~ 0.1052)	0.0883 (0.0495 ~ 0.2660) *	0.1191 (0.0654 ~ 0.2243) *	0.0323

注：*—与正常体质量组比较有显著差异；†—与过重组比较有显著差异；^{kw}P—Kruskall - Wallis 检定的 P 值。

一般而言，所得资料显示在过重组与肥胖组发中镧、铷、锑、铊与锆含量增加。然而考量 BMI 与年龄的相关性，发中金属含量的变化可能缘于体质量增加和（或）年龄增加两者。

为了验证发中镧、铷、锑、铊、锆含量与人体计测资料的相关特性，利用发中金属含量四分位数来计算相对于年龄、体质量、身高与 BMI 的金属剂量反应。

所得资料（表3）显示最高发中镧含量与最大体质量值呈相关性，分别超过第一、第二与第三四分位数16%、17%与9%。Kruskall - Wallis 检定显示发中镧含量与体质量呈相关性，接近有统计学上意义。年龄出现同样的情形，但最大年龄值出现在发中镧含量的第三四分位数。当发中镧上升，BMI 也上升，有统计学上意义。

表3　男性体质量、身高、BMI、年龄与发中镧含量的关系

四分位数	0 ~ 25	25 ~ 50	50 ~ 75	75 ~ 100	P 值
体质量（kg）	82.0 (68.0 ~ 94.0)	81.0 (74.0 ~ 91.0)	87.0 (75.0 ~ 97.0)	95.0 (88.0 ~ 102.0) *†	0.0708
身高（cm）	181.0 (175.0 ~ 188.0)	177.0 (174.0 ~ 180.0)	179.0 (174.0 ~ 182.0)	180.0 (176.0 ~ 187.0) †	0.1627
年龄（岁）	35.0 (29.0 ~ 39.0)	43.0 (31.0 ~ 47.0)	45.0 (37.0 ~ 49.0) *	42.0 (35.0 ~ 43.0)	0.0620
BMI	24.25 (22.15 ~ 26.23)	26.75 (24.28 ~ 28.06)	27.44 (25.18 ~ 28.74) *	27.17 (26.28 ~ 31.88) *	0.0104

注：*—与第一四分位数比较，发中镧含量有显著差异；†—与第二四分位数比较，发中镧中含量有显著差异；^{kw}P—Kruskall - Wallis 检定的 P 值。

发中铷含量与体质量有相关性（表4）。最大体质量值出现在发中镧含量最高组，分别超过发中铷的第一、第二与第三四分位数25%、16%与9%。Kruskall - Wallis 检定呈相似的增加情形。第四四分位数发中铷含量与最大 BMI 值相关，分别超过发中铷第一、第二与第三四分位数21%、6%与6%。值得注意的是身高或年龄与发中铷含量并无相关性。

表4　男性体质量、身高、BMI、年龄与发中铷含量的关系

四分位数	0 ~ 25	25 ~ 50	50 ~ 75	75 ~ 100	P 值
体质量（kg）	75.0 (62.0 ~ 81.0)	83.5 (74.0 ~ 97.0)	86.0 (82.0 ~ 95.0) *	94.0 (90.0 ~ 102.0) *†	0.0022
身高（cm）	177.0 (166.0 ~ 180.0)	177.5 (174.0 ~ 181.0)	180.0 (176.0 ~ 186.0)	182.0 (178.0 ~ 185.0)	0.1382

四分位数	0~25	25~50	50~75	75~100	P 值
年龄（岁）	36.0 (30.0~40.0)	39.0 (30.0~47.0)	42.0 (33.0~46.0)	43.0 (37.0~49.0)	0.4194
BMI	23.35 (22.15~25.85)	26.66 (24.34~28.73)	26.96 (25.18~27.82)*	28.29 (26.28~31.88)*	0.0054

注：*—与第一四分位数比较，发中铷含量有显著差异；†—与第二四分位数比较，发中铷中含量有显著差异；kwP—Kruskall - Wallis 检定的 P 值。

发中锑也呈现同样的相关性（表5）。最高发中锑含量与高的体质量和 BMI 呈相关性，有统计学上意义。在 Kruskall - Wallis 检定中，发中锑含量与身高或年龄并无相关性。

表5　男性体质量、身高、BMI、年龄与发中锑含量的关系

四分位数	0~25	25~50	50~75	75~100	P 值
体质量（kg）	81.0 (68.0~86.0)	80.5 (75.0~84.0)	89.0 (81.0~94.0)	101.5 (90.0~105.0)*†ξ	0.0008
身高（cm）	177.0 (173.0~182.0)	178 (175.0~180.0)	181.5 (174.0~185.0)	179.5 (178.0~187.0)	0.3543
年龄（岁）	34.0 (30.0~39.0)	38.0 (30.0~43.0)	44.0 (40.0~47.0)*	41.0 (34.0~49.0)*	0.1197
BMI	24.86 (22.15~26.96)	25.40 (23.15~27.16)	26.52 (25.76~27.82)	29.28 (27.17~32.93)*†ξ	0.0018

注：*—与第一四分位数比较，发中锑含量有显著差异；†—与第二四分位数比较，发中锑中含量有显著差异；ξ—与第三四分位数比较，发中锑含量有显著差异；kwP—Kruskall - Wallis 检定的 P 值。

发中铊含量与体质量有相关性（表6）。最大体质量值与发中铊含量最高组相关，分别超过发中铊第一、第二、与第三四分位数26%、15%与7%。值得注意的是其他人体计测变数如身高、年龄、BMI 与发中铊含量并无相关性。

表6　男性体质量、身高、BMI、年龄与发中铊含量的关系

四分位数	0~25	25~50	50~75	75~100	P 值
体质量（kg）	75.0 (64.0~85.0)	80.5 (75.0~94.0)	88.0 (83.0~95.3)*	94.5 (78.0~105.0)*	0.0337
身高（cm）	176.0 (165.0~184.0)	180 (174.0~183.0)	182 (178.0~186.0)	179.0 (176.0~180.0)	0.2026
年龄（岁）	30.0 (29.0~42.0)	40.0 (37.0~46.0)	38.0 (35.0~46.0)	43.5 (36.0~49.0)	0.1849
BMI	26.47 (22.15~27.44)	26.23 (23.36~27.08)	26.96 (24.44~28.41)	27.62 (25.76~32.93)†	0.1281

注：*—与第一四分位数比较，发中铊含量有显著差异；†—与第二四分位数比较，发中铊中含量有显著差异；kwP—Kruskall - Wallis 检定的 P 值。

所得资料显示发中锆含量与人体计量变数的相关性较低（表7）。然而，发中锆含量与 BMI 呈相关性，有统计学上意义。

为了寻找群组比较未发现的可能相关性，我们进行相关性分析。

统计分析（表8）显示发中铷、发中铊含量与体质量、年龄与 BMI 有相关性。最高相关系数出现在金属含量与 BMI 之间。值得注意的是与群组比较不同，相关性分析并未发现发中镧、发中锑、发中锆含量与人体计测变数有相关性。让人惊讶的是发中金与 BMI，发中银与年龄有相关性。

表7 男性体质量、身高、BMI、年龄与发中锆含量的关系

四分位数	0~25	25~50	50~75	75~100	P 值
体质量（kg）	79.0 (75.0~86.0)	83.0 (81.0~95.0)	94.5 (85.0~105.0) ↑	88.0 (75.0~96.0)	0.1300
身高（cm）	179.0 (177.0~180.0)	179.0 (174.0~186.0)	180.0 (176.0~185.0)	178.0 (174.0~183.0)	0.8697
年龄（岁）	38.0 (34.0~43.0)	38.0 (31.0~42.0)	39.5 (30.0~46.0)	45.0 (35.0~48.0)	0.6735
BMI	24.86 (23.36~26.23)	26.61 (23.98~28.29)	27.92 (25.76~32.41) ↑	27.16 (25.76~28.09) *	0.0495

注：*—与第一四分位数比较，发中铊含量有显著差异；^{kw}P—Kruskall – Wallis 检定的 P 值。

表8 发中超微量元素含量与人体计测变数的相关性分析

金属（$\mu g \cdot g^{-1}$）	体质量（kg）	身高（cm）	年龄（岁）	BMI
银	-0.070 192	-0.001 384	0.302 713 *	-0.073 389
金	0.259 001	0.051 599	0.004 710	0.272 708 *
镓	0.008 004	-0.140 379	0.134 892	0.096 550
锗	0.005 947	-0.029 233	0.218 394	0.018 781
镧	0.121 620	0.100 655	-0.212 282	0.090 539
铂	-0.050 120	-0.100 572	0.111 221	-0.000 421
铷	0.368 682 *	0.193 561	0.301 477 *	0.337 600 *
锑	0.213 152	0.005 595	0.239 600	0.254 111
铊	0.373 303 *	-0.032 647	0.310 484 *	0.477 118 *
钨	0.178 852	0.162 635	-0.041 301	0.114 150
锆	-0.061 759	-0.216 528	0.052 814	0.052 392

注：表中列出相关系数；*—$P < 0.05$，有统计学上意义。

3 讨 论

总的来说，本研究关于发中超微量元素的发现与过去的文献一致（Goulle 等，2005）。

所得资料显示受试者发中铷含量低于火山活动区域的男性，但与未暴露人群相当（Amara 等，2008）。研究结果显示男性发中铷含量与 BMI 有显著相关性，然而过去文献显示鼠脑中铷随年龄增长而下降（Takahashi 等，2001）。

所得资料显示受试者发中镧含量低于过去文献（Liu 等，2007，Wei 等，2013）。此外，研究资料显示发中镧含量与体质量、BMI 有强烈相关性。发中镧含量与年龄几乎有相关性。

受试者发中铊含量与体质量有相关性。这个研究结果在某个程度上与过去文献一致，后者显示尿中铊与 BMI 有相关性（Padilla 等，2010）。值得注意的是受试者的发中铊含量低于暴露族群与中毒族群

（Rusyniak 等，2002）。

所得资料显示受试者发中锆含量与 BMI 有相关性，但与年龄无关。这个结果与过去文献不一致，后者显示鼠发中锆与年龄增长有相关性（Ambeskovic 等，2013）。

所得资料显示受试者的发中锑含量与过去文献报告一致（Filella 等，2012），但低于暴露人群（Gebel 等，1998；Liu 等，2011）。在过去对俄罗斯不同种族与地区的研究中，发中锑含量高于本研究（Batzevich，1995），然而这个差异可能与不同的分析方法有关。我们的资料显示发中锑含量与体质量、BMI 有显著相关性，这与过去研究不同。后者显示尿中锑含量与 BMI 没有相关性（Padilla 等，2010）。

本研究显示发中超微量元素含量与肥胖有显著相关性，但生理病理机制仍待进一步研究。一个必须回答的问题是超微量元素乃肥胖的指标而已，或在肥胖的成因上扮演若干角色。

将所得资料与暴露人群比较，显示过重者与肥胖者较高的发中超微量元素含量不可能源自工业污染。

本研究得到的非暴露族群资料可以作为含金属药物治疗之对照参考值，如含金、含铂药物。利用 ICP－MS 分析发中超微量元素也能应用在法医学、犯罪学与环境安全监测。

总的来说，本研究的结果如下：

（1）发中铷、锑、铊与锆含量与体质量和（或）BMI 有显著相关性。

（2）发中镧含量与体质量、BMI、年龄有显著相关性。

（3）发中金、镓、锗、铂、钨含量与人体计测变数没有相关性。

（原载于《广东微量元素科学》2015 年第 22 卷第 4 期）

第十三章　头发元素研究中的学位论文

在某种意义上，学位论文的数量和质量，代表着一个国家的学术和科学水平，学位论文已成为观察头发应用领域和相关学科走向的一个风向标。在过去 10 年（2006—2015）中，我国头发元素研究领域的学位论文数比前一个 10 年（1996—2005）增加了 1.7 倍，更比再前一个 10 年（1986—1995）增加了 9 倍，涉及的学科主要集中在医药、卫生和环境、安全方面，两者约占论文总数的 60%。可见，头发元素研究不仅得到医学和环境工作者的支持和欢迎，而且得到教育和科技工作者的认可和赞同。

（1）长寿研究。长寿和养生始终是研究生学位论文的一个重要内容。典型报告有：广西医科大学研究生陆华湘（2008）采用 ICP - AES 和 AFS 法检测头发、水源和土壤中的 21 种元素，应用相关性和主因子方法分析和探索这些化学元素与长寿的关系及其影响机制，结果表明，非长寿区饮水中钠、镁、铁、锰、锂含量高于长寿区；非长寿区土壤中钠、铅、钒、钾、锰、氟含量高于长寿区，而镁、镉、磷含量低于长寿区；非长寿区人群头发中钾、镁、锰、铅、锶、碘含量高于长寿区。该研究还发现，长寿区和非长寿区人群年龄与头发元素关系中的主构成成分也不同：前者年龄主要受头发中锂、钾、硒的影响，后者年龄主要由头发中锰、锌决定。广西大学研究生苏静（2009）采集大量地磁强度和头发、水、土元素含量数据，用人工神经网络等技术建立了广西巴马长寿研究系统模型，这个模型对长寿村居民年龄的预测准确率达 92.7%，而对巴马其他村庄（非长寿村）居民的预测准确率也达 75%。中国科学院研究生院吕金妹（2011）分析了中国 5 个典型长寿之乡——河南夏邑、湖南麻阳、湖北钟祥、广西永福、广东三水——不同环境介质和长寿老人头发、指甲中元素含量的特征，发现这 5 个长寿之乡百岁老人头发普遍高锂、镁、锰、钙、锌及低镉、铬、铜、镍，指甲中富锌、铁、镁、锶、锰、硒及低钡、镉、铬、铜、铅、镍、钼。该作者还建立了年龄对头发元素含量影响的支持向量机分类模型和利用头发元素预测长寿概率的 Logistic 回归模型。中国科学院大学研究生刘圆（2014）以海南省澄迈县为典型研究区，从镇域尺度探究了自然环境（水、土、大米）中元素含量与对应的百岁老人头发和指甲中相应元素含量的关系，发现头发元素与水中元素、指甲元素与土壤元素有较明显的相关性；百岁老人头发有高钙、铁、镁、锰、锌及低铜、镉、铅的特征；指甲镁、锰、铁含量超出参考值范围，而铜、镉、锌含量低于参考值。

（2）健康风险评估。环境暴露健康风险评估是研究生学位论文的又一个重要内容。典型报告有：中国科学院广州地球化学研究所博士研究生张新英（2008）对我国重要有色金属基地广西河池地区进行的重金属污染研究和环境暴露下的健康风险评估。对南丹县大厂镇、车河镇、板力村居民头发微量元素所做的分析表明，大厂居民有 6 种元素（砷、镉、铜、锰、锑、锌）、车河居民有 5 种元素（砷、镉、铜、铅、锌）、板力村居民有 3 种元素（砷、镉、锰）含量显著高于参考平均值。中国科学院研究生院研究生刘碧君（2010）对中国典型锑矿区湖南省锡矿山和贵州省晴隆锑矿区锑及其伴生有毒元素的污染特征及健康风险进行了研究和评估。结果表明，锑矿区居民头发中的锑、砷、铋、汞含量均显著高于非矿区的贵阳市民，矿区居民的锑、砷、汞总风险因子分别达 30.23、38.59 和 1.77。中国科学院研究生院博士研究生朱立禄（2011）对使用第二松花江水进行灌溉的吉林重要商品粮生产基地——前郭灌区土壤 - 作物系统中重金属的环境行为及生态风险进行研究，通过野外调查和室内模拟实验及头发元素检测，预测江水灌溉引起重金属累积的风险很小。安徽理工大学研究生王允羽（2012）用 ICP - MS 法测定 515 个头发、指甲和尿液中 10 种元素含量，发现锰三角地区某典型电解锰企业工人，无论是剥离工或槽面工，已不同程度地受到硒及其他重金属的污染，其中头发中锰、硒、铬、铜、砷、镉的超标率均高于 70%。中国科学院研究生院研究生张彪（2012）以凤凰典型汞矿区及铅锌矿区居民为对象研究了湘西农村重金属污染分布、迁移转化过程及矿民暴露途径，结果矿区居民发、血、尿中铅、汞、砷、镉含量均明显高于对照区。东华大学研究生唐蔚（2013）选择目前国内关注很少而汞排放量日益增大的电子废弃物回收行业、石化行业和化工行业作为研究场地，探讨和评估了汞污染特征及暴露人群的健康风险，结果上述 3 个行业工人头发汞含量均超过 EPA（美国环境保护局）发汞安全限值，具有潜在健康风险，其危险程度为：电子废弃物回收行业 > 石化行业 > 化工行业。

（3）病因研究。病因探索是研究生学位论文的第三个重要内容，许多研究都以头发作为主要研究介质，如成都理工大学研究生黄军维（2007）对河北某食管癌高发村进行的地球化学调查和病因研究，云南大理学院研究生王衡（2008）对云南不明原因猝死病区进行的环境和人体硒、铬含量调查和病因研究，浙江温州医学院研究生朱侨林（2010）对弱视危险因素进行的病例对照研究，宁夏医科大学研究生申月玲（2011）对宁夏地区进行的变应性鼻炎与微量元素的相关性研究，新疆医科大学研究生刘真群（2013）对新疆伊犁地区进行的哈萨克族食管癌环境相关因素探析，贵阳医学院研究生陈丹丹（2014）对非综合性唇腭裂发生与微量元素关系所做的研究，等等。

胎儿先天性心脏病（CHD）是临床上最常见的出生缺陷，亦是目前婴儿死亡和致残的首要原因，现已成为严重危害儿童生命健康和降低人口生活素质的重要公共卫生问题之一。福建医科大学研究生陈小红（2014）采用医院为基础的病例对照研究方法，对 1∶1 配对（各 60 例）的孕妇头发与 CHD 的关系做了深入研究。作者用 ICP - MS 法测定头发中 24 种元素含量，秩和检验表明，病例组头发铍、砷、钛、钒、铝、锑、铅、钡、锶、硒含量较对照组升高；Logistic 回归分析筛选出头发砷、头发硒、头发钡、孕后头 3 个月接触噪声、孕期接触化学试剂为 CHD 的 5 个危险因素，受教育程度高为 CHD 的保护因素；胎儿 CHD 发病风险随孕妇头发砷、硒、钡含量增加呈递增关系。此前，该校研究生陈璞（2013）和林艺霞（2013）用类似方法分别研究了福建省孕妇头发砷含量及相关因素、头发铝含量及相关因素与 CHD 的关联性，前者证明孕妇头发砷水平与胎儿 CHD 的发生有显著的相关性；随着发砷含量的升高，胎儿 CHD 风险递增，CHD 类型趋于复杂；后者发现病例组孕妇头发铝含量显著高于对照组，孕妇发铝含量升高、孕后头 3 个月使用化妆品和使用不锈钢餐具为胎儿 CHD 的主要危险因素。

（4）疾病诊断。疾病的诊断和预报是研究生学位论文的第四个重要内容。典型报告有：沈阳药科大学研究生陈丹丹（2007）应用微量元素化学模式识别对心血管疾病和肺癌的早期诊断进行的方法学研究。他用 ICP - AES 法测定了心血管病患者和健康人头发、全血和尿液中 9 种元素含量，判别分析的分类准确率分别为 93.4%、89.7% 和 91.3%；利用尿液 9 种元素对肺癌的分类准确率达 98.3%。另一研究生李丹（2009）用 ICP - AES 法测定 2 型糖尿病患者和健康人头发、全血和尿液中 8 种元素含量，选用高斯径向核函数和多项式核函数两种不同的分类方法，并采用 5 次交叉验证法进行训练和分类，结果表明前者所获平均准确度（97.0%）优于后者（92.6%），从平均灵敏度、平均特异度和相关系数的比较可以看出，头发分析的分类准确率略高于全血和尿液。上海大学研究生张列玎（2009）继邓文华（2005）用支持向量机算法对前列腺癌和前列腺增生患者实现成功分类后，又研发了生物数据挖掘软件，并用主成分统计模式构建了最优可视化分类模型。借助这个模型可把前列腺癌症患者样品同健康人群样品相区别，预报前列腺癌的准确率达到了 100%。

（5）疗效观察。头发元素分析用以药物疗效评价及机制研究是研究生学位论文的第五个重要内容。南京中医药大学研究生赵丽欣（2009）、钱舒妤（2011）分别对侧柏生发方治疗雄激素性脱发、补肾和血方治疗肾虚血瘀型斑秃做了临床观察与头发电镜及能谱分析，代昌波（2010）、吴学春（2011）、任芳（2012）分别对祛湿生发方、苡仁祛湿汤和薏苓祛湿生发汤治疗湿热型雄激素性脱发做了临床观察与头发元素含量分析，比较了脱发和斑秃患者与健康人的头发元素含量差异，以及治疗前后的头发元素含量变化。结果表明，雄激素性脱发和血瘀型斑秃的发生可能与多种元素含量异常有关，中药制剂对微量元素可能有调节作用，为研究该病的发病机制和治疗策略拓展了新思路。

（6）法医学研究。毒性和归属是研究生学位论文的第六个重要内容。苏州大学研究生张丹（2012）在比较 6 种头发清洗方法的基础上，建立了微波消解 ICP－MS 测定头发中 24 种元素含量的方法，利用该法对 23 例海洛因滥用者和 56 例志愿者头发进行检测，发现两组有 9 种元素含量存在显著差异，滥用者经治疗后头发镁、钡、镓含量降低。该校另一研究生骆如欣（2013）考察了 6 种清洗方法对未暴露（未作处理）和暴露（用添加元素的模拟汗液浸泡）头发的清洗效果，建立了电热板消解 ICP－MS 测定头发中 34 种无机元素的方法，利用该法对 76 例冰毒吸入者头发进行检测，发现滥用者有 13 种元素含量与对照组有显著差异，其中只有钼含量显著降低。研究表明，钒、镁含量异常可能与冰毒滥用者心律失常有关。青海民族大学研究生杨晓祯（2010）以青海回族、藏族、蒙古族及云南回族、藏族、蒙古族、白族、苗族和山东汉族人发中 7 种元素为研究对象，采用多种化学计量学方法对这 6 个民族头发中元素含量进行了对比和归属研究，结果 Fister 判别法的种族识别效果较好；神经网络法对 6 个民族的训练准确率为 92.8%，预测正确率为 80%；支持向量机的预测结果较为准确；聚类分析的分类效果较差。

（7）微量元素组学的正式提出。随着高通量元素定量分析技术、高通量数据挖掘技术及各种组学技术的不断发展，微量元素组学作为一种新兴学科便应运而生，微量元素组学研究成为研究生学位论文的第七个重要内容。代表性的论文有：上海交通大学博士研究生赵铁（2009）对骨关节炎的微量元素组学研究；博士研究生李昕（2009）对出生缺陷的微量元素组学研究。前者针对金属组学研究未能取得显著进展的现状提出了血清微量元素组学的假设，并通过采用 ICP－MS 法测定血清中 65 种元素对骨关节炎和痛风性关节炎的诊断及相关病理机制进行了探索。在骨关节炎研究中，发现锂、镓、溴、碘、锡、钡、铈、铀及镁、钙等元素可能是骨关节炎的潜在元素标志物，骨关节炎患者样本（$n=21$）和健康人样本（$n=23$）可以在正交偏最小二乘判别分析（OPLS－DA）得分图上清楚地分离。在痛风性关节炎研究中，发现有 20 种潜在的差异性元素，其中锶可能与高尿酸的发生有关，锂、铈、铜、铁、铀等元素的异常变化可能是除尿酸之外的痛风发作的重要参与因素，锂、锶、钼、铯、铀可能是决定伴发高血压与否的潜在元素标志物。在总共 236 个样本（痛风性关节炎患者 106 例，健康人 130 例）中，选择 70% 样本作为训练集、剩余 30% 样本作为测试集建立 OPLS－DA 模型，结果灵敏度达 100%，特异度为 97.06%，这表明血清微量元素组学作为痛风性关节炎的一种新的诊断工具具有进一步开发的潜力。后者用 ICP－MS 法测定了神经管缺陷孕妇（$n=158$）和正常孕妇（$n=160$）血清中 60 多种元素，用 OPLS－DA 建模，可对两组样品进行区分。基于 OPLS－DA 分析结果，在两组之间找到 36 种差异性元素，V 形图（变量权重和相关系数关系图）显示，正常孕妇组血中锶、钙、铂等元素较多，而神经管缺陷孕妇组血中则是硫、汞、镁、硒、锌等元素较多，这些元素可能是出生缺陷的潜在性元素标志物。

微量元素化学模式识别早期诊断肺癌和心血管疾病的方法学研究

（2007）

陈丹丹

（沈阳药科大学）

[导读] 采集沈阳地区肺癌患者、心血管病患者及健康人头发、全血、尿液样品，用电感耦合等离子体发射光谱法和原子荧光光谱法测定其中的 9 种元素含量。统计分析表明，患者与健康人 9 种元素的综合水平存在较为显著的差别。利用这 9 种元素建立的判别函数进行判别分类，得到的分类准确率在 89.7% ~ 98.3%，其中头发对心血管病患者与健康人的分类准确率为 98.3%，对采集到的另 2 人头发样品进行测量和判别，得到的结果与临床诊断一致。该研究所建立的微量元素化学模式识别为肺癌和心血管疾病的早期诊断和预防提供了一种有用的判别方法。

1 前　言

1.1 微量元素

1.1.1 定义及分类

微量元素（Trace Element）也称微量营养元素（Micronutrient），是指人和动物组织中浓度在万分之一以下或每千克体重含几微克范围的元素。1973 年，WHO 确认的动物和人必需的微量元素有 14 种，即铁、锌、铜、锰、铬、钼、钴、硒、镍、钡、锡、氟、碘和硅等。1996 年 FAO/IAEA/WHO 联合组织的人体营养专家委员会将过去认为的必需微量元素分为三类：第一类为人体必需的微量元素，它们是碘、锌、硒、铜、钼、铬、钴、铁；第二类为人体可能必需的微量元素，它们是锰、硅、镍、硼、钒；第三类为有潜在毒性，但低剂量时可能具有必需功能的微量元素，它们是氟、铅、镉、汞、砷、铝、锂、锡。

1.1.2 生理功能

微量元素在体内是不可缺少的一部分，虽然含量甚微，但在维持生命的正常代谢过程中起着重要作用。它们作为酶、激素、维生素等物质的组成成分，参与机体的生长、发育、代谢、疾病及死亡过程。其主要生理功能可归纳为以下 4 个方面：

（1）运载作用。它们可作为载体将占有人体总重量 99% 以上的宏量元素运送到各个组织中去。例如，铁是血红素的中心原子，在体内能把 O_2 带到每个细胞中去，以供代谢需要。

（2）酶激活作用。它们是各种酶的活性中心。酶的结构大而复杂，能加速生物化学反应。在已知的 1300 多种酶中，大都有一个或几个微量金属离子。若失去金属离子，酶的活性就丧失或下降，若获得金属离子，酶的活性就恢复。如锌能激活精氨酸酶及胆碱酯酶等，铜能激活酪氨酸酶等。

（3）参与激素作用。激素是由人体内的分泌腺（肾上腺、甲状腺、脑垂体等）分泌而进入血液中的化学物质，能调节许多重要的生物功能，而微量元素可促进激素发挥此作用（激活作用）。如锌可促进性激素功能。

（4）影响核酸代谢。核酸是遗传信息的携带者，它含有许多种浓度相当高的微量元素，实验证明：钒、锰、钴、钼、锌、镍等微量元素影响核酸代谢。

1.2 微量元素与疾病

很多研究表明，某些微量元素在体内含量的变化与疾病的发生、发展及治疗密切相关。生物体内微量元素含量的动态平衡被打破后可导致某些疾病的发生或发展，某种或某些疾病也会引起机体内微量元素含量的变化。近年来的研究证实，必需微量元素的平衡失调，有害微量元素的储积对恶性肿瘤的发生有着非常重要的作用，病灶组织的损伤程度取决于自由基的形成和抗氧化剂的平衡状况。抗氧化剂中谷胱甘肽过氧化酶（GSH－Px）、超氧化物歧化酶（SOD）、过氧化氢酶（CAT）有微量元素硒、铜、锰、锌和铁的参与。这些元素在适当范围内，通过相应的酶，能有效地消除自由基，但这些元素在体内过少或过多时，能催化产生自由基，损伤细胞而导致疾病甚至恶性肿瘤的发生。

已有文献报道，绝大多数消化、呼吸、泌尿系统和头颈部肿瘤患者呈低血锌和（或）高血铜及血清铜/锌（Cu/Zn）比值增高。结肠、直肠癌患者血清锌、铁、硒、钾显著降低。上述结果提示：微量元素水平可以作为一项区别某些疾病患者与健康人的辅助指标。

1.2.1 微量元素与肺癌

原发性支气管肺癌，简称肺癌，是严重危害人类健康的恶性肿瘤。近年来，其发病率在很多国家都有明显升高的趋势。在我国上海、北京、天津等地已占据恶性肿瘤的首位。吸烟与大气污染是肺癌的主要病因之一。影像学和痰液脱落细胞学的进展为肺癌的早期诊断提供了有利条件，但临床上约80%的肺癌患者确诊时已属晚期，所以肺癌的早期诊断是提高治疗效果的有效途径。

目前关于肺癌患者血清中各种微量元素含量的报告众说纷纭，但大量研究表明，肺癌患者血清中铜含量和铜/锌比值均高于正常对照组，锌含量低于正常对照组，硒含量低于正常对照组；头发中锰、铜、锌、硒含量与对照组有非常显著差异，但各文献报道结果也有差异。

1.2.2 微量元素与心血管疾病

心血管疾病包括心脏病、高血压、高血脂等，属于常见的慢性病，具有"发病率高，死亡率高，致残率高，复发率高"及"并发症多"的特点，是威胁人类生命的最主要疾病，也是导致残疾和功能障碍的主要原因之一。其病因主要是动脉硬化。动脉硬化即动脉血管内壁有脂肪、胆固醇等沉积，并伴随着纤维组织的形成与钙化等病变。这种病变发展至心脏冠状动脉时则形成冠心病（心绞痛、心肌梗死及急性死亡）。现在，全球有近四分之一人口为心血管及相关疾病所威胁，因此，与心血管疾病的抗争不分区域、人种，已成为全人类的挑战之一。

研究表明，与健康对照组比较，冠心病患者锌、铁、钴含量及锌/铜比值明显升高；锰、铜、铬、硒、锶含量均明显下降。期前收缩者血清锌含量显著减少，钙、镁、钴、锗含量非常显著地减少，而铜含量则显著升高。心绞痛患者和心肌梗死患者血清锌、硒含量均显著低于对照组。高血压患者头发锶、锰、钙含量显著低于健康人，锌含量显著高于健康人。李东方从全国15个省、市、自治区25个监测点取样研究了头发中8种元素与血压的关系，结果发现，高血压组钠、锌、铁含量和锌与铜含量比值明显高于对照组。

1.3 微量元素模式识别的研究概况

近年来，利用血清与人发样品中微量元素含量作为辅助诊断各种疾病的手段越来越受到人们的重视。由于微量元素与疾病之间的关系比较复杂，元素之间可能存在着相互影响或协同作用。因此，最好使用多变量分析方法来研究微量元素与疾病之间的关系。

张卓勇等曾利用误差反向传播的前馈人工神经网络方法（BP－ANN）对健康人与癌症患者做了分类

判别研究，效果较好，但存在一些区分不开或误分的样本。

由于微量元素在人体作用的复杂性，近年研究微量元素时，常采用计算机模式识别（CPR）技术去分析多种元素的共同作用，即微量元素谱的作用。在日常的生产和科研中，经常会碰到需要对事物进行分类判别，进而做出决策的问题。在二维范围内，人们有很强的分类识别能力，但如果样本数据是多维的，人们直观上便难以分类识别，必须找到一种方法，将高维空间的样本点集降维到一、二维空间上，让人们直观地进行比较、分类判别，这就是近年来兴起的计算机多因素分类法（模式识别）所要解决的问题。余煜棉等曾用 CPR 技术中的马氏距离判别法和主成分分析法去研究聚类、判别和预报等情况。

1.4　立题依据

恶性肿瘤的早期诊断，一直是临床研究的难题，早期诊断会为有效治疗赢得时间，降低恶性肿瘤的病死率。然而，恶性肿瘤，尤其是肺癌往往发现时已是中、晚期。因此，建立恶性肿瘤的早期诊断方法具有十分重要的意义。而心血管疾病一直是人类死亡的主要原因之一，是现代人的第一大杀手。从正常动脉到无症状的动脉粥样硬化、动脉搏管狭窄，需要十余年到几十年的时间。但从无症状的动脉硬化到有症状的动脉硬化，如冠心病或中风，只需要几分钟。很多患者因毫无思想准备，也无预防措施，所以病死率很高。

随着分析技术的进步，已经能对人体内微量元素的浓度进行定量测定，这对于探索微量元素与人体生长、发育、衰老、疾病的关系，指导疾病的诊断与防治，揭示微量元素的奥秘，探索基础医学、环境科学、生物学和化学的新规律具有极其重要的实际意义。各种研究数据表明：人体的健康状况、疾病的发生与发展等均与体内的微量元素含量、分布、存在形式及各元素间浓度的变化密切相关。

在生物分子水平下，各微量元素之间的相互协同和相互拮抗作用及各元素间动态平衡，是保证人体健康的前提。随着数学、化学、计算机、生物信息学等学科与医学的广泛交叉与渗透，通过测定人体发样、血样、尿样及组织中各种微量元素的浓度，应用化学模式识别方法研究各元素间的浓度变化，就会使诊断和预报疾病的发生、发展成为可能。

由于微量元素的含量与人体所处的外界环境有着重要的关系，因此不同地区的人群体内的微量元素含量也不尽相同，所以，对当地人群进行大范围的微量元素检测与统计，建立当地人群的微量元素数据库，为临床上一些疾病的诊断提供协助和依据具有重要的意义。

本研究通过测定健康人、肺癌患者及心血管疾病患者血样、发样及尿样中 9 种微量元素的含量，应用化学模式识别研究方法，研究健康人与肺癌患者、健康人与心血管疾病患者之间体内微量元素的变化规律，以全新的研究思路对肺癌、心血管疾病的发生进行早期的诊断和预防。本项目的研究完成，对于提高人们防病和治病的认识，满足临床诊断要求，提高肺癌患者和心血管患者的生存率，都具有十分重要的意义，亦为建立疾病的诊疗新方法奠定了基础。

2　头发中微量元素测定方法研究

2.1　实验材料

仪器：

Profile 电感耦合等离子体光谱仪	美国 Leeman Labs 公司
AFS – 3100 双道原子荧光光度计	北京海光仪器公司
DB – 3 型控温电热板	江苏金坛金城国胜实验仪器厂
SC – 97 型自动三重纯水蒸馏器	上海亚荣生化仪器厂
电子分析天平	北京赛多利斯仪器系统有限公司

实验所用玻璃器皿均经稀硝酸（$HNO_3 : H_2O = 2 : 5$，V/V）浸泡 12 h 以上，取出后经三重蒸馏水洗

净，烘干后备用。

试剂：

硝酸（优级纯）	北京益利精细化学品有限公司
高氯酸（优级纯）	天津市鑫源化工厂
盐酸（高级纯）	北京化工厂
硼氢化钾（纯度≥95.0%）	国药集团化学试剂有限公司
铁氰化钾（分析纯）	沈阳市东兴试剂厂
硫酸铝钾（分析纯）	洛阳市化学试剂厂
实验用水为三重蒸馏水	

标准溶液：

铜（1000 $\mu g \cdot mL^{-1}$，GSB 07-1257—2000）

锌（1000 $\mu g \cdot mL^{-1}$，GSB 07-1259—2000）

铁（1000 $\mu g \cdot mL^{-1}$，GSB 07-1264—2000）

锰（1000 $\mu g \cdot mL^{-1}$，GSB 07-1265—2000）

镍（500 $\mu g \cdot mL^{-1}$，GSB 07-1260—2000）

铬（500 $\mu g \cdot mL^{-1}$，GSB 07-1284—2000）

镉（100 $\mu g \cdot mL^{-1}$，GSB 07-1276—2000）

硒（500 $\mu g \cdot mL^{-1}$，GSB 07-1253—2000）　　　　国家环境保护总局标准样品研究所

铝（1000 $\mu g \cdot mL^{-1}$）　　　　　　　　　　　　　实验室自制

铝标准溶液（1000 $\mu g \cdot mL^{-1}$）制法：将 1.759 g 硫酸铝钾 [$AIK(SO_4)_2 \cdot 12H_2O$] 溶于水，移入 100 mL 量瓶中，用水稀释至刻度，转入聚乙烯瓶中储存，即得。样品的采集：

本研究采集了沈阳地区 24～72 岁健康人头发样品 100 份，均无重要脏器病变，进食正常，体检证实健康合格；采集了沈阳地区 36～81 岁心血管疾病患者头发样品 24 份。为防止金属元素污染，受试者均在两个月内未曾染发。采样时以不锈钢剪刀剪取枕部距发根 1～2 cm 处约 1～3 cm 长头发 1～2 g，对于头发较少者加上耳后头发，将所采集的样品放入塑料自封袋中，于干燥阴凉处保存。

2.2 仪器测试条件

2.2.1 电感耦合等离子体光谱仪

各待测元素最佳分析线波长（nm）为 Cr 206.148，Fe 259.940，Mn 257.610，Al 308.215，Cd 214.438，Cu 324.754，Zn 213.856，Ni 231.604；高频发生器频率 27.12 MHZ；入射功率 1.2 kW；冷却气流量 18 L·min^{-1}. 雾化气流压力 45 psi；观测高度 15 mm。

2.2.2 原子荧光光谱仪

光电倍增管负高压 290 V；原子化器高度 8 mm；灯电流 80 mA；载气流量 300 mL·min^{-1}；屏蔽气流量 1000 mL·min^{-1}。

2.3 头发中微量元素的测定

2.3.1 标准溶液的制备

标准溶液（1）：精密移取 Cr、Fe、Mn、Al、Cd、Cu、Zn、Ni 标准储备溶液，以 2%（V/V）硝酸稀释，配制成系列标准溶液，各元素的浓度见表 1。

标准溶液（2）：精密移取 Se 标准储备溶液，以 5%（V/V）盐酸稀释，配制成浓度分别为 0.001 $\mu g \cdot mL^{-1}$，0.005 $\mu g \cdot mL^{-1}$，0.01 $\mu g \cdot mL^{-1}$，0.02 $\mu g \cdot mL^{-1}$，0.03 $\mu g \cdot mL^{-1}$，0.04 $\mu g \cdot mL^{-1}$，0.05 $\mu g \cdot mL^{-1}$ 的系列标准溶液，分别加入浓盐酸 2 mL，铁氰化钾 1 mL，摇匀，即得。

表1 各元素标准溶液的浓度范围　　　　　　　　　　单位：$\mu g \cdot mL^{-1}$

元素	浓度范围						
	1	2	3	4	5	6	7
Cr	0.001	0.005	0.05	0.1	0.2	0.4	0.5
Fe	0.05	0.5	1.0	2.0	3.0	4.0	5.0
Mn	0.001	0.005	0.05	0.1	0.2	0.4	0.5
Al	0.01	0.05	0.5	1.0	2.0	4.0	5.0
Cd	0.0005	0.005	0.01	0.02	0.03	0.04	0.05
Cu	0.01	0.25	0.5	1.0	1.5	2.0	2.5
Zn	0.1	1.0	2.5	5.0	8.0	10.0	20.0
Ni	0.005	0.05	0.1	0.2	0.3	0.4	0.5

2.3.2 供试品溶液的制备

将发样用不锈钢剪刀剪成长度为 0.5~1.0 cm 的小段，置于 50 mL 烧杯中，用水漂洗 2~3 次，然后用质量浓度为 50 g·L^{-1} 的中性洗涤剂溶液浸泡 20 min，用自来水洗至无泡沫，再用去离子水洗 5~6 次，抽滤，用滤纸包裹，置于 80 ℃ 烘箱中烘 4 h，于干燥器中保存，备用。

供试品溶液（1）：取上述洗净、烘干后的发样 0.2 g，精密称定，置于 50 mL 锥形瓶中，加入混酸（HNO_3：$HClO_4$ = 4：1，V/V）10 mL，摇匀，浸泡过夜。次日，将锥形瓶置于电热板上 140 ℃ 消解，至无黄色，$HClO_4$ 白烟冒尽，溶液澄清，稍冷，加入去离子水 5 mL，移至电热板上继续加热，至近干。取下，冷却，将内容物移入 10 mL 量瓶中，以 1%（V/V）硝酸稀释至刻度，摇匀，即得。同法做 3 份空白溶液。用于测定铬、铁、锰、铝、镉、铜、锌、镍含量。

供试品溶液（2）：取上述洗净、烘干后的发样 0.2 g，精密称定，置于 50 mL 锥形瓶中，加入混酸（HNO_3：$HClO_4$ = 4：1，V/V）10 mL，摇匀，浸泡过夜。次日，将锥形瓶置于电热板上 140 ℃ 消解，至无黄色，$HClO_4$ 白烟冒尽，溶液澄清，稍冷，加入盐酸（1：1，V/V）5 mL，移至电热板上继续加热，至近干。取下，冷却，将内容物移入 10 mL 量瓶中，以 5%（V/V）盐酸稀释至刻度，加入浓盐酸 2 mL，铁氰化钾 1 mL，摇匀，即得。同法做 3 份空白溶液。用于测定硒。

2.3.3 分析方法的确证

2.3.3.1 标准曲线与检出限

以发射强度对浓度进行回归，各元素线性关系良好：对空白溶液做 11 次平行测定，计算方法的检出限。各元素的标准曲线及检出限结果见表2。

表2 各元素的标准曲线及检出限　　　　　　　　　　单位：$\mu g \cdot mL^{-1}$

元素	a	b	标准曲线 r	检出限	元素	a	b	标准曲线 r	检出限
Cr	1.951×10^6	2.039×10^4	0.9994	0.0010	Cu	4.819×10^5	8.733×10^3	0.9996	0.0015
Fe	1.151×10^5	4.403×10^3	0.9996	0.0295	Zn	1.342×10^7	2.000×10^6	0.9998	0.0011
Mn	1.211×10^6	7.384×10^2	0.9998	0.0010	Ni	5.185×10^4	2.490×10^2	0.9990	0.0011
Al	2.739×10^5	3.420×10^4	0.9990	0.0099	Se	1.022×10^5	52.28	0.9996	0.0006
Cd	1.738×10^7	2.323×10^4	0.9996	0.0004					

2.3.3.2 仪器精密度实验

取各元素的标准溶液，按选定的仪器测试条件，重复进样 6 次，计算各元素的相对标准偏差，结果见表3。

表 3　仪器精密度（ $n=6$ ）

元素	Cr	Fe	Mn	Al	Cd	Cu	Zn	Ni	Se
浓度（ $\mu g \cdot mL^{-1}$ ）	0.2	2.0	0.2	2.0	0.02	1.0	2.5	0.2	0.02
相对标准偏差 RSD（%）	0.40	4.1	2.3	0.74	1.2	0.64	0.19	2.0	1.5

2.3.3.3　方法精密度实验

取发样 0.2 g，精密称定，按"2.3.2"项下方法操作，以选定的仪器测定条件进行测定，平行实验 6 次，计算各元素的相对标准偏差，结果见表 4。

表 4　方法精密度（ $n=6$ ）

元素	Cr	Fe	Mn	Al	Cd	Cu	Zn	Ni	Se
浓度（ $\mu g \cdot mL^{-1}$ ）	0.6863	21.13	3.063	13.60	0.1157	6.818	132.0	0.7431	0.3173
相对标准偏差 RSD（%）	4.2	2.5	2.8	2.0	3.5	3.4	4.5	4.1	2.9

2.3.3.4　方法准确度实验

本研究以样品的加标回收率验证方法的准确性。取已知含量的样品 9 份，分别精密加入各元素的标准溶液，配制成高、中、低 3 种浓度的加标样品各 3 份，按"2.3.2"项下方法处理，以选定的仪器测定条件进行测定，结果见表 5。

表 5　方法准确度（ $n=9$ ）

元素	Present（ $\mu g \cdot g^{-1}$ ）	Added（ $\mu g \cdot g^{-1}$ ）	Measured（ $\mu g \cdot g^{-1}$ ）	Recovery（%）	平均值（%）	相对标准偏差 RSD（%）
Cr	0.966	0.800	1.738	96.5	94.8	3.6
			1.741	96.9		
			1.694	90.9		
		1.000	2.134	116.8	108.2	7.1
			2.019	105.3		
			1.990	102.4		
		1.200	2.121	96.2	99.8	3.1
			2.180	101.2		
			2.188	101.9		
Fe	61.28	50.00	114.2	105.8	105.5	2.1
			115.0	107.4		
			112.9	103.2		
		60.00	121.4	100.2	96.2	3.7
			117.4	93.5		
			118.3	95.0		
		70.00	126.6	93.3	93.9	1.5
			128.1	95.5		
			126.4	93.0		
		5.000	11.07	104.7	104.9	0.44
			11.11	105.5		
			11.07	104.7		

元素	Present ($\mu g \cdot g^{-1}$)	Added ($\mu g \cdot g^{-1}$)	Measured ($\mu g \cdot g^{-1}$)	Recovery (%)	平均值 (%)	相对标准偏差 RSD (%)
Mn	5.836	6.000	13.20	113.3	112.7	1.5
			12.49	110.8		
			12.67	113.9		
		7.000	12.84	100.1	101.6	1.6
			13.06	103.2		
			12.94	101.5		
		20.00	48.17	107.8	108.4	0.47
			48.33	108.6		
			48.36	108.8		
Al	26.61	25.00	53.01	105.6	103.9	2.2
			51.94	101.3		
			52.80	104.8		
		30.00	52.34	85.8	84.4	2.1
			52.08	84.9		
			51.33	82.4		
		0.0800	0.1748	93.4	91.5	2.9
			0.1741	92.5		
			0.1709	88.4		
Cd	0.1001	0.1000	0.1928	92.7	90.6	3.3
			0.1919	91.8		
			0.1873	87.2		
		0.1200	0.2199	99.8	92.2	8.6
			0.2115	92.8		
			0.2010	84.1		
		12.00	23.84	82.7	82.0	1.3
			23.81	82.4		
			23.61	80.8		
Cu	13.91	14.00	27.22	95.0	94.2	0.98
			27.14	94.4		
			26.96	93.2		
		16.00	27.21	83.1	85.5	2.6
			27.74	86.4		
			27.85	87.1		
		240.0	486.3	84.6	84.2	0.97
			483.2	83.3		
			486.8	84.8		
Zn	283.2	300.0	523.7	80.1	82.8	2.9
			537.1	84.6		
			534.4	83.7		

续表

元素	Present ($\mu g \cdot g^{-1}$)	Added ($\mu g \cdot g^{-1}$)	Measured ($\mu g \cdot g^{-1}$)	Recovery (%)	平均值 (%)	相对标准偏差 RSD (%)
			571.4	80.1		
		360.0	576.7	81.5	80.8	0.92
			574.6	80.9		
			1.883	89.1		
		0.900	1.861	86.6	88.0	1.5
			1.874	88.1		
Ni	1.081		2.299	110.7		
		1.100	2.231	104.5	106.3	3.7
			2.221	103.6		
			2.714	116.6		
		1.400	2.722	117.2	117.1	0.37
			2.726	117.5		
			0.6050	99.5		
		0.2800	0.6544	117.2	112.1	9.9
			0.6616	119.7		
			0.7462	119.3		
Se	0.3264	0.3500	0.7058	108.4	116.1	5.8
			0.7463	120.0		
			0.830	119.9		
		0.4200	0.813	115.9	118.2	1.8
			0.825	118.7		

2.3.4　样品测定

2.3.4.1　健康人头发中微量元素测定

将采集到的健康人头发样品，按"2.3.2"项下方法处理，以选定的仪器测定条件进行测定，根据年龄不同，分成20～39岁，40～49岁，≥50岁3组，不同年龄健康人头发样品中9种微量元素的平均含量见表6。

表6　健康人头发中微量元素的含量（$n = 100$，$\pm SD$）　　　　单位：$\mu g \cdot g^{-1}$

元素	年龄		
	20～39（$n = 35$）	40～49（$n = 38$）	≥50（$n = 27$）
Cr	0.5802 ± 0.2465	0.6111 ± 0.2561	0.4566 ± 0.2387
Fe	13.02 ± 8.74	15.41 ± 19.66	11.60 ± 14.23
Mn	2.244 ± 1.999	3.695 ± 3.736	3.106 ± 2.760
Al	17.36 ± 7.424	13.77 ± 5.475	16.01 ± 4.735
Cd	0.077 63 ± 0.069 64	0.077 38 ± 0.068 81	0.071 66 ± 0.076 77
Cu	4.373 ± 2.187	6.408 ± 3.217	4.810 ± 3.561
Zn	160.6 ± 68.28	201.1 ± 64.35	126.1 ± 47.49
Ni	0.5493 ± 0.2321	0.7448 ± 0.5674	0.6794 ± 0.5233
Se	0.3837 ± 0.066 23	0.3420 ± 0.039 23	0.3146 ± 0.042 70

2.3.4.2 心血管疾病患者头发中微量元素测定

将采集到的心血管疾病患者头发样品，按"2.3.2"项下方法处理，以选定的仪器测定条件进行测定，样品中微量元素的平均含量见表7。

表7　心血管患者头发中微量元素的含量（$n = 24$）　　　　　　单位：$\mu g \cdot g^{-1}$

元素	Cr	Fe	Mn	Al	Cd	Cu	Zn	Ni	Se
浓度	0.4857	11.22	5.151	14.96	0.053 98	5.934	166.7	0.6094	0.2344
±标准差（SD）	0.2317	9.35	6.014	4.498	0.039 25	4.324	68.39	0.3414	0.020 00

2.4 小结与讨论

2.4.1 ICP - AES 测试参数的优化

在电感耦合等离子体发射光谱中，影响分析性能的因素较多。除仪器特性明显影响分析性能外，有几个主要分析参数影响分析性能，它们是高频功率，工作气体流量及雾化气体压力。适当地选择分析参数，使用同样的仪器可获得较好的分析性能。本研究采用正交实验优化 ICP - AES 测试参数，以各元素发射强度为考察指标，各因素及水平的选择见表8。

表8　正交实验因素与水平

因素	水平		
	1	2	3
高频功率（kW）	1.0	1.2	1.1
气体流量（$L \cdot min^{-1}$）	20	18	19
雾化气体压力（psi）	50	55	45

对9次试验结果进行方差分析，结果表明：高频功率与雾化气体压力对 Cd、Ni 的发射强度均有非常显著性影响（$P < 0.01$）。测定 Cd、Ni 的最佳参数是高频功率 1.2 kW，雾化气体压力 45 psi。气体流量对各元素的测定无显著性影响（$P > 0.05$）。综合考虑上述9种元素在头发中的含量，选择气体流量为 18 $L \cdot min^{-1}$。

2.4.2 不同厂家硝酸的选择

酸的纯度会影响测定的准确性，本研究考察了北京益利精细化学品有限公司和沈阳经济技术开发区试剂厂生产的优级纯硝酸。通过独立样本 t - 检验，结果表明：两个厂家生产的硝酸中 Al、Cd、Cu 含量无显著性差异（$P > 0.05$）；沈阳经济技术开发区试剂厂生产的硝酸中 Cr、Fe、Mn、Ni 含量显著高于北京益利精细化学品有限公司生产的硝酸（$P < 0.05$），故本研究选择北京益利精细化学品有限公司生产的优级纯硝酸。两个厂家生产的硝酸中各元素空白值见表9。

表9　两厂家生产的硝酸中各元素的含量（$n = 2$）　　　　　　单位：$\mu g \cdot mL^{-1}$

元素	Cr	Fe	Mn	Al	Cd	Cu	Zn	Ni
北京	0.0074	0.0671	0.0024	0.0262	− 0.0004	0.0063	0.0918	0.0053
沈阳	1.466	0.4028	0.0054	0.0648	− 0.0004	0.0081	0.0408	0.0108

2.4.3 发样洗涤方法的选择

考察了两种洗涤发样的方法：丙酮浸泡 20 min；中性洗涤剂浸泡 20 min。通过独立样本 t - 检验，结果表明：两种方法无显著性差异（$P > 0.05$）。考虑到试验成本及操作繁简，本研究选择用中性洗涤剂浸泡 20 min。两种方法处理后发样中各元素测定结果见表10。

表 10　两种方法处理后发样中各元素的含量（$n=3$）　　　　　单位：$\mu g \cdot g^{-1}$

元素	Cr	Fe	Mn	Al	Cd	Cu	Zn	Ni
丙酮	0.7725	35.23	3.417	48.88	0.011 73	4.682	165.3	0.4615
中性洗涤剂	0.7221	35.43	3.215	50.77	0.010 47	4.376	168.1	0.4633

2.4.4　湿法消解体系的选择

通过单因素方差分析考察不同湿法消解体系对头发中各元素测定结果的影响，考察的消解体系为：（1）$HNO_3 - HClO_4 - H_2O_2$（10:6:1，V/V）；（2）$HNO_3 - HClO_4$（4:1，V/V）；（3）$HNO_3 - H_2O_2$（4:1，V/V）；（4）王水 - $HClO_4$（4:1，V/V）。结果表明：消解体系的差异对 Fe、Mn、Al、Ni 有非常显著性意义（$P<0.01$）。体系（1）测得的 Fe 含量较低；体系（3）测得的 Fe、Al、Ni 含量较低；体系（4）测得的 Mn 含量较低。综合分析后，选择 $HNO_3 - HClO_4$（4:1）消解体系。不同消解体系处理后发样中各元素测定结果见表 11。

表 11　两种消解体系消解后发样中各元素的含量（$n=3$）　　　　　单位：$\mu g \cdot g^{-1}$

元素	Cr	Fe	Mn	Al	Cd	Cu	Zn	Ni
（1）	0.896	48.73	4.892	48.37	0.053 50	12.20	235.7	0.7635
（2）	1.026	57.01	5.511	55.08	0.051 10	12.34	234.6	0.6989
（3）	1.025	40.87	4.993	35.82	0.054 90	12.12	236.2	0.5428
（4）	0.931	54.55	4.300	66.48	0.033 27	11.40	231.5	0.6635

2.4.5　年龄对头发中微量元素含量的影响

通过单因素方差分析考察年龄对头发中各元素含量的影响。结果表明：年龄超过 50 岁时，头发中 Cr 含量明显降低（$0.01<P<0.05$）；40~49 岁时，头发中 Cu 含量明显高于其他年龄段（$0.01<P<0.05$）；随着年龄的增长，头发中 Zn 含量先升高后降低（$P<0.01$），Se 含量逐渐降低（$P<0.01$）。其他元素随年龄不同无显著性变化（$P>0.05$）。

2.4.6　染发对头发中微量元素含量的影响

采集了沈阳地区 39~61 岁于两个月内染发的健康人头发样品 16 份，均无重要脏器病变，进食正常，体检证实健康合格。通过独立样本 t - 检验，结果表明：染发者头发内 Se 含量显著低于未染发者，染发后发样中各元素的平均含量见表 12。

表 12　染发后发样中各元素的含量（$n=16$）　　　　　单位：$\mu g \cdot g^{-1}$

元素	Cr	Fe	Mn	Al	Cd	Cu	Zn	Ni	Se
浓度	0.4362	9.15	3.415	14.27	0.055 00	4.954	167.0	0.6015	0.1584
± SD	0.2760	5.164	3.339	4.569	0.021 07	2.887	95.9	0.5066	0.024 71

3　全血中微量元素测定方法研究

3.1　实验材料

仪器、试剂、标准溶液见"2.1"。

样品的采集：

本研究采集了沈阳地区 24~76 岁健康人全血样品 173 份，均无重要脏器病变，进食正常，体检证实健康合格；采集了沈阳地区 36~82 岁心血管疾病患者全血样品 24 份。采样时取肘静脉血 3 mL 置于抗凝试管中，−18 ℃保存。

3.2 仪器测试条件

ICP－AES、AFS测试条件见"2.2"。

3.3 全血中微量元素的测定

3.3.1 标准溶液的制备

标准溶液（1）：精密移取 Cr、Fe、Mn、Al、Cd、Cu、Zn、Ni 标准储备溶液，以2%（V/V）硝酸稀释，配制成系列标准溶液，各元素的浓度见表13。

表13 各元素的浓度　　　　　　　　　　　　　　　　　　单位：$\mu g \cdot mL^{-1}$

元素	浓度						
	1	2	3	4	5	6	7
Cr	0.001	0.005	0.05	0.1	0.2	0.4	0.5
Fe	1.0	5.0	10.0	25.0	50.0	80.0	100.0
Mn	0.001	0.005	0.05	0.1	0.2	0.4	0.5
Al	0.01	0.05	0.5	1.0	2.0	4.0	5.0
Cd	0.0005	0.005	0.01	0.02	0.03	0.04	0.05
Cu	0.01	0.25	0.5	1.0	1.5	2.0	2.5
Zn	0.1	1.0	2.5	5.0	8.0	10.0	20.0
Ni	0.005	0.05	0.1	0.2	0.3	0.4	0.5

标准溶液（2）：精密移取 Se 标准储备溶液，以5%（V/V）盐酸稀释，配制成浓度分别为 $0.001 \mu g \cdot mL^{-1}$、$0.005 \mu g \cdot mL^{-1}$、$0.01 \mu g \cdot mL^{-1}$、$0.02 \mu g \cdot mL^{-1}$、$0.03 \mu g \cdot mL^{-1}$、$0.04 \mu g \cdot mL^{-1}$、$0.05 \mu g \cdot mL^{-1}$ 的系列标准溶液，分别加入浓盐酸2 mL，铁氰化钾1 mL，摇匀，即得。

3.3.2 供试品溶液的制备

供试品溶液（1）：精密移取于（37±2）℃水浴中融化后的全血1 mL，置于50 mL锥形瓶中，加入混酸（HNO_3：$HClO_4$ ＝4∶1，V/V）5 mL，摇匀，浸泡过夜。次日，将锥形瓶置于电热板上140 ℃消解，至无黄色，$HClO_4$ 白烟冒尽，溶液澄清，稍冷，加入去离子水5 mL，移至电热板上继续加热，至近干。取下，冷却，将内容物移入10 mL量瓶中，以1%（V/V）硝酸稀释至刻度，摇匀，即得。同法做3份空白溶液。用于测定铬、铁、锰、铝、镉、铜、锌、镍含量。

供试品溶液（2）：精密移取于（37±2）℃水浴中融化后的全血1 mL，置于50 mL锥形瓶中，加入混酸（HNO_3：$HClO_4$ ＝4∶1，V/V）5 mL，摇匀，浸泡过夜。次日，将锥形瓶置于电热板上140 ℃消解，至无黄色，$HClO_4$ 白烟冒尽，溶液澄清，稍冷，加入盐酸（1∶1，V/V）5 mL，移至电热板上继续加热，至近干。取下，冷却，将内容物移入10 mL量瓶中，以5%（V/V）盐酸稀释至刻度，加入浓盐酸2 mL，铁氰化钾1 mL，摇匀，即得。同法做3份空白溶液。用于测定硒。

3.3.3 分析方法的确证

3.3.3.1 标准曲线与检出限

以发射强度对浓度进行回归，各元素线性关系良好；对空白溶液做11次平行测定，计算方法检出限。各元素的标准曲线及检出限结果见表14。

表14 各元素的标准曲线及检出限　　　　　　　　　　　　单位：$\mu g \cdot mL^{-1}$

元素	a	b	标准曲线 r	检出限 LOD
Cr	1.951×10^6	2.039×10^4	0.9994	0.0010
Fe	9.299×10^4	1.233×10^5	0.9997	0.0295
Mn	1.211×10^6	7.384×10^2	0.9998	0.0010

续表

元素	a	b	标准曲线 r	检出限 LOD
Al	2.739×10^5	3.420×10^4	0.9990	0.0099
Cd	1.738×10^7	2.323×10^4	0.9996	0.0004
Cu	4.819×10^5	8.733×10^3	0.9996	0.0015
Zn	1.342×10^7	2.000×10^6	0.9998	0.0011
Ni	5.185×10^4	2.490×10^2	0.9990	0.0011
Se	1.022×10^5	52.8	0.9996	0.0006

3.3.3.2 仪器精密度实验

见"2.3.3.2"。

3.3.3.3 方法精密度实验

精密移取于（37±2）℃水浴中融化后的全血 1 mL，按"3.3.2"项下方法操作，以选定的仪器测定条件进行测定，平行实验 6 次，计算各元素的相对标准偏差，结果见表 15。

表 15 方法精密度（$n=6$） 单位：$\mu g \cdot mL^{-1}$

元素	Cr	Fe	Mn	Al	Cd	Cu	Zn	Ni	Se
浓度（$\mu g \cdot mL^{-1}$）	0.0746	166	0.0317	1.12	0.0417	0.621	5.72	0.257	0.0457
相对标准偏差 RSD（%）	6.9	1.8	6.5	5.4	4.9	0.84	2.1	6.7	8.1

3.3.3.4 方法准确度实验

本研究以样品的加标回收率验证方法的准确性。取已知含量的样品 9 份，分别精密加入各元素的标准溶液，配制成高、中、低 3 种浓度的加标样品各 3 份，按"3.3.2"项下方法处理，以选定的仪器测定条件进行测定，结果见表 16。

表 16 方法准确度（$n=9$）

元素	Present ($\mu g \cdot mL^{-1}$)	Added ($\mu g \cdot mL^{-1}$)	Measured ($\mu g \cdot mL^{-1}$)	Recovery (%)	平均值 (%)	相对标准偏差 RSD (%)
			0.155	105		
		0.0500	0.122	120	107	12
			0.110	95		
			0.122	100		
Cr	0.0625	0.0600	0.128	108	103	4.7
			0.122	100		
			0.125	89		
		0.0700	0.135	104	95	7.9
			0.128	93		
			340	88		
		160	331	83	85	3.4
			335	85		
			364	83		
Fe	198	200	365	83	84	1.4
			368	85		

续表

元素	Present ($\mu g \cdot mL^{-1}$)	Added ($\mu g \cdot mL^{-1}$)	Measured ($\mu g \cdot mL^{-1}$)	Recovery (%)	平均值 (%)	相对标准偏差 RSD (%)
			408	88		
		240	419	92	90	2.5
			419	91		
			0.0300	89		
		0.0140	0.0300	89	89	0
			0.0300	89		
			0.0375	111		
Mn	0.0175	0.0180	0.0350	97	102	7.9
			0.0350	97		
			0.0438	119		
		0.0220	0.0438	119	119	0
			0.0438	119		
			1.12	90		
		0.500	1.11	88	91	3.8
			1.14	94		
			1.34	95		
Al	0.672	0.700	1.32	92	93	1.8
			1.32	92		
			1.38	88		
		0.80	1.47	100	93	6.7
			1.41	92		
			0.0550	90		
		0.0250	0.0575	100	90	12
			0.0525	80		
			0.0625	100		
Cd	0.0325	0.0300	0.0600	92	94	5.1
			0.0600	92		
			0.0605	80		
		0.0350	0.0605	80	82	4.1
			0.0625	86		
			1.10	104		
		0.500	1.12	108	107	2.0
			1.11	108		
			1.09	86		
Cu	0.575	0.600	1.09	86	87	1.9
			1.11	89		
			1.18	87		
		0.700	1.19	88	86	3.1
			1.16	83		
			5.13	85		

元素	Present ($\mu g \cdot mL^{-1}$)	Added ($\mu g \cdot mL^{-1}$)	Measured ($\mu g \cdot mL^{-1}$)	Recovery （%）	平均值 （%）	相对标准偏差 RSD（%）
		2.40	5.12	85	84	2.1
			5.06	82		
			5.66	86		
Zn	3.09	3.00	5.60	84	85	2.3
			5.71	87		
			6.56	96		
		3.60	6.59	97	97	0.51
			6.60	97		
			0.358	98		
		0.160	0.392	113	106	7.0
			0.370	106		
			0.388	94		
Ni	0.200	0.200	0.368	84	92	7.8
			0.395	98		
			0.418	91		
		0.240	0.405	85	86	4.6
			0.382	83		
			0.0745	90		
		0.0350	0.0747	90	90	0.64
			0.0743	89		
			0.084	90		
Se	0.0431	0.0450	0.0781	88	88	2.6
			0.082	86		
			0.108	117		
		0.0550	0.106	114	116	1.9
			0.108	117		

3.3.4　样品测定

3.3.4.1　健康人全血中微量元素测定

将采集到的健康人全血样品，按"3.3.2"项下方法处理，以选定的仪器测定条件进行测定，根据年龄不同，分成20～39岁，40～49岁，≥50岁3组，不同年龄健康人全血样品中9种微量元素的平均含量见表17。

表17　健康人全血中微量元素的含量（$n = 173$，$\pm SD$）　　　单位：$\mu g \cdot mL^{-1}$

元素	年龄		
	20～39（$n = 47$）	40～49（$n = 68$）	≥50（$n = 58$）
Cr	0.286 ± 0.176	0.191 ± 0.179	0.248 ± 0.207
Fe	355 ± 130	373 ± 101	460 ± 129

续表

元素	年龄		
	20～39（$n=47$）	40～49（$n=68$）	≥50（$n=58$）
Mn	0.0520±0.0327	0.0741±0.0730	0.0630±0.0334
Al	0.95±0.540	1.40±0.81	0.531±0.350
Cd	0.0304±0.0095	0.0357±0.0214	0.0392±0.0150
Cu	0.90±0.333	0.92±0.307	1.32±0.456
Zn	6.57±3.24	7.61±3.22	8.2±2.87
Ni	0.126±0.0501	0.206±0.138	0.211±0.089
Se	0.110±0.0270	0.102±0.0127	0.088±0.0116

3.3.4.2　心血管疾病患者全血中微量元素测定

将采集到的心血管疾病患者全血样品，按"3.3.2"项下方法处理，以选定的仪器测定条件进行测定，样品中微量元素的平均含量见表18。

表18　心血管疾病患者全血中微量元素的含量（$n=24$）　　单位：$\mu g \cdot mL^{-1}$

元素	Cr	Fe	Mn	Al	Cd	Cu	Zn	Ni	Se
浓度	0.184	371	0.0512	0.83	0.0305	1.07	6.54	0.162	0.0710
±SD	0.183	112	0.0229	0.636	0.0163	0.492	2.81	0.097	0.0153

3.4　小结与讨论

3.4.1　湿法消解体系的选择

通过单因素方差分析考察不同湿法消解体系对全血中各元素测定结果的影响，考察的消解体系为：（1）王水－$HClO_4$（4：1，V/V）；（2）HNO_3－$HClO_4$（4：1，V/V）；（3）HNO_3－$HClO_4$－H_2O_2（10：6：1，V/V）；（4）HNO_3－H_2O_2（2：1，V/V）。结果表明：消解体系的差异对Cd、Zn、Ni有非常显著性意义（$P<0.01$）；对Al有显著性意义（$0.01<P<0.05$）。体系（1）测得的Cd、Ni含量较低；体系（3）测得的Zn含量较低；体系（4）测得的Al、Zn含量较低。综合分析后，选择HNO_3－$HClO_4$（4：1）消解体系。不同消解体系处理后全血中各元素测定结果见表19。

表19　不同消解体系消解后全血中各元素的含量（$n=3$）　　单位：$\mu g \cdot mL^{-1}$

元素	Cr	Fe	Mn	Al	Cd	Cu	Zn	Ni
（1）	0.0360	190	0.0361	2.23	0.0207	0.441	2.93	0.168
（2）	0.0353	198	0.0413	3.77	0.0253	0.513	2.85	0.213
（3）	0.0470	202	0.0347	2.96	0.0313	0.533	1.59	0.275
（4）	0.0280	205	0.0373	1.97	0.0277	0.438	1.29	0.198

3.4.2　年龄对全血中微量元素含量的影响

通过单因素方差分析考察年龄对全血中各元素含量的影响。结果表明：随着年龄的增长，Cd、Zn含量逐渐升高（$0.01<P<0.05$），Al含量先升高后降低（$P<0.01$）；年龄超过50岁时，全血中Fe、Cu含量明显升高（$P<0.01$），Se含量明显降低（$P<0.01$）；20～39岁时，Ni含量显著低于其他年龄段（$P<0.01$），Cr含量显著高于其他年龄段（$0.01<P<0.05$）。

4 尿液中微量元素测定方法研究

4.1 实验材料

仪器、试剂、标准溶液见"2.1"。

样品的采集：

本研究采集了沈阳地区 23~69 岁健康人尿液样品 95 份，均无重要脏器病变，进食正常，体检证实健康合格；采集了沈阳地区 36~81 岁心血管疾病患者尿液样品 22 份，24~77 岁肺癌患者尿液样品 27 份。采集时取晨尿 50 mL，置于聚乙烯瓶中，-18 ℃保存。

4.2 仪器测试条件

ICP - AES、AFS 测试条件见"2.2"。

4.3 尿液中微量元素的测定

4.3.1 标准溶液的制备

9 种元素标准溶液的配制见"2.3.1"。

4.3.2 供试品溶液的制备

供试品溶液（1）：精密移取于（37±2）℃水浴中融化后的尿液 10 mL，置于 50 mL 锥形瓶中，加入混酸（HNO_3：$HClO_4$：H_2O_2 = 10：6：1，V/V）10 mL，摇匀，浸泡过夜。次日，将锥形瓶置于电热板上 140 ℃消解，至无黄色，$HClO_4$ 白烟冒尽，溶液澄清，稍冷，加入去离子水 5 mL，移至电热板上继续加热，至近干。取下，冷却，将内容物移入 10 mL 量瓶中，以 1%（V/V）硝酸稀释至刻度，摇匀，即得。同法做 3 份空白溶液。用于测定铬、铁、锰、铝、镉、铜、锌、镍含量。

供试品溶液（2）：精密移取于（37±2）℃水浴中融化后的尿液 10 mL，置于 50 mL 锥形瓶中，加入混酸（HNO_3：$HClO_4$：H_2O_2 = 10：6：1，V/V）10 mL，摇匀，浸泡过夜。次日，将锥形瓶置于电热板上 140 ℃消解，至无黄色，$HClO_4$ 白烟冒尽，溶液澄清，稍冷，加入盐酸（1：1，V/V）5 mL，移至电热板上继续加热，至近干。取下，冷却，将内容物移入 10 mL 量瓶中，以 5%（V/V）盐酸稀释至刻度，加入浓盐酸 2 mL，铁氰化钾 1 mL，摇匀，即得。同法做 3 份空白溶液。用于测定硒。

4.3.3 分析方法的确证

4.3.3.1 标准曲线与检出限

见"2.3.3.1"。

4.3.3.2 仪器精密度实验

见"2.3.3.2"。

4.3.3.3 方法精密度实验

精密移取于（37±2）℃水浴中融化后的尿液 10 mL，按"4.3.2"项下方法操作，以选定的仪器测定条件进行测定，平行实验 6 次，计算各元素的相对标准偏差，结果见表 20。

表 20　方法精密度（$n=6$）

元素	Cr	Fe	Mn	Al	Cd	Cu	Zn	Ni	Se
浓度（ng·mL^{-1}）	9.62	84.3	5.50	351.3	3.62	19.00	1157	10.67	3.80
相对标准偏差 RSD（%）	5.9	6.3	6.5	1.9	3.8	6.1	2.9	4.2	9.0

4.3.3.4 方法准确度实验

本研究以样品的加标回收率验证方法的准确性。取已知含量的样品 9 份，分别精密加入各元素的标准溶液，配制成高、中、低 3 种浓度的加标样品各 3 份，按"4.3.2"项下方法处理，以按选定的仪器测定条件进行测定，结果见表 21。

表 21　方法准确度（$n=9$）

元素	Present (ng·mL^{-1})	Added (ng·mL^{-1})	Measured (ng·mL^{-1})	Recovery (%)	平均值 (%)	相对标准偏差 RSD (%)
			4.75	112.5		
		2.00	4.75	112.5	108.3	6.7
			4.50	100.0		
			4.75	90.0		
Cr	2.50	2.50	5.00	100.0	103.3	15
			5.50	120.0		
			5.50	100.0		
		3.00	5.00	83.3	91.7	9.1
			5.25	91.7		
			216.8	89.8		
		100.0	276.3	106.6	96.0	9.6
			218.8	91.8		
			224.0	80.8		
Fe	127.0	120.0	227.0	83.3	89.0	14
			250.5	102.9		
			294.0	119.3		
		140.0	285.0	112.9	115.1	3.2
			285.5	113.2		
			2.725	102.1		
		1.20	2.750	104.2	103.5	1.2
			2.750	104.2		
			2.750	83.3		
Mn	1.50	1.50	2.750	83.3	91.7	16
			3.125	108.3		
			3.250	97.2		
		1.80	3.000	83.3	88.0	9.2
			3.000	83.3		
			957	89.9		
		450.0	1090	119.4	102.0	16
			988	96.7		
			1032	87.2		
Al	552.8	550.0	993	80.1	83.7	4.3
			1014	83.9		
			1075	80.3		
		650.0	1106	85.2	82.6	3.0
			1088	82.4		
			4.000	109.4		
		1.60	4.000	109.4	106.2	5.1
			3.850	100.0		
			4.250	100.0		
Cd	2.25	2.00	4.250	100.0	106.2	11

元素	Present (ng·mL⁻¹)	Added (ng·mL⁻¹)	Measured (ng·mL⁻¹)	Recovery (%)	平均值 (%)	相对标准偏差 RSD (%)
			4.625	118.8		
			5.125	119.8		
		2.40	4.500	93.8	109.4	13
			5.000	114.6		
			45.00	102.5		
		20.00	48.25	118.8	108.3	8.4
			45.25	103.8		
			45.25	86.5		
Cu	24.50	24.00	46.00	89.6	87.8	1.9
			45.50	87.5		
			55.00	108.9		
		28.00	50.25	92.0	101.8	8.7
			53.75	104.5		
			1226	96.3		
		550.0	1300	109.6	107.6	9.7
			1339	116.8		
			1452	107.9		
Zn	696.5	700.0	1424	103.9	105.8	1.9
			1436	105.6		
			1392	81.8		
		850	1522	97.1	86.6	11
			1385	81.0		
			20.75	85.0		
		10.00	20.50	82.5	88.3	9.1
			22.00	97.5		
			22.50	85.4		
Ni	12.25	12.00	22.00	81.2	84.0	2.9
			22.50	85.4		
			25.00	91.1		
		14.00	24.00	83.9	86.9	4.3
			24.25	85.7		
			15.80	105.0		
		8.00	16.80	117.5	112.5	5.9
			16.60	115.0		
			18.60	112.0		
Se	7.40	10.00	18.40	110.0	113.0	3.2
			19.10	117.0		
			18.30	90.8		
		12.00	18.00	88.3	89.4	1.5
			18.10	89.2		

4.3.4 样品测定

4.3.4.1 健康人尿样中微量元素测定

将采集到的健康人尿液样品，按"4.3.2"项下方法处理，以选定的仪器测定条件进行测定，根据年龄不同，分成 20～39 岁，40～49 岁，≥50 岁 3 组，不同年龄健康人尿液样品中 9 种微量元素的平均含量见表22。

表22　健康人尿样中微量元素的含量（$n=95$，±SD）　　　单位：$ng \cdot mL^{-1}$

元素	年龄		
	20～39（$n=35$）	40～49（$n=36$）	≥50（$n=24$）
Cr	26.29±24.04	19.77±10.60	15.74±7.28
Fe	393.4±261.1	382.2±227.0	316.4±233.9
Mn	7.82±5.89	8.85±8.20	8.17±6.87
Al	261.8±184.4	225.9±141.3	233.1±124.2
Cd	8.78±5.74	6.88±5.00	4.88±3.07
Cu	35.48±21.55	36.66±35.47	25.62±31.07
Zn	633.5±608.9	519.7±510.1	312.2±386.4
Ni	25.05±11.28	22.18±10.46	17.87±10.26
Se	6.83±2.23	5.29±1.84	2.59±0.500

4.3.4.2 心血管疾病患者尿液中微量元素测定

将采集到的心血管疾病患者尿液样品，按"4.3.2"项下方法处理，以选定的仪器测定条件进行测定，样品中微量元素的平均含量见表23。

表23　心血管疾病患者尿液中微量元素的含量（$n=22$）　　　单位：$ng \cdot mL^{-1}$

元素	Cr	Fe	Mn	Al	Cd	Cu	Zn	Ni	Se
浓度	16.28	249.9	4.29	163.0	6.61	24.40	383.5	19.45	1.87
±SD	7.02	175.5	4.22	76.90	4.47	16.88	362.4	10.25	0.741

4.3.4.3 肺癌患者尿样中微量元素测定

将采集到的肺癌患者尿液样品，按"4.3.2"项下方法处理，以选定的仪器测定条件进行测定，样品中微量元素的平均含量见表24。

表24　肺癌患者尿样中微量元素的含量（$n=27$）　　　单位：$ng \cdot mL^{-1}$

元素	Cr	Fe	Mn	Al	Cd	Cu	Zn	Ni	Se
浓度	44.69	309.3	4.74	191.4	10.08	73.32	1629	60.12	15.03
±SD	14.45	85.0	3.24	64.52	2.67	24.12	1139	17.46	8.34

4.4 小结与讨论

4.4.1 湿法消解体系的选择

通过单因素方差分析考察不同湿法消解体系对尿液中各元素测定结果的影响，考察的消解体系为：（1）$HNO_3 - H_2O_2$（2∶1，V/V）；（2）$HNO_3 - HClO_4$（4∶1，V/V）；（3）王水 - $HClO_4$（4∶1，V/V）；（4）$HNO_3 - HClO_4 - H_2O_2$（10∶6∶1，V/V）。结果表明：消解体系的差异对 Fe、Mn、Al、Cd、Cu 有非常显著性意义（$P<0.01$）。体系（1）测得的 Fe、Al、Cd 含量较低；体系（2）测得的 Cd、Cu 含量较低；体系（3）测得的 Fe、Mn、Al 含量较低。综合分析后，选择 $HNO_3 - HClO_4 - H_2O_2$（10∶6∶1）消解体系。不

同消解体系处理后尿液中各元素测定结果见表25。

表25　不同消解体系消解后尿液中各元素的含量（$n=3$）　　　　单位：ng·mL^{-1}

元素	Cr	Fe	Mn	Al	Cd	Cu	Zn	Ni
（1）	2.03	191.5	36.97	151.6	2.67	9.90	141.9	15.23
（2）	3.15	693.3	22.30	438.0	3.20	4.03	175.0	15.53
（3）	4.40	56.90	10.57	75.50	3.83	13.50	176.6	17.47
（4）	2.75	683.2	7.57	716.6	5.33	14.67	200.0	15.83

4.4.2　年龄对尿液中微量元素含量的影响

通过单因素方差分析考察年龄对尿液中各元素含量的影响。结果表明：随着年龄的增长 Cr、Cd、Ni、Se 含量逐渐降低（$P<0.05$）。

5　微量元素模式识别的建立及应用

由于元素之间存在着复杂的协同和拮抗作用，难以从单因素角度说明患者和健康人生物样品中微量元素水平的差异，故本研究参考近年来广泛应用于多因素研究的计算机模式识别技术，运用其中的判别分析来研究多种元素的共同作用，建立判别函数，并进一步对观测值进行判别归类，以达到对肺癌和心血管疾病的发生进行早期预测的目的。

5.1　肺癌患者尿液中微量元素含量的判别分析

判别函数的建立：采用 SPSS 13.0 统计软件对 24 名肺癌患者和 95 名健康人尿液中 Cr、Fe、Mn、Al、Cd、Cu、Zn、Ni、Se 9 种元素含量测定结果进行判别分析，结果表明：肺癌患者尿液中 Cr、Cd、Cu、Zn、Ni、Se 含量显著高于健康人（$P<0.01$），Mn 含量显著低于健康人（$0.01<P<0.05$）。判别函数为：健康人：$Y_1=-5.055+48.829\,C_{Cr}-5.988\,C_{Fe}+256.662\,C_{Mn}+14.844\,C_{Al}+189.535\,C_{Cd}+9.427\,C_{Cu}-1.968\,C_{Zn}+104.094\,C_{Ni}+415.428\,C_{Se}$；肺癌患者：$Y_2=-26.868+8.607\,C_{Cr}-21.003\,C_{Fe}+294.541\,C_{Mn}+26.018\,C_{Al}-713.136\,C_{Cd}+33.973\,C_{Cu}+0.039\,C_{Zn}+612.649\,C_{Ni}+1119.425\,C_{Se}$。分类准确率为98.3%。

判别函数的应用：对采集到的另 3 人的尿液样品中 Cr、Fe、Mn、Al、Cd、Cu、Zn、Ni、Se 的含量进行测定，将各元素的含量值带入上述判别函数，判别分析表明：$Y_2>Y_1$，3 人均为肺癌患者，与临床诊断结果一致。各元素含量及判别值结果见表26。

表26　肺癌患者尿液中各元素含量及判别值　　　　单位：μg·mL^{-1}

序号	Cr	Fe	Mn	Al	Cd	Cu	Zn	Ni	Se	Y_1	Y_2
1	41.30	287.8	1.90	117.5	9.10	72.00	176.8	63.40	6.80	8.96	13.48
2	41.20	272.9	2.10	146.6	9.50	71.30	375.2	63.20	7.40	9.43	14.85
3	23.50	236.7	3.50	243.7	6.50	38.60	377.5	45.40	7.70	7.98	8.86

5.2　心血管疾病患者

5.2.1　头发中微量元素含量的判别分析

判别函数的建立：采用 SPSS 13.0 统计软件对 22 名心血管疾病患者和 100 名健康人头发中 Cr、Fe、Mn、Al、Cd、Cu、Zn、Ni、Se 9 种元素含量测定结果进行判别分析，结果表明：心血管疾病患者头发中 Se 含量显著低于健康人（$P<0.01$）；Mn 含量显著高于健康人（$P<0.05$）。判别函数分别为：健康人：$Y_1=-32.233+3.306\,C_{Cr}-0.055\,C_{Fe}+0.153\,C_{Mn}+0.672\,C_{Al}+17.007\,C_{Cd}+0.497\,C_{Cu}+0.024\,C_{Zn}+4.260\,C_{Ni}+118.314\,C_{Se}$；心血管疾病患者：$Y_2=-22.420+2.098\,C_{Cr}-0.080\,C_{Fe}+0.331\,C_{Mn}+0.709\,C_{Al}+16.613\,C_{Cd}+0.587\,C_{Cu}+0.027\,C_{Zn}+3.572\,C_{Ni}+76.122\,C_{Se}$。分类准确率为93.4%。

判别函数的应用：对采集到的另 2 人的头发样品中 Cr、Fe、Mn、Al、Cd、Cu、Zn、Ni、Se 的含量进行测定，将各元素的含量值带入上述判别函数，判别分析表明：$Y_2 > Y_1$，2 人均为心血管疾病患者，与临床诊断结果一致。各元素含量及判别值结果见表 27。

表 27　头发中各元素含量及判别值　　　　　单位：$\mu g \cdot g^{-1}$

序号	Cr	Fe	Mn	Al	Cd	Cu	Zn	Ni	Se	Y_1	Y_2
1	0.2896	6.870	0.2297	17.77	0.034 95	1.862	99.2	0.2297	0.2400	13.60	13.75
2	0.4457	6.525	5.568	19.18	0.060 09	6.540	143.6	0.4206	0.2545	22.25	23.03

5.2.2　全血中微量元素含量的判别分析

判别函数的建立：采用 SPSS 13.0 统计软件对 22 名心血管疾病患者和 173 名健康人全血中 Cr、Fe、Mn、Al、Cd、Cu、Zn、Ni、Se 9 种元素含量测定结果进行判别分析，结果表明：心血管疾病患者全血中 Se 含量显著低于健康人（$P < 0.01$）。判别函数分别为：健康人：$Y_1 = -26.957 - 4.874\,C_{Cr} + 0.049\,C_{Fe} - 0.784\,C_{Mn} + 5.389\,C_{Al} - 70.799\,C_{Cd} + 9.078\,C_{Cu} - 0.929\,C_{Zn} + 1.046\,C_{Ni} + 300.101\,C_{Se}$；心血管疾病患者：$Y_2 = -22.126 - 6.245\,C_{Cr} + 0.051\,C_{Fe} - 4.841\,C_{Mn} + 5.297\,C_{Al} - 82.401\,C_{Cd} + 9.183\,C_{Cu} - 0.971\,C_{Zn} + 0.245\,C_{Ni} + 228.084\,C_{Se}$。分类准确率为 89.7%。

判别函数的应用：对采集到的另 2 人的全血样品中 Cr、Fe、Mn、Al、Cd、Cu、Zn、Ni、Se 的含量进行测定，将各元素的含量值带入上述判别函数，判别分析表明：$Y_2 > Y_1$，2 人均为心血管疾病患者，与临床诊断结果一致。各元素含量及判别值结果见表 28。

表 28　全血中各元素含量及判别值　　　　　单位：$\mu g \cdot mL^{-1}$

序号	Cr	Fe	Mn	Al	Cd	Cu	Zn	Ni	Se	Y_1	Y_2
1	0.582	265	0.081	0.429	0.0230	1.40	6.13	0.204	0.0376	2.29	3.23
2	0.0550	322	0.0200	0.98	0.0330	1.04	6.32	0.133	0.0534	11.18	11.91

5.2.3　尿液中微量元素含量的判别分析

判别函数的建立：采用 SPSS 13.0 统计软件对 20 名心血管疾病患者和 95 名健康人尿液中 Cr、Fe、Mn、Al、Cd、Cu、Zn、Ni、Se 9 种元素含量测定结果进行判别分析，结果表明：心血管疾病患者尿液中 Fe、Mn、Al、Se 含量显著低于健康人（$P < 0.05$）。判别函数为：健康人：$Y_1 = -7.533 + 32.516\,C_{Cr} - 4.387\,C_{Fe} + 233.627\,C_{Mn} + 15.600\,C_{Al} + 308.008\,C_{Cd} + 15.666\,C_{Cu} - 6.042\,C_{Zn} + 183.050\,C_{Ni} + 1205.464\,C_{Se}$；心血管疾病患者：$Y_2 = -4.949 + 39.471\,C_{Cr} - 2.418\,C_{Fe} + 91.174\,C_{Mn} + 10.391\,C_{Al} + 373.184\,C_{Cd} - 1.379\,C_{Cu} - 5.322\,C_{Zn} + 166.280\,C_{Ni} + 399.103\,C_{Se}$。分类准确率为 91.3%。

判别函数的应用：对采集到的另 2 人的尿液样品中 Cr、Fe、Mn、Al、Cd、Cu、Zn、Ni、Se 的含量进行测定，将各元素的含量值带入上述判别函数，判别分析表明：$Y_2 > Y_1$，2 人均为心血管疾病患者，与临床诊断结果一致。各元素含量及判别值结果见表 29。

表 29　尿液中各元素含量及判别值　　　　　单位：$ng \cdot mL^{-1}$

序号	Cr	Fe	Mn	Al	Cd	Cu	Zn	Ni	Se	Y_1	Y_2
1	18.30	172.2	3.00	132.4	15.30	52.70	1383	28.80	2.10	0.06	0.91
2	17.50	213.5	4.90	94.5	12.00	61.70	806	40.30	1.60	3.82	4.10

6　结果与讨论

（1）本研究建立了健康人与肺癌患者、健康人与心血管疾病患者体内微量元素化学模式识别，采用判别分析统计方法，遵循健康人数据样本总体与患者数据样本总体之间尽可能分开的原则，将多维数据投影到某个方向上，然后，再选择合适的判别规则，建立判别函数，对待判的样品进行分类判别，分类判别准确率为 89.7% ~98.3% ，为临床早期诊断提供了依据与参考。

（2）心血管疾病患者头发、全血及尿液中硒含量显著低于健康人（$P < 0.01$）。硒是 GSH - PX 的组成部分，能够分解过氧化物，保护细胞膜不被损伤，具有清除有害自由基及增强机体免疫功能的作用。有文献报道，人体内缺乏硒时，某些酶的活性受到抑制，影响电子传递，容易导致疾病甚至恶性肿瘤的发生。

（3）心血管疾病患者头发中锰含量显著高于健康人（$P = 0.01$）。锰是重要的酶成分，是激活剂或辅助因子，但人体内锰的含量过多时，会使线粒体及酶合成部分受到障碍，从而易于导致疾病甚至恶性肿瘤的发生。

（4）心血管疾病患者尿液中铁、锰、铝含量显著低于健康人（$0.01 < P < 0.05$）。微量元素在自然界不能被消灭，也不能被创造，生物不能像合成糖类、脂肪、蛋白质那样，合成自身需要的微量元素。微量元素必须通过水、空气、食物等经呼吸道、消化道进入体内，在生活环境及饮食习惯未曾改变的情况下，尿液中元素含量的降低提示元素可能在体内发生蓄积。铁是人体含量最高的微量元素，参与血红蛋白及肌红蛋白的合成并携带氧，铁形成的细胞色素系统、NADH 脱氢酶等均是重要的电子传递物质，铁在体内代谢与自由基密切相关，但人体内铁的含量过多时，铁离子复合物会沉积在细胞内或血浆中，使线粒体膜受到损害，酶活性降低，自由基产生过多而易导致疾病的发生。1996 年 FAO/IAEA/WHO 联合组织的人体营养专家委员会将铝划为第三类，即有潜在毒性，但低剂量时可能具有必需功能的微量元素，有文献报道，铝过多时恶性肿瘤的发病率升高。

（5）肺癌患者尿液中铬、镉、铜、锌、镍、硒含量显著高于健康人（$P < 0.01$），Mn 含量显著低于健康人（$0.01 < P < 0.05$）。尿液中元素含量的升高提示元素可能从人体内流失。锌作为机体最主要的微量元素，参与多种生物功能的发挥，是体内 200 余种酶的催化剂成分，参与许多蛋白质、激素、神经肽、激素受体及多核苷酸的结构形成，参与细胞分化，介导细胞凋亡，有助于 DNA 转录，影响生物膜功能及酶活性被认为是保证各器官正常功能最重要的微量元素，从胚胎形成阶段至生命的终结均发挥着重要作用。人体内锌的缺乏可影响淋巴器官的生长发育，使胸腺素的水平及活力下降。锌参与某些锌指结构，通过影响核苷酸磷酸化酶、核糖核酸还原酶等锌依赖酶的活力而影响 T、B 淋巴细胞的增生，影响体液免疫功能。缺锌使白细胞介素 2（IL - 2）的产生及 T 淋巴细胞对 IL - 2 的反应性降低，使淋巴细胞 IL - 2 高度亲和受体表达降低。锌可使 NK 细胞数量减少、活力下降，可抑制单核吞噬、游走及杀真菌能力。铜缺乏时，会影响 SOD 的形成，不能消除自由基，从而易导致恶性肿瘤的发生。铬为胰岛素发挥作用所必需，铬的缺乏会影响丘脑下部—垂体—靶腺—外周组织的全部内分泌环节。

（6）人体微量元素的含量受多种因素的影响，其中包括地理因素和年龄因素等，考察某一地区健康人体内微量元素的水平，将有利于对该地区某些疾病进行预防和控制。本研究采集了沈阳地区健康人的头发、全血及尿液样品，测定其中铬、铁、锰、铝、镉、铜、锌、镍、硒的含量，并对数据结果进行统计学分析，考察了年龄对体内微量元素含量的影响情况。结果表明：随着年龄的增长，健康人头发、全血及尿液中 Se 含量逐渐降低（$P < 0.01$）；尿液中 Cd 含量逐渐降低，而全血中 Cd 含量逐渐升高（$0.01 < P < 0.05$），与有文献报道的"Cd 随年龄增长而在体内的储积率增高"相一致；全血中 Cu 含量明显升高（$P < 0.01$）；随着年龄的增长，尿液中 Cr、Ni 含量逐渐降低（$0.01 < P < 0.05$）。

（7）本研究考察了湿法消解体系对生物样品前处理的影响。湿法消解是用适当的酸或混酸分解样品，使被测元素形成可溶性盐。每一种酸对样品中某一或某些组分的溶解能力不同，取决于酸与样品基体及被测组分相互作用的性质。本研究通过单因素方差分析考察了不同湿法消解体系对不同生物样品中微量元素含量测定的影响，优选出了适宜于消解不同生物样品的混酸体系。

（沈阳药科大学硕士学位论文，2007）

支持向量机－微量元素法用于 2 型糖尿病的模式识别

（2009）

李 丹

（沈阳药科大学）

[导读] 采集糖尿病患者和健康人全血、头发和尿液样本，用 ICP－AES 法测定其中的 8 种微量元素含量，并用支持向量机算法对糖尿病患者和健康人体内微量元素含量建立模式识别模型进行分类分析。结果表明：（1）糖尿病患者头发中锂、锌、铬、铜、铁、锰、镍含量显著低于健康人；（2）采用高斯径向基核函数对头发分类的 5 次交叉验证平均灵敏度、平均特异度和 Mathews 相关系数分别达 97.14%、96.67% 和 0.93，高于多项式核函数的 90.00%、93.33% 和 0.80；（3）支持向量机－微量元素法对头发、全血和尿液 3 种生物样本均有较好的分类效果，其中采用上述两种核函数对头发样本进行分类的平均准确率分别为 97.00% 和 91.00%。通过测定人体血液、发样、尿液中各种微量元素的浓度，应用支持向量机算法建立微量元素分类模型，对临床疾病的预防、早期诊断和治疗可起到辅助指导作用。

1 前 言

1.1 微量元素

1.1.1 定义及分类

微量元素（Trace Element）也称痕量元素或微量营养元素，是指人和动物组织中浓度在万分之一以下或每千克体重含几微克范围的元素，约占人体总重量的 0.05%。1996 年 FAO/LAEA/WHO 联合组织的人体营养专家委员会将过去认为的必需微量元素分为三类：第一类为人体必需微量元素，如碘、锌、硒、铜、钼、铬、钴、铁；第二类为人体可能必需微量元素，如锰、硅、镍、硼、钒；第三类为有潜在毒性，但低剂量时可能具有必需功能的微量元素，如氟、铅、镉、汞、砷、铝、锂、锡。

1.1.2 生理功能

微量元素存在于人体中都有一个最适范围，当某元素低于这个范围，便会产生缺乏性疾病。因此，人体中的微量元素与生命过程极为密切，并在新陈代谢中起着很重要的作用，是机体细胞或组织代谢所必需的，因为它们不仅参与生物分子的组成，而且具有特异性的功能。其生理生化功能主要有：

（1）作为酶和维生素不可缺少的活性因子。酶是一种分子量大且结构复杂的蛋白质，它能加强人体内的生物化学反应。在已知的各种人体酶中，大多数酶都含有一个或多个微量元素的原子（离子）。实验表明，从酶中除去部分微量元素，则酶的活性降低，当恢复含有量时，酶的活性又恢复正常，微量元素在酶和维生素的生物活性中起重要作用。

（2）参与激素的作用。激素是人体内腺体所分泌的化学物质，它能调节人体重要的生理功能，其浓度很低但作用很大，微量元素能促进激素发挥其正常的效能。例如，锌与胰岛素结合成一种复合物，这含锌复合胰岛素作用缓慢，可延长胰岛素的作用时间。

（3）维持生物膜的正常结构和功能。如含硒的谷胱甘肽过氧化物酶分解过氧化物，防止其对细胞膜脂质过氧化破坏反应，保护红细胞膜，微粒体膜及溶酶体膜，维持生物膜的完整性。

（4）影响核酸的代谢。核酸是遗传信息的携带者，它含有一定量的微量元素，如锌、铜、钴、铬、钒、锰等，从而维持核酸的正常功能。目前已确认一些金属离子在维持核酸的双螺旋结构与核蛋白结构方面具有重要作用，如核苷酸还原酶的作用则依赖于铁。

（5）运载作用和调节体液的渗透压。某些微量元素在体内能把普通元素输送到身体各个组织中去，供代谢之用。例如，血红素中的铁是氧的携带者，它能把氧带到人体各组织及器官的细胞中去，以供代谢作用之需要。有些微量元素在体液内与钠、钾等离子协同作用，调节体液的渗透压和酸碱度，维持离子的平衡状态，保证人体的正常生理功能。

1.2　微量元素与 2 型糖尿病

糖尿病（DM）是一种常见的内分泌疾病或慢性代谢紊乱疾病，是一组由于胰岛素分泌的绝对不足或相对不足所导致的糖、脂肪、蛋白质、水和电解质代谢紊乱，以长期高血糖为主要标志的综合征。糖尿病分为 1 型糖尿病和 2 型糖尿病：1 型糖尿病即胰岛素依赖性糖尿病（Insulin-dependent Diabetes Meilitus，IDDM），是由体内胰岛素绝对不足所致；2 型糖尿病即非胰岛素依赖型糖尿病（Non-insulin-dependent Diadetes Mellitus，NIDDM），是由于体内胰岛素的相对不足，且存在胰岛素抵抗而引起的。

2 型糖尿病多发于中老年，占我国糖尿病患者的 90%～95%。随着人们生活水平的提高，饮食习惯的改变，近十年来发病率呈快速上升趋势。其发病原因与机制尚未明确，促发因素与多食、肥胖和体力活动减少有关。2 型糖尿病的胰岛素分泌缓慢，受体数目减少及亲和力降低，靶细胞对胰岛素不敏感，导致胰岛素与高血糖不能同步，引起的糖代谢紊乱。

近年研究发现，微量元素对胰岛素的合成、分泌、储存、活性及能量代谢起着重要作用，因此，微量元素与糖尿病的关系倍受关注。一方面，糖尿病患者由于体内代谢障碍，可造成多种微量元素的异常。另一方面，微量元素能影响胰岛的分泌功能和胰岛素的敏感性，从而参与糖尿病的发生与发展。很多研究提示，2 型糖尿病的发病、慢性并发症和防治都与微量元素密切相关。

影响胰岛素活性和糖代谢的微量元素主要有：铬、锌、铁、硒、钒、硼、锗、锂、铜、锰、镍和某些稀土元素。

铬（Cr）：增强胰岛素活性，预防和改善糖耐量异常，控制和逆转动脉斑块。

锌（Zn）：稳定胰岛素结构，增强胰岛素敏感性，预防血脂异常。

铁（Fe）：参与三羧酸循环，影响糖、脂肪、蛋白质代谢。

硒（Se）：类胰岛素样作用，抗氧化作用。

钒（V）：类胰岛素样作用，缓解胰岛素抵抗。

硼（B）：影响能量底物代谢。

锗（Ge）：抑制 AGE 形成，抗氧化作用。

锂（Li）：调节内分泌功能。

铜（Cu）：对胰岛素和血糖起平衡作用。

锰（Mn）：影响糖代谢。

镍（Ni）：影响胰岛素的分泌。

稀土（Pr、Ce）：刺激胰脏 β 细胞分泌胰岛素。

已有文献报道，许多糖尿病患者血清锰、铬、锌、钴含量显著降低；部分文献资料显示，患者铁、铜含量显著升高，Cu/Zn 比值增大，硒、镍的含量差异无显著性。糖尿病患者有无并发症或并发症也与微量元素有关，有并发症时患者的硒、铬、锌含量显著低于无并发症患者。不同类型的糖尿病，其微量元素谱也有差异。

1.3　微量元素模式识别的研究概况

近年来对微量元素与疾病之间关系的研究，不仅仅局限于研究元素的含量，更通过计算机辅助诊断手段来研究元素之间可能存在的相互影响或协同作用。关于微量元素谱的计算机判别分析方面，已有不少相关方面的文献，沈文英等曾对食管癌高中低发区人尿元素谱做了分类识别，其回归准确率为83.3%，判别准确率为76.3%。这说明通过计算机建立一个模型是可以实现对疾病的预测的。陈丹丹利用微量元素化学模式识别来进行早期诊断肺癌和心血管疾病，采用判别式法建立模式识别，判别准确率为89.7%~98.3%。

众所周知，统计模式识别、线性或非线性回归及人工神经网络等方法是数据挖掘的有效工具，已随着计算机硬件和软件技术的发展得到了广泛的应用。传统的模式识别或人工神经网络方法都要求有较多的训练样本，而许多实际课题中已知样本较少。对于小样本集，训练结果最好的模型不一定是预报能力最好的模型。因此，如何从小样本集出发，得到预报（推广）能力较好的模型，遂成为模式识别研究领域内的一个难点，即所谓"小样本难题"。

支持向量机（Support Vector Machines，SVM）算法是以统计学习理论为数学理论基础，该理论专门研究有限样本情况下机器学习规律的理论，针对小样本统计问题建立了一套全新的理论体系。支持向量机的关键思想是利用核函数把一个复杂的分类任务映射，使之转化成一个线性可分问题来求解。理论上已经证明了学习问题就是寻找最大间隔分类超平面问题，而它可以通过解决一个二次规划问题来获得。如果线性可分就在输入空间中直接构造分类超平面，而非线性时就利用核函数映射，在高维空间中来构造分类超平面。当原始数据有噪声时引入了松弛变量和惩罚参数来构造分类超平面。SVM建立在坚实的理论基础上，在许多应用中表现出优于传统学习机器的性能，成为近年来学习机器领域研究的一个热点。

SVM算法，在解决小样本、非线性及高维模式识别问题中表现出许多特有的优势，并能够推广应用到函数拟合等其他机器学习问题。因此，越来越多的人开始采用支持向量机软件来建立模式识别系统，对中药材的地道性、药物活性筛选等方面进行识别，此外近年来也有文献报道用SVM算法建立关于心血管疾病、肺癌、乳腺癌、红斑狼疮、胰腺癌等的模式识别系统，从而对疾病的诊断、治疗起到辅助作用。由此可见，支持向量机算法在模式识别方面已经日趋成熟。

1.4　立题依据

2型糖尿病是一种常见的内分泌及代谢紊乱疾病，主要表现为β细胞功能不全和胰岛素抵抗引起的胰岛素分泌相对不足，而胰岛素分泌不足又会影响微量元素的体内平衡。目前发现，微量元素不仅对人体细胞代谢和生命功能的维持起重要作用，而且对胰岛素的合成、分泌、储存、活性及代谢都有着极大的影响。因此，研究微量元素与2型糖尿病的关系对糖尿病的预防和治疗有着独特的意义。

在生物分子水平上，微量元素之间相互协同、相互拮抗，从而达到一种动态平衡，来保证人体的健康。通过测定人体血样、发样、尿样及组织中各种微量元素的浓度，应用计算机辅助方法建立各元素浓度间的化学模式识别，有助于预测、诊断疾病的发生及发展。

本研究通过测定健康人和2型糖尿病患者血样、发样及尿样中8种微量元素的含量，采用支持向量机算法研究健康人与2型糖尿病患者之间体内微量元素的变化规律，建立2型糖尿病的模式识别。与以往的用临床诊断参数进行识别有所不同，本研究从微量元素角度来建立模式识别，既可以提高人们对防病和治病的认识，也为疾病的诊疗奠定一定基础。

2　全血中微量元素测定研究

2.1　实验材料

2.1.1　仪器

Optima 2000DV 电感耦合等离子体发射光谱仪	美国 Perkin Elmer 公司
DB-3 型控温电热板	江苏金坛金城国胜实验仪器厂
SC-97 型自动三重纯水蒸馏器	上海亚荣生化仪器厂

BS110 型电子分析天平　　　　　　　　　　　　　　　　北京赛多利斯仪器系统有限公司

实验室所用玻璃器皿均经稀硝酸 $HNO_3 - H_2O$（2∶5，V/V）浸泡 12 h 以上，取出后经三重蒸馏水洗净，自然晾干后备用。

2.1.2　试剂

硝酸（优级纯）　　　　　　　　　　　　　　　　北京益利精细化学品有限公司

高氯酸（优级纯）　　　　　　　　　　　　　　　天津市鑫源化工厂

硫酸（优级纯）　　　　　　　　　　　　　　　　沈阳经济技术有限公司

水（三次蒸馏水）　　　　　　　　　　　　　　　实验室自制

2.1.3　标准溶液

锰 [1000 $\mu g \cdot mL^{-1}$，GSW（E）080157]　　　　　国家标准物质研究中心

锌 [100 $\mu g \cdot mL^{-1}$，GSW（E）080130]　　　　　国家标准物质研究中心

铬 [1000 $\mu g \cdot mL^{-1}$，GSW（E）080403]　　　　　国家标准物质研究中心

锂 [100 $\mu g \cdot mL^{-1}$，GSW（E）080547]　　　　　国家标准物质研究中心

铁 [1000 $\mu g \cdot mL^{-1}$，GSW（E）08616]　　　　　国家地质实验测试中心

铜 [1000 $\mu g \cdot mL^{-1}$，GSW（E）080396]　　　　　国家地质实验测试中心

镍（1000 $\mu g \cdot mL^{-1}$，GSB G 62022-90）　　　　国家钢铁材料测试中心

钒（1000 $\mu g \cdot mL^{-1}$，GSB G 62016-90）　　　　国家钢铁材料测试中心

样品的采集：

本研究采集了沈阳地区 28~76 岁健康人全血样品 161 份，均无重要脏器病变，进食正常，体检证实健康合格；采集了沈阳地区 41~79 岁 2 型糖尿病无并发症患者全血样品 58 份。采样时取肘静脉血 3 mL 置于抗凝试管中，-18 ℃保存。

2.2　仪器测试条件

水平炬管，WinLab 32 操作软件，氩气纯度大于 99.99%。仪器参数为：入射功率 1.1 kW，冷却气流量 16 $L \cdot min^{-1}$，辅助气流量 0.2 $L \cdot min^{-1}$，雾化器气体流量 0.8 $L \cdot min^{-1}$，提升量 1.4 $mL \cdot min^{-1}$，观测高度 15 mm。各待测元素最佳分析线波长（nm）为 Li 670.784、Zn 213.857、Cr 196.026、Cu 324.756、Fe 238.204、Mn 257.610、Ni 221.648、V 292.397。

2.3　全血中微量元素的测定

2.3.1　标准溶液的制备

精密移取 Li、Zn、Cr、Cu、Fe、Mn、Ni、V 标准储备溶液，以 2%（V/V）硝酸稀释，配制成系列标准溶液，各元素的浓度见表 1。

表 1　各元素标准溶液的浓度范围　　　　　　单位：$\mu g \cdot mL^{-1}$

元素	浓度范围						
	1	2	3	4	5	6	7
Li	0.001	0.005	0.02	0.1	0.5	2	4
Zn	0.1	0.5	1	5	10	20	50
Cr	0.001	0.005	0.02	0.1	0.5	2	4
Cu	0.01	0.05	0.2	1	5	10	20
Fe	1	5	10	20	40	80	100
Mn	0.001	0.005	0.02	0.1	0.5	2	4
Ni	0.005	0.01	0.02	0.05	0.1	0.2	0.5
V	0.001	0.005	0.02	0.1	0.5	2	4

2.3.2 供试品溶液的制备

精密移取于（37±2）℃水浴中融化后的全血 1.0 mL，置于 50 mL 广口锥形瓶中，加入混酸 HNO_3 - $HClO_4$ - H_2SO_4（3∶1∶1，V/V/V）5 mL，摇匀，置于电热板上 110 ℃消解 2 h 后，将电热板温度升至 250 ℃继续消解至溶液澄清，稍冷，加入去离子水 5 mL，移至电热板上继续加热至近干。取下，放冷，定量转移至 10 mL 量瓶中，用 1%（V/V）硝酸稀释至刻度，摇匀。同法做空白溶液，待测。

2.3.3 分析方法的确证

2.3.3.1 标准曲线与检出限

以发射强度对浓度进行回归，标准曲线方程为：$Y = bX + a$，相关系数均大于 0.9995，各元素线性关系良好；对空白溶液做 11 次平行测定，计算方法检出限。各元素的标准曲线及检出限结果见表 2。

表 2 各元素的标准曲线及检出限　　　　　　　　　单位：$\mu g \cdot mL^{-1}$

元素	b	a	标准曲线 r	检出限 LOD
Li	4.812×10^5	2.123×10^3	0.9999	0.0005
Zn	1.327×10^4	-1.275×10^2	0.9999	0.0045
Cr	2.716×10^4	3.999×10^2	0.9999	0.0009
Cu	3.114×10^4	-1.997×10^3	0.9996	0.0026
Fe	2.464×10^4	-1.366×10^4	0.9996	0.0082
Mn	1.995×10^5	-1.508×10^3	0.9997	0.0003
Ni	5.454×10^3	7.6	0.9995	0.0049
V	1.507×10^4	-1.266×10^2	0.9997	0.0007

2.3.3.2 仪器精密度实验

取各元素的标准溶液，按选定的仪器测试条件，重复进样 5 次，计算各元素的相对标准偏差，结果见表 3。

表 3 仪器精密度（$n = 5$）

元素	浓度（$\mu g \cdot mL^{-1}$）	相对标准偏差 RSD（%）	元素	浓度（$\mu g \cdot mL^{-1}$）	相对标准偏差 RSD（%）
Li	0.5	0.8	Fe	30.0	1.9
Zn	7.5	2.3	Mn	0.5	1.6
Cr	0.15	1.5	Ni	0.03	1.3
Cu	0.6	0.4	V	0.04	0.6

2.3.3.3 方法精密度实验

精密移取于（37±2）℃水浴中融化后的全血 1.0 mL，按"2.3.2"项下方法操作，以选定的仪器测定条件进行测定，平行试验 5 次，计算各元素的相对标准偏差，结果见表 4。

表 4 方法精密度（$n = 5$）

元素	浓度（$\mu g \cdot mL^{-1}$）	相对标准偏差 RSD（%）	元素	浓度（$\mu g \cdot mL^{-1}$）	相对标准偏差 RSD（%）
Li	0.3714	1.0	Fe	7.0275	1.0
Zn	0.7002	4.2	Mn	0.0360	4.6
Cr	0.0328	3.5	Ni	0.0568	3.6
Cu	0.9711	1.4	V	0.0649	2.5

2.3.3.4　方法准确度试验

本研究以样品的加标回收率验证方法的准确度。取已知含量的样品 9 份，分别精密加入各元素的标准溶液，配制成高、中、低 3 个质量浓度的加标样品各 3 份，按"2.3.2"项下方法处理，以选定的仪器测定条件进行测定，结果见表 5。

表 5　方法准确度（n = 9）

元素	Present ($\mu g \cdot mL^{-1}$)	Added ($\mu g \cdot mL^{-1}$)	Measured ($\mu g \cdot mL^{-1}$)	Recovery（%）	平均值（%）	相对标准偏差 RSD（%）
			1.171	111.0		
		0.5	1.155	107.9	106.1	5.6
			1.113	99.4		
			1.250	108.3		
Li	0.6154	0.6	1.224	101.4	103.9	3.6
			1.228	102.1		
			1.413	114.0		
		0.7	1.427	116.0	115.7	1.3
			1.435	117.0		
			17.40	107.8		
		7.0	17.70	112.1	107.3	4.7
			16.99	102.0		
			19.26	104.5		
Zn	9.8542	9.0	19.61	108.4	108.0	3.1
			19.86	111.2		
			20.99	101.3		
		11.0	21.54	106.3	104.7	2.8
			21.58	106.6		
			0.3134	111.3		
		0.13	0.3004	101.3	107.5	5.1
			0.3117	110.0		
			0.3398	100.6		
Cr	0.1687	0.17	0.3333	96.8	98.9	2.0
			0.3375	99.3		
			0.3618	96.5		
		0.20	0.3583	94.8	95.9	1.0
			0.3615	96.4		
			0.3195	100.7		
		0.14	0.3231	103.2	101.7	1.3
			0.3202	101.2		
			0.3514	101.7		
Cu	0.1786	0.17	0.3495	100.6	101.7	1.1
			0.3534	102.8		
			0.3954	103.3		
		0.21	0.3879	99.7	101.5	1.8
			0.3918	101.5		

元素	Present ($\mu g \cdot mL^{-1}$)	Added ($\mu g \cdot mL^{-1}$)	Measured ($\mu g \cdot mL^{-1}$)	Recovery（%）	平均值（%）	相对标准偏差 RSD（%）
			133.1	96.3		
		60	137.1	103.0	96.3	6.9
			129.1	89.7		
			147.5	96.3		
Fe	75.3261	75	148.5	97.6	97.2	0.9
			148.8	97.9		
			160.9	95.1		
		90	157.9	91.8	94.2	2.2
			161.4	95.7		
			0.7750	90.6		
		0.36	0.7878	94.1	90.4	4.2
			0.7604	86.5		
			0.8485	88.8		
Mn	0.4489	0.45	0.8553	90.3	89.8	1.0
			0.8555	90.3		
			0.9409	91.1		
		0.54	0.9399	90.9	91.4	0.7
			0.9466	92.2		
			0.3127	110.7		
		0.13	0.2971	98.7	104.1	5.9
			0.3023	102.7		
			0.3278	99.4		
Ni	0.1687	0.16	0.3287	100.0	99.5	0.4
			0.3275	99.2		
			0.3522	91.7		
		0.20	0.3553	93.3	94.3	3.4
			0.3644	97.8		
			0.3538	107.5		
		0.15	0.3415	99.3	101.2	5.5
			0.3379	96.9		
			0.3824	99.9		
V	0.1926	0.19	0.3895	103.6	99.4	4.6
			0.3723	94.6		
			0.3937	87.4		
		0.23	0.4158	97.1	93.7	5.8
			0.4146	96.5		

2.3.4 样品测定

2.3.4.1 健康人全血中微量元素的测定

将采集到的健康人全血样品，按"2.3.2"项下方法处理，以选定的仪器测定条件进行测定，根据年龄不同，分成 25～39 岁、40～49 岁及 ≥50 岁 3 组，各年龄段的健康人全血样品中 8 种微量元素的平均含量见表 6。

表 6　健康人全血中微量元素的含量（n=161，±SD）　　　　单位：$\mu g \cdot mL^{-1}$

元素	年龄		
	25～39（n=33）	40～49（n=61）	≥50（n=67）
Li	0.0431 ± 0.0284	0.0679 ± 0.0147	0.0363 ± 0.0258
Zn	1.3137 ± 0.6014	2.4056 ± 0.5963	0.6623 ± 0.9311
Cr	0.0363 ± 0.0296	0.0472 ± 0.0189	0.0230 ± 0.0210
Cu	0.0916 ± 0.0161	0.2473 ± 0.0485	0.0985 ± 0.0754
Fe	58.918 ± 15.588	16.496 ± 4.7470	14.916 ± 4.3779
Mn	0.0172 ± 0.0040	0.0601 ± 0.0606	0.0644 ± 0.0243
Ni	0.0089 ± 0.0043	0.0196 ± 0.0152	0.0142 ± 0.0092
V	0.0168 ± 0.0032	0.0231 ± 0.0058	0.0152 ± 0.0098

2.3.4.2　2 型糖尿病患者全血中微量元素的测定

将采集到的 2 型糖尿病患者全血样品，按 "2.3.2" 项下方法处理，以选定的仪器测定条件进行测定，样品中微量元素的平均含量见表 7。

表 7　2 型糖尿病患者全血中微量元素的含量（n=58）　　　　单位：$\mu g \cdot mL^{-1}$

元素	Li	Zn	Cr	Cu	Fe	Mn	Ni	V
平均值	0.0462	0.8642	0.0086	0.1362	1.4345	0.0298	0.0081	0.0128
SD	0.0627	0.6418	0.0068	0.0424	0.5827	0.0231	0.0028	0.0057

2.4　结论与小结

2.4.1　ICP-OES 测试参数的优化

电感耦合发射光谱仪有能够进行多元素测定的优点，为了更好地测定各个元素的含量，就需要选择一个最佳的测定条件。除了仪器本身的性能影响分析性能之外，还有冷却气流量、泵速（样品提升量）、雾化气流量及高频功率也对测定结果有影响。本研究采用正交实验优化 ICP-OES 的测试参数，以各元素发射强度为考察指标，各因素及水平的选择见表 8。

表 8　正交实验因素与水平

因素	水平		
	1	2	3
气体流量（$L \cdot min^{-1}$）	14	15	16
泵速（$mL \cdot min^{-1}$）	1.40	1.50	1.60
雾化气流量（$L \cdot min^{-1}$）	0.7	0.8	0.9
高频功率（kW）	1.1	1.2	1.3

对 8 次试验结果进行方差分析，结果表明：雾化气流量与高频功率对 Li、Ni、V 的发射强度有非常显著的影响（$P < 0.01$），所以测定 Li、Ni、V 的最佳参数为雾化气流量 0.8 $L \cdot min^{-1}$，高频功率 1.1 kW；冷却气流量和泵速对各元素的测定结果无显著性差异（$P > 0.05$）。综合考虑，选择冷却气流量 16 $L \cdot min^{-1}$，泵速 1.40 $mL \cdot min^{-1}$。

2.4.2 湿法消解体系的选择

通过考察 $HNO_4 - HClO_4$（4:1，V/V）与欧盟方法中的 $HNO_3 - HClO_4 - H_2SO_4$（3:1:1，V/V/V）两种消解体系对全血中各个微量元素测定结果的影响，结果表明后者消解后各元素的测定结果较前者高，且消解时间短，故选择 $HNO_3 - HClO_4 - H_2SO_4$（3:1:1，V/V/V）消解体系消解血样。两种消解体系处理后血样中各元素的含量见表9。

表9　两种消解体系消解后血样中微量元素的含量（$n=3$）　　单位：$\mu g \cdot mL^{-1}$

消解体系	元素							
	Li	Zn	Cr	Cu	Fe	Mn	Ni	V
$HNO_4 - HClO_4$ (4:1，V/V)	0.0577	2.1020	0.0438	0.2281	12.736	0.0534	0.0140	0.0163
$HNO_3 - HClO_4 - H_2SO_4$ (3:1:1，V/V/V)	0.1093	3.9114	0.0891	0.3450	30.515	0.0988	0.0223	0.0286

2.4.3 全血中微量元素的分析结果

通过双样本 t - 检验对161名健康人和58名2型糖尿病患者全血中8种微量元素含量测定结果进行了分析，结果表明：2型糖尿病患者全血中 Zn、Cr、Fe、Mn、Ni、V 的含量非常显著低于健康人（$P<0.01$）。

2.4.4 年龄对全血中微量元素含量的影响

通过单因素方差分析考察年龄对全血中各微量元素含量的影响。结果表明：40~49岁时，全血中的 Li、Zn、Cr、Cu、Ni、V 的含量明显高于其他年龄段（$P<0.01$）；随年龄的增长，全血中 Fe 的含量逐渐降低（$P<0.01$），Mn 的含量逐渐升高（$P<0.01$）。

2.4.5 溶液的保存

元素样品溶液消解后不能保存在玻璃容器中，其含量测定结果偏低，可用聚四氟乙烯盛装样品。在测定样品过程中发现，消解好的样品需在一天内测定完成，否则放置超过一天其测得元素含量则偏低。

3 头发中微量元素测定研究

3.1 实验材料

仪器、试剂、标准溶液见"2.1"。

样品的采集：

本研究采集了沈阳地区28~76岁健康人头发样品70份，均无重要脏器病变，进食正常，体检证实健康合格；采集了沈阳地区41~79岁2型糖尿病无并发症患者头发样品29份。为防止金属元素污染，受试者均在两个月内未曾染发。采样时以不锈钢剪刀剪取枕部距发根1~2 cm处1~3 cm长头发1~2 g，对于头发较少者加上耳后头发，将所采集的头发样本放入塑料自封袋中，于干燥阴凉处保存。

3.2 仪器测定条件

ICP - OES 测试条件见"2.2"。

3.3 头发中微量元素的测定

3.3.1 标准溶液的制备

8种元素标准溶液的配制见"2.3.1"。

3.3.2 供试品溶液的制备

将发样以不锈钢剪刀剪成长度为0.5~1.0 cm的小段，置于50 mL烧杯中，用水漂洗2~3次，然后用质量浓度为50 $g \cdot L^{-1}$的中性洗涤剂溶液浸泡20 min，用去离子水洗至无泡沫，然后反复冲洗2~3次，滤干，置于蒸发皿中于 80 ℃烘箱中烘干，放置于干燥器中，备用。

取上述洗净、烘干后的头发样本 1.0 g，精密称定，置于 50 mL 广口锥形瓶中，加入混酸 HNO$_3$ –HClO$_4$ – H$_2$SO$_4$（3∶1∶1，V/V/V）5 mL，摇匀，置于电热板上 110 ℃消解 2 h 后，将电热板温度升至 250 ℃继续消解至溶液澄清，稍冷，加入去离子水 5 mL，移至电热板上继续加热至近干。取下，放冷，定量转移至 10 mL 量瓶中，用 1%（V/V）硝酸稀释至刻度，摇匀。同法做空白溶液，待测。

3.3.3　分析方法的确证

3.3.3.1　标准曲线与检出限

各元素的标准曲线及检出限结果见"2.3.3.1"。

3.3.3.2　仪器精密度实验

见"2.3.3.2"。

3.3.3.3　方法精密度实验

取洗净、烘干后的头发样本 1.0 g，精密称定，按"3.3.2"项下方法操作，以选定的仪器测定条件进行测定，平行实验 5 次，计算各元素的相对标准偏差，结果见表 10。

表 10　方法精密度（$n = 5$）

元素	浓度（$\mu g \cdot mL^{-1}$）	RSD（%）	元素	浓度（$\mu g \cdot mL^{-1}$）	RSD（%）
Li	0.4603	2.0	Fe	27.88	1.6
Zn	70.55	1.9	Mn	4.537	2.2
Cr	0.1390	2.6	Ni	0.2566	3.8
Cu	0.5609	4.3	V	0.3178	3.0

3.3.3.4　方法准确度实验

本研究以样品的加标回收率验证方法的准确度。取已知含量的样品 9 份，分别精密加入各元素的标准溶液，配制成高、中、低 3 个质量浓度的加标样品各 3 份，按"3.3.2"项下方法处理，以选定的仪器测定条件进行测定，结果见表 11。

表 11　方法准确度（$n = 9$）

元素	Present（$\mu g \cdot g^{-1}$）	Added（$\mu g \cdot g^{-1}$）	Measured（$\mu g \cdot g^{-1}$）	Recovery（%）	平均值（%）	相对标准偏差 RSD（%）
			0.7479	113.8		
		0.3	0.7403	111.3	110.2	3.9
			0.7230	105.5		
			0.7812	95.3		
Li	0.4065	0.4	0.7999	98.4	98.0	2.5
			0.8074	100.2		
			0.8908	96.9		
		0.5	0.9125	101.2	100.0	2.7
			0.9150	101.7		
			137.1	93.4		
		63.0	137.9	94.7	94.6	1.3
			138.6	95.8		
			154.5	97.8		
Zn	78.2510	78.0	156.4	100.2	99.4	1.4

续表

元素	Present (μg·g⁻¹)	Added (μg·g⁻¹)	Measured (μg·g⁻¹)	Recovery (%)	平均值 (%)	相对标准偏差 RSD (%)
			156.3	100.1		
			166.6	94.0		
		94.0	171.2	98.9	98.4	4.2
			174.3	102.2		
			0.1369	112.8		
		0.06	0.1366	112.3	112.8	0.4
			0.1372	113.3		
			0.1385	99.0		
Cr	0.0692	0.07	0.1388	99.4	99.6	0.8
			0.1396	100.5		
			0.1403	88.8		
		0.08	0.1443	93.8	92.6	3.6
			0.1453	95.1		
			0.5341	98.5		
		0.24	0.5349	98.8	98.6	0.2
			0.5345	98.6		
			0.5910	97.7		
Cu	0.2978	0.3	0.5917	98.0	97.9	0.1
			0.5915	97.9		
			0.6047	85.2		
		0.36	0.6057	85.5	85.3	0.2
			0.6048	85.3		
			51.33	99.4		
		23.0	50.64	96.4	98.9	2.3
			51.67	100.9		
			56.76	101.1		
Fe	28.4632	28.0	57.15	102.5	101.7	0.7
			56.89	101.5		
			63.38	102.7		
		34.0	63.39	102.7	103.0	0.4
			63.64	103.5		
			7.857	95.0		
		3.6	7.908	96.4	95.1	1.2
			7.826	94.1		
			8.837	100.0		
Mn	4.4383	4.4	8.837	100.0	100.2	0.5
			8.874	100.8		
			9.812	101.4		
		5.3	9.775	100.7	100.9	0.4
			9.774	100.7		

元素	Present ($\mu g \cdot g^{-1}$)	Added ($\mu g \cdot g^{-1}$)	Measured ($\mu g \cdot g^{-1}$)	Recovery（%）	平均值（%）	相对标准偏差 RSD（%）
Ni	0.2569		0.4428	88.5		
		0.21	0.4730	102.9	96.9	7.7
			0.4654	99.3		
			0.4975	92.5		
		0.26	0.5221	102.0	98.8	5.5
			0.5216	101.8		
			0.5747	102.5		
		0.31	0.5918	108.0	103.9	3.5
			0.5703	101.1		
			0.5304	86.0		
		0.25	0.5344	87.5	87.9	2.5
			0.5411	90.2		
V	0.3155		0.5850	84.2		
		0.32	0.6109	92.3	88.8	4.7
			0.6031	89.9		
			0.6792	95.7		
		0.38	0.6552	89.4	93.4	3.8
			0.6774	95.2		

3.3.4　样品测定

3.3.4.1　健康人头发中微量元素的测定

将采集到的健康人头发样品，按"3.3.2"项下方法处理，以选定的仪器测定条件进行测定，根据年龄不同，分成25~39岁、40~49岁及≥50岁3组，各年龄的健康人头发样品中8种微量元素的平均含量见表12。

表12　健康人头发中微量元素的含量（$n=70$，$\pm SD$） 　　　　　　　　单位：$\mu g \cdot g^{-1}$

元素	年龄		
	25~39（$n=18$）	40~49（$n=29$）	≥50（$n=23$）
Li	0.0233 ± 0.0221	0.0384 ± 0.0382	0.0482 ± 0.0337
Zn	13.357 ± 5.1668	16.221 ± 9.8421	14.765 ± 11.787
Cr	0.0413 ± 0.0640	0.0377 ± 0.0359	0.0659 ± 0.0617
Cu	1.1366 ± 0.5701	1.0131 ± 0.4162	0.9346 ± 0.4980
Fe	3.8366 ± 4.5155	3.2658 ± 3.6894	2.9693 ± 1.3794
Mn	1.3807 ± 1.5753	0.5690 ± 0.5801	0.9048 ± 1.4491
Ni	0.1265 ± 0.3559	0.0344 ± 0.0404	0.0459 ± 0.0445
V	0.0084 ± 0.0063	0.0112 ± 0.0022	0.0204 ± 0.0197

3.3.4.2　2型糖尿病患者头发中微量元素的测定

将采集到的2型糖尿病患者头发样品，按"3.3.2"项下方法处理，以选定的仪器测定条件进行测定，样品中微量元素的平均含量见表13。

表 13　2 型糖尿病患者头发中微量元素的含量 （$n=30$）　　　　　单位：$\mu g \cdot g^{-1}$

元素	Li	Zn	Cr	Cu	Fe	Mn	Ni	V
平均值	0.0112	5.1687	—	0.0577	1.5653	0.2481	0.0099	0.0134
SD	0.0051	0.7077	—	0.0006	0.1385	0.0294	0.0021	0.0018

注："—" 为未检测出。

3.4　小结与讨论

（1）通过考察了 $HNO_4 - HClO_4$ （4∶1，V/V）与欧盟方法中的 $HNO_3 - HClO_4 - H_2SO_4$ （3∶1∶1，V/V/V）两种消解体系对头发中各个微量元素测定结果的影响，比较结果可以看出：后者消解后 Zn、Cr、Cu、Fe、Mn 5 个元素的测定含量比前者显著提高，其他元素含量变化较小，故选择 $HNO_3 - HClO_4 - H_2SO_4$ （3∶1∶1，V/V/V）消解体系消解血样。两种消解体系处理后发样中各元素测定结果见表 14。

表 14　不同消解体系消解后头发中微量元素的含量 （$n=3$）　　　　　单位：$\mu g \cdot g^{-1}$

消解体系	元素							
	Li	Zn	Cr	Cu	Fe	Mn	Ni	V
$HNO_4 - HClO_4$ （4∶1，V/V）	0.0281	16.5992	0.0378	0.9307	2.4524	0.3536	0.0284	0.0112
$HNO_3 - HClO_4 - H_2SO_4$ （3∶1∶1，V/V/V）	0.0285	18.1453	0.0563	1.0603	3.0227	0.4007	0.0281	0.0123

（2）通过双样本 t - 检验对 70 名健康人和 30 名 2 型糖尿病患者头发中 8 种微量元素含量测定结果进行了分析，结果表明：2 型糖尿病患者头发中 Li、Zn、Cr、Cu、Fe、Mn 的含量非常显著低于健康人 （$P < 0.01$），Ni 的含量显著低于健康人 （$0.01 < P < 0.05$）。

（3）通过单因素方差分析考察了年龄对头发中各元素含量的影响，结果表明：随着年龄的增长，头发中 V 元素的含量逐渐增加 （$P < 0.01$），其他元素随年龄的不同无显著性变化 （$P > 0.05$）。

4　尿液中微量元素测定研究

4.1　实验材料

仪器、试剂、标准溶液见 "2.1"。

样品的采集：

本研究采集了沈阳地区 28 ~ 76 岁健康人尿液样品 89 份，均无重要脏器病变，进食正常，体检证实健康合格；采集了沈阳地区 41 ~ 79 岁 2 型糖尿病无并发症患者尿液样品 39 份。采集时取晨尿 50 mL，置于聚乙烯瓶中，$-18\ ℃$ 保存。

4.2　仪器测定条件

ICP - OES 测试条件见 "2.2"。

4.3　尿液中微量元素的测定

4.3.1　标准溶液的制备

8 种元素标准溶液的配制见 "2.3.1"。

4.3.2　供试品溶液的制备

精密移取于 （37 ± 2）℃ 水浴中融化后的尿液 10 mL，置于 50 mL 广口锥形瓶中，加入混酸 $HNO_3 - HClO_4 - H_2SO_4$ （3∶1∶1，V/V/V）5 mL，摇匀，置于电热板上 110 ℃ 消解 2 h 后，将电热板温度升至 250 ℃ 继续消解至溶液澄清，稍冷，加入去离子水 5 mL，移至电热板上继续加热至近干。取下，放冷，定量转移至 10 mL 量瓶中，用 1% （V/V）硝酸稀释至刻度，摇匀。同法做空白溶液，待测。

4.3.3 分析方法的确证

4.3.3.1 标准曲线与检出限

各元素的标准曲线及检出限结果见"2.3.3.1"。

4.3.3.2 仪器精密度实验

见"2.3.3.2"。

4.3.3.3 方法精密度实验

精密移取于（37±2）℃水浴中融化后的尿液 10 mL，按"4.3.2"项下方法操作，以选定的仪器测定条件进行测定，平行实验 5 次，计算各元素的相对标准偏差，结果见表 15。

表 15 方法精密度（n=5）

元素	浓度（$\mu g \cdot mL^{-1}$）	相对标准偏差 RSD（%）	元素	浓度（$\mu g \cdot mL^{-1}$）	相对标准偏差 RSD（%）
Li	0.0155	1.1	Fe	0.9053	0.6
Zn	0.1371	1.4	Mn	0.0131	1.5
Cr	0.0038	3.5	Ni	0.0083	4.9
Cu	0.1036	0.5	V	0.0134	3.7

4.3.3.4 方法准确度实验

本研究以样品的加标回收率验证方法的准确度。取已知含量的样品 9 份，分别精密加入各元素的标准溶液，配制成高、中、低 3 个质量深度的加标样品各 3 份，按"3.3.2"项下方法处理，以选定的仪器测定条件进行测定，结果见表 16。

表 16 方法准确度（n=9）

元素	Present（$\mu g \cdot mL^{-1}$）	Added（$\mu g \cdot mL^{-1}$）	Measured（$\mu g \cdot mL^{-1}$）	Recovery（%）	平均值（%）	相对标准偏差 RSD（%）
			0.2561	86.7		
		0.12	0.2572	87.7	89.7	4.9
			0.2657	94.7		
			0.3078	105.2		
Li	0.1520	0.15	0.3057	102.5	103.5	1.4
			0.3063	102.9		
			0.3413	105.6		
		0.18	0.3414	105.2	104.5	1.1
			0.3379	103.3		
			0.1852	102.0		
		0.08	0.1842	100.8	102.9	2.6
			0.1883	105.9		
			0.2004	96.8		
Zn	0.1036	0.10	0.2074	103.9	102.9	5.4
			0.2114	107.8		
			0.2396	113.4		
		0.12	0.2369	111.1	111.5	1.5
			0.2357	110.1		

元素	Present ($\mu g \cdot mL^{-1}$)	Added ($\mu g \cdot mL^{-1}$)	Measured ($\mu g \cdot mL^{-1}$)	Recovery（%）	平均值（%）	相对标准偏差 RSD（%）
			0.1291	94.8		
		0.06	0.1389	111.1	105.5	8.8
			0.1385	110.5		
			0.1552	118.5		
Cr	0.0722	0.07	0.1420	99.7	110.2	8.7
			0.1509	112.4		
			0.1533	90.1		
		0.09	0.1505	87.0	87.7	2.3
			0.1498	86.2		
			0.5006	99.9		
		0.22	0.5164	107.1	103.2	3.5
			0.5063	102.5		
			0.5590	99.4		
Cu	0.2808	0.28	0.5616	100.3	99.4	0.8
			0.5569	98.6		
			0.5646	83.5		
		0.34	0.5646	83.5	83.6	0.4
			0.5664	84.0		
			10.29	103.7		
		4.5	10.10	99.4	101.1	2.3
			10.13	100.6		
			11.06	97.0		
Fe	5.6237	5.6	11.14	98.6	98.2	1.1
			11.17	99.0		
			13.62	119.3		
		6.7	13.61	119.3	119.6	0.4
			13.67	120.1		
			0.1452	117.7		
		0.060	0.1455	117.6	112.3	7.7
			0.1364	102.4		
			0.1499	99.9		
Mn	0.0750	0.075	0.1522	103.0	102.8	2.7
			0.1540	105.4		
			0.1550	88.9		
		0.090	0.1539	87.7	89.0	1.6
			0.1564	90.5		
			0.0720	101.8		
		0.03	0.0691	92.7	93.1	9.0
			0.0670	85.2		
			0.0824	102.4		

续表

元素	Present ($\mu g \cdot mL^{-1}$)	Added ($\mu g \cdot mL^{-1}$)	Measured ($\mu g \cdot mL^{-1}$)	Recovery（%）	平均值（%）	相对标准偏差 RSD（%）
Ni	0.0415	0.04	0.0857	110.6	108.5	5.0
			0.0865	112.6		
			0.0952	107.5		
		0.05	0.0979	112.9	110.7	2.6
			0.0973	111.7		
			0.1375	101.1		
		0.06	0.1428	110.0	105.8	4.2
			0.1406	106.3		
			0.1511	92.9		
V	0.0768	0.08	0.1522	94.2	95.5	3.7
			0.1564	99.5		
			0.1661	99.2		
		0.09	0.1704	104.0	105.7	7.1
			0.1793	113.9		

4.3.4　样品测定

4.3.4.1　健康人尿液中微量元素的测定

将采集到的健康人尿液样品，按 "4.3.2" 项下方法处理，以选定的仪器测定条件进行测定，根据年龄不同，分成 25～39 岁、40～49 岁及 ≥50 岁 3 组，各年龄段的健康人尿液样品中 8 种微量元素的平均含量见表 17。

表 17　健康人尿液中微量元素的含量（$n=89$，$\pm SD$）　　　　单位：$\mu g \cdot mL^{-1}$

元素	年龄		
	25～39（$n=24$）	40～49（$n=37$）	≥50（$n=28$）
Li	0.0087±0.0071	0.0058±0.0063	0.0156±0.0013
Zn	0.1922±0.1649	0.0982±0.0644	0.1401±0.0038
Cr	0.0162±0.0038	0.0079±0.0070	0.0022±0.0010
Cu	0.0622±0.0031	0.0659±0.0123	0.1050±0.0014
Fe	0.5653±0.0307	0.6312±0.0521	0.9176±0.0118
Mn	0.0067±0.0057	0.0230±0.0123	0.0133±0.0002
Ni	0.0070±0.0013	0.0080±0.0014	0.0090±0.0014
V	0.0042±0.0020	0.0040±0.0038	0.0139±0.0010

4.3.4.2　2 型糖尿病患者尿液中微量元素的测定

将采集到的 2 型糖尿病患者尿液样品，按 "4.3.2" 项下方法处理，以选定的仪器测定条件进行测定，样品中微量元素的平均含量见表 18。

表 18　2 型糖尿病患者尿液中微量元素的含量（$n=41$）　　　　单位：$\mu g \cdot mL^{-1}$

元素	Li	Zn	Cr	Cu	Fe	Mn	Ni	V
平均值	0.0123	0.3259	0.0068	0.0867	0.8622	0.0386	0.0079	0.0083
SD	0.0115	0.1946	0.0042	0.0146	0.2022	0.0036	0.0015	0.0046

4.4 小结与讨论

（1）通过考察了 $HNO_4 - HClO_4$（4:1，V/V）与欧盟方法中的 $HNO_3 - HClO_4 - H_2SO_4$（3:1:1，V/V/V）两种消解体系对尿液中各个微量元素测定结果的影响，比较结果可以看出：后者消解时间短，消解后 Zn、Fe、V 3 个元素的测定含量比前者显著提高，其他元素含量变化较小，故选择 $HNO_3 - HClO_4 - H_2SO_4$（3:1:1，V/V/V）消解体系消解血样。两种消解体系处理后尿液中各元素的测定结果见表 19。

表 19　不同消解体系消解后尿液中微量元素的含量（$n=3$）　　　　单位：$\mu g \cdot mL^{-1}$

消解体系	元素							
	Li	Zn	Cr	Cu	Fe	Mn	Ni	V
$HNO_4 - HClO_4$（4:1，V/V）	0.0060	0.1408	0.0158	0.0605	0.5529	0.0084	0.0071	0.0032
$HNO_3 - HClO_4 - H_2SO_4$（3:1:1，V/V/V）	0.0059	0.1593	0.0163	0.0617	0.5963	0.0086	0.0073	0.0048

（2）通过双样本 t - 检验对 89 名健康人和 41 名 II 型糖尿病患者尿液中 8 种微量元素含量测定结果进行了分析，结果表明：2 型糖尿病患者尿液中 Zn、Cu、Fe、Mn 的含量非常显著高于健康人（$P < 0.01$），Cr 含量显著低于健康人（$0.01 < P < 0.05$）。

（3）通过单因素方差分析考察了年龄对尿液中微量元素含量的影响。结果表明：年龄超过 50 岁时，尿液中 Li、Cr、V 的含量明显高于其他年龄段（$P < 0.01$）；随着年龄的增长，Cu、Fe、Ni 的含量逐渐增加（$P < 0.01$），Mn 的含量先增加后降低（$P < 0.01$），Zn 的含量先降低后增加（$P < 0.01$）。

（4）尿样在消解后冷却过程中会出现针状结晶，考虑可能是溶液浓度过大产生的结晶盐，如果定溶时用 2% 的硝酸，则结晶不能溶解彻底，故定溶时用 1% 的硝酸，静置后，可使结晶全部溶解，不影响测定结果。

5　微量元素与 II 型糖尿病关系的模式识别研究

在日常的生产和科研中，经常会碰到需要对事物进行分类判别，进而做出决策的问题。在二维范围内，人们有很强的分类识别能力，但如果样本数据是多维的，人们直观上便难以分类识别，必须找到一种方法，将高维空间的样本点集降维到一、二维空间上，让人们直观地进行比较、分类判别，这就是近年来兴起的计算机多因素分类法模式识别所要解决的问题。研究表明，许多疾病的产生与体内若干种元素的不平衡有关，所以在研究病因及防治时往往需要注意多种元素对人体的共同作用。计算机模式识别技术便是一种十分有效的多因素研究手段。

5.1　模式识别的基本模型

模式识别也是一种机器学习，其目的是根据给定的已知训练样本求出对系统输入输出之间的依赖关系的估计，使它能够对未知输出做出尽可能准确的预测。机器学习问题的基本模型可用图 1 表示。其中，训练器 S 在给定的输入 x 下得到相应的输出 y，学习机器 LM 将对一个未知输出的输入 $\bar{x}$，推断出对应的输出 $\bar{y}$。

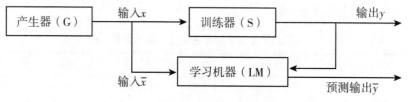

图 1　机器学习问题的基本模型

机器学习问题可以形式化的表示为：已知变量 y 与输入 x 之间存在一定的未知关系。

5.2 支持向量机算法的模式识别分类原理

支持向量机方法（SVM）是建立在统计学习理论的结构风险最小化原则之上，其主要思想是针对二分类问题在高维空间中寻找一个最佳超平面作为两类的分割，以保证最小的分类错误率。

SVM 是从线性可分情况下的最优分类面发展而来的，基本思想可用图 2 的两维情况说明。图中，实心点和空心点代表两类样本，H 为分类线，H_1、H_2 分别为过各类中离分类线最近的样本且平行于分类线的直线，它们之间的距离叫作分类间隔（margin）。所谓最优分类线就是要求分类线不但能将两类正确分开（训练错误率为 0），而且使分类间隔最大。分类线方程为 $x \cdot w + b = 0$，我们可以对它进行归一化，使得对线性可分的样本集 (x_i, y_i)，$i = 1, ..., n$，$x \in R^d$，$y \in \{+1, -1\}$，满足

$$y_i[(w \cdot x_i) + b] - 1 \geq 0, i = 1, ..., n \tag{1}$$

此时分类间隔等于 $2/\|w\|$，使间隔最大等价于使 $\|w\|^2$ 最小。满足条件（1）且使 $\frac{1}{2}\|w\|^2$ 最小的分类面就叫作最优分类面，H_1、H_2 上的训练样本点就称作支持向量。

接着求最优分类面，通过定义 Lagrange 函数和求 Lagrange 函数的最小值，解出最优分类面的权系数向量，即训练样本向量的线性组合，最终获得支持向量机对向量进行判别的模型函数：

$$f(x) = \text{sgn}\{(w \cdot x) + b\} = \text{sgn}\left\{\sum_{i=1}^{n} \alpha_i^* y_i(x_i \cdot x) + b^*\right\} \tag{2}$$

式中的求和实际上只对支持向量进行。b^* 是分类阈值，可以用任一个支持向量［满足（1）中的等号］求得，或通过两类中任意一对支持向量取中值求得。

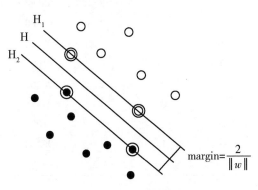

图 2　最优分类超平面

5.3 模式识别分类分析

5.3.1 方案设计

实验中采用 5 次交叉验证法对数据集进行分组和测试，即将数据随机分为 5 组，每一组依次轮流作为测试集，其余部分作为训练集。对每次分组得到的训练及测试集，分别用 SVM 分类器中的多项式核函数、高斯径向基核函数进行训练和测试，Gamma 值设为 1，罚分函数（C）设为 1，建立判别模型。采用灵敏度、特异度及 MCC 相关系数来对分类器的判别性能进行评价。

5.3.2 分类结果的评价指标

采用灵敏度（Sen）、特异度（Spe）和总准确率（Q）来评价分类器的性能，其计算公式分别为

$$Sen = TP/(TP + FN) \tag{3}$$

$$Spe = TN/(TN + FP) \tag{4}$$

$$Q = (TP + TN)/(TP + FN + TN + FP) \tag{5}$$

其中 TP（True Positive）表示在测试集中被正确判断的正样本个数，FN（False Negative）表示在测试集中被错判为负样本的样本个数，TN（True Negative）表示在测试集中被准确判断的负样本个数，FP

（False Positive）表示在测试集中被错判为正样本的样本个数。Sen 为测试集中正样本的灵敏度（Sensitivity），Spe 为测试集负样本的特异度（Specificity）。Sen 越大，表明对正样本的识别能力越强；Spe 越大，则表明对负样本的判别效果越好。

同时，注意到数据集中正负样本数的不平衡性（如全血样本的正样本数为 160，负样本数为 55，正负样本个数比为 2.909∶1），引入 Matthews 相关系数 MCC 来评价分类器的平衡性能。MCC 的计算式如下：

$$MCC = \frac{TP \cdot TN - FN \cdot FP}{\sqrt{(TP+FN)(TP+FP)(TN+FN)(TN+FP)}} \tag{6}$$

显然 MCC 的取值范围为 [−1，1]，它的值越大，则分类器的性能越好。

5.3.3 全血中微量元素含量的分类结果

该数据集为 215 份健康人和 Ⅱ 型糖尿病患者的血液样本，其中正样本为 160 份，负样本为 55 份。正样本表示健康人，类别标签记为 +1。负样本表示 Ⅱ 型糖尿病患者，类别标签记为 −1。每个样本对应一个人全血中的 8 种微量元素含量，全血中微量元素的支持向量机 5 次交叉验证结果见表 20。

表 20　全血中微量元素的 SVM 5 次交叉验证结果

分类方法	交叉	TP	TN	FP	FN	Sen%	Spe%	Q%	MCC
多项式核函数	1	31	9	2	1	96.88	81.82	93.02	0.81
	2	30	11	0	2	93.75	100	95.35	0.89
	3	29	10	1	3	96.36	90.91	90.70	0.77
	4	31	9	2	1	96.88	81.82	93.02	0.81
	5	31	9	3	1	96.88	75.00	90.91	0.76
	平均值	30.4	9.6	1.6	1.6	95.00	85.91	92.60	0.81
高斯径向基核函数	1	32	10	1	0	100	90.91	97.67	0.94
	2	29	11	0	3	90.63	100	93.02	0.84
	3	30	11	0	2	93.75	100	95.35	0.89
	4	32	10	1	0	100	90.91	97.67	0.94
	5	31	10	1	1	96.88	90.91	95.35	0.88
	平均值	30.8	10.4	0.6	1.2	96.25	94.55	95.81	0.89

5.3.4 头发中微量元素含量的分类结果

该数据集为 100 份健康人和 2 型糖尿病患者的头发样本，其中正样本为 70 份，负样本为 30 份。正样本表示健康人，类别标签记为 +1。负样本表示 2 型糖尿病患者，类别标签记为 −1。每个样本对应一个人头发中的 8 种微量元素含量，头发中微量元素的支持向量机 5 次交叉验证结果见表 21。

表 21　头发中微量元素的 SVM 5 次交叉验证结果

分类方法	交叉	TP	TN	FP	FN	Sen%	Spe%	Q%	MCC
多项式核函数	1	12	6	0	2	85.71	100	90.00	0.80
	2	12	5	1	2	85.71	83.33	85.00	0.66
	3	13	6	0	1	92.86	100	95.00	0.89
	4	13	6	0	1	92.86	100	95.00	0.89
	5	13	5	1	1	92.86	83.33	90.00	0.76
	平均值	12.6	5.6	0.4	1.4	90.00	93.33	91.00	0.80

分类方法	交叉	TP	TN	FP	FN	Sen%	Spe%	Q%	MCC
高斯	1	14	6	0	0	100	100	100	1.0
径向	2	13	6	0	1	92.86	100	95.00	0.89
基核	3	14	5	1	0	100	83.33	95.00	0.88
函数	4	14	6	0	0	100	100	100	1.0
	5	13	6	0	1	92.86	100	95.00	0.89
	平均值	13.6	5.8	0.2	0.4	97.14	96.67	97.00	0.93

5.3.5 尿液中微量元素含量的分类结果

该数据集为 130 份健康人和 2 型糖尿病患者的尿液样本，其中正样本为 89 份，负样本为 41 份。正样本表示健康人，类别标签记为 +1。负样本表示 2 型糖尿病患者，类别标签记为 -1。每个样本对应一个人尿液中的 8 种微量元素含量，尿液中微量元素的支持向量机 5 次交叉验证结果见表 22。

表 22 尿液中微量元素的 SVM 5 次交叉验证结果

分类方法	交叉	TP	TN	FP	FN	Sen%	Spe%	Q%	MCC
多项	1	16	7	1	2	88.89	87.50	88.46	0.74
式核	2	16	7	1	2	88.89	87.50	88.46	0.74
函数	3	17	7	1	1	94.44	87.50	92.31	0.82
	4	17	8	0	1	94.44	100	96.15	0.92
	5	17	8	1	0	100	88.89	96.15	0.92
	平均值	16.6	7.4	0.8	1.2	93.33	90.28	92.31	0.82
高斯	1	18	7	1	0	100	87.50	96.15	0.91
径向	2	17	7	1	1	94.44	87.50	92.31	0.82
基核	3	18	8	0	0	100	100	100	1.0
函数	4	17	8	0	1	94.44	100	96.15	0.92
	5	17	9	0	0	100	100	100	1.0
	平均值	17.4	7.8	0.4	0.4	97.78	95.00	96.92	0.93

5.4 小结与讨论

针对 SVM 的分类方面，实验过程中选用了多项式核函数、高斯径向基核函数两种不同的分类方法，并采用 5 次交叉验证法进行训练和测试。对 3 种生物样本 SVM 采用不同核函数的测试结果见表 20、表 21、表 22。从这 3 个表中可以看出，采用上述两种核函数进项分类的平均准确率均高于 91.00%，其中又以采用高斯径向基核函数时所获准确率最高，达到了 97.00%，优于多项式核函数（92.60%）。因此，对于一定的分类样本，要想获得最优的分类效果，核函数的优选必不可少。

同时，从这 3 个表中还可以得出，采用高斯径向基核函数分类时的 5 次交叉验证的平均灵敏度分别为 96.25%、97.14% 和 97.78%，平均特异度分别为 94.55%、96.67% 和 95.00%，均比采用多项式核函数时的高，这说明高斯径向基核函数这种分类方法对正样本的识别率最高，对负样本的识别率也是最高的，采用上述两种核函数对 3 种生物样本进行分类识别的 Matthews 相关系数 MCC 分别为：0.89、0.93、0.93 和 0.81、0.80、0.82，以高斯径向基核函数的最大，进一步说明了采用该核函数比多项式核函数的分类平衡性要好。

6 结果与讨论

本研究对健康人和Ⅱ型糖尿病患者全血、头发、尿液中的 8 种微量元素的含量进行了测定，通过支持向量机软件建立了健康人与Ⅱ型糖尿病患者体内微量元素的分类模式识别，采用 5 次交叉验证方法选择了核函数类型，采用高斯径向基核函数进行分类比多项式核函数的分类准确率高，其范围为 95.81% ~ 97.00%，该分类模型的建立从微量元素角度为Ⅱ型糖尿病患者的早期诊断和临床辅助治疗提供了一定的依据和参考。

2 型糖尿病患者全血及头发中锌、铬、铁、锰 4 种微量元素的含量非常显著低于健康人（$P < 0.01$）。而锌影响胰岛素的合成、储存、分泌及结构的完整性，锌也是许多葡萄糖代谢酶的构分及脂质和蛋白质代谢酶的辅助因子，锌缺乏损伤碳水化合物代谢；铬在糖和脂质代谢中协助或增强胰岛素的作用，缺乏可导致胰岛素抵抗，其作用机制是增加胰岛素的结合、增加胰岛素受体数和增加胰岛素受体磷酸化；功能性铁存在于血红蛋白、肌红蛋白和许多酶中，参与一系列代谢活动，特别是三羧酸循环，机体铁含量下降，损害糖的分解，导致血糖升高；锰与糖代谢有关，缺锰可导致胰腺发育不全，糖耐量异常，血糖升高，糖利用率降低。由此可见，血样和发样中微量元素的含量变化像一种人体健康指示器，反映了人体的健康状况。

2 型糖尿病患者全血中的钒和头发中锂、铜含量都非常显著的低于健康人（$P < 0.01$），头发中镍的含量显著低于健康人（$P < 0.05$）。钒酸盐具有胰岛素样作用，并能增强组织对胰岛素的敏感性；锂可调节内分泌功能，单独使用或与钒、锌、镁合用均可使胰岛素灵敏度和肌糖合成正常化；铜对胰岛素和血糖平衡起一定作用；镍可通过多种途径影响胰岛素的分泌，是胰岛素分子中的辅酶。

2 型糖尿病患者尿液中锌、铜、铁、锰的含量非常显著高于健康人（$P < 0.01$），反映出糖尿病患者体内有大部分微量元素经过肾排出体外，一定程度上影响了胰岛素的合成、分泌、储存、活性及能量底物的代谢。

人体内微量元素的含量也受客观因素的影响，如年龄、生活习惯、环境因素等，通过考察某一地区健康人体内微量元素含量的变化，有利于加强该地区某些疾病的预防和控制。通过统计分析对实验数据进行分析，发现随着年龄的增长，铁元素的含量明显降低。铁元素在健康人体内含量最高，参与血红蛋白及肌红蛋白的合成并携带氧，铁形成的细胞色素系统，NADH 脱氢酶等均是重要的电子传递物质，铁在体内的代谢与自由基有密切关系，其含量过低时易导致疾病的发生。

本研究将能处理非线性数据、预报能力较强的支持向量机算法与多种微量元素分析相结合，建立的模型分类准确率较高，实现了小样本情况下也能得到好的分类准确率的可能，同时该模型的建立也直观地反映出不同元素的含量水平与Ⅱ型糖尿病的关系。鉴于多种疾病都与人体内微量元素的含量有关，因此"支持向量机—微量元素法"或许有希望能成为综合分析、诊断人体多种疾病的手段，这方面值得进一步的研究。

（沈阳药科大学硕士学位论文，2009）

基于人工智能的巴马长寿研究系统建模

（2009）

苏　静

（广西大学）

[**导读**] 广西巴马县是世界五大长寿之乡之一。在对巴马进行实地考察、采集大量数据并进行相

关统计处理的基础上，采用勒让德多项式、神经网络等技术，建立了巴马地磁与长寿关系模型、巴马居民头发微量元素与长寿关系模型及巴马居民日常用水和耕种土壤微量元素与长寿关系模型。其中基于人工神经网络、6 种头发差异元素建立的巴马居民头发微量元素与长寿关系模型，除可以了解钾、镁、锰、铅、锶、碘对寿命的影响外，还可对人类寿命进行初步预测：假设误差小于 5% 为准确预测，对长寿村居民年龄的预测准确率可以达到 92.68%，对非长寿村居民年龄的预测准确率为 75%。

1　绪　论

1.1　本课题研究背景和意义

1991 年，国际自然医学会世界长寿之乡调查团来到巴马，经过 6 个月的考察，发现巴马地质中富含锗硒、磁等多种矿物质，不但地磁活跃，而且空气中负氧离子含量高，同时太阳光照时间长。2003 年，国际自然医学会将巴马列为"世界第五大长寿之乡"。

据 2000 年全国第五次人口普查，巴马县共有 74 位百岁老人，占全县总人口的 $34.5/10^5$，其中 85 ~ 89 岁老人 884 人，90 ~ 94 岁 296 人，95 ~ 99 岁老人 87 人，分别占总人口的 $395/10^5$、$132/10^5$、$9/10^5$，以上比例都远远高于一般地区。国际自然医学会认定，75 岁以上为老龄，90 岁以上为长寿，100 岁以上老人比例达到 7.5/10 万时，可以确定为长寿人群，巴马县 100 岁老人比例达到 31.9/10 万，是名副其实的长寿之乡。广西巴马长寿乡还有一个特点，就是百岁老人一直呈上升趋势。而与此同时，被联合国命名的另外 4 个"世界长寿乡"的百岁老人呈逐年下降趋势，有的甚至已经没有百岁老人了，相比较之下使得巴马长寿更具神秘色彩。

巴马县位于广西西北部，属石山丘陵地带，南亚热带季风气候，年平均气温 20.4 ℃，此气温符合黄金分割。气候温和、四季分明、夏长冬短，且夏无酷暑，冬无严寒。适宜的温度环境，能促进人体内的新陈代谢，保持人的恒定温度。与其具有相似外部环境，属同一地质带的凤山、东兰、大化、都安等也是长寿人口比重较大的区域。因此有人认为外部环境适宜很可能是巴马长寿的一个重要原因；有的学者从饮食角度出发，认为巴马人具有其特有的饮食结构和饮食习惯。饮食清淡且节制，从不暴饮暴食，以玉米为主粮，佐以豆类和自种蔬菜，较少食肉类，油类以富含亚硝酸的火麻油为主。膳食特点为低热量、低脂肪、低蛋白。低脂膳食可减少高脂血症的发生，进而降低心脑血管疾病的发病率。这可能也是巴马老年人长寿的原因之一；付鹏、谢琪等人通过调查巴马长寿人群部分长寿老人的营养状况及长寿人群的慢性病构成现状，探讨饮食结构对慢性病发病率的影响及慢性病发病类型与人群寿命的关系。而与之具有相同纬度、相同地质、地貌及相似饮食习惯的广西平乐县却无明显长寿人群，即使在巴马县境内，不同村落，长寿人群的分布也不同。巴马长寿老人有明显的家族聚集性及村落分布，有的家族代代都有活到 90 岁以上的成员，有的村落百岁老人比例超过 $100/10^5$。调查表明，全县的百岁老人主要居住在县境的盘阳河水域两旁。长寿是否与盘阳河有关？盘阳河被当地人视为母亲河，沿河分布着很多村落，然而并不是每一个村庄都是长寿村。哪怕是分布在河的两边，具有相似地理位置的两个村，其长寿率也有着较大的差异。比如位于盘阳河岸的龙洪村其长寿率为 0.96%，属于长寿村，而在龙洪村对面河对岸的巴马镇，其长寿率仅有 0.28%。此外离盘阳河较远的其他乡镇也有高寿人群居住区，如西山乡。其辖区内只有一个村的长寿率低于 0.5%，除此都高于 0.7%，甚至有 80% 的村落长寿率高于 1%。

长寿究竟决定于什么因素？这是人们长期以来致力于研究的国际热点和难点问题。有人认为，长寿可能与自然环境等因素有关，自然环境是一个统一的整体，由地形、气候、水文土壤、生物等要素组成。人类生活在一定的自然环境中，其健康状况、长寿水平必然受到各种自然因素的影响，健康长寿是多种因素联合作用的结果。也有学者认为，长寿可能和线粒体 DNA 上隐藏的"D 密码"有关，因为相当多的家族中出现两个或者两个以上的 90 岁以上老人，表现出明显的家族遗传倾向。还有人提出，长寿可能和饮食习惯有关，因为长寿乡老人豆类、薯类、玉米等吃得多，动物食品吃得很少，而且饭量小。另外，对巴马及我国其他长寿地区如新疆、西藏等地的长寿乡研究表明，高龄老人在地理分布上往往多集中于山区，表明衰老与长寿这两个重要的生命现象与地理环境（如地磁等）之间有着密切的关系。

然而，并非所有居住在同一个地区村庄都是长寿村，有些村庄的长寿率相当高，但是有些村庄的长寿老人就非常少，甚至没有。

影响长寿的因素是多方面的。具体是哪些因素？每个因素对人类寿命影响关系如何？影响程度如何？这都是人们迫切需要了解的热点问题。

目前国内外学者对长寿研究采用较多的是统计学方法，通过 SPSS 软件对数据进行统计，然后根据统计结果来研究各种因素对长寿的影响关系。由于影响长寿的因素具有多元性、复杂性，用该方法比较难以有效发现多种因素同时对长寿作用的影响规律。

除统计学方法外，国外有学者提出了限制饮食热量与寿命关系的无确定性假说模型来研究长寿问题；也有学者采用丹麦生命表、Logistic 回归模型等探讨遗传基因与人类年龄的关系。还有学者通过观察、调查问卷等传统形式，了解地理分布、人类身高等因素与寿命的关系。但是上述方法的研究特点都是在采用医学观察、数据统计等研究各种因素对寿命影响过程中，通常是根据经验得出结论，主观人为因素影响过大，需要研究者具备大量的专业知识和丰富的经验，才能做到对观察结果或统计结果进行有效分析和判断。同时，这些研究方法不具备预测功能，且只局限于所研究的特定区域，扩展性不强，功能单一。

基于上述原因，本文根据人工智能具有自适应、自组织、自学习，特别适合处理海量复杂数据等特点，将人工智能技术首次应用于巴马长寿研究。在对巴马长寿和非长寿乡的地磁、气候、水文土壤、植被分布、生物等数据进行大量实地采集的基础上，建立以下 3 个研究长寿模型，为巴马长寿研究提供一个新的、有效研究方法和平台：

（1）利用勒让德多项式法和泰勒多项式法，建立巴马地磁和长寿关系模型。经模型对输入数据的智能化分析，则通过模型输出结果可以了解巴马地磁对寿命的影响规律；

（2）利用标准 BP 神经网络算法，建立巴马居民头发所含微量元素和长寿关系模型。经模型对输入数据的智能化处理，通过模型输出结果可以了解到头发中 K、Mg、Mn、Pb、Sr、I 这 6 种元素对寿命的影响规律；

（3）利用改进 BP 神经网络算法，建立巴马居民日常用水及耕种土壤所含微量元素和长寿关系模型。经模型对输入数据的智能化处理，可以通过模型输出结果来了解饮用水及耕种土壤中多种微量元素对寿命的影响规律。

利用人工智能方法研究长寿问题具有主观人为干扰因素小，不需要研究者具备大量长寿领域专业知识的特点。同时它也不像数学公式那样，需要不断地修改假设来贴合限定的条件。人工智能方法可以通过智能分析数据的内部特征，只要改变数据特征，经人工智能方法智能化数据分析，就可得出结果，并对其进行分析和判断，而不需要人为经验对其进行艰难的分析和判断。

1.2 人工智能在长寿研究领域的国内外发展概况

目前国内有孙上上、张晓晖、张明江等人尝试将人工智能和数据融合技术引入新疆和田地区长寿研究中。该研究小组以中国新疆和田地区维吾尔自然长寿人群为例，探索一种利用人工智能（artificial intelligence，AI）来建立生命信息系统的建模方法。在建模过程中，引入人工智能和数据融合技术，使其能够提取隐藏于复杂数据中对生命起关键作用的因素，建立了一个既不是用语言来表达，也不是用数学公式来描述的隐式的自然长寿人群的人工智能模型。但是该方法具有一定的局限性，模型建立过程中采用的数据来源于新疆和田区人群的生命信息指标，这些指标包括血清蛋白、血脂、血糖检查、肾功能、血清电解质。通过模型分析，得到的结果只能判定所用数据来源于事先划定的长寿测试组还是短寿测试组，而不能充分表现每一个生物指标与寿命之间的定量关系或是定性关系。

国外 Phelan JP 和 Rose MR 两人提出无确定性假说模型，描述了小鼠、大鼠及许多非哺乳动物类群的饮食和它们寿命之间的关系，说明了限制热量对寿命具有较大的影响，但是这一模型却不适合用于人类，限制热量对延缓人类衰老没有多大的影响。Tan Q 等人利用计算机和丹麦生命表，通过对几百个百岁老人的罕见隐性等位基因遗传风险比率的估算，建立模型，该模型很好地表示了遗传与寿命之间的关联性。他们曾采用 Logistic 回归模型来衡量高度多态性和多效性遗传基因与人类年龄的关系，该模式适用于 HFE 基因型数据，可用来评估对人类年龄有影响的不同等位基因。有的学者通过观察，认为人类长寿的模式显示区域差异，并进行空间分析（使用地理信息系统）和姓氏分析，有效性地揭示地理长寿模式和群体遗传结构的形成模式。还有学者通过调查问卷的方式，研究身高与寿命的关系。但是基于人工智能技术研究长寿问题，据了解，国外目前尚未见相关研究报道。

特别地，将人工智能技术用于广西巴马长寿研究，据我们所知，目前国内外也尚未见相关研究报道。

1.3 研究内容和主要工作

本课题采用的研究方法是人工智能技术。研究目的是建立 3 个研究模型，这些模型分别为：（1）巴马地磁与长寿率之间的关系模型；（2）巴马居民头发各微量元素与长寿关系，实现年龄预测的模型；（3）巴马居民耕种土壤和日常用水各微量元素与长寿关系，实现长寿率预测的模型。

本文要进行的工作如图 1 所示。

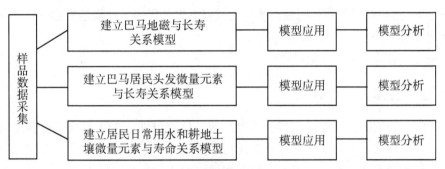

图 1　建模工作流程

具体工作如下：

· 实地采集巴马长寿乡和非长寿乡地磁、居民头发、耕种土壤和日常用水数据；

· 基于人工智能长寿研究系统建模总体方案设计；

· 地磁正常场模块方案设计；

· 剔除磁异常的趋势面模型的实现；

· 勒让德多项式地磁正常场模型的实现；

· 泰勒多项式地磁剩余磁场模型的建立和实现；

· 基于标准 BP 神经网络居民头发微量元素与长寿关系模型的设计；

· 建立居民头发微量元素与长寿关系模型所用数据的预处理；

· 基于标准 BP 神经网络居民头发微量元素与长寿关系模型的实现；

· 基于遗传算法改进的 BP 神经网络技术建立的耕种土壤和日常用水微量元素与长寿关系模型的设计；

· 建立耕种土壤和日常用水微量元素与长寿关系模型所用数据预处理；

· 巴马居民耕种土壤和饮用水微量元素与长寿关系模型的实现。

1.4 本文的结构安排

本文首先应用科学的观点阐述了基于人工智能的巴马长寿研究系统建模在巴马长寿研究中的背景和意义，然后进行数据采集、统计处理，并进行建模方案设计和实现，对建模结果进行分析。最后进行全文总结和未来工作展望。

本文各节的安排如下：

第一节重点论述基于本课题的研究背景意义和应用价值；介绍了人工智能在长寿研究领域的国内外发展现状。

第二节主要针对数据采集和建模总体方案设计进行论述。首先介绍了样品采集方法、初步处理方式等。接着进行建模总体方案设计，将地磁模型的建立、头发微量元素与长寿关系模型的建立、耕种土壤和日常用水微量元素与长寿关系模型的建立这三大模块作为设计重点，并对各主要模型的建模原理进行描述和阐释。

第三节主要进行地磁场模块的设计和实现。首先介绍数据来源，接着以 Matlab 7.0 为开发工具，设计实现了巴马地磁与长寿关系模型，包括勒让德多项式地磁主磁场模型和泰勒多项式剩余磁场模型。给出建模结果，并对结果进行分析。

第四节主要进行巴马长寿人群头发微量元素与长寿关系模型的设计和实现。本节基于标准 BP 神经网络建立巴马长寿人群头发微量元素与长寿关系模型，实验数据来源于实地采集，通过相应的预处理将其输入预先设计和训练好的 BP 网络，实现模型的建立，同时给出建模结果和结果分析。

第五节主要进行巴马居民耕种土壤和日常用水微量元素与长寿关系模型的设计与实现。本节要设计和实现的模型采用的是基于遗传算法改进的 BP 神经网络技术，故首先介绍数据来源，阐述遗传算法原理和遗传算法改进的 BP 神经网络的设计原理；接着便是根据设计思路实现模型的建立，给出建模结果和结果分析。本节模型实现的开发平台是 Matlab 7.0。

第六节总结全文，并对未来工作进行展望。

2 数据采集和建模总体方案设计

研究表明，影响寿命的因素可能有遗传、地理环境、饮食习惯、生活习惯、社会风俗等。多种因素同时影响人类长寿，这使得长寿研究问题变得多元化和复杂化。用传统的统计学方法是很难有效研究其中某个因素对人类长寿的影响规律。鉴于人工智能能够模仿人脑思维，能够描述不确定因素系统，并且具有自学习、自组织、自适应等优点，本节将在实地采集大量样品数据的基础上，提出基于人工智能技术的巴马长寿研究系统建模方案，以探讨巴马地磁、居民头发微量元素、居民日常用水和耕种土壤中微量元素等因素对巴马长寿产生的影响。

2.1 建模数据采集

2.1.1 地磁数据的采集

2008 年 8 月，由广西大学、广西医科大学及广西地震局组成的课题研究小组对巴马县平安、甲篆、所略、局桑、那社等几个主要长寿和非长寿乡的一些村庄及其周边的大地磁场进行了测试。表 1 是关于数据采集的一些相关信息。

表 1 数据实地采集相关信息

测量仪器名称	G856F 高精度智能磁力仪	仪器产地	生产公司	实物图表	性能参数
		中国	北京市京核鑫隆科技中心	图 2-1（a）	表 2-2
	GARMIN eTrex summit GPS 导航仪	仪器产地	生产公司	实物图表	性能参数
		美国	GARMIN 公司	图 2-1（b）	表 2-3
测试员	课题组广西地震局成员				
记录员	课题组广西大学成员				
测量时间	2008 年 8 月 6 日至 2008 年 8 月 7 日				

（1）仪器设备

1）G856F 高精度智能磁力仪

G856F 是由北京市京核鑫隆科技中心生产的一种高精度智能磁力仪，是多年生产同类仪器经验的结晶，能与 G-856A 和 G-856AX 完全兼容，其精度和稳定性优于 G-856A 和 G-856AX；同时仪器线路板采用目前先进的 CAD 设计，优化元器件布局和布线，采用独立的宽窗口 LED 显示板，先进的 IDC 接插件，优质的国外进口元件，仪器设有短路和电源接反等自动保护功能，配有 RS232 通信接口，可与 USB 接口相连输出数据，外接电源，因此，仪器具有高稳定性、高可靠性，使用非常方便。仪器可配有外控实时传送接口及外控配件，可实现数据与计算机的实时传送与控制，进行数字化采集。仪器内有程序控制开关，可以调节采样，保证仪器在磁赤道附近及高梯度地区正常工作。G856F 具有的轻便、通用、精确等特点使其应用范围广泛，可用于地质测绘、矿产调查、断层定位、考古和磁场调查等方面。图 2（a）是它的实物图；表 2 则是它的相关性能参数。

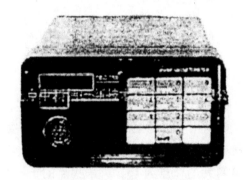

图 2（a）　　G856F 磁力仪

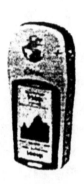

图 2（b）　　GARMIN eTrex summit GPS 导航仪

表 2　G856F 磁力仪性能参数（技术参数）

分辨力/灵敏度	0.1NT	梯度宽限	4000 NT/M	工作电压	DC 12 V
精度（常温下）	0.5NT	数据回放波特率	110 至 9600	采样时间	4 秒至 999 秒可调
存储量	5700 个手动测量计数或 12 000 个自动测量计数	显示器	6 位 LED 显示及 3 位双排显示	机箱体积	69×27×20（cm）
环境温度	-20 ℃至 50 ℃	机内时钟	5 秒/月（常温下）	主机重	1.75 kg
调谐范围	25 000 到 100 000 NT	工作电压	5 秒/月（常温下）	主机大小	270×170×85（mm）
输出	USB 接口输出数据（WINDOWS 下回放，具有日变改正功能）				

表 3　GARMIN eTrex summit GPS 基本描述

刷新速度（MHz）	一般安装完毕，每 1 秒刷新一次
定位时间（s）	自动定位：约 120　冷启动：45　热启动：15
DGPS 经度（RMS）	3～5
类型	手持 GPS

2）用于采集经纬度的 GPS 导航记录仪

采用 GARMIN eTrex summit 便携式 GPS 导航记录仪采集经纬度数据，如图 2（b）所示。该 GPS 导航仪产自美国，由 GARMING 公司在综合以往各代手持机优良性能的基础上，进一步发挥其在软件设计方面的强大优势，开发出的新一代 GPS 产品 eTrex-summit。它将 GPS 气压测高仪、磁力线罗盘合为一体，不但可以及时反映气压和高度的细微变化（2.5 m），而且在屏蔽状态下也能灵敏显示运动方向。同时具有目测导航、偏航显示和自动求面积等功能更是 GARMING 手持机独创。表 3 是对其性能的基本描述。

（2）采集方法

本课题探讨的是巴马天然磁场对巴马长寿的影响情况，故采集地磁数据时，为了保证采集的数据有效，必须避开水管、钢铁、电线杆等影响地磁场的材料，同时测试人员和距测试人员较近的其他相关人员不得携带手机及任何的钢铁制品。数据点的采集间隔为每个屯采集五点以上，且每点相隔 10 m 以上的距离进行有效采集。

2.1.2 头发样品的采集

由于巴马县的长寿人口分布大多聚集于巴马县北部，故选择了位于巴马县北部长寿人口分布密度相对较高的甲篆乡的甲百村和平安村，同时，选取长寿人口分布密度相对较低的那社乡的那勤村和那乙村。这样实验对象由长寿对象与非长寿对象组成，易于比较。

采集方法：选择近期无染发者，以不锈钢剪刀经酒精消毒后于检验者枕部取头发 0.5 g，个别无头发或头发稀少者，剪取胡须约 0.5 g 代替。然后将样品装入收样纸袋，纸袋上记录样品来源地、提供样品者姓名、采样日期、采样序号等信息，之后将采集到的样品干燥保存待进一步处理。

样品的处理方法：处理样品目的是得到头发所含微量元素含量，处理方法由本课题合作小组成员广西医科大学相关人员负责。

2.1.3 土壤样品的采集和处理

采集样品同样来源于巴马县平安、甲篆、所略、局桑、那社等几个主要长寿和非长寿乡的一些村庄。

采集方法：选择当地种植只有食用农作物的土壤及靠近生活饮用水水源处的土壤。在农作物生长期或加工期内采集，采集耕作植物根层土壤（0～20 cm）作为研究土壤，在各采集单元内应用随机点梅花点法，棋盘式法或蛇形法采样，采集土壤混合样品，每个采样单元的样点为 15，每采集点的土样厚度、深浅、宽窄保持一致，每个样品重约 1000 g。

样品初步处理方法：处理样品目的是得到土壤中微量元素含量，处理方法由本课题合作小组成员广西医科大学相关人员负责。

2.1.4 水样品的采集和处理

采集样品同样来源于巴马县平安、甲篆、所略、局桑、那社等几个主要长寿和非长寿乡的一些村庄。

采集方法：选取当地居民的生活饮用水源和灌溉水源作为采样点。在平水期、枯水期各采样一次。采样前数日及采样时避开雨天，以免水样被稀释，但各实验点和对照点的采样日期应基本一致，在非长寿组采集水样 30 个，长寿组采集水样 27 个。

样品初步处理方法：处理样品目的是得到水样品中微量元素含量，处理方法由本课题合作小组成员广西医科大学相关人员负责。

2.2 基于人工智能巴马长寿研究系统建模方案设计原则

2.2.1 基于人工智能巴马长寿研究系统模型的功能

研究表明，对广西巴马县当地居民寿命的影响因素可能有气候、地质、饮食、遗传、宗教、礼仪等。本文拟采用人工智能技术建立模型，通过模型分析和了解巴马居民居住地天然地磁场、居民头发所含微量元素含量、居民日常饮用水和耕地土壤所含微量元素含量三因素与寿命之间的关系。

2.2.2 基于人工智能巴马长寿研究系统模型的设计原则

本文设计的基于人工智能巴马长寿研究系统模型主要由分散的 3 个子模型组成，每个子模型都有其各自的特征，为此在本节的方案设计中遵循了以下的原则：模型的选择，保证其能正确描述要实现的功能；模型的稳定性，一个稳定的模型才能提供正确的信息。此外，为了更好地开展下一步研究工作，还要考虑模型的可移植性、开放性和可扩展性。

2.3 基于人工智能巴马长寿多因素分析系统建模总体方案设计

本文研究设计的模型分为三部分，第一部分是根据实地考察的地磁资料，用勒让德多项式法和泰勒多项式法分别建立了地磁正常场模型和剩余磁场模型，从而实现地磁与长寿关系模型的建立。第二部分是基于标准 BP 神经网络的巴马长寿人群头发微量元素与长寿关系模型建模，第三部分建立基于遗传算法改进的 BP 神经网络的土壤和日常用水微量元素与长寿关系模型（如图 3 所示）。

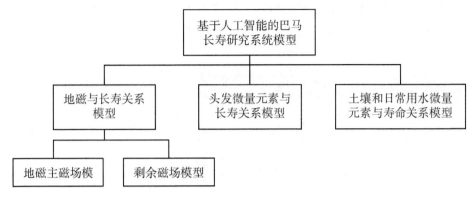

图 3　基于人工智能的巴马长寿研究系统模型组成

2.3.1　地磁与长寿关系模型各组成部分的分析和描述

"磁"是人类生存继日光、空气和水之后的第四大要素，同样是生命之源。磁场对人体的生物效应多年来一直是人们关注的一个问题。由于磁场生物效应的复杂性，现在对其研究还处于初级阶段，尽管如此，国内外对其研究一直在艰难而积极地进行着。众多的研究表明，磁场对生物体具有生物效应，那么，磁场特别是大地磁场对巴马长寿的影响关系如何？本文拟通过建立的地磁场模型对大地磁场和巴马长寿之间的关系进行初步探讨。

（1）地磁场模型的建模原理分析和描述

地磁场模型研究与当代科学技术发展的"制高点"——"数字地球"关系密切。"数字地球"涉及地球系统科学、计算机科学、地理信息系统、遥感、GPS（全球定位系统）、通信、网络、数据库系统等学科。"数字地球"实质上就是信息化的地球。地球的信息自然包括地球磁场的信息，而地磁场模型是地磁场的数学描述，研究好地磁场模型，将可以提供准确的地磁场信息，丰富"数字地球"的数字化与可视化等的程度。

地磁场模型包括区域地磁场模型和全球地磁场模型，本文研究的是区域地磁场模型。区域地磁场模型是用数学方法表示地磁场在地球某一地区空分布的数学模型，计算区域地磁场模型的数学方法多种多样，但主要有以下 5 种方法：多项式方法（包括泰勒多项式、麦克劳林多项式和勒让德多项式）、球谐分析方法、曲面样条函数法、矩谐分析方法和冠谐分析方法。局部地区的地磁场模型不能采用球谐分析方法，因为没有"三维"意义，而曲面样条函数法、矩谐分析方法和冠谐分析方法模型又比较复杂，计算过程相对烦琐，且因为数据密度稀疏，模型精度较低（100 nT），难以满足小区域建模需求，故本文采用勒让德多项式法建立地磁主磁场模型。本文设计采用勒让德多项式法建立的地磁模型，主要由三部分组成，如图 4 所示。

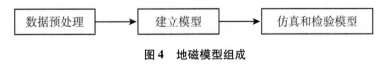

图 4　地磁模型组成

（2）剩余磁场模型建模原理的分析和描述

剩余磁场是相对于对应的地磁正常场来说的，选择不同的地磁正常场就有不同的地磁剩余磁场。当用冠谐分析方法计算地磁场模型时，必须计算剩余磁场的冠谐模型，因为此时的地磁场模型是由剩余磁场模型与相应的国际参考场模型相加而得。地磁场的各分量如图 5 所示，其中，X 为北向强度（北为正），Y 为东向强度（东为正），Z 为垂直强度（下为正），F 为总强度，H 为水平强度，I 为磁倾角，表示水平面和地球磁场矢量之间的夹角，在水平面以下为正；D 为磁偏角，表示地磁场矢量在水平面的投影与正北方向的夹角。这些是地磁的基本要素，要想构建剩余磁场的冠谐模型需具备其中的任 3 个要素，而本文只有绝对磁场强度值 F，缺乏其他相应数据，所以无法计算剩余磁场的冠谐模型，故在后面章节只分析计算剩余磁场的泰勒多项式模型，为今后研究打下基础。

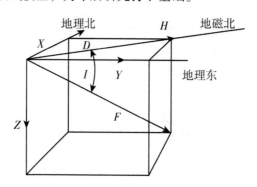

图5　地磁要素图示

2.3.2　巴马长寿人群头发微量元素与长寿关系模型的建模原理

该模型的建立采用标准 BP 神经网络。神经网络的全称是人工神经网络（Artificial Neural Network，ANN），是由很多小的处理单元互相连接而成的，每个处理单元的功能简单，但大量简单的处理单元集体的并行活动能够得到预期的识别和计算的结果。它采用物理上可实现的器件或采用计算机来模拟生物体构中神经网络的某些结构和功能。能解决其他系统不能解决的问题，诸如学习、控制、识别和专家系统等问题。BP（Back Propagation networks）网络，一种反向传递并能修正误差的多层映射网络，以反向传播训练算法作为学习方法并以此命名，是前向网络的一种。

近年来 ANN 模型在生物医学方面的应用非常广泛，比如应用 ANN 进行医学信号处理、医学图像分析及辅助诊断等。本文拟通过 BP 神经网络来研究头发微量元素与寿命之间的关系，给出一个拟合模型，从人工智能的角度来解析影响长寿的因素与长寿之间的定量关系，为长寿研究提供一种智能化的研究方法。

2.3.3　巴马耕种土壤和日常用水微量元素与长寿关系模型建模原理

耕种土壤和日常用水微量元素与长寿关系模型的建立采用遗传算法改进的 BP 神经网络技术，通过模型推算采样村庄的长寿率并给出其与各元素的关系。

对于神经网络系统，在网络的规模及训练时间不受限制的条件下，可以在任意精度上实现问题对象的非线性映射，能通过自学习方式获取知识，能自动地从环境内抽取特征获取知识，具有特征抽取、联想记忆、聚类分析、分类调度、预测、函数逼近等功能。但其缺点是网络的计算量一旦很大，就会导致迭代时间长，收敛速度慢，知识表示困难，缺乏表示能力等。而遗传算法是一种全局最优化方法，在优化过程中，它无须体系的先验知识，能在许多局部较优中找到全局最优点，能有效地处理复杂的非线性问题。遗传算法的这些优点能够弥补标准 BP 神经网络收敛速度慢、陷入局部小等缺点，因此将两者结合起来使用是一种较好的方法。本文需要分析巴马部分长寿地区土壤和日常用水微量元素与长寿之间的关系模糊且复杂，因此设计的分析模型采用遗传算法改进的 BP 神经网络技术，也是基于其描述模糊量时优于单一系统的特点。

2.4　小　结

对巴马 20 多个长寿和非长寿村的地磁场、人群头发、土壤和饮用水等进行数据测量和采样，为建模研究提供必要的数据信息。确定了基于人工智能的巴马长寿研究系统建模的总体设计方案，整个建模系统包括 3 个分模块：地磁与长寿关系模型、头发微量元素与长寿关系模型及土壤和日常用水微量元素与长寿关系模型。同时讨论和分析了各模块的建模原理、功能及特性，为后续研究工作奠定基础。

3　巴马地磁与长寿关系模型

本节主要进行巴马地磁与长寿关系模型的设计和实现。在实地采集大量巴马不同村庄地磁的基础上，利用勒让德多项式法和泰勒多项式法，建立巴马地磁和长寿关系模型。利用所构建的模型，对输入的相关数据进行智能化分析，通过模型输出结果来探讨巴马地磁对寿命的影响规律。

3.1　地磁场建模理论

3.1.1　勒让德多项式法

勒让德多项式法建立地磁场模型首先要进行的是坐标变换：

$$\begin{cases} \Delta\phi_i = \left[\phi_i - \dfrac{1}{2}(\phi_{\max} + \phi_{\min}) \right] \Big/ \left[\dfrac{1}{2}(\phi_{\max} - \phi_{\min}) \right] \\ \Delta\lambda_i = \left[\lambda_i - \dfrac{1}{2}(\lambda_{\max} + \lambda_{\min}) \right] \Big/ \left[\dfrac{1}{2}(\lambda_{\max} - \lambda_{\min}) \right] \end{cases} \tag{3-1}$$

式（3-1）中（$\Delta\phi_i$，$\Delta\lambda_i$）为某一测点的纬度和经度，$\phi_{\max}$（$\lambda_{\max}$）和 $\phi_{\min}$（$\lambda_{\min}$）为构造地磁场模型区域内最大的纬度（经度），经坐标变换后所有的测点（$\Delta\phi_i$，$\Delta\lambda_i$）$\in$ [-1, 1]。之所以要进行坐标变换主要是为了满足勒让德多项式在 [-1, 1] 之间具有正交性，即

$$\int_{-1}^{+1} P_j(\Delta\phi) P_g(\Delta\phi) d\phi = \begin{cases} 0 & 若 j \neq g \\ 2/(2n+1) & 若 j = g \end{cases} \tag{3-2}$$

$$\int_{-1}^{+1} P_j(\Delta\lambda) P_g(\Delta\lambda) d\lambda = \begin{cases} 0 & 若 j \neq g \\ 2/(2n+1) & 若 j = g \end{cases} \tag{3-3}$$

若地磁总强度为 T，基于勒让德多项式则可建立如下与位置相关的地磁正常场模型：

$$T_1 = \sum_{n=0}^{N} \sum_{k=0}^{n} A_{nk} P_k(\Delta\phi_i) \cdot P_{n-k}(\Delta\lambda_i) \tag{3-4}$$

式（3-4）中 N 为模型的截止阶数；P 为勒让德（Legendre）级数；A 为模型的系数，此为待求参量。

关于纬差 $\Delta\phi$（或经差 $\Delta\lambda$）的 k 次勒让德级数可描述为：

$$P_k(\Delta\phi) = \sum_{m=0}^{\left[\frac{k}{2}\right]} (-1)^m \times \frac{(2k-2m)!}{2^k m!(k-m)!(k-2m)!} \Delta\phi^{k-2m} \tag{3-5}$$

式（3-5）中 [$k/2$] 为不大于 $k/2$ 的整数。

由式（3-4）知，若模型截止阶数为 N，则模型中包含了 $(N+1) \times (N+2)/2$ 个未知数，其矩阵形式为：

$$T = BX \tag{3-6}$$

式中模型待求系数 X 为 $[(N+1) \times (N+2)/2] \times 1$ 矩阵；若有 P 个地磁总强度数据参与建模，观测量 T 为 $P \times 1$ 矩阵；系数 B 为 $P \times [(N+1) \times (N+2)/2]$ 矩阵。

$$X = \begin{bmatrix} A_{00} & A_{10} & A_{11} & \cdots & A_{NN} \end{bmatrix}^T$$

$$T = \begin{bmatrix} T_1 & T_2 & T_3 & \cdots & T_P \end{bmatrix}^T$$

$$B = \begin{bmatrix} P_0(\Delta\phi_1)P_0(\Delta\lambda_1) & P_0(\Delta\phi_1)P_1(\Delta\lambda_1) & P_1(\Delta\phi_1)P_0(\Delta\lambda_1) \cdots P_N(\Delta\phi_1)P_0(\Delta\lambda_1) \\ P_0(\Delta\phi_2)P_0(\Delta\lambda_2) & P_0(\Delta\phi_2)P_1(\Delta\lambda_2) & P_1(\Delta\phi_2)P_0(\Delta\lambda_2) \cdots P_N(\Delta\phi_2)P_0(\Delta\lambda_2) \\ \vdots & \vdots & \vdots \\ P_0(\Delta\phi_{P-1})P_0(\Delta\lambda_{P-1}) & P_0(\Delta\phi_{P-1})P_1(\Delta\lambda_{P-1}) & P_1(\Delta\phi_{P-1})P_0(\Delta\lambda_{P-1}) \cdots P_N(\Delta\phi_{P-1})P_0(\Delta\lambda_{P-1}) \\ P_0(\Delta\phi_P)P_0(\Delta\lambda_P) & P_0(\Delta\phi_P)P_1(\Delta\lambda_P) & P_1(\Delta\phi_P)P_0(\Delta\lambda_P) \cdots P_N(\Delta\phi_P)P_0(\Delta\lambda_P) \end{bmatrix}$$

根据最小二乘法原则，可解得 X 的解为：

$$X = (B^T B)^{-1} B^T T \tag{3-7}$$

3.1.2 泰勒多项式法

用泰勒多项式表示地磁场 F 或剩余磁场 ΔF 的分布

$$F(\text{或}\ \Delta F) = \sum_{n=0}^{N} \sum_{m=0}^{n} A_{nm} (\phi - \phi_0)^{n-m} (\lambda - \lambda_0)^m \qquad (3-8)$$

式（3-8）中 F 代表地磁场总磁场强度，ΔF 代表剩余磁场的磁场强度，ϕ 表示地理纬度，λ 代表地理经度，ϕ_0 和 λ_0 为多项式模型展开原点的纬度和经度，A_{nm} 为多项式模型的系数，用最小二乘方法确定 A_{nm}，每个模型有 $(N+1) \times (N+2)/2$ 个系数，N 为多项式模型的截止阶数，计算过程中角度用弧度表示，地磁分量的单位为 nT。

3.1.3 冠谐分析法

建立剩余磁场模型一般将冠谐分析法和泰勒多项式法结合起来使用。在球冠坐标内，地磁剩余场 $(\Delta X, \Delta Y, \Delta Z)$ 可以表示为

$$
\begin{cases}
\Delta X = \sum_{k=0}^{K_{\max}} \sum_{m=0}^{k} \left(\dfrac{a}{r}\right)^{n_k(m)+2} (g_k^m \cos m\lambda + h_k^m \sin m\lambda) \dfrac{dP_{n_k(m)}^m (\cos \theta)}{d\theta} \\[2mm]
\Delta Y = \sum_{k=0}^{K_{\max}} \sum_{m=0}^{k} \dfrac{m}{\sin \theta} \left(\dfrac{a}{r}\right)^{n_k(m)+2} (g_k^m \sin m\lambda - h_k^m \cos m\lambda) P_{n_k(m)}^m (\cos \theta) \\[2mm]
\Delta Z = \sum_{k=0}^{K_{\max}} \sum_{m=0}^{k} [n_k(m)+1] \left(\dfrac{a}{r}\right)^{n_k(m)+2} (g_k^m \cos m\lambda + h_k^m \sin m\lambda) P_{n_k(m)}^m (\cos \theta)
\end{cases}
\qquad (3-9)
$$

式（3-9）中 $\Delta X, \Delta Y, \Delta Z$ 是球冠坐标系地磁剩余场的北向分量、东向分量和垂直分量；r, θ, λ 是球冠坐标系径向距离、余纬和经度；a 是地球半径（$a=6371.2$ km）；$K_{\max}$ 是指数 k 的最大值（截止阶数）；g_k^m 和 h_k^m 是冠谐系数，当根据 $\Delta X, \Delta Y, \Delta Z$ 同时求解系数时，共有 $(K_{\max}+1)^2$ 个系数；$P_{n_k(m)}^m (\cos\theta)$ 是非整数阶 $n_k(m)$ 和整数次 m 缔合 Legendre 函数，$n_k(m)$ 是下列方程的根（θ_0 是球冠半角）

$$
\begin{cases}
P_{n_k(m)}^m (\cos\theta_0) = 0, & \text{当}(k-m)\text{为奇数时} \\[2mm]
\dfrac{dP_{n_k(m)}^m (\cos\theta_0)}{d\theta_0} = 0, & \text{当}(k-m)\text{为偶数时}
\end{cases}
\qquad (3-10)
$$

$(\Delta X, \Delta Y, \Delta Z)$ 的值由地磁场绝对值 (X, Y, Z) 与原点 (X_0, Y_0, Z_0) 之差计算得到。

3.2 地磁模型设计与实现

3.2.1 数据预处理

在地磁数据测量过程中，受各种因素的影响，不可避免地出现磁异常点。考虑到磁异常的复杂性，为了得到令人满意的巴马局部地区地磁模型，需要对实地测量所得的原始数据进行筛选，筛选方法有两种。

（1）采用趋势面滤波法。筛选依照下面的原则进行：

首先，对测量数据地磁总磁场强度进行滤波，滤波采用趋势面分析法。趋势面分析是拟合数学面的一种统计方法，是利用数学曲面模拟地理系统要素在空间上的分布及变化趋势的一种数学方法。它实质上是通过回归分析原理，运用最小二乘法拟合一个二维非线性函数，模拟地理要素在空间上的分布规律，展示地理要素在地域空间上的变化趋势。它能够过滤掉一些局域随机因素的影响，使地理要素的空间分布规律明显化。下面给出 M 阶趋势面模型，这里取 $M=1, 2, 3$，对于 M 大于 3 的高阶模型，由于其求解相对复杂，因此不予采用。模型中 T 为测量所得的磁场总强度，Φ 为纬度，λ 为经度，系数 X 为待求量。

一次趋势面模型：

$$T = a_0 + a_1 \Phi + a_2 \lambda \qquad (3-11)$$
$$X = \begin{bmatrix} a_0 & a_1 & a_2 \end{bmatrix}^T$$

$$T = \begin{bmatrix} T_1 & T_2 & T_3 , \cdots , T_P \end{bmatrix}^T$$

$$C = \begin{bmatrix} 1 & \varPhi_1 & \lambda_1 \\ 1 & \varPhi_2 & \lambda_2 \\ \vdots & \vdots & \vdots \\ 1 & \varPhi_P & \lambda_P \end{bmatrix}$$

二次趋势面模型：

$$T = a_0 + a_1\varPhi + a_2\lambda + a_3\varPhi^2 + a_4\varPhi\lambda + a_5\lambda^2 \qquad (3-12)$$

$$X = \begin{bmatrix} a_0 & a_1 & a_2 & a_3 & a_4 & a_5 \end{bmatrix}^T$$

$$T = \begin{bmatrix} T_1 & T_2 & T_3 , \cdots , T_P \end{bmatrix}^T$$

$$C = \begin{bmatrix} 1 & \varPhi_1 & \lambda_1 & \varPhi_1^2 & \varPhi_1\lambda_1 & \lambda_1^2 \\ 1 & \varPhi_2 & \lambda_2 & \varPhi_2^2 & \varPhi_2\lambda_2 & \lambda_2^2 \\ \vdots & \vdots & \vdots & \vdots & \vdots & \vdots \\ 1 & \varPhi_P & \lambda_P & \varPhi_P^2 & \varPhi_P\lambda_P & \lambda_P^2 \end{bmatrix}$$

三次趋势面模型：

$$T = a_0 + a_1\varPhi + a_2\lambda + a_3\varPhi^2 + a_4\varPhi\lambda + a_5\lambda^2 + a_6\varPhi^3 + a_7\varPhi^2\lambda + a_8\varPhi\lambda^2 + a_9\lambda^3 \qquad (3-13)$$

$$X = \begin{bmatrix} a_0 & a_1 & a_2 & a_3 & a_4 & a_5 & a_6 & a_7 & a_8 & a_9 \end{bmatrix}^T$$

$$T = \begin{bmatrix} T_1 & T_2 & T_3 , \cdots , T_P \end{bmatrix}^T$$

$$C = \begin{bmatrix} 1 & \varPhi_1 & \lambda_1 & \varPhi_1^2 & \varPhi_1\lambda_1 & \lambda_1^2 & \varPhi_1^3 & \varPhi_1^2\lambda_1 & \varPhi_1\lambda_1^2 & \lambda_1^3 \\ 1 & \varPhi_2 & \lambda_2 & \varPhi_2^2 & \varPhi_2\lambda_2 & \lambda_2^2 & \varPhi_2^3 & \varPhi_2^2\lambda_2 & \varPhi_2\lambda_2^2 & \lambda_2^3 \\ \vdots & \vdots & \vdots & \vdots & \vdots & \vdots & \vdots & \vdots & \vdots & \vdots \\ 1 & \varPhi_P & \lambda_P & \varPhi_P^2 & \varPhi_P\lambda_P & \lambda_P^2 & \varPhi_P^3 & \varPhi_P^2\lambda_P & \varPhi_P\lambda_P^2 & \lambda_P^3 \end{bmatrix}$$

以上 3 种模型相对应的矩阵形式为：

$$T = CX \qquad (3-14)$$

根据最小二乘法原则可解得：

$$X = (C^TC)^{-1}C^TT \qquad (3-15)$$

趋势面分析的好坏结果，是可以用统计量采用 F 分布来进行检验的。检验统计量公式如下：

$$F = \frac{U/N}{S/(P-N-1)} \qquad (3-16)$$

式（3-16）中 U 为回归平方和，S 为残差平方和，N 为多项式变量的项数，P 为样本资料的数目。在显著性水平 α 下，查 F 分布表得 F_α，若计算的 F 值大于临界值 F_α，则认为趋势面方程显著；反之则不显著。

其次，根据下式剔除磁异常点：即

$$|\Delta F_i| \geqslant 2m \qquad (3-17)$$

$$m = \pm\sqrt{\frac{\sum_{i=1}^{N}\Delta F_1^2}{N-1}} \qquad (3-18)$$

$$\Delta F_i = F_{拟合值}(\lambda_i 、 \varPhi_i) - F_{实测值}(\lambda_i 、 \varPhi_i) \qquad (3-19)$$

其中 i 为测点的序号，N 为测点个数。任何满足式（3-17）条件的拟合值均视为异常点并删除，然后重复以上拟合过程进行二次剔除，为了保证有足够的数据点进行拟合，在二次剔除后，取三倍的均方偏差为误差最大限差，即依据：

$$|\Delta F_i| \geqslant 3m \qquad\qquad (3-20)$$

再次对剩余数据点进行筛选。剔除磁异常值后就可得到比较可靠的数据。

（2）在地磁场建模中，另一种常用的剔除磁异常值方法是：

$$|T_i - T_m| > 500\ \text{nT} \qquad\qquad (3-21)$$

式（3-21）中 T_i 为第 i 个测点的地磁磁场强度测量值；T_m 为国际地磁参考场或其他局部地磁场模型得到的数值，当两者绝对差值大于门限值（一般取 500 nT）时，将其剔除。需要指出的是，门限值的设置需根据具体情况进行调整。若测量网格间距较小，则门限值应小一些；若测量网格间距较大，则门限值应大一些；若测量数据在地面或低空获得，则门限值应大一些；若测量数据在较高空间获得，则门限值应小一些。

3.2.2 模型截止阶数的确定方法

在勒让德多项式法建立模型的过程中，我们遇到模型截止阶数选择的问题。在式（3-4）中，N 为勒让德多项式模型截止阶数，不同的 N 对应着不同的模型阶数和次数。N 越大，待求量 X 的个数越多，当 $N=10$ 时，X 的个数达到 66 个，高阶矩阵不仅增加模型求解的难度，而且会降低其解的稳定性。同时，阶数 N 的变化也会影响模型对局域地磁变化特征描述及其逼近程度。为了确保模型的高精度和可靠性，我们有必要讨论并选择适合的模型截止阶数。

勒让德多项式构造的是一个曲面，并期望曲面与实际地磁总强度实现最大限度的逼近，模型精度被用来描述其逼近程度。模型精度可以通过模型的标准偏差来反映，而模型精度又与模型阶数紧密相关。因此，通过分析模型的标准偏差可以判断选择的模型阶数是否恰当。选择模型截止阶数常用方法有下面几种。

（1）内外精度一致法

用实测的绝对地磁场强度、经度、纬度三要素进行拟合，得到外延数据模型，计算各截止阶数下外延数据模型的标准偏差，作为外符合精度。同时计算各截止阶数下实测数据模型的标准偏差，作为内符合精度。模型精度在模型阶数变化过程中存在一个拐点，如图 6 所示，比较同一模型截止阶数的内外符合精度，当两者差值的绝对值小于参考限值（比如 1 nT），则认为此拐点即为合适的模型截止阶数。

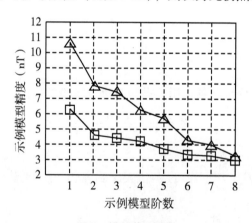

图 6　模型截止阶数

（2）国际地磁参考场法

根据模型精度在模型阶数变化过程中随着阶数变化的特性，考虑到计算和使用的方便，可将其与当年的国际地磁参考磁场进行比较，选择合适的拐点。国际地磁参考场是由国际地磁与高空物理协会（IA-GA）给出的。自 1965 年 IAGA 正式给出了 1968 年的国际地磁参考场，此后每 5 年更新一次。最新的是第 10 代国际地磁参考场模型，适用于 1900—2015 年，其中 1945—2000 为确定模型（DGRF），其余为暂定模型（IGRF）。

（3）模型验证法

此法是将预处理好的数据分为两部分，一部分用于模型验证，一部分用于建模。两部分数据都是均匀抽取的，这样就减少了由于建模数据分布不均匀对模型精度所造成的影响。用于建模和模型验证测点的模型结果与原始数据均方偏差是随模型截断阶数的变化而变化的，通过比较这两者均方偏差的一致性，可判断模型截止阶数。

3.2.3　地磁主磁场建模

本章设计的地磁模型构建采用勒让德多项式算法，开发平台是 Matlab 7.0，其工作流程图如图 7 所示。建模的第一步是对采集的原始数据进行归一化处理，这是因为勒让德多项式在［−1，1］具有正交性。接着是剔除不正常地磁测量数据即磁异常值，获得可靠的数据后用勒让德多项式法建立初始的地磁场模型。下一步是判断模型的精度，也就是模型截止阶数的判断。最后用选定的阶数建模并仿真模型，利用仿真的地磁数据绘制地磁场的磁场强度等值线图并对结果进行分析，到此地磁模型建模完毕。

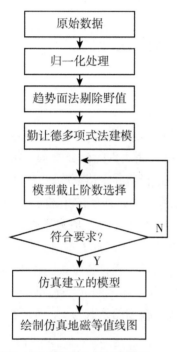

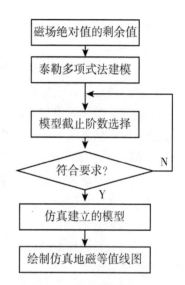

图 7　地磁模型构建工作流程　　　　图 8　剩余磁场模型构建工作流程

3.3　剩余磁场模型设计与实现

3.3.1　数据预处理

本节设计的剩余磁场模型构建采用泰勒多项式算法。根据剩余磁场泰勒多项式法原理，首先计算剩余磁场 ΔF 的分布，ΔF 代表剩余磁场的磁场强度。本节在模型建立过程中采用的 ΔF 及计算过程用到的测量点的经度纬度数据均来源于本课题小组在巴马实地测量的数据。由式（3−8）可知，要建立剩余磁场模型还必须设定多项式模型展开原点的纬度和经度 Φ_0 和 λ_0，在此设定 Φ_0 和 λ_0 分别为 24°22.049′和 107°03.767′，换算成弧度表示为 24.367 483 rad 和 107.062 78 rad，本模型建模过程中经度纬度单位均为弧度。

3.3.2　剩余磁场建模

本节设计的剩余磁场模型构建采用泰勒多项式算法，根据式（3−8），求解模型系数 A_{nm}，建立模型并进行仿真，将仿真值与真实值进行比较，对模型的评价由这两者的误差值决定。整个模型建立的工作流程如图 8 所示，开发平台是 Matlab 7.0。

首先是计算磁场强度绝对值的剩余值，也就是进行数据预处理，3.3.1 中已经介绍过，不再详述。第二步是泰勒多项式法建模。这一步要完成的工作是计算模型系数 A_{nm}，模型系数 A_{nm} 的求解又涉及第三步选择模型截止阶数，这两步是整个模型建立的核心。求解模型系数 $A_n m$ 如下：

将式（3-8）变换成矩阵形式则有

$$\Delta F = XA \tag{3-22}$$

$$X = \begin{bmatrix} 1 & \Phi_1 - \Phi_0 & \lambda_1 - \lambda_0 & \cdots & (\lambda_1 - \lambda_0)^N \\ 1 & \Phi_2 - \Phi_0 & \lambda_2 - \lambda_0 & \cdots & (\lambda_2 - \lambda_0)^N \\ \vdots & \vdots & \vdots & \vdots & \vdots \\ 1 & \Phi_{P-1} - \Phi_0 & \lambda_{P-1} - \lambda_0 & \cdots & (\lambda_{P-1} - \lambda_0)^N \\ 1 & \Phi_P - \Phi_0 & \lambda_P - \lambda_0 & \cdots & (\lambda_P - \lambda_0)^N \end{bmatrix}$$

式（3-22）中 A 为模型系数，X 中的 N 为模型截止阶数，确定 N 的值可参考 3.2.2 模型截止阶数的确定方法。对于式（3-22）由最小二乘法可解得

$$A = (X^T X)^{-1} X^T \cdot \Delta F \tag{3-23}$$

根据以上步骤建立符合要求的模型后，仿真模型并绘制仿真地磁等值线图。

3.4 建模结果与分析

3.4.1 地磁主磁场模型结果

（1）数据预处理结果

在前面的建模讨论了解到，为了减少无关因素对模型造成的不必要影响，构建地磁主磁场模型首先要对采集到的数据进行预处理，也就是异常值剔除。这里采用趋势面法剔除磁异常点，需要完成的工作有两项，一是讨论并确定趋势面模型系数，二是用选定好的模型进行磁异常值剔除。

确定模型系数可通过趋势面与实际面的拟合度系数 R^2 及趋势面拟合适度的 F 检验来取舍，规则是：R^2 值越大拟合度就越高；在显著性水平 α 下，查 F 分布表得 F_α，若计算的 F 值大于临界值 F_α，则认为趋势面方程显著，反之则不显著。也就是说当某个系数使得模型的 R^2 值高且 F 显著，那么我们就选这个系数作为最终的模型系数，并进行异常值剔除操作。为了避免解高维方程，这里按照模型系数选择方法，在 [1, 3] 中选择符合要求的整数作为模型系数，由不同模型系数计算出的 R^2、F 及临界值 F_α 见表4。由表中数值可知，当模型系数是 1 的时候，各项指标较好，故确定模型的系数为 1。由系数 1 建立的趋势面模型剔除的异常值见表5。

为了直观地比较剔除异常值与不剔除时的差异，本文绘制了未剔除时的地磁强度等值线图，如图9所示，以及剔除磁异常值后的磁场强度等值线图，如图10所示。比较两幅图，可以知道，不能很好表示经纬度与地磁强度关系的点被剔除。

表4　趋势面模型系数选择

模型系数 \ 各项指标		R^2	F	$\alpha = 0.005$	显著性
长寿比例大于 1% 的村庄	1	0.537	19.696	$F_\alpha (2, 34) = 6.22$	显著
	2	1.570×10^{-8}	9.732×10^{-8}	$F_\alpha (5, 31) = 4.23$	不显著
	3	5.922×10^{-8}	1.777×10^{-10}	$F_\alpha (9, 28) = 3.52$	不显著
长寿比例在 0.6% ~ 1% 的村庄	1	0.877	142.4	$F_\alpha (2, 40) = 6.12$	显著
	2	5.809×10^{-5}	4.299×10^{-4}	$F_\alpha (5, 37) = 4.2$	不显著
	3	1.033×10^{-6}	3.786×10^{-6}	$F_\alpha (9, 33) = 3.48$	不显著
长寿比例小于 0.6% 的村庄	1	0.665	68.585	$F_\alpha (2, 69) = 5.71$	显著
	2	0.157	2.499	$F_\alpha (5, 66) = 3.72$	不显著
	3	2.282×10^{-6}	1.572×10^{-5}	$F_\alpha (9, 62) = 2.99$	不显著

表5　被剔除的异常值

长寿比例大于1%的村庄		长寿比例在0.6%~1%的村庄		长寿比例小于0.6%的村庄	
村名	磁场强度T	村名	磁场强度T	村名	磁场强度T
平安平寒屯	46 415.3	兴仁	46 597.1	那社弄阳	46 557.9
平安巴盘屯	46 630.5 46 491.2 46 589.2 46 583.4	甲篆那同	46 560.6 46 420.3	那社那马	46 443.1 46 476.8
百马	46 497.2	甲篆那沙	46 535.4	那乙平外	46 546.9

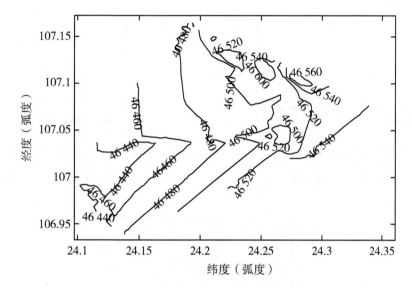

图9　未剔除磁异常值的磁场强度等值线

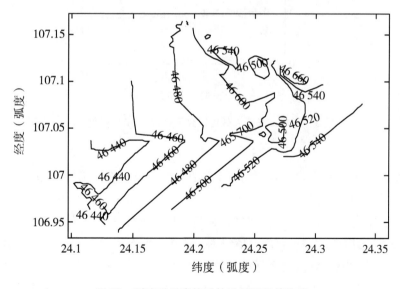

图10　剔除磁异常值后的磁场强度等值线

（2）模型截止阶数

模型截止阶数 N 关系着建模成功与否，此处采用模型验证法。从剔除异常值后的样本数据中，按照 2∶1 的比例分配建模数据与验证数据。截止阶数选择［1，10］中的整数，对于更高阶数来说，由于其解的复杂性和不稳定性，不予考虑。地磁场模型由以下 3 个小模型组成：居民长寿率大于 1% 的地磁模型、长寿率小于 0.6% 的地磁模型和长寿率介于 0.6% 到 1% 的地磁模型。图 11 是长寿率大于 1% 模型的截止阶数 N 和标准偏差关系图，图 12 和图 13 则分别是长寿率小于 0.6% 和长寿率介于 0.6% 到 1% 模型的截止阶数 N 和标准偏差关系图。在图 11 中，"—+—"曲线代表建模数据建立的模型，模型截止阶数 N 的变化对标准偏差影响不大；而由"—*—"曲线表示的检验模型，当 N 为 6 或 7 时，标准偏差变化较大，根据一致性原则，可确定 6 为长寿率大于 1% 模型的截止阶数；同理，根据图 12 和图 13，确定 6 和 7 分别为长寿率小于 0.6% 和长寿率介于 0.6% 到 1% 模型的截止阶数。

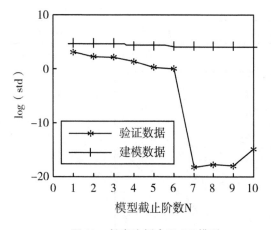

图 11　长寿比例大于 1% 模型

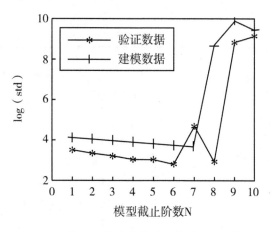

图 12　长寿人数比例小于 0.6% 模型

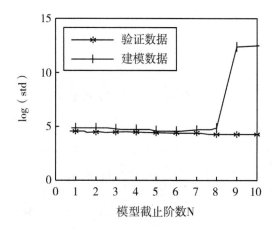

图 13　长寿人数比例介于 0.6% 到 1% 模型

（3）建模的结果

建立模型主要完成模型系数求解，并利用模型仿真相应磁场强度。由于地磁主磁场模型数据量较大，求解所得的模型系数在附录 6 中附上。

图 14、图 15、图 16 分别为长寿率大于 1% 的磁场强度等值线图、长寿率小于 0.6% 的磁场强度等值线图，长寿率介于 0.6% 到 1% 的磁场强度等值线图。比较三幅图可以知道，长寿率越高，则高磁场强度处的等值线越密集，长寿率越低则低磁场强度处的等值线越密集，长寿率介于两者之间的磁场强度等值线则较有规律地由高到低排列，由此可以推断，长寿率偏高的村庄一般位于地磁场强度较高的地区，长寿率偏低的村庄则一般位于磁场强度偏低的地区。一般的长寿村地磁范围在 46 510 ~ 46 570 nT，非长寿村地磁范围在 46 470 ~ 46 540 nT，可见巴马县各村长寿率的高低与其所处的天然磁场有着非线性的"窗口"关系。

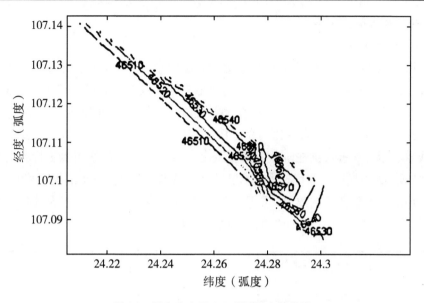

图 14　长寿率大于 1% 磁场强度等值线

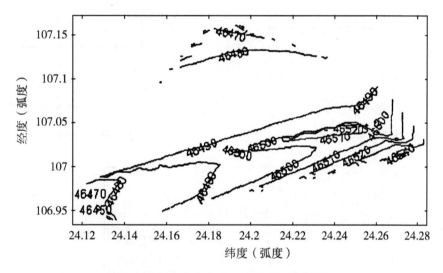

图 15　长寿率小于 0.6% 磁场强度等值线

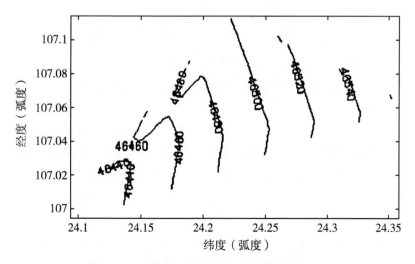

图 16　长寿率在 0.6% 到 1% 磁场强度等值线

3.4.2 地磁剩余磁场模型建模结果

（1）模型截止阶数的确定

剩余磁场模型的模型截止阶数的确定参照地磁主磁场模型，不同之处在于在模型的建立过程中采用的算法不同，前者采用泰勒多项式法，后者采用勒让德多项式法，得到的各模型截止阶数判定图分别如下所示。其中图17是长寿人数比例大于1%的模型截止阶数比较图，图18是长寿人数比例小于0.6%的模型截止阶数比较图，图19是长寿人数比例介于0.6%到1%的模型截止阶数比较图。从图17中我们看出，"—+—"线条表示的建模数据在阶数1发生跃变，而"—*—"线条表示检验数据在阶数2、3之间有较大变化，根据一致性原则，我们选取阶数3为长寿人数比例大于1%的模型截止阶数，经验证阶数3的模型效果好于阶数1和阶数2的效果；同理，我们选取阶数3分别为长寿人数比例介于0.6%到1%的模型截止阶数和长寿人数比例小于0.6%的模型截止阶数。

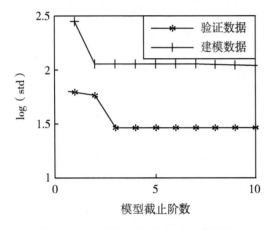

图 17 长寿比例大于1%剩余磁场模型

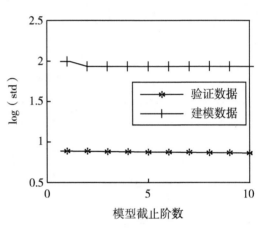

图 18 长寿人数比例小于0.6%剩余磁场模型

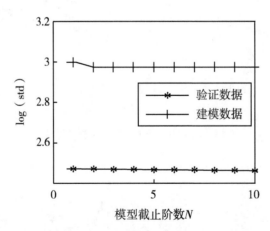

图 19 长寿人数比例介于0.6%到1%剩余磁场模型

（2）模型的建立

确定符合要求的模型截止阶数之后就可进行模型建立工作，需要完成的主要工作包括模型系数求解，以及利用建成后的模型对相应剩余磁场强度进行仿真。为了便于比较，将地磁剩余场模型划分为3个小模型，划分原则是长寿率的高低，按照以下方式进行：村庄居民长寿率高于1%的单独作为一个模型，长寿率低于0.6%的单独作为一个模型，长寿率介于0.6%到1%的也单独作为一个模型。选取的建模数据和检验数据按照主磁场模型相同比例从实地采集数据中获取，在此给出3个小模型的仿真值与实际值拟合的结果。图20是建立的长寿率高于1%的模型对剩余磁场强度进行仿真所得的仿真值与其真实值的拟合图，图21是建立的长寿率低于0.6%的模型对剩余磁场强度进行仿真所得的仿真值与其真实值的拟合图，图22是建立的长寿率介于0.6%到1%的模型对剩余磁场强度进行仿真所得的仿真值与其真实值的拟合图，各图如下所示。

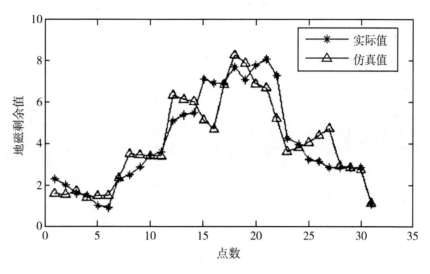

图20　长寿人数比例大于1%地磁剩余场拟合

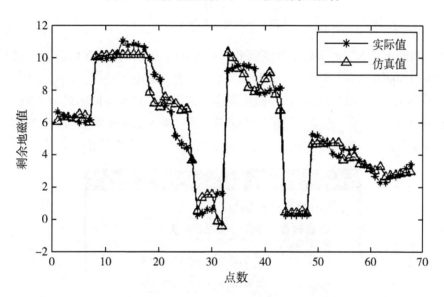

图21　长寿比例人数小于0.6%地磁剩余场拟合

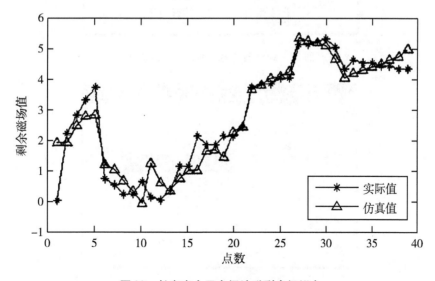

图22　长寿率介于中间地磁剩余场拟合

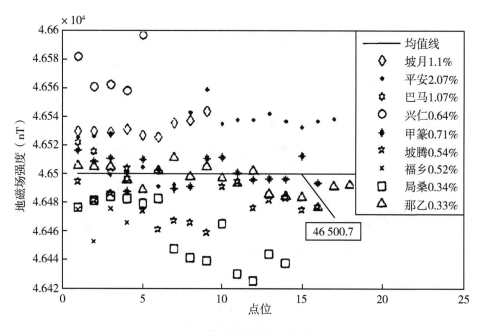

图 23 各村庄磁场强度散点

为了便于操作和使用，本节显示建立的模型采用窗口对话模式，其界面如图 24，模型开发平台及其界面的开发平台均为 Matlab 7.0。本节在 3.2 和 3.3 小节中分别建立了地磁主磁场模型和相应的地磁剩余场模型，因此在图 24 中可以通过点击"选择模型类别"的下拉框选择不同的模型类别，以建立需要的地磁模型，操作示例如图 25 所示。选定需要建立的模型之后，输入磁场强度数据文件的存放路径，还要输入与之相应的经纬度数据文件的存放路径，点击确定就可显示模型建立的相应结果。

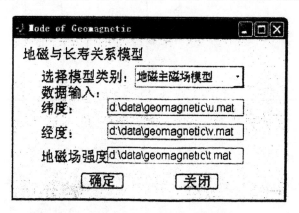

图 24 地磁与长寿关系模型主控界面

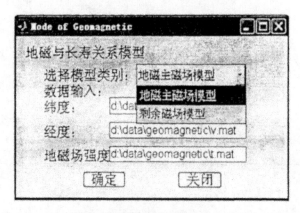

图 25 选择模型类别操作图示

3.4.3　地磁模型建模结果分析

本节尝试从一个新的角度，采用勒让德多项式法和泰勒多项式法去分析地磁场强度与巴马长寿率之间的关系，利用勒让德多项式建立从巴马采集到的部分村庄的地磁主磁场模型。由于采集的数据地理范围太小，属于局部地磁场建模，建模效果不能找到相对应的国际标准或是国家标准相比，因此只能用仿真手段进行检验。从实验仿真效果图 14、图 15 和图 16 可以清晰地看到，长寿率不同的村庄其磁场分布是不同的，长寿率达到 1% 以上的村庄其地磁等值线是闭合的，而长寿率介于 0.6% 到 1% 的村庄，其地磁等值线是近似平行的，长寿率小于 0.6% 的村庄，其地磁等值线的线型则较乱。且长寿率大，则高磁场强度处的等值线越密集，长寿率越低则低磁场强度处的等值线越密集，长寿率介于两者之间的磁场强度等值线则较有规律地由高到低排列，说明长寿率高的村庄普遍位于地磁场强度较高的地区，长寿率低的村庄则一般位于磁场强度偏低的地区。由此本文推断地磁强度与长寿率密切相关，且在一定的阈值范围内具有正相关关系，这与我们绘制的散点图（图 23）上的磁场强度实测值分布趋势是吻合的。

3.5　小　结

本节在实地大量采集巴马不同村庄地磁场强度基础上，用趋势面滤波法对采集的数据剔除磁异常值后，基于勒让德多项式法建立了巴马地磁与长寿关系模型，并对模型进行检验和仿真。检验和仿真结果表明：巴马地磁与长寿率密切相关，且在一定的阈值范围内具有正相关关系。另外还采用泰勒多项式法建立相应的剩余磁场模型，为今后更深入研究巴马地区地磁场情况奠定良好基础。

4　巴马居民头发微量元素与长寿关系模型

本节主要进行巴马居民头发微量元素与长寿关系模型的研究、设计和实现。利用实地采集到的巴马居民头发数据，基于标准 BP 神经网络建立模型，通过模型分析巴马居民头发微量元素与其寿命之间的关系，探讨头发微量元素等对寿命的可能影响规律，并希望可以应用该模型，通过输入巴马居民头发微量元素来对人类寿命进行初步预测。

4.1　标准 BP 神经网络算法介绍

神经网络、网络间的连接机制及神经网络学习算法是人工智能仿生学派的核心原理。所谓人工神经网络模拟，是通过改变神经元之间的连接强度来达到控制神经元活动的目的，使之能模拟生物的感知与学习能力。人工神经网络可用于模式识别、联想记忆等。

神经网络的全称是人工神经网络（ANN），它通过物理上可实现的器件，或者通过计算机模拟生物体中的神经网络的某些结构和功能，并将其应用于工程领域。ANN 由很多小的处理单元互相连接而成，每个处理单元的功能简单，但是大量简单的处理单元集体的、并行的活动能够得到预期的识别、计算的结果。神经元之间的相互作用实现网络的信息处理；网络元件互连间分布式的物理联系可表达知识与信息的存储形式。人工神经网络可以从已有的实验数据中自动总结规律，具有自学习能力，而不依赖于“专家”的头脑，同时人工神经网络擅长处理复杂的多维的非线性问题，它不但可以解决定性问题，还可以解决定量的问题。综上所述，人工神经网络能解决其他系统不能解决的问题，诸如学习、控制、识别和专家系统等问题。具有分布存储和大规模并行处理信息的能力，还具有良好的自适应性、自组织性，很强的学习、联想、容错能力及较好的可靠性。BP 网络（Back Propagation networks），一种反向传递并能修正误差的多层映射网络，以反向传播训练算法作为学习方法并以此命名，是前向网络的一种。我们这里说的标准 BP 网络是相对于改进 BP 网络来说的。

4.1.1　BP 网络的简介

1985 年 Rumelhart 和 Mcclelland 针对多层网络提出了具有非线性连续转移函数的多层前馈网络的误差反向传播算法，简称 BP（Error Back Proragation）算法。其主要思想是求出误差对所有权系数的偏导数，并利用梯度下降法修正各个连接权的系数，以达到减少误差的目的。基本思想是，信号正向传播与误差反向传播交替作用组成学习过程。正向传播阶段，从输入层传入输入样本，经各隐层逐层处理后，样本信号传向输出层，由输出层输出。若此时的输出值与期望输出（教师信号）不符，则转入误差的反向传播阶段：通过某种形式将输出误差由隐层向输入层逐层反传，同时将误差分摊给各层的所有单元，从而获得各层单元的误差信号，并将此误差信号作为修正各单元权值的依据。网络通过信号正向传播与误差反向传播两个方式相互作用对各层权值进行调整，调整过程在未达到预定目标之前是不断进行的。当该过程进行到网络输出的误差减少到可接受的程度，或进行到预先设定的学习次数时才停止。权值不断调整的过程，也就是网络的学习训练过程。图26为含一个隐层的BP网络的结构图。

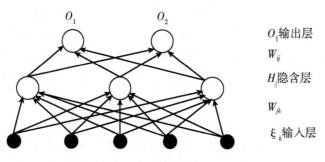

O_1 输出层

W_{ij}

H_j 隐含层

W_{jk}

ξ_k 输入层

图26　含一个隐层的 BP 网络结构

对于 ANN 模型在医学领域里的应用，一般都会将其与传统的统计学方法进行比较研究。研究这两者的关系又主要集中于 BP 网络与回归分析上。单层 BP 神经网络模型与 Logistic 回归模型没有很大的差异，但对于含有一个隐层的 BP 模型，由于其可逼近任何连续函数，擅长于解决非线性的多变量回归问题，使其在处理非线性问题时优于传统统计分析方法。含有一个隐层的 BP 模型可实现非线性可分，即可识别变量间的复杂的非线性关系和变量间可能的交互作用。

4.1.2　标准 BP 网络算法研究

标准 BP 神经网络基本算法如下：

（1）随机设置初始权值 W；

（2）对于 N 个样本的数据，第 $K(K = 2 - N)$ 个样本，各层各单元的输入 O_{jk}^{l-1}（即前一层的输出）为：

$$net_{jk}^{'} = \sum_j w_{ij}^l o_{jk}^{l-1} \qquad (4-1)$$

输出：

$$o_{jk}^l = f(net_{jk}^{'}) \qquad (4-2)$$

输出神经元的最终输出为：

$$o_i = f(net_{Hj}) = f\left[\sum_j w_{ij} f\left(\sum_k w_{jk} \xi_k\right)\right] \qquad (4-3)$$

（3）反向计算：局部梯度 $\delta_{jk}^{'}$，权值 w_{ij} 的修正量 Δw_{ij} 并修正权值

对各层（$l = L - 1$ 到 2）各单元 k，

$$\delta_{jk}^{'} = -(o_k - \hat{o}_k)f^{'}(net_{jk}^l) \qquad 单元 j 是输出单元时 \qquad (4-4)$$

$$\begin{cases} \delta_{jk}^{'} = \sum_m \delta_{mk}^{l+1} w_{mj}^{l+1} f^{'}(net_{jk}^{'}) & \\ & 单元 j 是隐层单元时 \\ \dfrac{\partial E_k}{\partial w_{ij}} = \delta_{jk}^l o_{jk}^{l-1} & \end{cases} \qquad (4-5)$$

修正权值：

$$w_{ij} = w_{ij} - \mu \frac{\partial E}{\partial w_{ij}} = w_{ij} - \mu \sum_{k=1}^N \frac{\partial E_k}{\partial w_{ij}} \qquad (4-6)$$

式（4-6）中 μ 为学习步长，且 $\mu > 0$。将式（4-5）代入，则权值 w_{ij} 的修正量 Δw_{ij} 可表示为：$\Delta w_{ij} = \mu \delta_{jk}^{l} o_{jk}^{l-1}$，即 Δw_{ij} =（学习步长 μ）×（局部梯度 $\delta_{jk}^{'}$）×（单元 j 的输入信号 O_{jk}^{l-1}）

（4）重复（2）（3）步直至收敛。

4.1.3　标准 BP 网络算法的局限性

尽管标准 BP 网络在各个领域有着广泛应用，但需要指出的是其自身存在一些不足和缺陷，主要有以下几点：

（1）标准 BP 网络的学习速率是固定的。由于固定的学习速率，导致了网络的收敛速度慢，训练时间长。对于一些较为复杂的问题，标准 BP 算法可能会需要非常长的时间来进行训练。

（2）标准 BP 算法的误差是各层权值和输入样本对的函数，可以表示为

$$E = F(X^{P}, W, V, d^{P}) \tag{4-7}$$

从式（4-7）中可以看出，若输入数据维数为 n，隐层输出维数为 m，网络输出维数为 l，则误差函数中可调整参数的个数 $n_w = m(n+1) + l(m+1)$，那么误差 E 是（$n_w + 1$）维空间中一个形状极为复杂的曲面。可以想象高维的误差曲面存在多个极小点，多数极小点都是局部极小，其特点是误差梯度为零。误差曲面的这一特点使得以误差梯度降作为权值调整依据的 BP 算法无法辨别极小点的性质，从而导致训练陷入某个局部极小点而不能自拔。

（3）在选择 BP 网络的隐层层数和单元数时尚无理论上的指导，一般根据经验推算，或者通过反复的实验对比确定。因此，网络往往存在很大的冗余性，在一定程度上也增加了网络的学习负担。

4.2　居民头发微量元素含量与长寿关系模型设计及实现

4.2.1　居民头发微量元素与长寿关系模型的设计

由于巴马长寿乡与非长寿乡居民头发中化学元素含量与寿命之间的关系比较模糊，本节利用标准 BP 网络具有处理模糊数据、识别、预测等优点来训练影响寿命的头发微量元素数据，以期得到各微量元素与寿命之间的关系。

本节建立一个含双隐层的标准 BP 网络模型，其程序流程如图 27 所示。首先对需要训练的数据进行标准化，接着设置网络参数，要设置的网络参数主要包括：网络训练目标误差、训练迭代次数、学习速率、训练显示间隔、各层神经元的配置、各层阈值函数、学习函数、误差函数、权重等。接下来则是根据设置好的网络参数来建立网络，建好后就是训练网络，然后观察输出误差是否达到网络设置的目标误

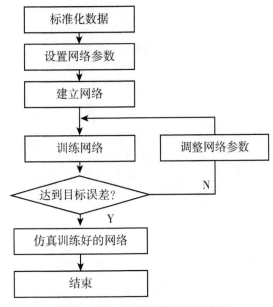

图 27　标准 BP 网络算法程序流程

差，如果达不到则调整网络参数，重新训练，直到达到目标误差为止；如果已经达到目标误差，就可以仿真训练好的网络，输出结果，然后结束。

4.2.2　居民头发微量元素与长寿关系模型的建立

由于采样数据中居民头发有差异的 6 种化学元素含量（包括 K、Mg、Mn、Pb、Sr、I）与居民年龄构成一个稳定的映射关系，所以将此数据单独提出来构建年龄与头发微量元素关系模型。依据图 27 的编程思路，首先是将居民头发有差异的 6 种化学元素含量进行标准化，因为这些数据指数处在不同的数量级，训练时会影响网络的收敛速度和精度，所以要将这些数据进行标准化处理。标准化数据时 matlab 7.0 有自带标准化函数 premnmx，此函数标准化后数据范围是 [－1，1]。此处采样样品为采样长寿村和非长寿村居民。然后是设置网络参数——输入层神经元数目设置为输入矩阵维数，也就是 6；输出层神经元数目设置为 1，也就是模型输出目标是采样居民年龄这个单一的向量，此层的阈值函数为 purelin；一般来说，隐层神经元数目的设置是根据经验确定的，本模型第一隐层神经元数目根据经验取（2 * 输入神经元数目 +1），同时此层的阈值函数设为 logsig；第二隐层神经元数目设定为 6，这样设置的目主要是为了使用其网络权值的大小来表示输入的 6 种有差异化学元素影响输出目标程度，其阈值函数设为 logsig；网络迭代次数和目标误差的设置分别是 100 和 0.001；训练函数采用批处理下降法。

4.3　建模结果与分析

网络训练样本按照 1∶2 的比例从长寿村数据获取，如图 28 所示，图示为训练样本真实值和预测值的拟合图，即训练样本真实年龄和预测年龄的拟合图；测试样本选择长寿村除去训练样本后的人数及非长寿村人数，图 29 是长寿村测试样本真实值和预测值的拟合图，即长寿村作为测试样本的居民年龄

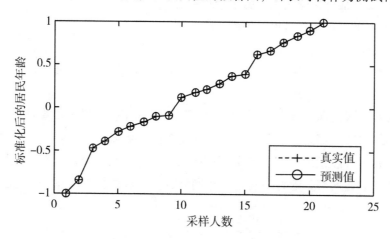

图 28　训练样本年龄拟合

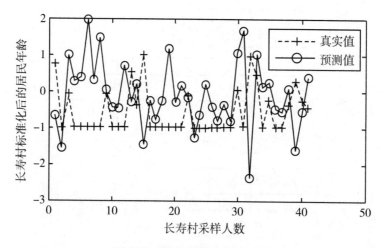

图 29　长寿村居民年龄拟合

真实值与预测值的拟合图；图 30 则是非长寿村测试样本的真实值和预测值的拟合图，即非长寿村作为测试样本居民年龄真实值与预测值的拟合图；图 31 为采样的长寿村和非长寿村居民年龄预测值和真实值之间的相对误差系数拟合图。这里所有的真实值和预测值指的是对采样点居民年龄的真实值标准化后的记录和预测值标准化后的记录。

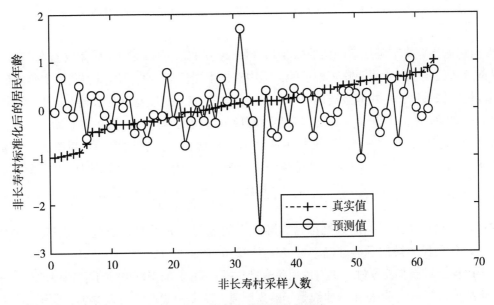

图 30　非长寿村居民年龄拟合

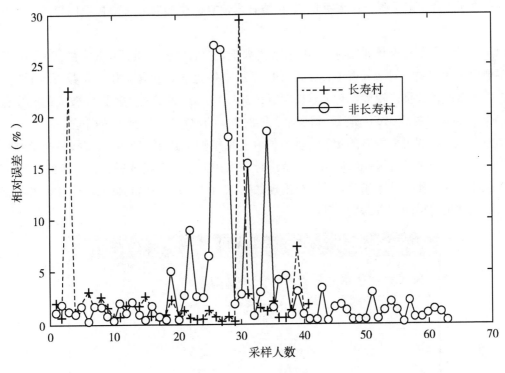

图 31　相对误差拟合

　　下面所列的式（4-7）是长寿村居民头发所含有差异 6 种微量元素含量与年龄之间的一个函数表达式，式（4-8）则是非长寿村居民头发中有差异 6 种微量元素含量与年龄之间的一个函数表达式，各微量元素含量前的数值就是与之相对应的系数。

长寿村：

$$年龄 = 0.1005 * K + 0.4758 * Mg + 2.0065 * Mn + 1.8029 * Pb - 5.5762 * Sr + 28.4462 * I$$

$$(4-7)$$

非长寿村：

$$年龄 = 0.1024 * K + 0.0145 * Mg + 1.0283 * Mn - 0.3256 * Pb + 3.5877 * Sr + 9.8326 * I$$

$$(4-8)$$

由图 28 可以看出，本节利用双隐层的标准 BP 网络建立的居民头发微量元素含量与年龄关系模型在训练长寿村部分居民样本时效果是比较理想的，图中对样本居民年龄的预测值和其真实年龄值几乎一致，因此可以用此模型来预测长寿村其余居民的年龄值。用本节建立的模型来对长寿村其余居民的年龄值做预测的效果如图 29 所示，图 29 是年龄真实值和预测值拟合后的示意图。图中曲线由 "—+—" 标示的是被测居民年龄真实值，由 "—○—" 的标示曲线为被测居民年龄预测值，可以看出，被测居民年龄真实值与预测值两者差别不大，结果还是比较令人满意的。为了更进一步说明两者的差别，计算这两者的相对误差的绝对值，即相对误差（％）$= \dfrac{|年龄实际值 - 年龄预测值|}{|年龄实际值|}$％，如图 31 中用 "—+—" 拟合的曲线，以上讨论中所用到的数据都为标准化后的数值。如果假设误差小于 5% 为准确预测，则用此模型对长寿村居民年龄的预测准确率可以达到 92.683%。

为了便于比较，对于非长寿村，我们也用此模型建模，效果图如图 30 所示。图中 "—+—" 标示的是样本真实年龄值，"—○—" 标示的曲线是年龄预测值，从图中我们就可以看到，预测年龄值和真实年龄值偏差比较大，同样，像长寿样本一样，我们计算了这两者之间的一个相对误差百分比，若同样认为误差小于 5% 的预测是正确预测，那么用此 BP 网络技术建立的模型对非长寿村居民年龄的预测准确率只有 75%。

基于以上结论，我们推断该采用标准 BP 网络技术建立的居民头发微量元素含量与长寿关系模型可用于推算长寿居民的年龄值。对于长寿组，由式（4-7）中各化学元素含量相应系数可以看出，Mn、Pb、Sr 和 I 这 4 种元素所占比重比较大。对于非长寿组，式（4-8）表示对年龄影响较大的头发化学元素只有 Mn、Sr 和 I，与长寿村相比 Pb 所占比重变小，同时 Mn 的比重也较长寿村的小。

对于本节所建立的居民头发微量元素含量与长寿关系模型的建模结果可以直接在模型结果对话窗口上进行查看。为了方便地进行操作和使用，本节设计和采用窗口对话模式进行，建成的主控界面如图 32 所示，在 Matlab 7.0 工作区调用相关函数就会出现如图 32 的界面，当向其输入用于建模的数据并点击确定按钮之后就可弹出建模的相应结果，如图 33。

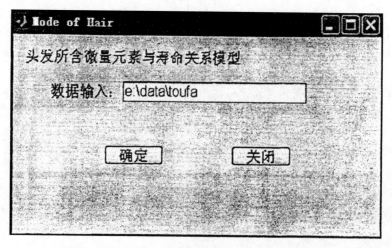

图32　头发所含微量元素与寿命关系模型主控界面

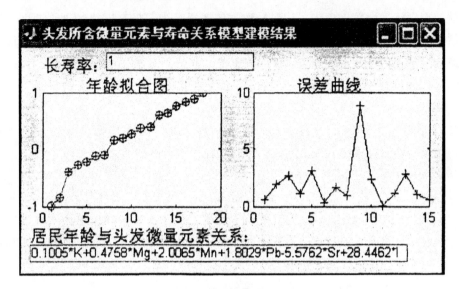

居民年龄与头发微量元素关系:
0.1005*K+0.4758*Mg+2.0065*Mn+1.8029*Pb-5.5762*Sr+28.4462*I

图 33　模型仿真结果界面

4.4　小　结

本节根据巴马长寿人群与非长寿人群头发所含微量元素含量的差异性，利用 Matlab 7.0 开发平台，基于标准 BP 神经网络技术，完成了巴马居民头发微量元素与长寿关系模型的设计与实现。经过检验，模型精度达到要求。通过该模型分析了解到：巴马长寿人群中 Mn、Pb、Sf 和 I 这 4 种元素所占比重较大，而非长寿人群中元素所占比重较大的是 Mn、Sr 和 I，Pb 元素所占比重相对较少。说明不同元素含量对寿命的影响是不同的。同时还可通过该模型分析各元素含量特征，推算出被测者相应的年龄值。本节建立的模型为研究巴马居民头发微量元素与寿命的关系提供一个有意义的研究平台。

5　巴马日常用水和耕种土壤微量元素与长寿关系模型

本节根据采集到的部分土壤和日常用水中微量元素特征，采用遗传算法改进的 BP 神经网络，来建立巴马部分村庄居民耕种土壤和日常用水所含微量元素与长寿的关系模型。然后向其输入其他采集到的耕种土壤和日常用水微量元素数据，通过模型分析和计算，得出所输入的耕种土壤和日常用水微量元素和寿命的关系，并和实际测量结果（微量元素和长寿率的关系）进行比较，从而对所建立的模型进行有效验证和评价。

5.1　建模算法介绍

本节建立的模型涉及特征识别和分类。数据分类是数据挖掘的主要内容之一，是指按照分析对象的属性、特征，建立不同的组类来描述事物。一般来说，数据分类是分析训练数据样本，从中推导出一定规则，构建出一个分类函数或分类模型（常称分类器）。该模型可以把数据项映射到一个事先定义的类中，从而实现对未来的数据进行分类和预测。

基于误差反向传播算法的多层前馈网络（简称 BP 网络）可以以任意精度逼近任意的连续函数，广泛应用于非线性建模、函数逼近、模式识别和分类等方面。但网络自身存在收敛速度慢、训练时间长等缺点（详细可参见 4.1.3　标准 BP 网络算法的局限性），因此本节基于改进 BP 神经网络建立模型，以减小由于网络自身缺陷对模型带来的影响。

5.1.1　改进 BP 神经网络算法介绍

针对 4.1.3　标准 BP 网络算法的局限性，常用的改进方法有以下几种。

（1）利用动量项改进 BP 算法

标准 BP 算法在调整权值时，不会考虑 t 时刻以前误差的梯度方向，只依据 t 时刻误差的负梯度方向进行修正，这就使得训练过程发生振荡，从而导致收敛缓慢。为了提高网络的训练速度，改进算法的基本思想是在权值调整公式中增加一动量项，具体做法是将上一次权值调整量的一部分迭加到按本次误差计算所得的权值调整量上，作为本次的实际权值调整量，若用 W 代表某层权矩阵，X 代表某层输入向量，则含有动量项的权值调整向量表达式为：

$$\Delta W(t) = \eta\delta X + \alpha\Delta W(t-1) \tag{5-1}$$

α 称为动量系数，一般有 $\alpha \in (0,1)$，η 为学习步长。动量项反映了以前积累的调整经验，对于 t 时刻的调整起阻尼作用，减小了学习过程中的振荡趋势，从而改善了收敛性。

（2）自适应调节学习率

学习步长 η 在标准 BP 算法中定为常数，但在实际应用中很难确定一个由始至终都合适的最佳学习步长。若 η 太小，会使训练次数增加；η 太大又使得训练出现震荡，最终导致迭代次数增加。为了加速收敛，最好的办法是自适应改变学习步长，使其该大则大，该小则小。这里给出一种改变学习步长的方法如图 34 所示。

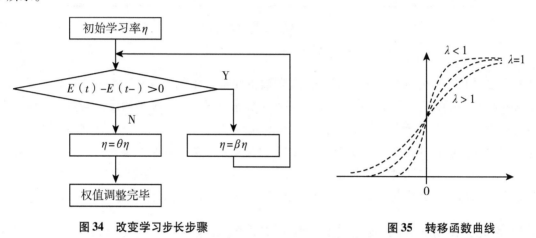

图 34　改变学习步长步骤　　　　图 35　转移函数曲线

图 34 中 $E(t)$ 表示 t 时刻权值调整后的总误差，$E(t-1)$ 表示（$t-1$）时刻权值调整后的总误差。对于初始学习率 η，若经权值调整后 t 时刻的总误差 $E(t)$ 较之于（$t-1$）时刻的总误差 $E(t-1)$ 有所上升，则本次调整无效，保持前一次的权值不变，改变学习率 η，且 $\eta = \beta\eta(\beta < 0)$，再重新调整权值。若经过权值权值调整后 t 时刻的总误差 $E(t)$ 较之于（$t-1$）时刻的总误差 $E(t-1)$ 有所下降，则本次调整有效，保存调整后的权值，改变 $\eta = \theta\eta(\theta > 0)$，可进行下一次调整。

（3）引入陡度因子

误差曲面存在着平坦区域，当神经元输出进入了转移函数的饱和区，权值调整就进入了平坦区。如果此时设法使神经元输出退出转移函数的饱和区，就可以改善误差函数的形状，使调整脱离平坦区。实现这一思路的具体做法是，在原转移函数中引入一个陡度因子 λ，有

$$O = \frac{1}{1 + e^{-nel/\lambda}} \tag{5-2}$$

当发现误差梯度接近零而真实值与仿真输出值之差仍较大时，可判断已进入平坦区，此时令 $\lambda > 1$；当退出平坦区后，再令 $\lambda = 1$。从图 35 可以看出，当 $\lambda > 1$ 时，net 坐标压缩了 λ 倍，神经元的转移函数曲线的敏感区段变长，从而可使绝对值较大的 net 退出饱和区。当 $\lambda = 1$ 时，转移函数回复原状，对较小的 net 具有较高的灵敏度。此法对于提高 BP 算法的收敛速度十分有效。

5.1.2　基于遗传算法改进的 BP 神经网络算法介绍

本节应用遗传算法修改 BP 网络的权值和阈值，实现改进 BP 网络的目标。

遗传算法是一种全局最优化方法，在优化过程中，它无须体系的先验知识，能在许多局部较优中找

到全局最优点，能有效地处理复杂的非线性问题。在利用遗传算法求解问题时，遗传算法是一种迭代算法，它在每一次迭代时都拥有一组解，这组解最初是随机生成的，在每次迭代时又有一组新的解由模拟进化和继承的遗传操作生成，每个解都有一目标函数给予评判，一次迭代成为一代。典型的算法流程如图 36 所示。首先使用遗传算子（Genetic Operator）作用于当前代 $P(t)$，接着产生下一代种群 $P(t+1)$，通过计算适应值大小判断是否符合最优化准则，若符合最优化准则输出最佳个体及代表的最优解，并结束计算，否则重新使用遗传算子对新产生的当前代种群进行操作产生新一代种群。遗传算法的控制主要通过以下几个参数来实现：群体规模 N，算法执行的最大代数 M，选择概率 P_s、交叉概率 P_c 和变异概率 P_m。

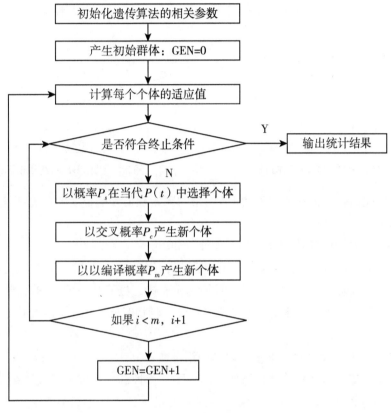

图 36　遗传算法流程

5.2　模型的建立

5.2.1　模型建立的工作流程

本节建立土壤和日常用水微量元素与长寿关系的模型，采用基于遗传算法的改进 BP 神经网络实现。遗传算法优化神经网络主要包括三方面：网络结构优化、权值优化、学习规则优化，这里我们讨论的是对神经网络权值和阈值的优化。利用遗传算法善于发现最优解区域的特点来优化网络权值和阈值，避免了标准 BP 算法容易陷入局部最小的缺陷，同时也减少了迭代次数。遗传算法优化 BP 神经网络工作流程图如图 37 所示。

图 37 的工作流程：

第一步，确定遗传算法及 BP 网络的有关参数。遗传算法的有关参数包括种群规模、遗传代数、编码范围和长度、交叉率、变异率、适应度等；BP 网络的有关参数包括网络拓扑结构参数、激励函数、训练函数、训练步长、迭代次数、目标误差等；

第二步，按神经网络生成初始权重和阈值的常规办法生成网络权值和阈值；

第三步，用遗传算法优化网络的权值和阈值，优化步骤如图 38 所示；

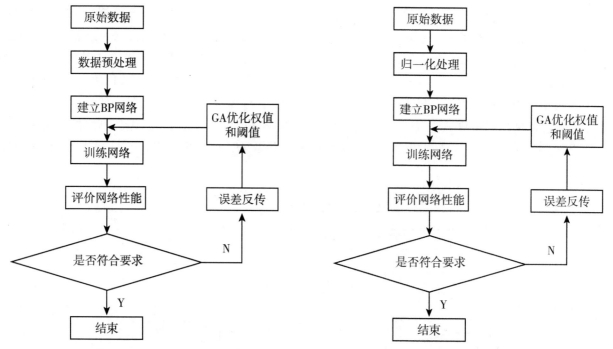

图 37 遗传算法优化 BP 神经网络工作流程　　　**图 38 优化 BP 网络权值和阈值工作流程**

第四步，将已经优化的新权值和阈值替代 BP 网络的原始权值和阈值，判断是否满足网络要求，若不满足转第三步，直到满足条件结束。

图 38 遗传算法优化 BP 网络权值和阈值的工作流程如下：

第一步，初始化种群，随机产生一组二进制位串种群，每一个位串表示网络连接权和阈值的一个集合。对于神经元之间连接状态而言，位值 1 表示两神经元连接，位值 0 表示两神经元断开；

第二步，根据式（5-3）对二进制位串中的连接权、阈值和神经元之间连接状态进行解码，生成网络结构；

第三步，根据式（5-4）计算适应度值，评价网络性能；

第四步，通过选择、交叉和变异等遗传操作，产生下一代种群，形成下一代网络；

第五步，重复第二到第四步，直到网络误差达到给定目标误差或遗传代数达到给定最大遗传代数。此时得到通过遗传算法优化后的值，进行解码后替换 BP 网络生成的权值和阈值。

遗传算法优化网络相关公式和说明：

$$w = w_{\min} + \frac{bin}{2^n - 1}(w_{\max} - w_{\min}) \qquad (5-3)$$

式（5-3）中，bin 是由 N 位二进制字符串所表示的十进制整数值，（$w_{\max} - w_{\min}$）为各连接权值和阈值的变化范围。

$$\begin{cases} f = \dfrac{1}{K+1} \\ K = \dfrac{1}{l}\sum_{i=1}^{l}\left[y(i) - y_m(i)\right]^2 \end{cases} \qquad (5-4)$$

式（5-4）中，l 为学习样本数，$y(i)$ 为网络的实际输出值，$y_m(i)$ 为网络的期望输出值，$\left[y(i) - y_m(i)\right]^2$ 为网络的实际输出值与期望输出值之间的误差。

5.2.2 模型的实现

（1）数据预处理

为了确保网络的精度和稳定性，输入数据在输入 BP 网络和遗传算法优化网络都需要进行标准化处理，使其在［－1，1］的范围。此时采用 Matlab 7.0 自带的标准化函数 premnmx(X) 进行数据预处理，函数中的变量 X 即为需要处理的向量。

（2）模型初始参数设置

首先是设置 BP 网络参数。BP 网络拓扑结构设置为［16 16 1］，即输入层有 16 个神经元，隐层有 16 个神经元，输出层有 1 个神经元；其相对应的激励函数为 tansig、tansig 和 purelin，训练函数为 trainlm；训练显示间隔为 1，训练步长为 1，最大训练次数为 50 次，训练目标为 0.001。将实地采集的数据样本按照约 1：1.5 分为两个部分，一部分作为训练样本，共 22 份数据，剩下的一部分作为检验样本，共 14 份数据。这里对网络的拓扑结构进行补充说明，输出层神经元数目与本模型要考察的土壤和水源中微量元素数目一致，土壤微量元素选择具有较大差异性的 Cd、K、Mg、Mo、Na、P、Pb、V、F，日常用水微量元素选择 Na、Ca、Mg、Fe、Mn、Co、Li，一共 16 种元素。输出目标是采样村庄相应的长寿率。

接着设置遗传算法网络参数。设置种群规模为 50，最大遗传代数为 100，搜索空间是［－1，1］，选择概率为 0.08，交叉率为 0.6，变异率为 0.005。

5.3　建模结果与分析

5.3.1　建模结果仿真

模型训练样本数据按照 1：2 的比例从采样数据中获取。图 39 是收敛效果图。图 41 和图 42 分别训练数据和检验数据系统误差图。图 40 是仿真值和真实值拟合图。

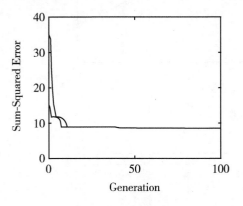

图 39　收敛曲线

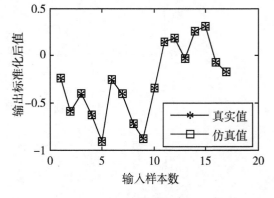

图 40　仿真值与真实值拟合

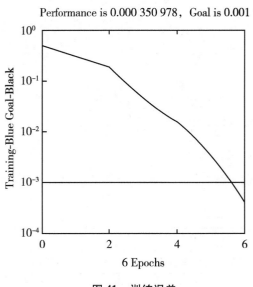

图 41　训练误差

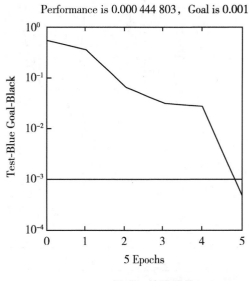

图 42　检验误差

5.3.2 建模结果分析

本模型采用的是基于遗传算法改进的 BP 网络技术。模型收敛性是评判模型好坏的重要因素，从图 39 来看，在遗传代数较少的情况下就能达到较好的收敛性，有效地改善了标准 BP 网络收敛慢的缺点。同时，图 41 和图 42 所示的系统误差效果也从侧面验证了其具有较好的收敛性。图 40 所示的仿真值和真实值的拟合效果较好，由此说明本模型的误差较小，模型建模还是比较成功的。为了与采用遗传算法改进的 BP 神经网络建立的模型进行比较，本节还采用标准 BP 神经网络方法另外建立一个模型，检验数据绘制的长寿组和非长寿组仿真值和真实值拟合图如图 43 和图 44 所示。表 6 是比较结果，从表 6 中可以清楚地看到，经遗传算法改进的 BP 神经网络在分类方面较之于标准 BP 神经网络具有较大的优势，特别在分析巴马居民日常用水和耕种土壤所含微量元素含量与长寿之间的模糊关系时，遗传算法改进的 BP 神经网络技术具有特别明显的优势。

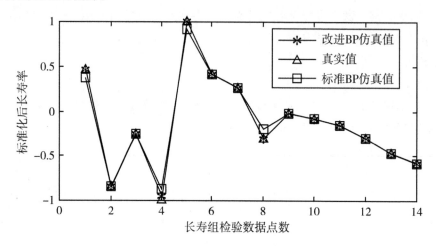

图 43　长寿组数据拟合

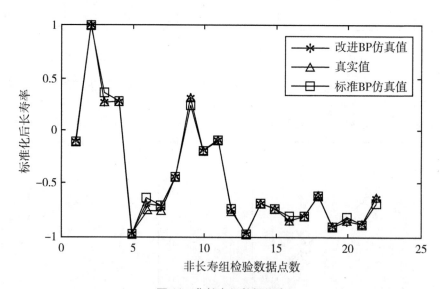

图 44　非长寿组数据拟合

表 6　不同建模方法结果比较

建模算法	测试村庄属性		
	长寿村正确率	非长寿村正确率	平均正确率
标准 BP 神经网络	85.32%	70.5%	77.91%
遗传算法改进 BP	95.45%	92.38%	93.91%

表7　水样品元素系数

水样品	Na_w	Ca_w	Mg_w	Fe_w	Mn_w	Co_w	Li_w
长寿组	0.32	0.37	0.24	0.24	0.089	0.75	0.38
非长寿组	0.44	0.04	0.91	0.46	0.63	0.32	0.67

表8　土壤样品元素系数

土壤样品	Cd_s	K_s	Mg_s	Mo_s	Na_s	P_s	Pb_s	V_s	F_s
非长寿组	0.012	0.58	0.34	0.51	0.54	0.31	0.62	0.39	0.81
长寿组	0.19	0.31	0.71	0.12	0.12	0.35	0.054	0.27	0.63

表7是通过本节建立的模型分析出来的关于水样品中这7种化学元素对寿命影响系数，表8则是关于土壤样品的。比较表7中长寿组与非长寿组各元素系数，可以清晰地知道，长寿组的 Ca 和 Co 元素系数高于非长寿组，而 Na、Mg、Fe、Mn 和 Li 这5种元素系数低于非长寿组。比较表8中长寿组与非长寿组各元素系数，看到非长寿组的 K、Mo、Na、Pb、V、F 6种元素系数高于长寿组，而 Cd、Mg、P 则比长寿组的低。模型分析的结论与相关文献基本一致。

本节建立的巴马居民日常用水和耕种土壤微量元素与长寿关系模型，给出了长寿率的预测公式，如下所示：

长寿率（标准化后数据） = -0.33 Na_water $+0.54$ Ca_water $+0.54$ Mg_water $+0.13$ Fe_water

-0.38 Mn_water -0.082 Co_water -0.69 Li_water -0.089 Cd_solid -0.15 K_solid $+0.20$ Mg_solid

$+0.21$ Mo_solid -0.15 Na_solid -0.12 P_solid -0.73 Pb_solid $+0.17$ V_solid -0.38 F_solid

式中 *_water 表示日常用水中的微量元素，*_solid 表示耕种土壤中的微量元素。

可以看出，对于日常用水微量元素来说，Co 元素所占比重是最小的，相对于它来说，Mg 元素的比重显得较大，同时 Ca 元素和 Li 元素的比重也较大，这正符合了 Co 元素与 Mg 元素呈负相关，而 Mg 元素和 Ca 元素及 Li 元素呈正相关的推断。对于上式耕种土壤中微量元素来说，比重最小的是 Cd 元素，比重最大的是 Pb 元素，说明这两种元素有互斥性，相关文献中提到非长寿组的 Pb 元素含量高于长寿组，而 Cd 元素含量低于长寿组，也就是说在长寿组或是非长寿组中，不可能同时存在 Pb 元素含量高，Cd 元素含量也高；或者是 Pb 元素含量低，Cd 元素含量也低的情况，这两种元素含量只能以一高一低的形式出现，与本节得出的结论是相一致的。

为方便操作和使用，模型采用窗口对话显示，主控界面如图45所示。

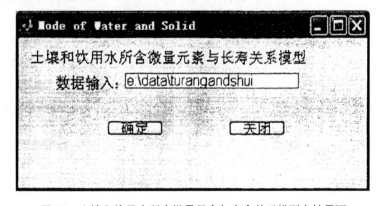

图45　土壤和饮用水所含微量元素与寿命关系模型主控界面

输入要建模的数据，确定之后弹出建模的相应结果，如图46所示，图中长寿率显示被测村庄的长寿率，中间的两项是由模型计算出来的土壤和饮用水所含微量元素在模型中的系数，也就是各元素对长寿

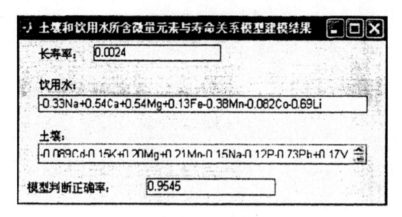

图46　模型仿真结果界面

率的影响程度，最后一栏显示的"模型判断正确率"是指模型通过分析输入数据特征判断数据来源的长寿属性。

5.4　小　结

　　本节在大量实地检测巴马居民日常用水和耕种土壤数据基础上，利用遗传算法改进的 BP 神经网络，建立了居民日常用水和耕种土壤微量元素与长寿关系模型。经过仿真和检验，理论和实际结果基本符合，说明该模型是可用的。此外，还利用标准 BP 算法建立一个比较模型，比较结果显示，采用遗传算法改进的 BP 算法建模效果更好。该模型误差较小，效果较为满意，基本达到建模的预定要求。本节建模研究结果表明，建立的模型可以较好反映居民日常用水和耕种土壤所含各微量元素与长寿率的不同关系，利用该模型还可以预测被测村庄相应长寿率。

6　总结和展望

6.1　工作总结

　　本文在认真、全面分析目前国内外长寿研究方法和现状的基础上，根据人工智能具有自适应、自组织、自学习，处理庞杂数据优势突出等特点，提出了用人工智能方法来研究广西巴马长寿问题的新思路，明确了基于人工智能的巴马长寿研究系统建模设计方案，进行了相应模型的分析与构建，最后对所建立的相关模型进行仿真和验证。本文主要研究工作具体如下：

　　（1）和其他课题成员一起，到广西巴马进行实地数据测量和采集，测量了 10 个村的 22 个屯的地磁场强度；采集了 13 个村（包括长寿和非长寿村）的居民头发、日常用水、耕种土壤等样品，为后面建模提供研究数据。

　　（2）完成了基于人工智能长寿多因素研究系统模型建模总体设计方案。整个建模系统包括 3 个模型：地磁和长寿关系模型；居民头发所含微量元素和长寿关系模型；居民日常用水及耕种土壤所含微量元素和长寿关系模型。

　　（3）用趋势面分析法对实测地磁数据磁异常进行剔除；根据勒让德多项式法建立地磁主磁场模型，并用泰勒多项式法完成相应剩余磁场模型的建立；绘出地磁场绝对强度等值线图；对地磁分布趋势与长寿率分布趋势两者的关系进行详细分析。结果表明，在一定的阈值范围，巴马地磁与其长寿率成正比。

　　（4）利用标准 BP 网络算法，完成了巴马长寿村和非长寿村居民头发所含微量元素与寿命关系模型的建立。利用该模型，分析了各微量元素对寿命产生的影响。结果表明，Mn、Pb、Sr 和 I 这 4 种元素对寿命产生的影响较大。

　　（5）利用遗传算法改进的 BP 网络算法，建立了巴马居民日常用水和耕种土壤中所含微量元素与寿命关系模型。利用该模型分析了各微量元素对寿命产生的不同影响。结果表明，长寿村和非长寿村的日常用水及耕种土壤中 Mg、Mn、Na 等元素差异性较大。该系统除可以用来分析巴马居民日常用水和耕种土壤微量元素和寿命的关系外，还可以通过输入巴马居民日常用水和耕种土壤微量元素对相应村庄长寿率进行初步预测。

本文研究特点：

（1）首次在进行大量实地相关数据采集和测量的基础上，将神经网络技术引入巴马长寿研究系统中，为长寿研究提供一个新思路，为今后深入研究巴马长寿奠定一定的实践和理论基础。

（2）通过本文所建立的地磁和长寿关系模型，可以了解到巴马的长寿现象与当地地磁密切相关；通过所建立的居民头发所含微量元素与长寿关系模型，可以初步了解到 K、Mg、Mn、Pb、Sr、I 这 6 种微量元素对寿命产生的不同影响，还可以通过给该模型输入巴马居民头发微量元素，对人类寿命进行初步预测；通过所建立的日常用水和耕种土壤与长寿关系模型，可以了解日常用水和耕种土壤中多种微量元素同时对寿命产生的不同影响，还可以通过输入巴马居民日常用水和耕种土壤微量元素对相应村庄长寿率进行初步预测。

（3）利用人工智能方法研究长寿问题具有主观人为干扰因素小，不需要研究者具备大量长寿领域专业知识的特点。还可以通过智能分析数据的内部特征，给出结论，并具有预测功能，同时其移植性和可扩展性较好。

6.2　未来工作展望

影响长寿的因素与长寿之间的关系具有多样性和复杂性。由于时间关系，本文主要完成了预定的各小模块的建模任务。后续研究工作是在对各模型进一步优化研究的基础，将各个模型融合为一，建立能有效反映地磁、头发所含微量元素、日常用水和耕种土壤所含微量元素等与长寿关系的一个总模型，主要工作包括：

（1）从建模算法、数据仿真插值算法优化方面改善地磁主磁场模型。

（2）完善地磁采集数据，用冠谐法建立剩余磁场模型并与广西地磁站公布的标准进行比较。

（3）引入主成分分析法对巴马居民头发所含的多种微量元素进行分析，更精确地找出各元素对寿命影响的比重程度。

（4）引入模糊机制分析以便减少人为干扰，更好地分析巴马居民饮用水和耕种土地土壤所含微量元素与居民寿命之间的关系。

（5）引入模糊机制和专家系统，完成 3 个独立模型的融合，建立能够同时分析地磁、头发、水源、土壤等多种因素与寿命关系的总模型。

（广西大学硕士学位论文，2009）

薏苓祛湿生发汤治疗湿热型雄激素性脱发的临床观察与头发元素含量分析

（2012）

任　芳

（南京中医药大学）

[**导读**]　用高分辨率扫描电子显微镜——X 射线能谱仪测定了雄激素性脱发患者和正常人头发中

13 种元素的重量百分比。统计分析表明，雄激素性脱发的发生可能与氧、硫、磷、钾、铜、锌等元素含量异常有关，此外，患者毛囊中的铅、钠及发干中的镁、钙、氯、锰、钠含量也与正常人有显著差异。治疗前后元素含量比较提示，治疗雄激素性脱发的药物对头发元素可能有调节作用：经中药治疗后，头发中氧含量显著升高，而铜、锌含量显著降低；西药治疗后，毛囊中的钠、钾、铁含量有显著变化。这些结果为进一步研究雄激素性脱发的发病机制和治疗策略拓展了新思路，也为诊断和治疗该病提供了客观的参考依据。

第一部分　文献研究

1　祖国医学对雄激素性脱发的认识

1.1　病名的认识

雄激素源性脱发（androgenetic alopecia，AGA）或男性型脱发，是临床上最常见的脱发类型，最早见于《内经》，称之为毛拔、发落、发坠。中医学中属于"蛀发癣""发蛀脱发""白屑风"的范畴。据《中医临床诊疗术语》的定义：发蛀脱发是指头发细软，稀疏，脱落，并有油腻，或为干燥的红黄色鳞屑斑，头皮瘙痒为主要表现的皮肤疾病。

1.2　病因病机

1.2.1　肾与雄激素性脱发的关系

（1）肾气不足。《内经》云："血气盛则肾气强，肾气强则骨髓充养，故发黑，血气虚则肾气弱，肾气弱则骨髓枯竭，故发白而脱落"。《素问·上古天真论》曰："女子七岁，肾气盛，齿更发长……五七，阳明脉衰，面始焦，发始堕……丈夫八岁，肾气实，发长齿更……五八，肾气衰，发堕齿槁……"《灵枢·天年》："四十岁，五脏六腑十二经脉，皆大盛以平定，腠理始疏，荣发颓落，发鬓斑白。"而老年发落、白发亦是因为肾气已虚，气血不能荣润所致。诚如《清·兰台轨范小儿》所说："发久不生，生则不黑，皆胎弱。"《张氏医通·婴儿门上》："发久不生，生则不黑，皆胎弱也，良由父母精血不足，肾气虚弱，不能荣养而然"。毛发的生长与脱落，与肝血肾精的充盛与否有着密切的关系，精气充盛，则头发润泽茂盛，精虚血少，则头发枯槁脱落，其中尤与肾气的盛衰关系最为密切。

（2）肾精不足。人之始生，本乎精血之源。《金匮要略》说："失精家，少腹弦急，阴头寒。目眩，发落，脉极虚芤，为清谷亡血失精"。唐《外台秘要·精极论并方三首》指出："凡精极者，通主五脏六腑之病候也，若五脏六腑衰则形体皆极，目视无明，齿焦发落"。《本草述钩元·卷九》云："须属少阳，发属肾；胆荣在须，肾华在发；精气上升，则须润而黑，六八以后，升令少，降令多，以致须发焦槁灰白色"。说明肾精亏则不能上荣毛发，导致脱发。未老先衰，头发枯萎，早脱早白者，与肾中精气不足有关。可见"精"对于人体生命活动和头发生长起到非常重要的作用。

1.2.2　肝与雄激素性脱发的关系

（1）肝血亏虚。肝藏血，主疏泄，可调畅全身气机，在气血尘化和运行过程中具有重要作用。肝血亏虚是导致脱发的重要原因。《金匮要略·卷七》云："盖以冲任之血，为肝所主也，即所谓血海之血也，行于络脉，男子络唇口而生髭须，女子月事以时下"。毛发的生长与脱落，润泽与枯槁，不仅依赖于肾中精气的充养，而且依赖于血液的濡养，故"发为血之余"。

（2）肝旺血燥。清代《冯氏锦囊秘录》曰："发乃血之余，枯者血不足也。忽然脱落，头皮多痒，须眉并落者，乃血热生风，风摇木动之象也。"肝旺血燥，血分蕴热，加之疏泄失常，邪热不解，可导致热盛生风，耗伤阴血，灼伤毛窍毛根，毛发失养而脱落。另，何梦瑶在《医碥·杂症·皮毛须发肌肉筋骨四肢二阴》指出，人在三四十岁左右，头顶毛发脱落，此人必暴躁易怒，头顶头发茂密的人，此人多沉静少火，肝主情志谋略，所以与性情有一定相关性，从肝火认识脱发对现代临床从情志论治脱发有一定参考价值。

（3）肝气郁结。《杂病源流犀烛·卷十》云："肝和则生气，发育万物，为诸脏之生化。"刘复兴认为此证以女性患者为主，平素心情不畅，工作繁忙劳累抑郁，而致肝气不舒，伤及脾胃，导致运化失职，气血生化无源，而见脱发，在临床中雄激素性脱发和斑秃都可见到。孟令军阐述脱发从肝论治的机制，并针对不同症型分别采用养血补肝、疏肝理气、清肝泻火、清泄肝胆湿热等方法进行治疗，取得了较为满意的效果。张苍等认为，脂溢性脱发的病因不外乎内湿、外风，合邪而发本病。病位在肝，兼及心脾肾，病机为肝失疏泄，风邪上扰，风湿搏结，兼见脾湿内蕴，肾精不足。

1.2.3　脾与雄激素性脱发的关系

（1）脾虚生湿。《素问·太阴阳明论》云："脾者土也，治中央……生万物而发天下，故上下至头足，不得主时也。"脾为后天之本，气血生化之源，脾喜燥而恶湿。"土湿则滋生万物"，是与土燥相对而言的，若水湿之邪久滞土地，万物衰而不生，若脾虚水湿久滞，上泛头面，而导致发朱气血荣养，日久而至脱发。岳美中在"一味茯苓饮治发秃"采取单味中药茯苓治疗脱发，并指出脱发的形成，多因水气上泛巅顶，侵蚀发根，使发根腐而枯落，茯苓可上行渗水湿，而导饮下降，除去湿邪，则毛发可生长，是从健脾利水的方法来治疗脱发。

（2）脾胃湿热。《素问·五脏生成篇》谓："……多食甘，则骨痛而发落。"清代《临证指南》说："湿从内生者，必旁洁酒澧过度，或嗜饮茶物，或食生冷瓜果及甜腻之物。"若平素喜食肥甘厚味，容易损伤脾胃，而导致湿热内蕴，湿热上蒸巅顶，侵蚀发根，导致头发黏腻，或头发稀少或脱落。

1.2.4　肺与雄激素性脱发的关系

（1）肺失宣降。《素问·经脉别论》说："食气入胃，浊气归心，淫精于脉，脉气流经，经气归于肺，肺朝百脉，输精于皮毛。"《灵枢·经脉篇》云："手太阴气绝则皮毛焦，太阴者行气温于皮毛者也……津液去皮节者则爪枯毛折"，可以看出若肺气不荣，头发易断折、脱落。中医认为肺主皮毛是指肺有"主一身之气，朝百脉，主宣发"等功能，通常可将体内的营养物质输送到体表，滋养毛发。若肺失宣发，皮毛失于濡养，可以出现毛发易脱落等症状。

（2）肺热壅盛。《素问·痿论》云："有所失亡，所求不得，则发肺鸣，鸣则肺热叶焦""肺热叶焦，则皮毛虚弱急薄"。《圣济总录》亦指出"头风白屑，不问冬夏，令人瘙痒，世呼为头风，此本于肺热也……肺热则熏蒸而多白屑，复以风热，故痒而喜搔。"肺受邪热影响，熏蒸上扰则毛发缺失营卫气血的滋养导致脱发。

1.2.5　心与雄激素性脱发的关系

（1）心血不足。《本草经解》载："髭发者血之余也一心者生之本，其华在面，心血通流，则髭发黑而颜色美矣。"指出了心为尘发之本，发得心血则养。相反，若心之生理功能异常，则可影响毛发的生长，出现病理改变。如《灵枢·本神》中有记载若思虑过多可伤心神，最终导致毛发脱落。由此可见，心血不足可导致毛发不泽或脱落。

（2）心火上炎。明·李时珍的《本草纲目·人之一·乱发》记载："发属心，禀火气而上升。"《医灯续焰·须发》则云："发生上指，象火，用心过度者，发早白，皆心之验也。"所以心火上炎亦是毛发枯萎不泽或脱落的原因之一。

1.2.6　气血与雄激素性脱发的关系

（1）气血不足。《灵枢·阴阳二十五人》说："血气皆少无毛，有则稀枯悴。"《普济方·头门》亦指出"夫足少阴之经，血所荣也，气盛则发长而美，若虚则发不长"。秦万章认为，气血亏虚，不能濡养毛发，可导致毛发脱落，可通过健脾养血之法来治疗此病。

（2）血热。《儒门事亲》说："年少发早白落，此血热太过也。岂不知热而发反不茂！肝者，木也。

火多水少，木反不荣；火致于顶，落，岂有寒邪？血为水谷精微所化，奉养周身，若过食辛热炙博之味，或情志抑郁化火，或年少气血方刚，肝木化火皆能暗耗阴血，或者血热生风，风热随气上泛于巅顶，毛根得不到阴血的滋养，头发就会突然脱落，或焦黄或早白等"。

（3）血瘀。《血证论·瘀血》云："凡离经之血……瘀血在上焦，或发脱不生。"至清代《医林改错·通窍活血汤所治之症目》指出："……头发脱落，名医书皆言伤血，不知皮里肉外血瘀，阻塞血络，新血不能养发，故发脱落"，其采用"通窍活血汤"治疗头发脱落。从中医学角度来讲瘀血可阻滞气血精微的转输，毛囊局部失于濡养，毛发脱落而新发难生。

1.3 治疗方法

1.3.1 辨证论治

刘燕池将 AGA 分四型论治：①血热风燥型：头发干枯，略有焦黄，均匀而稀疏脱落，搔之则白屑飞扬，落之又尘，自觉头部烘热，舌红，苔黄，脉数。药用生熟地、何首乌、白蒺藜、丹参、牡丹皮、亚麻子等。②血虚风燥型：症见头皮多屑呈糠秕状，头发干燥而无光泽，痒若虫行，前额两侧及头顶部头发稀疏而细，面色少华，头晕心悸，舌淡无苔，脉细弱。药用熟地黄、当归、菟丝子、丹参、黄芪等。③湿热型：头皮油腻，发根被蚀，皮肤潮红，可见渗出、糜烂或结痂，或头皮鳞屑多，瘙痒明显，日久则前额及头顶部头发稀疏变细，脱落。舌红苔黄而腻，脉滑而数。药用生地黄、茯苓、车前子、黄柏、泽泻等。④肝肾不足型：症见头发焦黄枯燥，或有白发，头昏，舌红少苔，脉细数。药用生熟地、旱莲草、山茱萸、淫羊霍、黑芝麻、仙茅等。

魏跃钢将本病分为血虚风燥、湿热蕴结、肝肾亏损三型：①血虚风燥：症见头发稀疏、干燥枯黄，头皮鳞屑、瘙痒，舌淡，苔薄，脉细，宜养血祛风，采用祛风换肌丸（当归 15 g、何首乌 15 g、胡麻仁 10 g、鸡血藤 15 g、刺蒺藜 10 g 等）。②湿热蕴结：症见头发潮湿，状如擦油或者水浸，甚则数根头发黏在一起，鳞屑油腻，舌红，苔黄微腻，予以龙胆泻肝汤（龙胆草 5 g、黄芩 10 g、泽泻 10 g、炒栀子 10 g 等）清热祛湿。③肝肾亏损：脱发时间较久，平素头发干枯焦黄，发病时头发常大片脱落，伴有面色苍白，肢冷畏寒，头昏耳鸣，腰膝酸软，舌淡红，少苔或无，脉沉细无力。治疗上予以六味地黄丸加减（生熟地各 15 g、泽泻 10 g、茯苓 10 g、墨旱莲 15 g、女贞子 15 g 等）补益肝肾。

葛正义根据临床表现将脂溢性脱发分为血虚风燥及湿热内蕴两型：湿热内蕴型服用具有清热利湿作用以金银花、绞股蓝、紫花地丁为主要成分的生发 1 号。待湿热症状改善后再服用以当归、荆芥、白蒺藜、白芍、何首乌、川芎为主要药物的养血生发 2 号。

宋佩华等在临床上将脂溢性脱发分为三型：①湿热阻蕴型。治以清热祛湿，健脾生发为主，常用药物有泽泻、茯苓、生地、白术、墨旱莲、生侧柏叶、生薏苡仁等。②心脾两虚型。治以养血健脾，益气补血为主，常用药物有制首乌、当归、熟地、桑椹子、女贞子、丹参、钩藤、羌活等。③肝肾不足型。治以滋补肝肾，填精益髓为主，常用药物有熟地、菟丝子、黑芝麻、仙灵脾、淮山药、仙茅、桑寄生、杜仲等。

1.3.2 外治法

徐春美以松针、斑蝥、毛姜、辣椒、水杨酸等自制生发酊外涂治疗脱发 210 例，总有效率 95%。杨顶权等用自制生发洗剂，治疗 32 例雄激素源性脱发患者，6 个月后治疗组痊愈率为 53.13%，12 个月后为 62.5%，均高于对照组，有统计学差异。

王志国等用白鲜皮、女贞子、侧柏叶、生山楂、猪苓、蔓荆子、益母草等粗粉碎后，加入医用酒精中浸泡 2 周后过滤药液，2 次/d 涂于局部，3 个月为一个疗程；结果：显效率 76.1%，有效率 9.1%，微效 11.3%，无效 3.4%，另 3 例为坚持治疗。

刘燕池将脂溢性脱发分为四型，临床辨证使用不同外洗方，血虚风燥、血热风燥、肝肾不足使用侧柏叶 15 g 煎汤外洗，每次 15 min，2 次/d；湿热型用侧柏叶、马齿苋各 30 g 煎汤外洗，疗效满意。孙玉齐取透骨草 60 g（鲜者加倍），加水 2000～2500 mL 煎煮后，取汤汁外洗，1 次/d，效佳。宋宁静等将桑白皮、尘姜、枸杞、红花、黄芪用乙醇浸泡后制成复方桑白皮酊治疗脱发 30 例，有 16 例长出新发。

1.3.3 针灸治疗

高磊用梅花针叩刺脱发区域与背腧穴，用毫针针刺百会、头维、足三里及脱发区，治疗脱发病，其中 40 例在治疗前后做了发中微量元素含量的测定，总有效率为 92.5%，统计学显示治疗斑秃效果显著，对于 AGA 疗效不显。钟梅英用无菌梅花针反复叩击脱发部至局部头皮出现潮红。充血，并有轻微渗血为止，结合紫外线灯取头顶、左侧、右侧、后枕四区照射，治疗脱发 102 例总有效率100%。

朱凤山等在头部自拟 5 个针灸刺激区域，结合经脉和皮部的分布辨证治疗，选择不同区域，以梅花针叩刺，共治疗早秃 84 例，总有效率为 86.9%。陈占学在临床采用头三针治疗方法取两个固定穴，一个机动穴。两个固定穴为防老穴——百会穴后 1 寸和健脑穴——风池穴下 5 寸；机动穴是上星穴，若患者油脂分泌多，可选取此穴。瘙痒严重者可加大椎穴。沈麒根采用毫针配合六味地黄丸及四物汤加味治疗脱发效果显著。

1.4 实验研究

1.4.1 理化实验研究

陈达灿等运用扫描电镜观察 AGA 患者的毛发，发现发干表面毛小皮片状脱落、糜烂、结痂、断裂。与临床研究结合发现，AGA 患者头发这种轻重不一的病理损害与患者脱发的类型和范围无关，细菌和真菌感染存在和这种病理结构改变有着一定的相关性。李玉平等通过扫描电镜结合能量弥散 X 射线微量分析，发现 AGA 患者病发中 S 的重量百分比低于正常人头发中 S 的重量百分比。

魏跃钢等通过扫面电镜观察湿热型 AGA 患者毛发元素的含量，发现镁在发根与发干中的含量有明显差异，提示 AGA 的发生与毛发元素含量的改变可能有关。

秦万章通过补肾法治疗脱发效果显著，在此方法的基础上做了肾上腺皮质功能及免疫球蛋白测定。研究认为 17 - 羟的低下是"肾虚"的一个客观指标，对 19 例脱发患者在治疗前后测定 17 - 羟类固醇，发现治疗前明显低于正常人，经治疗后均有上升，提示肾虚与 AGA 的发病有一定的相关性。另对 16 例脱发患者做了免疫球蛋白测定，结果 9 例 IgG 升高，5 例 IgA 升高，3 例 IgM 升高，经治疗病情好转以后，测 IgA、IgG 值均有明显改善或恢复正常，提示脱发的发生与免疫球蛋白代谢异常有一定的相关性。采用补肾法可调节机体的免疫反应，亦说明肾气虚损耗伤精气，精血同源，毛发生长与蛋白代谢的关系密不可分。

葛正义对 140 例 AGA 患者做了血液流变与甲皱微循环检查，同时对患者进行中医分型，经实验研究发现这些患者大都存在着血液高黏滞，其中以湿热型较为显著，同时发现甲皱微循环中血管襻细充血、渗出、红细胞聚集和血流缓慢与血液流变学异常之间存在着明显的相关性，通过活血化瘀的方法治疗以后，新发开始生长、自觉症状办有明显改善，血黏度下降并趋向下常。

1.4.2 中药实验研究

日本学者通过动物实验发现，用多种中药培养分离的小鼠毛囊，发现黄精、钩藤、松子皂等中药呈浓度依赖性地促进小鼠毛囊细胞 DNA 的合成，而刺五加、水飞雉、散末花叶在最适浓度时对毛发生长才有促进作用。国内也有实验研究发现，桑白皮提取物 SO—1 可缩短毛发的休止期，能诱导出生长期毛囊，临床试验也证实对雄激素性脱发有良好的效果。

Inaoka Y 等通过动物实验研究了 80 种中草药的甲醇提取物对小鼠毛发再生长的作用，其中野山楂、女贞子、猪苓、白芨和白芥子等的提取物对小鼠的毛发再生有促进作用，推测亲脂肪酸可能是这些生发药物的主要活性成分。另有茼麻、姜、唐古特大黄、乳香树和藿香等 16 种草药的提取物可抑制毛发再生。

王艳荣等用何首乌、枸杞子、菟丝子等中药制成"脱发再生灵"，外涂豚鼠背部 21 天不间断，发现该药对皮肤的毛囊数、毛细血管等指标均有改善。

2 现代医学对雄激素性脱发的认识

2.1 临床特点

本病可发生于青春期后任何时期，是男性最常见的无瘢痕性脱发，好发部位主要是头顶和额部发际线。主要的病理过程是毛干直径逐渐减小。额部及头顶部渐进性脱发为雄激素性脱发的特征。脱发区皮肤光滑，可见纤细毳毛；一般无自觉症状，少数患者可有瘙痒感。本病常有家族史。

体检时，轻拉实验阴性，即抓住一些头发，经过手指轻拉，通常只有1~2根头发脱落（如有更多的头发很容易脱落，则为阳性）。

病理改变：毛囊周期改变和毛囊微小化，表现为生长期缩短，空巢期延长，退行期、休止期与生长期毛囊的比例增加，毳毛和未定类型的毛发数目增加。终末期均为毳毛样变的毛囊，毛囊数量增多。经皮肤镜检查可见毛干粗细不同，早期病变毛囊口周围可有略为凹陷的褐色晕（毛囊周征），进展期可见毛囊口漏斗部扩大、角质和皮脂聚集（黄点征）。

2.2 西医的发病机制

AGA的病因及其发病机制尚未完全明了，Hamilton和Kuster证实了雄激素性脱发（AGA）是一种雄激素依赖的多基因遗传性疾病，为研究AGA的病因及发病机制打下了基础。

2.2.1 遗传因素

雄激素性脱发的发生可有家族史，黄种人和黑种人的发生率较白种人低、病情程度轻，白种人的患病率约为50%。检测AGA患者体内雄激素水平发现，大多数患者体内雄激素水平正常，但遗传因素增加了头发对雄激素的敏感性。目前大多数学者认为，AGA可能是一种多基因遗传性疾病，人们发现位于X染色体上的雄激素受体基因的变异与AGA的发生有一定相关性。其中雄激素受体基因位于Xq11.2~q12，是第一个也是唯一一个经鉴定的AGA的危险基因。

2.2.2 循环血中雄激素的作用

80%的男性和50%的女性一生中均患过轻重程度不等的雄激素源性脱发，遗传因素和体内二氢睾酮水平是其主要诱因。Kondo等研究发现用与体内血浆睾酮浓度相似的培养液进行毛囊体外培养，可抑制毛发生长。雄激素的反应程度是在青春期前由遗传"开关"激活。此外，雄激素对毛发的作用与毛囊所在的部位有关。青春期，阴毛、腋毛、胡须及胸毛在雄激素的作用下，由原先的毳毛转变为终毛。同样是在雄激素的作用下具有遗传易感性素质的人群中，头顶部的毛囊逐渐萎缩，毛囊体积缩小，终毛毛囊逐渐转变为毳毛毛囊，最后毛囊消失。但枕部的毛囊不受激素影响。有研究发现在睾酮的作用下，AGA脱发区毛乳头细胞TGF-β1表达增加，非雄激素性脱发区毛乳头细胞TGF-β1表达无明显变化，而胡须毛乳头细胞IGF-1增加。

2.2.3 雄激素受体

AGA患者的头发脱落是逐渐发生并呈特有的模式。脱发是否发生或脱发的程度取决于毛囊各自的局部因素。有研究将两颞部、枕部带浓发的头皮，自体移植到头顶部秃发区获得成功。这一研究证实雄激素有特定作用的靶器官——AGA秃发区，其存在是AGA形成的基本条件。

雄激素性脱发区毛囊高表达雄激素受体，枕部毛囊不表达或低表达雄激素受体。将两颞部及后枕部毛发移植到额顶部，其存活率高达100%，亦不会引起脱发。Sawaya研究了雄激素性脱发的男女患者活检组织毛囊中的AR，结果显示所有受试者前额部AR水平较后枕部高，女性患者额部毛囊中雄激素受体含量低于男性患者。

2.2.4 5α-还原酶

睾酮是一种类固醇荷尔蒙，雄激素的一种，可能影响许多身体系统和功能。可经5α-还原酶转化为 DHT，DHT 可引起终毛向毳毛转变。5α - 还原酶主要包括 I 型和 II 型两种。头皮的毛囊内及其周围组织主要是 II 型 5α - 还原酶。在毛囊的生长期 5α - 还原酶的活性较休止期高 $3 \sim 8$ 倍。有研究表明，AGA 男性患者是因毛囊中 5α - 还原酶活性增高，皮肤转化睾酮为 DHT 的能力增加，从而导致了脱发。人体内含有芳香酶，芳香酶位于毛囊内外毛根鞘，对毛囊起着保护作用。女性体内所含的芳香酶较男性高，所以睾酮转为雌激素的量增加，这也是雄激素性脱发女性患者临床表现较轻，可保留前额发际的原因。

2.2.5 蛋白酶 Nexin - 1

蛋白酶 Nexin - 1 是一种丝氨酸蛋白酶的抑制剂。有实验研究发现，该酶的 mRNA 在鼠毛乳头细胞中的表达随毛囊生长周期而发生变化，与毛乳头细胞维持毛发生长的能力有相关性。二氢睾酮对蛋白酶 Nexin - 1 的合成有抑制作用。

2.2.6 生长因子和细胞因子与脱发

近几年来，人们已经逐渐重视起生长因子在毛发生长中的作用。有研究表明，复杂的细胞间信号传导和一些已知的多肽生长因子可影响毛发的生长周期。动物实验和毛囊体外培养研究证实 EGF、TGF、FGF、KGF、IGF、HGF、VEGF 等对毛发生长有一定的促进或者抑制作用。通过其他动物实验研究发现，当编码这些因子的基因发生突变后，毛发生长随之出现异常。新近发现毛乳头表达 HGF、VEGF，在体外培养中二者对毛囊生长有明显促进作用。脱发患者毛囊中的 VEGF 的表达减弱或消失。

2.2.7 病菌感染

绝大多数脂溢性皮炎患者的头皮损害中，可查到糠秕孢子菌，部分还能查到葡萄球菌、链球菌及痤疮棒状杆菌等，血清中的三酰甘油可被分解为刺激性脂肪酶的酯酶，发生炎症，产生头屑，形成脂溢性皮炎伴脱发。

2.2.8 其他因素

赵俊英等通过对 201 例雄激素性脱发患者的相关因素分析中发现，雄激素性脱发的发生与神经精神因素密切有一定的相关性，这些患者平素多有精神和神经紧张或工作节奏快、学习压力大，饮食失调、生活作息不规律可诱发或者加重本病。

2.3 西医治疗现状

2.3.1 5α - 还原酶抑制剂

非那雄胺为一种 4 - 氮杂甾体化合物，是睾酮代谢成为更强的二氢睾酮过程中的细胞内酶 - II 型 5α - 还原酶的特异性抑制剂。本药能非常有效地减少血液和前列腺内的二氢睾酮，同时可使二氢睾酮在血清和毛囊中的含量降低，逆转 DHT 与 AR 结合所导致的生长期时间缩短、毛囊进行性缩小及生长期/休止期值下降。非那雄胺对雄激素受体没有亲和力。对早期轻到中型（即按 Hamilton 对 AGA 的分级 [2] 的 II 到 V 级）效果好。有研究显示，口服非那雄胺治疗雄激素性脱发在 12 个月内其显效率及总有效率与疗程呈正相关。口服非那雄胺超过 12 个月后，疗效可继续提高，但不显著，服药 12 个月与 18 个月及 24 个月相比无统计学差异。口服非那雄胺（1 mg/d）一年后，测患者血清中的双氢睾酮，发现在原基准的水平上下降明显，而血清中的睾酮的水平则升高 9.1%，而这种升高在正常范围之内。和其他的治疗 AGA 药物比，该药物不良反应少，其不良反应主要包括轻度肝功能异常、性功能障碍、抑郁、情绪紊乱、睡眠及饮食习惯异常等。但这些不良反应在停药后均可得到缓解。

2.3.2 雄激素受体竞争抑制剂

Vierhapper 等研究指出雄激素性脱发女性患者与头皮中所含睾酮水平增高有关，而与二氢睾酮水平升高无相关性，这解释了为何 5α - 还原酶抑制剂对治疗雄激素性脱发女性患者无效的原因。Carmina 等研究发现雄激素受体竞争抑制剂疗效最佳。

（1）西咪替丁（甲氰米胍）。甲氰米胍是二氢睾酮的竞争性抑制剂，其作用机制是通过阻止 DHT 进入毛囊细胞内而发挥弱的抗雄激素作用。此药的用法为：300 mg/次，5 次/d，需连续服用 5 个月或以上，该药的不良反应包括性欲降低、男性乳房女性化等，故此药不适于男性患者服用。

（2）安体舒通（螺内酯）。此药具有抗雄激素作用，该药可通过调节细胞色素 P450 酶，减少肾上腺产生睾酮，并且此药是二氢睾酮和雄激素受体竞争性抑制剂，性质温和。临床上用此药治疗 AGA 的病例不多，但每天服用 50 ~ 200 mg，患者的主观症状可得到改善。有研究称，该药长期使用可引起男性患者性欲降低，男性乳房女性化，故不宜治疗 AGA 男性患者。该药的不良反应与剂量大小有一定的相关性，但具有可逆性，此药可影响胎儿性腺的发育与性分化。故孕妇及哺乳期妇女最好不用，为减少此药的不良反应，在使用中可通过小剂量间歇给药从而避免不良反应的发生。在使用期间需同时观察血钾、乳房变化等情况。

（3）氟他胺（flutamide）。是一种非甾体类抗雄激素药物（NSA），Carmina 等给予女性 SA 患者氟他胺 250 mg/d，连续 1 年，能改善脱发情况。氟他胺毒副作用小，不良反应发生率低，近年来逐步用于与雄激素相关的疾病治疗中。全身给药可引起男胎女性化、性欲减退、生精障碍等不良反应，故孕妇不宜使用，目前人们正在对局部外用的氟他胺凝胶进行临床验证。

（4）氟罗地尔（fluridil）。此药是一种新型局部外用抗雄激素药物，可以抑制雄激素受体的表达；由于该药疏水性较强，只适于外用。有研究表示使用该药物 3 个月后，静止期的毛发计数明显下降，且生长期的毛发计数明显增加。

（5）17A 雌二醇。局部外用抗雄激素类药物，其可能的作用机制为通过增强细胞色素 P450 芳香酶活性，使更多的睾酮转化为雌激素。因芳香酶主要存在于毛囊上皮，本品外用较合理。

2.3.3 生物学反应调节剂

（1）米诺地尔。是此类生物学反应调节剂的代表药物，也是目前美国 FDA 唯一批准上市的治疗脱发的非处方药。有研究表明，米诺地尔可舒张毛囊小动脉，从而增加真皮乳头血流，进而可促进毛母质、真皮乳头等细胞的增生，可诱导雄激素依赖性和非依赖性的秃发的毛发生长。在临床使用的包括 2%、3% 和 5% 几种规格。孙春秋等对使用不同浓度的米诺地尔治疗 AGA 女性患者，对其疗效进行了系统评价，结果显示轻到中度的 AGA 女性患者外用 2% 的米诺地尔治疗安全有效。日本有研究表明高浓度的米诺地尔（5%）疗效优于低浓度（1%），不良反应的发生差异无统计学意义。

（2）维 A 酸类。人们从 20 世纪 80 年代就开始研究毛发的生长和维 A 酸之间的关系。维 A 酸可通过 homeobox 基因蛋白在毛发生长过程中起作用，特别是在毛囊的形成和分型方面作用尤为明显。李孙达等以"异维甲酸"为主药，治疗脂溢性脱发疗效显著，同时指出若非脂溢性脱发或皮脂分泌不多的脂脱患者，用此法疗效不佳。因维 A 酸有增加药物经皮吸收的作用，两药联合使用可增加疗效。但两药存在配伍禁忌，在应用时需分开使用，米诺地尔 2 次/d，维 A 酸 1 次/d。

2.3.4 毛发移植

毛发移植术是外科技术的一种，逐步发展到微创乃至无创，属于医学整形手术的范畴，毛发移植亦称为"自体毛囊移植技术"或者"植发技术""毛发种植技术"。一共经历了毛发移植起步时期、环钻冲压时期、微小毛胚移植时期、单位毛囊移植时期（"FUT""FUE"）、"TDDP"高端符合专利技术新时期五大时期；其发展史有一定的脉络可循，毛发移植的单位越来越小，效果也变得越来越自然。郭云等用高密度显微外科毛发移植技术，综合移植多种微小型毛胚，治疗脂溢性秃发的临床效果显著，具有手术时间短、植发密度高、覆盖效果好等优点，大部分患者 I 期手术后即可获得满意的治疗效果。张勇等对 67 例雄激素源性脱发（Ⅲ ~ Ⅴ）患者应用毛囊单位移植技术进行治疗，同时应用含单个毛囊单位进行发际线再造，术后一年对 67 例患者进行随访，患者对满意评分度仍较高，毛囊单位移植技术在治疗雄激素源性脱发患者，尤其注重对发际线的修补，弥补了传统的移植方法使发际线呈簇状排列的不足，整体植发后的外观看起来更加自然美观。

第二部分　临床研究

1　研究目的

了解薏苓祛湿生发汤对 AGA 患者的主要临床症状、体征等指标的改善情况，客观评价薏苓祛湿生发汤对治疗雄激素源性脱发的临床疗效。并探讨中医药治疗雄激素性脱发的机制，为中医药在以后临床中运用和新型中药剂型的开发提供一定的客观依据。

2　资料与方法

2.1　病例来源

全部病例均来自于江苏省中医院（南京中医药大学第一附属医院）皮肤科门诊，为自 2010 年 10 月至 2011 年 12 月诊断为雄激素源性脱发的男性患者。

2.2　诊断标准

（1）西医诊断标准

①前发际线从两边向后退或从头顶部开始脱发，脱发区呈一片均匀、稀疏细软而短的毛发，头发稀疏甚至秃顶；

②头发无明显稀疏，但近来日常和（或）洗头时明显脱落，脱发数量约大于 100 根/d；

③头皮瘙痒；

④头皮鳞屑增多；

⑤头皮油脂增多，或头皮油脂不多，头发枯燥。

凡符合前 2 条中的 1 条，加上后 3 条中的 2 条方诊断为雄激素性脱发。

（2）按国际上常用 Hamilton – Norwood 分级法，将男性 AGA 分为 7 级：

Ⅰ型：正常或基本正常发型；

Ⅱ型：额颞部发际线呈三角形后移，距两耳道连接的冠状线可达 2 cm；

Ⅲ型：两颞角退缩超过冠状线前 2 cm，顶部显稀疏；

Ⅳ型：两颞及发际明显退缩，伴额中部发际后退，但期间有密度中等的毛发带相隔；

Ⅴ型：额颞部和顶部裸露区扩大，期间毛发带狭窄而稀疏；

Ⅵ型：马蹄形脱发，侧面和后面脱发区增加；

Ⅶ型：严重形式，除马蹄形脱发外，耳周和枕部有脱发。

（3）中医症候诊断标准

湿热证：头发潮湿，状如擦油或水浸，甚则数根头发彼此黏在一起，鳞屑油腻，或头皮多屑，有明显瘙痒，日久则前额及头顶部头发稀疏变细，脱落以致秃顶。舌红苔黄而腻，脉滑而数。

（4）纳入标准

①符合上述诊断标准；

②符合 Hamilton – Norwood 分级 Ⅱ ~ Ⅵ级；

③男性，年龄在 18 ~ 50 岁；

④本人同意并接受治疗。

（5）排除标准

① 6 个月内服用过治疗本病的中西药物及可能干扰毛发生长的药物，如抗高血压药物，系统性使用皮质类固醇，细胞毒制剂，抗癫痫药物，支气管和血管扩张药物等的患者；

②曾手术进行植发治疗者；

③合并肝肾功能不全及其他重大系统疾病者；

④头皮有银屑病或严重头皮感染者；

⑤其他原因脱发如斑秃、先天性全秃或先天性少发症、损伤性脱发及化疗或产后等导致的脱发。

2.3 治疗方法

（1）治疗组予薏苓祛湿生发汤，药物组成：茯苓 10 g、生薏苡仁 15 g、生地 15 g、丹皮 10 g、泽兰 10 g、泽泻 10 g、生侧柏叶 15 g、石菖蒲 10 g、茵陈 10 g、木瓜 10 g、丹参 15 g、生山楂 15 g、六一散 10 g。

临证加减：

头发油腻、湿热尤重者加茵陈、蛇舌草等加强清热祛湿作用；

头皮瘙痒严重，属风邪偏盛应酌情加白鲜皮、钩藤以祛风止痒；

头屑较多者加白蒺藜、当归养血祛风。

（2）对照组予以非那雄胺（保法止）口服，1 mg，1 次/d。

2.4 服用方法

中药 1 剂/d，分 2 次，水煎服。30 天为一疗程，3 个疗程后判定疗效。

2.5 注意事项

①嘱患者注意起居有时，保证充足的睡眠，避免熬夜，解除思想顾虑；

②减少电脑的使用时间；

③1～2 日洗发一次，洗发时减少洗发乳用量，勿在头皮上过长时间停留，轻揉，不宜大力搔抓，减少对头皮的刺激；

④少吃肥甘厚味，禁食辛辣、油腻之品；

⑤忌烫发、染发。

3 观察内容及方法

3.1 观察内容

①患者的一般特征：年龄、性别、工作性质、病程等其他的可以危险因素（家族史、压力等）。

②AGA 患者脱发程度、头发油腻状况、瘙痒和头皮屑情况。

治疗前后分别予以打分，以积分的多少作为衡量疗效的指标。

3.2 评分标准

①头皮屑：无头皮屑记 0 分，轻度记 2 分，中度记 4 分，重度记 6 分。

②油腻性：适中记 0 分，少量记 2 分，中等量记 4 分，明显记 6 分。

③掉发程度：无头发脱落记 0 分，少量脱发（＜50 根/d）记作 2 分，中等量脱发（50～100 根/d）记 4 分，大量脱发（＞100 根/d）记 6 分。

④瘙痒：无瘙痒记 0 分，轻度记 2 分，中度记 4 分，重度记 6 分。

⑤新生头发：脱发处全部长出头发，色泽及粗细同正常记 0 分；脱发处长出 2/3 以上新发，毛发黑白粗细不均，记 2 分；长出 1/3 以上新发，毛发细软、色白，记 4 分；治疗后无新发或仅有少许毳毛长出记 6 分。

3.3 疗效标准

痊愈：头皮瘙痒消失，无头屑及脱发，毛发粗细色泽正常，头油分泌适中，积分为零。

显效：毛发生长较多，黑白相间，粗细不匀，头皮瘙痒、皮屑及头油明显减少，积分下降＞70%。

有效：有较多毳毛生长，瘙痒皮屑及头油分泌有所减少，积分下降在 30%～70%。

无效：无毛发生长或有少许毳毛长后又脱落，积分下降＜30%。

3.4 观察指标

①观察两组治疗前后的临床疗效。

②观察两组治疗前后头皮油腻、瘙痒、脱屑、脱发程度4个主要伴随症状改善情况。

3.5 安全性观察

记录在治疗过程中发生的不良医学事件，包括有无性功能减退、肝肾功能有无异常等。

3.6 统计学方法

采用SPSS 17.0统计软件进行数据分析。计量资料用t检验，不符合正态分布的用秩和检验，计数资料用x^2分析，以$P<0.05$为差异有统计学意义。

4 临床观察结果

4.1 一般情况分析

将110例AGA男性患者分为两组，治疗组64例，对照组46例，平均年龄（28.31±5.198）岁，以20~40岁患者居多；平均病程（2.862±2.49）年，前来就诊者大多数病程在5年之内。46例患者有家族史，47例患者诉有睡眠障碍，压力较大者有42人。具体见表1~表7：

表1 家族史

家族史	例数	所占比例（%）
有	46	42
无	64	68

表2 睡眠障碍

睡眠障碍	例数	所占比例（%）
有	47	43
无	53	57

表3 电脑使用时间

电脑使用时间	例数	所占比例（%）
<3	23	21
3~6	31	29
7~9	39	35
>9	16	15

表4 压力大小

压力	例数	所占比例（%）
大	42	38
小	68	62

表5 病程

病程（年）	例数	所占比例（%）
≤1	32	29
1.1~5	66	60
6~10	5	5
≥10	7	6

表6 年龄构成

年龄（岁）	例数	所占比例（%）
18~19	2	1.82
20~29	64	58.18
30~39	40	36.36
40~45	4	3.64

表7 临床分级

Norwood 分级法	例数	所占比例（%）
Ⅱ级	20	18.18
Ⅲ级	46	41.82
Ⅳ级	33	30.00
Ⅴ级	10	9.09
Ⅵ级	1	0.91

4.2 两组可比性分析（表8和表9）

表8 一般情况的分析

组别	例数	平均年龄	病程（年）	治疗前积分
治疗组	64	28.20±5.25	2.83±2.58	13.75±3.90
对照组	46	28.46±5.18	2.91±2.40	14.22±3.13
P		0.802	0.871	0.503

表9 治疗前临床伴随症状

组别	鳞屑	油腻	脱发程度	瘙痒
治疗组	2.56±2.06	5.50±0.873	4.22±1.56	1.47±1.48
对照组	2.91±2.01	5.61±0.906	4.00±1.69	1.70±1.58
P	0.376	0.527	0.484	0.442

治疗组与对照组之间年龄、病程、治疗前积分及临床伴随症状（鳞屑、油腻、脱发、瘙痒），P值均大于0.05，两组情况具有可比性。

4.3 疗效比较

4.3.1 两组疗效比较（表10）

表10 两组疗效比较（n＝例数）

组别	例数	痊愈 n	显效 n	有效 n	无效 n（%）	总有效率（%）
治疗组	64	0	12	43	9	85.93
对照组	46	0	4	27	15	67.39

注：总有效率＝（痊愈例数＋显效例数＋有效例数）/总例数。

治疗组总有效率为85.93%；对照组总有效率为67.39%。治疗组总有效率明显高于对照组，经 x^2 检验，$P<0.05$ 二组总有效率比较具有统计学意义。

4.3.2 两组治疗前后积分比较（表11）

表11 两组治疗前后积分比较

组别	治疗前	治疗后	P
治疗组	13.75 ± 3.90	6.53 ± 3.01	0.001
对照组	14.22 ± 3.13	8.39 ± 3.34	0.008
P	0.503	0.003	

治疗前，治疗组与对照组之间临床症状总积分经检验，无统计学差异；治疗后两组积分均明显下降，经检验，具有统计学差异（$P < 0.05$）。治疗组治疗后总积分低于对照组，且有统计学意义（$P < 0.05$）。

4.3.3 两组治疗前后临床伴随症状改善情况比较

表12 两组治疗前后头皮鳞屑程度比较（$\bar{x} \pm S$，P）

组别	治疗前	治疗后	P
治疗组	2.56 ± 2.06	1.19 ± 1.27	0.004
对照组	2.91 ± 2.01	1.57 ± 1.79	0.007
P	0.376	0.20	

表13 两组治疗前后头发油腻情况改善程度比较

组别	治疗前	治疗后	P
治疗组	5.50 ± 0.873	2.84 ± 1.46	0.000
对照组	5.61 ± 0.906	3.91 ± 1.58	0.004
P	0.527	0.00	

表14 两组治疗前后脱发情况改善程度比较

组别	治疗前	治疗后	P
治疗组	4.22 ± 1.56	2.00 ± 1.29	0.001
对照组	4.00 ± 1.69	1.96 ± 1.07	0.002
P	0.484	0.85	

表15 治疗前后头皮瘙痒情况改善

组别	治疗前	治疗后	P
治疗组	1.47 ± 1.48	0.59 ± 1.05	0.004
对照组	1.70 ± 1.58	0.96 ± 1.10	0.005
P	0.442	0.082	

从表12～表15可以看出，治疗后，对两组临床伴随症状改善情况进行比较，组内比较均明显好转（$P < 0.05$）；组间比较，掉发程度、头皮鳞屑及头皮瘙痒情况治疗前后两组无统计学差异，头发油腻改善情况治疗组优于对照组，有统计学差异（$P < 0.05$）。

4.4 安全性观察

两组患者均未出现明显不良反应。治疗组有两例患者诉服药后食欲减退，嘱其饭后服药，后症状逐渐消失；其余患者均未出现不适。

5 分析

5.1 组方分析

薏苓祛湿生发汤是魏跃钢教授结合多年临床经验，治疗雄激素性脱发的基本方。

薏苓祛湿生发汤组方：生薏苡仁 15 g、茯苓 10 g、生地 15 g、丹皮 10 g、泽兰 10 g、泽泻 10 g、生侧柏叶 15 g、石菖蒲 10 g、茵陈 10 g、木瓜 10 g、丹参 15 g、生山楂 15 g、六一散 10 g（包煎）。

功效：清热利湿健脾，生发。

5.2 薏苓祛湿生发汤方解

薏苓祛湿生发汤是由生薏苡仁、茯苓、生地、丹皮、泽兰、泽泻、生侧柏叶、石菖蒲、茵陈、木瓜、丹参、生山楂、六一散 13 味药物组成，共奏清热利湿，健脾生发之功，具有标本同治的特点。方中生薏仁性凉，味甘、淡，具有健脾渗湿，除痹止泻的功效。李时珍在《本草纲目》中记载：薏米能"健脾益胃，补肺清热，祛风胜湿。炊饭食，治冷气。煎饮，利小便热淋"。茯苓，性味甘淡，平，祛湿利水、健脾和胃、宁心安神之功，始载于《神农本草经》，被列为上品。《用药心法》有云："茯苓，淡能利窍，甘以助阳，除湿之圣药也。味甘平补阳，益脾逐水，尘津导气。"生薏仁、茯苓为君药，清热，健脾渗湿，标本兼治。生地为甘寒滋补通利之品，《神农本草经》指出本品有两大功效：一是益阴血，主"伤中，……填骨髓，长肌肉"；二是通血脉，"主折跌绝筋，……逐血痹，……除寒热积聚、除痹"，《名医别录》又谓"破恶血"。生地、丹皮养血活血，凉血滋阴；泽兰、泽泻、茵陈、六一散（滑石、甘草）诸药为臣清热利湿，湿热从小便而解；石菖蒲辛温芳香，善化湿浊、醒脾胃，木瓜和胃化湿，山楂健脾胃，消食积，散瘀血；生侧柏叶气微香，味苦涩，为凉血止血药，有止血、乌须发、止咳喘的功效。《滇南本草》有云："丹参，入心经。补心，生血，养心，定志，安神宁心，健忘怔忡，惊悸不寐，生新血，去瘀血，安生胎，落死胎。一味可抵四物汤补血之功。"

现代药理学研究认为生薏仁的主要成分为薏苡仁酯、薏仁素等物质，薏苡仁酯具有兴奋、解热、止血的作用，还具有消炎排脓的疗效，可防止脱发、营养头发，使头发光滑柔软。茯苓中富含多糖类物质在清除自由基方面有显著效果，具有很好的抗脂质过氧化及保护 DNA 免受自由基氧化损伤的能力，同时有研究表明茯苓可提高人体免疫力。生地可促进血管内皮细胞增生，可改善血瘀型大鼠血液流变学相关指标，其治疗后血液中多项指标较治疗前有差异性显著，尘地亦可改善脂质代谢紊乱。丹皮在体外有显著的抗凝血作用，其主要成分丹皮酚对内毒素、ADP 和胶原诱导的大鼠及人的血小板聚集均有显著抑制作用，其煎剂葡萄球菌、链球菌等有较强的抗菌作用。丹参属于活血化瘀类药物，可提高纤溶酶的活性；延长出、凝血时间；抑制血小板聚集改善血液流变学特性（血黏度降低、红细胞电泳时间缩短），同时可以通过促进新陈代谢而改善局部微循环；丹参酮是丹参的乙醚提取物，主要成分隐丹参酮、二氢丹参酮，现代实验研究表明，丹参酮具有较温和的雌激素活性，有抑制皮脂腺功能亢进的功效；隐丹参酮、二氢丹参酮是丹参制剂的主要成分，抑菌作用明显，尤以痤疮丙酸杆菌敏感度最高。侧柏叶中含有黄酮类化合物、鞣质和挥发油等，可应用于医药、化妆品等多个领域；其中总黄酮可激活毛母细胞和促进血液循环，使生长能力衰退的毛囊复活同时促进血液循环以补充头发所需的营养成分，同时可减缓头发表皮细胞蜕化的速度，使其延迟脱落，从而减少脂溢性皮肤病的产生。甘草的主要成分包括甘草次酸和甘草酸。其中甘草酸具有激素样作用，可促进毛发生长；甘草次酸可以抗菌并抑制小鼠生殖腺产生睾酮等。

从西药药理方面讲，薏苓祛湿生发汤治疗雄激素性脱发主要体现在以下几个方面：①抗雄激素样作用：研究发现 AGA 的发病与体内的雄激素水平有关，方中丹参、甘草等中药具雌激素样作用，可拮抗雄激素局部代谢，降低脱发区局部雄激素的相对浓度。②调节脂质代谢：研究显示 AGA 的发生与血液流变学变化存在相关性，生地可改善脂质代谢紊乱，日本科学家发现，泽泻的脂溶性部分对高脂血胆固醇血症有明显的降低胆固醇和抗动脉硬化作用。国内研究发现，泽泻可同时降低胆固醇和三酰甘油。动物实验中发现，丹参可降血脂。③促进毛发生长作用：方中侧柏叶中所含的总黄酮、生薏仁中的薏仁酯、甘草中的甘草酸可促进毛发生长，其中总黄酮可激活毛母细胞和促进血液循环，使生长能力衰退的毛囊复活同时促进血液循环以补充头发所需的营养成分。④保护毛细血管，改善局部微循环：雄激素性脱发患者头皮局部的毛细血管数量减少，血流总量减少，有效灌注减少，方中生地、丹皮、侧柏叶、丹参等中药均有保护血管内皮细胞，抑制血小板聚集从而降低血液黏稠度，改善局部微循环，增加低灌注期的局部血流量等作用，增强局部毛发营养，促进毛发再生。⑤抗氧化作用：茯苓中富含多糖类物质，可提高SOD的活性，抑制MDA合成，可保护毛囊，防止脱发。⑥抑菌作用：观察证实，绝大多数脂溢性皮炎患者的头皮损害中，可查到糠秕孢子菌，部分还能查到葡萄球菌、链球菌及痤疮棒状杆菌等，血清中的三酰甘油可被分解为刺激性脂肪酶的酯酶，发生炎症，产生头屑，形成脂溢性皮炎伴脱发。方中多种中药如泽兰、泽泻、丹皮、木瓜、甘草等，所含的多种成分有抑菌作用，同时丹参对糠秕孢子菌有抑制作用，从而缓解炎症，减少头屑，改善脱发症状。

5.3　对照组药物药理分析

非那雄胺是Ⅱ型5α - 还原酶抑制剂，适用于18～41岁男性各种程度的脱发，对顶部和前额部脱发效果较佳，而对鬓角部的秃发类型效果不佳。非那雄胺能降低血清和毛囊中二氢睾酮水平，可通过抑制睾酮转化为DHT，降低DHT对毛发生长的抑制作用，使毛发恢复自然生长。有报道将1553例男性雄激素性脱发患者分成两组，治疗组予以非那雄胺1 mg/d，对照组予以安慰剂治疗，治疗时间为5年，结果显示治疗组各疗效指标均优于对照组（$P < 0.05$），治疗期间治疗组头皮的毛发生长情况得以改善，对照组仍继续脱发。有研究显示，口服非那雄胺治疗雄激素性脱发在12个月内其显效率及总有效率与疗程呈正相关。口服非那雄胺超过12个月后，疗效可继续提高，但不显著，服药12个月与18个月及24个月相比无统计学差异。此药口服吸收效果较佳，外用无效。因非那雄胺有致畸作用，不宜用于育龄妇女或者小儿。

5.4　结果分析

本研究共纳入110例AGA患者，其中治疗组64例，对照组46例，治疗3个月后，其有效率分别为85.93%、67.39%，治疗组有效率明显高于对照组，经x^2检验，$P < 0.05$有统计学差异。经治疗后两组病情积分均较治疗前降低（$P < 0.05$）；治疗组治疗后总积分较对照组低，有统计学差异（$P < 0.05$）。治疗前后对临床伴随症状（油腻、掉发、头皮鳞屑、瘙痒程度）改善情况进行比较，组内比较均有好转（$P < 0.05$）；治疗后组间比较发现头皮鳞屑、掉发程度及瘙痒程度无差异，但头发油腻症状治疗组明显优于对照组，有统计学差异（$P < 0.05$），说明薏苓祛湿生发汤对脾胃湿热型雄激素性脱发的主要临床伴随症状具有更好的改善作用，可提高患者的生活质量。

6　讨　论

中医辨证分型论治对雄激素源性脱发的主要临床伴随症状具有更好的改善作用，安全性高，可作为临床有效的治疗方法。

第三部分　实验研究

1　研究对象

收集208例初诊为AGA患者的头发，测定头发元素含量，另收集96位经皮肤科医师检查无毛发疾病的正常人头发进行测定，两者比较。最近3个月内未接受过烫发或染发，无肝、肾疾病，无消化、吸收功能障碍性疾病及代谢性疾病，无遗传性疾病。

2　仪器设备

高分辨率扫描电子显微镜 - X射线能谱仪（JSM - 5610LV/NORAN - VANTAGE）日本电子公司/美国NORAN公司生产。本仪器由南京师范大学化学与环境科学学院应用化学系分析测试中心材料科学实验室提供。

3 样本采集及制备

取患者前额、头顶、左右两侧、后枕部头发各一根，轻拉下患者的头发，以防毛囊变形。正常人群收集前额、头顶头发各一根，固定在专门制作的卡片上，同时记录姓名、年龄、性别、取材时间。检测前，用不锈钢剪刀剪取离发根 2 cm 的头发，用 75% 酒精清洗 3 次，待干燥后用双面胶带固定于载物台上，喷金后进行扫描电镜观察并测定元素含量百分比。注意各项步骤应严格防止杂物附着。

4 检测方法与原理

扫描电镜下选取毛囊和发干两个部位进行测定，元素选择 O、Cl、S、P、Al、Na、K、Ca、Mn、Fe、Cu、Zn、Mg 13 种，测定开始后屏幕上可显示出所选区域内需测定元素的能谱图像，经计算机处理后可得到该区内各元素的重量百分比。

能量弥散 X 射线微量分析是在电镜内用高速电子束轰击固体标本的微小区域，使该区域所含的元素发射一定波长和强度的 X 射线，由 X 射线检测器接收并分辨各种元素所发射的一定波长的 X 射线能量，借以确定该区域内所含的元素种类和含量百分比。

5 统计方法

用 SPSS 17.0 统计软件对治疗前后头发元素含量百分比进行配对 t 检验，不服从正态分布用 Wilcoxon 符号秩和检验，组间比较用独立样本 t 检验，不符合正态分布，采用秩和检验。

6 观察和检测的结果

6.1 扫描电镜结果

头发表面的毛小皮呈环状分布，排列规则，彼此覆盖，上缘游离，下缘被下部的毛小皮上缘覆盖。毛小皮游离缘的厚薄大体一致，边缘清晰、平滑无损伤见图1。

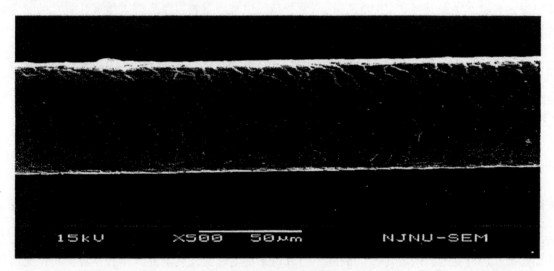

图1 正常头发表面

病变轻者其毛小皮的游离缘大部分被掀起，毛小皮肿胀增厚，边界尚清。少数毛小皮有破溃、脱落现象，同时可见脱落的细胞黏附于毛干表面（图2）。

病变稍重者，毛小皮游离缘可见有破损，游离缘的鳞片翘起，极不整齐，边界不清。表面可见散在"微孔穴"和"糜烂区"，毛小皮的破损因二者的存在更为严重（图3）。

病变重者毛小皮肿胀、变性、脱落，毛小皮大面积暴露，其轮廓已经消失（图4）。

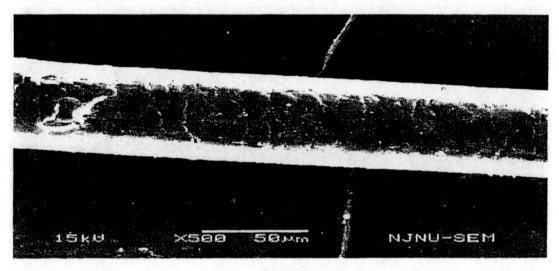

图2　病变轻者头发表面

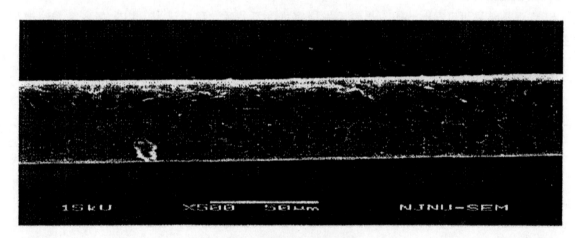

图3　病变稍重者头发表面

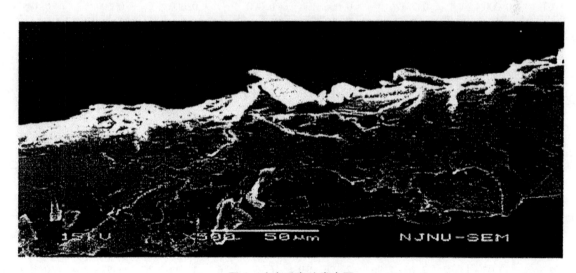

图4　病变重者头发表面

　　病变最严重者毛小皮破坏严重、大量变性坏死，坏死的毛小皮脱落与皮脂腺的分泌物等融合成痂，这些痂皮有的可附于毛干之上，有的与表皮分离剥脱，露出毛皮质，肿胀变性的毛小皮糜烂更甚，断裂更为显著（图5）。

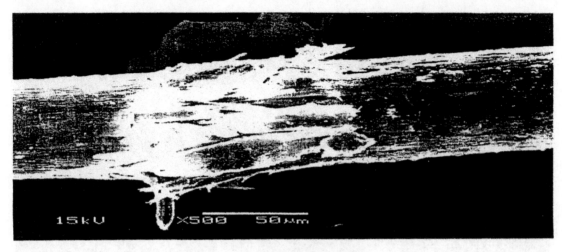

图 5 病变最严重者头发表面

6.2 扫描电镜结果讨论

从 SEM 观察结果可以看出，MPA 患者毛发损害程度不一致。我们认为，MPA 患者病发超微结构的变化主要在于发干表面毛小皮的片状脱落、糜料、结痂及断裂。

6.3 能谱分析结果

6.3.1 96 例正常人与 208 例 AGA 患者的头发元素含量比较（表 16、表 17、图 6 和图 7）

表 16 AGA 患者与正常人前额、顶部头发毛囊元素含量比较 ($\bar{X} \pm S$)

部位		O	Cl	S	P	Al	Na	Mg
前额	患者	33.12 ± 14.25	3.79 ± 3.93	11.99 ± 6.44	4.77 ± 4.21	1.64 ± 1.25	2.23 ± 2.29	0.92 ± 0.94
	正常人	43.08 ± 12.83	3.76 ± 2.77	8.99 ± 7.08	0.51 ± 0.97	0.95 ± 1.12	2.50 ± 2.47	0.85 ± 1.11
头顶	患者	44.64 ± 11.26	3.79 ± 4.19	12.95 ± 7.08	4.40 ± 4.20	1.71 ± 1.48	1.82 ± 1.71	0.86 ± 1.20
	正常人	34.04 ± 12.64	3.96 ± 2.80	9.06 ± 7.17	9.46 ± 10.20	0.99 ± 1.34	2.98 ± 2.78	1.07 ± 1.02
P 值	前额	0.000	0.954	0.000	0.000	0.000	0.387	0.603
	头顶	0.000	0.731	0.000	0.000	0.000	0.000	0.145

部位		K	Ca	Mn	Fe	Cu	Zn
前额	患者	1.32 ± 1.50	5.97 ± 3.99	0.57 ± 0.96	1.16 ± 1.30	18.40 ± 9.79	11.91 ± 8.55
	正常人	2.32 ± 3.92	6.04 ± 5.31	0.69 ± 1.09	1.04 ± 1.32	14.93 ± 9.0	7.79 ± 7.55
头顶	患者	1.00 ± 1.03	5.80 ± 4.07	0.49 ± 0.91	1.04 ± 1.61	17.60 ± 9.27	11.61 ± 8.17
	正常人	2.06 ± 2.63	5.47 ± 4.32	0.62 ± 1.07	1.08 ± 1.33	14.16 ± 7.29	7.51 ± 5.23
P 值	前额	0.003	0.898	0.320	0.500	0.004	0.000
	头顶	0.000	0.520	0.270	0.870	0.002	0.000

表 17 AGA 患者与正常人前额、顶部发干元素含量比较 ($\bar{X} \pm S$)

部位		O	Cl	S	P	Al	Na	Mg
前额	患者	38.82 ± 11.58	2.04 ± 3.75	34.45 ± 7.91	2.68 ± 5.28	0.45 ± 0.58	0.85 ± 0.82	0.23 ± 0.32
	正常人	30.07 ± 13.07	2.76 ± 2.90	28.26 ± 8.64	6.27 ± 7.56	1.11 ± 7.57	1.92 ± 2.44	0.38 ± 0.65
头顶	患者	38.53 ± 9.68	1.97 ± 1.64	35.19 ± 7.06	2.22 ± 4.42	0.50 ± 0.70	0.92 ± 1.14	0.26 ± 0.62
	正常人	29.84 ± 11.54	2.76 ± 2.28	28.34 ± 9.54	7.14 ± 8.75	0.41 ± 0.93	1.66 ± 1.67	0.38 ± 0.58
P 值	前额	0.000	0.093	0.000	0.000	0.214	0.000	0.029
	头顶	0.000	0.003	0.000	0.000	0.352	0.000	0.092

部位		K	Ca	Mn	Fe	Cu	Zn
前额	患者	0.50 ± 0.59	1.09 ± 1.21	0.42 ± 0.68	0.69 ± 0.97	20.68 ± 7.21	14.30 ± 6.06
	正常人	0.97 ± 1.91	1.50 ± 1.39	0.38 ± 0.61	0.65 ± 1.31	15.61 ± 7.71	10.22 ± 6.79
头顶	患者	0.43 ± 0.58	1.00 ± 1.67	0.36 ± 0.72	0.58 ± 0.78	19.57 ± 6.06	16.36 ± 4.95
	正常人	0.97 ± 1.60	1.56 ± 2.62	0.60 ± 0.99	0.72 ± 1.31	15.53 ± 7.12	10.20 ± 6.33
P 值	前额	0.021	0.013	0.591	0.807	0.000	0.000
	头顶	0.002	0.057	0.034	0.338	0.000	0.000

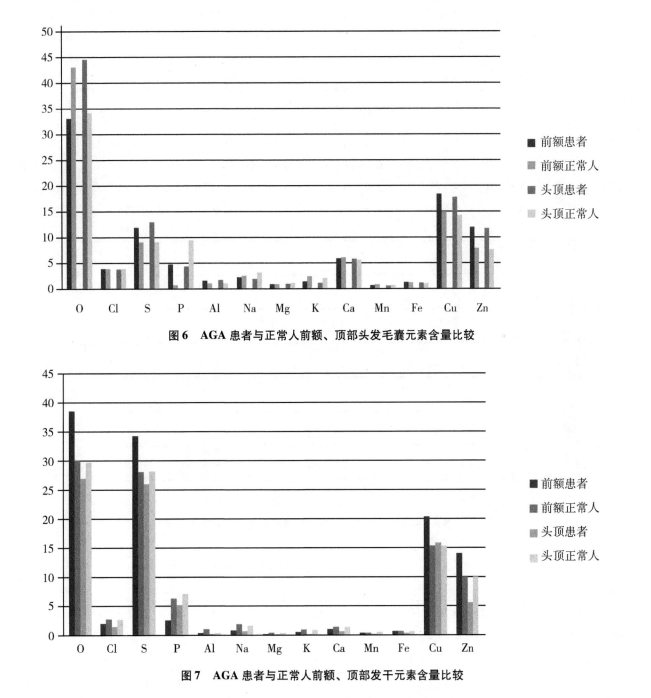

图 6　AGA 患者与正常人前额、顶部头发毛囊元素含量比较

图 7　AGA 患者与正常人前额、顶部发干元素含量比较

从上述统中可以看出，雄激素性脱发患者顶部及前额部头发（毛囊、发干）中所含的 O、S、P、K、Cu、Zn 和正常人比较有差异（$P < 0.05$）；与正常人相比，O、P、K 含量偏低，S、Cu、Zn 偏高。此外，

Al 在前额及顶部毛囊中的含量较常人偏高，Na 在发干毛囊中的含量较正常人偏低。比较发干元素发现，前额部头发中的 Mg、Ca 元素含量较正常人偏低；顶部头发中 Cl、Mn 含量较正常人偏低；前额部及顶部头发的发干中 Na 元素含量都较常人偏低。

6.3.2 中药组治疗前后头发元素含量比较（表18、表19、图8和图9）

表18 中药组治疗前后前额、顶部毛囊元素含量比较（$\bar{X} \pm S$）

部位		O	Cl	S	P	Al	Na	Mg
前额	治疗前	42.35 ± 14.53	3.35 ± 19.38	11.44 ± 5.66	3.86 ± 3.30	1.72 ± 1.39	1.24 ± 1.49	0.96 ± 1.06
	治疗后	54.86 ± 19.38	2.20 ± 1.51	13.00 ± 8.81	3.17 ± 3.83	1.09 ± 1.10	2.13 ± 1.71	0.66 ± 0.73
头顶	治疗前	45.94 ± 9.98	3.66 ± 2.09	10.79 ± 5.09	4.13 ± 4.03	1.84 ± 2.02	1.84 ± 1.72	0.71 ± 0.74
	治疗后	56.44 ± 15.05	2.66 ± 1.80	11.28 ± 7.36	2.67 ± 2.85	1.70 ± 2.88	2.19 ± 2.19	0.95 ± 1.08
P 值	前额	0.002	0.004	0.357	0.410	0.033	0.020	0.130
	头顶	0.000	0.016	0.746	0.058	0.805	0.464	0.265

部位		K	Ca	Mn	Fe	Cu	Zn	
前额	治疗前	1.23 ± 1.54	5.58 ± 5.14	0.56 ± 0.86	1.28 ± 1.35	15.43 ± 10.01	10.10 ± 9.78	2.13 ± 1.71
	治疗后	0.93 ± 1.11	5.54 ± 5.14	0.82 ± 1.19	0.81 ± 1.40	9.87 ± 8.62	5.82 ± 6.23	1.24 ± 1.49
头顶	治疗前	1.23 ± 1.23	5.73 ± 3.45	0.36 ± 0.75	1.14 ± 1.08	14.74 ± 9.50	7.55 ± 4.58	2.19 ± 2.19
	治疗后	0.93 ± 1.28	4.87 ± 3.77	0.45 ± 1.04	0.57 ± 0.86	10.60 ± 9.15	5.03 ± 5.35	1.84 ± 1.72
P 值	前额	0.288	0.969	0.302	0.104	0.005	0.019	
	头顶	0.294	0.287	0.630	0.017	0.043	0.030	

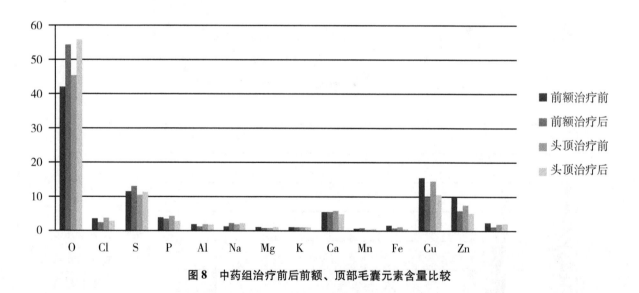

图8 中药组治疗前后前额、顶部毛囊元素含量比较

表19 中药组治疗前后前额、顶部发干元素含量比较（$\bar{X} \pm S$）

部位		O	Cl	S	P	Al	Na	Mg
前额	治疗前	38.52 ± 13.55	1.49 ± 1.07	34.66 ± 4.22	1.38 ± 1.95	0.48 ± 0.63	0.85 ± 0.74	0.25 ± 0.31
	治疗后	49.72 ± 14.12	1.51 ± 1.23	32.37 ± 7.89	1.62 ± 2.54	0.63 ± 0.77	1.18 ± 1.69	0.33 ± 0.46
头顶	治疗前	37.94 ± 10.24	2.02 ± 1.63	35.13 ± 3.35	1.62 ± 2.46	0.58 ± 0.67	0.75 ± 0.85	0.28 ± 0.37
	治疗后	48.38 ± 15.40	1.54 ± 1.60	32.85 ± 7.10	1.25 ± 2.50	0.51 ± 0.48	0.87 ± 0.81	0.35 ± 0.42
P 值	前额	0.001	0.917	0.127	0.666	0.361	0.221	0.401
	头顶	0.000	0.071	0.060	0.525	0.636	0.559	0.360

续表

部位		K	Ca	Mn	Fe	Cu	Zn
前额	治疗前	0.57 ± 0.66	0.92 ± 0.62	0.45 ± 0.84	0.80 ± 1.08	11.45 ± 7.62	8.17 ± 8.29
	治疗后	0.48 ± 0.55	0.70 ± 0.77	0.31 ± 0.59	0.44 ± 0.64	7.45 ± 6.66	3.27 ± 3.75
头顶	治疗前	0.39 ± 0.60	1.10 ± 1.00	0.68 ± 1.25	0.51 ± 0.79	11.39 ± 6.64	7.62 ± 5.55
	治疗后	0.31 ± 0.27	1.11 ± 1.74	0.45 ± 0.74	0.42 ± 0.84	7.78 ± 7.58	4.15 ± 4.14
P 值	前额	0.554	0.135	0.344	0.103	0.010	0.001
	头顶	0.420	0.956	0.326	0.623	0.018	0.002

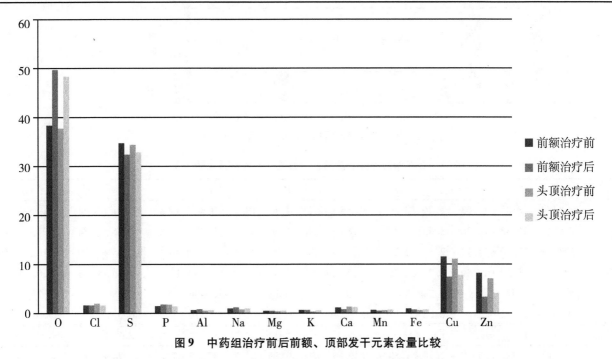

图9　中药组治疗前后前额、顶部发干元素含量比较

从以上图表可以看出，口服中药3个月以后的AGA患者，毛发（毛囊、发干）中O、Cu、Zn均有所改变，差异有统计学意义（$P<0.05$）；O较治疗前升高，Cu、Zn值降低。除此之外，前额部毛囊中Al元素较治疗前降低，Na较治疗前升高，Fe在顶部毛囊中含量降低，差异具有统计学意义（$P<0.05$）。

6.3.3　西药组治疗前后头发元素含量比较（表20至表22、图10至图12）

表20　西药组治疗前后前额、顶部毛囊元素含量比较（$\overline{X} \pm S$）

部位		O	Cl	S	P	Al	Na	Mg
前额	治疗前	32.58 ± 13.76	4.95 ± 6.56	14.20 ± 8.41	4.23 ± 3.66	1.66 ± 1.41	2.02 ± 2.71	0.88 ± 1.07
	治疗后	33.57 ± 20.98	3.46 ± 1.54	15.16 ± 7.19	2.61 ± 3.06	1.38 ± 1.82	1.10 ± 1.19	0.73 ± 1.13
头顶	治疗前	33.28 ± 14.51	4.28 ± 2.07	14.15 ± 6.24	4.92 ± 5.40	1.26 ± 1.23	1.82 ± 1.58	0.68 ± 0.73
	治疗后	34.21 ± 21.58	3.96 ± 1.93	15.12 ± 6.01	3.41 ± 3.36	0.96 ± 0.83	1.01 ± 0.85	0.46 ± 0.41
P 值	前额	0.823	0.270	0.577	0.105	0.503	0.066	0.622
	头顶	0.851	0.534	0.555	0.229	0.280	0.042	0.102

部位		K	Ca	Mn	Fe	Cu	Zn
前额	治疗前	1.62 ± 1.81	5.68 ± 4.44	0.36 ± 0.56	1.26 ± 1.18	20.10 ± 8.59	11.43 ± 6.75
	治疗后	0.72 ± 1.13	5.09 ± 3.03	0.34 ± 0.48	0.59 ± 0.74	22.81 ± 13.17	12.47 ± 8.91
头顶	治疗前	1.02 ± 0.88	6.33 ± 5.04	0.51 ± 0.79	0.65 ± 0.69	19.43 ± 7.99	11.68 ± 7.84
	治疗后	0.80 ± 0.80	4.22 ± 3.04	0.46 ± 0.78	0.87 ± 1.92	20.35 ± 9.89	14.18 ± 11.09
P 值	前额	0.017	0.544	0.839	0.003	0.343	0.622
	头顶	0.306	0.061	0.808	0.579	0.696	0.301

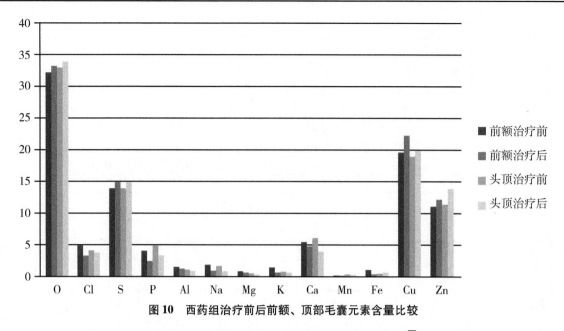

图 10　西药组治疗前后前额、顶部毛囊元素含量比较

表 21　西药组治疗前后前额、顶部发干元素含量比较（$\bar{X} \pm S$）

部位		O	Cl	S	P	Al	Na	Mg
前额	治疗前	28.85 ± 13.63	1.96 ± 2.36	33.88 ± 12.39	4.40 ± 10.26	0.44 ± 0.68	0.81 ± 0.64	0.19 ± 0.27
	治疗后	26.45 ± 16.36	1.45 ± 1.31	37.89 ± 5.28	1.74 ± 2.06	0.32 ± 0.28	0.66 ± 0.84	0.21 ± 0.30
头顶	治疗前	27.40 ± 11.13	2.37 ± 2.23	34.18 ± 12.20	4.29 ± 9.71	0.43 ± 0.62	0.75 ± 0.90	0.16 ± 0.29
	治疗后	28.52 ± 17.46	1.72 ± 1.36	37.52 ± 4.59	2.31 ± 2.77	0.30 ± 0.37	0.59 ± 0.83	0.20 ± 0.33
P 值	前额	0.522	0.248	0.093	0.124	0.406	0.389	0.838
	头顶	0.772	0.087	0.145	0.284	0.316	0.524	0.602

部位		K	Ca	Mn	Fe	Cu	Zn
前额	治疗前	0.58 ± 0.73	1.19 ± 1.50	0.26 ± 0.32	0.53 ± 0.97	17.15 ± 7.26	9.74 ± 7.17
	治疗后	0.44 ± 0.50	0.87 ± 0.78	0.54 ± 0.97	1.00 ± 3.63	17.59 ± 10.16	11.17 ± 9.95
头顶	治疗前	0.63 ± 0.65	0.73 ± 0.79	0.19 ± 0.50	0.60 ± 0.81	16.54 ± 6.90	11.19 ± 5.88
	治疗后	0.42 ± 0.36	0.75 ± 0.63	0.36 ± 0.45	0.31 ± 0.46	15.45 ± 9.06	11.55 ± 9.26
P 值	前额	0.330	0.234	0.140	0.489	0.838	0.468
	头顶	0.117	0.899	0.151	0.048	0.598	0.862

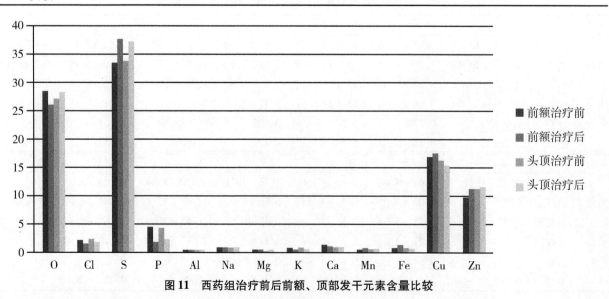

图 11　西药组治疗前后前额、顶部发干元素含量比较

表22　中西药治疗后前额、顶部发干元素含量比较（$\overline{X} \pm S$）

部位		O	Cl	S	P	Al	Na	Mg
前额	中药组	49.72 ± 14.12	1.51 ± 1.23	32.37 ± 7.89	1.62 ± 2.54	0.63 ± 0.77	1.18 ± 1.69	0.33 ± 0.46
	西药组	26.45 ± 16.36	1.45 ± 1.31	37.89 ± 5.28	1.74 ± 2.06	0.32 ± 0.28	0.66 ± 0.84	0.21 ± 0.30
头顶	中药组	48.38 ± 15.40	1.54 ± 1.60	32.85 ± 1.70	1.25 ± 2.50	0.51 ± 0.48	0.87 ± 0.81	0.35 ± 0.42
	西药组	28.52 ± 17.46	1.72 ± 1.36	37.52 ± 4.59	2.32 ± 2.77	0.30 ± 0.37	0.59 ± 0.83	0.20 ± 0.33
P 值	前额	0.000	0.838	0.001	0.834	0.022	0.091	0.186
	头顶	0.000	0.617	0.001	0.092	0.044	0.152	0.090

部位		K	Ca	Mn	Fe	Cu	Zn
前额	中药组	0.48 ± 0.55	0.70 ± 0.77	0.31 ± 0.59	0.44 ± 0.64	7.45 ± 6.66	3.27 ± 3.75
	西药组	0.44 ± 0.50	0.87 ± 0.78	0.54 ± 0.97	1.00 ± 3.63	17.59 ± 10.16	11.17 ± 9.95
头顶	中药组	0.33 ± 0.27	1.12 ± 1.74	0.45 ± 0.75	0.42 ± 0.84	7.78 ± 7.58	4.15 ± 1.14
	西药组	0.42 ± 0.36	0.75 ± 0.63	0.36 ± 0.45	0.31 ± 0.45	15.45 ± 9.06	11.55 ± 9.26
P 值	前额	0.287	0.354	0.212	0.335	0.000	0.000
	头顶	0.137	0.271	0.553	0.516	0.000	0.000

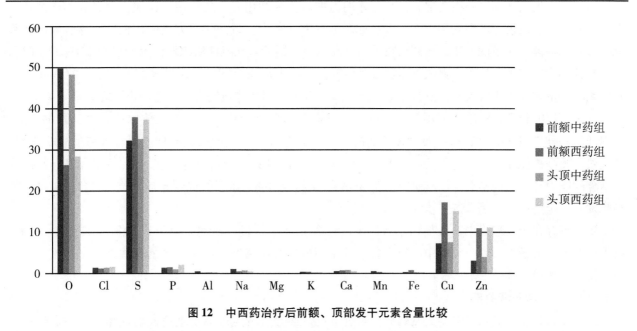

图12　中西药治疗后前额、顶部发干元素含量比较

结果显示：AGA 患者治疗 3 个月以后，两组之间前额及顶部毛发中 O、Cu、Zn 含量有差异（$P < 0.05$），中药组 O 含量较西药组高，Cu、Zn 含量较西药组偏低。毛囊中 Mn、S、Mg 含量差异有统计学意义，Mn、Mg 较西药组偏高，S 含量较西药组偏低，差异有统计学意义（$P < 0.05$）。

7　讨　论

生命起源于元素，元素普遍存在于生命体中，生命活动离不开元素。自然界中发现的化学元素有 100 多种，天然存在的有 92 种，头发中可以检出 81 种。

头发元素分析已有近 150 年的历史，是头发元素医学的柱石和基础。现在头发元素分析已应用于各医学领域，受到各界的重视和关注。16 世纪李时珍总结了前人的经验与知识，进一步指出头发的生长与机体的营养状况和健康状况相关。古代医家将头发煅制成灰，有治疗作用，且不同病症要采用不同年龄和性别的头发。经过煅烧、炒存性或油煎焦枯后，已经将头发中的有机成分去除或破坏，剩余的灰分主要是矿物质和微量元素。人们从头发治病中得到启示，是中国人对头发元素医学做出的一种贡献。

对头发进行元素分析的临床意义包括以下几点：①头发的生长有赖于脉管系统、经络系统和脏腑系统提供营养来源。头发元素的多渠道渗入表明头发元素水平代表着人体元素的总体水平。②头发具有化学性质均一的特点，由蛋白质纤维、α角蛋白固定于基质或蛋白质上所形成的高聚体，这种结构十分稳定，微量元素原子一旦渗入进去就被固定。头发就像"录像带"记录着人体的矿物质、微量元素摄入及代谢状况。③头发生长缓慢，记录着过去及现状人体元素水平，适于观察。④取材方便、快捷，可长期保存。⑤头发元素含量高、种类多，易于头发中多元素同时监测、考核和研究。

7.1 头发中所含元素的作用分析

人体中所含的钾、钙、磷、钠等以离子形式存在于人体体液中，对水分的正常分布、体液的酸碱平衡、神经肌肉的兴奋性有一定的作用，是成人体骨骼及牙齿等硬组织的主要材料，参与体内的新陈代谢。本研究中，脱发患者钾、磷含量均低于正常人组。

人体中铁的含量很少，约占0.004%，成年人全身含铁约3~5g，约10%分布于肌肉和其他细胞中，是酶的构成成分之一，其中还有一部分储存在肝脏、脾脏、骨髓、肠及胎盘中，约占总量的15%~20%。人体约72%的铁在血浆中与蛋白质结合，以血红蛋白的形式存在于血浆中，运输氧气。铁在体内与其他营养物质不同，在人体内并无消耗，可以循环利用。

铜是酶和蛋白质的重要组成部分，它对体内铁的运输和利用有重要作用，铜缺乏会造成体内血色素下降，人体的造血机能就会受到影响，人们称之为缺铜性贫血。近几年研究表明，铜对人体骨架的行程也有影响，铜摄入充足的少年，身高均在平均身高以上。铜元素在机体组织发生癌变过程中有抑制作用，对心血管疾病还有预防作用。铜缺乏会造成骨骼变脆，皮下出血等症状。通过本实验发现，AGA患者头发中铜的含量均高于正常人，推测铜含量可能与脱发有关，但具体机制有待于进一步研究。

锌是人体的必需元素之一，不能在体内合成，需要从食物中获得，参与人体内酶、胰岛素的合成，体内任何一种蛋白质的合成都需要含锌的酶的参与。锌能维护红细胞的完整性，促进人体的生长发育、性成熟，提高机体免疫力，对胎儿脑及大脑神经的发育有作用。同时锌对体内激素的分泌及其与组织受体结合的能力有一定的影响，已有研究证明AGA的发生与局部雄激素的代谢异常有关，锌含量过高可能与脱发有一定的关联，仍需进一步证实。

硫广泛存在于自然界中，人体内不可缺少的一种元素，是蛋白质的重要组成部分，在毛发、皮肤、指甲中浓度含量最高。其中头发中的硫主要来源于毛母质和结缔组，以二硫键的形式存在于头发中，从而保持头发的稳定性。

7.2 中药与化学元素关系

中药是富含多种微量元素的天然药物，通过微量元素分析测定来评价地道药材质量。产地、炮制方法、采收期对可影响药材中的微量元素，微量元素可以提高中草药材有效成分的活性。

李韬等通过实验研究发现玄参、生地、牡丹皮、紫草、赤芍等6种中药的Ca、Mo、Mg含量较高，其中Ca含量最高，而Cu含量最低，这可能与样品的生长环境有关。本实验研究中发现，"薏苓祛湿生发汤"和"非那雄胺"治疗后比较发现，"薏苓祛湿生发汤"治疗后患者头发中的O、Cl、Cu、Zn、Ca、Mg等改变有统计学意义，非那雄胺效果欠佳，所以中药汤剂在调节雄激素性脱发患者头发中微量元素含量方面效果更佳。中草药中微量元素的含量与临床功效密切相关，Mn具有收敛止血，芳香化湿、清热、活血的作用，因此具有此类功效的中草药中Mn含量较多。Zn具有促生长、提高免疫功能，补阴作用的中草药中Zn含量较高。Fe是参与人体的造血功能，具有补血作用的中药中Fe含量较高。有人对10种清热药中的多种微量元素进行分析，找到了此类药材中K、Na、Ca、Mg、Cu和Fe等微量元素之间的关系，说明了这些元素在清热药的含量与其疗效存在着一定的相关性。本实验中，治疗组予以"薏苓祛湿生发汤"治疗脾胃湿热型雄激素脱发，方中以清热祛湿药物为主，经3个月治疗后，患者头发中所含的O、Cl、Cu、Zn元素较治疗前有差异（$P<0.05$）。另外，我们发现AGA患者与正常人头发比较中Cu、Zn元

素含量偏高，而治疗后 Cu、Zn 元素含量较前下降，而 O 含量则较前升高，推测中药对元素具有双向调节作用，可通过药物中所含元素成分补充人体微量元素，也可使人体含量过高的元素下降，因此微量元素研究有利于促进中医药发展。同时我们需注意，中药治疗和微量元素的关系，决不能牵强附会，疾病诊治过程中，可以在突出中医特色的基础上，考虑中药中微量元素对疾病的影响；在辨证论治的基础上可以选用富含 Zn、Mn 等清热凉血、方向化湿的药物，亦可以选用一些富含 Fe、Mn 等可以促进细胞生长和发育的药物，有利于毛发的生长，如木瓜、何首乌、茯苓、侧柏叶等。

综上所述，人体中所含的元素无论降低抑或升高，都有可能导致人体机能紊乱，而导致脱发。薏苓祛湿生发汤治疗 AGA 疗效确切，可能与中药中所含的微量元素对人体机能调节作用有关。从上述实验结果我们可以看出中药对脱发患者毛发中所含的微量元素有调节作用，从而为其临床治疗提供了客观依据。非那雄胺对脱发患者毛发中的微量元素也有一定的影响，进一步肯定了非那雄胺对 AGA 的治疗作用，但其作用机制尚不清楚，需进一步研究。

由于本人学识有限，加以各种客观条件的限制，本研究难免存在不足之处，如在临床的研究过程中，缺少量化的评分标准，有一定的主观性。另外在以后的研究中可以扩大样本量，尤其是治疗前后对照的样本量，可以发现药物对头发元素影响的确切规律，进一步探讨中草药对头发元素的影响，可使本病的临床疗效进一步提高。

8　结　论

分析头发中所含元素，雄激素性脱发的发生可能与 O、S、P、K、Cu、Zn 等元素含量异常有关。此外，Al、Na 等在毛囊部位和正常人比较有差异，Mg、Ca、Cl、Mn、Na 等元素在发干部位含量有差异。经中药治疗后，O、Cu、Zn 在头发中含量较之前有差异，O 含量升高，Cu、Zn 值降低。西药组治疗后，毛囊部位的 Na、K、Fe 元素含量较之前有差异。提示治疗雄激素性脱发的药物对头发元素有调节作用的可能，且中药汤剂效果尤佳。

通过扫描电镜对患者头发中的化学元素含量进行分析，对本病有了进一步的了解，在治疗上可以有新的突破，可在科研上推广使用。

（南京中医药大学硕士学位论文，2012）

福建省孕妇头发化学元素含量及其相关因素
与胎儿先天性心脏病的关系

（2014）

陈小红

（福建医科大学）

[导读]　本研究是国家重点基础研究发展计划《心脏间隔缺损形成中环境和遗传因素交互作用的研究》的子课题。采用以医院为基础的 1:1 配对病例对照研究方法，用 ICP – MS 法测定 120 份头发样品中 24 种元素含量。配对秩和检验表明，病例组孕妇头发内有 10 种元素含量显著高于对照组孕妇，这些元素暴露水平高的孕妇，胎儿罹患先天性心脏病（CHD）的风险可能增加。单因素 Logistic 回归分析发现，砷、锑、钡、硒元素是可疑危险因素，随着其含量增高，发生

CHD 的风险增高。多因素 Logistic 回归模型最终筛选结果，孕妇发中砷含量、硒含量、钡含量、孕后噪声接触、孕期接触化学制剂是胎儿 CHD 发病的危险因素，而孕妇受教育程度高则是 CHD 发病的保护因素。以上发现，可为 CHD 的病因研究及其预防提供参考依据。

引 言

胎儿先天性心脏病（congenital heart disease，CHD，简称胎儿先心病）是指在胚胎发育时期，心脏及大血管在环境和遗传等多种因素交互影响下，心血管发育异常或发育障碍及出生后应闭合的通道未闭合而造成的心血管畸形，是最常见的出生缺陷。国家监测数据显示 CHD 的发生率成快速上升趋势，目前我国新生儿出生缺陷发病率每年为 11‰ ~ 33‰，其中 CHD 约占出生缺陷的 1/3，且连续 10 年是首位病种，是危害儿童健康的重要因素，因此减少 CHD 的发生和对其进行有效控制已日益引起重视。

胚胎的心脏发育过程极其复杂，现在普遍认为胚胎于第 2 周开始形成原始心管，经过伸长、扭曲、旋转、分隔等发育过程，约于第 4 周起循环作用，至第 8 周房室间隔完全形成，这表明胚胎期心脏的发生发育是在孕 2 ~ 8 周，如果该敏感期受到危险因素的影响，则可导致 CHD 的发病率增加。近年来，大量研究证实胎儿先天性心脏病的发生是环境因素、遗传因素及两者相互作用的结果，其中环境因素引起的 CHD 占 80% ~ 90%，相对于遗传因素而言，环境因素的可识性、可控性更强，因此，研究孕早期环境因素对胚胎心脏发育的影响具有非常重大的价值。

现代工业的发展带来了环境污染日益严重，各种有害物质进入了我们生活环境，危害着孕妇及胎儿的生命健康。其中化学元素污染是目前环境中最主要的污染，这些化学因素可通过胎盘屏障进入胎儿体内，引起胎儿先天畸形，对胎儿危害最大。国内外学者对化学元素的毒性作用已经有了较广泛的研究，明确提出了铅、砷、铝、锑、钡、硒等化学元素的致畸作用，亦通过动物实验表明了多种化学元素可引起动物心脏毒性，但关于研究环境中存在的主要化学元素与胎儿先天性心脏病的关系的相关文献较少。

本研究是国家重点基础研究发展计划（"973"项目）《心脏间隔缺损形成中环境和遗传因素交互作用的研究》的子课题，拟通过检测孕妇头发中多种化学元素含量，探讨孕妇头发多种化学元素含量及其变化与胎儿 CHD 发病的关系，有助于探讨与 CHD 相关的高危影响因素，为 CHD 的病因研究及其预防提供参考依据。

对象与方法

一、研究对象

本研究根据《心脏间隔缺损形成中环境和遗传因素交互作用的研究》"973"课题设计要求，对 2010 年 1 月至 2011 年 8 月在福建省妇幼保健院（三级甲等）就诊并行胎儿超声心动图检查的孕妇进行筛选，将胎儿患有先天性心脏病并符合纳入标准的孕妇作为病例组，共 60 例。采用以医院为基础的 1：1 配对病例对照研究，病例组与对照组按年龄及孕周配对，若同样匹配条件的对照组孕妇超过 1 个，选择调查日期最接近者，共 60 例。

病例组的纳入标准：

（1）怀孕期的孕妇。

（2）福建省妇幼保健院超声心动图检查显示胎儿患有如下先天性心脏病：

Ⅰ类：间隔缺损，包括：房间隔缺损，室间隔缺损，房室间隔缺损，心内膜垫缺损，单心房。

Ⅱ类：圆锥动脉干畸形，包括：大动脉转位，法洛氏四联症，永存动脉干、右室双出口。

Ⅲ类：右侧梗阻性畸形，包括：肺动脉（瓣）狭窄，肺动脉闭锁，三尖瓣闭锁，右心发育不良，三尖瓣下移畸形，Ebstein's 综合征。

Ⅳ类：左侧梗阻性畸形，包括：主动脉（瓣）狭窄，主动脉缩窄，左心发育不良，主动脉弓离断。

Ⅴ类：静脉回流异常，包括：总的和部分的肺静脉异位引流，其他静脉回流异常。

Ⅵ类：其他，包括：心脏异位，心肌纤维化增生，右位主动脉弓，卵圆孔早闭，单心室等其他心脏结构畸形。

（3）所有胎儿的心脏畸形和合并畸形均应在出生后或引产后确诊：活产儿经新生儿超声心动图检查确诊；引产胎儿经孕妇及其家属同意后行心脏局部解剖证实。

（4）选择在我院进行产检并最终分娩的孕妇。

（5）孕妇需了解本项目并签署知情同意，愿意配合本课题调查研究。

对照组的纳入标准：

（1）怀孕期的孕妇。

（2）怀孕年龄与病例组孕妇相差不超过1岁、怀孕孕周与病例组孕妇相差不超过3周。

（3）福建省妇幼保健院超声心动图检查显示、专科医师诊断确认：孕妇体内胎儿发育正常，未发现患有任何先天畸形。

（4）在我院进行产检并最终分娩的孕妇。

（5）所有对照组胎儿出生后新生儿检查无心脏畸形。新生儿检查包括体格检查、听诊、新生儿超声心动图等。并随访至生后3个月。

（6）孕妇需了解本项目并签署知情同意，愿意配合本课题调查研究。

病例组及对照组共同排除标准：

（1）双胎或多胎妊娠孕妇。

（2）患有下列基础疾病（先天性心脏病及其他遗传性疾病、糖尿病、高血压病、痛风、皮质醇增多症等）的孕妇。

（3）怀孕期间至采样时有染发、烫发等毛发处理的孕妇。

二、问卷调查

福建省妇幼保健院产前诊断中心调查员经培训后，负责对两组孕妇进行调查，填写由中国出生缺陷监测中心全国妇幼卫生监测办公室设计的《孕前及孕期环境与遗传因素交互作用调查表》，并完成取样。调查内容包括：

（1）基本情况：孕妇及丈夫双方民族、职业工种、出生日期、文化程度、本胎受孕时年龄等。

（2）居住环境：居住地区及其噪声情况、房屋年代、装修情况、公共设施情况、家庭成员、在家是否下厨、家附近是否有果树农田、是否接触电子产品等。

（3）生活习惯：孕妇及丈夫吸烟、饮酒情况、是否出入娱乐场所、烫染发情况、饲养宠物、化妆品使用情况、餐饮用具、饮用水情况等。

（4）工作环境：孕妇及丈夫工作情况、收入情况、防护措施、可能接触的物质等。

三、标本处理与检测

1. 标本采集与检测

采用不锈钢剪刀进行样本采集，每次使用前用酒精浸泡4 h消毒，120 ℃烘烤2 h，冷却后备用。于调查日采集孕妇脑后枕部区域4~5处靠近发根部位的头发，长5~10 cm，共30~50根，重约2 g，封存于带有标签的封口袋，置于常温阴凉处。由中国科学院上海营养所专业检测人员进行检测。

2. 仪器与试剂

使用电感耦合等离子体质谱仪（美国Agilent 7500cx ICP-MS仪器）对头发多种化学元素含量进行检测。样品导入采用G3148B ISIS系统。雾化器采用美国Agilent Scott型双层雾化器。内标溶液采用SPEX CertiPrep公司内含33种元素的多元素标准液，元素浓度均设定为1000 μg/mL。硝酸采用TAMA公司的超纯级硝酸（100 ng/L，65% V/V）。水（18.2 MΩ）采用经 Sartorius 公司 Arium 61316 纯水系统处理的超纯水。

3. 操作步骤

头发用温水浸泡 10 min 后，中性洗涤剂去污，去离子水及超纯水冲洗后置于 60 ℃烘箱 24 h 烘干。取 100 μg 头发样品在 180 ℃下进行微波消解后，加入 5 mL 超纯级硝酸；置于加热板上加热至基本干燥后，用 2% 硝酸稀释至 2 mL；稀释后的样品 4 ℃保存待测。通过微量雾化器进行样品采集，采用电感耦合等离子质谱法（Inductively Coupled Plasma - Mass Spectrometry，ICP - MS）分析头发多种化学元素浓度。

四、变量赋值

调查问卷部分赋值方法如下。孕妇及丈夫文化程度按初中及以下、高中及中专、大专及以上分别赋值为 1、2、3。家庭收入情况按 < 1000 元、1000 ~ 4999 元、≥5000 元，分别赋值为 1、2、3。孕前后接触噪声、家中装修、添置家具、家附近有工厂、家庭主厨、使用燃料、使用空气清新剂、孕期接触化学制剂等情况，是则赋值为 1，无以上情况的赋值为 0。

五、统计学方法

应用 Epidata 3.1 软件，由专人经培训后进行双人平行录入数据。采用 SPSS 18.0 统计软件进行配对秩和检验，$P < 0.05$ 有统计学差异；采用 1 : 1 配对的单因素 Logistic 回归模型，对可疑危险因素纳入多因素 Logistic 回归模型（Backward Wald）进行多因素分析。

六、质量控制

1. 调查前，对参与调查人员进行统一培训。严格按照纳入标准、诊断标准和排除标准选择研究对象。按 5% 的比例对调查表进行复查，所有调查栏目误差不超过 10%。

2. 实验中所有器皿均经过硝酸溶液浸泡、18.2 MΩ 超纯水清洗，以减少样品污染。实验室称量质量所采用的分析天平、测定体积采用的量具均严格标定以减少系统误差；多次盲法使用发样标准物质，按 10% 左右的比例插入平行盲样进行检测。

3. 数据录入由专人培训后进行双人平行录入并进行逻辑检错，误差率小于 5%。

结　果

一、孕妇基本情况

病例组孕妇年龄（27.72 ± 4.08）岁（20 ~ 36 岁），孕周（25.68 ± 4.71）周（14 ~ 37 周）；对照组孕妇年龄（27.68 ± 4.16）岁（19 ~ 38 岁），孕周（25.32 ± 4.65）周（14 ~ 37 周）；病例组与对照组孕妇按年龄及孕周配对后差别无统计学意义（$P > 0.05$）。

二、胎儿先天性心脏病的发生情况

病例组共 60 例，其中足月分娩 1 例，早产 1 例，活产儿均经新生儿超声心动图检查确诊，与胎儿超声心动图检查结果相符；引产 59 例，经心脏局部解剖证实、与胎儿超声心动图检查结果相符的引产儿为 21 例，因胎儿小或水肿等原因无法进行心脏局部解剖 23 例，拒绝心脏局部解剖 14 例。

1. 按照临床解剖分类，各种胎儿心脏畸形的发生例数如下（图1）：

Ⅰ类：间隔缺损 35 例。

Ⅱ类：圆锥动脉干畸形 29 例。

Ⅲ类：右侧梗阻性畸形 11 例。

Ⅳ类：左侧梗阻性畸形 8 例。

Ⅴ类：静脉回流异常 3 例。

Ⅵ类：其他心脏畸形 13 例。

2. 胎儿心脏畸形的复杂程度（图2）

（1）简单型 CHD：即仅发生一种心脏畸形，33 例，占 55.00%；间隔缺损 14 例，圆锥动脉干畸形

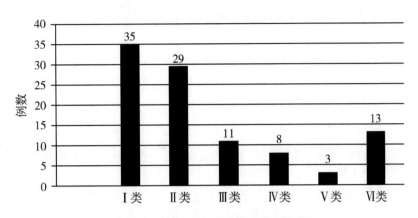

图1　病例组CHD按照临床解剖分类

11例，右侧梗阻性畸形2例，左侧梗阻性畸形3例，其他心脏畸形3例。

（2）复杂型CHD：即发生两种或两种以上心脏畸形，27例，占45.00%。将复杂型CHD按照发生心脏畸形的数量进行分类：

两种心脏畸形：18例，占30.00%；间隔缺损合并圆锥动脉干畸形7例，间隔缺损合并右侧梗阻性畸形2例，间隔缺损合并静脉回流异常2例，间隔缺损合并其他心脏畸形3例，圆锥动脉干合并右侧梗阻性畸形1例；右侧梗阻性畸形合并其他心脏畸形1例；左侧梗阻性畸形并圆锥动脉干畸形1例；左侧梗阻性畸形及其他心脏畸形1例。

三种心脏畸形：6例，占10.00%；间隔缺损合并圆锥动脉干畸形及其他心脏畸形1例，间隔缺损合并圆锥动脉干畸形及右侧梗阻性畸形2例，间隔缺损合并右侧梗阻性畸形及其他心脏畸形1例，圆锥动脉干畸形合并间隔缺损及左侧梗阻性畸形2例。

四种心脏畸形：3例，占5.00%；圆锥动脉干畸形合并右侧梗阻性畸形、左侧梗阻性畸形及其他心脏畸形1例，间隔缺损合并圆锥动脉于畸形、右侧梗阻性畸形及其他心脏畸形1例，圆锥干畸形合并右侧梗阻性畸形、左侧梗阻性畸形及其他心脏畸形1例。

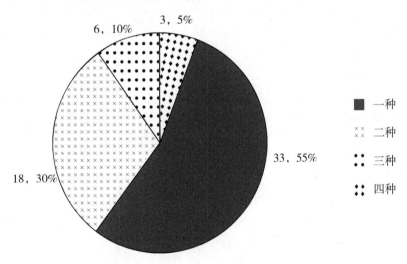

图2　CHD按照心脏畸形复杂程度分类

3. 合并心外畸形情况（图3）

（1）简单型CHD不合并心外畸形（14例）：间隔缺损2例；圆锥动脉干畸形8例；右侧梗阻性畸形2例；左侧梗阻性畸形1例；其他心脏畸形1例。

（2）复杂型CHD不合并心外畸形（13例）：间隔缺损并圆锥动脉干畸形2例；间隔缺损并梗阻畸形

3 例；间隔缺损并静脉回流异常 2 例；圆锥动脉干畸形并右侧梗阻性畸形 1 例；梗阻性畸形并其他心脏畸形 2 例；其他心脏畸形 3 例。

（3）简单型 CHD 合并心外畸形（19 例）：合并唇腭裂 1 例；颅脑畸形 2 例；内脏反位 1 例；右下腹囊性肿物 1 例；唇腭裂合并颅脑畸形 1 例；颅脑畸形及骨骼畸形 2 例；颅脑畸形合并骨骼畸形及脐疝 1 例；颅脑畸形及全身水肿 2 例；骨骼畸形及腹裂畸形 2 例（其中 1 例为肢体 – 体壁综合征）；泌尿畸形合并右附件肿物 1 例；颅脑畸形合并骨骼畸形及膈疝 1 例；消化系统畸形合并胎儿生长受限 1 例；唇腭裂及胸腹壁缺损、内脏外翻 1 例；颅脑畸形合并骨骼畸形、淋巴水囊瘤、消化系统畸形 1 例；颅脑畸形合并骨骼畸形及生长发育受限 1 例。

（4）复杂型 CHD 合并心外畸形（14 例）：唇腭裂 2 例；内脏反位 1 例；泌尿系统畸形 1 例；颅脑畸形 3 例；全身水肿 2 例；全身水肿合并淋巴水囊瘤 1 例；脐膨出合并颅脑畸形 1 例；消化畸形合并骨骼畸形 1 例；神经系统畸形及骨骼系统畸形 1 例；神经系统畸形、骨骼系统畸形及消化系统畸形 1 例。

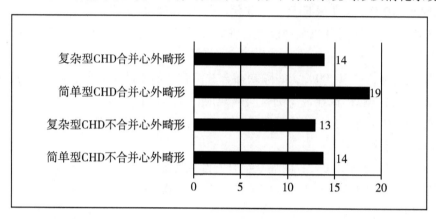

图 3　心脏畸形复杂程度与是否合并心外畸形分类

4. 按照胎儿心脏畸形复杂程度及合并心外畸形情况划分（表 1）

表 1　病例组胎儿心脏畸形复杂程度与合并心外畸形情况比较　　　　　　　　　　　　单位：例

	合并心外畸形	不合并心外畸形	合计
简单型 CHD	19	14	33
复杂型 CHD	14	13	27
合计	33	27	60

注：胎儿心脏畸形复杂程度与是否合并心外畸形无关，$x^2 = 0.197$，$P > 0.05$。

三、孕妇头发化学元素含量与 CHD 发生的关系

（1）病例组与对照组头发 24 种化学元素含量分析（表 2）

资料显示在所分析的 24 个元素中，病例组孕妇头发内铍、砷、钛、钒、铝、铅、锑、钡、锶、硒元素含量高于对照组孕妇，配对秩和检验结果有统计学意义（$P < 0.05$，表 2），其余元素含量在两组之间的差别无统计学意义（$P > 0.05$）。

表 2　病例组与对照组头发 24 种化学元素水平

化学元素 （$\mu g \cdot g^{-1}$）	病例组	对照组	Z	P
铍	0.004（0.001 ~ 0.007）	0.002（0.001 ~ 0.004）	− 2.710	0.007
硼	1.311（1.035 ~ 1.588）	1.376（1.119 ~ 1.634）	− 0.692	0.489

续表

化学元素 ($\mu g \cdot g^{-1}$)	病例组	对照组	Z	P
镁	37.361（30.572～44.149）	37.774（33.241～42.306）	−0.530	0.596
钙	47.712（40.153～55.270）	46.006（36.387～55.625）	−0.788	0.431
砷	0.107（0.095～0.119）	0.079（0.057～0.100）	−4.071	0.000
铬	0.817（0.679～0.958）	0.930（0.570～1.289）	−0.015	0.988
钛	1.039（0.760～1.318）	0.741（0.544～0.938）	−2.407	0.016
钒	0.027（0.023～0.030）	0.021（0.017～0.025）	−2.875	0.004
铝	9.033（7.639～10.426）	6.755（5.403～8.108）	−2.702	0.007
锰	1.095（0.717～1.474）	1.299（0.631～1.967）	−0.246	0.806
铅	0.838（0.615～1.061）	0.488（0.403～0.572）	−2.783	0.005
铁	13.036（10.728～15.344）	17.535（10.905～24.164）	−0.973	0.330
锑	0.036（0.029～0.044）	0.019（0.016～0.022）	−4.516	0.000
镍	0.484（0.414～0.554）	0.462（0.409～0.515）	−0.294	0.768
铜	10.288（9.492～11.083）	9.389（8.653～10.125）	−1.701	0.089
锌	214.623（195.098～234.147）	216.432（187.651～245.213）	−1.009	0.313
钡	4.154（3.339～4.969）	2.846（1.933～3.760）	−3.666	0.000
钼	0.044（0.041～0.048）	0.039（0.036～0.041）	−1.881	0.060
镉	0.024（0.016～0.032）	0.022（0.016～0.028）	−0.471	0.638
锶	2.681（2.022～3.340）	1.649（1.155～2.144）	−2.634	0.008
硒	0.881（0.823～0.938）	0.686（0.640～0.732）	−4.332	0.000
钴	0.057（0.046～0.068）	0.068（0.050～0.086）	−0.269	0.788
锡	0.172（0.124～0.219）	0.163（0.131～0.195）	−1.005	0.315
钨	0.021（0.008～0.033）	0.016（0.014～0.019）	−0.059	0.953

（2）病例组与对照组 24 种化学元素的单因素 Logistic 回归分析

采用 1：1 配对的单因素 Logistic 回归模型，按 $\alpha = 0.05$ 水平进行筛选（表 3）。孕妇头发 25 种化学元素含量按第 25、第 50、第 75 百分位数转换为 4 个等级分类后纳入回归，砷、锑、钡、硒元素是可疑危险因素。随着发种、锑、钡、硒含量增加，发生 CHD 的风险增高。病例组孕妇与对照组孕妇总体发中钛、钒元素差别无统计意义，但当发中钛、钒元素处于高剂量水平时孕妇发生胎儿 CHD 的风险升高。

表 3 病例组与对照组 24 种化学元素的单因素分析

化学元素	Wald	P	OR	95% CI 下限	95% CI 上限
铍	2.458	0.483			
发铍含量等级（2）	0.341	0.559	1.300	0.539	3.136
发铍含量等级（3）	0.858	0.354	1.500	0.636	3.538
发铍含量等级（4）	2.200	0.138	1.889	0.815	4.377
硼	2.699	0.440			
发硼含量等级（2）	1.063	0.206	1.563	0.783	3.122

续表

化学元素	Wald	P	OR	95% CI 下限	95% CI 上限
发硼含量等级（3）	0.043	0.836	1.082	0.515	2.273
发硼含量等级（4）	0.023	0.880	0.940	0.421	2.099
镁	1.659	0.646			
发镁含量等级（2）	0.981	0.322	0.697	0.342	1.423
发镁含量等级（3）	1.360	0.243	0.660	0.328	1.327
发镁含量等级（4）	0.517	0.472	0.778	0.392	1.543
钙	1.060	0.787			
发钙含量等级（2）	0.530	0.467	1.308	0.635	2.692
发钙含量等级（3）	0.000	1.000	1.000	0.464	2.157
发钙含量等级（4）	0.530	0.467	1.308	0.635	2.692
砷	10.296	0.016			
发砷含量等级（2）	0.565	0.452	1.409	0.576	3.447
发砷含量等级（3）	4.266	0.039	2.405	1.046	5.531
发砷含量等级（4）	7.755	0.005	3.157	1.406	7.092
铬	0.215	0.975			
发铬含量等级（2）	0.029	0.864	0.941	0.470	1.885
发铬含量等级（3）	0.212	0.645	0.844	0.410	1.737
发铬含量等级（4）	0.028	0.867	0.941	0.464	1.909
钛	4.529	0.210			
发钛含量等级（2）	2.141	0.143	1.828	0.815	4.101
发钛含量等级（3）	1.069	0.301	1.556	0.673	3.594
发钛含量等级（4）	4.301	0.038	2.299	1.047	5.049
钒	5.575	0.134			
发钒含量等级（2）	1.413	0.235	1.694	0.710	4.037
发钒含量等级（3）	4.460	0.035	2.419	1.066	5.493
发钒含量等级（4）	4.288	0.038	2.411	1.048	5.544
铝	4.289	0.232			
发铝含量等级（2）	0.132	0.717	0.859	0.379	1.948
发铝含量等级（3）	1.390	0.238	1.552	0.747	3.221
发铝含量等级（4）	1.791	0.181	1.638	0.795	3.374
锰	0.630	0.889			
发锰含量等级（2）	0.440	0.507	1.293	0.605	2.762
发锰含量等级（3）	0.052	0.819	1.100	0.485	2.493
发锰含量等级（4）	0.430	0.512	1.300	0.593	2.849
铅	3.835	0.280			
发铅含量等级（2）	0.040	0.842	0.923	0.421	2.023
发铅含量等级（3）	0.012	0.915	1.042	0.490	2.217

化学元素	Wald	P	OR	95% CI 下限	上限
发铅含量等级（4）	2.117	0.146	1.671	0.837	3.337
铁	5.136	0.162			
发铁含量等级（2）	3.391	0.066	0.509	0.248	1.044
发铁含量等级（3）	3.168	0.075	0.497	0.230	1.073
发铁含量等级（4）	0.467	0.494	0.797	0.416	1.528
锑	11.707	0.008			
发锑含量等级（2）	0.011	0.916	1.052	0.406	2.728
发锑含量等级（3）	3.588	0.058	2.222	0.973	5.075
发锑含量等级（4）	7.242	0.007	3.000	1.348	6.678
镍	0.121	0.989			
发镍含量等级（2）	0.121	0.728	0.885	0.446	1.757
发镍含量等级（3）	0.025	0.875	0.944	0.463	1.927
发镍含量等级（4）	0.026	0.873	0.944	0.470	1.899
铜	3.285	0.350			
发铜含量等级（2）	1.338	0.247	0.621	0.277	1.392
发铜含量等级（3）	0.080	0.777	1.103	0.558	2.184
发铜含量等级（4）	0.552	0.457	1.286	0.663	2.495
锌	1.930	0.587			
发锌含量等级（2）	0.029	0.866	0.933	0.419	2.077
发锌含量等级（3）	1.068	0.301	1.458	0.713	2.983
发锌含量等级（4）	0.328	0.567	1.244	0.589	2.630
钡	11.428	0.010			
发钡含量等级（2）	5.022	0.025	3.500	1.170	10.469
发钡含量等级（3）	5.280	0.022	3.613	1.208	10.807
发钡含量等级（4）	10.580	0.001	5.793	2.010	16.696
钼	4.108	0.250			
发钼含量等级（2）	1.891	0.169	0.560	0.245	1.280
发钼含量等级（3）	0.038	0.846	0.933	0.466	1.869
发钼含量等级（4）	0.468	0.494	1.267	0.644	2.493
镉	0.088	0.993			
发镉含量等级（2）	0.065	0.799	0.915	0.462	1.811
发镉含量等级（3）	0.000	1.000	1.000	0.500	2.000
发镉含量等级（4）	0.007	0.935	0.969	0.450	2.087
锶	5.024	0.170			
发锶含量等级（2）	0.152	0.697	0.849	0.372	1.936
发锶含量等级（3）	0.663	0.415	1.350	0.656	2.779
发锶含量等级（4）	2.843	0.092	1.823	0.907	3.665

续表

化学元素	Wald	P	OR	95% CI 下限	95% CI 上限
硒	11.301	0.010			
发硒含量等级（2）	1.092	0.296	1.632	0.651	4.091
发硒含量等级（3）	2.772	0.096	2.143	0.874	5.256
发硒含量等级（4）	8.862	0.003	3.571	1.545	8.257
钴	0.684	0.877			
发钴含量等级（2）	0.646	0.421	1.340	0.657	2.735
发钴含量等级（3）	0.143	0.706	1.154	0.549	2.425
发钴含量等级（4）	0.079	0.779	1.114	0.524	2.370
锡	1.422	0.700			
发锡含量等级（2）	1.140	0.286	0.694	0.355	1.357
发锡含量等级（3）	0.787	0.375	0.727	0.360	1.469
发锡含量等级（4）	0.313	0.576	0.818	0.405	1.653
钨	1.041	0.791			
发钨含量等级（2）	0.033	0.855	0.937	0.469	1.875
发钨含量等级（3）	0.019	0.891	1.048	0.539	2.037
发钨含量等级（4）	0.715	0.398	0.703	0.311	1.591

注：将孕妇头发24种化学元素含量转换为4个等级分类——小于四分位间距赋值为1；四分位间距至中位数赋值为2；中位数至四分之三间距赋值为3；大于四分之三间距赋值为4。所有等级均与第1等级比较。

（3）胎儿 CHD 相关生活工作环境因素 Logistic 回归分析

采用 1：1 配对的单因素 Logistic 回归模型，按 $\alpha = 0.05$ 水平进行筛选（表4）。居住地偏向城乡接合部、孕后头 3 个月接触噪声、使用空气清新剂、家庭主厨（孕后头 3 个月）、孕前及孕期孕妇接触化学制剂、孕前丈夫接触化学制剂为胎儿 CHD 的可疑危险因素；受教育程度高、家庭收入高为胎儿 CHD 的可能保护因素。

表4　CHD 相关生活工作环境因素的单因素分析

危险因素	Wald	P	OR	95% CI 下限	95% CI 上限
生活环境					
受教育程度[#]	9.883	0.007			
受教育程度（2）	3.912	0.048	0.495	0.246	0.994
受教育程度（3）	8.842	0.003	0.419	0.236	0.743
居住地[#]	4.916	0.086			
居住地（2）	4.477	0.034	1.853	1.047	3.281
居住地（3）	1.270	0.260	1.647	0.691	3.923
孕前 3 个月接触噪声	1.748	0.186	1.473	0.830	2.615
孕后头 3 个月接触噪声	4.588	0.032	1.832	1.053	3.189
家庭室内装修	0.490	0.484	1.246	0.673	2.306
新近添置家具	0.657	0.418	1.268	0.714	2.251

续表

危险因素	Wald	P	OR	95% CI 下限	95% CI 上限
家附近有大型公共设施	3.630	0.057	1.819	0.983	3.367
家附近有工厂	1.505	0.220	1.531	0.775	3.022
使用空气清新剂	4.012	0.045	2.004	1.015	3.955
使用灭蚊片	0.566	0.452	1.286	0.668	2.476
家庭主厨*	0.280	0.178	1.458	0.842	2.522
使用电	0.016	0.899	0.963	0.537	1.727
使用天然气	3.291	0.070	0.600	0.345	1.042
使用煤气	1.942	0.164	1.478	0.853	2.560
通风良好	1.674	0.196	0.572	0.246	1.333
孕前3个月主厨	3.568	0.059	1.925	0.976	3.800
孕后头3个月主厨	4.079	0.043	1.916	1.019	3.602
家附近有果园	0.060	0.806	1.111	0.478	2.586
家里存放农药	0.531	0.466	1.540	0.482	4.920
常看电视	0.568	0.451	0.723	0.311	1.681
常使用微波炉	1.179	0.278	0.717	0.394	1.307
常使用电磁炉	1.255	0.263	1.339	0.804	1.362
生活习惯					
孕妇吸烟	0.531	0.466	1.540	0.482	4.920
丈夫吸烟	1.869	0.172	1.428	0.857	2.378
有意识地回避吸烟处	1.873	0.607	0.297	0.111	1.241
孕妇饮酒	0.876	0.349	1.278	0.764	2.137
丈夫饮酒	2.954	0.086	2.098	0.901	4.885
常出入娱乐场所	0.035	0.852	1.056	0.595	1.875
使用塑料袋装熟食	0.057	0.812	1.066	0.630	1.804
工作环境					
家庭收入*#	6.715	0.035			
家庭收入（2）	0.483	0.487	0.605	0.147	2.493
家庭收入（3）	2.929	0.087	0.268	0.059	1.210
工作地点装修	0.419	0.518	1.279	0.607	2.695
孕前、孕期接触化学制剂	4.798	0.028	1.787	1.063	3.004
孕前丈夫接触化学制剂	10.151	0.001	2.293	1.376	3.819

注：#为两个以上非等距分类变量，按哑变量转换，所有等级均与第1等级比较。

（4）胎儿 CHD 多因素 Logistic 回归分析

将单因素分析筛选出的相关因素纳入多因素 Logistic 回归模型（Backward Wald），按 $\alpha < 0.10$ 选入、$\alpha > 0.10$ 剔除的标准进行多元回归，最终筛选出发砷含量（$OR_2 = 3.560$，$95\% CI$：$0.385 \sim 32.898$；$OR_3 = 11.696$，$95\% CI$：$0.753 \sim 181.563$；$OR_4 = 14.923$，$95\% CI$：$0.976 \sim 228.189$）、发硒含量（$OR_2 = 1.306$，$95\% CI$：$0.228 \sim 7.468$；$OR_3 = 5.173$，$95\% CI$：$0.964 \sim 27.758$；$OR_4 = 54.499$，$95\% CI$：$6.260 \sim 474.493$）、发钡含量（$OR_2 = 9.701$，$95\% CI$：$1.303 \sim 72.209$；$OR_3 = 11.799$，$95\% CI$：$1.704 \sim 81.686$；$OR_4 = 11.266$，$95\% CI$：$1.359 \sim 93.408$）、孕后噪声接触（$OR = 5.617$，$95\% CI$：$0.854 \sim 36.936$）、孕期

接触化学制剂（$OR = 5.862$，$95\% CI$：$1.158 \sim 29.671$）5 个危险因素及受教育程度高（$OR_2 = 0.106$，$95\% CI$：$0.018 \sim 0.644$；$OR_3 = 0.097$，$95\% CI$：$0.021 \sim 0.452$）1 个保护因素（表5）。

表5　CHD 相关因素的多因素分析

危险因素	Wald	P	OR	95% CI 下限	95% CI 上限
发砷含量等级 2	1.253	0.263	3.560	0.385	32.898
发砷含量等级 3	3.089	0.079	11.696	0.753	181.563
发砷含量等级 4	3.773	0.052	14.923	0.976	228.189
发硒含量等级 2	0.090	0.764	1.306	0.228	7.468
发硒含量等级 3	3.676	0.055	5.173	0.964	27.758
发硒含量等级 4	13.112	0.000	54.499	6.260	474.493
发钡含量等级 2	4.923	0.027	9.701	1.303	72.209
发钡含量等级 3	6.250	0.012	11.799	1.704	81.686
发钡含量等级 4	5.035	0.025	11.266	1.359	93.408
受教育程度 2	5.952	0.015	0.106	0.018	0.644
受教育程度 3	8.855	0.003	0.097	0.021	0.452
孕后噪声接触	3.225	0.073	5.617	0.854	36.936
孕期接触化学试剂	4.569	0.033	5.862	1.158	29.671

（5）病例组孕妇头发 3 种微量元素含量分析

病例组按是否合并心外畸形分为两类，分别为 CHD 合并心外畸形及 CHD 不合并心外畸形，其中 CHD 合并心外畸形 33 例，占病例组比例为 55.00%，CHD 不合并心外畸形 27 例，占病例组比例为 45.00%。CHD 合并心外畸形与 CHD 不合并心外畸形的孕妇头发中砷、硒、钡进行比较，配对秩和检验结果无统计学意义（$P > 0.05$，见表6）。

表6　病例组按照是否合并心外畸形分类的头发 3 种微量元素含量比较秩和检验　　单位：$\mu g/g$

	CHD 合并心外畸形 中位数	CHD 合并心外畸形 四分位间距	CHD 不合并心外畸形 中位数	CHD 不合并心外畸形 四分位间距	Z	P
砷	0.091	0.052	0.103	0.069	−1.166	0.243
硒	0.881	0.310	0.922	0.358	−0.468	0.640
钡	3.034	2.593	3.845	2.767	−0.884	0.377

病例组按胎儿心脏畸形复杂程度分为两类，分别为简单型 CHD 及复杂型 CHD，其中简单型 CHD 33 例，占病例组比例为 55.00%，复杂型 CHD 27 例，占病例组比例为 45.00%。简单型 CHD 与复杂型 CHD 的孕妇头发中砷、硒、钡的含量差别无统计学意义（$P > 0.05$，见表7）。

表7　病例组按照心脏畸形复杂程度分类的头发 3 种微量元素含量比较秩和检验　　单位：$\mu g/g$

	简单型 CHD 中位数	简单型 CHD 四分位间距	复杂型 CHD 中位数	复杂型 CHD 四分位间距	Z	P
砷	0.091	0.064	0.101	0.060	−0.651	0.515
硒	0.897	0.295	0.881	0.378	−0.007	0.994
钡	3.296	2.659	2.666	2.892	−0.126	0.900

CHD 按心脏畸形复杂程度及是否合并心外畸形分为 4 类，简单型 CHD 不合并心外畸形 14 例，占病例组比例为 23.33%，复杂型 CHD 不合并心外畸形 13 例，占病例组比例为 21.67%，简单型 CHD 合并心外畸形 17 例，占病例组比例为 28.33%，复杂型 CHD 合并心外畸形 16 例，占病例组比例为 26.67%。不同类型 CHD 孕妇头发 3 种微量元素含量差异无统计学意义（$P > 0.05$），见表 8。

表 8　不同 CHD 复杂程度与是否合并心外畸形的孕妇头发 3 种微量元素含量比较秩和检验　　单位：$\mu g/g$

类型	一		二		三		四			
元素	中位数	四分位间距	中位数	四分位间距	中位数	四分位间距	中位数	四分位间距	X^2	P
砷	0.096	0.086	0.124	0.065	0.089	0.055	0.094	0.047	2.229	0.526
硒	0.871	0.314	0.920	0.427	0.897	0.279	0.757	0.354	0.989	0.804
钡	3.969	4.014	3.845	3.477	3.039	2.583	2.657	2.898	0.821	0.844

注：上表中类型一、类型二、类型三、类型四分别代表简单型 CHD 不合并心外畸形、复杂型 CHD 不合并心外畸形、简单型 CHD 合并心外畸形、复杂型 CHD 合并心外畸形。

讨　论

胎儿 CHD 的发生是多种因素作用的结果，其中环境因素是 CHD 发病中极为重要的因素之一，环境因素中的化学元素污染对孕妇及胎儿产生的危害最大，近年来一直是大家研究的热点之一。本研究通过检测孕妇头发 24 种化学元素含量，首次探讨孕妇头发砷、铝、硒、锑、铅、钡、铍、硼、镁、钙、钛、钒、铬、锰、铁、钴、镍、铜、锌、锶、钼、镉、锡、钡、钨元素与胎儿心脏畸形之间的关系。

一、化学元素与人体的关系

1. 化学元素在人体的分布及对人体的影响

自然环境中存在着 90 多种化学元素，其中氧、硅、铝、铁、钙、钠、钾、镁、钛、氢、磷、锰、氟、钡、碳、锶、硫、锆、钨、钒、氯、铬、铷、镍、锌、铜、氮、钴、硼、铍、锡、钼、砷、锑、镉、硒等元素的含量在地壳中排名较前，碳、氢、氧、氮、磷、硫是人体蛋白质主要组成部分，钠、钾在血液中含量高、代谢快，锆对人体不起生理作用，硅是地壳的主要组成成分，铷和钾的化学性质相似，但铷无单独工业矿物，在地壳中很少单独存在，常与钾化合物混合，我们主要研究其余 24 种化学元素对人体的作用。化学元素根据人体内含量多少分为常量和微量元素两类，其中碳、氢、氧、氮、磷、硫、氯、钾、钠、钙和镁 11 种元素占人体化学元素总量的 99.95%，称为常量元素。WHO（世界卫生组织）及 FAO（联合国粮食及农业组织）又将微量元素分为必需微量元素、可能必需微量元素和可能有害微量元素三类：（1）必需微量元素：包括锌、硒、铜、钼、铬、钴、铁 7 种，它们的功能主要是参与组成细胞和组织、构成人体内功能蛋白质、维持身体内的渗透平衡、参与神经脉冲的传递等；（2）可能必需微量元素：包括锰、硅、镍、硼、钒 5 种，如锰能刺激免疫器官的细胞增生等；（3）可能有害微量元素：包括氟、铅、镉、汞、砷、铝、锡、锂等，如铅中毒能损坏所有体内脏器，影响智力发育和骨骼发育，导致贫血、高血压和心律失常，破坏肾功能和免疫功能等；汞中毒可引起头晕、头痛、肾小管功能损伤及周围神经病变等；镉中毒能使各个关节针刺般疼痛，轻微活动能引起多发病理骨折。

2. 化学元素在体内的代谢

人体内的化学元素主要来源于食物和水，一部分来源于污染的环境或工业上职业性接触。化学元素可通过消化道、呼吸道与皮肤等途径进入人体内，但消化道是其主要途径，进入消化道的化学元素被机体金属氨基酸络合物和蛋白盐化合物吸收。人体对不同的化学元素吸收率不同，分为高、中、低三类，吸收率 <25% 为低吸收率，如铁、锰、钒、镍、铬等，人体对铁的吸收率低，与现在世界婴幼儿普遍的

铁缺乏症相关，25%～75%为中等吸收率，如锌、铜、硒、钼等，＞75%则为高吸收率，如钴、硼、碘、氟等。吸收入人体的化学元素可分布于人体全身，但由于化学元素的理化特性及其在机体内的生理过程不同，它们在体内并不是均匀地分布，而是各有其固定的高浓度分布的组织和器官，如甲状腺中的碘，红细胞内的铁，造血器官中的钴等。化学元素也存在于头发内，如铜、锌、铁、钙等，头发的不同部位所含化学元素含量不同，如硒和砷主要分布于头发根部和角化区，铝主要分布于头发表面。不需要的代谢产物通过各种途径排入环境中，化学元素的排泄主要是通过尿液、粪便和汗液。化学元素与人体健康的关系非常密切，人体通过对体内平衡机制的调节和控制以维持化学元素在适当浓度范围水下上，但当过量的化学元素积聚于人体时，超越了机体的平衡机制，就会对人体健康产生危害。不同的化学元素安全适宜范围不同，即使是必需微量元素，超过了需要量范围也会对人体产生有害作用，如氟的最佳摄入范围为 2～20 mg/d，硒的最佳摄入范围为 50～200 μg/d，摄入过量的硒可引起四肢关节无力、毛发脱落、贫血和低血压等症状，而某些有害元素，如汞、铅等在安全剂量范围内则不一定有明显的不利影响。

3. 化学元素的检测

既往研究发现头发中化学元素含量与某些疾病相关的数据，多种疾病与体内化学元素的含量密切相关；如动脉硬化与铁、锰、铬、铜呈正相关，冠心病与锌、硒呈负相关。而胎儿先天性心脏病与孕妇头发多种化学元素的关系罕见报道。准确测定头发中化学元素含量不仅可为疾病诊断、病情监督、环境管理及其他研究提供重要信息，而且也可为体内化学元素的控制和调节、疾病的预防和治疗提供依据。

最常见的生物监督器是头发、血液和尿液，本研究选择头发为载体，监测孕前及孕期孕妇的环境暴露，优势在于：血液和头发所反映的是不同尺度的身体化学元素状况，一般来说，血液、尿液反映的是取样短期内的环境暴露，而头发样本可反映长期环境暴露和内部组织长期的平均水平。Manson 等学者已经证明头发分析可以提供细胞内化学元素累积的信息，血液分析则显示取样时细胞外元素浓度，而尿分析鉴定被排泄的细胞外物质。头发主要由纤维性的角蛋白组成，其代谢活性极低，各种化学元素在毛囊内与硫基氨基结合而进入角蛋白分子，某些金属元素对毛发具有特殊的亲和力，能与毛发中角蛋白的硫基牢固结合，使金属元素蓄积在毛发中，不同的金属元素一旦沉积于头发就不易再被重新吸收，因此，头发分析化学元素含量具有稳定性。头发分析的另一显著优点是头发中的化学元素含量较高，容易准确测定。现已查明头发中至少存在 80 多种元素，这些化学元素通过毛母质、皮脂腺、汗分泌腺、表皮、根鞘、环境 6 个途径进入人体头发内。单根头发的不同部位所含的同种化学元素含量不同，如铜和锌在毛发外根鞘的部分比中央部分高；硒和砷主要分布于头发根部和角化区；铝分布以头发表面最高。从头发元素的渗入渠道的多重性及分布情况不同可以推断头发化学元素水平不一定与血液化学元素水平呈简单对应关系。

因此，选择监测头发化学元素含量评估孕妇孕前后化学元素暴露水平更具有合理性。本研究采集孕妇颅脑脑后枕部区域多处靠近发根部位 5～10 cm 的头发，此头发长度代表了孕妇过去 5～10 个月体内化学元素暴露的平均水平，能够很好评估胎儿化学暴露的平均水平。

二、化学元素暴露与胎儿先天性心脏病关系

1. 化学元素暴露与胎儿 CHD

近年来，环境医学不断发展，世界各地广泛开展了关于 CHD 环境危险因素的流行病学调查。Kueh 等揭示了父母生活在空气中释放有毒化学物质和存在有害废物场所的地区胎儿心脏畸形患儿的风险增加，OR 值为 13.41（95% CI 为 4.7～37.8），Malik 等研究也证实长期生活在有毒化学物质区域的母亲，其胎儿先心病的发病率明显增高，国内学者侯佳等也提出了孕早期接触有害化学物质可能是导致胎儿先心病发病的原因之一。从国内外先心病的流行病学调查可以发现，这些流行病学调查大多采用的是对部分地区某年龄段儿童进行横断面调查以获得患病率资料，存在较大的回忆偏倚、选择偏倚。为数不多的动物实验揭示了某些化学元素暴露可能与胎儿CHD的发病有关。李勇等通过体外培养大鼠胚胎发现三氧化二砷存在胚胎心脏毒性，对胚胎的损害存在明显剂量反应关系，Cranmer等通过大鼠实验证明铝的过量摄入具有胚胎发育毒性，也有其他学者证实了锰中毒引起大鼠心肌超微结构改变、大鼠孕期染镉可对胚胎造成直接毒性作用等。这些动物实验揭示了一部分化学元素暴露可能导致胎儿CHD发病风险增加，目前尚缺乏环境中主要化学元素污染与子代CHD之间关系的直接证据。

本研究检测了孕妇头发24种化学元素含量，结果提示病例组孕妇头发内铍、砷、钛、钒、铝、铅、锑、钡、锶、硒元素含量较对照组明显升高，配对秩和检验有统计学意义（$P < 0.05$），说明铍、砷、钛、钒、铝、铅、锑、钡、锶、硒元素暴露水平高的孕妇，胎儿罹患CHD的风险高；病例组与对照组孕妇头发内硼、镁、钙、铬、锰、铁、钴、镍、铜、锌、钼、镉、锡、钨元素含量水平差别无统计学意义（$P > 0.05$），说明在一定的含量水平，硼、镁、钙、铬、锰、铁、钴、镍、铜、锌、钼、镉、锡、钨元素对胚胎心脏无明显毒性作用；将与胎儿CHD可能相关的因素进行单因素及多因素Logistic回归分析，结果显示孕妇发中砷、硒、钡含量水平与CHD的发生有显著相关性，随着孕妇头发砷、硒、钡含量升高，胎儿患CHD的风险升高，这为环境中主要化学元素暴露对人胚胎心脏发育有无致畸作用的研究提供了线索。同时，我们进一步探讨了胎儿心脏畸形的复杂程度及是否合并心外畸形与孕妇发中砷、硒、钡元素含量的关系，结果表明，病例组孕妇不同类别的心脏畸形头发砷、硒、钡元素含量差异无统计学意义（$P > 0.05$），这说明胎儿心脏畸形的复杂程度及是否合并心外畸形与孕妇发砷、硒、钡元素含量无关，但有待扩大样本量进一步证实。

2. 砷、硒、钡元素与胎儿CHD的关系

（1）砷、硒、钡元素的主要来源

环境中化学元素来源复杂，其主要产生途径有能源、运输、冶金和建筑材料生产、矿山开采与冶炼、污溉、固体废弃物处置、农药和肥料施用及大气沉降物等。砷是有害元素，我们日常食用的海产品、谷类、酒和粮谷制品等砷含量丰富，是机体摄入砷元素的主要膳食来源；现在砷与其化合物已被广泛运用至化学制品、农药、工业材料、化妆品等，导致人体接触砷元素的机会明显增多，给孕妇及胎儿的健康造成威胁。硒是人体必需的微量元素，人体内无法合成，必须从外界环境中摄取，硒主要来源于摄入的食品材料中，动物脏器、海产品、鱼、蛋、谷类等含硒丰富，而蔬菜和水果含硒量较低。钡现被应用于多个领域，如X线技术、超导技术、陶瓷工业、制备玻璃等，人体摄入钡的主要途径是行造影检查、接触钡含量高的物品等，食物钡含量少。

（2）砷、硒、钡的毒性

我国环境中化学元素污染较为严重和普遍，不但影响着大气和水环境质量，并危害着人类的生命和健康。国内外对砷、硒、钡元素已有了较广泛研究，但关于砷、硒、钡元素的胚胎心脏毒性报道较少。

1）砷的毒性

砷元素进入人体后可蓄积在体内，危害人体健康，其危害作用主要包括：①急性砷中毒可引起心血管系统、神经系统、消化系统、血液系统、泌尿系统、皮肤等多器官系统损害。②慢性砷中毒主要损害心血管系统、神经系统、血液系统、肝脏及肾脏等，可引起血压过低、周围末梢神经损害、门脉高压及蛋白尿等症状。③孕妇体内砷元素含量过高可增加自然流产、死产等风险；砷元素可通过胎儿屏障进入胚胎产生胚胎毒性，引起胎儿染色体的改变，具有致癌、致畸、致突变作用，对胚胎心脏发育产生毒性作用。

2）硒的毒性

国内外大部分学者已证实硒是人体必需的微量元素，但是硒元素的安全阈值窄，每天硒摄取量低于40 μg就会缺硒，大于400 μg就可能出现中毒，其危害作用主要包括：①急性中毒：当机体一次性摄入高剂量硒时可引起呼吸系统、运动系统、消化系统等多脏器损害，主要表现为呼吸窘迫，运动失调，腹泻等。②慢性中毒：长期摄入高硒食物可产生慢性硒中毒，慢性硒中毒主要损害消化系统、血液系统、心血管系统、肝脏等。③硒暴露对于胚胎影响是多方面的，高剂量硒会引起胎盘明显的毒性损伤，胚胎生长缓慢，诱导染色体畸变和减少细胞分裂，可造成胚胎心肌细胞的直接毒性作用。

3）钡的毒性

钡不是人体所必需的微量元素，其在人体产生的毒性作用包括：①成人急性钡中毒可引起消化系统、呼吸系统、运动系统等多脏器功能，主要表现为恶心、呕吐、腹痛、腹泻、胸闷等症状。②成人慢性钡暴露与呼吸系统、免疫系统、消化系统、心血管系统、泌尿系统等多脏器障碍关系紧密，可引起呼吸困难、流涎、炎症结肠炎、心律不齐、排尿障碍等症状。③钡元素对生殖系统具有明显毒性作用，可引起生殖功能降低，孕妇钡中毒可引起胎盘重量减少，胚胎死亡率增加，可造成心肌细胞毒性反应。

（3）砷、硒、钡元素致胎儿 CHD 的可能发病机制

国内外对化学元素的毒性研究较广泛，但关于砷、硒、钡元素导致胚胎心脏发育异常的机制研究较少。李勇等通过动物实验揭示了砷可破坏卵黄囊的局部微环境，引起微绒毛和细胞膜结构受损，导致卵黄囊结构和功能损害，使处于快速增生和分化的胚胎细胞合成蛋白质所必需的氨基酸等营养物质来源减少，结果导致胚胎发育异常；王娟等证实了硒中毒可影响胎盘的线粒体功能，使胎盘受到毒性损害，导致孕鼠胎盘合成碱性磷酸酶（ALP）能力下降，影响胚胎的发育；钡元素可经胎盘屏障进入胎儿体内，杨荫华等通过大鼠实验揭示了钡中毒可引起子代小鼠精子畸形率也明显增高。砷、硒、钡元素致胎儿 CHD 的可能机制如下：

1）砷致胎儿 CHD 的可能发病机制

①砷可通过引起线粒体超氧化物酶（SOD）及谷胱甘肽过氧化物酶（GPx）升高，使机体抗氧化及细胞维持膜完整性的能力下降，引起细胞毒性作用。

②砷剂抑制端粒酶转录染色体不稳定：通过 SP1 转录因子途径抑制 hTERT 的转录，降低 hTERT 的表达，进而使端粒酶活性降低，从而使细胞染色体末端不稳定性，导致染色体的末端融合。

③砷能引起 NF – κB 通道、离子通道等途径相关基因的表达改变，还能与信号传导及转录激活因子 STAT 的 SH 结构域相互作用，而抑制其活化，从而引起抑制细胞凋亡蛋白（Bcl – 2、Bcl – xL）下调，致细胞凋亡。

2）硒元素致 CHD 的可能发病机制

①活性氧自由基的产生：Na_2SeO_3 与 GSH 的反应非常复杂，其中可能有活性氧自由基产生，产生活性氧自由基的可能机制为 SeO_3^{2-} 被 GSH 还原成低氧化态形式，低氧化态的硒被 O_2、H_2O_2 或其他氧化物氧化成较高氧化态形式，同时产生活性氧自由基，过量的 GSH 又会将高氧化态硒化物还原成低氧化态形式，如此循环往复，不断催化产生活性氧自由基。

②Se 可通过细胞色素 C 和巯基化合物以某种方式参与磷酸化偶联，Se 过量造成 Se 离子在体内大量蓄积，作为氧化剂而抑制了巯基的基团作用，或使大量巯基去除及对脱氢酶的抑制进而导致对细胞的毒性作用。

③硒元素可诱导染色体畸变和减少细胞分裂，并与剂量呈正相关关系。

3）钡元素致 CHD 的可能发病机制

①Ba^{2+} 是 K^+ 通道的开放阻断剂，Ba^{2+} 通过抑制 $Na^+ – K^+ – 2ATP$ 与 K^+ 竞争结合位点，同时通道对 Ba^{2+} 不通透，而抑制 K^+ 的流出。

②Ba^{2+} 可经慢通道内流、激活横桥而始动收缩，而且肌浆中的 Ba^{2+} 不能被肌质网 Ca^{2+} 泵回收，因此，Ba^{2+} 促进心脏收缩的作用强于 Ca^{2+}。

3. 其他元素与胎儿 CHD 的关系

本研究的配对秩和检验分析中得出铝、铅、锑、钒、铍、钛、锶元素可能导致胎儿 CHD 的发病风险增加。

本研究的单因素 Logistic 分析中得出锑是导致胎儿先天性心脏病风险增加的因素，考虑锑与胎儿 CHD 的相关性较大。锑是对生物有毒的元素，已经被多个国家定为优先污染物。锑元素主要用于生产陶瓷、玻璃、电池、油漆、烟火材料及阻燃剂等，外界环境的锑元素主要是通过水、空气和皮肤接触及呼吸等途径进入人体内。锑元素具有基因毒性，能引起染色体突变，可对心肌细胞造成氧化应激和毒性反应。本研究单因素 Logistic 分析中表明病例组与对照组锑元素含量差别有统计学意义，表明锑元素升高可增加胎儿 CHD 的发病风险。目前国内外对锑的毒性已有了认识，但关于锑元素与胎儿先心病关系的相关研究较少，值得我们继续关注。

铝元素是公认的对人体有害的毒素，已有动物实验表明一定剂量的铝可导致胚胎畸形率增加，其中卵黄囊血管网的分化与形成、心脏及神经管的发育对铝的毒性作用较为敏感，林邦和等人也通过小鼠实验发现铝的过量摄入对小鼠胚胎发育具有明显的致畸作用和毒性，并表现出明显的剂量－效应关系。关于铝的胚胎毒性研究主要集中在其可导致神经系统畸形，关于铝对胚胎心脏毒性的影响作用研究较少，本研究配对秩和检验结果表明铝与胎儿 CHD 的发生相关，有待扩大样本量进一步证实。

铅使用越来越广泛，对环境和人群健康的危害越来越大，现已成为全球性的公共问题。孕期女性铅暴露会增加早产、死胎、低出生体重、先天畸形等风险，并影响子代的正常发育。已有动物实验和流行病学研究表明铅可引起胚胎脑水肿、脑出血、畸形和死亡。宫内铅暴露对子代发育危害大，但有关胚胎铅暴露的研究并不深入，国内外许多学者对铅的胎盘转运问题进行了研究，肯定了胎盘对铅的通透性，但现在仍很少文献涉及母体铅负荷与胎儿 CHD 的关系，值得以后继续探讨。

锑、铝、铅元素含量水平与胎儿 CHD 的发生相关，本研究还提出了钛、钒、铍、锶元素与 CHD 的相关关系，但国内外涉及钛、钒、铍、锶元素与 CHD 关系的相关文献少，目前尚无考证依据，有待以后流行病学及动物实验进一步证实。

另外，有学者提出锰中毒可对心肌组织直接造成损伤，并呈一定的时间效应和剂量效应关系；铜元素是人体必需的微量元素，美国最新研究表明适量补铜具有保护心脏的作用；锌是人体必需微量元素，大量研究均表明锌对心脏有保护作用；镁盐具有扩张冠状动脉和外周血管，降低血压，增加心排量，抗心律失常，抑制血小板聚集等作用；上述结论没有在本研究得到证实，不能排除因本研究样本量小引起的误差，待继续扩大样本量进一步证实上述元素对心脏产生的影响。

三、胎儿先天性心脏病的相关因素及分析

本文通过单因素及多因素 Logistic 回归发现，孕后噪声接触、孕期化学制剂接触史为胎儿 CHD 的危险因素，受教育程度高为胎儿 CHD 的保护因素。

1. 孕后噪声接触

噪声污染已经成为影响人们身体健康和生活质量的重大问题，其可引发心脏病、学习障碍和耳鸣等问题。我国城市环境中噪声的主要来源包括交通噪声、工地噪声、社会噪声、室内家电运转时的噪声等。如果孕妇长期生活在噪声环境中，可能对胚胎心脏发育产生不同程度的影响，持续的噪声刺激可能扰乱了孕妇丘脑下部－垂体前叶－卵巢轴系统的正常功能，使母体内的激素发生逆向改变，进而影响受精卵的正常发育。目前有学者认为妊娠期理想的声音环绕为 10 ~ 35 分贝，如果孕妇每天接触 50 ~ 80 分贝的噪声 2 ~ 4 小时，就会出现头痛、失眠、神经系统内分泌紊乱等不良反应，而这些都是导致胎儿发育不良、出现心血管畸形的重要原因。

本研究通过单因素及多因素回归分析显示，孕后噪声接触是 CHD 发病的独立危险因素。因此，孕期应调离高噪声的工作环境，避免接触生活中的各种噪声，为胎儿的发育提供一个良好的宫内环境，降低

CHD 的发生。

2. 化学制剂、有毒有害物质接触史

孕早期接触有毒有害物质，如油漆、消毒制剂、染发剂等在本研究中为胎儿先心病的危险因素（OR = 5.826）。流行病学调查发现接触有机溶剂与室间隔缺损发生相关，暴露于染料、油漆及涂料与锥干部畸形相关，而接触矿物油产品则与主动脉缩窄的发生有关，这些物质中富含的砷元素等重金属在其致胚胎心脏毒性作用中扮演了重要角色。

因此，孕妇怀孕早期应该避免接触这些有毒有害的化学物质，以免对胎儿心脏的正常发育造成伤害。

3. 教育程度

本研究单因素及多因素回归分析结果显示受教育程度高是 CHD 发病的保护因素，且随着孕妇受教育程度增高，其保护作用增加，这与梅瑾、潘庆忠等人的研究结果相一致。受教育程度高的孕妇胎儿 CHD 发病风险降低的可能原因是孕妇文化程度高，对各方面知识知晓程度高，能够尽量避免或减少接触环境中有毒有害物质、重视改善妊娠环境，此外，大部分文化程度高的孕妇拥有较好的社会经济状况，有条件在营养及膳食搭配等方面更加完善。张成香的研究也表明胎儿先心病与其他畸形与不良的经济条件相关。

4. 其他因素

在单因素分析中，居住于城乡接合部、使用空气清新剂、家庭主厨（孕后头 3 个月）、孕前丈夫接触化学制刑的孕妇胎儿罹患 CHD 的风险升高；家庭收入高为胎儿 CHD 的保护因素。

由于城镇化发展与工业进步，重工业及各类工厂大多集中于城乡接合部，所带来的化学元素污染可能影响胚胎的正常发育，本研究的结论与梅瑾居住环境偏向郊区是胎儿 CHD 发病的危险因素的结论相一致。

空气清新剂由乙醇、香精等成分组成，并含有甲醛、二氯苯、雾体催化剂、二甲醚等，使用时通过产生香味来混淆人的嗅觉，不能净化、杀菌，甚至本身是个化学污染源。国内外对空气清新剂与胎儿 CHD 发生关系的研究较少，考虑空气清新剂内的化学物质可能在致胚胎心脏毒性作用中起重要作用。

厨房高温高热状态、油烟、燃烧燃料产生的粉尘等都可能影响孕妇及胎儿的健康。现在煤气已成为主要的厨房燃料，但煤气中杂质含量较多，可能掺杂砷等重金属。燃烧煤气过程中产生的粉尘通过不同途径进入孕妇体内，对胚胎心脏具有毒性作用。

孕前丈夫接触化学制剂，包含有农药、油漆、消毒制剂、染发剂等物品，可造成男性生殖细胞的直接毒性作用，进而导致受精卵异常，可能增加胎儿 CHD 的发病风险。

家庭收入高是胎儿 CHD 的保护因素，且随着家庭收入的增加，其保护作用增加，与上文提到的孕妇受教育程度高的结果类似，考虑两者对胎儿先心病的保护机制亦类似。

四、研究的优缺点

测定孕妇头发化学元素含量能较好反映孕妇孕前后化学元素暴露情况，而且选取头发作为标志物，取样方便、无创，有待日后将头发化学元素的检测列入孕前检查项目，对于有害元素含量高的妇女提前进行正确的指导及有效的干预，以降低 CHD 发病风险。本研究样本量较小，尚无法制订孕妇砷、硒、钡元素的参考值，有待扩大样本量后对孕妇头发砷、硒、钡有害元素的阈值做出界定，从而对有计划怀孕的妇女进行头发砷、硒、钡元素的含量检测。

五、结 论

综上所述，本研究认为，孕妇发砷、硒、钡元素含量与子代 CHD 的发生风险显著相关，随着孕妇头发砷、硒、钡含量升高，胎儿罹患 CHD 的风险明显升高，但胎儿心脏畸形的复杂程度及是否合并心外畸形与孕妇发砷、硒、钡含量无关。孕妇头发内锑、铍、钛、钒、铝、铅、锶含量水平与胎儿 CHD 的发生有相关性，锑、铍、钛、钒、铝、铅、锶元素暴露水平高的孕妇，胎儿罹患 CHD 的风险可能增加，而胎儿 CHD 的发生则与孕妇头发硼、镁、钙、铬、锰、铁、钴、镍、铜、锌、钼、镉、锡、钨含量水平无显著相关性。

　　同时，本研究还证实孕后噪声接触及孕期接触化学制品是胎儿 CHD 发病的危险因素，文化程度高是保护因素。因此，本研究认为改善孕期生活环境、避免过多噪声接触、避免孕期接触化学制品，可能会有效降低胎儿 CHD 的发生风险。

（福建医科大学硕士学位论文，2014）

微量元素组学在中国的形成和发展

（2017）

秦俊法

（中国科学院上海应用物理研究所）

[导读] 20 世纪 80 年代，我国科学家首次将模式识别技术成功地应用于生物微量元素研究领域，从而开启了微量元素组学研究的新时代。详细介绍了微量元素组学方法的形成和发展历程，微量元素组学策略的构成和应用实例，以及微量元素组学研究的现状和发展趋势。

曾有人说，在微量元素科学领域中，充满着诱人的发现和创造的机会。微量元素科学的核心是微量元素医学。在过去几十年中，微量元素医学研究的最大发现是一切人类疾病均与其体内微量元素失衡有关，据此建立了微量元素平衡医学理论；微量元素医学研究的最大创造是运用微量元素诊断和预报人类疾病，从而诞生了一门被称为微量元素组学的新学科。

微量元素组学是微量元素医学的核心和支柱。应用微量元素组学策略，中国在微量元素科学研究中取得了令世人瞩目的成就。本文叙述微量元素组学在中国的形成和发展的历程。

1 缘 起

癌症是人类生命的最重要杀手。在 20 世纪 70—80 年代，许多与肿瘤有关的标记物，除少数以外，均缺乏特异性，利用一二个非特异的生物标记物来进行普查或早期诊断，准确率往往难以提高。有人指出，采用多种标记物对癌症的正确诊断可能有重要意义。根据 SZENT – GYORGYI（1979）学派的观点，癌症应在亚分子层次就已有所表现，这意味着从微量元素谱着手捕捉早期癌症的信息可能也是一种途径。问题的关键在于如何有效处理复杂的数据资料。BOULL 等（1979）用非线性映照法研究微量元素，未能获得满意的结果。SEPPALA 等（1982）对多种标记物的数据处理也缺乏有力的数学工具。

中国科学家徐辉碧等利用 27 个国家和地区 7 种元素平均摄入量和乳腺癌死亡率数据研究了硒的拮抗元素的作用，结果表明，在一定的条件下，多元线性回归法可以将几种拮抗元素的作用简化为一种元素对硒的拮抗，用硒和主要拮抗元素及其相应的乳腺癌死亡率作图，发现较高死亡率和较低死亡率之间有明显的分界线，分界线的斜率反映元素的拮抗程度。徐辉碧等还用计算机模式识别法对上述同一组数据进行分类研究，在非线性映照所得特征面上，有分别对应于癌症高、低死亡率的两个区域，所有代表癌症死亡率低的点均落在同一个区域，而所有代表癌症死亡率高的点均落在另一个区域，无一例外（图1）。这说明应用这个方法进行分类是成功的。从这个研究结果可以推测，根据人群对微量元素的摄入量可以预报一个地区的乳腺癌，根据这种方法有可能建立起一种微量元素谱—计算机模式识别法应用于与微量元素有关的疾病诊断。

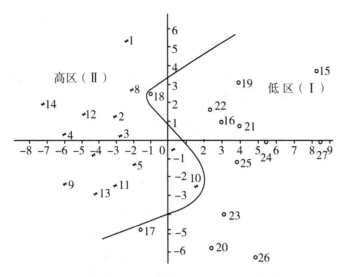

图1　微量元素摄入量与乳腺癌死亡率的关系

2　微量元素组学的兴起和形成

从硒的拮抗元素作用的研究中可以看出，人类的疾病与健康实质上是多种微量元素相互作用的综合表现，体内微量元素代谢平衡不同，微量元素相互作用的大小也不同，故有可能按不同健康状态所对应的微量元素谱进行健康水平分类。根据这种设想，华中工学院徐辉碧等系统研究了有关微量元素分类的数学方法，结果表明，模式识别中的非线性映照法和判别分析法均适用于疾病的微量元素分类，用这种方法研究肺癌、乳腺癌、鼻咽癌、肝癌、宫颈癌及长寿等问题，均得到了较好的结果。例如，他们采集云南锡矿矿工中67名健康人、22例早期肺癌和28例晚期肺癌患者的头发样品，测定了8种微量元素含量，取其中88个样品用于建立判别函数，其余29个样品用作验证。结果判别检验的准确率分别是：健康者88%，肺癌初期患者86%，肺癌患者100%（图2）。在其后的5年内，对1899份云锡矿工进行头发8种元素检测，摸索出了预报云锡矿工肺癌的一个较好的微量元素谱——As、Mn、Zn、Cu，对342名矿工（其中34人后来确诊为肺癌）进行检验，有32人预报为肺癌，预报准确率为94%。

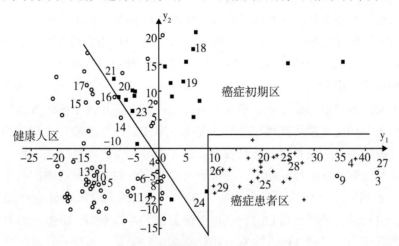

图2　头发元素对肺癌的诊断分类

中国科学院上海冶金研究所陈念贻等和刘征先等结合胃镜检查，以患者全血中6种元素为特征量，用非线性映照法分类，不仅证明全血微量元素检验对胃癌患者有90%以上的符合率，还能区分不典型增生和单纯胃溃疡，而不典型增生是癌的前期病变(图3)。用组织样品中9种元素的识别结果，对癌症组和溃疡组的判别正确率也达90%。

华中工学院和上海冶金所的研究结果表明，用正确的方法测定微量元素，并用模式识别法对测量数据进行处理和分析，可对研究对象或样品属性进行判别和分类。模式识别在生物微量元素谱研究中的成功应用开启了微量元素组学研究的新时代。

在微量元素组学的形成和发展过程中，数据解析技术的发展起着关键的作用，除上述多元判别分析、非线性映照外，偏最小二乘法、人工神经网络法、支持向量机法也先后应用于微量元素医学研究领域。例如，王小如等应用ICP-AES法和AAS法测定正常人和癌症患者头发和血清样品中13种元素，用偏最小二乘法处理76个血清样品和用非线性多元判别分析法处理106个头发样品，结果在两种情况下均得到了患者和正常人分类极其清晰的二维判别图（图4）。血清样本和头发样本对患者的判别失误率分别为4.8%和0.0%，对正常人的判别失误率均为0.0%。蒋淑梅等测定脑栓塞和冠心病患者血清中8种元素含量后，对所得数据用反向传播神经网络进行分析，建立神经网络识别系统，结

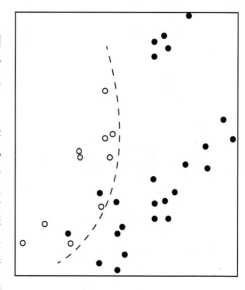

○不典型增生者　●正常人＋溃疡者

图3　全血元素对胃痛痛前病变的分类

果对患者组和各自对照组的预报识别率均达100%。陈瑞兰等用头发中Al、Cu、Zn、Ca、Mg含量及Zn/Cu比值建模研究微量元素与高血压的相关性，结果支持向量机算法对高血压患者和健康人的分类正确率达96.2%，留一法的预报准确率为86.7%。

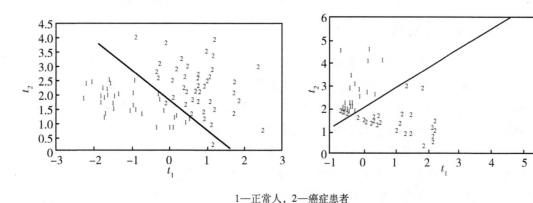

1—正常人，2—癌症患者

图4　血清（左）和头发（右）样品的判别分析

我国科技文献中分别于1991年、1995年和2002年首次出现偏最小二乘法、人工神经网络法和支持向量机法应用于生物微量元素研究的正式报道（表1）。偏最小二乘判别分析法可用于寻找或筛选生物标记物；神经网络法有不依赖于概率模型和参数自学习等优点；支持向量机法能较好地解决小样本、非线性、高维数和局部极小点等问题。这表明，到21世纪初，微量元素医学领域的数据解析技术——微量元素谱模式识别法已经形成了一个比较完善的理论体系，这为微量元素组学的正式形成奠定了坚实的基础。

表1　我国微量元素谱模式识别文献的年代分布

年份	模式识别	偏最小二乘	神经网络	支持向量机	年份	模式识别	偏最小二乘	神经网络	支持向量机
2015	0	1	4	1	2013	4	0	6	3
2014	0	4	4	3	2012	1	2	10	0

续表

年份	模式识别	偏最小二乘	神经网络	支持向量机	年份	模式识别	偏最小二乘	神经网络	支持向量机
2011	2	1	6	2	1995	0	1	1	
2010	4	2	3	3	1994	1	0		
2009	7	2	8	5	1993	0	2		
2008	1	0	9	3	1992	0	0		
2007	4	2	5	1	1991	0	2		
2006		1	4	3	1990	1			
2005	1	1	7	1	1989	1			
2004	5	3	8	1	1988	0			
2003	1	1	4	1	1987	0			
2002	1	2	5	1	1986	0			
2001	2	0	6		1985	3			
2000	0	1	3		1984	1			
1999	4	1	5		1983	1			
1998	2	0	2		1982	1			
1997	0	0	1		合计	48	30	103	28
1996	0	1	2						

注：所列数据为以所提名称＋元素为"题名或关键词"在万方数据库查到的文献数。

3 微量元素组学的完善和成熟

根据研究的对象和目的不同，微量元素组学研究策略可以分为 4 个层次，即元素靶标分析（一种或数种元素分析）、元素指纹分析（特定分析技术的整体定性分析）、元素谱分析（预设的多种元素分析）、元素组分析（多元素或全元素分析）。我国至今所报道的微量元素组学研究，大多数属于前 3 个层次，严格地说，只有最后一个层次才是真正意义上的微量元素组学研究。

微量元素组学研究方法的最大特点是高通量分析。21 世纪以来，有越来越多的研究结果表明，任何疾病的发生不只是与一种或数种微量元素含量异常有关，有时甚至牵连到几十种元素。如陈祥友等在头发 35 种元素检验中发现，与相同性别、相同或相近年龄正常人比较，脑中风、红斑狼疮、帕金森综合征患者各有 18 种元素含量异常，艾滋病患者有 20 种元素含量异常，血小板减少患者有 26 种元素含量异常（表 2）。另外，ICP－MS 等高通量定量分析技术在这一时期也已得到更加广泛的应用，多元素测定已经成为微量元素医学研究中的一种新常态（表 3）。

表 2　人类疾病中的头发元素含量异常

第一作者（年）	疾病	例数	异常元素数*	第一作者（年）	疾病	例数	异常元素数*
陈祥友（2006）	艾滋病	125	20	陈祥友（2010）	脱发症	70	10
陈祥友（2007）	红斑狼疮	125	18	陈祥友（2010）	乙型肝炎	103	8
陈祥友（2008）	老年痴呆	190	14	陈祥友（2011）	前列腺增生	58	14
陈祥友（2008）	脑中风	296	18	陈祥友（2011）	甲亢	68	6
陈祥友（2008）	小儿脑瘫	50	10	陈祥友（2012）	风湿性关节炎	42	17
陈祥友（2008）	帕金森病	90	18	陈祥友（2013）	血小板减少	201	26
陈祥友（2009）	不孕不育症	82	5				

注：*与 1∶1 配对健康人比较有显著差异的元素数。

20 世纪 90 年代之后，随着生命科学研究的深入，出现了各种组学的新概念和新学科，微量元素组学也就应运而生。

微量元素组学由 3 个主要部分组成，即：样品收集和制备，元素检测和鉴定，数据处理和分析。虽然微量元素组学研究在中国已有 30 多年的历史，但直到 21 世纪第一个 10 年才被正式命名。2009 年，上海交通大学赵铁首次正式提出了血清微量元素组学的假设，并建立了 ICP – MS 分析血清中 65 种元素的组学方法学，应用于寻找与临床骨关节炎相关的差异性元素。2014 年，笔者在"微量元素改变中国的科学面貌"一文中首次详细列举了中国科学家在头发、血液、组织、中药、基因和蛋白质微量元素组学研究中取得的成果，提出了中国"首创微量元素组学"的新见解。这就表明，微量元素组学这门新兴学科已经完善和成熟，并已得到认可。

表 3　微量元素医学研究中的多元素测定

第一作者（年）	研究目的	测定元素数	第一作者（年）	研究目的	测定元素数
熊依杰（2005）	肺癌	48	孙雨安（2011）	胃癌	22
熊依杰（2006）	肺癌	54	张　丹（2012）	方法学研究、法医学	24
陈祥友（2006）	艾滋病	35	骆如欣（2013）	方法学研究、法医学	34
王　莹（2007）	环境污染	20	展向娟（2013）	方法学研究	21
张列琤（2009）	前列腺肿瘤	20	陈小红（2014）	先天性心脏病	24
张　楠（2010）	长寿	20	陈海英（2015）	方法学研究	32
王资超（2011）	听力障碍	39			

4　微量元素医学研究的理想工具

微量元素组学最重要的研究目标是阐明生物体中微量元素的生物学作用和功能，其首要任务是定量或定性地分析生物体中的微量元素，比较不同状态或不同物体中微量元素的差异，研究不同生理或不同病理状态下微量元素变化规律。微量元素组学研究可以给出生物体内微量元素的含量、分布、形态和相互作用的信息，可以区分不同类型的样本并寻找反映这种区别的生物标记物，可以识别和诊断疾病，可以量化和鉴定中药品质，可以监督疾病的进程和治疗效果，因而微量元素组学策略是微量元素医学研究的理想工具。

（1）不同方法识别效果比较：如前所述，在微量元素医学领域，最常用的模式识别法包括：聚类分析法、主成分分析法、判别函数法、非线性映照法、K 最近邻法、偏最小二乘法、神经网络法、支持向量机法。对于同类样品和同样数据，不同的方法可能出现不同的识别效果。重庆大学袁前飞等比较了 4 种方法对癌症患者和正常人基于血液中 6 种元素的判别结果，支持向量机的 5 次交叉验证准确率达到 95.95%，优于 K 最近邻法（93.24%）、人工神经网络法（94.59%）和决策树法（79.73%）。上海大学陈念贻等基于茶叶中 8 种元素对乌龙茶与红茶、乌龙茶与绿茶所作的研究也表明，支持向量机法优于决策树法和 Fisher 判别法；支持向量机的预报正确率均为 100.0%，决策树法分别为 90.0% 和 90.4%，判别分析法分别为 96.6% 和 100.0%。

（2）不同属性样本判别效果比较：在微量元素医学领域，可供实际应用的临床样本主要有头发、血液和尿液。对于同类疾病和同样数据，不同属性样本可能具有相近或不同的诊断效果。沈阳药科大学硕士研究生陈丹丹和李丹分别用判别函数法和支持向量机法对心血管病和糖尿病进行比较研究。结果头发、全血和尿液 9 种元素对心血管病的判别正确率分别为 93.4%、89.7% 和 91.3%，对 2 型糖尿病的判别正确率分别为 97.0%、95.8% 和 96.9%。

（3）生物标记物筛选：病例对照研究中采用单维检验法能够获得疾病与健康的差异性元素，但差异性元素不一定都是疾病的生物标记物。组学策略采用单维和多维统计相结合的方法寻找潜在生物标记物，常用的筛选标准有变量权重重要性排序、载荷权重和相关系数。福建医科大学硕士研究生陈小红测定孕妇头发中24种元素，秩和检验表明，胎儿先天性心脏病孕母有10种元素含量显著高于正常对照组。多因素Logistic回归分析筛选出头发As、Se、Ba、孕前3个月接触噪声和孕期接触化学试剂5个危险因素。上海交通大学博士研究生赵铁测定血清中65种元素，正交偏最小二乘判别分析（OPLS – DA）发现，膝骨关节炎有30多种异常性元素，其中Li、Ca、Br、Sn、I、Ba、Ce、U、Mg、Ca可看作是潜在元素标记物；急性痛风性关节炎有20种差异性元素，Sr、Li、Ce、Cu、Pe、U可能是痛风发作的重要参与因素；Li、Sr、Mo、Cs、U可能是伴发高血压与否的潜在元素标记物。赵铁等用偏最小二乘判别分析模型发现，无论是强直性脊柱炎湿热症患者还是痛风性关节炎湿热症患者，血清Cu、Rb、Cs水平均显著高于相应健康志愿者，血清Cu、Pb、Cs可能是风湿性疾病湿热症的共性元素标记物。上海交通大学博士研究生李昕测定血清中60多种元素，发现神经管缺陷孕母有36种差异性元素，正交偏最小二乘判别模型V形图（图5）显示，正常孕母组血中Sr、Ca、Pt等元素较多，而神经管缺陷孕母组S、Hg、Mg、Se、Zn等元素较多，这些元素可能是出生缺陷的潜在性元素标记物。

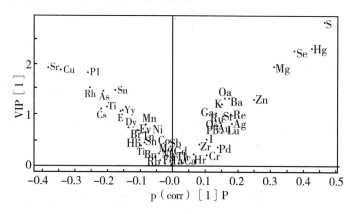

注：偏离中心越远，对模型的贡献越大

图5 正常孕妇（左）和神经管缺陷孕妇（右）血清元素的 OPLS – DA V形

（4）疾病诊断：利用差异性元素或元素标记物，可以对不同健康状况的样品进行分类和诊断。上海大学张列净等测定前列腺癌症患者和正常人头发中20种元素，用主成分模式识别法筛查结果，Ca和P

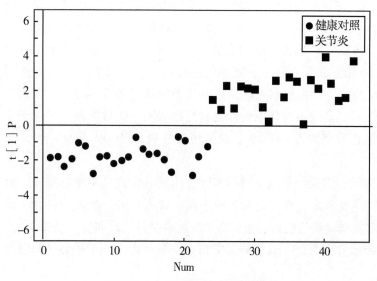

图6 骨关节炎患者和健康志愿者的 OPLS – DA

是两类样本分类和判别的最重要元素，用这两种元素建立的模型用以预报前列腺癌，其准确率达到了100%。湖南怀化学院杨兴华等测定头发中9种元素，用支持向量机算法研究老年痴呆与头发微量元素的相关性，发现7种差异性元素，但无论是用Al、Mn、Pb、Cd 4种元素或Al、Mn、Cd 3种元素建模，判别正确率和预报准确率均可达100%。赵铁的研究表明，正交偏最小二乘判别分析模型可以成功地将骨关节炎患者和健康志愿者样本分离（图6）；Li和Sn这两种元素在骨关节炎患者血清内浓度较高。

5 唯一能将所有组学整合在一起的前沿学科

在微量元素组学的形成过程中，曾经出现过另一个类似的名称——金属组学，这个名称提出较早（2002 年）而且目前仍在沿用。微量元素组学和金属组学有不同的研究侧重点。微量元素组学研究的主要目标是从多元素共同作用的角度对不同健康状况、不同症候、不同药物等进行判别、分类、诊断和预测，金属组学研究的最重要目标则是从金属和类金属元素在生物体或环境系统的含量、分布、形态、结构阐明金属元素的生物学作用、功能及其机制。微量元素组学的研究方法强调高通量元素的含量分析，金属组学则特别强调金属或类金属的形态或结构分析。微量元素组学（trace elementomics）和金属组学（metallomics）的共同点都是以细胞、器官或组织作为研究对象，都是研究生物体中微量元素的生物学作用及其变化规律，因而两者都属微量元素组学范畴。

（1）微量元素与其他组学的整合。微量元素组学是继基因组学、转录组学、蛋白质组学、代谢组学之后发展起来的一门新兴学科，各组学之间有着明显的差别，也存在密切的联系。生物体的生命现象是基因、mRNA、蛋白质、代谢产物、细胞、组织、器官、个体和群体各个层次有机结合和共同作用的结果。生物信息从 DNA、mRNA、蛋白质、代谢产物、细胞、组织、器官、个体的方向进行流动，逐渐形成了这几个自下而上逐渐上升的研究层次。基因组学、蛋白质组学、代谢组学的研究对象处于生命信息流的下游和中游，而微量元素组学的研究对象相对处于生命信息流的上游（图7）。

由于微量元素不仅参与遗传信息的转录和翻译、生物分子的修饰、蛋白质的合成、酶的催化，以及物质传递、能量生成和信息传导等许多生命过程，而且各个层次的物质也都与微量元素有关，因而微量元素将是唯一能将基因组学、转录组学、蛋白质组学、代谢组学等整合在一起的研究分支。

（2）蛋白质微量元素组学。近年来，随着组学研究的迅速发展，越来越多的蛋白质被发现必须结合至少一种微量元素才能行使正常的功能，而许多微量元素也已发现具有不同数量的蛋白质家族。例如，据刘克钦等报道，锌结合蛋白广泛存在于早期所研究的所有 57 种物种中，人至少有 2800 个锌蛋白；某些原核生物的铜蛋白质有 25 个，而某些陆地真核生物的铜蛋白可达到 78 个；陆生生物有 10 ~ 11 个含钼酶，而某些原核生物（如脱氯菌）中有 63 个含钼酶；大多数原核生物只含有较少的镍蛋白质组和钴蛋白质组（1 ~ 4 个蛋白），但某些生物含有高达 16 个含镍蛋白和 35 个 B_{12} 结合蛋白；人和小鼠中各有 25 个和 24 个硒蛋白，但某些原核生物和某些真核生物可能至少各含有 60 个硒蛋白。这些事实表明，微量元素蛋白质组的比较基因组学研究将大大增强人们对微量元素的代谢、功能和进化趋势的认识。

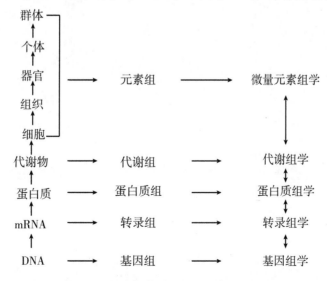

图7　生命信息流向及各组学之间的关系

（3）组学策略联合应用举例。多种研究方法或几种组学技术的联合应用，将会为微量元素医学提供更多的新信息。国家清史纂修工程重大学术问题研究专题组钟里满等采用元素含量测定与元素形态分析相结合的方法，解开了困扰历史学界百年之久的光绪皇帝死因之谜：光绪头发及衣物中存在高含量的砷，其化学形态为三氧化二砷，结论是清朝光绪帝系砒霜中毒而死。包头医学院第一附属医院刘鹤鸣等通过测定内蒙古白云鄂博稀土矿工头发稀土元素含量（微量元素组学分析）和血清蛋白质组学分析，发现矿工组头发 15 种稀土元素中有 8 种元素含量显著高于非矿区健康人，血清蛋白组中有 29 种蛋白表达异常，首次揭示黏多糖和纤维连接蛋白可能在稀土元素致病理性纤维化发生过程中发挥重要作用。

6 小 结

（1）微量元素组学包括 3 个主要组成部分，即：样品的收集和制备，元素的检测和鉴定，数据的处理和分析。根据研究对象和目的的不同，微量元素组学分析可以分为 4 个研究层次，即：元素靶标分析、元素指纹分析、元素谱分析和全元素分析，严格地说，只有第 4 个层次才是真正意义上的微量元素组学研究。

（2）微量元素组学的形成与微量元素数据处理技术的发展密切相关，微量元素组学技术由中国科学家于 20 世纪 80 年代首创，但直到 21 世纪第一个 10 年才被正式命名。微量元素平衡学说的正式提出，高通量分析技术的广泛使用，以及微量元素模式识别体系的逐渐完善是微量元素组学完善和成熟的三大标志。

（3）微量元素组学是微量元素医学研究的理想工具，也是唯一能将所有组学整合在一起的前沿交叉学科。

（原载于《广东微量元素科学》2017 年第 24 卷第 2 期）

风雨前行的中国微量元素科学研究会

梁东东

"中国微量元素科学研究会"（以下简称"中微研会"），自1983年年底在浙江普陀山由陈祥友（南京大学教授）、徐辉碧（华中工学院教授）、秦俊法（中国科学院上海原子核研究所研究员）、王广仪（安徽省化工研究院研究员）4位专家发起筹备成立。1986年春天，老一辈无产阶级革命家陈云同志的夫人于若木教授接见了"中微研会"筹备组的主要领导，听取了关于微量元素与健康研究的汇报。当年初夏，于若木教授又亲自到南京大学调研，她对微量元素与健康研究非常重视，并说："微量元素学说是一门新兴的学科，微量元素与健康研究将为人类健康长寿做出贡献。"后来，经中国营养学专家学部委员叶桔泉教授和微量元素与健康研究先师南京大学裘家奎教授的推荐，"中微研会（筹）理事会"一致同意，聘请于若木教授担任首任理事长。在于老的带领下，"中微研会"全体会员历经10年的努力奋斗，终于在1995年3月1日，经民政部注册登记，在古都南京正式挂牌成立，"中微研会"成为中国科学技术协会业务领导下的国家一级学会。

当年，在于若木教授的带领下，微量元素科学研究如同星星之火，从发源地迅速蔓延、发展到全国。温州市、浙江省、广州地区、广东省、贵州省、云南省、江西省、武汉地区、河南省、天津市、北京市、南京市、兰州市、安徽省、深圳市、吉林省、黑龙江省、河北省、海南省、上海市、辽宁省、山东省和紫阳县等，都相继成立了地方"微量元素科学研究会"。微量元素科学研究遍布医、农、工、兵、学、商各行各业及高科技领域的电子、航天、网络等。

在微量元素与健康研究的普及和发展中，在西医和中医这两大医学基础上，创新发展出"元素平衡医学"，也称"元素医学"。其具有两大医学的核心精华，即中医的总体观和平衡论与西医的可以量化性。几十年的科研实践证明，元素平衡医学可以解决当今医学界的一些疑难病症，它将引领21世纪医学新潮流，为世界人民健康长寿做出新的贡献。

"中微研会"开创以来，经历了4届理事会，陈祥友教授继于若木理事长后，连续担任3届理事长。他在任职期间，理事会成员不是官也不是"公务员"，不拿工资，只是无私奉献的工作者和积极分子。这些积极分子多年来培养和举荐了大量的青年科技人才，努力做到"人才强会"。老一辈微量元素科学家在科学道德和学风建设方面做出表率，着眼事业兴旺发达、后继有人，甘当人梯。青年微量元素科学工作者不忘初心、认清使命、尊师重道，虚心向老一辈学习无私奉献精神，努力在实践中增长才干，力争在人生创造力最旺盛的黄金期做出创新业绩。

特别要指出："中微研会"非常注重微量元素科学知识的舆论宣传，创办了《世界元素医学》杂志及《微量元素科学研究》小报。杂志和小报，在微量元素科学科普宣传和中国微量元素科技研究成果报道方面起到了无法估量的作用。这是新老微量元素科技工作者难能可贵的无私奉献，我们感谢他们。

"中微研会"的全体会员，经过30多年的奋斗、创新、磨炼、淘汰、成长，才形成今天这样的高级、精干的科技团队，成为微量元素研究领域的权威机构。作为新一届的理事长，我会一如既往地向老一辈微量元素人学习，全心全意地为微量元素事业做出更大的贡献。

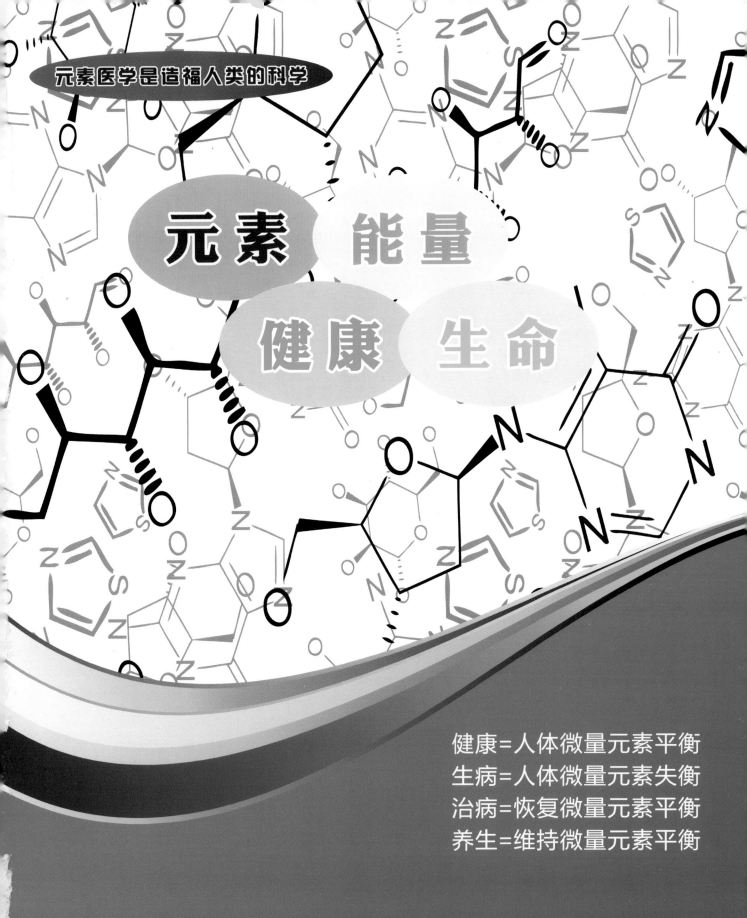

元素医学是造福人类的科学

元素 能量
健康 生命

健康=人体微量元素平衡
生病=人体微量元素失衡
治病=恢复微量元素平衡
养生=维持微量元素平衡

兰州医学微量元素研究所

研究所简介

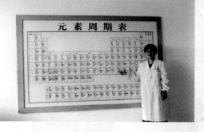

兰州医学微量元素研究所是目前中国西部地区一家专门从事人体微量元素检测、研究与分析微量元素与人体健康、微量元素与疾病、微量元素与食品营养关系的机构。研究所成立于1993年，其成员80%为军队复退的高级、中级专业技术人员。20多年来，研究所在微量元素医学领域的科研与开发长期处于国内外先进水平。最新科研成果"元素医学生命健康管理测评系统"已被广泛应用，效果显著，反响强烈，特别是2015年以来，研究所将这项技术应用到为社区老年人体检并建立健康建档案的公益活动中，受到了政府部门和老年人的广泛认可。上图为中国微量元素研究会理事长，兰州医学微量元素研究所所长、学术带头人梁东东教授。

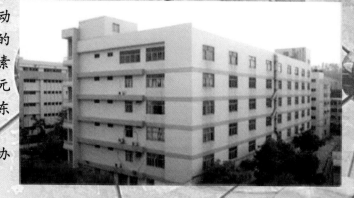

研究所门诊部为外地患者办理邮递咨询及诊治业务。

元素医学生命健康管理测评系统介绍

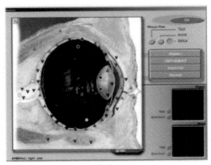

眼睛

⬡ 表示目前该部位生物耗能低

⬡ 表示该处现为最佳的理想状态

▲ 生理机能暂缓（受限状态）

▼ 生理机能减弱（衰弱状态）

◆ 生理机能异常（代偿状态）

■ 生理调节机能严重异常，明显病理状态

可检测全身150多个器官、组织的问题

01　消化系统：食道、胃、十二指肠、肠道、肝脏、胆囊、胰、脾脏。

02　心脑血管系统：心脏、头部、颈部及其相关血管……

03　泌尿系统：肾脏、膀胱、尿道……

04　生殖系统：前列腺、睾丸、子宫、卵巢……

05　呼吸系统：咽、喉鼻、气管、支气管、肺……

06　淋巴系统：淋巴结、淋巴管……

07　血液系统：红细胞、白细胞、骨髓……

08　内分泌系统：胰岛、甲状腺、肾上腺、下丘脑、垂体……

09　神经系统：大脑、脊髓、神经……

10　感觉系统：眼球、眼底、耳……

11　骨骼系统：脊柱、肩关节、膝关节、颈椎、腰椎、胸椎……

12　显现细菌、病毒、寄生虫，包含了葡萄球菌、链球菌、梨形虫。

　　经过多年努力，梁东东教授首创研发出"元素医学生命健康管理测评系统"。该系统包括健康检测和健康预防干预两部分：

　　1.检测32种生命元素：宏量元素8种，微量元素24种。

　　2.进行细胞能量扫描，可直观看到身体当前的状况。

　　3.根据中医理论等测算出人体的8种体质："胃、肺、肾、心、胆、头、脾、肝"。

　　4.结合O、A、B、AB 4种标准血型做不同精细度全身健康检查。这种健康体检可以为我们找出疾病预测、预防的根本原则和办法;还可以安排适宜每个人的饮食指南和生活方式。有了这些就可以避免医疗医药带来的风险，也会理智地进行健康消费，让自己的健康升级，让自己的生活质量提升，并且非常好地解决了"个性化"的问题。

元素医学生命健康管理评测系统问题解答

一、什么是元素？

　　指的是参与人或生物生命活动的过程，并与环境不断发生交换的化学元素。元素是构成人体的基本单位；人体是由许多化学元素组成的。地壳表层存在着的90多种元素几乎全部能在人体中找到。含量在万分之一以上的碳、氢、氧、钙、磷、氮、镁、钠、钾、氯、硫11种元素，称为宏量元素或常量元素，占人体总重量的99.95%。

　　几十种微量元素是指仅占人体总重量万分之一以下的元素。微量元素又称痕量元素，占人体总重量的0.05%。

二、微量元素有什么作用？

　　1.构成身体的各个部分。

　　2.调节生理功能 。

　　3.参加酶的活动。

　　4.运送氧的任务 。

　　5.参与人体中激素的活动 。

三、什么是元素医学？

元素医学是营养学、医学、化学在更高层次的结合，是医学发展的必然结果，也称之为元素平衡医学。

元素医学是目前最高层次医学，是在原子、分子生物学基础上形成和发展起来的。国际健康组织认为：基因将主宰人类的健康、人类的寿命。元素主宰基因，基因是由元素组成的。

人类是地球万物之灵，也是由元素组成的。未来，任何疾病不是斩断在基因之下，而是斩断在元素之下。

四、为什么要检测32种微量元素？

（一）检测头发中32种微量元素，可以判断人体内200多种疾病

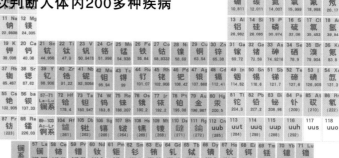

1.判断内科疾病101种。

2.判断儿科疾病25种。

3.判断妇科疾病10种。

4.判断皮肤科疾病18种。

5.判断五官科疾病21种 。

6.判断中医科疾病19种。

7.判断肿瘤科疾病24种。

（二）检测头发微量元素，可检查出发病的4个阶段

1.微量元素起始缺乏阶段：功能紊乱；

2.微量元素代偿缺乏阶段：功能受损；

3.微量元素失代偿缺乏阶段：功能缺陷；

4.微量元素临床缺乏阶段：疾病和死亡。

定期地检测头发中的微量元素，就可以在微量元素起始缺乏阶段或代偿缺乏阶段进行调理，就可以防病于未然。调理人体元素平衡能达到防病治病目的。

五、头发元素检测后对健康有什么意义吗？

1.检测必需评价，评价必需调理，这样做你的检测才有意义，如果只检测不评价或者只检测和评价，但不调理，都是没有意义的。唯有调理才能使身体的微量元素达到平衡。

2.不是多多益善，是适量为宜。微量元素的调理所遵守的原则，是食调为主、药调为辅，是贵在其微、神在平衡。不是多多益善，是适量为宜。

3.对每个元素都有分级评价，根据每个元素不同的评价结果来制定不同的调理方法。

4.健康信号，切勿轻视。检测数据是向你提供身体健康的"信号"。所以，要认真看清和重视每个元素的检测数据，切勿轻视。每个元素的缺乏与过量都有一个"紊乱—受损—缺陷—生病"的过程和不同健康程度的"信号"。

六、头发微量元素检测准确吗？

头发是人体微量元素的储存库，被称为"生物记录丝""人体密码"。医科大学教科书中对头发微量元素检测给予高度的科学评价。

1.头发是人体诊断非常理想的活体检测材料。

2.头发中的微量元素含量可反映体内的微量元素营养代谢情况。

3.头发中的微量元素与许多疾病的发生有关。

4.头发中的微量元素含量较血液中的稳定。

5.头发具有采样方便、易于保存和运输等优点。

6.头发已作为一种理想的活体组织检查材料和环境生物指示样品，广泛应用于医学、营养学和环境科学等方面。

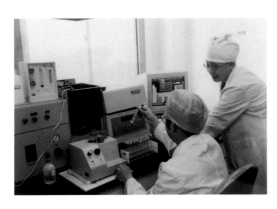 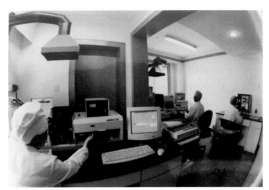

2007年，中国微量元素科学研究会就已颁布了头发中部分元素的正常值标准。根据头发微量元素检测数据，结合细胞能量扫描对疾病的准确诊断及指导，微量元素的合理服用具有特别重要的意义。本研究所从事人体微量元素检测工作20多年，检测设备先进，参与了国家微量元素标准值的制定，创建了检测的标准方法，并历时8年，建立了甘肃省正常人群头发微量元素正常参考值。检测数据准确。

人体可以自行合成一些维生素，而无法合成任何元素，从这点看，必需的微量元素对人体比维生素更为重要。

七、什么是人体能量？

细胞是生命活动的基础，人体由60兆细胞组成，各器官、各系统都是由细胞组成的。细胞是人体能量的加工厂。人体有3种能量：化学能、电能和热能，当然这是基本能量，这些能量还可转化为光能、机械能等。

八、能量在人体健康中的作用

1.人的疾病只有一种，那就是细胞病了。细胞病了，人就病了。

2.任何生物都是由分子构成的，分子由原子构成，原子由原子核及电子构成。电子围绕原子核旋转产生磁场，发出电磁波。量子是能量的单位，也是波的单位。

3.人体内的能量是量子能量，是人体内的元气，是人体生命的最小单位。

4.量子能量或者说元气，是超光速的，它在人体内无处不有，无处不在。人体的一切活动都是能量作用的结果，人的思维、举手投足，身体的一切有意识和无意识的活动，都必须靠能量。没有能量也就无生命可谈。

5.因为生活习惯不良或五劳七伤破坏了能量调节机制，造成能量紊乱，身体健康就会每况愈下，就会出现疾病。

九、什么是细胞能量检测仪？

（一）设备原理

细胞能量检测仪是一种光子共振设备，利用发送光波能量改变身体生物磁场，进而接收细胞分子进入亚稳状态后散射出来的能量共振波，共振的结果与原本生物体内的磁场相互比较，分析比对其中的讯息。

（二）扫描

仪器可作全系统定点扫描，也可作单一系统、器官或单一细胞扫描。

检测速度很快，基础全身系统的体检，在10分钟内即可完成，相当一个体检中心几天的综合体检。检测范围很广，可以包含全身各系统的细胞组织变化。由系统解读后，在电脑屏上呈现出细胞、组织、器官及全身即时的功能状态。

（三）量化诊断标准

检测的结果，会以不同颜色的标记呈现，标示在电脑模拟的器官组织图形上。

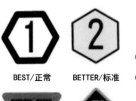

BEST/正常　　BETTER/标准　　GOOD/可自我修复

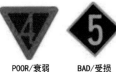

POOR/衰弱　　BAD/受损　　DANGER/危机

细胞能量检测标示　　　　　　　　　与传统体检拍片比较

（四）能量疗法

仪器根据相对应的能量波可以相互作用的原理，利用频率信号相反的磁场波动震荡，使不和谐的磁场波动震荡的总和数等于零，来调整原有的病理性问题。因此，仪器还能修正器官和身体细胞的缺陷和病变。

该仪器是目前全球较为先进的亚健康检测仪，检验者只需戴上貌似耳机的低频传送器，透过脑神经细胞的传导和细胞共振现象，利用此光波的共振检测，了解身体状况，并且可以直观地看到调理前后身体细胞的变化，以及身体各脏器功能的提升程度；亚健康当场改善率可达20%左右；已病状态可达50%，甚至更高。你可以享受像宇航员一样的身体检查，无侵入性检查，安全、无痛、无感觉、无辐射。

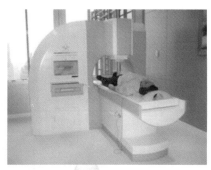
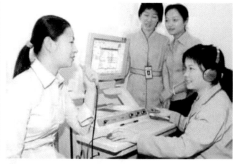
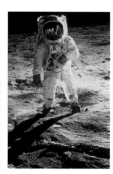

十、什么是体质？

利用中医周易原理从生辰八字计算出来的8个卦象，对应人体的8个脏器系统心、肝、脾、肺、肾、头、胃、胆，分为人的8种体质。

8种体质与脏腑定位

体质	头	脾	肾	胃	胆	肝	心	肺
卦象	乾	坤	坎	艮	离	巽	震	兑
属性	金	土	水	土	火	木	火	金
所管脏器的解剖定位	头部、颈椎、脑神经、脑血管、颅骨、大脑、脑脊液、骶尾椎	脾脏、血细胞、肌肉、平滑肌、消化道、血气、口唇	肾脏、脊椎、骨质、泌尿生殖、盆腔、肾上腺、牙齿、耳	胃、食道、肠道、胰腺、鼻	胆囊、胆管、颜面、感官、感觉N、视神经	肝脏、眼睛、乳腺、两肋、感统、血管壁、四肢端指趾节	心脏、心包、血循环、甲状腺、情绪、右大脑、小肠、舌头	肺脏、器官、胸腺、淋巴系、结肠、皮肤、咽喉、声带、植物神经
原穴	百会	太白	太溪	冲阳	丘墟	太冲	神门	太渊
合穴		阴陵泉	阴谷			曲泉	少海	尺泽

十一、血型

AB型血：
调整肠道功能 控制炎症

① 现代融合血型，行为特点：神秘与富有魅力、可变性，与A型血基本等同
② 免疫宽泛，极易受到多种疾病和病毒的侵袭→患病风险：容易出现炎症
③ 对不同食物的凝集反应增加→患病风险：高血凝、肠道癌症
④ 胃酸低，胃中消化酶少→患病风险：消化不良、高胆固醇、心血管类疾病
⑤ 血液比较浓，对血液凝固很有利→患病风险：三酸甘油酯高、脑血栓
⑥ 缺维生素C和矿物质硒→患病风险：精神分裂症、癌症、焦虑、抑郁
⑦ 对肉食代谢较差，容易形成脂肪堆积→患病风险：肥胖

O型血：
慎用活血食药 多吃瘦肉

① 狩猎者血型，行为特点：显强健、自我依赖、领导、管理者的特点突出
② 血液稀流动快、铁↓、血红蛋白↓→易感疾病：细胞缺氧、贫血、高血压
③ 凝血维生素K↓，血液凝固→易感疾病：出血、刀口愈合慢、血脂↓
④ 胃酸含量较高→易感疾病：胃12指肠溃疡、泛酸、胃炎、肠道过敏性腹泻
⑤ 缺矿物质钙、磷、锰→易感疾病：骨关节疾病、甲亢或甲低、疼痛
⑥ 没有A抗原和B抗原，有抗A和抗B抗体→易感疾病，ABO溶血

B型血：
谨慎用药 防范慢性疲劳

① 游牧族血型，行为特点：受身体新陈代谢均衡、有弹性和有创造力影响
② 免疫系统非常活跃→患病风险：呼吸道疾病、流行性感冒病毒、皮肤过敏
③ 排异反应亢奋→患病风险：器官移植排异率高
④ 免疫反应亢奋→患病风险：风湿性关节炎、肾炎、狼疮、口腔癌、白血病
⑤ 胰岛功能容易失调→患病风险：糖尿病
⑥ 缺矿物质镁和卵磷脂→患病风险：容易疲倦、腿抽筋、神经系统失调

A型血：
提高免疫力 全素食有益

① 耕耘者血型，行为特点为安定、善于合作、井然有序，易担忧、焦虑、执着；血液黏稠度在各种血型中，最容易升高→患病风险：心脑血管梗阻、炎症
② 血小板黏附率明显高出正常对照组→患病风险：冠心病、动脉硬化
③ 胃酸含量低，缺少维生素B12→患病风险：胃癌、神经紧张、高血压
④ 缺矿物质锌、铬、铁→患病风险：糖尿病、癌症、贫血症
⑤ 对肉食消化系统功能不强→患病风险：胆结石、黄疸病、高血脂、肥胖、便秘

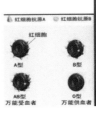

十二、元素医学生命健康管理测评系统

如同一家流动的医院。检测后可分级预防：

健康1级　健康亚健康期，自主调理。

健康2级　疾病预警期，半自主调理。

健康3级　疾病风险期，患病干预，能量介入治疗。

健康4级　大病危险防范期，全程跟踪调理，急危重病防范。

十三、健康预防干预

遵循"吃、喝、睡、修、戴"五方养生的原则。

（一）调节元素平衡

1.从血型中寻找适宜自己的饮食。

2.根据个人的体质属性选择适宜食物。

3.根据元素检测结果强化补排缺失或过量的元素。

（二）细胞能量修复

（1）频谱修复；（2）元素热疗修复；（3）酵素酶修复。

"元素医学健康体检"不是临床疾病检测，而是通过头发中32种生命元素检测和体内组织、细胞所发出独特生物波的特性来追踪身体状况，对未来疾病进行风险评估。能帮您提前发现某些潜在的健康危机，为您提供个性化健康管理的依据，从而帮助您延缓或避免重大疾病的发生。这种健康检测是对人的健康轨迹进行风险评估，是目前世界范围内较为先进的科学手段。您可以每年一次性投入一点健康管理费用，我们会为您定量检测32种生命元素，多次进行定性的身体细胞能量检测、进行细胞修复；为您建立个人健康档案。这样可精准、长期、有效地进行健康状况追踪，可以知道身体的细微变化，阻止健康向亚健康、向疾病发展。对于慢性病，可提供生活规律管理和有效的疾病管理手段，使疾病发展发生可逆变化。

元素医学健康管理服务内容

	服务内容	1级预防 自助康复 一般性预防	2级预防 自助为主 潜在疾病预防	3级预防 辅助为主 疾病及并发症预防
1	32种体质分类	全版报告9页	全版报告9页	全版报告9页
2	细胞扫描＋调理	单次单项	4次复诊＋调理	12次复诊＋调理
3	一对一专家会诊	1次单独辅导	3次单独辅导	12次单独辅导
4	量子共振检测	1次	2次	按需安排
5	微量元素复查	1次	2次	4次
6	疗程体检赠送	无	1个项目调理疗程	2个项目调理疗程
7	食物营养品配送	无	疗程期间提供	按需提供
8	购买特供品	无	享受9折优惠	享受8折优惠
9	适应人群	潜在疾病人群： 中老年人化验异常、知识群体体检异常、公司人员过度劳累、亚健康不缓解、肥胖腰围宽、更年期、易感体质、身心压力高、睡眠差、缺氧……	已病慢病人群： 糖尿病、高血脂、高血压、冠心病、高血凝、肾衰、老年痴呆、忧郁症、皮肤病、过敏性疾患、哮喘、骨关节疾病、脊椎疾病、多动症……	高危大病人群： 疑难重症者、有重症遗传家族史、心源性猝死、恐惧癌症、血液病、脑中风等突发情况。 有特殊需求群体： 残疾预防、职业病、重金属环境污染……
10	微量元素检测	5种以上元素异常	8种以上元素异常	12种以上元素异常
11	细胞扫描／量子初筛	检查异常： ≥1张预警红图 细胞代谢危机后期	检查异常： ≥10张预警红图 ≥1张病变黑图 细胞代谢适应中期	检查异常： ≥20张预警红图 ≥3张病变黑图 细胞代谢耗竭前期
12	温馨提示	1. 团体服务参照1级预防内容执行，每日20人以上可享受最低的团价优惠价。 2. 所有预防服务均以365天为一个周期，以付费后确认签字日期为准。 3. 关联服务包括：携带亲友、网购、验证疗效、食药品个性化检测等。 4. 兰州医学微量元素研究所独家拥有对上述内容的解释和更改权限，目前未授权任何他人操作，违者必究		

地址：兰州市城关区金昌南路20号　　电话：0931-8111802
网址：www.yxwlys.com